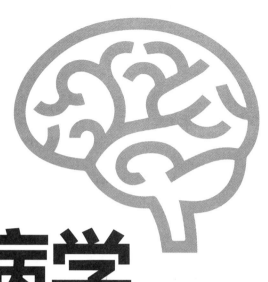

精神病学

第二版　　方贻儒　洪武　主编

Psychiatry

U0295333

数字教材

王振　洪武　**主编**

扫一扫
获取数字资源

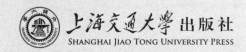

上海交通大学出版社
SHANGHAI JIAO TONG UNIVERSITY PRESS

内容提要

本教材在第一版的基础之上,结合国内外本学科的进展和教材使用过程中的反馈进行修改。按照 ICD-11 调整章节结构和诊断标准,根据近十年学科的发展,对每个章节的内容进行修订,如最新的流行病学数据、新机制、新的治疗药物和非药物治疗方法。融合数字教材以配合线上教育平台建设,在不增加教材字数情况下为学生提供更多的拓展资料,视频和音频可以增加学习的趣味性和实践性,以提高学习的效果。全书共 28 章,分别介绍了精神障碍的病因、精神检查与诊断及分类学等内容,并在文末附上英文索引以供参考。本书适合医学院校本科生、研究生以及临床规范化培训医师使用。

图书在版编目(CIP)数据

精神病学/ 方贻儒,洪武主编. —2 版. —上海:
上海交通大学出版社,2023.1
ISBN 978-7-313-28116-6

Ⅰ. ①精… Ⅱ. ①方… ②洪… Ⅲ. ①精神病学-教材 Ⅳ.①R749

中国版本图书馆 CIP 数据核字(2022)第 237231 号

精神病学(第二版)
JINGSHEN BINGXUE (DIERBAN)

主　　编:方贻儒　洪　武
出版发行:上海交通大学出版社　　　　　地　　址:上海市番禺路 951 号
邮政编码:200030　　　　　　　　　　　电　　话:021-64071208
印　　制:上海颛辉印刷厂有限公司　　　经　　销:全国新华书店
开　　本:787 mm×1092 mm　1/16　　　印　　张:36
字　　数:831 千字
版　　次:2011 年 2 月第 1 版　2023 年 1 月第 2 版　　印　　次:2023 年 1 月第 2 次印刷
书　　号:ISBN 978-7-313-28116-6　　　电子书号:ISBN 978-7-89424-318-8
定　　价:98.00 元

本 书 编 委 会

数字教材编委会

主 编 王 振 洪 武

副主编 胡鸢燕 陈剑华

编委会成员(按姓氏汉语拼音排序)

前言
FOREWORD

本教材第一版出版至今已有十余年。近年来，精神病学临床和基础研究发展迅猛，知识不断更新，本书旨在对第一版教材进行改版。

本教材在全国高等学校临床医学专业教材基本要求的基础上，强调新进展、学科深度和国际视野；贯彻"立德树人为根本任务，发展素质教育""课程思政"等教学理念，在全书中渗透医学人文和思想道德的精神；强调文字精练，逻辑性强。为了增加学生学习的趣味性、实践性，提高学习效果，本教材融合数字教材，并配合线上教育平台建设。

本书各论部分，是以世界卫生组织的《国际疾病分类第十一次修订本（ICD-11）》中精神行为障碍的分类和描述定义为主线，把全书贯穿起来，并增加精神科急重症、自杀及危机干预、社区精神卫生服务、精神障碍的伦理与法律相关问题等章节，使学生更全面地了解精神病学和相关学科。

在本教材编写时，ICD-11中文版尚未正式公开发表，本教材的描述方式与最终发表的ICD-11中文版翻译可能略有不同。脑科学迅猛发展，精神科相关知识也日新月异，本教材所涉及的某些观点难免随着学科发展，出现偏颇，希望使用此教材的老师和同学谅解。

融合数字教材是本教材的创新之举，本教材所涉及的数字资源，涉及创作团队的知识产权、肖像权、隐私权等，教材提供的数字资源仅作为医学生教学使用，学生在使用本教材时可随时使用手机等扫码学习，但未经作者同意不得私自上传网络及用于他处。

最后，在编写出版过程中，感谢各位编委在百忙之中参加撰写和审稿，主编/副主编和秘书组的组织和协调，感谢上海交通大学医学院及其附属精神卫生中心给予的财力和人力上的大力支持。本书在编写过程中，难免有疏漏之处，望各位读者不吝赐教，提出宝贵意见，以不断提高本书的质量。

方贻儒　洪　武

2022 年 10 月 23 日于上海

目录
CONTENTS

第一章

绪　论

第一节　精神病学概述

一、精神病学概念

精神病学（psychiatry）是临床医学的一个重要组成部分，是以研究各种精神疾病的病因、发病机制、临床表现、发生发展规律、治疗管理以及康复和预防为目的的一门医学学科。

由于精神疾病本身的特点和复杂性，精神病学既为临床医学的分支，又往往涉及其他方面的问题，如社会文化、司法伦理、经济及特殊人群等。作为精神病学最基础的部分，精神病理学以心理学为基础，对异常思维、情感体验及行为等进行描述、命名及归类等，并研究精神现象之间的内在联系及其与深层心理活动等的关系。自然科学的发展引起生物学领域的技术革新，使得许多疾病的发生和发展从生物学角度得到较为满意的解释，并推动有效治疗手段的发展；而从生物学角度探讨精神疾病的病因、发病机制、治疗和预后又催生了精神病学的另一主要分支——生物精神病学。

20世纪50年代以来，随着医学模式的改变，当代精神病学的概念已远远超过传统精神病学概念所覆盖的范围。许多学者认为，应将"精神病学"改称为"精神医学"似乎更为贴切。实际上，国内（包括中国台湾和香港地区）近些年来出版的专业书籍均将"psychiatry"译为"精神医学"，这种表达既能较好地涵盖主要内容，也减少了对精神障碍患者的误解和歧视。20世纪70年代以来世界卫生组织（World Health Organization，WHO）宪章序言中提出了健康的新概念："健康不仅是指没有疾病或残缺，而应包括躯体、心理和社会功能的完好状态。"与之相应，如何保障精神健康的问题受到了广泛关注。精神卫生这一术语从此在国际和国内广泛应用。广义的精神卫生的含义较精神病学更广，它不仅研究各种精神疾病的发生、发展规律，而且还探讨如何保障和促进人群心理健康，以减少和预防各种心理或行为问题的发生。因此，精神卫生逐步取代了传统狭义上的精神病学的概念。

二、精神障碍内涵

精神障碍（mental disorder）是一类具有诊断意义的精神方面的问题，是指在各种致病因素影响下所导致的感知觉、思维及情感等精神活动的失调和异常情况，致病因素可以是物理、化学、生物、心理及社会等诸多方面的因素。患者可同时伴有痛苦体验和（或）功能损害。例如，抑郁症患者有明显病态的抑郁体验，阿尔茨海默病患者有显著的认知（尤其是记忆）方面的损害,而儿童注意缺陷多动障碍的主要特征是注意力不集中和多动。这些认知、情绪和行为等方面的改变使得患者感到痛苦和功能受损或增加患者残疾、死亡等的风险性。传统上,精神障碍根据有无所谓的器质性基础障碍分为"器质性"精神障碍(如脑炎、梅毒所致的精神障碍)和"功能性"精神障碍,后者又分为重性精神障碍(又称精神病性障碍,如精神分裂症)和轻性精神障碍(如焦虑症、应激所致精神障碍);还有一类起病于早年,可能持续终身的精神障碍(如儿童发育障碍、精神发育迟滞及人格障碍)。在临床工作中很多人笼统地说患者得了精神病,那么精神病的具体概念是什么呢?与精神障碍又有什么关系呢?精神病(psychosis)是指在认知、情感及意志行为等多方面有明显的障碍,歪曲地反映现实,不能适应正常的生活,具有危害自身和社会的行为。临床上,称这部分患者为重性精神障碍者。

目前全球约有各类精神和脑部疾病患者4.5亿,每4个人中就有1人在其一生中的某个时段罹患某种精神障碍,精神卫生已然成为一个突出的社会问题。精神障碍是一类严重威胁人民健康的疾病。目前,我国精神病性障碍患者已超过1 600万,抑郁症患者更高达3 000万以上。精神疾病在我国疾病总负担的排名中居于首位,占疾病总负担的1/5,已超过心脑血管疾病、呼吸系统疾病及恶行肿瘤等。据2019年《柳叶刀·精神病学》(*Lancet Psychiatry*)杂志刊发的中国首次全国性精神障碍流行病学调查结果显示,我国成人任何一种精神障碍(不含老年期痴呆)的终身患病率为16.57%,12个月患病率为9.32%。这些疾病不仅严重影响患者本人及其家属的生活质量,损害了他们的身心健康,而且也会产生不良的社会影响。造成精神障碍疾病负担严重的原因是多方面的,其中低就诊率、低诊断率及高未治率是重要的因素,也是对我国精神卫生事业的巨大挑战之一。

第二节　精神病学发展简史

一、世界精神病学发展史

精神病学的发展历史,像整个医学的发展历史一样,受到当时的生产力水平、社会政治经济状况、基础科学水平、哲学思潮以及宗教等的影响。公元前5世纪起,古希腊和古罗马的奴隶社会处于繁荣时期,医学有了巨大进步,精神病学也积累了相当可观的观察材料,并在此基础上对精神疾病进行了初步分类,对某些精神疾病进行了初步的病因学探索,尝试采用广泛的手段治疗精神疾病,包括药物治疗、心理治疗、物理治疗、生活制度及环境的安排等。在对待精神疾病患者的态度方面,人道主义精神也为很多医学家推崇,这也为后世树立了良好的楷模。在此时期,被尊称为医学奠基人的古希腊医学家希波克拉底(Hippocrates,前460—前377年),在精神病学方面率先划分出癫痫(epilepsy)、躁狂症(mania)、精神炎(phrenitis)、忧郁症(melancholia)、酒精中毒性谵妄、痴呆和产褥期精神病等疾病。他认为脑是思维活动的器官,并提出了精神病的体液病理学学说,即人体存在血、黏液、黄疸汁和黑胆汁4种基本体液。这4种体液如果正常混合起来则健康;如果其中一种过多或过少,或者它们相互之间的关系失常,人就会生病。他认为抑郁症是由于黑胆汁过多,进入脑内破坏了大脑活动所致。希波克拉底对精神病理现象做了最早的概况和分类,提出精神障碍的体液病理学学说,也奠定了从唯物主义角度诠释精神障碍发病机制的基础。由此,希波克拉底也被人们称为精神病学之父。

到了中世纪(476 年—17 世纪),由于医学被神学和宗教所掌握,精神病患者被视为魔鬼附体,对他们采用拷问、烙烧及坑害等酷刑予以处罚,使得精神疾病患者的处境十分悲惨,也使得精神病学不但没有发展反而倒退。18 世纪法国大革命胜利,对西欧精神病学的发展也起到了革命性、积极的转折作用。从这一时期开始,精神病被看作是一种需要治疗的疾病,精神病患者被看作是社会的成员。比奈尔(Pinal,1745—1826 年)是第一个担任"疯人院"院长的人,被视为现代精神病学的奠基人。他去掉了精神病患者身上的铁链和枷锁,把他们从不见天日并终身囚禁的监狱生活中解救出来,将"疯人院"变成了医院,进行了有历史意义的革命,为后来的精神病学的发展奠定了基础,被称为精神病患者的"解放者"。他试图分析并归纳精神病的症状,对于患者施以人道主义治疗。他把精神病患者分为忧郁症、躁狂症、痴呆及白痴 4 类。在治疗方面,他提出医师要掌握患者的情感,要组织患者参加医院内各项活动。同时,他还注重对患者的追溯检查,由于创造了这些条件,大量的临床观察资料得以收集,近代精神病学才有了诞生的可能。

1884 年,格里辛格(Griesinger)指出精神病是由于脑病变所致。精神病学开始步入现代精神病学的发展阶段,这阶段的代表人物是德国精神病学家克雷丕林(Kraepelin,1856—1926 年)。他以临床观察为基础,以病因学为根据,提出了临床分类学原则。他认为精神病是一个有客观规律的生物学过程,可以分为数类,每一类都有自己的病因、特征性躯体和精神症状、典型的病程经过和病理解剖学特点以及与疾病本质相关的转归和结局。克雷丕林对精神病学的重要贡献还在于他明确地区分了躁狂忧郁性精神病与早发性痴呆。躁狂忧郁性精神病作为一个独立的疾病,首次见于 1899 年他出版的教科书《精神病学》(第 6 版)。他认为这是一种具有循环性病程的精神病,其临床特征是情绪高涨和低落的发作有交替或反复出现的倾向,发作间期有表现精神正常的间歇期;每一次发作一般均有自然恢复的趋势,但疾病是不能完全恢复的;虽然反复发作,却并不导致精神功能削弱或痴呆;这种疾病具有强烈的遗传倾向。而早发性痴呆则是发病于青春期和成年早期的一种精神病,它的必然结果是痴呆。克雷丕林将早发性痴呆分为单纯型(dementia simplex)、青春型(hebephrenia)、紧张型(katatonia)和偏执型(dementia paranoides)四大类型。克雷丕林的思想推动了精神病学理论的发展,为精神疾病分类学打下了基础,并使精神病学的理论进入自然疾病单元的研究。这一时期,精神病学革新运动的广泛开展以及临床精神病学家积累的丰富资料,为现代精神病学的诞生准备了充分的条件。克雷丕林被认为是现代精神病学医学模式的奠基人。

20 世纪以来,一方面,许多精神病学家从神经解剖学、神经生理学、神经生化学和心理学等不同角度,对精神疾病的病因、发病机制、诊断和治疗进行了大量的研究和探索。另一方面,社会学科特别是人类学、社会学和社会心理学参与了精神病学的实践和研究,使社会文化、社会心理因素对精神疾病、心理和行为问题的发生、发展的影响日益受到重视,并相继形成了学术观点不同的学派,如生物学派、心理动力学派、行为学派和社会学派等。著名的学派分支主要有弗洛伊德(Sigmund Freud,1856—1939 年)提出的"精神分析法",布鲁勒尔(Eugen Bleuler,1857—1939 年)提出的精神分裂症学说,以麦道尔(Adolf Meyer,1866—1950 年)为代表的精神生物学,以 Schwarz 和 G. Draper 为代表的心身医学学派,巴普洛夫提出的条件反射学说等。这些学说在世界范围内产生了深远的影响,促进人类对精神疾病的深刻认识。当代医学家提出了生物-心理-社会医学模式,认为应该从生物学、心理学和社会学三个方面,而不能仅从生物学单方面研究人类的健康和疾病问题以及采取相应独立的保健措施。

二、我国精神病学发展史

我国古代书籍中也早已有关于精神疾病的记载,最早的文字记载是《尚书·微子》:"我其发出狂",表明在殷末(约公元前 11 世纪)已有"狂"这一病名。西周到战国时期(约公元前 11 世纪中到公元前 3 世纪)所著的《诗》《易》《礼》《左传》,以及先秦诸子中均有不少精神疾病的记载。春秋战国时代,医学著作《素问》中提到了"狂""躁""谵妄""癫痫""痫疾病"等名称,并概括了这类疾病的症状表现、病因和发病机制。在治疗方面,《素问》提出了采用禁食、给服生铁落以及针刺治疗狂症状,表明我国此时对精神障碍患者已经采用了较为合理的治疗,而非崇奉巫术。应该说,这是人类与精神疾病斗争的一个伟大进步。张仲景(150—219 年)在《伤寒论》一书中对发热和传染病引起的精神症状,如多眠、烦躁、谵语、郑声、妄见、独语、语言难出以及神志模糊等均有较深入的观察。如"妇人伤寒发热,……昼日明了,暮则谵语,如见鬼状者……"记述了发热谵妄常伴有的恐怖性幻视以及晨轻暮重的特征,并提出了一些药物和针刺等疗法。

自《内经》开始,精神疾病的治疗一直是针灸和方药并用的。唐代名医孙思邈(581—682 年)所著《千金要方》中记载了用针灸治疗癫痫和狂症的穴位,还印证了一个医案:一和尚精神失常半年之久,孙思邈用酒调朱砂、酸枣仁、乳香散给患者服用,患者连睡两日,醒后恢复常态。这是精神疾病治疗的最早记载,也是我国医籍中最早的精神病医案。宋代官方主持编集的包括《神医普救方》《太平惠民和剂局方》《圣济经》《政和圣济总录》等提到的一些治疗精神疾病的方剂,如羚羊角散、凉膈散、三圣散、苏和香丸、朱砂散、归脾汤及逍遥散等,一直沿用至今。

明代医学著述更加丰富,对精神病学有颇多论述。王肯堂(1553—1613 年)将精神疾病分为癫狂痫、烦躁、惊悸恐三大类,在癫狂痫下又分列癫、狂、痫;在烦躁下又分为烦、躁、谵妄、循衣摸床、喜笑不休、怒、善太息、悲;在惊悸恐下又分为惊、悸、恐、健忘、不得卧诸类。这三大分类均概念明确,体现了当时精神病学的一大进步。明代李时珍(1518—1593 年)所著巨作《本草纲目》,总结了 16 世纪以前我国药物学的丰富知识,其中记载了治疗癫痫、狂惑、怔忡、健忘、惊悸、烦躁、不眠、多眠、遗精及梦泄等药物达数百种之多,并介绍了一些方剂。

19 世纪末国外精神病学开始传入我国,明末清初有外侨在澳门建立精神病院,主要医治外侨中的精神病患者。1898 年,美国人嘉约翰在广州建立了一所精神病患者收容所,开始收容来自国内的精神病患者。随后在北京(1906 年)、沈阳(1919 年)、大连(1932 年)、上海(1935年)、成都(1944年)、南京(1947年)等地相继开设了精神疾病收容所和医疗机构,但设备、医疗技术和护理条件仍然很差。1949年前全国精神病院仅有7或8所,病床总数不到2000张。

中华人民共和国成立后,我国精神病学进入了一个新的历史时期。起初,精神疾病的防治工作主要致力于建立新的精神病院、部队复员精神病康复医院,收容和治疗无家可归或影响社会治安的精神障碍患者。在师资力量较好的城市和精神病院,开展精神病专科医师培训班。20世纪60至70年代,全国各地开展了一些城乡精神病防治工作,开始注重精神病学的高级人才培养,出版了我国学者组织和编写的精神病学教材,创办了《国外医学精神病学分册》杂志。20世纪80年代以来,我国社会经济和医药卫生事业有较为迅速的发展,精神病学的临床、教学、研究工作也开始繁荣起来,与国际精神病学界也有了较多的交流和合作,逐步走向世界。至1978年,全国精神病医疗机构增加到270所(中国台湾地区尚未计入),治疗床位达到4万余张,收容疗养床位达8800余张,简易床位近2000张。不仅医疗机构和病床数目大大增加,而且医疗设备和技术水平也有显著提高。1982年,我国第一次在全国范围内使用统一的国际通用筛选工具和诊断标准,进行了12个地区精神疾病流行病学协作调查,取得国内精神疾病流行病学较为全面的资料。为了加强国际学术交流,我国也先后制定了《中国精神疾病的分类方案和诊断标准》,如CCMD-1(1986年)、CCMD-2(1989年)、CCMD-2-R(1994年)及CCMD-3(2001年)。这些在当时均为临床医师不可缺少的诊断工具。1994年,中华医学会神经精神病学分会正式分为神经病学分会和精神病学分会,《中华精神科杂志》也正式单独发行。各地精神病学的学术交流、临床研究人才培养等都有了迅速的发展。21世纪以来,国际在精神病学的基础建设和临床研究以及人才培养方面投入呈现跨越式加大,尤其是2013年5月1日中国精神卫生法的实施,不但为广大精神障碍患者提供了重要的法律保护,更为精神病学的临床研究与医学服务提供了有利的法律保障,开启了中国精神病学学科依法发展的重要一页。为适应我国当今社会、经济和医学卫生事业发展的需要,精神病学专业研究的范围已从精神疾病扩展至各种心理卫生及行为问题和保障人群心理健康等。

三、精神疾病治疗手段的发展

精神疾病的治疗经历了漫长的过程,直到20世纪才有了较大的发展。在20世纪30年代开始躯体治疗,包括胰岛素休克治疗、电痉挛治疗和发热治疗。

胰岛素休克治疗又称胰岛素昏迷治疗,塞克(Sakel,1933年)首先报道应用胰岛素休克治疗精神病获得成效。此后,经过多年实践证明,这种疗法确有一定的效果,但又有较多的缺点,如操作技术复杂,治疗周期长,需要在有经验的医务人员掌握下施行,且治疗费用昂贵,还可能发生严重或致死的并发症。近年来,抗精神病药物的迅速发展,这种治疗手段已基本退出临床实践。

电痉挛治疗又称电休克治疗,是以一定强度的电流通过大脑引起全身抽搐来治疗精神病的一种方法。该法由于操作方便且见效迅速,可快速控制精神病患者的临床症状,使精神病患者的自杀风险大为降低,从而加速精神病院病床的周转。电痉挛治疗对于抑郁症最为有效,对重症抑郁伴有自杀言行或经药物治疗无效者均可考虑使用。该项治疗也可用于控制急性精神分裂症的兴奋躁动,特别是对紧张症有较好的疗效。随着电痉挛技术的改进,20世纪50年代,又发展了改良电休克治疗,目前已广泛应用于临床实践中。改良电休克治疗又名无抽搐电休克治疗,即在电痉挛治疗前加用静脉麻醉药和肌松剂,使骨骼肌松弛,患者抽搐明显减轻(但大脑内依然有癫痫一样的放电发作),从而发挥治疗作用。由于在治疗过程中不再出现痉挛发作,减轻了患者的恐惧感和不良反应,心脏负荷减轻,并发症减少,而且没有骨关节方面的禁忌证和并发症。因此,自改良电休克治疗问世以来得到广泛的应用。发热疗法是指利用回归热使机体发热,以治疗精神疾病的一种方法。1917年,瓦格涅首先用人工方法将疟原虫接种于麻痹性痴呆患者后,发现发热疗法有良好的治疗效果。此后,在苏联用索否新、次亚硫酸盐等注射引起发热,作为精神分裂症积极治疗手段之一,也取得一定的效果。20世纪50年代,将大剂量青霉素和发热疗法联合用于治疗麻痹性痴呆,疗效更佳。此疗法为近代治疗神经梅毒打下了良好的基础。但目前在临床上,发热疗法已罕用。

精神药物治疗仍是目前精神疾病治疗的主要手段。精神药物治疗是指主要作用于中枢神经系统而影响精神活动的药物,主要包括抗精神病药、抗抑郁药、心境稳定剂、抗焦虑药、精神激活药以及改善记忆药等。第一个抗精神病药物于20世纪50年代开始用于精神疾病治疗。法国化学家保罗·贝纳(Paul Charpentier)发现合成的吩噻嗪类药物——氯丙嗪,作为一种麻醉增效剂具有良好的镇静作用,后来在兴奋躁动的精神分裂症患者的应用中出现了意外的结果,药物不仅减轻了患者的兴奋躁动症状,而且在重复使用后,其精神分裂症的幻觉和妄想等症状也获得了缓解。氯丙嗪的临床应用预示精神分裂症临床治疗学实现革命性突破。从此精神疾病的治疗开始了历史的新篇章,合成的或从天然物质中提取的化学物质可通过对中枢神经系统的作用而影响人类的精神活动,从而缓解各种精神症状,极大地改善了精神疾病的预后,使大多数精神障碍的治疗变为可能。20世纪80年代以氯氮平为代表的非典型抗精神病药物的问世成就了精神病药物治疗的第二大里程碑,继而带动了许多精神病药理学家开始专注于研发具有良好治疗作用同时又可能避免严重不良反应的新药。目前,非典型抗精神病药物已成为治疗精神分裂症的最主流药物。抗抑郁药物也在20世纪50年代初开始应用于临床,最初发现的是单胺氧化酶抑制剂,当时被广泛应用,并且取得一定效果。但由于它的不良反应和在临床使用中对患者的高选择要求,故随着50年代末三环类抗抑郁药(tricyclic antidepressants, TCAs)的研制成功而逐渐被取代。至20世纪90年代,选择性5-羟色胺再摄取抑制剂(selective serotonin reuptake inhibitors, SSRIs)、5-羟色胺去甲肾上腺素再摄取抑制剂(serotonin and norepinephrine reuptake inhibitors, SNRIs)、去甲肾上腺素(neropinephrine)和特异性5-羟色胺能抑制剂(noradrenergic and specific serotonergic antidepressants, NaSSAs)等新一代抗抑郁药的不断问世,极大地改善了抑郁症患者的预后。精神药物在临床精神病治疗中的成功,也进一步促进了人类对脑神经科学领域的研究,并推动了精神药的药理学的迅速发展,使得其成为临床医学领域发展最迅速的学科之一。

在药物治疗发展的同时,心理治疗和新型物理治疗也得到了不断的发展。心理治疗的理论和技术在21世纪取得了迅猛的发展,并在临床上广泛应用。其中,最具代表意义的流派包括精神分析、行为疗法、认知疗法、家庭疗法、人本主义疗法及催眠疗法。除此之外,目前我国使用较多的还有日本的森田疗法和内观疗法,以及中国道家的认知疗法。这些心理治疗学派无论从治疗对象、任务、范围、方法以及规模和涉及的领域来看,对心理治疗技术的发展在客观上都起到了巨大的推动作用。它们都曾经充当过心理治疗的主角,代表过一个时期的心理治疗技术发展的倾向,客观地左右过心理治疗史的发展。然而,在如今实际应用中,心理治疗师已较少单独用某一流派的技术方法去进行心理治疗,通常都选择整合的方式,如在搜索资料和病史时,精神分析的技术如半卧位、自由联想等比较有效。同时,倾听、内容反射技术、情感反射技术也会在医患交谈时用到。在治疗心理疾病时,人本主义的无条件积极关注、倾听技术、结合短中程的认知-行为疗法以及长程的精神分析,似乎是目前治疗师较多使用的方法。

经颅磁刺激(transcranial magnetic stimulation,TMS)是在探索脑功能定位研究中使用的一种方法,它可以让研究者在受试者保持清醒的状态下对其大脑进行无损伤性刺激,同时观察他们的行为变化。随着磁刺激仪器的逐渐改进和磁刺激参数的发展,现已将 TMS 推向临床应用,成为一种神经和精神疾病的新兴物理治疗方法,是一种在脑的特定部位给予磁刺激的新技术。目前,已有大量研究探讨了重复经颅磁刺激(repetitive transcranial magnetic stimulation,rTMS)治疗精神分分裂症和抑郁症的疗效。美国食品和药物管理局(Food and Drug Administrtion,FDA)于 2008 年 10 月批准 rTMS 用于治疗单相抑郁症。经过一种抗抑郁药物在最小有效剂量和疗程治疗后,疗效不佳者可以应用 rTMS 治疗仪进行治疗。对于精神分裂症,现有的研究认为 rTMS 对于改善精神分裂症患者幻听症状、阴性症状及认知缺陷等方面具有一定的疗效,但仍需进一步研究以明确其作用。近年来,国内很多精神机构也开始开展了初步的临床研究,初步探讨 rTMS 对焦虑症、创伤后应激障碍、强迫症及孤独症等的疗效,研究结果也提示 rTMS 对上述疾病具有治疗作用,但尚需更深入的临床研究以探究其疗效。除外 rTMS,迷走神经刺激治疗、深部脑刺激治疗等也是近来精神神经领域备受关注的新兴物理治疗手段。2006 年,美国 FDA 批准迷走神经刺激治疗可作为辅助应用于"当前抑郁发作","在经过至少 4 种抗抑郁药物治疗后疗效仍不佳的慢性或复发性成年抑郁症患者"。2009 年 2 月,美国 FDA 正式批准深部脑刺激治疗"慢性、严重的强迫症"。尽管上述物理治疗方法在不断地发展,但在临床上一般不提倡单独应用这些技术,而主张与药物和心理治疗联合应用,这既可以避免药物与药物联合应用时的相互作用,又可能增加患者对药物治疗的敏感性。令人感兴趣或最亟待研究的领域是物理治疗和心理治疗的结合。一个人在接受大脑刺激时他(她)的想法和行为将最终影响临床疗效。

第三节 精神病学与其他学科的关系

与精神病学关系密切的学科有其他临床学科、基础医学、医学心理学、行为医学、医学社会学和医学人类学。

一、与其他临床学科的关系

人的机体是一个整体。中枢神经系统,特别是大脑,在协调、筛选和整合来自机体内外环境的各种刺激中起主导作用。大脑活动和机体其他系统活动是密不可分的,且受到机体内外环境因素的制约。因此,精神病学与临床其他学科的关系是十分密切的。各种躯体疾病,如脏器、内分泌、结缔组织及营养代谢等疾病均可导致脑功能变化而引起精神症状,即躯体疾病导致精神障碍。而持久的心理社会应激、强烈的情绪体验,使机体某些功能出现持续性紊乱,甚至出现组织结构上的异常改变或削弱机体的抵抗力,导致各种心理生理障碍,甚至发生心理生理疾病(心身疾病),如神经性皮炎、支气管哮喘、冠心病、高血压及消化性溃疡等均属于心身疾病,为此联络-会诊精神病学应运而生,特别是在综合性医院其他躯体性疾病引起精神障碍,或由于持久的心理因素而导致严重的躯体疾病的诊断、治疗和研究解决了其他临床学科无法解决的问题。此外,精神疾病往往可以出现各种各样的躯体症状,如患者因惊恐引起心慌气短而常首先在心内科就诊;抑郁症患者可因消化症状、闭经或躯体不适而去心内科、妇产科求治。精神科与神经科的关系就更为密切。中枢神经系统病变时,临床上可表现为低级神经活动功能障碍,如感觉、运动功能障碍,也可表现为高级神经活动障碍,如幻觉、妄想等。一般来讲,前者属于神经科诊治范畴,后者属于精神科诊治范畴。两者可以在同一疾病的不同阶段出现或同时出现,如病毒性脑炎、癫痫、脑外伤及老年痴呆等既可以有低级神经活动障碍,又可出现高级神经活动障碍,临床处理时常需要神经、精神两个科共同诊治。因此,一个精神科医师必须掌握临床其他各科的知识,才能对精神和躯体疾病有一个整体的、全面的了解,从而做出正确的诊断和治疗。

二、与医学心理学的关系

由于精神疾病表现为精神活动障碍,要认识这些异常的精神现象,必须知道正常的精神现象的有关科学知识,普通心理学便是研究正常心理现象的科学。这方面的知识、概念和术语有助于对精神疾病的临床症状和诊断进行分析和判断。因此,普通精神心理知识是精神科医师必须掌握的基础知识。心理学的研究又推动了心身疾病的研究。随着生物-心理-社会医学模式的建立,心理因素在各类疾病的发生、发展和变化中的作用更加凸显。医学心理学探讨了心理因素特别是情绪因素在疾病发生中的作用,可提高对神经症、某些心因性和器质性精神病的认识。在精神障碍的诊断和治疗过程中,应用医学心理学的知识和技能,如各种心理评估工具、分析患者的心理状况和影响患者的各种心理因素、了解和关注患者的心理需求、对患者开展各种心理治疗等,都与精神病学密切相关。

三、与行为医学的关系

行为医学主要研究与健康、疾病有关的人类行为以及应用行为科学的技术来预防和治疗与人类行为有关的疾病和健康问题。例如,压力与健康的关系;各种适应不良行为,如成瘾行为、自杀行为及宗教迷信行为等对人类健康的影响等。行为医学是一门多学科综合的边缘学科,与人类学、社会学、心理学、临床医学、预防医学、健康教育学及精神病学均有关系。在精神病学领域,行为医学的理论和技术应用非常广泛。例如,应用行为治疗或者危机干预技术来矫正某些行为障碍或者精神障碍。

四、与基础医学的关系

精神病学作为临床医学的一个分支,它的发展有赖于基础医学,尤其是神经科学的发展。神经科学是由神经解剖学、神经生理学、神经生化学、神经药理学和神经心理学组成的一门综合学科。这些学科的发展以及近 20 年来分子生物学的巨大成就和新技术的应用,使神经科学有了十分迅速的发展。科学家可以深入到神经细胞膜、受体、氨基酸和分子水平研究脑功能和药物作用的机制,使精神疾病生物基础的研究进入了一个新阶段。例如,近几十年来神经生化的研究探讨了中枢多巴胺(dopamine,DA)、去甲肾上腺素、5-羟色氨和 γ-氨基酸与精神分裂症、情感性精神障碍及神经症的关系,不但加深了对精神疾病生物基础的理解,推动了精神药理学、分子遗传学的发展,还为精神疾病的治疗提供了更好的药物,使精神疾病的治疗水平有了较大的提高。

五、与社会学的关系

人类的思想和方法、风俗习惯、行为举止以及人际交往等,都具有一定的社会根源,并与特定的文化背景相关联。这些因素均可影响精神疾病的发生、发展和转归。因此,有关社会学和人类学的知识,有助于理解和认识这些因素在精神疾病的发生、发展和转归中所起的作用,有助于人们从生物-心理-社会医学模式研究和探讨精神疾病的发生原因、治疗以及预防干预措施,对相关理论研究和临床实践都有着十分深远的意义。另外,当精神疾病涉及刑事诉讼和民事诉讼时,都需要进行司法精神病学鉴定,确定被鉴定人是否患有精神疾病以及是否不能辨认或不能控制。司法精神病学鉴定的结论也属于诉讼证据中的一种。因此,从事这项工作的医师也应具有法学知识。

六、与医学人类学的关系

医学人类学是以文化人类学的理论和方法来研究医学问题的学科。在精神病学领域,它是研究特定的文化背景与人类精神活动和行为的关系。

如果神经科学是研究人类精神活动的微观基础,医学心理学和行为医学是研究心理社会因素与个体心理行为的关系。那么,医学社会学和医学人类学则是从社会这个宏观的角度来研究人类,以及研究文化和社会大环境对人类精神活动的影响。

第四节 精神障碍的病因学

随着现代医学的发展,人类对精神疾病的认识不断深入,但至今大多数精神障碍,包括常见的精神分裂症和心境障碍等病因依然不明确。在过去几十年的临床实践和研究发展中,人类对于精神疾病的病因提出了许多假说。这些假说对于了解精神疾病、治疗精神疾病有着很重要的指导作用。目前认为，精神障碍与其他躯体疾病一样，均是生物、心理、社会因素相互作用的结果。对于某些疾病来说，生物学易感性是必要因素，但并不能足以说明疾病发生与发展的全部过程。对于另一些疾病来说，心理、社会因素可能是必要因素，但也不足以解释全部的病因，精神疾病的病因不是单一的因素，而是多种致病因素共同作用的结果。本节将从生物、心理和社会等多个方面介绍精神疾病的病因学研究进展。需要指出的是，任何研究和对事物的认识都是与当前的科技紧密结合的，相信随着科技的不断进步，人们对于精神疾病的认识会有一个崭新的飞跃。

一、生物学因素

（一）遗传学因素

遗传物质基础发生病理学改变可以发挥致病作用，如染色体数目和结构异常、基因突变等。现有研究发现，遗传学因素在某些精神障碍发病中有一定的作用，如精神分裂症、心境障碍及精神发育迟滞等具有明显的遗传倾向。目前，遗传学家普遍认为，大多数精神疾病是遗传学因素和环境因素共同作用的结果，但对于不同的疾病和不同的个体，两种因素的作用权重不同。某些疾病，如唐氏综合征，是遗传因素起决定性作用的；而某些疾病，如创伤后应激障碍，更多的可能是受环境因素的影响。遗传性是先天既得性与后天获得性两者相互作用形成的，其是否显现受社会环境的影响。

1. 家系、双生子、寄养子研究

应用群体遗传学（即遗传流行病学）的研究方法对精神障碍患者进行家系、双生子、寄养子研究，证实精神障碍具有很高的遗传倾向，孤独症的遗传度高达90%，精神分裂症与双相情感障碍的遗传度也高达80%，酒精滥用/依赖的遗传度高达60%，重性抑郁与惊恐障碍的遗传度相对较低，约为50%。家系研究通过比较患者家庭成员与普通人群的患病率，以判断精神疾病是否存在聚集性。此外，双生子研究可以更好地判断遗传学因素的作用，但不能排除相同的家庭环境因素影响，而寄养子研究也许能解决这一问题。目前研究较多的是精神分裂症和情感性障碍。有关双生子和寄养子的研究提示，遗传学因素和环境因素在精神分裂症病因中的作用同样重要。

2. 分子遗传学研究

经典的遗传学研究证实了遗传学因素在某些精神疾病中的地位和作用，但并未揭示致病基因及传递模式。而分子遗传学研究则进一步阐明了精神疾病与遗传学因素的关系，但缺乏定论。迄今，这方面研究普遍支持精神疾病可能是多基因遗传模式，并且具有遗传异质性。

目前，阿尔茨海默病（Alzheimer disease，AD）的遗传病因学研究是精神疾病病因学研究中发展最完善、最成熟的领域。基于基因组扫描和定位克隆方法，已有4种阿尔茨海默病相关疾病基因被阐明，分别为21号染色体21q11.2—21q21区域的 *APP* 基因、14号染色体的14q24.3区域的 *Presenilin 1*（PS1）基因、1号染色体1q31—42区域的 *Presenilin 2*（PS2）基因以及19号染色体19q13—13.2区域的 *ApoE* 基因。其中，*APP*、*PS1*、*PS2* 基因突变是早发家族性阿尔茨海默病的主要病因，而 *ApoE* 基因多态性则构成了晚发阿尔茨海默病的主要风险因子,并作为一种疾病修饰基因影响阿尔茨海默病的多种临床表型。

3. 表观遗传学研究

表观遗传学是与遗传学相对应的概念。遗传学是指基于基因序列改变所致基因表达水平变化,如基因突变、基因杂合丢失和微卫星不稳定。而表观遗传学则是指基于非基因序列改变所致基因表达水平变化,如 DNA 甲基化和染色质构象变化等。有研究发现,精神分裂症患者左额叶膜结合 COMT 启动子区域甲基化水平降低而基因转录水平升高,脑组织中少突细胞相关基因 SOX IO 启动子 CpG 岛甲基化水平下调,中间神经元的 DNA 甲基转移酶 I 表达增加。近年来,表观遗传过程受到临床学家的极大重视,因为外界环境因素(如童年的教养方式、饮食、药物滥用及应激等)促发了导致疾病的易感性。由于表观遗传改变可能具有可逆性,也就构成了积极干预的基础。

(二) 生理学基础

1. 感染与免疫因素

在 20 世纪早期,人们就已知道感染因素能影响中枢神经系统,导致精神障碍。例如,通过性传播的梅毒螺旋体首先引起生殖系统症状,在多年的潜伏后进入脑内,导致神经梅毒(neurosyphilis)。再由神经梅毒引起神经系统退行性变,表现为痴呆、精神病性症状及神经系统症状。人类免疫缺陷病毒(human immunodeficiency virus, HIV)也能进入脑内,产生进行性的认知行为损害,早期表现为记忆损害、注意力不集中及情绪淡漠等,并可出现更为广泛的损害,如缄默症、大小便失禁及截瘫等。有 15%~44% 的 HIV 感染者出现痴呆样表现。HIV 感染了免疫细胞——巨噬细胞,巨噬细胞死亡后,释放毒素,损伤周围的神经元。引起精神障碍的感染还包括诸如单纯疱疹性脑炎、麻疹性脑脊髓炎、慢性脑膜炎及亚急性硬化性全脑炎等。近来研究发现,儿童在患链球菌性咽炎后可有突发强迫症的表现。

大脑因缺乏传统的淋巴系统被称为免疫豁免器官,侵入的病原体或其他形式的损伤可引起大脑严重的免疫反应。中枢感染时,胶质细胞诱导表达主要组织相容性复合体(major histocompatibility complex, MHC)I 和 II 型分子。激活的 T 淋巴细胞进入中枢,局部产生炎症细胞因子,有助于免疫反应。星形细胞和小胶质细胞是炎性细胞因子的主要来源。研究发现,精神分裂症、抑郁症、双相情感障碍及阿尔茨海默病患者均伴发免疫功能改变。如新近的荟萃(meta)分析显示,抑郁症患者存在免疫激活,且抑郁程度与患者的血浆 IL-6、前列腺素 E_2 和 C 反应蛋白浓度升高有关;慢性应激所致焦虑-抑郁动物模型也提示焦虑、抑郁的发生与机体免疫炎症失调相关;围绕母孕期免疫感染可增加子代罹患精神分裂症发病风险现象的研究也支持精神分裂症的免疫炎症假说。

2. 性别因素

女性由于性腺内分泌和某些生理过程的特点,如月经、妊娠、分娩、泌乳及产褥等影响,常出现情绪不稳、冲动及焦虑等表现。其原因之一可能与中枢的催乳素分泌调节有关,下丘脑-结节漏斗部的多巴胺神经元和中枢生长激素抑制催乳素释放,而 5-羟色胺能系统促进催乳素释放。女性发生月经过少、泌乳等情况时,可反馈促使催乳素升高,常常伴发焦虑、抑郁、精力减退和对应激的耐受性降低。而酒精所致精神障碍和烟依赖较多见于男性等。男性抑郁症患者可有下丘脑促性腺释放素(gonadotropin-releasing hormone, GnRH)-血睾酮迟钝反应,血睾酮水平降低。

3. 年龄因素

如童年期由于精神和躯体发育未成熟,缺乏控制情感和行为能力,对外界环境适应性差,对各种心理因素过于敏感,容易出现情感和行为障碍。青春期由于内分泌系统特别是性腺发育逐渐成熟,自主神经系统不稳定,情绪易波动,对外界应激因素敏感。在遭到生活事件中的应激因素时容易出现强迫症、分离障碍、心境障碍和精神分裂症等。中年期为脑力和体力均最活跃、最充沛的时期,日常工作和生活都处于兴奋和紧张状态。如遇到生活应激事件,易引起心身疾病和抑郁性障碍等。更年期主要因内分泌系统特别是性腺功能和生理功能的衰退,导致情感脆弱、易激动、伤感、焦虑、抑郁、敏感及多疑等。在此基础上遭遇生活应激事件,容易出现焦虑、抑郁、妄想等和自主神经功能障碍。老年期脑和躯体的生理功能处于衰老时期,容易患脑动脉粥样硬化性精神障碍、帕金森病、阿尔茨海默病和其他脑退行性疾病所致精神障碍。

(三) 生化基础

神经系统通过化学物质作为媒介进行信息传递。化学传递物质为神经递质,主要在神经元中合成,而后储存于突触前囊泡内,在信息传递过程中由突触前膜释放至突触间隙,作用于下一级神经元的突触后膜,从而产生生理学效应。中枢神经递质主要有以下 5 类。① 胆碱类:乙酰胆碱;② 单胺类:儿茶酚胺:去甲肾上腺素、多巴胺、肾上腺素;③ 吲哚类:5 -羟色胺(5-hydroxytryptamin, 5 - HT);④ 氨基酸类:γ -氨基丁酸、甘氨酸、谷氨酸、天冬氨酸等;⑤ 多肽类:脑啡肽等;⑥ 其他:前列腺素、组胺等。

1. 乙酰胆碱

乙酰胆碱(acetylcholine, ACh)与学习和记忆有关。较多研究显示,ACh 功能低下导致记忆障碍。中枢神经系统(central nervous system, CNS)胆碱能功能下降引起阿尔茨海默病及认知障碍的假说已被广泛接受。中枢神经系统通过胆碱乙酰化酶和胆碱再摄取之间的动态平衡,达到调节体内乙酰胆碱水平的目的。阿尔茨海默病患者发生这种动态平衡变化,并且大脑皮质较早发生胆碱能神经元变性及梅纳特(Meynert)基底核胆碱能神经元缺失,其中额叶及顶叶皮质胆碱水平下降均达 40%～50%。动物研究也发现中枢神经系统胆碱能功能下降导致记忆及学习障碍。

阿尔茨海默病患者胆碱能功能下降假说的证据还来源于精神药理学研究。目前,用于治疗阿尔茨海默病的药物主要作用机制是增强中枢神经系统胆碱能功能,譬如胆碱酯酶抑制剂盐酸多奈哌齐和石杉碱甲等。该类药物通过减少中枢神经系统神经末梢 ACh 水解,提高中枢神经系统细胞外 ACh 浓度,恢复胆碱能功能,达到改善记忆和认知功能的目的。

除了与学习及记忆有关外,ACh 与镇痛、觉醒和睡眠、摄食和饮水、感觉和运动功能等都有关。

2. 去甲肾上腺素

去甲肾上腺素受体主要有突触前 α_2 自身受体、突触后 α_1 和 α_2、β_1 受体。突触前 α_2 自身受体是非常重要的受体,当突触间隙中去甲肾上腺素达到一定量时,去甲肾上腺素神经就停止释放去甲肾上腺素,起到制动作用。拮抗该受体可增强去甲肾上腺素的释放。蓝斑是去甲肾上腺素神经元集中的部位。

现发现去甲肾上腺素与镇痛、情感障碍、摄食及觉醒等有关。抑郁症患者脑脊液 (cerebro-Spinal fluid，CSF)中去甲肾上腺素含量及尿液中 3-甲氧基-4-羟基-苯乙二醇(3-methoxy-4-hydroxyphenylglycol，MHPG)(一种去甲肾上腺素的代谢产物)含量低下，而增加去甲肾上腺素功能的药物(如去甲肾上腺素再摄取抑制剂、单胺氧化酶抑制剂)等能治疗抑郁症。在此基础上，学者提出了抑郁症"去甲肾上腺素假说"。情感性精神病与去甲肾上腺素功能有关的假说是从利血平得到启发的。20世纪50年代，人们发现服用利血平后，因耗竭突触间隙单胺类递质引起抑郁症状。而后，应用单胺氧化酶抑制剂(monoamine oxidase inhibitors，MAOIs)(如苯乙肼)，通过抑制单胺氧化酶活性，减慢单胺类递质分解而呈现抗抑制作用。人们推测去甲肾上腺素功能异常可能与抑郁症的某些症状，如食欲下降、性欲减退、认知障碍及睡眠障碍等有关。去甲肾上腺素假说的证据同样也来源于精神药理学研究。抗抑郁药瑞波西汀及马普替林的主要作用是抑制突触前膜对去甲肾上腺素的再摄取。已有较多的临床资料验证，瑞波西汀及马普替林均具有良好的抗抑郁作用。新抗抑郁药，如5-HT、去甲肾上腺素再摄取抑制剂 SNRIs 及 NaSSAs 的药理学机制之一为增强去甲肾上腺素功能而发挥抗抑郁作用。

3. 多巴胺

多巴胺与去甲肾上腺素同属儿茶酚胺，两者在体内活动过程中有许多共性。多巴胺能神经元可摄取血液中的酪氨酸，后者在胞质内被酪氨酸羟化酶催化成多巴，再经多巴脱羧酶作用而生成多巴胺。多巴胺的失活途径包括：① 被突触前膜再摄取；② 1/3 被突触后膜摄取；③ 1/3 在突触间隙内被破坏；④ 逸漏入血。

精神分裂症与多巴胺功能系统的关系密切，早在 20 世纪 60 年代已有学者提出多巴胺亢进假说。该假说建立在下列现象的基础上：① 药物潜在的神经松弛效应与其抗精神病作用明显相关，具有多巴胺拮抗作用的异构体才有抗精神病效应；② 促进多巴胺释放的药物(如苯丙胺)、多巴胺激动剂(如溴隐亭)、多巴胺前体(如左旋多巴)等均可致精神病性症状或使精神分裂症症状恶化；③ 经典抗精神病药的临床疗效与拮抗 D_2 受体的效价成正比。采用正电子发射断层显像(position emission tomography，PET)的方法研究多巴胺受体发现，未经抗精神病药治疗的精神分裂症患者大脑纹状体 D_2 受体密度增加。有趣的是，有研究发现急性发病的精神分裂症患者，其大脑纹状体 D_2 受体密度显著高于慢性起病的患者及对照组，提示 D_2 受体密度可能是一种状态标志。但对精神分裂症尸脑的研究结果并不一致。多数研究发现，精神分裂症尸脑中多巴胺或高香草酸浓度高于对照组，生前经抗精神病药治疗的尸脑中多巴胺或高香草酸浓度高于未经治疗者。在大脑的不同部位，多巴胺及高香草酸的变化情况也不同。多巴胺不同受体亚型在大脑中的分布不同，对精神分裂症的病因及治疗具有重要意义。

尽管有许多研究资料的结果支持精神分裂症患者多巴胺亢进假说，但也有不少研究结果并不与之一致。在以阴性症状及认知损害为主的精神分裂症患者中，发现中脑皮质多巴胺功能低下。有研究采用多巴胺再摄取抑制剂马吲哚(mazindole，2 mg/d)治疗精神分裂症患者，并与安慰剂比较，结果发现该药可改变阴性症状。推测提高 D_1、D_4 受体功能有利于改善阴性症状及认知损害。然而,增加 D_2 受体功能则可恶化阳性症状。理论上,最理想的治疗方法可能是分别增加和降低大脑不同多巴胺受体亚型的功能。

由于多巴胺假说不能解释全部精神分裂症的发病机制,故又提出了精神分裂症多巴胺修正学说。即:① 精神分裂症的早期(急性期)主要是多巴胺功能亢进;② 以阴性缺损症状为主的精神分裂症,很可能多巴胺功能减退;③ 具有精神分裂症基因型的患者,其精神病理现象的产生与多巴胺功能无密切关系;④ 病毒感染、自体免疫功能障碍、细胞中毒、神经细胞生长发展障碍及中枢神经调节功能障碍均能导致继发性多巴胺功能改变,引起精神分裂症样症状。

多巴胺功能系统除了与精神分裂症有关外,与情感障碍也有一定的关系。有研究显示,抑郁症患者的多巴胺代谢产物高香草酸水平异常。抗抑郁药安非他酮为去甲肾上腺素及多巴胺再摄取抑制剂,临床研究表明该药具有明确的抗抑郁作用。由此可见,抑郁症患者可能同时存在多巴胺功能异常,但尚需进一步研究以明确多巴胺功能系统中哪些环节失调。

4. 5-羟色胺

5-羟色胺(5-HT)是近 20 年研究最为广泛和深入的神经递质,它的受体有多种亚型,分为突触前受体($5-HT_{1A}$ 及 $5-HT_{1D}$)及突触后受体($5-HT_{2A}$、$5-HT_{2C}$、$5-HT_3$、$5-HT_4$、$5-HT_5$、$5-HT_6$ 及 $5-HT_7$ 等)。突触前受体为自身受体,发挥负反馈作用。$5-HT_{1A}$ 位于神经元的树突及细胞体,故也称为树突体自身受体(somatoden dritic auto receptor),$5-HT_{1D}$ 位于轴突终端,故称为终末自身受体(terminal autoreceptor)。5-羟色胺能神经元不但有 5-HT 自身受体,还存在调节 5-HT 释放的去甲肾上腺素能自身受体 α_2 异质受体。邻近去甲肾上腺素能神经元释放的去甲肾上腺素作用于 5-羟色胺能神经元上的 α_2 异质受体,可抑制 5-HT 的释放。在 5-羟色胺能神经元上还存在去甲肾上腺素能突触前受体 α_1 受体,位于 5-羟色胺能神经元的细胞体上,去甲肾上腺素作用于该受体时,可加强 5-HT 释放。突触后受体调节 5-HT 的传递。基底节的 $5-HT_{2A}$ 受体可能有助于控制运动及强迫症状,从缝核投射至边缘系统区域的 $5-HT_{2A}$ 及 $5-HT_{2C}$ 受体可能与焦虑及惊恐有关。投射至下丘脑 5-羟色胺能神经元上的 $5-HT_3$ 受体可能调节食欲及进食行为。脑干部位的 $5-HT_{2A}$ 可能与调节睡眠有关,$5-HT_3$ 受体调节呕吐。外周 $5-HT_3$ 及 $5-HT_4$ 调节食欲及胃肠道功能。

5. 氨基酸类神经递质

氨基酸类神经递质分为兴奋性和抑制性氨基酸递质。现认为兴奋性氨基酸与精神分裂症及老年性痴呆有关。已有多宗研究报道显示,非竞争性 N-甲基-D-门冬氨酸(N-methyl-D-aspartic acid, NMDA)受体拮抗剂苯环己哌啶会导致精神分裂症样症状;精神分裂症患者的大脑中谷氨酸释放减少,脑脊液中浓度亦下降。从上述资料来看,中枢神经系统的谷氨酸功能不足可能是精神分裂症病因之一。抗精神病作用机制之一即增加中枢神经系统的谷氨酸功能。给动物投予谷氨酸受体拮抗剂 MK-801 后,可使其运动增加;投予氯氮平或氟哌啶醇,或 D_2 受体拮抗剂均可减少 MK-801 引起的运动增加。对精神分裂症患者尸脑的研究发现,大脑额叶皮质[³H]MK-801 结合增加,提示额叶皮质突触后结合增加可能由于谷氨酸缺乏引起受体超敏所致。另有研究提示,当大脑纹状体皮质谷氨酸能神经元传入功能减退,且同时伴有中脑纹状体多巴胺功能增加时,可能改变丘脑与皮质之间的信息传递过程,继而导致精神分裂症症状。因为正常的丘脑信息滤过作用(thalamic filterprocess)依赖两条平行的通路(即兴奋性谷氨酸神经元的传入和纹状体多巴胺抑制性作用)之间的平衡。当兴奋性谷氨酸传入缺乏或抑制性多巴胺功能增加,使纹状体与丘脑间抑制通路的调节功能下降,丘脑信息滤过作用减少,可能表现为精神分裂症的阳性症状。相反,当兴奋性谷氨酸作用减少,伴纹状体多巴胺功能增加时,激活纹状体与丘脑兴奋性通路,继而增强丘脑到皮质的信息滤过作用,这种皮质感觉传入缺乏就会导致精神分裂症的阴性症状。

在急性中枢神经系统损害综合征中,如卒中、脑外伤中 NMDA 受体被内源性谷氨酸过度激活可导致兴奋性神经元中毒性变性,有人就提出 NMDA 受体过度激活,在阿尔茨海默病的发病机制中可能发挥一定的作用。过度激活 NMDA 受体会损害 NMDA 受体,使NMDA 受体系统功能低下,达一定程度时可启动一种复杂的中毒过程(乙酰胆碱和谷氨酸可促发),这可能是引起阿尔茨海默病患者神经元广泛变性的一个重要原因。

抑制性神经递质被认为与抗焦虑及情绪稳定作用有关。γ-氨基丁酸(γ-aminobutyric acid,GABA)具有抗焦虑作用,该作用与苯二氮䓬类受体有关,GABA 受体-Cl 离子通道-苯二氮䓬受体组成一复合体。GABA 受体激动剂激活 GABA 受体,打开氯离子通道,又迅速回复至关闭状态,产生抗焦虑作用。GABA 在双相情感障碍中的作用日渐被重视。抗癫痫药,如卡马西平、丙戊酸钠等可作为心境稳定剂用于治疗双相情感障碍。由此推测,双相情感障碍与 GABA 有关。

(四)脑结构与脑功能改变

大脑发育异常在精神分裂症等精神障碍的病理生理学机制中起着重要的作用。精神疾病神经发育异常理论得到神经影像学研究的支持。无创或微创的神经影像成像技术发展,突破了活体大脑组织病理取样的伦理限制,为研究精神疾病神经病理机制带来了希望。神经影像学技术分为结构神经影像学技术和功能神经影像学技术:结构神经影像学主要通过磁共振成像(magnetic resonance imaging,MRI)如结构 3DTI-MRI 研究脑灰质的密度与体积以及皮质厚度、皮质表面积,弥散张量成像(diffusion tensor imaging,DTI)MRI 可探索白质纤维完整性及追踪神经纤维素的走向(DTI 构建初的大脑白质纤维图);功能神经影像学主要是探讨大脑功能活动状态,最为广泛应用的研究技术有正电子发射断层显像(positron emission tomography,PET)和功能磁共振成像(functional magnetic resonance imaging,fMRI)。PET 可测量大脑局部葡萄糖代谢、局部脑血流量的变化,检测神经递质受体的浓度、配体对受体的亲和力等;功能磁共振成像包括可测定某一脑区生化成分改变的磁共振波谱成像(magnetic resonance spectrum,MRS)及可研究大脑功能状态、神经环路连接、大脑功能网络,脑网络属性的血氧水平依赖的任务态/静息态功能磁共振成像(oxygenation level dependent event/resting-state functional MRI)。

早期的计算机体层成像(computed tomography,CT)和 MRI 研究均发现,精神分裂症患者有侧脑室扩大;脑室扩大的程度与病前期不良的行为具有相关性,且发病初期就有脑室扩大。此外,MRI 的结构性脑影像学研究还发现,精神分裂症患者的颞叶、颞上回及内侧颞叶体积缩小、海马体积缩小,但这些结果不具有诊断特性。例如,颞叶及海马体积同样可见于抑郁障碍患者,脑室扩大多见于阿尔茨海默病患者。白质纤维研究发现,精神分裂症患者额顶叶、胼胝体及扣带回白质纤维完整性受损,且额顶叶白质纤维的异常与患者的神经认知功能缺陷有关。功能神经影像学的研究提示,精神分裂症患者基底节区功能活动增强,前额叶功能活动降低。但也有不同甚至相反的研究报道,且随着精神障碍的神经影像学研究的逐渐深入,近年来越来越多的证据表明,精神障碍患者的大脑结构或功能异常并非局限于某一结构或某一脑区,而是源于神经环路或神经网络的异常。如已有的研究提示,心境障碍极可能涉及大脑情绪环路的异常,这些情绪环路包括皮质下与情感、奖赏处理直接相关的杏仁核、腹侧纹状体,以及间接参与情感处理、加工与情感调节的内侧前额叶皮质及前扣带皮质,内侧前额叶皮质-前扣带皮质-腹侧纹状体-杏仁核-苍白球-内侧丘脑-下丘脑-中脑导水管周围的灰质-脑干的部分核团这一情绪环路中,任一节点的功能活动或连接出现紊乱均有可能导致心境障碍发生。对精神分裂症不同模态 MRI 及神经电生理的研究结果显示,从结构及功能多个角度均提示精神分裂症存在脑连接异常的特性,该疾病与多个脑区连接异常、环路功能紊乱及大脑网络整合功能下降有关,如精神分裂症患者存在默认网络活动过度活跃及连接增强,不同大脑皮质神经网络间及皮质网络与皮质下网络间的连接紊乱;应用图论的研究方法进一步发现患者的脑结构网络拓扑属性变异主要位于联合皮质区域、脑网络核心节点有额叶转到非额叶区域如颞下回、导叶及扣带回等。脑功能网络拓扑属性改变的表现为群聚系数、全局效率及局部效率下降等。

二、社会心理因素

1. 素质因素

素质包括心理素质(气质)和躯体素质(体质)。心理素质(气质)是指个体神经系统的解剖、生理、生化等特点所形成的不同信息容量与综合分析等功能。因此,构成了特有的神经系统兴奋性与稳定性,表现为不同的反应强度、速度、觉醒程度和情绪。人格(个性)是指先天素质和后天习得性综合形成的个体精神活动模式。躯体素质(体质)是指个体以遗传为基础,在发育过程中受内外环境影响而形成的个体的整体状态。这是个体反应潜力和决定个体精神活动方式的生物学基础。个体素质和人格特征与某些精神障碍有着比较密切的联系。例如,在精神分裂症患者中有较多的人内向人格特征比较突出。又如,在外界不良因素刺激下,性格敏感、脆弱的人容易罹患应激相关障碍或神经症等精神障碍;癔症性人格特征的人容易罹患癔症等。

2. 生活事件

生活事件也称精神刺激或精神创伤,通常来源于生活中的各种重大事件。引起心理应激的生活事件必须具备如下两个条件。① 与接受者有重要的利害关系:关系越密切,应激越强烈;② 达到足以激发喜、怒、忧、惊及恐等剧烈情绪反应的强度或频度。心理应激对于健康人并非都是有害的,适当的心理应激具有激发机体潜能以应付各种困难,并能鼓舞旺盛斗志。但对于心理素质不健全的人,过度强烈的应激常导致急性应激反应或创伤后应激障碍(post-traumatic stress disorder, PTSD)。

生活事件在精神分裂症的发病因素中起的作用尚不肯定。研究生活事件最常用的方法由 Brown 和 Birley 于 1968 年首创。他们研究了精神分裂症患者发病或复发前一系列生活事件的发生频率,结果显示 46％的患者在发病前 3 周有明显独立的生活事件。但要确立生活事件在精神分裂症致病因素中的作用还存在一些问题:① 缺乏有效评估方法。每一个体所经历的生活事件可能不同,类似的事件对不同的个体也可能有不同的意义;而且患者或其家属往往夸大生活事件的严重程度及应激强度。② 回忆偏倚:当对患者与正常对照进行比较时,往往需要回忆生活事件,在这过程中可能会产生偏倚。③ 因果关系:精神分裂症可导致诸如失业、失恋、无家可归等生活事件,有可能会将这些后果认为是原因。④ 生活事件发生时间与发病时间的关系。⑤ 生活事件的应激与疾病严重程度的关系。人们较多地关注生活事件在诱发抑郁发作中的作用。有调查显示抑郁症患者与正常对照人群相比,患者在病前 6 个月经历了更多的生活事件;而具有自杀倾向的患者与抑郁症患者相比有更多的病前生活事件。抑郁症患者的生活事件多趋于具有分离或失去的性质,患者经历丧亲事件与抑郁症有很高的相关性。有研究显示,42％经历丧偶事件的个体在配偶死亡 1 月后达到抑郁症的诊断标准。另外,生活事件与抑郁症的预后有关,在急性期治疗过程中的负性生活事件可使抑郁症状恶化,维持治疗阶段的负性生活事件与抑郁症的复燃、复发有关。

3. 家庭因素

家庭因素对精神疾病的影响作用不容忽视。有研究显示,精神分裂症患者的父母与正常儿童的父母相比,有更多的精神异常倾向。精神分裂症患者的父母较正常父母表现出更多的关心和保护。然而,缺乏结论非常令人信服的研究,也没有研究能提供父母异常对疾病的发生具有明确影响的证据。目前,人们关注家庭中"交流偏差"及"情感表达"的作用。交流偏差是指家庭成员之间片段、散漫的交流方式,包括在交谈中不能保持中心主题。这种交流偏差可能导致有易感性的子女信息处理及思维障碍。有关情感表达的研究不少,多集中于情感表达对预测复发的作用。有研究提示,亲属高情感表达的患者复发率为 50％,而低情感表达的患者复发率为 21％。情感表达的预测作用无性别之分,通过心理生理机制促使疾病复发。

4. 社会环境因素

社会环境因素是指对个体心理健康产生良好的或不良的社会影响。良好的社会环境因素对心理健康产生保护作用,不良的社会环境因素则对心理健康产生致病作用或为致病因素发挥作用提供有利条件。社会环境和文化传统对心理健康均可产生重要影响,例如流行于中国、印度和东南亚地区的恐缩症(koro)。阿尔茨海默病在文化程度低的人群中患病率高于文化程度高的人群。社会的发展,如城市化、工业化、生活习惯的改变及寿命的延长等都会对精神障碍的疾病谱产生影响。社会压力,如就业、竞争、升学及贫困等也都对心理健康的影响比较大。

5. 应激的生理及情绪反应

研究显示,当人体处于应激状态时,神经系统、神经生化、神经内分泌及免疫系统等均会变化,影响机体内环境平衡,引起功能障碍,进而产生结构上的改变。紧张的情绪可导致神经功能失调、交感神经系统功能亢进。在神经内分泌方面,会影响下丘脑-垂体-肾上腺轴、下丘脑-垂体-甲状腺轴、下丘脑-垂体-性腺轴的功能。对中枢神经系统神经递质的影响也较广泛，应激会引起神经递质改变。在中等程度应激状态下，可见大脑中去甲肾上腺素水平升高，在严重应激状态时，则可能会出现去甲肾上腺素耗竭。应激对免疫系统的影响也不容忽视，当处于应激状态时，免疫系统对病毒的敏感性增加，对急性过敏性反应的易感性增高，提示免疫功能下降。中枢神经系统、内分泌系统、神经递质及免疫系统之间存在着错综复杂的反馈调节关系，有待进一步研究。常见的应激情绪反应有恐惧、焦虑、过度依赖和无助感、抑郁、愤怒、敌意及自怜等。情绪反应的强度与应激强弱和持续时间有关。

第五节　精神病学研究展望

大脑是人类最重要的器官，理解大脑的结构与功能是 21 世纪最具挑战性的前沿科学问题。近年来，美国、欧盟、日本等国家或地区纷纷宣布启动脑科学研究，即"脑计划"。经过多年的筹划，中国脑计划也于"十三五"期间正式启动，同时，北京和上海也均成立了脑科学与类脑研究中心，启动"脑科学与类脑智能"地区性计划，各高校也纷纷成立类脑智能中心。据科技部发布的《国家重点基础研究发展计划（含重大科学研究计划）结题项目验收结果（2016—2019 年）》，其中有关中国"脑计划"的项目也陆续通过验收。根据《"十四五"规划纲要和 2035 年远景目标纲要》，中国脑科学计划将以"一体两翼"为结构，即以研究脑认知的神经原理为基础，用以研发重大脑疾病的治疗方法和推动新一代人工智能的发展。"大脑计划"作为人类基因组计划后最宏大的研究项目，其成果将有助于人类更深入地理解大脑的运行方式，进而阐明意识的发生、思维过程等一系列科学谜题，也为阿尔茨海默病、精神分裂症等神经精神疾病的治疗奠定了坚实的基础。开展具有中国特色的人类脑计划与神经信息学研究，无疑将大大加深人类对大脑和自身的认识。可以预料，像人类基因组计划一样，在国家的支持下，引进新的科研协作和风险投资运行模式，通过国内本领域的专家齐心协力、联合攻关，以开放的新模式吸纳社会资源，从研究、产业等几个方面同时启动，必将会极大地推动人类对自身的认识，造福全人类。

精神健康是人类健康之根本，构建社会主义和谐社会，在具有物质、思想基础的同时，必须促进和保障精神心理健康。2001 年世界卫生组织（World Health Organization，WHO）将世界卫生日主题定为"精神卫生"，希望提高社会对精神卫生的重要性和精神障碍所致负担的认识，使人们正确了解精神障碍对人类、社会及经济的影响，消除对精神障碍患者的偏见和歧视。世界各国每年都为"精神卫生日"准备丰富而周密的活动，包括宣传、拍摄促进精神健康的录像片，开设 24 小时服务的心理支持和干预热线，播放专题片等。我国政府也承诺继续加强精神卫生事业工作，先后制定并通过多个《精神卫生工作规划》，并于 2012 年出台《精神卫生法》，使得精神卫生工作作为保障和改善民生以及加强和创新社会管理的重要举措，列入国民经济和社会发展总体规划。政府开始逐步加大对精神卫生事业的投入，不但在医院设施、设备上的投入，而且在精神卫生专科人才培养上均得到了大力支持。近年来，随着我国精神专科医院规模的不断扩大、综合医院精神专科的不断开设、民营精神专科医院及精神康复机构的兴办、全国精神科执业（助理）医师数量的不断增加，为不断增长的精神心理健康服务需求提供了强有力的保障。

随着医学大数据及计算精神医学时代的到来，在医学遗传学、基因编辑及神经调控等分子生物学技术以及神经影像学技术的迅猛发展下，生物精神病学将有重大突破。各级医院及科研机构如火如荼地建设精神障碍临床大数据及生物样本库平台，采用临床与基础交叉融合研究，从临床、心理、基因、神经生化、神经电生理学及脑影像学等不同维度寻找精神障碍早期筛查、诊断、精准治疗、康复预后与复发预警的生物学指标，研究复发干预新技术，构建早期干预-康复-疗效模型，将这些研究转化为临床实践。在生物精神病学蓬勃发展的同时，也将对精神障碍建立新的疾病诊断与分类体系提供更为科学的参考和启发。

随着社会物质文明与精神文明的提高，精神卫生知识宣传力度的加大，人们对精神卫生的需求将不断增长，也对精神卫生工作者特别是精神科医师的服务质量提出了更高的要求。精神卫生的服务对象、服务重点将会进一步专业，各种适应不良行为、焦虑、抑郁障碍、药物酒精依赖、行为成瘾障碍、心身疾病、儿童老年心理卫生问题都将会受到重视，精神科将会进一步分工和专门化。与此同时，精神科硬件和软件环境建设会更加优化，精神病院的现代化前景是实行院内园林化、室内家庭化、管理开放化及治疗多元化。

心理卫生知识的普及，也使得内外科医师对心理健康问题的识别率大幅提高。市级综合性医院精神心理专科以及精神科联络会诊机构的设立，也将进一步引导专门的心理工作者和精神科医师参加临床各科的防治工作，从而有利于以躯体化症状为主诉的精神心理疾病患者早期诊断及正确治疗。

康复精神医学在未来也将得到充分发展，以功能训练、全面康复、重返社会和提高生活质量为宗旨，逐步建立适合我国国情的社区康复模式，造就一批从事精神康复的专业工作者和社区服务工作者，广泛推行各种技能训练、社区疾病管理及某些职业康复方案等，以促进精神患者的心理社会学康复。这些变化使得精神卫生服务社会化变得十分紧迫和必要。

综观世界精神卫生工作的发展，大多经历了两个阶段：一是对社会保护的阶段，即控制严重精神病患者对社会的危害，对重性精神疾病患者进行治疗和管理；二是保护患者，关注全民精神健康的阶段。由于历史发展的特殊性，我国进入现代化的进程极大地加速了精神卫生发展的两个阶段在今天被交叠在一起。一方面，重性精神疾病患者治疗和管理的任务仍然十分繁重；另一方面，各类与社会变革及重大公共卫生事件相伴随的心理行为问题增长势头明显，如应激相关疾病，酒药依赖，妇女、儿童及老年精神卫生问题，等等。我们不仅要完成预防控制精神病患者由于肇事、肇祸对社会的危害，更要注意保护他们的权益。精神卫生问题作为公共卫生和社会问题已经成为国际社会的共识，对精神健康的关注是对人的根本关注，国民精神健康和享有精神卫生服务的水平是衡量一个国家社会稳定和文明程度的重要标志之一，直接影响着社会的和谐与发展，这也是对精神卫生工作者的挑战。相信在政府、医院、精神科医师和科研工作者以及社会大众的共同努力下，我国精神卫生事业将迎来美好的明天。

（方贻儒 张 晨）

思考题

1. 简述精神病学与精神障碍的定义。

2. 如何从生物-心理-社会的角度理解精神疾病?

3. 如何看待精神病学与其他相关学科的关系?

4. 随着中国脑计划的推进,我国精神医学的发展会面临哪些机遇与挑战?

第二章

精神障碍的症状学

第一节　精神障碍概述

精神障碍常表现为各种各样异常的精神活动,这些异常的精神活动通过人的外显行为,如言谈、表情、书写及动作行为等表现出来,称为精神症状。研究精神活动的异常表现及其发生发展规律的学科称为精神障碍症状学(symptomatology),也称精神病理学(psychopathology)。

一、判断精神障碍症状的主要内容

人的精神活动是一个复杂且相互联系却又相互制约的过程,检查和判定某一异常精神活动现象是否属于精神症状,应当根据其病史和精神症状的特征为主要依据,再结合其一贯的性格特征、行为表现、文化水平、民族宗教信仰以及所处环境综合分析。一般应涉及以下 4 个方面的内容:① 症状的出现不受患者主观意识控制,症状一旦出现后,难以通过主观控制令其改变和消失。如幻觉不能通过主观意愿控制而出现和消失,但正常的自由想象而产生的表象则受意识支配。② 症状的内容与周围客观环境不符合或者不相称。如妄想的内容与客观事实不符,也与患者所处的文化背景不符,即使有一些客观现实作为诱发因素,但明显超出正常人对同类事物的认知情感反应的范围。③ 症状会给患者带来不同程度的社会功能损害。如关系妄想的存在可能造成社交障碍,情绪低落造成工作主动性降低、工作效率下降。④ 在多数情况下症状使患者感到痛苦。如经历被害妄想、关系妄想时患者常感到痛苦。多数精神症状违背患者的意愿,让患者感到痛苦,尤其在患者对症状存在一定的自知力时,痛苦感更为强烈。再如,强迫症患者对强迫症状有强烈的抵抗和不可控感,经常随之产生焦虑抑郁情绪,甚至有自杀观念。但某些精神症状不一定会令患者感到痛苦,如患者在躁狂背景下产生夸奖内容的幻听,可能会让其感到愉快。

二、判断精神障碍症状的基本要素

判断某一种精神活动是否属于精神障碍的症状,除了具备上述精神症状的一般特点外,还应该具备以下基本要素:① 症状的性质,即异常现象属于知、情及意中哪个方面的表现。如患者凭空听到声音,这属于知觉障碍。进一步了解其具体内容,若是觉得有人评论他,此症状属于评论性幻听。② 症状出现的频率和强度,如症状在每天或最近 1 周、1 个月出现的次数,每次持续的时间,症状对日常生活、工作和个人情绪的影响程度,以及影响症状加重或减轻的因素。这一点对于判断是否属于精神症状来说是十分重要的。例如,正常人在紧张、期待的情景下也可能产生幻听（具备幻觉性质），但是仅在此情景下产生，出现频率低，情景改变后便不再出现，对日常生活没有影响，因此该症状不属于病理学现象。③ 症状的开始及持续时间，如果是间歇性的，间隔时间和发作时间是多少。症状的持续时间对临床诊断而言意义重大，如抑郁症状持续时间需要达到 2 周以上方可诊断为抑郁发作。

三、判断精神活动的正常和异常

异常的精神活动是一个十分复杂的现象，精神科医师除了关注精神症状的特点和要素，还应该对产生这些症状的个体有深刻的了解，以判定其精神活动属于病态，还是在正常范围，一般可从三个方面进行对比分析。① 纵向比较，即与其过去的一贯表现相比，精神状态是否有明显改变，时间是否超出一定的限度。② 横向比较：与大多数正常人的精神状态相比较，差别是否明显。③ 应结合当事人的心理背景与所处的具体环境进行分析和判断，避免主观片面。

四、精神状况检查中需关注的问题

精神状况检查中需要关注的其他问题如下。① 主观和客观：主观指的是患者自我报告的内容和感受，客观指的是医师在检查过程中观察到的特征（即患者的表现和行为）。例如，在抑郁症的评估中，患者诉情绪低落、悲伤是主观特征，而医师观察到患者的眼神接触差、精神运动迟滞和哭泣是客观特征。两者结合提供的证据比其中任何一个单独的证据更可靠。一般来说，医师更重视客观的征象。因此，如果有足够的证据证明患者有抑郁表现，即使患者本人否认存在主观感受，医师也可能诊断为抑郁症。反之，如果没有与诊断相关的客观特征，精神科医师可能会质疑主诉的可靠性。② 形式和内容：在描述精神症状时区分形式和内容是非常有用的。如一个患者说，当他独自一人时，他听到了叫他同性恋的声音；第二个患者说听到有声音讲他即将被杀死。这两个病例的形式都是幻听，但内容不同。第三个患者反复出现他是同性恋的想法，但他能意识到这些都不是真实的，这个患者症状的内容与第一个患者的相似，但形式不同。在进行诊断时，形式通常是至关重要的。从上述示例来看，前两个病例可能表明存在某种形式的精神障碍，第三个病例则可能表明存在强迫症。③ 原发和继发（primary and secondary）：这组术语有两种不同的含义，一种强调的是时间，先出现的症状为原发，后出现的则为继发。另一种强调的是因果关系，原发症状是直接产生于病理学过程的，而继发症状则是对主要症状的反应。在实际的临床工作中，这组术语在时间意义上的使用更多。

人的正常精神活动按心理学分为感知、思维、情感和意志行为等心理过程。为了便于对精神症状的描述，以下按精神活动的各个心理过程分别叙述。

第二节　精神障碍常见的精神症状

一、感知觉障碍

感觉（sensation）是人脑对直接作用于感觉器官的客观事物个别属性的反映。如眼、鼻、耳、舌 4 种感觉器官分别反映事物的颜色、气味、音调、冷热等个别属性。知觉(perception)是人脑通过感觉器官把各种不同的个别属性综合到一起,并借助以往的类似表象与记忆经验而形成一种综合映象。当提及某一客观事物时,大脑就会呈现这一客观事物各种属性的信息。如认识汽车时,首先是对它的颜色、形状、部件(轮胎、车身、方向盘、反光镜等)及能开动等个别属性的感觉,其次借助以往见过汽车及行驶的经验,最后在脑中形成对汽车的整体映象,这就是对汽车的知觉。

（一）感觉障碍

外界刺激作用于感觉器官后,经过传入神经通路到达大脑感觉中枢。在这一通路的任一部位出现异常均可产生感觉障碍(sensation disorder)。

1. 感觉过敏

感觉过敏(hyperesthesia)：是指个体感觉阈值降低,对外界一般刺激的感受性增强。如耳边即便是轻语也觉得很响亮,关门声就如枪声,户外卡车声如山崩地裂等,个体在主观上对这些刺激常难以忍受。多见于分离转换障碍、焦虑障碍及脑外伤后精神障碍等。

2. 感觉减退

感觉减退(hypoesthesia)：是指个体感觉阈值增高,对外界刺激的感受性降低,表现为对强烈的刺激感觉轻微或完全不能感知[感觉缺失(anesthesia)]。如对话声似乎隔着墙壁,来自远方;音乐失去了旋律的变化;食物似乎失去了味道,等等。多见于神经系统疾病,抑郁状态、木僵状态及意识障碍等。

3. 内感性不适

内感性不适(senestopathia)：又称体感异常,是指个体感到身体内部有某种不舒服的感觉。如体内的牵拉、扭转及流动等感觉,感觉的性质难以描述,部位不定或难以局部定位。常因难以忍受而出现明显的不安,可继发疑病观念和被害妄想等精神症状。多见于焦虑障碍、分离转换障碍及精神分裂症等。

（二）知觉障碍

知觉障碍(perception deficit)是指由各种原因引起的知觉异常现象,包括错觉、幻觉和感知综合障碍等。

1. 错觉

错觉(illusion)：是指对具体存在的客观事物的错误感知。正常人也可以产生错觉,如看到太阳绕着地球转圈,在行驶的火车上看到远处的两根铁轨逐渐接近等。这类生理性的错觉经验可以通过理性认识纠正。错觉通常与生理、情绪状态,甚至主观意志因素相关,不具有特异性,不一定具有精神病理性质。病理性错觉常在意识障碍时出现,带有恐怖色彩,多见于器质性精神障碍的谵妄状态。如谵妄的患者把输液瓶标签上的一条黑线看成蜈蚣在爬动。

临床上常见以下 3 种错觉。

（1）感受性错觉：由于外界刺激的强度较弱,周围感受器病变或大脑感受区功能变化等情况下出现的错觉,如耳聋的人容易错听、视力差的人容易看错等。

（2）情绪性错觉：处于高度紧张、焦虑恐惧或期待的情绪状态下出现的错觉,如"杯弓蛇影""草木皆兵"等。

（3）心因性错觉：由于自我暗示或接受别人的暗示而产生的错觉。如白云苍狗,把变幻的云堆通过想象看成一条白狗,有头、有脚、有卷毛。

2. 幻觉

幻觉(hallucination)：是指没有现实刺激作用于感觉器官而出现的知觉体验,是一种虚幻的知觉。幻觉是精神科临床上常见且重要的精神病性症状之一。

1) 根据所涉及的感觉器官划分　幻觉可分为幻听、幻视、幻嗅、幻味、幻触和内脏幻觉等。

（1）幻听(auditory hallucination)：最常见的幻觉形式,是指没有声音刺激时出现对声音的知觉体验。幻听的内容有非言语性幻听,如机器的轰鸣声、流水声及鸟叫声等;言语性幻听,如听到命令患者做某件事的声音[命令性幻听(command hallucination)]、对患者的道德品行或言行举止进行批判嘲讽的声音[评论性幻听(comment hallucination)]及站在不同的角度议论患者[议论性幻听(argument hallucination)]。幻听对患者的思维、情感和行为均会有不同程度的影响,如表现为侧耳倾听、对话、对空谩骂或自语自笑,或随着幻听声音而舞动,或烦躁不安,甚至出现自伤自杀及攻击行为。幻听可见于多种精神障碍,其中评论性幻听、议论性幻听和命令性幻听是精神分裂症的典型症状。

【典型病例】　患者,女,18 岁,精神分裂症。患者入院后每日表情愤怒地坐在病床上,向着门外说脏话,辱骂他人。医生问其原因,答道:"有人站在门外议论我,说我的坏话,说我之前考试得第一名是因为有小抄"。

（2）幻视(visual hallucination)：患者看到了并不存在的事物,幻视内容可为单调的闪光、颜色、图案及物体,也可为复杂的情景性场面。有时幻视形象单调平淡,为日常生活事物,患者以旁观者的身份出现,可对幻视置之不理,不引起明显的情感反应。而有时幻视形象为猛兽、毒蛇及鬼怪等恐怖性内容,患者以参与者的身份出现,伴有强烈的恐惧情绪,发生逃避甚至越窗跳楼的行为。意识清晰状态下出现的幻视多见于精神分裂症,意识障碍时出现的幻视多见于躯体疾病伴发精神障碍的谵妄状态,单一、持久的幻视提示脑器质性病变。

【典型病例】　患者,男,16 岁,精神分裂症。入院后,患者说:"近 2 个多月来,每天都能在白墙上看到很多蝴蝶,有的大、有的小,有的颜色单一、有的颜色绚丽,一般在下午才会出现,每次都会持续存在半个小时或更长的时间"。

（3）幻嗅(olfactory hallucination)：是指在没有相应嗅觉刺激时能闻到特定的气味。如腐败的尸体气味、血腥味及农药味等,往往引起患者不愉快的情绪体验;可继发被害妄想,或在被害妄想的基础上产生幻嗅。常见于颞叶癫痫、颞叶器质性损伤和精神分裂症患者。

【典型病例】　患者,男,30 岁,精神分裂症。患者在就诊过程中,突然神色较紧张地对医生说:"医生,我闻到了毒药的气味,这里不能待了"。于是很快站起来退出了诊室,拒绝就诊。

（4）幻味(gustatory hallucination)：患者尝到食物或水中有并不存在的某种异常的特殊味道,常因此拒食。幻味常与嗅幻觉同时出现,常继发被害妄想,多见于精神分裂症患者。

【典型病例】　患者,男,25 岁,精神分裂症。入院前 3 天,患者吃饭时总是只吃几口,就将饭菜倒掉,呆坐一旁,经医生反复询问,回答说:"每天吃饭时,吃了几口就感到饭中有农药味,就不敢吃了,肯定是有人给我下毒了"。医生陪同患者吃同一碗饭,但患者仍吃出了农药味道。

(5) 幻触(tactile hallucination):又称为皮肤与黏膜幻觉,是指患者感到皮肤或黏膜上有某种异常的感觉。如虫爬感、电流感及针刺感等,有时感到口腔有毛发黏着,阴道内有异物或性刺激感。可见于精神分裂症或器质性精神障碍等患者。

(6) 内脏幻觉(visceral hallucination):是指固定于躯体某一部位或某一脏器经常存在的异常感觉。如口腔充满了头发的感觉,腹内有虫、蛇钻动的感觉等,患者对这些体验能准确定位并表达其性质。另外,患者还常伴有不愉快的体验,但一般不会达到难以忍耐的程度。内脏幻觉常与疑病妄想、虚无妄想或被害妄想伴随出现,多见于精神分裂症及抑郁症患者。

【典型病例】 患者,女,45岁,精神分裂症。就诊时自诉肚子里面有一条水蛇在游动,持续了3个月。因水蛇时而在腹腔左侧,时而在腹腔右侧,时而在上腹部而导致腹部疼痛不适。患者时不时用手摸肚子,有时要求医生摸她肚子里的水蛇。虽然多次B超检查未证实腹腔有水蛇,但患者仍认为它确实存在。

2) 按幻觉体验的来源划分 可分为真性幻觉和假性幻觉。

(1) 真性幻觉(genuine hallucination):是指来自外部客观空间,通过感觉器官而获得的幻觉。幻觉内容就像感知外界真实事物一样生动,鲜明。患者常述说是亲耳听到或亲眼看到的。患者对幻觉内容深信不疑,常明显影响其情绪和行为。

(2) 假性幻觉(pseudo hallucination):是指存在于自己的主观空间内,不通过感觉器官而获得的幻觉。与真性幻觉的不同点在于假性幻觉内容往往不够鲜明、生动、不完整,有时残缺不全,患者描述常用体内或脑内这样的物理空间字眼。如听到肚子里有说话的声音,脑内有某种物体的形象。虽然幻觉的形象与一般知觉不同,但是患者却往往非常肯定地认为他的确听到了或看到了,因而对此坚信不疑。

【典型病例】 患者,男,16岁,精神分裂症。患者就诊时称"近2个月来,我脑子里几乎每天下午都出现我们校长的半身头像,头像有时候很清楚,有时不太清楚,不是用眼睛看见的,反正就在脑子里,有时就出现几秒钟,有时可以持续半小时以上"。

3) 按幻觉产生的条件划分 可分为功能性幻觉、反射性幻觉、入睡前幻觉和心因性幻觉。

(1) 功能性幻觉(functional hallucination):是指在客观刺激引起一种感受器官正常的知觉体验的同时,伴随出现的同一感受器官的另一种幻觉体验。例如,患者在听到脚步声的同时听到议论患者的声音。前者是真实存在的声音,属于正常的知觉体验。后者是幻觉,两者同为患者的感知,同时存在、同时消失、彼此独立、互不融合,多见于精神分裂症患者。

【典型病例】 患者,男,21岁,精神分裂症。患者近半年来,只要出门就要将耳朵用耳塞堵起来。就诊时医生询问原因时说:"我走在路上时,只要听到汽车喇叭叫就能同时听到还有一个女的骂我是流氓,只要喇叭响,她就开始骂我,搞得我很烦躁。"

(2) 反射性幻觉(reflex hallucination):是指在客观刺激引起某一种感受器官正常的知

觉体验的同时,伴随出现另一感受器官的一种幻觉体验。如听到敲门声时,就看到眼前站了一个人。前者是真实听觉,后者是幻觉,多见于精神分裂症患者。

(3) 入睡前幻觉(hypnagogic hallucination):是指个体从醒到睡眠的过渡阶段中出现的幻觉体验。如听到有人叫自己的名字,看到人影。清醒后对幻觉内容能完全回忆。与睡梦时的体验相似,多为幻视、幻听。

(4) 心因性幻觉(psychogenic hallucination):是指在强烈的情感体验中,随着生动的想象、回忆或期待中出现的幻觉,内容具有浓厚的情感色彩和幻想性,幻觉内容与患者密切相关。如看到去世亲人的影子在房间里走动,迷路于沙漠中看到了绿洲。在暗示、自我暗示和相互感应的基础上,内容相似的幻觉可群体出现,称为集体性幻觉,多见于对宗教或某些活动极度痴迷的正常人和应激相关精神障碍者。如气功师集体授功时,一些人会出现内气在体内流动和感到接收到外气的感觉。

3. 感知综合障碍

感知综合障碍(psychosensory disturbance):是指患者对事物的本质能够正确认知,但对事物的部分属性,如大小、形状、颜色、距离及空间位置等,或某些部分产生歪曲的知觉。

按照知觉反映事物的特性,可将感知综合障碍分为以下几种形式。

(1) 体型感知综合障碍:是指患者感到其躯体或某些部分的大小、形状、重量和颜色等方面发生了变化。如觉得自己的鼻子变得又大,又歪,眼睛或面部不对称等。多见于精神分裂症、躯体变形障碍和癫痫患者。

(2) 空间感知综合障碍:是指个体感到周围的人或物在大小、形状、方位、距离及空间位置等方面发生了变化。如感到桌子与自己相距很近,起身想要将茶杯放到桌上,结果茶杯掉到了地上;如看到桌子的大小比实际增大或缩小。

(3) 时间感知综合障碍:是指个体对时间的快慢出现不正确的知觉体验。如感到时间在飞逝,似乎身处于"时空隧道"之中,外面世界的变化异乎寻常地快;或者感到时间凝固了,岁月不再流逝,或外界事物停滞不前。可见于抑郁症、躁狂发作、精神分裂症等患者。

(4) 运动感知综合障碍:是指对外界物体的运动与静止状态出现了歪曲的知觉体验,与此时同时有空间和时间知觉的障碍,感到运动的物体静止不动或静止的物体在运动。如感到停在路旁的汽车急速地向他驶来,路上的行人像机器人一样跳跃式行走。

(5) 非真实感(derealization):是指个体对周围环境的感知清晰程度降低,感到周围事物变得模糊不清、毫无生气,缺乏鲜明生动感。视物如隔一层帷幔,像是一个舞台布景,周围的房屋、树木等像是纸板糊成的,毫无生气;周围人似如没有生命的木偶等。对此患者具有自知力,见于抑郁症、精神分裂症患者。

二、思维障碍

思维(thinking)是人脑对客观事物间接概括的反映,是人类认识活动的最高形式。由感知获得的材料,经过大脑的分析、比较、综合、抽象和概括而形成概念,在概念的基础上进行判断和推理,这整个过程称为思维。思维通过言语或文字来表达。正常人的思维有以下几个特征:① 目的性:思维指向一定的目的,并解决某一问题;② 连贯性:思维过程中的概念前后衔接,相互联系;③ 逻辑性:思维过程符合逻辑规律,有一定的道理;④ 实践性:思维能够通过客观实践的检验。

思维障碍(thought disorder)是精神科常见症状,临床表现多种多样,主要分为思维形式障碍和思维内容障碍。

1. 思维形式障碍

思维形式障碍(disorders of the thought form)包括联想障碍和思维逻辑障碍,常见的症状如下。

(1)思维奔逸(flight of ideas):又称意念飘忽,是指联想速度加快、数量增多、内容丰富生动。患者感到脑子反应快,特别灵活,就像加了"润滑油"的机器一样。说话的主题极易随环境而改变(随境转移),也可有音韵联想(音联),或字意联想(意联),多见于躁狂发作。

【典型病例】 患者,男,28岁,双相障碍躁狂发作。医生几乎无法打断他的话,问他姓什么,他答:"姓王,大王的王,王者之气,气冲云霄直捣黄龙,杨子荣打虎上山,(唱)唱不上去了,老了,夕阳无限好,只是近黄昏。昏头昏脑,婚姻是爱情的坟墓。医生你结婚了吧? 我猜你老婆一定很漂亮,就像你的这条领带一样,是她送的,还是情人送的?(伸手摸医生的领带)咦? 外面什么声音,我去看看……"

(2)思维迟缓(inhibition of thought):是指联想速度减慢、数量减少、内容单调。患者表现为语速慢、语量少、语音低及反应迟缓。患者感到"脑子不灵了""脑子迟钝了",变笨了,反应变慢了,思考问题困难。多见于抑郁发作患者。

(3)思维贫乏(poverty of thought):是指联想数量减少,概念与词汇贫乏。患者表现为沉默少语,谈话时言语空洞单调或词穷句短,回答简单;严重的患者也可以什么问题都回答"不知道"。患者感到脑子空洞无物,没有什么东西可想,多见于精神分裂症、痴呆及智力发育障碍患者。思维贫乏与思维迟缓不同。思维贫乏患者的主观体验贫乏,态度表现为无所谓;思维迟缓患者的主观体验十分明确,面部表情显得忧愁、痛苦。

(4)思维散漫(looseness of thought):又称为联想松弛,是指联想的范围过于松散,缺乏固定的指向。患者表现为说话东拉西扯,东一句、西一句,每一句都能理解,但上下文、前后语句缺乏联系,整段话的主旨不清晰;对问话的回答不切题,以致别人感到交谈困难。多见于精神分裂症及智力发育障碍患者。

【典型病例】 患者,女,17岁,精神分裂症。医生问:"你姓什么?"患者答:"我是你,你是我,奶奶我爱你,老鼠爱大米。"问:"你近来好吗?"答:"你只需要诚诚恳恳做人,别人都不会对你怎么样,成功厉害杀人,成功对厉害,厉害对杀人。"

(5)思维中断(blocking of thought):又称思维阻滞,是指患者无意识障碍,又无外界干扰等原因,思维过程突然出现中断。表现为患者说话时突然停顿,片刻之后又重新说话,但所说的内容不是原来的话题,多见于精神分裂症患者。正常人在疲劳、注意力不集中、被打岔、记忆障碍等情况下,也可出现"一下子想不起来"的现象,关键的鉴别点是患者感到思维被外力阻断,而且无法重新接上思路。

(6)思维被夺(thought withdrawal)、思维插入(thought insertion):前者是感到当时自己的思维被某种外力突然夺走,后者表现为感到某种不属于自己的思维被强行插入自己脑中。两者均不受个人意志控制,多见于精神分裂症患者。

(7)思维破裂(splitting of thought):是指概念之间的联想断裂,建立联想的各种概念内容之间缺乏内在联系。表现为患者的言语或书写内容有结构完整的句子,但各句的含意互不相关,变成语句堆积,整段内容令人不能理解,多见于精神分裂症患者。如果言语支离破碎,词组或词之间没有联系,形成互不相关的词的堆砌,称为语词杂拌(word salad)或思维不连贯(incoherence of thought),多伴有意识障碍。

【典型病例】 患者,男,23 岁,精神分裂症。医生问:"你在哪里工作?"患者答:"这是多余的问题,卫星照在太阳上,阳光反射到玻璃上,跟着我不能解决任何问题,马马虎虎,捣捣糨糊。"问:"你近来好吗?"答:"我不是坏人,家中没有房产。计算机病毒是谁捣的鬼,我想回家。"

(8)强制性思维(forced thinking):又称为思维云集(thought crowding),患者体验到大量非己的思维涌入性地占据自己的思维。患者感到"脑子突然乱了,不能控制了",同样常继发妄想性解释。往往表现为症状突然出现,又突然消失,对诊断精神分裂症有重要意义。

(9)思维化声(thought hearing):患者思考时体验到自己的思想同时变成了言语声,自己和他人均能听到,多见于精神分裂症患者。

(10)思维扩散(diffusion of thought)和思维被广播(thought broadcasting):患者体验到自己的思想一出现,即尽人皆知,感到自己的思想与人共享,毫无隐私可言,称为思维扩散;如果患者认为自己的思想是通过广播而扩散出去,为思维被广播,常见于精神分裂症患者。

【典型病例】 患者,女,20 岁,精神分裂症。患者是一名大学生,期末考试时闭目呆坐,问话不答。她向医生描述道:"只要我思考,我的思想就源源不断地从脑子里流向外面,迅速扩散充满教室,然后被其他同学吸收。我感到有人用一种高科技的无形管子将我的大脑和所有同学的大脑串联,使我的思维被所有人共享,我的思维只出不进,结果我不知道如何落笔做题,而他们却都会做。所以我就干脆不去看卷子,也不思考,免得让不会做题的人占便宜。"

(11)病理性赘述(circumstantiality):是指联想迂回曲折,枝节过多。表现为患者对某种事物做不必要的、过分详尽的描述,虽然最终能够回答出有关问题,但重点不突出。如果要求患者的回答简明扼要,患者无法做到。多见于癫痫、阿尔茨海默病等患者。

【典型病例】 患者,男,66 岁,阿尔茨海默病。医生问:"你们工厂几点上班?",患者答:"我每天七点起床,洗脸、漱口,到厂对面的锅炉房打水,那里的开水很热,锅炉房有值班的老头,六十多岁了,他有一个孩子,大概是七八岁的样子,孩子的妈妈常来,提着一个篮子,里面放着吃的东西,我打开水时碰见过她。洗完脸后才去食堂吃饭,人很多,要排队,我每天吃一大碗稀饭、两个馒头、一分钱咸菜,工人常常吃完饭打乒乓球,我不会打,所以吃完饭就上班了,不到八点就开始工作……"

(12)象征性思维(symbolic thinking):属于概念转换,以无关的具体概念代替某一抽象概念,不经患者解释,他人无法理解。如一位患者经常反穿衣服,以表示自己"表里如一、心地坦白"，多见于精神分裂症患者。正常人可以有象征性思维，如鸽子象征和平。正常人的象征性思维以传统和习惯为基础，符合一定的文化背景，人们彼此之间能够理解，而且不会把象征当作现实。

【典型病例】　患者，男，34岁，精神分裂症。患者经常双臂舞动，有时将左腿放在右腿上，有时以右腿放在左腿上，有时双手捧着肚子或抱着头，患者对这些行为不予解答。病情好转后回忆：左臂代表全心全意为人民服务，右臂代表发挥人民的积极性，双臂摆动代表发挥大家的积极性全心全意为人民服务。左腿代表依靠群众，右腿代表克服困难，左腿放在右腿上代表依靠群众克服困难，右腿放在左腿上则代表克服困难依靠群众，双手捧着肚子代表保护人民，抱着头代表保护领导。

（13）语词新作（neologism）：是指概念的融合、浓缩以及无关概念的拼凑。患者自创一些新的符号、图形、文字或语言并赋予特殊的含义，不经患者解释，他人无法理解。如"犭市"代表狼心狗肺；"％"代表离婚。多见于精神分裂症患者。

（14）逻辑倒错性思维（paralogism thinking）：是指推理缺乏根据或充足理由，或因果倒置，或缺乏前提，令人无法理解。如一位患者说："因为电脑感染了病毒，所以我要死了。"多见于精神分裂症患者。

【典型病例】　患者，女，26岁，精神分裂症。患者大专毕业后长期休息在家，和母亲两人相依为命，相处较好。近半年来认为母亲对自己态度生硬，家中的事也不告诉自己。患者说："我认为同性相吸，异性相斥，由于2000年转换到2001年对地球的磁力发生改变，这种磁力影响了我妈妈，使妈妈对我的态度发生改变，妈妈现在疏远我。"

（15）强迫思维（obsessive thought）或强迫观念（obsessive idea）：是指反复和持续的思想、表象、冲动或意向，明知没有必要，但又无法摆脱。强迫思维可表现为：① 反复出现某些想法，如担心被别人传染某种疾病；② 总是怀疑自己的言行是否正确、得当（强迫怀疑），如怀疑自己未完成家庭作业、门窗没有关好等；③ 反复回忆做过的事情或说过的话（强迫回忆）；④ 反复出现一些对立的思想（强迫性对立思维），如听到"和平"，马上就联想到"战争"；⑤ 反复思考毫无意义的问题（强迫性穷思竭虑），如为什么1＋1＝2等。强迫思维常伴有强迫动作，多见于强迫症患者，也见于精神分裂症患者。强迫思维与强制性思维不同。前者明确是患者自己的思想，反复而持续出现，内容重复；后者使患者体验到思维是异己的，突然出现、突然消失，内容变化多端。

【典型病例】　患者，女，40岁，强迫症。近5年来，患者反复思考生活中经历的事，做事之前反复思考是否应该做，做过的事反复确认一步一步做得对不对，能否保证安全。如在街上不小心碰撞到陌生人，患者要反复确认自己和他人是否受伤；患者不敢丢垃圾，担心把有用的东西丢了；患者觉得手不能碰任何东西，碰了就会留下指纹，担心坏人拿了自己的指纹去干坏事伤害自己。患者自诉明明知道这些都是不可能发生的事情，但总是控制不住地去想。

2. 思维内容障碍

妄想（delusion）是指在病态推理和判断的基础上形成一种病理性的歪曲信念。其特征包括：① 妄想内容不符合客观事实、没有道理，但患者坚信不疑，不接受事实和理性的纠正；② 妄想内容均涉及患者本人，与本人利害相关；③ 妄想内容是个体独有的心理现象，并非集体信念;④ 妄想内容因文化背景和个人经历而有所差异,但常有浓厚的时代色彩。

1) 按妄想起源分类　可分为原发性妄想和继发性妄想。

(1) 原发性妄想(primary delusion):突然发生,并立即形成妄想性确信,不能用其他心理活动和症状、既往经历、当前处境等加以解释。Schneider 将这种原发性体验分为 3 类:妄想心境,即毫无理由地预感到某种邪恶事件即将发生;妄想知觉,即毫无理由地给某种一般的知觉赋予妄想性含义;突发性妄想观念(sudden delusional idea),即妄想在患者内心突然完全形成。原发性妄想是精神分裂症的特征性症状之一,对诊断精神分裂症具有重要价值。

(2) 继发性妄想(secondary delusion):在原有的精神病理,如意识障碍、记忆障碍、痴呆、心境异常、幻觉或妄想等背景下发展起来的妄想,或与既往经历、当前处境等有关的妄想。如幻听中听到有人要谋害自己时产生被害妄想;抑郁患者在情绪低落的基础上产生自罪、虚无妄想。见于多种精神障碍患者。

2) 按妄想结构分类　可分为系统性妄想和非系统性妄想。

(1) 系统性妄想(systematized delusion):是指内容相互连贯的一组妄想。这类妄想的形成常围绕某一病理信念逐步发展,把周围一些本来无关的事件附加上去,不断增添新的内容,使原有的妄想内容更为复杂,形成一个比较固定的、具有逻辑性的妄想系统。见于妄想性障碍患者。

(2) 非系统性妄想(non-systematized delusion):是指一些片段、零散、内容不连贯、不固定的妄想信念。这类妄想产生较快,变动较大,常缺乏逻辑性或内容自相矛盾,因此很容易看出其荒谬性。见于精神分裂症患者。

3) 妄想的临床分类　临床上,通常按照妄想的主要内容归类,常见有关系妄想、被害妄想、夸大妄想、罪恶妄想、疑病妄想、钟情妄想、嫉妒妄想、非血统妄想、替身妄想、物理影响妄想和内心被揭露感。

(1) 关系妄想(delusion of reference):患者将环境中与自己无关的事物都认为与自己有关。如认为周围人的谈话是在议论他,别人吐痰是在蔑视他,人们的一举一动都与他有一定关系。关系妄想常与被害妄想交织,被害妄想其实完全符合关系妄想的定义,只不过患者体验到的外界事物的意义是凶险的、危害人身安全的。

【典型病例】　患者,女,22 岁,精神分裂症。患者近半年来自感痛苦,不愿与人接触,也不愿去上班,说:"马路上人的一举一动都针对我,有的人看到我就咳嗽,甚至吐痰,就是看不起我,故意贬低我;有的人看到我冷笑,认为我这人没有修养,素质差;商店里的营业员对我态度也很生硬,说我这人很小气,没有派头;单位里同事也指桑骂槐,讲我这人是垃圾,看到我进办公室,故意扫地,赶我出门。"

(2) 被害妄想(delusion of persecution):患者坚信自己被跟踪、被监视、被诽谤及被隔离等。例如,某精神分裂症患者认为他吃的饭菜中有毒,家中的饮用水中也有毒,使他腹泻,邻居故意要害他。患者受妄想支配可拒食、报警、逃跑,或采取自卫、自伤及伤人等行为。主要见于精神分裂症和其他妄想性障碍患者。

【典型病例】　患者,男,38 岁,精神分裂症。患者近半年来觉得上下班的路上有好几个人装扮为便衣警察跟踪自己,说:"我乘公交汽车他们就跟着上车,我换乘地铁,他们也乘地铁,我提前下车,他们也下车……",并认为这些人在自己的办公室和家中装有微型摄像机监视自己的行动,说:"他们怀疑我是特务,盗窃国家机密,吓得我不敢外出"。

(3) 夸大妄想(grandiose delusion):患者认为自己有非凡的才智、至高无上的权利和地位,大量的财富和发明创造,或是名人的后裔。可见于躁狂发作、精神分裂症和痴呆等患者。

【典型病例】 患者,男,26 岁,双相情感障碍躁狂发作。查房时,患者主动找医生聊天,说:"我已经完全好了,我是最棒的。我是'天猫',其他人都是'白猫、红猫、黑猫'。我是福建的黑老大,他们都要来拜见我。"患者说自己拥有 12 辆豪车,要送这个医生、那个医生,因为自己高兴;他有困难的时候,父母、兄弟、朋友及同学都帮了他。

(4) 罪恶妄想(delusion of guilt)又称自罪妄想:患者毫无根据地坚信自己犯了严重错误,罪大恶极,以至于连累了家人,甚至使国家蒙受了重大损失;严重者认为自己不应该再活下去,因而采取拒食、自杀等行为。多见于抑郁发作患者,也可见于精神分裂症患者。

(5) 疑病妄想(hypochondriacal delusion):又称为虚无妄想(delusion of negation),患者毫无根据地坚信自己患了某种严重的躯体疾病或不治之症,因而到处求医,即使通过一系列详细检查和多次反复的医学验证都不能纠正。如认为脑内长有肿瘤,全身各部分均被癌细胞侵犯,心脏已经停止跳动等。严重时患者认为"自己内脏腐烂了""脑子变空了""血液停滞了"。多见于抑郁症、精神分裂症、老年期精神障碍等患者。

(6) 钟情妄想(delusion of love):患者坚信自己被异性钟情,内心充满喜悦和信心。患者有时采取行动去追求对方,即使遭到对方严词拒绝,仍毫不置疑,反而认为对方是在考验自己对爱情的忠诚。多见于精神分裂症患者。

【典型病例】 患者,男,23 岁,精神分裂症。患者是一名大学生,近半年来他常去图书馆看书,发现有一位女同学也在看书,就认为对方对自己有好感,主动写信表示自己爱慕之心,但遭到拒绝,并将信退回。患者认为对方是在考验他,故又多次写信给这位女同学,但对方均未理睬,患者认为对方已默认。一天这位女生穿了一件红色外套,患者认为对方向自己表露一颗赤诚的心,觉得其他同学都很羡慕他们。当同学告诉患者,"对方已有男朋友,她根本不喜欢你",患者仍坚信这不是真的,认为默默相爱是一种独特的方式,周围人无法理解。

(7) 嫉妒妄想(delusion of jealousy):患者无中生有地坚信自己的配偶或对象对自己不忠实,另有外遇。为此,患者常翻看配偶的手机短信和通话记录,跟踪和监视配偶的日常活动,检查配偶的衣服等日常生活用品,以寻找私通的证据。多见于精神分裂症、阿尔茨海默病等患者。

【典型病例】 患者,男,42 岁,精神分裂症。患者近年来坚信妻子有外遇,认为妻子和她单位里的同事有染,经常打电话了解妻子是否上班,有时到妻子单位,在窗外张望,看到妻子与男同志讲话,回家就要盘问妻子,并让她交代,有时要检查妻子的内裤。弟弟劝告患者不要多疑,患者怀疑弟弟和妻子有"暧昧"关系。妻子在厨房烧饭和邻居打招呼,认为妻子和邻居眉来眼去,肯定有不正当关系。

（8）非血统妄想(delusion of non-biological parents)：患者毫无根据地坚信自己不是父母亲生的，虽然反复解释和证实，仍坚信不疑。患者有时认为自己是被抱养的或被寄养的，但又说不清从何时、为什么与现在的父母生活在一起。多见于精神分裂症患者。

【典型病例】 患者，女，20岁，精神分裂症。患者近2年来坚信父母不是自己的亲生父母，问其亲生父母在哪里时，患者回答"反正他们不是我的亲生父母，亲生父母在哪里我也不知道"。患者不让父母碰，不愿吃父母买的东西，晚上不敢睡觉，认为父母要害自己。

（9）替身妄想(misidentification delusion)：患者认为自己的某个亲密者被替代，或者认为周围许多人都是某个人的替身，有的患者认为自己都被替代了，对此还有妄想性解释。多见于精神分裂症患者。替身妄想和非血统妄想不同：前者否认的是躯体的真实性，涉及的是人的整个或部分被替代、变形或者变性；后者否认的是血缘关系的真实性，相关人的身体仍然独立存在。主要见于精神分裂症患者。

【典型病例】 患者，女，26岁，精神分裂症。患者3天来拒绝吃家里的饭菜，认为母亲和继父在饭菜里下毒，不愿母亲靠近自己，推打母亲，说："现在这个妈妈不是自己的妈妈，是克隆人，是伪基因，只是接了妈妈的班"，并大声哭泣，说："自己的妈妈被人民银行的人捅了两刀，已经叫朋友送到澳大利亚去养病了"，怕克隆母亲看自己的手机，故把手机砸了。

（10）物理影响妄想(delusion of physical influence)，又称被控制感。患者感到自己的思想、情感和意志行为受到某种外界力量的控制，如受到电波、超声波，或特殊的先进仪器控制而身不由己。如一位患者认为有人通过手机软件，操控了自己的大脑细胞，并控制了自己的思维。多见于精神分裂症患者。

【典型病例】 患者，男，42岁，精神分裂症。患者3年来始终感到外部有一种特殊的仪器控制自己，控制自己的思想、言语、行为甚至包括大小便，认为自己处于"全控制"状态。当受到控制时，头脑非常难受、有紧束感、反应迟钝、不听自己指挥；四肢肌肉抽痛，背部发热难熬，早晨不让他起床，也不允许他料理个人卫生。只有当仪器关掉时，自己才是一个自由人。

（11）内心被揭露感(experience of being revealed)，又称被洞悉感。患者感到内心所想的事，虽未经言语和文字表达，却被别人知道了。至于别人通过什么方式知道的，患者不能描述。多见于精神分裂症患者。

【典型病例】 患者，男，28岁，精神分裂症。患者坚信有人在他身上安装了特殊的发射装置，自己头脑中想的事，周围人都知道，他说："我想去南京路，出门就看到一辆出租车停在马路边等我；我在一家饮食店吃小笼包子，想要一碟醋，服务员就将醋送到我的餐桌上；在家我想听一首某人的歌，打开收音机，就听到她在唱'心酸的浪漫'……你们不要再问我，我的事你们都知道，对我来说没有秘密。"

3. 超价观念

超价观念(overvalued idea)是指一段时间内在心理活动中占主导地位的一种观念，具有强烈的情感色彩，片面而偏激，明显影响其心理活动和行为，且不受来自反面意见的干扰，也不被同一文化背景下的大多数人接受。它的形成有一定的性格与现实基础，没有明显的逻辑推理错误，内容包括被害、发明、诉讼、嫉妒和疑病等。多见于人格障碍和心因性精神障碍患者。

三、注意障碍

1. 注意的概念

注意(attention)是指个体专注于周围事物的能力,对客观具体事物、自身行为、心理活动的指向性。在正常情况下,人的注意能保持适当的范围和广度,以某一对象为中心,同时对其他对象保持适度的注意,并维持一定的稳定性。注意有主动注意与被动注意之分:主动注意又称随意注意,是指有既定目的的主动专注,与兴趣、情感、思维和意志活动均有联系。被动注意也称为不随意注意,是由外界刺激引起的被动指向活动,没有主动的目的指向,如正在集中注意听课时被窗外突然的喧哗所吸引。外界刺激的强度越大,越容易引起被动注意。注意是正常意识状态的保持、认知功能的正常发挥以及各种心理活动过程正常进行的重要前提条件。

2. 注意障碍的常见形式

(1) 注意增强(hyperprosexia):是指个体特别容易为某些事物所吸引,或专注于某些活动。包括主动注意和被动注意,注意的紧张性和稳定性都增强,转移困难。如有被害妄想的人过分保持高度的警惕,过分注意对方的一举一动;嫉妒妄想患者对配偶的表现及行踪过分关注;疑病倾向的人经常关注身体的细微变化等。多见于精神分裂症、神经症、妄想性障碍及抑郁症等患者。

(2) 注意减退(hypoprosexia):又称注意迟钝,是指个体对外界刺激即使很强烈也不容易引起注意,并很难主动集中注意于一定的对象上。有主动注意和被动注意两者都减弱的。表现为集中注意困难,稳定性差,范围狭窄。常见于抑郁症、精神分裂症及脑器质性精神障碍患者。

(3) 注意缓慢(blunting of attention):是指注意集中缓慢和转移困难,常伴随思维迟缓。多见于抑郁症患者。

(4) 注意涣散(divergence of attention):是指个体主动注意明显减弱,即注意可以很快引起,但难以集中到固定的对象上,并保持适当的时间。表现为注意力不集中、发呆。常见于精神分裂症、抑郁障碍及注意缺陷多动障碍患者。

(5) 随境转移(distractibility):是指个体主动注意明显增强,但注意的稳定性差。患者注意可以集中到固定的对象上,但易受外界影响将注意转移到其他新的对象上去。主要见于躁狂发作患者。

(6) 注意狭窄(narrowing of attention):是指个体的注意范围显著缩小,主动注意明显减弱。患者在缩窄的注意范围内能有比较正常的感知,超出这一范围时,一般刺激很难引起其注意。常见于 ADHD、严重痴呆患者及意识朦胧状态等患者。

(7) 注意固定(fixation of attention):是指个体注意的稳定性特别强,长时间集中于某一事物或活动上,其他刺激和旁人的干扰均难以转移其注意力。可见于强迫症、妄想性障碍患者或正常人。

四、记忆障碍

1. 记忆的概念

记忆(memory)是指以往经验在脑中的重现,包括识记、保持、回忆和再认,与神经心理功能有密切关系。根据神经生理和生化研究将记忆分为瞬时记忆(分、秒之内)、短时记忆(几天)和长时记忆(月、年)。临床上,一般把记忆大致区分为近事记忆(recent memory)和远事记忆(remote memory)。近事记忆指对当天或1~2天前发生的事件的回忆,而远事记忆则是指对发生于1个月前、1年前或幼年时期事件的回忆。记忆和遗忘是伴随的,遗忘有时间规律和选择性。新近记忆的内容遗忘最快,逐渐发展到远事遗忘,曾经引起高度注意的事情较难忘记。

2. 记忆障碍的常见表现形式

1) 记忆增强(hypermnesia) 是指个体对既往发生的、在正常时早已遗忘的事件和经历又能重新回忆起来。如躁狂发作的患者联想加速,"过目不忘",而且对平时不能回忆的往事细节脱口而出;抑郁障碍患者对细小过错记忆犹新;妄想患者对涉及妄想内容的生活细节都能详细回忆。患者病情缓解后症状消失。

2) 记忆减弱(hypomnesia) 是指在记忆过程中,记忆功能全面减退。轻者表现为近记忆力的减退,如记不住刚吃过的菜的名字及刚交往过的人的名字;严重者远记忆力也减退,如难以回忆起个人的重要经历等。最常见于脑器质性精神障碍如痴呆患者,也可见于正常老年人。

3) 遗忘(amnesia) 是指个体对某一事件或某段经历不能回忆,成为回忆空白,可保留再认功能。遗忘的常见临床表现形式如下。

(1) 顺行性遗忘(anterograde amnesia):患者对患病后一段时间发生的事件不能记忆。主要是疾病恢复期对新事物的记忆能力受到损害,即近记忆力严重受损,而对发生在患病以前的事件仍然能够回忆,见于颅脑创伤、颅内感染等器质性脑病。

(2) 逆行性遗忘(retrograde amnesia):主要见于颅脑损伤的患者,患者意识清醒后,对紧接创伤发生前一段时间的经历不能记忆。遗忘时间的长短与脑损伤程度密切相关。遗忘时间越长,脑损伤越重。如某车祸患者在意识恢复后对如何被汽车撞伤的经过及撞伤前的一段经历不能回忆。

(3) 进行性遗忘(progressive amnesia):是指随着疾病发展而由轻到重、由近到远逐渐发展的遗忘。既有识记、储存新信息的障碍,更有长程记忆的渐次缺失。主要见于阿尔茨海默病患者。

(4) 心因性遗忘(psychogenic amnesia):具有选择性遗忘的特点,即所遗忘的事情选择性限于某一特定时间段的经历或事件,通常是痛苦经历或可能引起心理痛苦的事情,多发生在重大心理应激事件后。其发生是大脑皮质的功能性抑制所致,并非器质性损害,经过催眠暗示等治疗后可重新回忆。常见于分离性障碍、急性应激障碍等患者。

(5) 发作后遗忘(post-episodic amnesia):主要是指抽搐发作、急性精神病发作、意识障碍或意识改变状态恢复后,患者对发病经历不能记忆。

（6）后发性遗忘（follow-up amnesia）：是指疾病恢复一段时间后再度出现的记忆缺失。当患者从昏迷中恢复后记忆正常，也无症状，但由于缺氧导致脑血管损害的后发作用，逐渐出现血液循环障碍和继发性脑缺氧，再度损害脑组织，重新出现遗忘。最常见于一氧化氮中毒患者。

（7）局限性遗忘（localized amnesia）：是指由于大脑的某些局部病变导致对某些特殊感知经历的遗忘。根据大脑皮质损害部位的不同，可出现单纯的视觉、听觉、运动或名称等方面的记忆障碍。

4）错构（paramnesia）　是指在遗忘的基础上，患者在回忆自己亲身经历的事件时，对发生的地点、情节，尤其是时间的记忆出现错误或混淆，并坚信不疑。如将此时间段内发生的事情回忆成在另外的时间里发生。多见于各种器质性精神障碍和慢性酒精中毒性精神障碍患者。

5）虚构（confabulation）　是指在遗忘的基础上，患者对某段亲身经历发生遗忘，而用完全虚构的故事来填补和代替，即患者以想象的、未曾亲身经历的事件来填补记忆的缺损，随之坚信。有些患者所谈内容大部分为既往记忆的残余，在提问者的诱导下串联在一起，既丰富生动，又显得荒诞不经，但转瞬即忘，临床上称为虚谈症。由于此类患者存在严重的记忆障碍，对虚构的内容也不能记住，因而每次复述时内容都有变化，且容易受暗示的影响。多见于脑器质性精神障碍患者，如痴呆和慢性酒精中毒性精神病患者。

6）妄想性记忆（delusional memory）　对记忆的妄想性歪曲，属于原发性妄想的表现之一。对以往发生的事件赋予妄想的意义，如坚信半年前同事发生的一次车祸是他造成的，实际上他并不在场。妄想性记忆与妄想性虚构的鉴别要点在于前者有以往事实为基础，而妄想性虚构则没有事实依据。虚构体现了记忆障碍的本质，患者对虚构的内容同样经常忘记，于是又虚构出新的内容，因此虚构内容经常变化。妄想性记忆患者没有记忆障碍，妄想内容除非经过治疗是不会减少或变化的，治愈后患者一般都能回忆曾经妄想的内容。

7）似曾相识症（Déjà vu）和识旧如新症（jamais vu）　前者指对新感知的事物有似曾感知过的体验。如新到一个地方感觉是故地重游，见到陌生人似乎曾经见过；后者指对早已熟悉的事物感到陌生。如对熟悉的人和地方感到生疏，对读过的小说好像是第一次看，严重者感到周围的一切都是陌生的。上述两个症状与再认障碍有关，见于颞叶癫痫患者。

8）潜隐记忆（kryptomnsia）　又称歪曲记忆。患者将别人的经历以及自己曾经的所见所闻回忆成自己的亲身经历，或者将本人的真实经历回忆称自己所见所闻的别人经历。这是识旧如新症的一种特殊表现。

9）重演性记忆错误（reduplicative paramnesia）　指对一段时间生活经历的似曾相识症。如患者初次住院，却认为原来住过，接触过同样的医生，进行过同样的治疗。见于有虚构的痴呆患者以及外伤后意识障碍的恢复期患者。

五、智能障碍

1. 智能的概念

智能（intelligence）是人们获得和运用知识解决实际问题的能力，包括在经验中学习或理解的能力,获得和保持的能力,迅速而又成功地对新情景做出反应的能力,运用推理有效地解决问题的能力等。它涉及感知、记忆、注意和思维等一系列认知过程。临床上,对患者进行精神检查时,评估患者的理解力、判断力、计算力、记忆力和一般常识等对智力水平进行初步判断,也可通过智力测试方法对智力水平进行定量评价。

2. 智能障碍的常见表现形式

1) 智力发育障碍(disorder of intellectual development) 是指人脑在发育过程中受到有害因素影响,包括遗传因素、胎儿期损害、围产期损害以及出生后直到满 18 周岁以前受到严重损害,使脑的结构和功能未能发育完善,导致一般智力显著低于同龄人。临床上,表现为生活能力、社交能力、学习能力等全方面落后于同龄的正常儿童,智力功能和适应行为显著低于均值,智力障碍和社会适应能力困难。智力发育障碍的程度按照标准化智力测验的结果,智商和社会适应能力划分为 4 个等级。

(1) 智力发育障碍,轻度(disorder of intellectual development, mild):表现为获取和理解复杂语言概念上的困难以及学业技能上的困难,一般能掌握基本的自我照顾、家务和做工实践的能力,需要接受比较系统的训练。许多人成年后能够参加工作,并可维持良好的社会关系,但可能需要适当的支持。患者经过合适的、标准化智能测量,结果低于均值 2～3 个标准差(为百分位 0.1～2.3),或在无条件实施合适的标准化智能测量的情况下,通过可比较行为指标得出等同的结论。

(2) 智力发育障碍,中度(disorder of intellectual development, moderate):表现为语言和学业能力各不相同,仅限于基本水平,童年期发育显著迟缓,但多数人可学会独立照顾自己,并获得足够的社会交往和学习技能,患者需要得到大量而持续的支持和帮助才能达到作为成年人在社会中生活和工作。患者经过合适的、标准化智能测量,结果低于均值 3～4 个标准差(为百分位 0.003～0.1),或在无条件实施合适的标准化智能测量的情况下,通过可比较行为指标得出等同的结论。

(3) 智力发育障碍,重度(disorder of intellectual development, severe):表现为仅有极少的语言和学业能力,不能独立生活,日常生活需要依赖他人的照顾和经常帮助,但可通过大量的训练掌握基本的自我照顾技能。患者经过合适的、标准化智能测量,结果低于均值 4 个以上的标准差(为百分位 0.003 以下),或在无条件实施合适的标准化智能测量的情况下,通过可比较行为指标可得出等同的结论。

(4) 智力发育障碍,极重度(disorder of intellectual development, profound):表现为交流沟通的能力极其有限,仅具备最基本的学习能力,可能同时存在运动性和感觉性损害,为了得到适当的照顾,通常需要在受监管环境下每天得到他人的帮助和支持,如饮食、大小便等基本生活不能自理,需要他人全面照顾。患者经过合适的、标准化智能测量,结果低于均值 4 个以上的标准差(为百分位 0.003 以下);或在无条件实施合适的标准化智能测量的情况下,通过可比较行为指标可得出等同的结论。

2) 痴呆(dementia) 是一种获得性脑综合征,表现为认知功能从先前的水平持续下降,伴有两个或以上的认知领域的损害(如记忆、执行功能、注意、语言、社交认知及判断、精神运动性的速度、视觉感知能力及视觉空间能力的损害)。这些认知损害不能完全归因于正常的衰老,且显著影响个体独立进行日常生活的功能。痴呆患者的大脑出现慢性广泛性认知损害而出现智力下降,以记忆缺失和智力严重削弱为主要特征,对情绪和行为的控制能力明显下降,常伴有人格改变。按照严重程度可分为轻度、中度、重度痴呆。见于多种脑器质性及中毒性精神障碍患者。

（1）全面性痴呆:智能损害涉及智能各个方面,影响到全部的精神活动。多有弥漫性脑器质性损害的病理学基础,一般不可逆。阿尔茨海默病是典型的全面性痴呆。

（2）部分性痴呆:智能损害仅涉及智能活动的某些方面,最主要的是记忆力、计算能力、理解和分析综合能力减退,而人格保持完整,能意识到自己的痴呆表现并因此而着急,一般可逆。血管性痴呆是典型的部分性痴呆。

（3）假性痴呆（pseudodementia）:是一类表现为大脑功能暂时性全面抑制而无真正的智能障碍的临床综合征,并非由脑器质性病变引起,可以恢复正常。多由重大的精神应激诱发,典型的表现见于心因性假性痴呆、抑郁性假性痴呆。① 心因性假性痴呆（psychogenic pseudodementia）:主要指甘瑟综合征和童样痴呆。甘瑟综合征的核心症状是对简单问题给予近似而错误的回答,给人以故意做作或开玩笑的感觉,可伴有幻觉、意识朦胧和定向障碍。童样痴呆（puerilism）是以行为幼稚、模拟幼儿的言行为特征。表现为说话嗲声嗲气,含糊不清;犹如刚学说话的幼儿,行为动作稚气十足。② 抑郁性假性痴呆（depressive pseudodementia）:是指患者在精神运动性抑制的情况下出现认知能力的降低。如严重的抑郁发作,尤其是老年期的抑郁患者,由于思维迟缓和注意障碍导致反应慢,计算能力、记忆力及理解判断能力下降,回答问题缓慢或不经思考便回答"不知道"。

六、定向障碍

定向力（orientation）是指一种觉察时间、地点、人物的心理能力。定向力一般包括对周围环境的定向力和自我定向力。周围环境的定向力包括:① 时间定向,包括对当时所处时间如白天或晚上、上午或下午的认识,以及年、季、月的认识;② 地点定向或空间定向是指对当时所处地点的认识,包括所在位置、街道名称等;③ 人物定向是指辨认周围环境中人物的身份及其与患者的关系。自我定向力包括对自己的姓名、性别、年龄及职业等状况的认识。对环境或自身状况的认识能力丧失或认识错误即称为定向障碍（disorientation）。

定向障碍多见于脑器质性精神病伴有意识障碍时,脑干和大脑皮质为其重要的解剖学基础,一旦受到各种损害,常导致定向障碍。定向力障碍是意识障碍的一个重要标志。随着意识清晰度的明显下降,定向障碍开始显现。通常最早出现的是时间定向障碍,其次是地点定向障碍,然后是人物定向障碍。有定向力障碍并不一定存在意识障碍,阿尔茨海默病患者意识清晰,但可以出现定向力障碍。

双重定向是精神分裂症具有特征性的表现之一,即对周围环境的时间、地点、人物出现双重体验,其中一种体验是正确的,而另外一种体验与妄想有关,是妄想性的判断或解释。如某患者将医院认为又是医院又是监狱,医务人员既是医生又是迫害他的人等。

七、情感障碍

情感（affection）和情绪（emotion）在精神医学中常相互通用,是指个体对现实环境和客观事物的态度和因之而产生相应的内心体验。心境(mood)是指影响人的整个精神活动的一种比较持久的情绪状态。情绪状态(emotional state)具有弥散性,往往会对其他心理活动和行为产生影响,使其带上某种情绪色彩。持续的过于兴奋或过于压抑的情绪状态都属于病理的情绪状态。情感反应(affective reaction)则是对周围事物态度的表达,是对客观刺激做出的情绪反应。欢喜、悲伤、愤怒及恐惧等情感都是有感而发的;没有外界刺激或有外界刺激而出现的不适切的情感反应都属于情感异常。一般说来,情绪状态是原发的、持续较久的,属于心理状态;而情感反应则是继发于来自环境的刺激,一般历时短暂,属于心理活动过程。但两者密切相关,常相互影响,故将这两类障碍统称为情感障碍。

在精神障碍中,情感障碍通常表现为3种形式,即情感性质的改变、情感波动性的改变和情感协调性的改变。

1. 情感性质的改变

情感性质的改变是指在精神活动中占据优势地位的情绪状态,其强度、持续时间与现实环境的刺激不相适应,譬如过分的恐惧和长时间的兴奋或低落。正常人在特定的环境下可以表现这些情感反应,但情感反应不能通过其处境和心境背景来解释时方可作为精神症状处理。

(1) 情感高涨(elation):是正性情感活动的明显增强。表现为不同程度的病态喜悦,与环境不相符的过分愉快、欢乐,如语音高昂,眉飞色舞,喜笑颜开,表情丰富。表现为不易理解的自我感觉良好,如面部表情开朗、自得其乐者,称为欣快(euphoria);极度兴奋激动者,称为狂喜(ecstasy)。心境高涨与联想加快、言语动作增多同时出现,表现为带有感染性的情绪高涨,且易引起周围人的共鸣,是躁狂症的典型表现。情感高涨也可见于醉酒、使用兴奋性精神活性物质等。

(2) 情感低落(depression):为负性情感活动明显增强。表现为压抑、郁闷、沮丧,常有自我感觉不良,面无表情或愁容满面,但有别于沮丧引起的悲伤反应。患者常为过去的失败和当前的无助而灰心丧气,同时可伴有思维迟缓和言语动作减少以及某些生理功能抑制,如食欲不振、闭经等,严重者时因悲观绝望而出现自杀观念及企图。情感低落不仅见于抑郁症,还可见于精神分裂症等其他多种精神障碍。

(3) 焦虑(anxiety):是指在缺乏相应客观因素的情况下,表现为顾虑重重、内心极度不安,以至于搓手顿足似有大祸临头,惶惶不可终日,伴有心悸、出汗、手抖、四肢发冷及尿频等自主神经功能紊乱和运动性坐立不安。严重者可急性焦虑发作,称为惊恐发作(panic attack),常体验到濒死感、失控感,伴有呼吸困难、心跳加快等自主神经功能紊乱症状,一般发作持续数分钟至十数分钟。多见于焦虑症、恐怖症等。抑郁与焦虑都属于负性情绪,但焦虑的主观体验是紧张、担心及恐慌,焦虑少有思维迟缓,反而可以言语动作增加,甚至呈激越状态。焦虑也不同于惧怕,焦虑指向未来的不确定性,而惧怕则是面对当前真实威胁的情感反应,常采取回避行为以减轻紧张不安或消除惧怕。如果现实威胁并不存在,而一旦想起这种威胁可能发生,便紧张起来,则称为预期焦虑(anticipatory anxiety)。持久的紧张不安、不指向任何特定的生活事件或处境的担心称为浮游焦虑(free-floating anxiety),是广泛性焦虑障碍的核心症状。

（4）恐惧（phobia）：是指面临不利的或危险处境时出现的情绪反应。表现为紧张、害怕及提心吊胆，伴有明显的自主神经功能紊乱症状，如心悸、呼吸困难、出汗及四肢发抖，甚至大小便失禁等。恐惧常导致逃避或者抵抗，对特定事物的恐惧是恐怖症的主要症状。恐惧也可见于儿童情绪障碍及恐惧障碍患者。

2. 情感波动性的改变

（1）情感不稳（emotional instability）：表现为情感反应的稳定性差，极易变化起伏，从一个极端波动至另一极端，显得喜怒无常，变幻莫测，不一定有外界诱因。与外界环境有关的轻度的情感不稳可以是一种性格的表现，表现为伤感多愁、呜咽哭泣等，称为情感脆弱（affective fragility）；与外界环境无相应关系的情感不稳则是精神障碍的表现，常见于脑器质性精神障碍、酒精中毒等。

（2）情感淡漠（apathy）：是指对周围的客观刺激缺乏相应的情感反应，即使对自身有密切利害关系的事情也如此。患者对周围发生的事物漠不关心，面部表情呆板，内心体验贫乏，可见于精神分裂症。对于客观刺激的情感反应虽然存在但反应速度明显迟缓、强度明显减低，称为情感迟钝（affective blunting），常见于精神分裂症及躯体疾病伴发的精神障碍、痴呆患者。

（3）易激惹性（irritability）：表现为极易因小事而引起较强烈的情感反应，持续时间一般较短暂。常见于疲劳状态、人格障碍、精神分裂症及脑器质性精神障碍患者。患者出现骤然发生的、强烈而短暂的情感爆发状态，常伴有冲动和破坏行为，事后不能完全回忆称为病理性激情（pathological passion），常见于脑器质性精神障碍、癫痫、酒精中毒及智能发育不全伴发的精神障碍等患者。

（4）情感麻木（emotional stupor）：因十分强烈的精神刺激所引起的短暂而深度的情感抑制状态。患者当时处于极度悲伤或惊恐状态中，但缺乏相应的情感体验和表情反应，常见于急性应激状态、延长哀伤障碍。

3. 情感协调性的改变

（1）情感倒错（parathymia）：是指情感表现与其内心体验或处境不相协调。如听到令人高兴的事时，反而表现伤感；或在描述他自己遭受迫害时，却表现为愉快的表情。多见于精神分裂症患者。

（2）情感幼稚（emotional infantility）：是指成人的情感反应退化到童年水平，容易受直觉和本能活动的影响，变得幼稚，缺乏理性控制，反应迅速而强烈，没有节制和遮掩。见于分离性障碍、痴呆患者。

（3）情感矛盾（affective ambivalence）：在同一时间内体验到两种完全相反的情感，但患者并不感到这两种情感的相互矛盾和对立，没有苦恼和不安，患者常将两种矛盾的情感体验同时显露出来，使别人不可理解。如患者怀疑父亲迫害自己而憎恨他，但同时又表现出对他的关心与亲近。常见于精神分裂症患者。

八、意志障碍

意志（volition）是指人们自觉地确定目标，并克服困难用自己的行动去实现目标的心理过程。意志是人类特有的心理现象,与认识活动、情感活动及行为紧密相连而又相互影响。认识过程是意志的基础,而人的情感活动则可能成为意志行动的动力或阻力。在意志过程中,受意志支配和控制的行为称作意志行为。常见的意志障碍有以下几种:

1. 意志增强

意志增强(hyperbulia)是指意志活动增多。在病态情感或妄想的支配下,患者可以持续坚持其某些行为,表现极大的顽固性。例如,有嫉妒妄想的患者坚信配偶有外遇,而长期对配偶进行跟踪、监视、检查;有疑病妄想的患者到处求医;在夸大妄想的支配下,患者夜以继日地从事无数的发明创造等。常见于精神分裂症和躁狂发作患者。

2. 意志减退

意志减退(hypobulia)是指意志活动的减少。患者表现为动机不足,常与情感淡漠或情感低落有关,缺乏主动性及积极的进取心,对周围的一切事物无兴趣以致意志消沉,不愿活动,严重时日常生活都懒于料理。工作学习感到非常吃力,即使开始做某事也不能坚持到底,甚至不能工作,整日呆坐或卧床不起,患者一般能意识到,但总感到做不了。常见于抑郁症及精神分裂症患者。

3. 意志缺乏

意志缺乏(abulia)是指意志活动缺乏。表现为对任何活动都缺乏动机、要求,生活处于被动状态,处处需要别人督促和管理;严重者本能的要求也没有,行为孤僻、退缩,且常伴有情感淡漠和思维贫乏。多见于精神分裂症、重度智力发育障碍和痴呆患者。

4. 矛盾意向

矛盾意向(volitional ambivalence)表现为对同一事物同时出现两种完全相反的意向,但患者并不感到这两种意向的矛盾和对立,没有痛苦不安。例如,碰到朋友时,想去握手,却又把手马上缩回来。多见于精神分裂症患者。

九、动作与行为障碍

简单的随意或不随意行动称为动作。有动机、有目的而进行的复杂而随意的运动称为行为。动作行为障碍又称为精神运动性障碍。精神障碍患者由于病态思维及情感的障碍,常可导致动作及行为的异常。常见的动作行为障碍如下。

1. 精神运动性兴奋

精神运动性兴奋(psychomotor excitement)是指动作和行为增加。可分为协调性和不协调性精神运动性兴奋两类。

(1) 协调性精神运动性兴奋(congruent excitement):主要是指动作和行为的增加与思维、情感活动协调一致,并与环境密切配合。患者的行为是有目的的、可理解的,整个精神活动是协调的。轻躁狂患者的言语动作增加为该类兴奋的典型表现。

(2) 不协调性精神运动性兴奋(incongruent excitement):主要是指患者的言语动作增多与思维及情感不相协调。患者动作单调杂乱,无动机及目的性,使人难以理解,所以精神活动是不协调的,与外界环境也是不配合的。常见的类型具有荒诞、做作的特点,表现为挤眉弄眼、上蹿下跳的青春性兴奋;突然发生,动作单调而带有冲动性,言语杂乱而不连贯,常伴有其他紧张症状的紧张性兴奋；常见于谵妄状态，言语和动作毫无目的和意义，表现为在床上翻动身体、摆头、喊叫的器质性兴奋。

2. 精神运动性抑制

精神运动性抑制(psychomotor inhibition)是指行为动作和言语活动的普遍减少，可与整个精神活动的迟钝和贫乏一起出现。临床上，包括木僵、蜡样屈曲、缄默症和违拗症。

1) 木僵(stupor)　指动作行为和言语活动的完全抑制或减少，并经常保持一种固定的姿势。轻度木僵称为亚木僵状态，表现为问之不答、唤之不动、表情呆滞，但在无人时能自动进食，能解大小便。严重的木僵称为僵住，患者不言、不动、不食、面部表情固定，大小便潴留，对刺激缺乏反应；如不予治疗，可维持很长时间。常见的木僵有以下类型。

(1) 紧张性木僵(catatonic stupor)：患者全身的骨骼肌可发生不同程度的紧张，在相当长时间内整个身体僵住不动，运动几乎消失，面部无表情，不说话，不回答问题，不主动进食，对体内、外刺激可无任何反应，口内唾液任其外溢，可有大、小便潴留，常见于精神分裂症患者。

(2) 抑郁性木僵(depressive stupor)：随着患者抑郁情绪加重，言语动作逐渐减少；先感觉肢体沉重、抬举无力，继而不语不食，对外界一般刺激无明显反应，可能伴有唾液及大小便潴留。坚持对其提问，常可获得微弱的回答。常见于严重的抑郁状态。需要警惕的是在这类木僵缓解期，患者自杀的风险增加，需特别注意防范。

(3) 心因性木僵(psychogenic stupor)：在突然遭受强烈的精神创伤之后，僵住不动，既无言语和动作，也无表情，可有短暂意识状态改变，多迅速恢复常态或转为兴奋状态。事后对发病经过常遗忘。

(4) 器质性木僵(organic stupor)：患者表现为运动不能，但可被动进食及自行排便，较轻者可较快恢复常态，严重者可后遗痴呆。常发生于严重的急性脑损伤后，如感染、中毒、颅脑损伤、缺氧或癫痫发作的木僵状态。

2) 蜡样屈曲(waxy flexibility)　在木僵的基础上出现，患者的肢体任人摆布，即使是不舒服的姿势也较能长时间似蜡塑一样维持不动。如将患者头部抬高似枕着枕头的姿势，患者也不动，可维持很长时间，称为"空气枕头"，此时患者意识清楚，病愈后能回忆。常见于精神分裂症患者。

3) 缄默症(mutism)　患者缄默不语，也不回答问题，有时可以手示意。见于分离障碍及精神分裂症患者。

4) 违拗症(negativism)　患者对于要求他做的动作，不但不执行，而且表现抗拒及相反的行为。若患者的行为反应与医生的要求完全相反时称为主动违拗(active negativism)。如要求患者张开口时，他反而紧闭口。若患者对医生的要求都加以拒绝而不做出行为反应，称为被动违拗(passive negativism)。多见于精神分裂症紧张型患者。

5) 被动服从(passive obedience)　与违拗症表现相反，患者对任何要求都无条件接受，并立即执行，即使会产生痛苦也照样去做。见于精神分裂症患者和处于催眠状态者。

3. 局部运动异常

(1) 刻板动作(stereotyped act)：患者机械刻板地反复重复某一单调的动作，常与刻板言语同时出现。多见于精神分裂症患者。

（2）持续动作（perseveration）：患者经常重复新近的动作，称为持续动作。持续动作与刻板动作的区别在于前者重复只限于新近的动作，而且也不如后者那样单调和持久。多见于脑器质性病变患者。

（3）模仿动作（echopraxia）：患者无目的地模仿别人的动作，常与模仿言语同时存在。多见于精神分裂症患者。

（4）作态（mannerism）：患者做出古怪、愚蠢、幼稚、做作的动作、姿势、步态与表情，如做怪相、扮鬼脸等。多见于精神分裂症患者。

（5）矛盾意向（ambitendence）：患者交替做完全相反的动作，如出门跨出一步、随即缩回，再跨出、又缩回，如此反复进行。与强迫动作的区别在于矛盾意向患者缺乏内心强迫观念的驱使，不知道如此动作的意义，也没有对抗这类动作的意向。常见于精神分裂症患者。

4. 自杀

自杀（suicide）和暴力行为虽不是一般意义上的精神症状，但两者都是对社会有重大影响的，且需要采取积极措施加以防范的心理健康问题。在精神障碍患者中，自杀和暴力行为者明显多于普通人群。自杀是指故意采用致死性行为导致自己死亡的结局，称为自杀死亡或自杀完成（suicide completed）。自杀死亡者的自杀动机往往强烈、持久或反复出现，有比较周密的计划。采取的自杀方式通常是暴力性，如服毒、自缢、自溺、自焚、煤气中毒及高坠等。常见于严重的抑郁症患者。除自杀死亡外，还有以下几种自杀类型。

（1）自杀观念（suicidal idea）：有想死的想法或动机，但没有采取导致死亡的行为，也不会有死亡的结局。不少人在遇到强大的精神压力或心理危机都可能产生短暂的自杀观念，想通过自杀逃避现实。在获得社会支持、精神压力减轻、危机解除后自杀观念可能随之消失。自杀观念是自杀行为的开始阶段，但大多数有自杀观念的人并不会自杀。

（2）自杀企图（suicidal attempt）：自杀动机较为强烈，想好了自杀计划，对自杀的时间、场所以及手段都做好了安排，或者写好了遗书、安排好了后事，虽然没有采取自杀的实际行动，但是已经处于自杀的高度风险之中，如不及时采取措施进行危机干预，有可能发展为自杀死亡。

（3）自杀未遂（attempted suicide）：故意采取可能导致死亡的行为，但未导致死亡结局者称为自杀未遂。自杀未遂者一般缺乏强烈的自杀动机，对自杀还有不少的顾虑，没有足够周密的自杀计划，或由于激情当众发生冲动性自杀。采取的自杀方式一般是非暴力性或非致命性的。有少数反复发生自杀未遂者最终发展为自杀死亡。

（4）扩大性自杀（expanded suicide）：在决意实施自杀前，考虑到自己死后，儿女或配偶等直系亲属会受到连累、生活在痛苦之中，为了免除亲人的痛苦和不幸遭遇，先将配偶或儿女杀死，然后自杀。这种情况也称为怜悯自杀（mercy suicide）。

（5）间接自杀（indirect suicide）：有强烈的自杀动机，不忍心自己动手杀死自己或多次自杀失败后，采取杀死他人以求获得死刑，从而达到自杀的目的。

5. 攻击、暴力行为

攻击行为(aggressive):是指以任何形式故意伤害他人、另一生物或物体的行为,如口头攻击、财产破坏、人身攻击及动物虐待;攻击的极端形式称为暴力行为(violence),可造成严重伤害,甚至危及生命,常见于躁狂患者或精神分裂症患者。其中以精神分裂症患者实施的暴力行为具有难以预料、不计后果、手段残忍等特点,因而严重攻击行为较多。

十、意识障碍

在临床医学上,意识(consciousness)是指患者对周围环境及自身的认识和反应能力。大脑皮质及网状上行激活系统的兴奋性对维持意识起着重要的作用。当意识障碍时精神活动普遍抑制,表现为:① 感知觉清晰度降低、迟钝、感觉阈值升高;② 注意难以集中,记忆减退,出现遗忘或部分性遗忘;③ 思维变得迟钝、不连贯;④ 理解困难,判断能力降低;⑤ 情感反应迟钝、茫然;⑥ 动作行为迟钝,缺乏目的性和指向性;⑦ 出现定向障碍,对时间、地点、人物定向不能辨别,严重者自我定向力,如姓名、年龄、职业也不能辨认。

意识障碍包括环境意识障碍和自我意识障碍。前者多由于脑代谢紊乱或器质性脑损害导致大脑皮质觉醒水平的变化所致,严重者可同时伴有自我意识障碍。单纯的自我意识障碍主要由于大脑皮质功能紊乱引起,多见于功能性精神障碍,此时多无环境意识障碍。意识障碍者通常会有其他心理活动的异常,尤其是定向力的异常。因此,在临床上,通过了解患者的定向力和观察患者的言行可初步判定患者有无意识障碍。

1. 意识清晰度降低为主的意识障碍

意识清晰度降低对感知、注意、记忆、思维、情感和意志行为等方面均会有不同程度的影响,会出现时间、地点、任务及自我定向的障碍。按照损害由轻到重,分为以下几种。

(1)嗜睡(drowsiness):意识清晰度水平降低较轻微。在静息环境下经常处于睡眠状态,但接受刺激后可以立即醒转,并能进行正常的交谈,只是比较简单,刺激一旦消失患者又入睡。见于功能性或脑器质性疾病患者。

(2)意识混浊(confusion):意识清晰度轻度受损,患者反应迟钝、思维缓慢,注意、记忆及理解都有困难,有周围环境定向障碍,能回答简单的问题,但对复杂的问题则茫然不知所措。此时吞咽、角膜、对光反射尚存在,也可出现原始动作如舔唇、伸舌、强握、吸吮和病理反射等。多见于躯体疾病所致的精神障碍患者。

(3)昏睡(sopor):意识清晰度水平较前者更低,环境意识及自我意识均丧失,言语消失。患者对一般刺激没有反应,只有强痛刺激才引起防御性反射,如以手指压患者眶上缘内侧时可引起面肌防御反射。此时角膜、睫毛等反射减弱,对光反射、吞咽反射仍存在,深反射亢进,病理反射阳性,可出现不自主运动及震颤。

(4)昏迷(coma):意识完全丧失,以痛觉反应和随意运动消失为特征。对任何刺激均不能引起反应,吞咽、防御,甚至对光反射均消失,可引出病理反射。多见于严重的脑部疾病及躯体疾病的垂危期患者。

2. 意识清晰度降低并伴有内容或范围变化的意识障碍

(1)谵妄状态(delirium):在意识清晰度降低的同时出现大量的错觉、幻觉,以幻视多见,视幻觉及视错觉的内容多为生动而鲜明的形象性的情景,如见到昆虫、猛兽等。有的内容具有恐怖性,患者常产生紧张、恐惧情绪反应,出现不协调性精神运动性兴奋,思维不连贯,理解困难,有时出现片段妄想。患者的定向力全部或部分丧失,多数患者表现为自我定向力保存而周围环境定向力丧失。谵妄状态往往夜间加重,昼轻夜重,可持续数小时至数日,意识恢复后可有部分遗忘或全部遗忘。以躯体疾病所致精神障碍及中毒所致精神障碍较多见。

(2)朦胧状态(twilight state):指患者的意识范围缩窄,同时伴有意识清晰度的降低。患者在狭窄的意识范围内,可有相对正常的感知觉以及协调连贯的复杂行为,但除此范围以外的事物都不能进行正确感知判断。表现为联想困难,表情呆板或迷惘;也可表现为焦虑或欣快的情绪,有定向障碍,片段的幻觉、错觉、妄想以及相应的行为,常忽然发生,突然中止,反复发作,持续数分钟至数小时,事后遗忘或部分遗忘。多见于癫痫性精神障碍、脑外伤、脑缺氧及分离障碍患者。

(3)梦样状态(oneiroid state):患者多在晨起或白天突然外出,漫无目的地游走,甚至长途漫游,对外界刺激缺乏相应的反应,随身携带的物品可以随意赠人或丢失也毫无察觉,有时进入陌生人的住所或禁区,可以有简单而无目的的活动。上述活动可持续数小时、数日或更长,常突然清醒,对病中经过大多不能回忆或有部分回忆。主要见于癫痫性精神障碍患者,也可见于分离障碍和脑外伤患者。

十一、自知力障碍

自知力(insight)又称领悟力或内省力,是指患者对其自身精神状态的认识和判断能力,即能否察觉或辨识自己有病和精神状态是否正常,能否分析判断并指出自己既往和现在的哪些状态和表现属于正常,哪些属于病态的能力,主要包括对疾病的认知、对自身症状的识别以及对药物治疗需要的理解。

询问患者自知力是否全面,一般涉及以下几个方面:① 是否能够认识到其他人观察他/她有不正常的地方(如情绪、言行等方面)。② 如果能认识到,是否觉得这些现象是异常的。③ 如果认识到是异常的,是否认识到是精神障碍所致(有的患者认为这种异常是躯体疾病所致或别人下毒等导致)。当然,此处的认识不需要患者基于医学角度分析症状的病因或病理生理学机制。④ 如果认为是精神障碍所致,能否认识到是否需要治疗,是否有主动接受治疗的意愿或能否依从治疗。值得注意的是,部分自知力完整的患者,可能由于药物的不良反应影响而表示不愿意服药。当上述四方面条件都具备时说明患者自知力完整,仅对疾病及部分症状有些认识时为部分自知力。

疑病症等神经症患者从开始就能认识到自己的症状属于精神障碍,并积极求治。而重性精神障碍患者一般均有不同程度的自知力缺失,他们不认为有病,更不承认有精神病,因而拒绝治疗。但在不同的重性精神障碍或重性精神障碍的不同阶段,其自知力的完整程度也不同。因此,自知力缺乏作为精神障碍的特有表现,其鉴别诊断的价值不容忽视,在精神分裂症早期与神经症的鉴别中,自知力仍然是一个重要的参考。

对于已经确诊的精神障碍患者来说,自知力是评估病情严重程度、治疗依从性、治疗效果、预后估计等多方面的重要指标。

第三节　常见精神症状综合征

单个的精神症状并不能作为精神障碍的证据,当多个精神症状一起发生时,即组成对某个疾病具有较高诊断价值的临床综合征。构成综合征的各个症状可能对某个疾病并没有特异性,但是构成综合征以后却具有高度的诊断意义。精神科临床诊断过程中很重要的一个步骤就是确定临床综合征,这对于预测预后和选择有效的治疗方法都非常有价值。常见的临床综合征有如下几种。

一、幻觉妄想综合征

幻觉妄想综合征(hallucination-delusion syndrome):表现为妄想(系统性或非系统性)与幻觉(真性或假性)的结合存在,是临床最常见的综合征。多数情况下先出现幻觉,以幻听最多见,然后在幻觉的基础上产生继发性妄想,妄想内容与幻觉密切相关,相互依存又互相影响。临床上常见于精神分裂症、脑器质性精神障碍以及精神活性物质所致的精神障碍等患者。

二、精神自动综合征

精神自动综合征(Kandinski-Clerambault):患者在无意识障碍的情况下,其思维、情感和动作脱离了自己意志的控制,感到这些活动都不是自己的,而是外力影响所致。这个综合征包含三个成分,缺一不可。① 假性幻觉;② 异己体验:反复出现且持久,形式多种多样,肢体活动时被强加体验常见,思想和情感的异己体验也常见;③ 解释性妄想:被害内容常居中心地位。这组综合征对诊断精神分裂症具有重要意义。

三、紧张综合征

紧张综合征(catatonic syndrome):有紧张性木僵与紧张性兴奋两种状态。前者可表现为违拗症、刻板言语及刻板动作、模仿言语及模仿动作、蜡样屈曲等症状;后者可表现为突然爆发的兴奋激动和暴力行为。紧张性木僵可持续数日至数年,可无任何原因转为兴奋状态,而兴奋状态持续时间较短暂,发作后往往进入木僵状态或缓解。这一综合征是紧张型精神分裂症的特征性表现,也可见于急性应激障碍、器质性精神障碍及药物中毒等。

四、抑郁综合征

抑郁综合征(depressive syndrome):以心境低落为其核心症状,常伴有对活动缺乏兴趣、无愉快感、疲乏无力,思维迟缓,注意力难以集中、遇事犹豫不决,认为自己无用、无助、无价值,自我评价过低,常有自责、自罪、反复出现想死的念头或有自杀行为,食欲减退或增加,体重减轻或增加,失眠或睡眠过多。心境低落、思维迟缓和言语动作减少称为抑郁三联征,为抑郁症的典型表现。

五、躁狂综合征

躁狂综合征(manic syndrome)：核心症状是心境高涨。心境高涨与当时周围环境不相称，可以从高兴到不能控制的兴奋；常伴有精力增加、联想加快、易激惹，言语活动增多、自我评价过高、夸大、行为轻率，睡眠需要减少。心境高涨、联想加快和言语动作增多称为躁狂三联征，为躁狂症的典型表现。

六、急性器质性综合征

急性器质性综合征(acute organic syndrome)：其核心症状是有不同程度的意识障碍，意识障碍与注意、记忆、知觉、思维、情绪障碍和精神运动性行为以及睡眠-觉醒节律的紊乱同时存在，称为谵妄。谵妄可以定义为一种中等程度或严重的意识浑浊，并且至少有以下四种症状中的一种症状表现明显：① 错觉幻觉等知觉障碍；② 言语不连贯；③ 精神运动性不安，行为瓦解，动作是习惯性的或无目标导向的；④ 短暂而片段的妄想。谵妄常见于颅内或感染性疾病所致精神障碍、急性颅脑损伤所致精神障碍、各种急性中毒所致精神障碍以及各种代谢性脑病所致器质性精神障碍患者。

七、慢性器质性综合征

慢性器质性综合征(chronic organic syndrome)：其核心症状是不同程度的认知功能障碍，表现为多种高级皮质功能紊乱，涉及记忆、思维、定向、理解、计算、学习能力及语言和判断等方面者称为痴呆。伴慢性精神病性症状如抑郁状态、类躁狂状态、类精神分裂状态以及明显的人格改变和遗忘，通常不伴有意识障碍。该综合征常由脑的器质性损害所致，发展缓慢，因此称为慢性器质性综合征。

八、科萨科夫综合征

科萨科夫综合征(Korsakoff syndrome)：又称遗忘综合征(amnestic syndrome)。1989年由俄罗斯神经精神病学家 Korsakoff 描述而命名。临床上，以记忆障碍为突出的症状，主要有三大表现：近事遗忘、虚构和定向障碍。常见于维生素 B_1 缺乏导致丘脑内侧和乳突体损害以及普遍性脑萎缩所致。多见于酒精中毒、感染、脑外伤所致的精神障碍患者。

九、甘瑟综合征

甘瑟综合征(Ganser syndrome)：由 Sieglest Ganser 于 1898 年首次报道，最突出的表现是对各种简单的问题给予近似的回答，如问："两只手有多少个手指头？"答："11 个。"又问："3+2=？"答："7。"表明患者对问题完全能够理解，给人一种故意做作的印象。有时出现引人注目的日常简单行为错误，如将钥匙倒过来开门，但对于需要正常智能水平才能顺利完成的活动却能正确解决，如下象棋、打扑克牌等。这种病例在 Ganser 报道以前大概都被视为装病，Ganser 第一次报道使精神病学界认识到这确实是一种病态。该综合征起病前常有明显的精神诱因，如被拘禁。通常在精神压力去除后可突然恢复，恢复后对发病经过不能回忆。

十、科塔尔综合征

科塔尔综合征(Cotard syndrome)以虚无妄想和否定妄想为核心症状。患者坚信自己身体功能已经枯竭了,血液干枯了、肠道堵塞了,或者感到身体部分或全部已经不存在了。多见于高龄抑郁症患者,尤其是伴有激越性症状的抑郁症患者,还可以见于精神分裂症、癫痫、脑炎及老年痴呆等患者。

十一、丑角综合征

丑角综合征(clown syndrome):是充分发展的青春型精神分裂症的一种典型表现,它由以下三方面构成:① 古怪的小丑般的行为,如乱穿衣服、做鬼脸等;② 瓦解的思维过程,如思维破裂、思维中断及怪异思维等;③ 情感倒错,如哭笑无常、独自傻笑、突然暴怒等各种不恰当的情感。通常最引人注目的是患者的行为完全不合常情,看不出患者的动机和目的是什么,因而完全不可理解。例如,衣服只穿一只袖子,另一只袖子掖在裤腰带里;把废纸篓当帽子扣在脑袋上;在地上爬行;一个鼻孔里插一支点燃的香烟;喝痰盂里的水。丑角行为的表现是思维、情感和意志的障碍,是整个心理活动严重紊乱的表现或结果。

十二、替身综合征

替身综合征(Capgras syndrome):又称冒充者综合征(imposter syndrome)。于1923年由法国精神科医生 Capgras 首先描述。核心表现是患者认为一个现实的人(多数是亲属)被另外一个人所冒充或取代。这种情况并非感知障碍,患者认为被替换者的外形并无改变,或稍有改变。该综合征中被替换者是明确的某一个人,至于冒充者究竟是谁,患者很少追究。本综合征的实质是偏执性妄想,常见于精神分裂症患者,偶见于癫痫、分离性障碍等患者。

十三、弗雷格利综合征

弗雷格利综合征(Fregoli syndrome):与替身综合征有些类似,患者认为周围许多人甚至所有人,不管是原来认识的,还是陌生的,实际上都是同一个人伪装的,该人就是想迫害他的某某人。与替身综合征不同的是,替换者的身份是明确的某一个人,"伪装"成许多长相不一样的人。常见于精神分裂症等患者。

十四、病理嫉妒综合征

病理嫉妒综合征:又名奥赛罗综合征(Othello syndrome),是一组以怀疑配偶不忠的嫉妒妄想为核心症状的综合征。多见于男性,患者常以许多似是而非的证据来证明配偶另有新欢,但往往说不出具体的对象,为此经常反复侦察、盘问、跟踪,甚至拷打。症状可以持续数年,不断增强的妄想可以产生攻击行为,甚至杀死配偶。常见于偏执状态患者,也见于精神分裂症、慢性酒精中毒、器质性精神病等患者。

(王小平)

思考题

1. 精神症状的共同特点是什么？
2. 真性幻听与假性幻听的区别是什么？
3. 如何鉴别内感性不适与内脏幻觉？
4. 什么是妄想？妄想的主要特征是什么？
5. 思维散漫、思维破裂和词语杂拌的区别有哪些？

第三章

精神障碍的评估与诊断

第一节　医患沟通与精神科访谈

全面的精神状态评估,包括病史采集、精神检查、精神状态的量化评估和必要的实验室检查、特殊检查。精神障碍的诊断需依据可靠的病史和全面的精神状态评估。

一、医患关系

医患关系是一种特殊的人际关系,是医生和患者在围绕寻求与提供医疗服务的过程中建立的,建立这种关系的唯一目的是为了促进患者的健康。形成良好的医患关系可以有助于医生获得真实、可靠、全面的病史,增加患者在诊疗过程中的合作程度,提高诊断的正确率;还具有积极的心理支持作用,有助于实施治疗方案,提高患者对治疗的依从性。良好的医患关系可以减少医疗纠纷的发生。建立良好医患关系有以下几个基本原则。

(1) 尊重:患者与医生是平等的,他们的人格、尊严、权利和隐私等均应得到尊重。只有在这种得到尊重的平等关系前提下,良好的医患关系才能建立与维持。

(2) 理解与共情:是建立良好医患关系的基础。精神障碍给患者及其家人造成的痛苦是不言而喻的。因此,医生应充分理解患者及其家人的痛苦、困惑和迷茫、担心等,对他们表示关心和安慰,亲切和真诚容易取得患者及其家人的信赖,有助于建立信任与合作的医患关系。同样,充分理解患者的价值观、人生观、文化取向、宗教信仰和生活态度等也有助于产生共鸣。

(3) 信任:相信患者是可以沟通和协商的,相信能够建立良好的医患关系,相信这种关系对患者是有益的。要善于发掘患者的优点或长处,善于调动其社会网络中的各种有利的资源。要认识到患者来到你面前,对你诉说自己的苦恼和问题,就是对医生的莫大信任。

(4) 责任性:高度的责任性是精神科医生职业素养的重要内容之一。责任性可以体现一个医生的专业精神。很难想象一个缺乏责任性的医生会取得患者的信任和合作。

(5) 保持一定的专业界限:医患关系不应超出医疗关系和伦理道德的范畴。

(6) 沟通:有效的沟通是建立和维持良好医患关系的根本保证。沟通的本质是交流,通过交流医患者各自获取自己想要了解的信息。医患沟通的目的主要有 3 个。① 了解性沟通:医生通过沟通了解患者的疾病情况和相关信息,同时让患者了解自身的状况及相关医疗信息。② 解决问题性沟通:在了解性沟通的基础上,医患双方共同决策,构筑治疗同盟。

③ 治疗性沟通:通过沟通达到一定的治疗效果。心理治疗就是一种典型的治疗性沟通,掌握沟通技巧进行有效的会谈,其本身也有一定的治疗功效。综上,沟通技巧是每个医生应要掌握的基本功。与精神障碍患者进行沟通并不是一件容易的事,只有通过有意识的反复训练和长期临床实践,才能运用自如、熟练掌握。

二、精神科访谈

疾病诊疗都需要有评估和诊断的过程,对精神障碍患者进行评估是精神科诊疗的特殊技术。

精神科强调访谈的重要性。在精神科的诊疗过程中,有必要通过交谈让患者表达他们的心理问题和对自身心理状况的认识,医生通过有效的交谈了解就诊者的人格特征、发病经过和精神状况,为诊断提供依据。访谈还可以获得大量的非语言信息,对全面评估和准确理解患者所表达的信息,尤其是对表达困难的患者极为重要。通过访谈可以建立良好的医患关系,对患者有一定的心理支持作用,为未来可能提供的心理治疗打下基础。访谈检查的目的大体包括:① 获取必要信息以便确立诊断;② 从完整的人的角度了解患者;③ 了解患者所处的环境;④ 形成良好的医患治疗关系;⑤ 向患者进行初步的精神卫生知识宣教,让患者了解自己的病情。

1. 精神科医学访谈的主要特点

(1) 访谈需要反复多次进行:有些精神疾病患者的交流或认知能力受损,尤其是在疾病的急性期或慢性衰退期,可能存在交流障碍,又或许因为医患关系尚未很好地建立,患者对医生缺乏信任,都有可能在第一次访谈时不能充分、有效地交流,或者患者难以忍受长时间的正式的精神检查,因而需要反复多次进行。

(2) 观察的重要性:交流的形式不限于语言,也包括观察患者的面部表情和肢体语言等。面对急性、严重的患者,观察就显得尤为重要。

(3) 多种途径获得相关信息:如从陪同的家人、亲戚、好友那里收集病史,有必要时还应当通过其他知情人进一步了解患者的人际关系、工作能力等。有时需要查阅既往的医疗记录,查阅学习、就业档案等也有助于了解患者。

2. 精神科访谈的基本原则

(1) 主动与来访者打招呼,询问姓名,介绍自己,对来访者表示兴趣与尊重。

(2) 了解就诊的原因。

(3) 用心倾听,不要随意打断或岔开患者的谈话,鼓励患者用习惯的语言叙述。

(4) 从开放性问题过渡到封闭性问题,根据线索进一步获得信息。

(5) 在表达自己的观点之前,先表示对患者的观点的理解。

(6) 有组织、有计划地向患者传递信息,以患者能够理解的方式传递信息。

(7) 检查患者是否已经理解或澄清了模糊的信息。

(8) 捕捉那些能够体现患者思想、反应和情绪的言语性及非言语性线索。

(9) 鼓励患者勇于承担责任、相信自己。

(10) 告诉患者进一步帮助和随访计划。

3. 精神科访谈的基本技术

（1）观察技巧：观察应当从看见患者的第一眼开始，应注意其表情、眼神、说话方式与交流方式、姿势、穿着、一般状态和意识等。以此建立最初的临床假设性诊断印象，体察和了解患者的心理状态从而形成与之交流的初步方式。访谈中提倡有思考的观察（判断观察结果的临床意义，建立假设性诊断印象等），有反应的观察（根据观察而决定自己的行动）。医生就观察所获得的信息不断地思考和反馈，从而引导谈话的方向，提高问诊的实效性。

（2）倾听技巧：有技巧的倾听是建立医患关系、进行精神检查最简单也是最有效的方法。倾听需与观察相结合，在倾听过程中保持耐心，并以应有敏锐的反应和恰当的言语或动作给予反馈。在倾听过程中不断体会患者的心理状态、言语中的潜台词，从中发现可能的症状线索，以及可能的心理社会因素，同时注意思考患者所述是否是某个临床症状，能否就此确定，还可能有哪些其他症状，如何鉴别。不能确定的，要在合适的时机通过有针对性的提问予以澄清。

（3）提问技巧：澄清症状和引导谈话是提问的两个主要目的。提问的方式主要有开放式提问、封闭式提问、结合式提问。要掌握"除非必要才提问"和"尽量避免封闭式提问"两个基本原则。注意在提问时，一次只问一个问题，应努力避免按照书本上所列的症状次序或者问题清单一一询问，或者不顾患者所谈内容和对所提问题的情绪反应，而只顾按照自己的"思路"进行提问。应避免使用判断性、暗示性的语言提问，可通过简短的回应以促进和鼓励交谈，如"我明白""请说得详细些""接着说""那件事对你意味着什么？"。如了解到患者可能存在某个症状，需要弄清症状的具体性质或者需要了解事情的实际经过以及进一步明确整个过程中患者的情感体验和情绪反应时，可问"你刚才说的是什么意思""我好像没完全理解你的意思"等进行澄清。

（4）非言语沟通技巧：运用贯穿交流的整个过程中，并且在多数情况下和其他技巧结合运用。对于不愿说话的患者，恰当的沉默与等待往往比言语催促更为有效。医生应当注意与患者的目光交流，而患者对医生的目光和表情变化的反应，可以了解许多临床信息。医生还应当善于运用手势、动作及身体姿势等，与言语配合传达信息，或者传达不能由言语直接传递的信息。

（5）其他技巧：在访谈中医生应抱着接受和理解的态度和患者交流，承认患者的独特性，对患者首先是接纳，然后肯定患者的感受具有"个人真实性"，能理解和同情他的痛苦，这是接纳和肯定的技巧。有些想法和感受患者不好意思说出来，或不便明说，然而憋在心里却是一种不快，这时需要医生有足够的敏感，从患者的言语表情等听出话外之音，甚至说出患者的心声，这是代述技术。最后的阶段性总结和结束性总结归纳不仅可以让患者感到检查者理解了他的问题，也有利于双方达成共识，还有利于医生厘清思路。

第二节　精神科病史的采集

一、采集的目的

采集精神科病史的主要目的包括：① 了解患者的异常表现、发病经过、治疗经过、本次病情与以往病情的异同之处；② 了解患者的个人成长经历、人格特点、家庭和社会关系；③ 了解病史资料的可靠性；④ 处理家属的疑问和顾虑，建立良好的医患关系。

通过详细的病史采集和充分的临床检查后，将收集的资料有条理地进行分析综合，提出诊断依据和鉴别诊断分析，得出正确的诊断。采集病史的过程也是与患者和家属沟通的过程，医生可以更好地理解患者与家属的关系，同时积极争取患者家属成为治疗的战略同盟，使家属成为影响预后的积极因素。

二、采集的内容

（1）一般资料：是指姓名、性别、年龄、婚姻状况、民族、籍贯、职业、文化程度、工作单位、家庭住址、联系人、联系人关系、联系人地址、联系电话、供史人、供史人关系以及病史资料的可靠程度及详尽程度。

（2）主诉：主要精神症状及病程（就诊理由），一般不超过 25 个字。

（3）现病史：按发病的时间顺序描述病情起始及发展的临床表现。① 发病相关因素：患者发病的环境背景及与其相关的生物、心理、社会因素，了解患者在何情况下发病，有无感染、中毒、躯体疾病等因素作用。如有社会心理因素，需了解其内容与精神症状的关系，评估是发病原因还是诱因。② 起病缓急：从精神状态基本正常到出现明显精神症状的起病时间在 2 周内称为急性起病，2 周到 3 个月为亚急性起病，3 个月以上为慢性起病。③ 疾病发展及演变过程：按时间先后顺序描述。疾病的首发症状，症状具体表现及持续时长，症状间相互关系，症状演变与生活事件、心理冲突、各种治疗的关系，起病后社会功能较既往功能的变化，病程特点为进行性、发作性还是持续性，既往与之有关的诊断、治疗及疗效详情。④ 发病时的一般情况：睡眠、饮食情况，两便情况，体重变化，生活自理如何，是否配合治疗，有无消极、自伤、自杀、冲动及外跑等行为。

（4）既往史：有无躯体疾病史，包括发热、抽搐、昏迷、感染及中毒，尤其是中枢神经系统疾病如脑炎、脑外伤。需注意这些疾病与精神障碍之间是否存在时间关系或因果关系，有无传染病、酗酒、吸毒史及过敏史等。

（5）个人史：从母亲妊娠到发病前的整个生活经历，反映患者人格特点和目前社会地位。儿童及青少年患者应详细询问母亲妊娠状况及分娩史，生长发育史、家庭教育情况、亲子关系，受教育状况、学习成绩及同学关系。成人则侧重于工作情况、同事关系，婚恋状况，配偶个性及生活情况。需明确患者有无生活特殊遭遇，如重大精神刺激。患者的病前性格、兴趣爱好、宗教信仰等可具体描述。了解患者既往有无犯罪记录。

（6）家族史：包括双亲的年龄、职业、健康状况、人格特点，如双亲有亡故者应了解死因及死亡年龄。患者的家庭结构、社会地位、家庭成员之间的关系，家庭中发生过的特殊事件等对患者人格形成及疾病发生和发展有重要的影响。有无精神病家族史，包括家族成员中有无精神障碍、人格障碍、精神发育迟滞、癫痫、自杀及近亲婚配者。

三、采集的基本方法

客观、全面、重点突出的病史对精神科的诊断治疗至关重要。首先，尽可能从患者本人那里了解主观病史。客观病史的采集原则上应得到患者本人的同意,向其监护人采集,然后在患者或监护人同意下,向最熟悉病情或者患者发病时接触的知情人了解病史,再对患者进行诊断性访谈。

在采集病史时应提醒供史者尽可能客观、详细地描述患者的异常表现与发病经过,如对提供的病史内容有疑问可进一步询问其他知情人来佐证病史的可靠性或对病史进行补充。在采集"客观病史"时患者最好不在场,以免供史人知而不言。如发现不同供史人介绍的病史内容有较大的出入,则应该分别采集,由医生进行权衡整理。

为防止病史采集中的片面性,应注意的事项如下。

(1)听取病史前先阅读有关的医疗档案(如门诊病历、转诊记录、过去的住院病历)和其他书面资料。

(2)采集老年患者病史应注意询问脑器质性病变的可能性,如意识障碍、智能损害和人格改变。

(3)采集儿童病史应注意家长的心理状态,必要时请幼儿园或学校老师补充或进行家庭访问。对患儿进行精神检查时要注意儿童的特点,掌握接触患儿的技巧。

(4)病史采集的顺序可有一定的灵活性。由于门诊时间有限,患者和家属最关心的是现病史,因此一般从现病史问起。对于住院患者,可以先从家族史、个人史、既往史谈起,在对发病背景有充分了解的情况下更有利于现病史的收集。病史采集要根据具体情况灵活掌握。

(5)病史收集方式除了口头询问外,也要收集患者发病前后的有关书写材料(如信件、作品),这往往会反映患者的个性、心理特征、思维方面的异常,以及情感体验等。

第三节 精 神 检 查

精神检查的成功与否对于确定诊断极为重要。影响精神检查的主要因素有:① 医患关系。医生对患者平等、亲切、关注的态度,能够充分理解和尊重患者的人格、文化取向、生活态度、世界观、人生观,这些都是建立医患关系的基础。② 环境因素。精神检查需要有安静、安全的环境,确保患者隐私受到尊重,同时也需要较为充足的交谈时间。③ 医生的专业性。医生的专业理论知识、临床经验、技巧专业理论知识是精神检查的基础,同时进行有效的引导、开放性的提问、核心信息的澄清、仔细的观察,注意患者的非言语信息都会对成功的精神检查起到至关重要的作用。④ 对病史的了解程度。⑤ 患者的人格特征、合作程度等。

一、合作患者的精神检查

1. 一般表现

(1)外表:包括患者的面色和体型、体质状况、发型、装束、服饰、年龄和外貌是否相符等。这些既反映了患者的一般躯体情况,又反映了其精神状态。某些常引起精神症状的躯体疾病也可以有特殊面容,如突眼性甲状腺肿、黏液水肿、甲状腺功能亢进、Cushing 综合征等。如果患者明显消瘦,应考虑有躯体疾病的可能,或者有神经性厌食、抑郁症或慢性焦虑症的可能。严重的自我忽视,如外表污秽、邋遢,提示精神分裂症、酒精或药物依赖及痴呆的可能。过分招摇的打扮,提示可能为躁狂发作。

(2)面部表情:面部表情的变化可以推测一个人目前所处的情绪状态。愁眉苦脸的表情常提示焦虑或抑郁,恐惧紧张的表情可能与幻觉妄想或急性惊恐发作有关,自得其乐的表情可能是器质性痴呆,神采飞扬的表情可能是躁狂症,表情平淡可能是精神分裂症,表情呆板(假面具样面容)可能是精神药物的锥体外系不良反应。

(3)接触情况:关注患者接触的主动性、合作程度、对周围环境态度,以及是否关心周围的事物,是主动接触,还是被动接触。了解患者待人接物的表现很重要。躁狂症患者与人初次见面就好像非常熟悉一样,痴呆患者在医生与之交谈时可无动于衷,精神分裂症患者可以有各种怪异的反应,偏执型精神病患者可以表现不合作或对立的态度。

(4)姿势动作和意志行为:这些常反映患者的心境。抑郁症患者常坐姿弯曲,低着头,眼睛看着地板;激越性焦虑患者则表现坐立不安,无目的地东摸西碰;躁狂症患者表现活跃多动,喜管闲事;迟发性运动障碍患者有口面部不自主的动作,有些患者还会出现不自主的运动,如抽动、舞蹈样动作等。还要了解患者本能活动有无异常。例如,食欲、性欲亢进或减退、日常大小便及睡眠有无异常;意志活动减退或病理性意志增强;是否存在精神运动性兴奋、抑制、冲动,以及怪异的动作或行为。应注意其行为障碍的种类、性质、强度、出现时间、持续时间、出现频度、对社会功能的影响及与其他精神症状的关系等;还要注意意志活动的指向性、自觉性、坚定性及果断性等方面的障碍。

(5)意识状态:意识清晰度如何,时间、地点、人物定向是否存在,是否有意识障碍及其意识障碍的性质与程度等。

2. 言语和思维言语

言语是指其表达的形式,表达的内容则属于思维。思维只有通过表达才能洞悉。在检查中需要注意患者言语的数量、语速和语调。语量减少、语速变慢,常见于抑郁症、精神分裂症和器质性精神障碍;语量增多、语速变快,常见于躁狂发作时。兴奋、激越时通常语调升高,抑郁、抑制时语调低沉。

思维障碍包括思维形式障碍、思维内容障碍和思维逻辑障碍。

(1)思维形式障碍:言语的速度和数量可以反映有无思维奔逸、思维迟缓、思维贫乏,言语的流畅性、连贯性可以反映有无思维松弛散漫、思维破裂、思维中断、思维插入、病理性赘述等。患者答非所问常由精神分裂症引起,但也要注意排除失语症。

(2)思维内容障碍:主要是妄想。应注意妄想的种类和性质、出现时间、持续时间、频度,对社会功能的影响。对妄想的分析:是原发性还是继发性妄想,妄想的具体内容,妄想的牢固程度、系统性、荒谬性与泛化倾向。注意妄想出现时患者的情感状态、意识状态,与其他症状如幻觉的关系,对妄想的自知力等,同时还应了解是否也存在超价观念与强迫观念。

因为患者可能认为自己的想法合情合理,如果不注意询问的方式常会引起患者的对立情绪,影响整个交谈的进行。用"旁敲侧击"的方式要比"单刀直入"的方式好。在进行精神检查时要注意：不要为了取得患者的合作而随便附和患者的妄想，但也不要与患者争辩。另外，还要确定患者的信念是否与其文化背景有关。如果有关，需要进一步评估以鉴别妄想和超价观念。如果医生对患者的文化背景或民族信仰不了解，判定这一点时可能有困难，此时最好向其亲友或同一文化背景的人了解一下此种信念他们是否也有。

（3）思维逻辑障碍：注意逻辑障碍的种类、性质、强度、出现时间、持续时间、频度、对社会功能的影响及与其他精神症状的关系等。在精神检查中，主要注意有无逻辑倒错性思维、病理象征性思维、语词新作、诡辩症及其他病理性思维逻辑障碍等。

3. 感知障碍

感知障碍包括错觉、幻觉、感知觉综合障碍。须关注错觉、幻觉、感知觉综合障碍的种类、性质、强度、出现时间、持续时间、频度、对行为和社会功能的影响及与其他精神症状的关系等。例如，对出现的听幻觉要分辨是真性还是假性、言语性或非言语性，幻听的具体内容、清晰程度、出现时间、持续时间、出现频率，出现时的情感状态、意识状态，对社会功能的影响，有无妄想性加工，以及患者对幻觉的自知力等。

在进行感知觉检查时要注意方式方法，提问可逐步深入。如果病史中或患者本人已提及幻觉的内容可以较直截了当地问具体的情况。要问清声音的来源、内容等，弄清是"第二人称幻听"还是"第三人称幻听（议论性幻听）"等。在记录幻听的内容时要记录一些实例。有时要把关系妄想与幻听区分开来。例如，患者说听见邻居在议论他，如果是在医院里听到，那是幻听；如果只在家里听到，也可能是关系妄想。比如，只是主观认为邻居在议论他，而非耳朵听到议论的话语，必须把具体情况问清楚。

视幻觉需与视错觉区分。检查的当时如果出现视幻觉比较容易鉴别，否则要仔细问清情况，并需与梦境及催眠期幻觉鉴别。有附体妄想时患者觉得有神鬼附在自己身上，这通常不作为幻觉，如在迷信的文化背景下甚至也不作为病态。

4. 情感活动

客观地观察患者的外在表现，如表情、言谈的语气语调和内容、行为举止的姿势变化等，结合患者整个精神活动其他方面的信息来了解其内心体验。检查情感时除观察其表情及行为外，还可以直接提问"你觉得好吗？""你心情好吗？"患者一般都愿意回答这些问题。

检查情感活动时，除了确定其种类、性质（抑郁、焦虑、躁狂等）和强度之外，还要注意情感的稳定性、对周围人或事物的态度变化和感染力，还要了解情绪波动或某种特定情绪的出现时间、持续时间、对社会功能的影响、与其他精神症状的关系等。最后要观察患者情绪变化与环境的协调性。不协调不一定是病态，人们在处于进退两难的境地时也可以表现表面上不协调的现象，所以在判断是否病态时必须全面考虑。

虽然自杀意念属于思维内容，但常涉及情绪问题的评估。担心询问有关自杀的想法会诱导自杀或触犯患者，这是认识上的误区。这是评估自杀风险时非问不可的问题，但可以逐步深入地问。例如，"你是否有时觉得做人没有意思？"如果患者答有，再问"有没有想过不要做人？""有没有想过死掉算了？""有没有想过怎样去死？"

觉得患者有焦虑症状，应该进一步了解其具体想法、心情，要注意有些患者对于焦虑的情感难以表达，但却有明显的躯体症状，这时可以一步一步地提问"你担心点什么事情？""当你觉得焦虑时身体有没有什么感觉？""有没有心慌心跳、口干、出汗、手抖、肌肉紧张……感觉？"患者有时也会主动诉说怕昏倒、怕不能控制自己的情绪、怕发疯等。

5. 认知功能

（1）定向力：包括自我定向，如姓名、年龄、职业以及对时间（特别是对时段的估计）、地点、人物及周围环境的定向能力。定向力受损一般按以下顺序发展，先是时间定向受损，然后是地点，最后是人物定向障碍。时间、地点定向障碍常提示存在脑器质性病变，而人物定向障碍一般较少见，常见于心因性或发作性朦胧状态、一些分离障碍以及失认症。

（2）注意力：评定注意力是否集中，主动注意、被动注意的情况，以及有无注意增强、注意减退或注意涣散。例如，一个注意力受损的患者可能会经常忽视检查者的问题，不时地对它们失去兴趣。一个注意力分散患者的精神活动常受偶然看到、听到以及突然的念头的影响。具体的检查方法可以从 100 连减 7，向前或向后复述一串数字，还可以让患者做心算题目。

（3）记忆力：检查即刻记忆、近事记忆与远事记忆，是否存在遗忘、错构、虚构等症状。如有记忆减退，应进一步详查属于哪一类记忆损害及程度，是否存在器质性病变等。瞬时记忆检查可给患者一组数字，让患者按顺序或倒序复述这组数字，通常正常成年人正序可回忆 6 个数字，倒序可回忆 4 个数字；也可让患者立刻重复 3 个无关的词语，如皮球、国旗及树木。检查近事记忆时可让患者回忆最近发生的一些事情，如最近的一顿饭吃的什么，昨天参加了什么活动，负责患者诊疗护理的医生和护士的姓名等。远事记忆可以询问发生于 1 个月前的事情、1 年前的事情或幼年时期事件，如患者的生日、曾经就读的学校等。

（4）智能：应根据患者文化程度粗查一般常识、专业知识、计算力、理解力、分析和综合能力以及抽象概括能力等。例如，可以给出几组词语，让患者说出它们的相似之处，如鸡和鸭、火车和汽车、青菜和萝卜；再给出几组词语，让患者说出它们的不同之处，如青菜和苹果、儿童和侏儒；也可以给出一些成语或歇后语，让患者说出它们的含义。若怀疑有智能损害，需要进一步做比较全面的认知功能检查，如成套智力检查和神经心理测验等。

6. 自知力的判断

自知力须判断自知力的完整性以及对诊断和治疗的态度。一般应检查以下内容：① 是否意识到自己目前的这些变化及其带来的困扰；② 是否认识到这些变化和表现是异常的、病态的；③ 是否接受并愿意配合针对疾病的治疗。

二、不合作患者的精神检查

在精神科常会碰到处于兴奋、木僵和敌对等状态的患者，妨碍交谈的进行。对待这些患者首先要从其监护人处及其他亲友了解病史，了解不合作的原因；其次要仔细观察，尽可能地诱导他讲话。患者不能交谈或不肯交谈本身也是一种精神活动或症状，他当时的表情、姿势及其他行为也反映了他的精神活动，这些都需要及时仔细地观察和发现。要特别注意在不同时间和不同环境的变化。

检查中还需注意有一部分木僵患者只是运动受抑制，感觉并未受抑制，意识还是清楚的。另外，木僵患者还可能突然转入冲动，发生伤害性行为，所以检查时要有所警惕。有的患者对问题反应较慢,或不愿意回答某些问题,不一定是缄默症,因此检查时要给患者一些时间等待他回答,或者换几个问题试试。有些患者虽然不肯口头回答问题,但肯笔谈。因此,也应给他一张纸、一支笔试试。有时急诊患者的兴奋躁动或不合作是对被强制送到医院的反抗行为,此时医生如能以平静、谅解的态度处理这一情况,往往能改变患者的不合作态度。

检查时应注意的具体事项如下。① 一般情况:总体观察患者的意识状态、仪表、接触情况、合作程度、饮食、睡眠、两便和日常生活自理情况,以及拒食患者对鼻饲、输液的反应。② 意识水平:可从患者的自发言语、面部表情、生活自理情况及行为等方面进行判断。③ 面部表情:观察患者的面部表情变化以及对言语和周围环境的情感反应,判断其内在感受和协调性。如接触工作人员及家属时的情感反应差异,对不同问话的情感反应。患者独处时,有无眼神游离、精神恍惚等表现。④ 动作行为:有无动作的增多或减少,动作有无目的性;姿势是否自然,有无蜡样屈曲、刻板动作、持续动作、模仿动作等异常动作;执行要求是否存在主动或被动违拗、被动服从等情况,肢体被动活动时的肌张力和反应;有无自伤自杀、冲动攻击行为等。⑤ 言语:注意兴奋患者言语的连贯性及内容,吐词清晰程度、音调高低、能否用表情示意。缄默不语的患者有无用文字表达的能力,有无失语症。

三、器质性精神障碍患者的评估和检查

如果患者的病史提示存在器质性精神障碍的可能性(如急性感染、发热、脑外伤及慢性较为明显的记忆力的减退),症状表现为神情困惑、言语无条理、行为无目的、睡眠节律紊乱等,应从定向力、注意力及记忆力等进行评估。特别要估计意识障碍的严重程度,并推测造成意识障碍的原因,以免延误患者病情,甚至导致生命危险。

第四节　精神状态的量化评估

目前绝大多数精神障碍还是依据现象学来诊断的,量化评估是精神科临床和研究中诊断和评估的主要方式,根据症状的严重程度和对功能的损害程度来判断病情,指导用药。精神科量表具有客观化、细致化、标准化和量化的特点,已成为临床、教学和研究必不可少的工具。精神科量化评估工具大致分为 3 类,即心理测验、评定量表和诊断性访谈工具,本节主要介绍常用的心理测验及评定量表。

一、心理测验

心理测验多为心理学家研制,用于测量人类的心理特征,适用于普通人群及精神科服务群体,其中智力和人格测试、神经心理测验与精神科关系最为密切。

1. 韦氏智力量表

韦氏智力量表(Wechsler Intelligence Scale)由美国心理学家韦克斯勒编制,是继比奈-西蒙智力量表之后国际通用的另一套智力量表。韦氏智力测验共有三套,分别适用于成人、

儿童和幼儿。韦氏成人智力量表(Wechsler Adult Intelligence Scale，WAIS)适用于 16 岁以上人群,韦氏儿童智力量表(Wechsler Intelligence Scale for Children，WISC)适用于 6～16 岁儿童;韦氏幼儿智力量表(Wechsler Preschool and Primary Scale of Interlligence，WPPSI)适用于 4～6.5 岁儿童。其中 WAIS 量表包括 11 个分测验,分为语言部分和操作部分。语言部分包括知识、领悟、算术、相似性、数字广度及词汇 6 个分测验;操作部分包括数字符号、图画填充、木块图、图片排列及图形拼凑 5 个分测验。该量表可评估正常人群的智商水平,也可用来评估精神发育迟滞、认知功能损害程度。智商 50～69 为轻度智力发育障碍,35～49 为中度智力发育障碍,20～34 为重度智力发育障碍,<20 为极重度智力发育障碍(见表 3 - 1)。智商在 70～84 视为边缘智力。很多因素会影测验结果,一般认为所测得的智商有可能会因为发挥不佳而被低估,但不会被高估。

表 3 - 1 智力发育障碍等级

严重程度	智 商	接受教育和康复训练的能力	日常生活能力
轻度	69～50	初级教育或特殊教育	独立生活
中度	49～35	特殊教育和训练	简单生活技能,半独立生活
重度	34～20	简单训练	生活自理能力差,需要监护
极重度	<20	无能力	无生活自理能力,需要监护

2. 韦氏记忆量表

韦氏记忆量表(Wechsler Memory Scale，WMS)是评估各种记忆能力和工作记忆的成套测验,由 7 个分测验组成,即常识、定向力、精神控制能力、逻辑记忆、数字广度、视觉记忆及成对词联想学习。综合 7 个项目的得分,得出一个记忆商(memory quotient，MQ)。自 1945 年发行以来,至 2008 年已修订到第 4 版,被试年龄延伸为 16～90 岁,新增简明认知状况评估、图形再认、空间叠加及符号广度 4 个分量表,并提供听觉记忆、视觉记忆、视觉工作记忆、即时记忆和延迟记忆 5 项记忆指数以及总记忆商来评估个体记忆功能及认知功能状态。WMS 可用来评估记忆缺陷、发育障碍或精神科疾病患者的记忆功能损害程度,以及为康复评估提供相关信息。

3. 明尼苏达多相个性调查表

明尼苏达多相人格问卷(Minnesota Multiphasic Personality Inventory，MMPI)是美国明尼苏达大学 1940 编制的自我报告式的个性量表,适用于 16 岁以上成年人。量表共计 566 题,包含 13 个分量表,其中有疑病(hypochondriasis，Hs)、抑郁(depression，D)、癔症(hysteria，Hy)、病态人格(psychopathic deviate，Pd)、男性化 - 女性化(masculinity-femininity，Mf)、妄想(paranoia，Pa)、精神衰弱(psychasthenia，Pt)、精神分裂症(schizophrenia，Sc)、轻躁狂(hypomania，Ma)和社会内向(social introversion，Si)10 个临床量表和说谎量表(lie，L)、诈病量表(validity，F)、校正量表(correction，K)3 个效度量表。该量表可用于正常人的个性评定,对精神科诊断有一定的提示作用。

4. 艾森克人格问卷

艾森克人格问卷(Eysenck Personality Questionnaire，EPQ)由英国心理学家艾森克编制的自陈量表。有成人问卷和儿童问卷两种格式，包括 E、P、N、L 4 个分量表。E 量表表示内、外倾向，E 量表评估分高表示个性外倾，评估分低表示个性内倾；N 量表表示情绪的稳定性(神经质)，N 量表评估分高表示个性不稳定，评估分低表示个性稳定；P 量表表示心理变态倾向(精神质)；L 量表用于测定受试者的掩饰作用。综合各量表的得分组合，可分辨出各种人格特点。因量表题目较 MMPI 少，使用方便，被广泛用于医学、教育等领域。

二、评定量表

评定量表是精神科最常用的量化评估工具。症状量表数量最多，主要用来评估某组精神症状的严重程度，而非用于诊断精神障碍。除此以外，还有用于评估疾病造成功能损害程度的各种功能量表，以及评估治疗产生各种不良反应的量表等。根据评估者不同，有他评量表与自评量表之分。以下所列是精神科临床最常用的几个量表。

1. 阳性与阴性精神症状评定量表

阳性和阴性精神症状评定量表(Positive and Negative Syndrome Scale，PANSS)为评定不同类型精神病性症状的严重程度而设计和标准化的他评量表，主要用于成年人。量表由阳性量表 7 项、阴性症状 7 项及一般精神病理量表 16 个条目组成，共 30 个条目，每个条目采用 1～7 分的 7 级评分标准。评分越高，提示精神症状越严重。

2. 简明精神病量表

简明精神病评定量表(Brief Psychiatric Rating Scale，BPRS)是一个评定精神病性症状严重程度的他评量表，主要用于精神分裂症及具有精神病性症状的其他精神障碍患者。BPRS 有 16 个条目和 18 个条目 2 种版本。采用 1～7 分的 7 级评分标准，根据症状强度、频度、持续时间和影响有关功能的程度进行评定。评分越高，提示精神症状越严重。一次评定时间需 20～30 min。

3. 汉密尔顿抑郁量表

汉密尔顿抑郁量表(Hamilton Depression Scale，HAMD)由 Hamilton 于 1960 年编制，是临床上评定成人抑郁症状时用得最普遍的他评量表。本量表有 17 个条目、21 个条目和 24 个条目 3 种版本。大部分采用 0～4 分的 5 级评分标准，少数项目采用 0～2 分的 3 级评分标准。HAMD - 17 项版本的临界分为 7、17、24 分，分别代表可能存在抑郁症状、肯定存在抑郁症状和存在严重的抑郁症状。评分越高，提示抑郁症状越严重。

4. 汉密尔顿焦虑量表

汉密尔顿焦虑量表(Hamilton Anxiety Scale，HAMA)由 Hamilton 于 1959 年编制，是临床上评定成人焦虑症状时应用最广泛的他评量表。本量表有 14 个项目，采用 0～4 分的 5 级评分标准，一次评定时间需 10～15 min。其中总分＞29 分，可能是重度焦虑；＞21 分，有明显焦虑；＞14 分，肯定有焦虑；＞7 分，可能有焦虑；＜6 分，没有焦虑。评分越高，提示焦虑症状越严重。

5. 杨氏躁狂状态评定量表

杨氏躁狂状态评定量表(Young Mania Rating Scale，YMRS)主要用于评定躁狂症状的他评量表，共有 11 项，分为 5 级。各项目级别分有所不同，多数是 0～4 分，其中第 5、6、8、9 项的评分为 0、2、4、6、8 分。一次检查需 15～30 min。得分 0～5 分为无明显躁狂症状，6～10 分为有肯定的躁狂症状，22 分以上提示有严重的躁狂症状。

6. Bech-Rafaelsen 躁狂量表

Bech-Rafaelsen 躁狂量表(Bech-Rafaelsen Mania Scale，BRMS)主要用于评定躁狂发作的患者，共有 11 个条目，采用 0～4 分的 5 级评分标准。一次评定时间需 20 min。得分 0～5 分为无明显躁狂症状，6～10 分为有肯定的躁狂症状，22 分以上有严重的躁狂症状。

7. 简明心理状况测验

简明心理状况测验(Mini-Mental State Examination，MMSE)编制于 1975 年，是最具影响的认知缺损筛查工具。共 19 个条目，包括定向力、记忆力、注意力、计算力、语言功能及图形识别功能等；满分 30 分。评分越低，提示认知功能越差。

8. 治疗伴发症状量表

治疗伴发症状量表(Treatment Emergent Symptom Scale，TESS)1973 年，由美国精神卫生研究所编制，精神科医师用于评估服用精神药物的患者出现的不良反应。TESS 项目既包括常见的症状和体征，又包括实验室检查结果。对每项症状做三个方面的评定：严重度、症状与药物的关系以及采取的措施。

9. 临床总体印象量表

临床总体印象量表(Clinical Global Impression Scale，CGIS)由 WHO 设计的一份总体评定量表。分为病情严重程度(severity of illness，SI)、疗效总评(global improvement，GI)、疗效指数(efficacy index，EI)3 项。其中 SI、GI 为 0～7 分的 8 级评分，EI 综合疗效和不良反应，以 1～4 分的 4 级评分评定疗效和不良反应后，EI＝疗效分/不良反应分，并进行记录。

10. 90 项症状检核表

90 项症状检核表(Symptom Checklist 90，SCL-90)又称症状自评量表。在我国广泛用于筛查。本量表共 90 个项目，每个项目采用 1～5 分的 5 级评分，影响评分的因素包括症状所致的痛苦和烦恼，也包括症状造成的心理社会功能损害。其中"轻""中""重"由自评者自己体会，不作硬性规定。

11. 抑郁自评量表

抑郁自评量表(Self-Rating Depression Scale，SDS)由 Zung 编制于 1965 年，使用广泛。SDS 含有 20 个项目，根据症状出现频度，分为 4 个等级。一次评定 10 min 左右，强调评定受检查最近 1 周的情况。

12. 焦虑自评量表

焦虑自评量表(Self-Rating Anxiety Scale，SAS)由 Zung 编制于 1971 年，用于评定焦虑患者的主观感受。SAS 共 20 个条目，与 SDS 相似，根据症状出现频度，分为 4 个等级。一次评定时间需 10 min 左右，强调评定受检查最近 1 周的情况。

13. 心境障碍问卷

心境障碍问卷(Mood Disorder Questionnaire，MDQ)由 R. Hirschfeld 等研究制订的一个简短且容易使用的双相谱系障碍筛查量表，发表于 2000 年。MDQ 分为 3 部分，第 1 部分包含 13 个问题，为是/否题；第 2 部分询问是否同一时段存在多个症状；第 3 部分询问这些症状所致的功能损害，都分为 4 级。13 个筛查症状中≥7 条为"是"，第 2 部分为"是"，第 3 部分功能损害达中度以上，即为双相障碍筛查阳性。

14. 轻躁狂检测清单

32 项轻躁狂检测清单(Hypomania Check List，HCL‐32)是一个自评问卷，用于筛查抑郁发作患者中常存在但容易被忽略的轻躁狂成分，帮助医生及时发现双相障碍的患者。问卷有 9 个问题，第 1、2 个问题是比较性问题；第 3 个问题包括 32 个可能为轻躁狂症状的条目，为是/否回答，回答为"是"的条目计 1 分，一般以≥14 分区分单项抑郁和双相障碍；第 4～9 题询问的是持续时间、对生活工作的影响以及对他人的反应等。

15. 9 项患者健康问卷

9 项患者健康问卷(Patient Health Questionair‐9，PHQ‐9)由 Spitzer 于 1999 年编制的患者健康问卷(PHQ)中的抑郁模块，用于筛查非精神专科患者中抑郁障碍的自评工具，也可作为疗效评估工具。采用 0～3 分的 4 级评分，临界分为 5、10、15、20 分，分别代表轻度、中度、中重度和重度抑郁。

16. 7 项广泛性焦虑障碍量表

7 项广泛性焦虑障碍量表(Generalized Anxiety Disorder‐7，GAD‐7)由 Spitzer 等于 2006 年编制，作为焦虑障碍的筛查工具。该量表为自评量表，共 7 个项目，采用 0～3 分的 4 级评定，临界分为 5、10、15 分，分别代表轻度、中度和重度焦虑。

第五节　精神障碍的诊断

一、精神障碍的分类和诊断系统

精神障碍分类与诊断标准的制定，一方面促进了学派间的相互沟通，改善了诊断不一致的问题，有利于临床实践；另一方面，在探讨各种精神障碍的病理生理及病理心理机制、心理因素对各种躯体疾病的影响，以及在新药研制、临床评估和合理用药等方面，也发挥了重要作用。

疾病分类的依据有多种，对疾病按病因、病理改变进行诊断与分类，是医学各科所遵循的基本原则。但在精神医学实践工作中，只有 10% 左右的精神障碍病例的病因、病理改变比较明确，而 90% 左右的病例则病因不明。因此，精神障碍的诊断和分类，无法全部贯彻病因学分类的原则。目前，精神障碍的分类以现象学即临床表现分类为主，结合病因学分类的体系。越早认识症状就能越早做出诊断，及时进行治疗。现象学分类有利于对症治疗，但必须指出这种诊断只能反映疾病当时的状态，若主要症状改变，诊断可能随之改变；病因不同但症状相似的不同疾病可能会得出相同的诊断。

精神障碍常须依赖症状群诊断,而轻度的精神症状与正常的精神活动之间常有交叉重叠之处。因此,对某些疾病的诊断就存在松紧不一、尺度各异的现象。基于这种事实,很早之前就有学者提出针对某一疾病的特征性"诊断性症状",如诊断精神分裂症时就有 Eugen. Bleuler 提出的"4A"基本症状(fundamental symptoms)和 Kurt Schneider 提出"一级症状(first rank symptoms)"等。这样的观点虽然一度获得较多的专家首肯,但一直未能在临床上得到广泛应用,并越来越受到"挑战"。鉴于此,世界卫生组织(WHO)及美国精神科学会先后依照疾病定义的方式制定了针对各个精神障碍的统一诊断标准,并根据学科发展的状况不断地进行补充与修订。目前,国际通用的疾病分类和诊断系统是《疾病及有关健康问题的国际分类》(International Classification of Diseases and Related Health Problems,ICD)和美国的《精神障碍诊断与统计手册》(Diagnostic and Statistical Manual of Mental Disorders,DSM)。

1. ICD 与诊断系统

随着精神病学的发展,尤其在第二次世界大战以后,许多国家的学者都认识到必须改变过去分类上的混乱状态,他们迫切要求制定一个为多数人所能接受的、统一的分类系统,并认为这样一个分类系统将对比较不同地区的精神疾病流行情况、提高诊疗和科研水平、加强国际学术交流起到积极的推动作用。WHO 公布的《疾病及有关健康问题的国际分类》(ICD)简称《国际疾病分类》,最早是由法国 Bertillon 提出的疾病死亡原因统计分类,为 ICD-1 的雏形。先后共出版了 5 版。1948 年,由 WHO 接手更名为《国际疾病、外伤与死亡统计分类》第 6 版,首次在第 5 章纳入了精神疾病的分类。以后定期修订,目前,已更新为第 11 版,精神、行为与神经发育障碍是其中的第 6 章,第 7 章睡眠-觉醒障碍也与精神科关系密切。这是国家卫生主管部门规定的疾病统计编码系统,也是我国精神科临床的主流诊断系统。

2. 美国的《精神障碍诊断与统计手册》

美国的精神障碍分类系统称为《精神障碍诊断与统计手册》(DSM),1952 年出版 DSM-Ⅰ,是在 ICD-6 基础上的补充。1968 年出版 DSM-Ⅱ与 ICD-8 相似。1980 年,DSM-Ⅲ对精神疾病诊断分类改变颇大,引起国际重视:① 该标准以描述性诊断为特点,摆脱了不同学派的干扰。② 每种病均有具体的诊断条目,且进行了 12 667 人的临床测试。③ 使用多轴诊断。1987 年的 DSM-Ⅲ-R、1994 年的 DSM-Ⅳ,已渐向 ICD-10 靠拢。目前,最新版本为 2013 年出版的 DSM-5,摈弃了多轴诊断。

3. 中国精神障碍分类与诊断标准

为引导我国精神科逐渐与国际接轨,并兼顾中国文化和临床实践,制定了《中国精神疾病分类及诊断标准》(Chinese Classification and Diagnostic Criteria of Mental Disorders,CCMD)。以单个疾病分析为雏形,1989 年,首次推出完整的分类和诊断标准,命名为 CCMD-2,1994 年推出 CCMD-2-R,最后一版是 2001 年的 CCMD-3。目前,该诊断系统已停止使用。

二、标准化诊断性精神检查工具

为了提高临床工作中诊断的一致性,将精神检查的过程、症状提问方式、必须涉及的症状内容以及各种症状的严重程度和临床意义等要素均做了统一规定的标准化精神检查工具应运而生。根据定式程度,这类量表可分为定式与半定式。如果量表不但规定了精神检查的具体内容,同时还规定了明确的检查顺序、甚至连提问用词都做了严格规定,要求检查者完全遵照执行,采用这类量表所进行的精神检查,称为定式精神检查(structured interview);有些量表对以上要素虽作出了相应的规定,但同时给检查者留下一定的发挥空间,采用这类量表进行的精神检查,称为"半定式精神检查"。目前,国际上常用的 ICD 及 DSM 诊断标准系统,都有与之配套的诊断量表,随着分类诊断系统的更新而更新。这类诊断量表的特点:① 规定了精神检查的范围,主要包括症状及其强度、频度和持续时间;② 规定检测症状的询问方法;③ 规定评估症状强度、品读、持续时间及临床意义的方法;④ 规定精神检查的顺序和过程。

1. 复合性国际诊断用交谈检查表

复合性国际诊断交谈检查表(Composite International Diagnostic Interview,CIDI)是典型的定式检查工具,适用于流行病学调查及临床研究。CIDI 是在 1979 年原编制者的诊断用交谈检查提纲(Diagnostic Interview Schedule,DIS)的基础上发展而成。CIDI 及 DIS 不仅规定了检查范围、方法及顺序,连提问词也一一做了规定,并且对每一个阳性回答通过设定的询问句式,能查清重要的相关因素,提高了评定的信息质量。通过 CIDI 访谈,可同时得出 ICD 和 DSM 诊断。一次检查时间需 90~120 min。

2. 临床定式检查

精神障碍诊断与统计手册定式临床检查(Structured Clinical Interview for DSM,SCID)是常用的与现行 DSM-Ⅳ轴Ⅰ的分类诊断标准配套的精神检查量表,属于半定式检查工具,重点针对一些主要的精神病性障碍,包括躁狂症、抑郁症、精神分裂症等精神病性障碍,以及物质滥用障碍、创伤后应激障碍、躯体化障碍、进食障碍、适应障碍等。2016 年,美国精神医学出版社出版了 DSM-5 障碍定式临床检查(SCID-5),其中包括为方便在临床上使用而简化的临床版(SCID-5-CV)、为方便在研究试验中使用而包含许多特征的研究版(SCID-5-RV)及为判断是否符合特定临床试验入组/排除标准而定制的临床试验版(SCID-5-CT)。2021 年,我国翻译出版了临床版和研究版的《DSM-5 障碍定式临床检查用户指南》即《DSM-5 障碍定式临床检查访谈手册》。SCID-5-CV 被分为 10 个相对自成体系的诊断模块。一般情况下,完成一次 SCID-5-CV 检查耗时 45~90 min,访谈时间取决于精神病史的复杂性及患者简洁描述其精神病症状的能力。个别尤其复杂的案例可能需时间 180 min。在某些情况下,SCID-5-CV 可能需要分多次完成。

3. 简明国际神经精神访谈

简明国际神经精神交谈检查表(Mini-International Neuropsychiatric Interview,MINI),是由 Sheehan 等于 1997 年开发的一个简短、有效、可靠的半定式访谈工具,目前已更新与DSM-5 配套,也可得出 ICD-10 的诊断,完成一份问卷需花费时间 15~60 min,已广泛应用于临床实践和临床试验。

(何燕玲　徐　逸)

思考题

1. 在精神科访谈中如何建立良好的医患关系促进沟通?
2. 精神科病史采集的内容有哪些? 精神检查有哪些内容?
3. 精神科量化评估有哪几类评估工具? 可举例说明。
4. 精神科疾病分类的依据是什么? 这种分类各有什么优缺点?

第四章

精神障碍的分类与诊断标准

第一节　精神障碍的分类

精神障碍的分类是将纷繁复杂的精神现象,根据拟定的标准进行分门别类的过程。目的是将复杂多样的疾病按照各自的特点和从属关系,划分为类、种、型,并归类为系统,为疾病的诊断、治疗等提供依据。其意义在于促进学术交流、辅助治疗与预防及预测疾病的转归。

一、精神障碍分类的历史和发展

精神障碍的分类具有相当漫长的历史。早在公元前 2600 年,埃及就已确认"忧郁症"(melancholia)和"癔症"(hysteria)这两种疾病的存在。我国也在很早之前就有精神疾病的相关记载,并围绕其分类做出过许多尝试。在甲骨文中便记载了殷代对精神疾病的认识,将它们归类于"心疾"和"首疾";在春秋战国时代的《黄帝内经》之《灵枢·癫狂篇》中描述了精神活动异常的症状;同期,扁鹊在其编纂的《难经》中对《内经》的癫狂做了进一步分类,提出"重阳则狂,重阴则癫";隋代巢元方根据其理解的病因和症状提出 30 多种精神异常综合征。

18 世纪以后,西方科技革命推动了精神病学的进步。法国精神病学家皮内尔(Philippe Pinel,1745—1826 年)将精神病院患者所患的精神疾病划分为狂症(mania)、郁症(melancholia)、呆症(dementia)和白痴(idiotism)4 类。19 世纪初,被称为现代精神病学之父的德国精神病学家克雷丕林(Emil Kraepelin,1856—1926 年)从症状、病程和结局所揭示的临床综合征的基础上区分精神疾病,并将其作为器质性疾病单元。他通过深入临床观察,提出早发性痴呆(精神分裂症)、躁郁症和妄想狂等疾病概念。将精神分裂症和躁郁症分为两个独立的疾病单元,这个观点对如今的精神病学分类仍有深远影响,被称为二分法或二元论。20 世纪初,奥地利精神分析学家弗洛伊德(Sigmund Freud,1856—1939 年)除将神经症分为焦虑性、癔症性、恐怖性和紧张性 4 类外,再加上抑郁性,至今仍沿用此分类结构。

20 世纪中叶以前,精神障碍尚无国际公认的分类,各国的诊断体系种类繁多,名词复杂易混,研究无法对比借鉴,学术成果难以交流。20 世纪后期,随着世界卫生组织(WHO)的《国际疾病分类》(ICD)与美国的《精神障碍诊断与统计手册》(DSM)这两大精神障碍分类系统的制定,使各国的诊断分类标准渐趋统一,有助于各个学派之间相互交流研究成果,制订不同的治疗方案,预测不同的疗效和预后并进一步探索病因。因此,具有划时代的意义。

我国也同样根据国情特点制定了适用于精神医学工作者的《中国精神障碍分类与诊断标准系统》(Chinese Classification and Diagnostic Criteria of Mental Disorders, CCMD)。1958 年召开了第一次全国精神病防治工作会议,在苏联的病因学分类法影响下,将精神障碍分为 14 类。1985 年,我国制定了神经症的诊断标准,即 CCMD‑1。现行的分类体系 CCMD‑3 一方面向 ICD‑10 靠拢,保留病因学和症状学分类;另一方面兼顾我国的国情和特色,保留了神经症、复发躁狂症及同性恋等。由于近十年缺乏相关研究,这些保留的诊断需进一步探讨其合理性。目前已较少使用此分类系统。

二、精神障碍分类的基本方法

疾病分类的基轴存在许多种,对疾病按病因、病理学改变进行诊断与分类是医学各科遵循的基本原则。但在精神医学实践工作中,仅有 10% 左右的精神障碍病例的病因、病理学改变相对明确,而 90% 左右的病例则病因不清。因此,精神障碍的诊断和分类无法全部贯彻病因学分类的原则。目前,精神障碍分类的基轴主要是依据症状表现。

1. 病因学和病理生理学分类

精神障碍病因分类主要依据疾病的病理学过程。因此,属于同一类的疾病很大可能具有相似的病因。但由于大部分精神障碍仍然病因不明,所谓的病因分类系统实际上大多并非依据真正的病因,而是偏向于依据对疾病过程的推测。这一点也有助于对病因的深入挖掘和研究。尽管如此,此种分类方式的客观性和实用性有待商榷。分类者依据的所谓病因可能有很大程度的主观倾向,如持心理社会因素在精神障碍发病中起重要作用观点的分类者则会重点着墨于此。这对于并不认同此理论的人来说参考意义有限。

2. 基于综合征与症状分类

由于对诸多精神障碍的病因缺乏明确认知,因此,现有的分类系统主要根据综合征来分类。综合征是指同时存在于某些个体的一组症状或行为表现。人们认为这一组症状之所以共同出现有其内在原因,它们可能反映共同的病因过程,也可能预示着共同的疾病转归、预后以及治疗等。

目前常用的疾病诊断分类系统 ICD‑11 与 DSM‑5 都主要根据症状学,并结合病因、病理生理学进行分类。

必须指出,基于症状学的诊断只能反映疾病当时的状态。若主要症状改变,诊断可能随之改变;而且病因不同,但症状相似的不同疾病会得出相同的诊断。总体而言,症状学分类更有利于目前的对症治疗。

由于症状学分类方法的局限性,在使用现有的精神障碍分类系统时不能拘泥于字面,不能认为每一特定的诊断类别属于真正意义上的不同疾病。希望在不远的将来,随着人们对精神障碍病因认识的深入,现有的基于综合征的分类体系也将逐渐被新的反映病因及发病机制的分类体系所替代。

第二节　精神障碍常用的诊断及分类系统

一、WHO 疾病及有关保健问题的国际分类（ICD 系统）

WHO 公布的《疾病及有关健康问题的国际分类》（ICD），简称《国际疾病分类》。法国的 Bertillon 提出疾病死亡原因统计分类是 ICD-1 的雏形。1893 年，26 个国家代表在其基础上共同探讨修订，ICD-1 由此问世，并先后出版了 5 版。1948 年，WHO 接手并更名为《国际疾病、外伤与死亡统计分类》第 6 版，首次在第 5 章介绍了精神疾病，但由于其分类简单，并不具备实用性，未被各国所重视。此后每 10 年修订一次。直至 ICD-8 出版，各国才逐渐注意到这一分类标准，并纷纷予以采用。现如今随着医学进一步发展，ICD-10 中的部分内容已不再适用。WHO 于 2007 年启动了 ICD-11 的修订工作，2012 年完成基本模型建立（Alpha 阶段），进入 Beta 阶段，2014 年开始评审修订，2018 年 6 月发布了《国际疾病分类第十一次版草案》（简称 ICD-11 草案）。2019 年 5 月，WHO 在日内瓦举办了第 72 届世界卫生大会，会上 WHO 及会员国同意并通过 ICD-11，并于 2022 年 1 月 1 日正式生效。

1. ICD-11 简介

ICD-11 共 26 个章节，相比 ICD-10 增加了 4 个章节，分别是"免疫系统疾病""睡眠-觉醒障碍""性健康相关情况"和"传统医学病证"。精神障碍的分类由 ICD-10 的第 5 章变为 ICD-11 的第 6 章。

在疾病的描述方面，ICD-11 通过 6 个模块结构化描述疾病的定义，分别是症状、病因、发病过程和结果、治疗反应、与基因的关系、与环境的交互关系。而过去的 ICD-10 并未给出明确的定义，区别于 ICD-11 对疾病的多角度多维度描述。

在编码方面，ICD-10 由于编码受限，总体数量上仅有 2 600 个类别，精神和行为障碍章节中仅含 10 个分类单元；而 ICD-11 采用了全新的编码系统，总体数量上扩至 269 280 个类别；精神、行为或神经发育障碍章节中也增加至 20 个分类单元，ICD-11 的编码框架为 6D1E(.EE)，其中前 4 位为类目编码，第 1 位"6"代表本章为 ICD-11 中的第 6 章，"D"的取值范围为除 O 和 I 以外后的 A～Z 的字母，"1"的取值范围为 0～9，"E"的取值范围为 0～9 和除 O 和 I 以外的 A～Z 的字母，小数点后面的 2 位为两级亚目编码，其中编码末尾为"Y"和"Z"分别代表"其他特定"和"未特定"的分类。比如，编码 6B24.1，"6"代表第 6 章，第 6 章中的"B2"代表强迫性或相关障碍，而"24.1"代表囤积障碍伴较差或缺乏自知力。

2. ICD-11 的主要分类

ICD-11 中相关精神障碍的主要编码及名称如表 4-1 所示。

3. ICD-11 的特点

ICD-11 沿用了 ICD-10 中关于精神障碍的定义：临床上可辨认的症状或行为，多数情况下伴有痛苦和个体功能受损。ICD-11 的分类方案仍保留以下特点：① 适合有关患病率和病死率统计结果的国际交流；② 作为各个国家制定分类系统的参照；③ 适合在临床与研究中使用；④ 有助于培训和教学。

表 4 - 1　ICD - 11 中精神障碍的主要分类

编码	疾病名称	编码	疾病名称
L1 - 6A0	神经发育障碍	L1 - 6C4	物质使用所致障碍
L1 - 6A2	精神分裂症或其他原发性精神病性障碍	L1 - 6C5	成瘾行为所致障碍
L1 - 6A4	紧张症	L1 - 6C7	冲动控制障碍
L1 - 6A6	双相障碍	L1 - 6C9	破坏性行为或反社会性障碍
L1 - 6A7	抑郁障碍	L1 - 6D1	人格障碍及相关人格特质
L1 - 6B0	焦虑或恐惧相关障碍	L1 - 6D3	性欲倒错障碍
L1 - 6B2	强迫或相关障碍	L1 - 6D5	做作性障碍
L1 - 6B4	应激相关障碍	L1 - 6D7	神经认知障碍
L1 - 6B6	分离障碍	L1 - 6D8	痴呆
L1 - 6B8	喂食或进食障碍	L1 - 6E2	与妊娠、分娩和产褥有关的精神或行为障碍
L1 - 6C0	排泄障碍	L1 - 6E6	与分类于他处的障碍或疾病相关的继发性精神或行为综合征
L1 - 6C2	躯体痛苦或躯体体验障碍		

ICD-11 有 3 个诊断标准版本，以满足各类用户的不同需求。分别是《临床描述与诊断要点》(*Clinical Descriptions and Diagnostic Guidelines*，CDDG)、《研究用诊断标准》(*Diagnostic Criteria for Research*，DCR)和《初级保健版》(Primary Care Version，PCV)。修订工作从 3 个方面提高 ICD 的临床实用性和跨文化适用性。首先，在修订过程中接受多国家、多地区、多文化背景的审核与建议。其次，将 ICD 分类与各国本土分类系统进行比较以核查在不同国家的适用性。另外，WHO 与世界精神病学协会(World Psychiatric Association，WPA)合作发起全球精神科医师针对 ICD 分类的态度调查，为修订工作提供具体依据。分类修订首先要考虑临床运用，CDDG 适用于精神卫生机构，PCV 适用于初级保健，两者同时修订还要考虑对精神障碍个体进行评估或做出决策的临床情景，如司法评估和教育决策。另外，分类需适用于医学、教育和司法等领域的培训和教学。

ICD 的一个十分重要的功能就是统计，此次修订一方面严格保持与 ICD - 10 的统计兼容性；另一方面也逐步创新，使 ICD 在数字时代保持科学先进性。与 ICD - 10 不同的是，ICD - 11 中所有疾病类别有明确的定义和详尽的描述，并且所有的定义采用统一的结构和相同的标准模板，便于使用者对疾病有更为直观、清晰的认识。

4. ICD - 11 的进展与展望

2018 年 12 月，国家卫生健康委员会以 WHO 在 6 月份公布的 ICD - 11 草案为依据，正式发布《国际疾病分类第十一次修订本》(ICD - 11)中文版，要求自 2019 年 3 月 1 日起各级各类医疗机构全面采用 ICD - 11 中文版进行疾病分类和编码。2019 年 5 月，WHO 在日内瓦召开了第 72 届世界卫生大会，会上 WHO 及会员国同意并通过 ICD - 11，并于 2022 年 1 月 1 日正式生效。

尽管 ICD-11 在编制过程中充分考虑到在不同国家的适用情况,但由于制度及文化背景等的差异,在实际应用时仍难免存在"水土不服"的现象。然而,倘若过分满足各个国家迥然各异的需求,则会在一定程度上破坏世界精神疾病统计与分析的全球化进程,不利于后续的疾病统计。因此,在未来的修订中以上两方面的权衡值得进一步探讨研究。

此外,将游戏障碍纳入成瘾行为所致障碍存在一定争议。首先,过去关于游戏障碍的研究尚有欠缺,其研究结果并不足以支撑这一疾病分类。其次,对于青少年和儿童而言,很容易出现游戏障碍的假阳性诊断,从而给他们带来不良心理影响,以及医疗资源的浪费和社会负面争议。最后,将游戏障碍归为精神障碍,可能会污名化普通游戏玩家,导致一定的社会歧视。

在我国,由于目前大多数卫生部门已建成医疗信息系统的数据模型,从 ICD-10 转换为 ICD-11 分类系统并非易事。但 ICD-11 的投入使用势必会带来深远影响。比如,提高临床诊断效率,减少精神疾病的共病,为疾病分类提供更广阔的思路等。

二、美国的《精神障碍诊断与统计手册》

美国的精神障碍分类系统称为《精神障碍诊断与统计手册》(DSM)。1952 年,在 ICD-6 基础上补充后,美国精神病学协会(American Psychiatric Association, APA)出版了 DSM-Ⅰ,此后每 5 年修订一次。1968 年出版的 DSM-Ⅱ 与 ICD-8 相似,并没有实质变化。值得注意的是,DSM-Ⅱ 将同性恋列入精神障碍,直至 1973 年予以删除。1980 年,DSM-Ⅲ 对精神疾病诊断分类改变颇大,引起国际重视:① 该标准以描述性诊断为特点,摆脱了不同学派的干扰;② 每种疾病均有具体的诊断条目,且经过 12 667 人的临床测试;③ 使用多轴诊断。多轴诊断是指采用不同层面或维度进行疾病诊断的一种诊断方式,但当时的使用者并不多。经有关人员研究,认为未能推广的原因是 DSM-Ⅲ 太复杂,不易掌握;缺乏具体的操作格式;对促进全面评估用处不大。1987 年的 DSM-Ⅲ-R、1994 年的 DSM-Ⅳ,已渐向 ICD-10 靠拢。

DSM-Ⅳ 的多轴诊断系统做了适当的改进,一直被广泛应用。5 个轴分别如下。轴Ⅰ:临床障碍可能成为临床注意焦点的其他情况。轴Ⅱ:人格障碍和精神发育迟缓。轴Ⅲ:一般医学情况(指精神科以外的各科疾病)。轴Ⅳ:心理社会问题及环境问题(这些问题可归纳为 9 点,① 基本支持集体(家庭)问题;② 与社会环境有关的问题;③ 教育问题;④ 职业问题;⑤ 住房问题;⑥ 经济问题;⑦ 求医问题;⑧ 与司法单位有关的问题;⑨ 其他问题)。轴Ⅴ:功能的全面评定(global assessment function,GAF)。

轴Ⅰ用于记录除人格障碍和精神发育迟滞之外的主要精神障碍,也包括可能成为临床注意焦点的其他情况。轴Ⅱ除记录报告人格障碍和精神发育迟滞之外,也记录并突出适应不良的人格特征和防御机制。轴Ⅲ用于记录患者目前的躯体情况,它与认识和处理患者的精神障碍可能有关。轴Ⅳ用于报告心理社会和环境问题,它可能影响精神障碍(轴Ⅰ和轴Ⅱ的诊断、处理和预后)。轴Ⅴ用于医师对患者的整个功能水平的判断。轴Ⅳ和轴Ⅴ为特殊的临床科研所设置,便于制订治疗计划和预测转归。

2013 年出版的 DSM-5 为目前最新版本,这一版距 DSM-Ⅳ 的出版已间隔 19 年。

DSM-5的修订由专家工作组牵头,下设13个工作组。来自39个国家的400余位专家参与了此次修订。此次修订的核心目的是弥补DSM-Ⅳ的不足,吸收近20年来的科研及临床工作的成果,确保患者能够得到更明确的诊断及更好治疗。

1. DSM-5简介

从大体结构上看,DSM-5包括以下3个部分以及附录。

第一部分:DSM-5基础。这部分相当于全书的概述部分,针对DSM-5的目的、结构、内容及如何使用进行了简要介绍。并且下设3个小节:① 概述;② 手册的使用;③ DSM-5应用于司法鉴定时的注意事项。

第二部分:诊断标准及编码。这部分极具临床价值,但并不能用来作为官方诊断的依据。

第三部分:新兴的评估工具及模式。

2. DSM-5的主要分类

表4-2所示为DSM-5中精神障碍的主要分类。

表4-2 DSM-5中精神障碍的主要分类

编 号	疾 病 名 称	编 号	疾 病 名 称
A.	神经发育障碍	M.	睡眠-觉醒障碍
B.	精神分裂症谱系及其他精神病性障碍	N.	性功能失调
C.	双相及相关障碍	P.	性别烦躁
D.	抑郁障碍	Q.	破坏性、冲动控制及品行障碍
E.	焦虑障碍	R.	物质相关及成瘾障碍
F.	强迫及相关障碍	S.	神经认知障碍
G.	创伤及应激相关障碍	T.	人格障碍
H.	分离障碍	U.	性欲倒错障碍
J.	躯体症状及相关障碍	V.	其他精神障碍
K.	喂食与进食障碍	其他1	药物所致的运动障碍及其他的不良反应
L.	排泄障碍	其他2	可能成为临床关注焦点的其他状况

3. DSM-5的特点

与DSM-Ⅳ按照症状学进行疾病分类不同。DSM-5按照疾病的谱系障碍进行分类,并且对相关障碍展开了新的分组。分组的指标有11个,分别是共享的神经机制、家族特质、遗传风险因素、特定的环境的风险因素、生物标志物、气质的前瞻性、情绪或认知过程的异常、症状的相似性、疾病的病程、高的共病和共享的治疗反应。DSM-5之所以重新分组是为了在将来的研究中人们能够加深对疾病起源和障碍间病理生理学共性的认识。

与DSM-Ⅳ相比,DSM-5虽变化不少,但并非将DSM-Ⅳ推倒重来,多数分类仍沿用DSM-Ⅳ。从某种程度上看,DSM-5是对DSM-Ⅳ中所列精神障碍的重新组合。由于篇幅所限无法详细列出修订的内容,此处仅列出重要部分。

（1）DSM-5 摒弃了 DSM-Ⅳ 的多轴诊断系统，改将原轴Ⅰ、Ⅱ和Ⅲ诊断放在一起，并对重要的心理社会因素注解（原轴Ⅳ）和残疾评估（原轴Ⅴ）进行记录。因此，临床工作者需要根据自己的判断，决定多个诊断的先后顺序。

（2）编码的诊断类别从 372 个缩减至 324 个。

（3）DSM-5 在命名方式上出现一系列变化。DSM-5 根据不同组织，尤其是患者权利组织的意见，对一些诊断名称进行更改。比如，由于多数人反馈"精神发育迟滞（缓）"带有贬义色彩，经工作组讨论，现改为"智力障碍（智力发育障碍）"。采用双重名称是因为智力障碍是美国法律用词，且在专业杂志和部分维权团体中广泛使用。之所以保留智力发育障碍，是由于这一术语为 ICD-11 所采用。物质滥用和物质依赖这一疾病名称在 DSM-5 已经消失，代之以物质使用障碍（substance use disorder）。与物质相关一章的题目也被改为"物质相关及成瘾障碍"，并且扩展了"非物质相关障碍"（包括赌博障碍等），以期与 ICD-11 接轨。

（4）不再分列精神分裂症的各个亚型，代之以使用多种对症状、病程特定描述的标注语。比如，需要列举患者是否具有紧张症特征。

（5）拆分与合并 DSM-Ⅳ 的诊断类别。

4. DSM-5 与 ICD-11 的关系

DSM-5 与 ICD-11 的修订几乎同时开始。两个分类委员会在项目启动伊始，为了尽量融合这两套系统，共同成立了 WHO/APA 同步协调（harmonization）委员会。但由于两者的工作进度不同，导致出版时间相差许多。DSM-5 已经在 2013 年正式批准出版，而 ICD-11 在 2022 年才正式生效。

为使两个分类系统相协调，ICD-11 在很多方面向 DSM-5 靠拢，避免产生大的分歧。实际上，很多成员同时在 DSM-5 编写组和 ICD-11 委员会。但是，由于 ICD 不仅需要考虑到 WHO 各成员国的情况，照顾各方面的传统与实践，还要延续 ICD 之前的版本，两者的差异仍然明显存在。ICD-11 与 DSM-5 的一些重要区别如下。

（1）整体结构方面：ICD-11 与 DSM-5 的基本框架高度相似，都尽可能地按照病因学分类，但具体分类仍有所差异。首先，ICD-11 的"心境障碍"单独为一章；而在 DSM-5 中则分为两章，包括"双相及相关障碍"及"抑郁障碍"。其次，ICD-11 将 DSM-5 中的睡眠-觉醒障碍从精神障碍中分出，单独列为第 7 章。主要考虑到一部分睡眠-觉醒障碍属于精神障碍，还有一部分睡眠-觉醒障碍在神经科疾病之列。同样，ICD-11 将 DSM-5 中与性功能相关的障碍单独列为第 17 章，包括性功能障碍、性交痛疾患等。此外，ICD-11 将"与其他障碍或疾病相关的精神行为异常"单独列为一章，而 DSM-5 中继发性精神障碍分布在各个章节，并未单独抽出。

（2）诊断标准方面：不同于 DSM-5，ICD-11 未列出精准的诊断条目和刻板的诊断流程。而是通过"临床描述及诊断要点"（clinical description and diagnostic guideline），让临床医生诊断时有更多的弹性。比如，在惊恐障碍的症状诊断标准中，DSM-5 需要患者满足 13 个症状中的 4 个或者更多，要求十分精确。而 ICD-11 则列出 9 条症状，仅要求患者存在"若干下述症状"。同样，在病程标准中，DSM-5 明确规定为"1 个月"，而 ICD-11 则表述为

"数周"。

（3）人格障碍方面：两个系统最大的不同可能在于人格障碍的诊断与分类。DSM－5虽然尝试对人格障碍进行维度描述，但最终未能通过 APA 理事会，而是沿用了类别诊断方法（包括 10 种人格障碍）。而 ICD－11 则基本采用了人格障碍的维度诊断法。ICD－11 将人格障碍分为轻度、中度和重度三类，同时列出 5 个关于人格特质的维度描述，包括以脱抑制(derepression)为突出特征、以负性情绪(negative emotion)为突出特征、以分离特点(separation characteristics)为突出特征、以强迫刻板(anankastic)为突出特征和以疏离感(detachment)为突出特征。除了人格障碍之外，ICD－11 还单独列出一类称为人格困难(personality difficulty)，是指一些人由于其人格特点在某些方面造成困难，但尚未达到人格障碍的严重程度。

（4）精神分裂症方面：首先，在症状方面，ICD－11 要求在所列的 7 项活跃期症状中至少有 2 项（其中包括严重的解体症状、被控制体验及思维插入等）。另外，ICD－11 取消了ICD－10 中精神分裂症的所有亚型，通过 6 个维度（不同于 DSM－5 的 5 个维度）展示不同的临床表现，包括阳性症状、阴性症状、抑郁症状、躁狂症状、精神运动性症状及认知症状。最后，在病程方面，ICD－11 认为精神分裂症病程 1 个月即可诊断，而 DSM－5 则要求 6个月。

（5）物质相关及成瘾障碍方面：ICD－11 包括了物质有害性使用模式(harmful pattern of substance use)，大致相当于 DSM－5 中的轻度物质使用障碍和物质依赖两类。与ICD－10 的有害使用不同，ICD－11 中的有害性使用模式包括对自己的危害和对他人（如胎儿、家人或交通事故中受害人）的危害。另外，在 ICD－11 中，物质所致的精神障碍（如抑郁或焦虑障碍）保留在相应的物质类别中（如酒精所致的抑郁障碍归类在酒精相关障碍），而在DSM－5 中，则根据其临床表现，归类到相应的临床障碍中（如将酒精所致的抑郁障碍归类在抑郁障碍）。

（6）新增诊断方面：DSM－5 新增的破坏性心境失调障碍(disruptive mood dysregulation disorder, DMDD)，在 ICD－11 未单独分类，而作为对立违抗障碍（oppositional defiant disorder, ODD)的一个亚型，其标注语为"伴慢性易激惹-愤怒"。

（陈剑华　徐一峰　苏宇静）

思考题

1. 为什么精神障碍的分类目前主要基于综合征与症状学分类？这种分类有什么优缺点？

2. ICD－11 与 DSM－5 分类系统存在哪些差异？

第五章

神经发育障碍

第一节　智力发育障碍

一、概述

　　智力发育障碍(disorders of intellectual development)在 ICD - 10 中称为精神发育迟滞(mental retardation，MR)，为了顺应临床医师和社会团体倡导的去除"病耻感"的说法，ICD - 11 将其更名为智力发育障碍。智力发育障碍是指起病于 18 岁之前，因先天或后天的各种不利因素，导致精神发育不全或受阻的综合征，主要特征以发育阶段的技能损害为主，包括认知、语言、运动和社会适应能力等不同程度的损害。本病可以单独出现，也可同时伴有躯体疾病或其他精神疾病。

　　ICD - 10 以智力测试值来划分不同严重程度的等级，智商(intelligence quotient，IQ)低于 70 为智力低下。但智力内涵复杂，所有检测智力的试验会受到习俗、环境、学习、经验和个人生长过程中各种因素的影响。因此，ICD - 11 以智力和适应行为水平低于同龄人平均智力至少 2 个标准差来划分不同严重程度的等级，当智力和适应性行为功能在不同水平时，必须进行全面的临床评估及判断。不同于 ICD - 10 注重智商的分类依据，ICD - 11 注重智力与适应性行为障碍的双重标准，主张这两项标准在智力发育障碍的诊断分类中同等重要，不是把智商作为唯一的分类指标；没有适当的标准化测试的情况下，对智力发育障碍的诊断应更多依赖对适应性行为的临床评估与判断。重视适应性行为的评定有助于为智力发育障碍者在居家、学校与社区等领域提供更有针对性的支持与协助。此外，ICD - 11 保留了 ICD - 10 严重程度的 4 个分级(轻度、中度、重度及极重度)，增加了智力发育障碍暂时的和未特定型。

二、流行病学特征

　　世界卫生组织(WHO)报道，在任何国家或地区的精神发育迟滞患病率一般为 1%～3%，智力发育障碍的患病率在不同的国家或地区存在较大差异。美国在 2016 的研究显示智力障碍患病率为 1.2%,在欧洲的患病率小于 1.0%,其中严重智力障碍患病率为 0.3%~0.4%,在亚洲患病率最高的是中国香港地区 1.0%~1.4%。据我国 1987 年和 2006 年的两次全国残疾人抽样调查的数据,智力障碍患病率为 0.43%~0.96%。学龄期智力发育障碍患病率高,男多于女,男女之比 1.6∶1,农村和不发达地区多于城市。

三、病因和发病机制

智力发育障碍的病因复杂,涉及范围广泛,包括生物学因素、社会心理因素以及其他因素均可能导致大脑结构与功能发育损害或障碍。以下简要分述致病因素。

1. 遗传学因素

国内外大量的家系研究、双生子研究和寄养子研究均证明智力发育障碍患者存在显著遗传学因素,遗传学因素估计占不明原因智力障碍的 50%,在中重度智力障碍患者中尤为突出,比例达 2/3 其至更高。

1) 染色体异常　主要是指染色体数目和结构异常。染色体异常占重度智力发育障碍的 15%~20%。目前已发现 60 余种染色体畸变的类型是导致胎儿发育异常重要病因,常见的有 21-三体综合征、13-三体综合征、18-三体综合征、8-三体综合征、45,X 综合征等。染色体数目和结构异常占整个遗传因素的 25%~30%。

2) 单基因遗传性疾病　人类约有 2 800 多种单基因遗传性疾病,但并不是所有单基因遗传疾病都会导致智力障碍,引起智力障碍的单基因遗传性疾病一般分为下面几类:

(1) 先天性代谢障碍:多数属于单基因遗传病。如苯丙酮尿症、半乳糖血症等,大多为常染色体隐性遗传,智力受损比较严重,少数为 X 连锁遗传。先天性代谢缺陷疾病多为常染色体隐性遗传的单基因病,占智力障碍或全面发育迟缓病因的 1%~5%。

(2) 其他遗传性疾病:如结节性硬化病、神经纤维瘤病,黏多糖Ⅱ型等。

3) 多基因遗传性疾病　由两种或多种基因经过自然变异相互作用导致的疾病。例如,脑畸形、小头畸形、脑积水及神经管缺陷造成智力发育障碍。

4) 母子基因型不符　指 Rh 阴性的母亲怀孕 Rh 阳性的胎儿,而导致胎儿脑组织损害。

2. 围生期有害因素

围生期是指胎龄 12 周至出生后 28 日这一段时期。有害因素主要包括两个方面:① 与孕期有关,如母孕期感染、中毒、营养不良以及暴露于某些有害的物理和化学因素中;② 与胎儿受到内外环境的影响有关,如缺氧、产伤、颅内出血、感染、早产或极低体重和胆红素脑病(核黄疸)等,这些都是引起小儿智力低下的重要因素。

(1) 感染:母孕期以病毒感染为多见,在妊娠头 3 个月受到病毒感染对婴儿影响最为严重。如风疹、巨细胞病毒、单纯疱疹、水痘及乙型肝炎等病毒,均可能损害胎儿大脑发育。

(2) 中毒:目前已证实母亲孕期使用药物可能会损害胎儿大脑发育,特别是在妊娠早期。如一些抗癌药、镇痛解热剂、抗癫痫药、磺胺药、抗精神病药及抗生素等。孕妇酒精中毒、吸毒、吸烟、服用类固醇、铅中毒或其他急性和慢性中毒,均可能造成胎儿损害。

(3) 营养不良:孕妇持续较长时间营养不良是导致胎儿生长发育障碍的重要原因,可能会导致低体重儿和胎儿脑发育不良。

（4）物理和化学因素：孕妇在特定的环境受到电离辐射、强烈噪声、震动。射频辐射等影响，或骨盆和腹部 X 线照射，都可能会影响胎儿脑发育，尤其在妊娠头 3 个月对胎儿损害尤为严重。

3. 出生后有害因素

（1）感染及外伤因素：多由于中枢神经系统严重感染，如脑炎、脑膜炎、新生儿败血症、肺炎引起高热、昏迷、抽搐等均可致后遗神经系统损害，包括肢体瘫痪、癫痫和智力障碍。

（2）内分泌和代谢障碍：出生后如果存在内分泌和代谢方面的障碍，也会影响新生儿和婴幼儿的智力发育，如甲状腺功能减退、促性腺激素功能减退和先天性代谢障碍等。

（3）心理社会因素：对小儿智力发育影响重大。如在婴幼儿发育阶段与社会严重隔离、母爱缺乏、早年缺乏文化教育或社会交往、从亲子关系不良到虐待儿童、丧失学习机会等均可导致智力发育阻滞。

四、临床表现

智力发育障碍的临床表现为智力低下、社会适应能力差，可伴有一些精神症状或躯体疾病。与智力缺陷的程度密切相关。

ICD-11 关于智力发育障碍的描述涉及许多维度，个体均存在明显的智力功能缺陷，如知觉推理、工作记忆、加工速度和言语理解。一般来说，个体在各维度受影响的程度往往明显不同。个体评估应尽可能使用适当的常模、标准化智力功能测试。

智力发育障碍也会表现为适应性行为的显著缺陷，包括习得性和在日常生活中概念化、社交和操作技能的综合表现。起病发生于发育阶段。若就诊的智力发育障碍成年人以前没有被诊断，可以通过收集个人史来确定在发育阶段的起病时间，即回顾性诊断。

智力发育障碍的严重程度取决于个人的智力水平和适应性行为水平两个方面。一般来说严重程度的判断应当基于大多数人个体智力水平和三个维度（即概念、社交和实践技能）的适应性行为水平。

1. 轻度智力发育障碍

轻度智力发育障碍（mild mental retardation）个体，智力和适应行为个体标准化测试分数低于常模平均值 2～3 个标准差。轻度智力发育障碍者往往表现为掌握和理解复杂的语言概念和学习技能困难。言语发育及社会适应能力的获得迟缓，但日常生活用语和实际生活能力问题不大，关键是学习能力差，运算困难，难以达到小学毕业程度。大多数人能进行基本的自我照料、家务和操作活动。

2. 中度智力发育障碍

中度智力发育障碍（moderate mental retardation）个体，智力功能和适应性行为个体标准化测试分值低于常模平均值 3～4 个标准差。存在中度智力发育障碍的个体语言和学业成就能力表现不同。言语理解及使用能力明显迟缓，不能完整表达意思，学习能力低下，词汇贫乏，略识数，但只能完成 10 以下的简单计算。

3. 重度智力发育障碍

重度智力发育障碍（severe mental retardation）个体，智力功能和适应性行为个体标准化测试分值低于常模平均值至少 4 个标准差。存在重度智力发育障碍的个体表现为非常有限的语言和学业成就能力。他们也可能有运动障碍,通常需要在受监护的环境中获得日常帮助与照顾,但可以通过强化训练获得基本的自我照料技能。

4. 极重度智力发育障碍

极重度智力发育障碍(profound mental retardation)个体,智力功能和适应性行为个体标准化测试分值低于常模平均值至少 4 个标准差。存在极重度智力发育障碍的个体拥有非常有限的交流能力和局限于基本具体技能的学业成就能力。他们也可能同时有运动和感觉障碍,通常需要在受监护的环境中获得日常帮助和照料。

5. 暂时的智力发育障碍

个体存在智力发育障碍的证据,但是个体为婴儿或 4 岁以下的儿童,或因感觉或生理性损害(如失明,语言前听力障碍)、运动或交流障碍、严重的行为问题而不能进行有效的智力和适应行为评估,或存在其他影响评估的精神和行为障碍症状。

6. 智力发育障碍,未特指

智力发育障碍(未特指)(mental retardation, unclassified)是指个体存在智力发育障碍的症状表现,年龄也足够完成智力测试,但由于信息不足,在准备做智力测试的过程中。

7. 与智力发育障碍相关的常见先天性遗传疾病及其临床表现

(1) 唐氏综合征(Down syndrome)或 21 三体综合征:表现为生长发育迟缓,智力低下,眼裂细小,眼距宽,鞍鼻,舌面沟裂深而多,耳小位低,第 1 趾和第 2 趾间距宽有凹沟,小指末节发育不良,常伴有先天性心脏病和脐疝等。染色体异常(21 号染色体三体性)。

(2) 脆性 X 综合征(fragile X syndrome):是一种常见的导致精神发育迟缓的特殊病因,是 X 连锁遗传性疾病。患者大多数为男性,临床表现为智力低下,语言及行为障碍,特殊面容(头大、长脸、高前额及下颌突出、腭弓高、耳大)、巨掌、扁平足、睾丸巨大;行为常表现孤独、多动、羞怯或倔强等,易误诊为孤独症。

(3) 结节性硬化(tuberous sclerosis):较多见,属于常染色体显性遗传。一般在 2～6 岁时被发现,临床以皮脂腺瘤、癫痫和进行性智力障碍为主要特征,可伴有行为异常或精神症状,大脑组织有多发性结节或钙化。

(4) 苯丙酮尿症(phenylketonuria, PKU):是氨基酸代谢疾病,由于先天性苯丙氨酸羟化酶缺乏,以致苯丙氨酸在体内积聚而影响脑的发育。临床表现为发育延迟,智力障碍,尿中有特殊的鼠臭味,头发枯黄、皮肤苍白、虹膜色素偏黄或浅蓝色,肌张力增高,智力明显低下,伴癫痫发作。

(5) 半乳糖血症(galactosemia):属常染色体隐性遗传病。由于先天性代谢障碍,致使半乳糖不能转变为葡萄糖而在体内蓄积,造成脑、肝、肾及眼等器官损害。出生后不久出现拒食、恶心呕吐、腹泻、黄疸、肝大、白内障、蛋白尿和氨基酸尿,智力障碍。

(6) 先天性甲状腺功能减低症:又称地方性呆小病或克汀病,是导致儿童生长发育障碍和智力低下的重要原因。患者主要出生于甲状腺肿流行区。临床表现为眼距宽、鼻翼厚、口唇厚、矮小、智力低下,运动障碍、行走蹒跚或痉挛性瘫痪,以及聋哑、骨龄延迟等症状。

(7) 胎儿酒精综合征:由于孕期过量摄入酒精而引发的疾病。临床表现为发育迟滞,生长迟缓，以颅面及心脏畸形为特点。

五、诊断与鉴别诊断

智力发育障碍的诊断，需要依靠收集多方面资料，加以综合评定。

1. 诊断

1) ICD-11 的诊断标准 智力发育障碍应依据 ICD-11 的标准做出诊断。智力发育障碍是在发育阶段发生的障碍，即年龄低于 18 岁，包括智力和适应功能方面的缺陷，表现在概念、社交和实用领域中，必须符合下列 3 项诊断标准。

(1) 经过临床评估和个体化、标准化的智力测验确认为智力功能缺陷，如推理、问题解决、计划、抽象思维、判断、学业学习和从经验中学习。

(2) 适应功能缺陷导致未能达到个人的独立性和社会责任方面的发育水平和社会文化标准。在没有持续支持的情况下，适应缺陷导致一个或多个异常生活功能受限，如交流、社会参与和独立生活，且在多个环境中，如家庭、学校、工作和社区。

(3) 智力和适应缺陷在发育阶段发生。

2) 实验室检查 包括脑电图、头颅影像学检查、脑诱发电位、生化检验和遗传细胞学检查等，以明确导致智力发育迟缓的可能原因。

3) 心理测验 包括智力测验(如韦氏智力量表)、丹佛发育筛查测验(Denver Developmental Screening Test, DDST)、社会适应能力评定。

诊断智力发育障碍需要满足上述诊断标准的 1～3 项，如果起病于 18 岁以上，因任何原因导致的智力低下只能诊断为脑器质性疾病导致脑受损或者老年性痴呆等疾病。

2. 具体诊断标准

按照不同程度智力发育障碍的临床表现进行诊断。

3. 鉴别诊断

(1) 儿童孤独症：起病于婴幼儿期，主要特征为孤僻、对他人全面缺乏情感反应等不同程度的人际交往障碍，以及刻板行为、兴趣狭窄，一般无明显呆滞面貌等可以区别。

(2) 儿童精神分裂症：起病于学龄前的儿童精神分裂症往往存在不同程度的孤独、退缩、言语异常、注意力不集中及行为合作性差等表现，易被误诊为智力发育障碍，但前者一般病前无智力发育障碍，主要特征是思维、情感与行为的不协调，并不是真正的智力低下。

(3) 注意缺陷多动障碍：因注意力不集中和多动冲动症状而影响学习和社会适应困难，易被误诊为智力低下问题。但前者智力大多正常，经训练和使用提高注意力的药物，症状明显好转，且多数具有自愈性。

六、治疗与预防

1. 治疗

对于智力发育障碍的治疗是以照管、训练教育促进康复为主，并结合病因和具体病情采取药物治疗，包括病因治疗和对症治疗。关键在于早期发现、早期干预。

(1) 病因治疗：对于某些病因清楚的代谢、内分泌疾病，要早期诊断，及时限制饮食和补充必需的元素。

（2）对症治疗：对伴发精神症状和癫痫等，可选用小剂量抗精神病药物和抗癫痫药物治疗；对伴有感觉和运动障碍，均须予以矫治。

（3）促进或改善脑细胞功能的治疗：可以选用多种氨基酸、吡拉西坦、γ氨酪酸等药物治疗。

（4）教育训练和行为指导：对不同程度的患者应采用不同的方法。对轻中度智力发育障碍的患者尽早进行语言、劳动和生活技能教育，需要在专门的特殊教育学校，进行长期、耐心和科学的教育。

2. 预防

智力发育障碍应重在预防。

（1）一级预防：① 加强婚前教育，禁止近亲婚配，孕期保健和计划生育。坚持常规的产前检查，预防难产、急产；在边远地区，尤其要预防婴幼儿中枢神经系统的损伤和感染。② 预防遗传性疾病的发生。若家族中有人患明显的遗传病或子女中已有遗传性疾病者，或高龄初产妇，需要进行遗传咨询，必要时进行产前诊断。

（2）二级预防：症状前诊断及预防。对可能引起智力发育障碍的疾病，应及早干预，防止脑损伤。① 运用儿童发展心理学的知识和技术对婴幼儿定期进行检查，对可疑患儿进行定期访视及早期干预。② 对社会文化或心理社会因素为主要原因的智力发育障碍患儿及时进行强化教育训练。③ 积极防治各类智力发育障碍儿童的情绪及行为障碍。要向父母和教师普及智力发育障碍疾病的知识，使他们熟悉患儿在不同的时期内可能出现什么样的心理和神经疾病，以及一般的处置方法。

（3）三级预防：减少残疾，提高补偿能力。主要包括对患者的行为和生活辅导，特殊教育和训练以及咨询服务，以帮助克服患者在行为和个性问题上表现的困难，对合并肢体功能障碍或其他畸形者要对症处理，使其恢复至最佳功能水平，为今后参与社会生活及就业提供条件。

第二节　发育性言语或语言障碍

一、概述

发育性言语或语言障碍（developmental speech or language disorder）出现于发育期，以理解或表达言语，或在沟通背景下使用语言方面存在困难为主要特征，并且这些困难超出年龄和智力水平的正常变化范围。这些言语和语言问题不能归因于区域的、社会的、文化或种族的语言变异，也不能完全被躯体或神经系统的结构异常所解释。发育性言语和语言障碍的病因不明，由多种因素构成。美国报道言语或语言障碍儿童在 3～5 岁儿童中占 11％，6～8 岁儿童中占 9％，男孩的发生率为 9％，女孩的发生率为 6％。

二、临床表现

1. 发育性语音障碍

发音器官在发某个或某些元音音位、辅音音位或声调音位的语音时发生异常。其表现形式主要有以下 4 种。

（1）增音：即增加不应该有的音素。例如，将"三"（sān）发成"sāng"，将"害怕"发成"hài pià"。

（2）漏音：说话时漏掉了某个或某些应该有的音素。例如，将"剪刀"（jiǎn dāo）发成"jiǎn ao"，漏掉了/d/这个音素。

（3）歪曲：把一个音位发成该语音系统中没有的音位而出现走音现象。例如，将"s"发成齿音/θ/（舌尖顶在牙齿之间），或边音/s/（空气从舌两边挤出）。

（4）替换：把一个音位发成该语音系统中的另一个音位。例如，把"电视"（diàn shì）发成"tiàn shì"，/d/被/t/音替换。

2. 发育性言语流畅障碍

说话断断续续，出现不流畅的情形，言语中有重复、拖长、犹豫及语流中断等现象。Silverman 指出言语的不流畅问题主要分为口吃、讯吃（急促不清）、神经性口吃和心理性口吃。

（1）口吃的特征：① 重复语音达 3 次以上，且连续如此。例如，我我我们要出去玩。② 延长语音。例如，我……们要出去玩。③ 中断所说的词句或添加特定的语音或字词，例如：我们……要去……看电影。④ 首语难发，第一个音节或语音难以说出、最难开口，如鲠在喉。

（2）讯吃的特征：说话速度快、冲动、不规则、清晰度低，常出现语句反复、暂停及插入语等，由于说话速度过快，不合理的断句，导致上气不接下气。

发育性言语流畅障碍通常表现为声音、音节或单词的频繁重复或延长、言语阻断（在听或沉默关注，或无法发出声音），以及回避或替换某些词语。由于言语不流畅，往往语速快、不稳定和节律紊乱，流畅性和清晰度下降，容易伴随音节丢失和字尾缺失。发育性言语流畅障碍可能伴随发音肌肉组织紧张，以及身体紧张，对抗行为和继发的行为举止，如做鬼脸、眨眼、头部活动，以及胳膊和腿部活动（如腿部轻拍或拳头紧握）。发育性言语流畅障碍往往伴随对说话的预期焦虑和回避。问题的严重程度因情况而异，如果存在沟通压力时症状可能会加重。发育性言语流畅障碍可能与更广泛的言语和语言异常相关，有必要进行全面评估。有时言语不流畅的出现可能与重大的心理事件有关，如丧亲等。尽管这种现象可以出现在儿童早期和青春期，但是心因性口吃更多见于成人。

3. 发育性语言障碍

发育性语言障碍又称特定型语言障碍，主要是指在各方面发展正常，但语言却发展迟缓或出现缺陷者；而其语言学习困难并非源自智能缺陷、感官缺陷、严重的情绪与行为问题，或是明显的神经损伤。在典型的发育过程中，理解和产生语言不同部分是紧密相关并且同步发展的。在发育性语言障碍中，这种发育性的关系可不同步。例如，接受性或表达性语言存在不同的损害（如接受性语言轻度受损，但表达性语言严重受损）。语言的任何组成部分（如语音意识，语义，语法或句法，叙事、会话或语用）的损害不同，可以表现为某些方面相对薄弱，某些方面则相对强些。

发育性语言障碍与其他神经发育障碍密切相关，包括注意力缺陷障碍和发育性协调障碍。发育性语言障碍儿童和同龄人相比可能表现较低的非言语推理能力，特别当语言损害严重且有理解困难时。发育性语言障碍往往与同伴关系困难、情绪障碍和行为障碍有关，尤其是学龄儿童。此外，特别是严重的接受性语言损害更有可能存在社交、情绪和行为障碍。发育性语言障碍可能持续到成年，但语言优势和缺陷的特定模式在发展过程中可能会发生变化。发育性语言障碍常有家族遗传，在男性中更常见。发育性语言障碍与一些特殊染色体异常有关，包括性染色体异常。染色体检测可以帮助识别与特定潜在染色体异常相关的其他健康风险。

三、诊断和鉴别诊断

1. 诊断

发育性语言障碍诊断应根据 ICD-11 诊断标准，需要满足以下几点基本（必要）特征。

（1）发育性语音障碍：① 持续性发音或音韵（在典型文化语言中，基于语言的发音是如何组合的）错误，表现为典型的语音错误，持续时间超出预期或发育年龄，或是所说语种的非典型错误（如说英语的儿童会遗漏单词的首个辅音字母）；② 言语能力显著低于与年龄或智力功能相称的水平；③ 语音困难起病于早期发育阶段；④ 由于言语不清晰，语音困难导致沟通能力显著受限。

（2）发育性言语流畅障碍：① 正常讲话的节律和语速频繁或广泛的中断，表现特征为声音、音节、词汇和短语的延长、重复、阻断以及回避或替换某些词语；② 不正常的语速及节奏持续存在，并超出发育年龄相应正常的范围；③ 在发育阶段发病；④ 由于言语不流畅导致在社会交往、个人、家庭、社会、教育、职业或其他重要功能领域显著损害；⑤ 言语障碍并非归因于神经系统疾病，感觉系统损伤，其他结构或其他言语或嗓音障碍。

（3）发育性语言障碍：① 在获得、理解、表达或使用语言（口语或手语）方面持续存在缺陷。语言的任何组成部分都可能受到不同程度的损害，语言的某些方面相对薄弱，而在另外一些方面则相对有优势。这些包括总体的接受性语言（即理解口语或手语的能力）和总体的表达性语言（即表达和使用口语或手语的能力）以及各种特定的语言能力，包括理解单词和句子含义（即语义）的能力，使用语言规则的能力。例如，关于动词词形变化或单词结尾以及单词如何组合形成句子（即语法或句法）；将词分解成组成声音并心智上操控这些声音（即语音意识）的能力；讲故事或对话的能力（即叙述性或会话性话语）；在社会语境中理解和使用语言的能力。例如，做出推论，理解言语幽默和解决模棱两可的含义（即语用学）。② 语言能力明显低于基于年龄和智能水平的预期水平。③ 语言困难发生在发育期间，通常在儿童早期发生。④ 语言障碍导致沟通能力的明显受限。⑤ 语言障碍不能被其他神经发育障碍、感觉障碍或神经系统疾病来解释，包括脑损伤或感染的影响（如创伤、卒中、癫痫或脑膜炎）。

2. 鉴别诊断

(1) 正常儿童开口说话的年龄差别很大,语言技能牢固建立的速度也有很大的差异。大多数晚于平均开口年龄的儿童能继续发展为具有正常的语言能力。早期语言发育延迟并不是发育性语言障碍的指征。如果2岁仍不会讲一个字(或词语近似词)或3岁时不能表达两个词短语,并且随着时间的推移而持续存在语言障碍,提示发育性语言障碍的可能性大。发音及语言的使用可能因社会、文化和其他环境背景(如地方方言)而存在很大的差异。然而,在任何典型的文化背景下,发育性语言障碍的特点是与同样文化环境中的同龄人相比,存在语言能力的显著缺陷。

(2) 孤独症谱系障碍个体经常出现语言发育迟缓,即使接受性和表达性言语的其他方面完好无损时。语用障碍也是孤独症谱系障碍的特征,除此之外,孤独症谱系障碍还存在社交互动缺陷以及限制性、重复和刻板的行为。与孤独症谱系障碍个体不同,发育性语言障碍个体通常能够对社交和情绪线索发起并给予恰当的回应,并能与他人分享兴趣,并且通常不会表现限制性、重复和刻板的行为。有语用障碍的孤独症谱系障碍个体不应另外给予发育性语言障碍的诊断。但是,如果有其他特定的语言障碍却不能用孤独症谱系障碍解释,则可以做出两个诊断。

(3) 智力发育障碍的个体通常语言发生、发展延迟或语言能力受损,伴随智力和适应行为功能的广泛损害。如果符合智力发育障碍的诊断,而语言能力明显低于其智能和适应行为的预期水平,则这两种诊断可以同时成立。

四、治疗

1. 治疗原则

1) 由易到难原则 在矫治言语缺陷时,应该从比较简单、容易训练的言语形式开始。例如,矫治口吃时候,从训练有节奏的说话开始,对于语音障碍则从元音开始。

2) 综合矫治原则

(1) 训练技术的综合:矫治言语缺陷,需要多种感觉通道(听觉、视觉、触觉及振动感觉等)综合利用,在感知声音和学习发音时,参与活动的感官越多,儿童做得就越迅速、越准确。

(2) 训练形式的综合:善用游戏,在游戏中进行语言训练,容易激发和维持儿童对于语言训练的浓厚兴趣和稳定性。游戏方式也有助于语言治疗师和儿童的合作,合作是语言矫治工作取得成功的基本条件。把需要反复练习的言语技能融入游戏中,能帮助儿童理解它们的含义,从而变机械的重复为自觉的练习。

(3) 训练内容的综合:如语音语义的统一,词语的声音和它所表达的意思处于有机统一之中。声音能把词的内容表现出来,而词的含义对声音具有支配作用。教儿童学习正确发音说话的同时,还要让他们理解词义,丰富其知识,提高其智力发展水平。

(4) 训练团队的整合:除了专业人员的训练外,还要动员家长和学校教师采取措施激发儿童改善自己的言语的需要,帮助他们纠正语言错误,并给儿童提供良好的语言典范。

3) 及时迁移原则 社会交往是语言的主导功能,离开语言交往进行各种个别化训练往往效果不佳,机械练习很容易让儿童丧失使用语言的兴趣。语言矫治工作的最终目的是把新的发音说话模式用到活的言语中,当旧的错误技能被克服,新的正确言语技能已为儿童掌握时,就需及时地将它们迁移到日常交往言语中。

2. 治疗方案

1) 药物治疗 由于部分发育性语言或言语障碍患儿会出现焦虑抑郁症状,可以使用小剂量的抗焦虑抑郁药物以减轻患儿的主观痛苦感,这对辅助言语和语言训练有所帮助。

2) 语言干预模式 一般而言,语言治疗的模式常采取直接介入或间接介入,一对一治疗或小团体治疗等方式,将语言或沟通目标融入教学活动中,以期提升语言障碍学童的语言沟通能力。

3) 语言干预方法 Olswang 和 Bain(1991 年)以及 Reed(1994 年)将语言介入最常使用的教学方法分为情景教学法、共同活动教学法与归纳教学法。

(1) 情景教学法(milieu teaching):非结构化或低结构化的语言教学法,是一种强调自然情景中以学童为中心的介入方式。教师利用自然情景中产生的对话,将目标语言结构或沟通行为融入互动的过程中,学童的兴趣或注意焦点决定语言干预的活动,而沟通互动的相互响应即是增强物。

(2) 共同活动教学法(joint action routines):也称为心理脚本治疗(script therapy),主要是指将语言干预的目标融入互动、系统化重复的事件或活动中。由于与该活动或事件有关的沟通行为或使用的语言均可大致先建构。因此,在互动的过程中较能预见教师与学童的语言应用与行为表现。

(3) 归纳教学法(inductive teaching):是一种高结构化、以教师为中心或主导的语言教学方法。在教学时,教师设计和安排有意义的沟通互动情景,让学童发现语言的意义或规则。

第三节 孤独症谱系障碍

一、概述

自 1943 年 Leo Kanner 医师首次报道 11 例早发性婴儿孤独症(early infantile autism)以来,有关孤独症及其相关障碍的名称和诊断标准不断变迁。在 ICD-10 中儿童期孤独症、非典型孤独症、阿斯伯格综合征,雷特(Rett)综合征等归属于广泛性发育障碍。2013 年,DSM-5 正式提出孤独症谱系障碍(autism spectrum disorder,ASD)的概念。ASD 是一种神经发育障碍性疾病,其核心症状为社交交流和社交互动方面的持续缺陷以及受限、重复、刻板的行为模式、兴趣、活动。

二、流行病学特征

WHO 估计全球有 0.76% 的儿童患有 ASD。近年来,ASD 的患病率逐渐上升,2020 年,美国疾病控制中心发表的调查结果显示,美国 8 岁儿童 ASD 患病率高达 1/54,男孩是女孩的4倍。国内最新的大样本流行病学调查显示，我国6～12岁人群ASD患病率为0.7%。ASD给患儿及家长乃至社会造成了极大的危害和负担，美国对ASD的花费预计在2025年将达到5 000亿美元。WHO指出，ASD是目前全球患者数增长最快的严重疾病之一，已成为严重影响生存质量，影响人口健康的重大公共卫生问题之一。

三、病因与发病机制

迄今为止，ASD的病因与发病机制尚不明确，目前普遍认为ASD是由多种因素导致的、具有生物学基础的神经发育障碍，是带有遗传易感性的个体在特定的环境因素作用下发生的疾病。

1. 遗传因素

早在20世纪70年代的双生子研究就证实，遗传因素在孤独症中起着重要的作用。研究显示，ASD的遗传率约为80%，在大多数情况下ASD的遗传风险是多基因的。业已报道与ASD相关的染色体异常、核型异常、拷贝数变异及单核苷酸变异等多达上百个，但结果一致性和重复性差。

2. 神经系统异常

神经解剖学和影像学研究发现，ASD患者存在小脑体积缩小，海马回、基底节、颞叶等大脑皮质异常；一部分ASD患者可能存在早期大脑过度生长和随后的生长轨迹平坦的特征。功能影像学研究发现，ASD患儿杏仁核、海马额叶和颞叶等部位脑功能异于正常儿童。虽然目前研究报道的差异很大，但也没有在这些神经生物学发现的基础上提出系统的令人信服的ASD病因学理论。此外，5-HT系统、缩宫素（催产素）系统、兴奋性氨基酸和抑制性γ-氨基丁酸（GABA）系统异常也被报道与ASD有关。

3. 环境因素

研究显示，包括早产、围产期缺氧、母亲产前/围产期感染、产妇维生素D缺乏、父亲年龄较大、孕期丙戊酸暴露、母亲肥胖和极低出生体重（体重<1 500 g）、怀孕前或孕期使用5-羟色胺再摄取抑制剂（SSRIs）等许多产前、围产期和新生儿因素，都与ASD的相对风险性增加有关。

四、临床表现

1. 社交交流障碍

ASD患者在社会交往方面存在质的缺陷，他们缺乏不同程度的与人交往的兴趣，也缺乏正常的交往方式和技巧，具体表现随年龄和疾病严重程度的不同而有所不同。在婴儿期，患儿回避与人目光接触，对他人的呼唤及逗弄缺少兴趣和反应，不愿与人贴近。在儿童期，呼之常不理，对主要抚养者常不产生依恋，对陌生人缺少应有的恐惧，缺乏与同龄儿童交往和玩耍的兴趣。患儿不会与他人分享快乐，不会寻求安慰，也不会安慰和关心他人，常常不会玩想象性和角色扮演性游戏。随着年龄增长，患儿对父母、同胞可能变得友好而有感情，但仍然存在不同程度的缺乏与他人主动交往的兴趣和行为。交往方式和技巧依然存在问题。他们常常自娱自乐，独来独往，我行我素，不理解也很难学会和遵循一般的社会规则。

成年期的患者仍然缺乏社会交往的兴趣和技能,虽然部分患者渴望结交朋友,对异性也可能产生兴趣,但因为对社交情景缺乏应有的理解,对他人的兴趣、情感等缺乏适当的反应,难以理解幽默和隐喻等,较难建立友谊、恋爱和婚姻关系。

2. 兴趣狭窄

患儿通常对玩具、动画片等正常儿童感兴趣的事物不感兴趣,却迷恋于看电视广告、旋转的物品或听某种单调、重复的声音等。患儿对人或动物通常也缺乏兴趣,但对一些非生命物品可能产生强烈依恋,如瓶、盒及绳等都有可能让患儿爱不释手,随时携带;如果被拿走,则会烦躁哭闹、焦虑不安。

3. 动作行为刻板

患儿经常反复用同一种方式玩玩具,反复画一幅画或写几个字,坚持走一条固定的路线,坚持把物品放在固定的位置,拒绝换其他衣服或只吃少数几种食物等。如果日常生活规律或环境发生改变,患儿会烦躁不安。患儿常会出现刻板重复、怪异的动作,如重复蹦跳、拍手、转圈及用脚尖走路等。

4. 语言障碍

患儿说话常常较晚,会说话后言语进步也很慢,部分患儿终身无言语。有言语的患儿,其言语形式和内容常存在明显的异常。例如,患儿常重复说他人方才说过的话,反复重复一些词句、述说一件事情或询问一个问题。还存在答非所问、语句缺乏联系、语法结构错误、人称代词分辨不清等表现。患儿言语理解能力也不同程度受损,病情轻者也多无法理解幽默、隐喻等。患儿往往还存在语调、语速、节律及重音等异常。

5. 智力异常

约75%的ASD患儿存在智力障碍,但由于语言和社交障碍,对ASD患儿的智能做准确评估往往存在困难。少部分患儿在机械记忆、数字、地图、绘画及乐器演奏等方面可表现出独特的能力,如电影《雨人》中"白痴学者"的表现即为现实生活中的生动写照。

6. 感觉异常

ASD患儿可能对某些感觉特别敏感或迟钝,常见痛觉迟钝现象,反复自伤而并不觉得疼痛。

7. 其他症状及共病

除以上症状外,儿童ASD患儿还常存在情绪不稳定、易激惹及自伤行为等。研究显示,69%~79%的ASD患者终身至少共病一种其他精神障碍。常见的共病有注意缺陷多动障碍、焦虑障碍及睡眠障碍等。

五、诊断与鉴别诊断

1. 诊断

(1)诊断标准:依据ICD-11的诊断标准,需要满足以下几点基本(必要)特征:① 在启动和维持社交沟通和互动性社交方面存在持续的缺陷,这些缺陷超出个体年龄和智力发展水平所预期的水平。具体表现随实际年龄、言语和智力水平以及疾病严重程度而异。② 对他人的言语或非言语性的社会交流的理解受限、兴趣缺乏或反应不恰当。③ 整合口头语言与典型的辅助性非言语线索的能力减弱或缺乏，非言语行为频率或强度也可能降低。④ 在社交情景中理解和运用语言能力有限，启动和维持交互性社交对话的能力受限。⑤ 有限的社交觉察，导致不能够根据社交情景适当调整行为。⑥ 对他人的感受、情绪状态和态度的想象和反应能力受限。⑦ 共同分享兴趣的能力受限。⑧ 建立和维持正常同伴关系的能力受限。

（2）ASD 患者持续存在受限、重复和僵化的行为方式、兴趣或活动，这些表现明显异常或者明显与个人年龄、性别和社会文化背景不符。主要表现为：① 对新的经历和环境缺乏适应能力，并伴有相应的痛苦，由熟悉环境中的微小变化所诱发，或是对预料之外事件的反应。② 刻板地坚持遵循特定的常规，如进餐或交通出行时间必须精确计时等。③ 过分遵守规则（如在玩游戏时）。④ 过度、持续的仪式化行为方式（如执着于以特定的方式排列或分类物品），这些行为方式没有明显的外在目的。⑤ 重复、刻板的运动动作。例如，不典型步态（如用脚尖走），不寻常手或手指动作和姿势，在童年早期尤为常见。⑥ 持续沉溺于一种或多种特殊兴趣、物品的某些部分或特定类型的刺激，或对特定物品异常强烈的依恋。⑦ 终身存在过度、持续地对感觉刺激的高敏或低敏反应，或者对某一感觉刺激非同寻常的兴趣。

（3）起病时期：ASD 起病于发育阶段，通常在儿童早期，但特征性症状可能直到后期出现，当社交性需求超出其受限的能力范围时，才会完全表现出来。

（4）危害性：ASD 的临床症状已经足够严重到造成个人、家庭、社交及教育等功能损害。

2. 评估工具

目前，国际上通用的 ASD 诊断量表有孤独症谱系障碍诊断访谈量表（修订版）（Autism Diagnostic Interview Revised，ADI - R）和孤独症谱系障碍诊断观察量表（Autism Diagnostic Observation Schedule，ADOS）。国内常用的评估量表有儿童孤独症行为量表（Autism Behavior Checklist，ABC）和儿童期孤独症评定量表（Childhood Autism Rating Scale，CARS）等。

（1）ABC 量表：由 Krug 在 1978 年编制，一共由 57 条关于孤独症患儿的感觉、行为、情绪及语言等方面异常表现或症状的项目组成，并可归纳划分为 5 个因子：感觉（S）、交往（R）、躯体运动（B）、语言（L）和生活自理。ABC 量表总分越高，提示儿童孤独症的症状越严重。诊断界限分为 61 分。

（2）CARS 量表：由 Schoplen 等于 20 世纪 80 年代编制。CARS 量表共包括 15 条项目，专业的评定人员根据患儿的表现及每一级评分的具体描述性说明（为保证不同评分者间尽可能一致）来评定等级。总分＜30 分则可评定为非孤独症；总分≥36 分，并且至少有 5 项的评分＞3 分，则可评定为重度孤独症；总分在 30～36，并且＜3 分的项目不到 5 项，则可评定为轻-中度孤独症。

（3）ASD 的早期筛查与识别：我国 ASD 儿童早期识别筛查和早期干预专家共识建议，在基层妇幼保健系统筛查 ASD 时，使用儿童心理行为发育问题预警征象筛查表（0～3 岁），如表 5-1 所示。修订的幼儿孤独症量表 A 部分（modified checklist for autism in toddlers-23，CHAT - 23 - A，适用于 18～24 月龄）、改良版幼儿孤独症筛查量表（modified checklist for autism in toddlers，revised，M‐CHAT‐R，适用于筛查 16～30 月龄）常用于 ASD 的早期筛查。

表 5‐1 儿童心理行为发育问题预警征象筛查表（0～3 岁）

年　龄	预　警　征　象	有，打√
3 月	**1. 对很大声音没有反应**	☐
	2. 逗引时不发音或不会笑	☐
	3. 不注视人脸，不追视移动人或物品	☐
	4. 俯卧时不会抬头	☐
6 月	**1. 发音少，不会笑出声**	☐
	2. 不会伸手及抓物	☐
	3. 紧握拳不松开	☐
	4. 不能扶坐	☐
8 月	**1. 听到声音无应答**	☐
	2. 不会区分生人和熟人	☐
	3. 双手间不会传递玩具	☐
	4. 不会独坐	☐
12 月	**1. 呼唤名字无反应**	☐
	2. 不会模仿"再见"或"欢迎"动作	☐
	3. 不会用拇示指对捏小物品	☐
	4. 不会扶物站立	☐
18 月	**1. 不会有意识叫"爸爸"或"妈妈"**	☐
	2. 不会按要求指人或物	☐
	3. 与人无目光对视	☐
	4. 不会独走	☐
2 岁	**1. 不会说 3 个物品的名称**	☐
	2. 不会按吩咐做简单事情	☐
	3. 不会用勺吃饭	☐
	4. 不会扶栏上楼梯/台阶	☐
2 岁半	**1. 不会说 2～3 个字的短语**	☐
	2. 兴趣单一、刻板	☐
	3. 不会示意大小便	☐
	4. 不会跑	☐
3 岁	**1. 不会说自己的名字**	☐
	2. 不会玩"拿棍当马骑"等假想游戏	☐
	3. 不会模仿画圆	☐
	4. 不会双脚跳	☐

注：表中黑体字与 ASD 相关。

3. 鉴别诊断

（1）智力发育障碍：ASD 个体可能存在智力缺陷，根据 ICD-11 的诊断标准如果患者存在智力障碍，应另外给出智力发育障碍的诊断，并标明适当的严重程度分类。ASD 与智力发育障碍的鉴别要点在于 ASD 社交交流能力明显落后于其智力发育水平，并有兴趣狭窄和行为刻板的特点。而智力发育障碍患者的语言、社交能力与其智力水平是相称的，表现为智力功能总体受限。

（2）儿童青少年精神分裂症：ASD 儿童存在异常行为，如自言自语、冲动及自伤等，容易与精神分裂症混淆。儿童青少年精神分裂症多起病于少年期，极少数起病于学龄前期，这与儿童孤独症通常起病于婴幼儿期不同。精神分裂症患儿起病前心理发育正常，药物治疗效果明显优于儿童孤独症，部分精神分裂症患儿经过药物治疗可以达到完全康复的水平。

（3）注意缺陷多动障碍：主要临床特征是活动过度、注意缺陷和冲动行为，但智能正常。虽然，特定的注意力异常（如过度关注或容易分心）、冲动和身体多动也经常见于 ASD 个体。但是，注意缺陷多动障碍个体并不存在启动和维持社交沟通与社交互动的持续缺陷，或持续性受限、重复和刻板的行为方式、兴趣，或活动等 ASD 的特征性表现。

六、治疗

ASD 患儿的治疗以教育干预为主，药物治疗为辅。应当根据患儿的具体情况，采用教育干预、行为矫正、药物治疗等相结合的综合干预措施；应当早期诊断、早期干预、长期治疗。

ASD 行为干预方法主要有应用行为分析疗法、结构化教育疗法、统合训练、地板时光等。其中应用行为分析疗法和结构化教学疗法是运用最为广泛的综合性干预模式。对于 ASD 的干预越早越好，而 3 岁以下婴幼儿的学习过程大多在游戏和日常生活活动等自然环境中发生。因此，近年来更适合 ASD 婴幼儿的学习特点，在自然环境和活动中开展对 ASD 患儿的早期综合性干预方法相继出现，主要有早期介入丹佛模式（early start Denver model，ESDM）、关键反应训练（pivotal response training，PRT）等，已有随机对照研究显示其有效性。

对于 ASD 的教育近年来越来越提倡融合教育，即让这些孩子进入普通班级接受教育，最大限度地发挥其潜能，与普通儿童共同成长。在此过程中，使用辅助教师、陪读教师或影子教师帮助孩子更顺利地完成融合教育。医教结合尤其是康复医学专业人员与特殊教育专业人员的合作也成为 ASD 患儿康复教育的新趋势。对于大龄 ASD 患儿的社交以及职业等技能的教育也不断受到重视和发展。

至今，ASD 患儿尚无特效药物，尤其是对于 ASD 患儿的核心症状。当患者共病其他精神障碍或出现严重干扰生活的行为问题时，需要使用药物进行对症治疗。如使用非典型抗精神病药控制患儿的易激惹情绪、自伤和攻击行为；使用中枢兴奋剂或托莫西汀改善患儿的注意缺陷多动症状；使用 SSRIs 类药物改善患儿抑郁、焦虑及强迫等症状。合理运用这些药物可以显著提高 ASD 患儿的训练和教育效果。

七、预后

经过适当康复训练，伴随着年龄的增长，多数患者的症状会有所减轻。但总体而言，

ASD患儿的长期预后一般较差,大约2/3的患儿在生活适应、工作能力和独立生活方面仍存在很多困难,即使进入成年仍需要支持和照顾,成为社会和家庭的经济和精神负担。仅少数患者能够独立生活和工作。

第四节　发育性学习障碍

一、概述

发育性学习障碍(developmental learning disorder)是在学习学业技能方面存在显著的和持续的困难,如阅读、书写、计算。个体受发育性学习障碍影响,在学业技能方面的表现明显低于生理年龄和总体智力水平的预期,并且导致个体的学业或职业功能显著受损。发育性学习障碍最先出现在开始学习学业技能的学龄早期。发育性学习障碍并不是由于智力发育障碍、感官损伤(视力或听力)、神经性或运动障碍、缺乏教育机会、学业教学语言不熟练、社会心理的不利因素造成的。由于定义和鉴定标准的不一致,关于学习障碍发生率有很大的差异。美国学龄阶段的学习障碍的发生率在5%～6%;2013年,美国的调查显示在6～17岁儿童中,男生(9%)的发生率多于女生(6%)。

二、临床表现

发育性学习障碍根据 ICD-11 标准可分为多种亚型,每种亚型的临床表现也不同,以下介绍发育性学习障碍常见亚型的临床表现。

1. 发育性学习障碍伴阅读受损

在学习与阅读相关的学术技能方面存在显著和持久的困难,如单词阅读的准确性、阅读的流畅性和阅读理解力。中英文阅读困难通常有以下几种表现:① 视觉辨别困难;② 听觉加工困难;③ 声音混合困难;④ 字母与词反向;⑤ 词汇分析能力不足;⑥ 直观字和词辨别困难;⑦ 理解技能缺陷。

2. 发育性学习障碍伴数学受损

在学习与数学或算术相关的学术技能方面存在显著和持久的困难。如,数字感觉、数字记忆、准确计算、流畅计算和准确数学推理。Johnson 将数学学习困难分为算术障碍和运算能力障碍。

(1)算术障碍:① 缺乏建立一对一配对观念的能力,缺乏按照顺序数数的能力,没有数字的概念,或不懂数字之间的关系;② 缺乏数学运算能力;③ 缺乏认识与使用四则运算符号的能力;④ 难以记忆和应用数学运算的步骤与规则;⑤ 难以阅读图标;⑥ 难以解答数学应用题目的能力。

(2)运算能力障碍:① 辨别物体的形状、大小、数量、体积和长度存在困难;② 组织能力与非语义整合能力不足;③ 距离和时间概念相当欠缺。

3. 发育性学习障碍伴书面表达受损

发育性学习障碍伴书面表达受损的特征是指在学习与写作有关的学术技能方面存在显著和持久的困难，如拼写的准确性、语法和标点符号的准确性以及写作中思想的组织和连贯性。

4. 发育性学习障碍伴其他特指的学习受损

发育性学习障碍伴其他特指的学习受损是指患者除阅读、数学和书面表达以外的学业技能学习方面有显著的、持续性的困难。例如，非言语型学习障碍（nonverbal learning disorder）是一种源自大脑右半球的神经障碍（右脑学习障碍），右半球支配的非言语或者基于接收操作的信息受到不同程度的损害，导致视觉空间知觉、组织、评价和整体加工功能方面的问题，表现为社交技巧缺损、动作协调困难、知觉组织困难及数学困难。

发育性学习障碍的个体通常在包括语音处理、文字加工、记忆（包括工作记忆）、执行功能（包括抑制控制、转移、计划）、学习和自动符号化（如视觉，字母数字）、感觉统合和信息处理速度等方面表现为各种潜在的心理过程受损。这些心理过程被认为是个体学习技能的基础。因这些心理过程和学习能力的确切关系尚未被充分理解，所以无法通过这些来进行准确的临床分类。

许多患有发育性学习障碍的个体虽然存在明显的自我调节注意功能缺陷，但是这些缺陷的严重程度尚不符合注意缺陷多动障碍的诊断标准。然而，持续的自我注意缺陷会影响学业，并可能影响对学习障碍进行干预或帮助的效果。一些存在发育性学习障碍的个体可以通过使用补偿性策略，或付出额外的努力或时间，或通过接受一些额外的帮助和支持，以维持恰当的重要学习技能水平。然而，一旦对主要学习能力的要求增加，或有过高能力需求出现时（例如，限时测试或在有限的时间内完成阅读，或撰写冗长的书面详细报告，或高中繁重的学业任务，或高等教育和专业训练等），潜在的学习障碍往往会变得更加明显。

三、诊断和鉴别诊断

1. 诊断

发育性学习障碍的诊断应根据 ICD - 11 标准，需要满足以下几点基本（必要）特征。

（1）在阅读、书写或算术相关学习技能方面存在明显的缺陷，导致个体的相关技能显著低于年龄和认知功能相适应的水平，并在相关学业领域接受适当的学习指导下，仍表现学习困难。这些困难可能局限于某个特定方面（如无法掌握基本的计算，或不能准确、流利地解码字和词），也可能包括阅读、书写和算术在内的各个方面。可行的话，最好采用适当常模和标准化测试进行评估。

（2）这些障碍通常出现于学龄早期，但对某些个体来说不一定在早期就能完全表现出来，有可能到后期包括成年期，当学习需求超过其受限的能力时才完全显示缺陷。

（3）这些障碍无法用外界因素（如经济或不良环境、缺少教育机会）来解释。

（4）学习困难并不能用其他疾病或障碍（如运动障碍、视力或听力等感觉障碍）来解释。

（5）学习困难对个体的学业、职业或其他重要功能造成明显的影响。

2. 鉴别诊断

（1）智力发育障碍的个体由于智力功能显著且广泛缺陷，常表现为学习能力缺陷，而学习障碍患者大多数智力正常。如果个体智力发育障碍,且个体学习能力明显低于其实际智力功能的预期水平,可以诊断共患发育性学习障碍。

(2) 与注意缺陷多动障碍不同的是,发育性学习障碍儿童的学习能力低下不是因为注意力保持困难,或过于好动所致。当个体状况符合两种疾病的诊断标准时,可以被诊断为两者共病。

(3) 感觉异常发育性学习障碍的学习困难不是由于视觉或听觉上的感觉障碍导致的。但是,视觉和听觉困难的个体可能共病发育性学习障碍。

(4) 神经退行性疾病发育性学习障碍与退行性疾病的不同点在于,后者是由于神经退行性疾病或损害(如创伤性脑损伤)导致的学习困难,且会失去先前曾经获得的学习技能和先前拥有的学习新技能的能力。

四、治疗

1. 治疗原则

(1) 个别化原则:根据学习障碍儿童的特点和需要进行针对性的个别化干预。

(2) 循序性原则:在学习障碍的干预过程中,要针对困难的性质和难易程度,由易到难、由浅入深,逐渐、分步骤地进行矫正性干预。

(3) 心理教育原则:在学业、认知技能干预的基础上,需要对学习障碍儿童开展心理辅导的同时,激发学习动机和兴趣,树立学习的信心,改善不良的心理状态。

2. 治疗方案

(1) 药物治疗:特定学习障碍实际上就是学习早期的学习技能的获得障碍,在原发问题基础上可能出现继发性心理问题,如焦虑、抑郁情绪及注意力不集中。改善情绪症状通常选用抗抑郁药物有舍曲林、氟伏沙明,哌甲酯和托莫西汀对伴随的注意力缺陷多动障碍也有帮助。

(2) 认知干预:通过对学习障碍儿童进行认知加工能力的训练,以达到提高儿童具体认知能力的目的,进而提高其学习能力。认知加工能力训练内容包括注意力、知觉运动(视知觉、听知觉、触知觉和知觉-运动)、记忆、思维、元认知等相关技能的训练。

(3) 学业技能干预:对学习障碍儿童存在困难的学科(如语文、数学)或学习技能(如听、说、读、写、算)直接进行训练。如在阅读方面可以进行字词解码训练(如语音意识法、形-音对应规则的语音训练法、单词认读训练法)和阅读理解训练(如自我调节策略、录影带自我示范性策略、同伴指导策略、交互式教学策略),在数学方面可以训练运算技能,教授问题解决困难的干预策略。

第五节　发育性运动协调障碍

一、概述

发育性运动协调障碍(developmental motor coordination disorder,DMCD)也称发育性

协调障碍(developmental coordination disorder，DCD)，是以个体粗大和精细运动技能发育显著延迟、协调运动技能执行持久受损为主要特征的一组神经发育障碍，主要表现为运动技能发育迟缓和不精确、平衡能力差、大运动和(或)精细运动动作笨拙，常有视觉空间运动功能障碍，不是神经系统疾病或运动系统疾病所致，也不能用智力发育障碍来更好地解释其症状。通常在儿童早期症状就开始明显，协调运动技能困难，影响儿童日常的生活、学习，日常活动常受到严重和持续的限制。

二、流行病学特征

DMCD的患病率在5～11岁儿童中可达到5%～6%；男性比女性患病率更高，比率可在2∶1～7∶1。尽管在长期病程中，一些症状可能会改善，或者达不到诊断标准，但有50%～70%DMCD儿童的协调运动问题可能会持续到青少年期。

三、病因与发病机制

DMCD的病因尚不明确，可能与神经发育、遗传和环境等多种因素相关。如DMCD与注意缺陷多动障碍(ADHD)或孤独症谱系障碍(ASD)及学习障碍常共病，提示它们存在共享遗传的效应，然而在双胞胎中，持续的共病仅见于严重的案例。患者存在视觉运动技能受损，提示在神经发育过程中，视觉运动感知、空间心智化等能力的发展受到影响。有人提出该类患儿存在小脑功能失调，但还需要积累更多证据，DMCD的神经基础并不明确。有报道显示，母亲在孕期、产前接触酒精，使早产儿和低体重儿发生率增加，可能也与DMCD发生率有关，提示环境因素在疾病发生中起着重要的作用。

四、临床表现

1. 粗大运动发育延迟

患儿动作笨拙，复杂动作组织能力障碍或不成熟，完成技能性动作笨拙难以长时间维持静态姿势。运动时多伴有连带动作、震颤、肌肉抽搐及舞蹈动作；常伴有神经系统软体征，如说话不流畅，视觉精准度不良、肌张力减退等。在日常生活中，常在投掷物品时出现身体失衡、易跌倒、持物不稳、容易打破器具及走路踢到桌子角等状况。

2. 精细运动发育延迟

患儿做精细运动时动作慢、动作幅度大、效率低、手眼协调能力差、视觉空间-运动功能障碍。如搭积木、玩球、描画及视图能力差，执行精细运动存在障碍，如串珠子、系纽扣、穿鞋带及握笔等存在困难或水平差。

3. 心理活动异常

患者存在学习困难、阅读障碍，伴随智力低下。由于动作慢、笨拙、协调性差，常被同学取笑，低自尊，青少年期容易出现焦虑、抑郁等情绪症状。

4. 共患疾病

常共患ADHD、学习障碍、智力发育障碍，交流障碍和阿斯伯格综合征等也是常见的共患病。

五、诊断与鉴别诊断

诊断 DMCD 需要通过临床上详尽的病史采集、体格检查、实验室检查、学校或工作单位对其运动技能情况的观察报告,以及使用心理测量学规范化的、并与文化相适应的标准化测评进行个体化评估,然后根据症状的持续时间和社会功能受损的严重程度,最后做出综合判断。

1. 诊断

诊断 DMCD 应依据 ICD - 11 的标准,需要满足以下几点基本(必要)特征:① 粗大和精细运动技能获得显著延迟于同龄人,协调运动技能执行受损,表现为笨拙、缓慢或运动表现不精确;② 协调运动技能显著低于基于年龄或智力水平的预期;③ 协调运动技能困难发生在发育期间,在童年期表现特别明显;④ 协调运动技能困难对日常生活、学习和工作、职业和休闲活动或其他重要功能领域造成重大而持续的限制;⑤ 协调运动技能困难并不是由于神经系统疾病、肌肉骨骼系统疾病或结缔组织疾病、感觉障碍或智力发育障碍造成的。

2. 鉴别诊断

(1) 正常儿童:在儿童早期,获得许多运动技能的年龄差异很大,测量缺乏稳定性。DMCD 的发病通常发生在发育早期,但由于整个幼儿期运动发育和技能习得的变异性,很难与 4 岁之前的典型发育进行区分,或因为引起运动迟缓的其他原因还没有完全显现。因此,5 岁以前通常不做出发育性运动协调障碍的诊断。只有在运动技能的损害显著影响了患者在家庭、社交、学校或社区生活中的表现、参与时,才能诊断 DMCD。

(2) 智力发育障碍:患者除了一般智力功能和适应行为受损外,还可以表现为协调运动技能获得延迟和受损。如果符合智力发育障碍定义要求,并且协调运动技能显著低于基于智力功能水平和适应行为的预期水平,则可给予两种诊断。

(3) 注意缺陷多动障碍(ADHD):DMCD 与注意缺陷多动障碍共病很普遍。如果满足两者的诊断要求,则可同时诊断。然而,由于注意力分散和冲动,一些注意缺陷多动障碍患者可能显得笨拙(如碰撞障碍物、撞翻东西等)。在这种情况下不应该诊断为 DMCD。

(4) 孤独症谱系障碍(ASD):患者可能不愿意参与需要复杂运动协调技能的任务,如球类运动等,这种现象可以通过缺乏兴趣而获得更好的解释,而不是由于特定运动协调性缺陷所致。然而,DMCD 和 ASD 可以同时发生,如果有必要,可以同时给予两种诊断。

六、治疗

DMCD 患者的治疗主要以运动技能训练为主。该症的治疗需要多学科专家包括儿科医生、精神科医师、心理学家、行为治疗师、语言治疗师及物理治疗师等共同参与。语言治疗师可帮助患儿克服语音和发音困难,物理治疗师帮助其改善粗大运动技能,身体姿态和外在形象;职业治疗师帮助其改善视觉、精细运动、握笔能力和写作等方面的技能。但无论哪种训练,都需要根据患儿运动缺陷的具体状况制订个体化的干预方案,选择合适的运动项目进行训练。对于共病患者,需要同时处理或先处理严重的病种。

在 DMCD 的治疗流派方面,有些学者认为应从运动功能障碍的根源着手进行训练,以缺陷为导向的干预;而一些学者则提出基于任务为导向的治疗,强调要关注运动技能的习得,着力于解决问题。尽管每种治疗对改善患者的症状都取得了积极的进展,但仍需要更大的样本验证。WHO 建议,DMCD 的干预特别强调针对运动功能不全,减少运动受限性并提高个体的参与性。

第六节　注意缺陷多动障碍

一、概述

注意缺陷多动障碍(attention deficit hyperactivity disorder,ADHD)是一类神经发育障碍,以注意缺陷、多动、冲动为其核心症状。由于 ADHD 的高患病率,以及其对儿童、青少年心理发展的深远影响,应当非常重视 ADHD 的早期识别和治疗。而对 ADHD 儿童、青少年的治疗,需要结合药物和非药物的治疗手段,并且以协助患 ADHD 的儿童、青少年适应环境、健康发展为目标。

类似 ADHD 表现的案例报告在早期中西方医学文献中就有记录,但能相对比较系统描述和研究的可能要从 Still 在 1902 年关于"道德控制力缺陷"的描述开始。此后,对 ADHD 的研究大致经历了"轻微脑损伤"阶段、"多动症"阶段及"注意缺陷多动障碍"阶段,直到目前的"神经发育障碍"阶段。

二、流行病学特征

对于 ADHD 的流行病学研究,首先需要考虑不同诊断系统对 ADHD 的定义。在早期的 DSM 系统和 ICD 系统中,ADHD 的相关障碍涉及"注意缺陷多动障碍"和"多动性障碍"两类诊断名称。而随着 ICD－11 系统的推出,这两大系统的诊断标准逐渐融合靠近。借鉴与之相似的诊断标准,一般认为学龄阶段 ADHD 的患病率为 5.22%,男女比率为(4～9)：1。随着年龄的增长,约 1/3 的患者症状趋于好转,而约 1/3 的 ADHD 患者症状会持续到成人阶段,成人 ADHD 的患病率为 2%。

三、病因和发病机制

生物学因素是 ADHD 发病的主要因素。从经典的神经递质假说开始,补充中枢多巴胺和去甲肾上腺素治疗的有效性,从一个侧面证实了神经递质假说的科学性。而随着研究工具的开发,脑影像、脑电生理学的研究都从不同的侧面展示了 ADHD 的中枢损害特征。除了生物学因素外,环境因素在 ADHD 的发病中同样扮演着一定的角色。

1. 遗传因素

ADHD 存在明显的家族聚集性。有研究表明,ADHD 患者同胞的同病率约为 45.0%,双亲患病率约为 20%,一级亲属患病率约为 10.9%,二级亲属患病率约为 4.5%。双生子研究显示,同卵双生子的同病率约为 51.0%,而异卵双生子的同病率约为 33.0%,遗传度为61%。寄养子研究发现,患有ADHD的父母亲,即使将子女寄养,随后子女发生ADHD的概率也高于非患有ADHD父母亲所寄养的子女发生ADHD的概率。以上研究均提示遗传因素在发病中扮演了重要的角色。分子遗传学显示,ADHD发病与多个基因有关,主要包括多巴胺、5-HT、去甲肾上腺素三种神经递质及其代谢所涉及的基因。

2. 神经解剖和神经生理因素

研究发现,ADHD患者存在前额叶-边缘系统的结构和功能异常。这一系统的脑区功能涉及额叶认知调控和情绪调控等多个神经功能。此外,到目前为止,多个研究已经证实,ADHD患者的脑结构和功能异常还涉及其他一些脑区,包括颞叶、顶叶及小脑等脑区,ADHD患者的这些脑区功能存在发育延迟。脑电图研究也证实了ADHD患者的脑电波往往慢波增多、快波减少,提示大脑皮质的觉醒不足和成熟延迟。

3. 神经递质异常假说

神经递质异常是ADHD发病机制的重要假说。假说认为,ADHD患者的去甲肾上腺素、多巴胺、5-HT功能异常,使大脑唤醒不足、抑制功能不足,致使患者觉醒度低,对各种外界刺激不加选择地做出反应,难以控制攻击行为,最终导致多动、冲动和注意缺陷的表现。目前的药物治疗也是基于这一假说,通过补充中枢多巴胺和去甲肾上腺素能作用来改善症状。在临床上,这一类治疗的有效性从侧面验证了ADHD的神经递质异常。

4. 早期发育异常

孕期和围产期异常导致患者大脑早期发育异常,包括妊娠毒血症、子痫、产前出血、产程过长、胎儿窘迫和低出生体重等,这些因素都可使个体更容易罹患ADHD。此外,其他影响大脑早期发育的因素还包括孕妇年龄过大、饮酒、吸烟,以及母亲在孕期精神压力过大、遭遇强烈的应激反应。

5. 家庭及其他社会心理因素

ADHD患者的家庭常见问题,包括教养方式不当,更多惩罚、拒绝和过度保护,缺乏温暖和理解,家庭成员亲密度差,家庭经济困难,父母亲有反社会或者物质滥用等精神病理情况。

此外,铅中毒、教育方法不当、所处的社区风气不良等也是患病的风险因素。

四、临床表现

ADHD最核心的临床表现为与年龄不符的"注意缺陷""多动/冲动"两大症状群。部分ADHD的患者会同时存在言语、运动等发育问题。在不同年龄阶段,ADHD症状会逐渐引发个体学习困难、人际关系困难、生活和工作管理紊乱等功能障碍。

1. 核心症状

(1) 注意缺陷:包括主动调动注意困难,无法将注意力集中在需要完成的任务或指令上;注意保持时间不足;注意质量不佳难以注意细节;被动注意增强,容易受到干扰。由于注意能力不足,个体会有意无意地回避从事需要努力的工作。此外,注意缺陷也会影响个体的记忆,使个体健忘,容易忘记需要完成的工作,难以计划和管理好生活和工作中的任务。

(2) 多动:包括大动作多、小动作多和话多。例如,难以坐定,扭来扭去或者爬上爬下;

在环境中各种不恰当的摸索、好动;说话过多不能保持安静。随着年龄增加,外在可见的好动会逐渐转变为内在的不安,被要求保持安静时内在有明显的不适感。

(3)冲动:表现为缺乏耐性,不能等待,不顾及环境中的规则。例如,不能排队或者喜欢抢答,随意插话或者闯入他人的活动中。由于冲动的存在,个体容易不计后果,不顾风险地将自己卷入可能受伤的风险活动之中。

既往将 ADHD 分为注意缺陷型、多动冲动型和混合型 3 个亚型。目前的诊断系统更强调既往的 3 种亚型仅是一种疾病的不同侧重表现,因此取消了"亚型",取而代之以"主导症状"的说法。主导症状是指存在"注意缺陷"或"多动/冲动"任一症状群中的多个症状,而很少或不伴有另一个症状群中的症状;包括注意缺陷表现为主导症状,多动冲动表现为主导症状和混合性的症状表现。

2. 伴随症状

ADHD 患者容易伴发其他神经发育障碍相关问题。例如,言语发育迟缓、运动能力不佳、阅读等学习技能不足,有些患者还存在手眼协调差、分辨方位困难等问题。学习困难在 ADHD 患者中也较为常见。

3. 不同年龄阶段 ADHD 的临床特点

(1)学龄前阶段:患儿以多动为其最显著的特征,无法听从长辈的指令,家庭管理困难。

(2)学龄阶段:患儿的注意缺陷和多动症状都容易成为临床关注的问题。由于注意力缺陷,学业困难成为与老师甚至家庭冲突的焦点,同时多动仍持续存在并且会导致其在学校和朋友间等更多环境中的困难。

(3)青少年阶段:患者多动的外在表现不再突出,而转换为内在性不安。以注意缺陷、冲动为主要表现,个体更容易与他人发生冲突,或遭遇风险高的事件。

(4)成人阶段:患者依然存在注意缺陷、内在不安及冲动。这个阶段的功能损害主要表现在难以管理好自己的生活和工作,难以完成需要努力的工作,出现频繁更换工作,人际、婚姻关系不稳定等问题。

4. 共病

ADHD 患者存在很高的共病率。一般认为进入青春期前 ADHD 的共病率可以达到 1/2～2/3,而进入青春期后共病率会更高。随着年龄的增长,共病的类型也会发生改变,最常见的共病包括对立违抗障碍、焦虑障碍、抽动障碍、抑郁障碍、特殊学习技能障碍以及物质滥用障碍等。

五、诊断和鉴别诊断

ADHD 的诊断主要依据病史、临床症状及发育性的病程特点。

1. 诊断

ICD-11 将 ADHD 归为一种神经发育障碍,疾病的发生和发展是伴随神经发育的过程逐渐表现出来的。突然出现的注意缺陷、多动冲动症状应当考虑其他精神障碍的诊断。根据目前的诊断标准,ADHD 的核心症状应当在 12 岁以前就能充分显现。对于症状特点的把握应当以群体水平作为参照,只有与同龄人发育水平存在显著差异,引发功能损害,才能达到诊断的要求。做出诊断时需要结合多方面的观察、多场合的表现，应多收集来自老师、家长，乃至同伴的报告，对诊断有益。一般 ADHD 的诊断应当在儿童或青少年阶段就已经做出，在成人阶段诊断时，需要非常谨慎，要从学校或相关的记录中获得来自患者童年阶段的信息作为参考。

2. 具体标准

ICD-11 中 ADHD 的诊断标准包括以下内容。

(1) 疾病的基本特征：持续至少 6 个月的"注意缺陷"和(或)"多动/冲动"症状，超出了年龄和智力发育相应的正常范围。

"注意缺陷"是指持续存在的以下"多项"注意缺陷症状，并且对个体的学习、工作或社会功能产生直接的负面影响。包括持续的注意困难，或在没有高水平刺激或频繁奖励的情况下难以保持专注力于任务上；难以把任务坚持到底或及时完成；不注意细节或在学校布置的作业或工作中，犯粗心大意的错误；难以计划、管理、组织学校作业、任务和其他活动；难以记住预定要完成的日常任务或活动；容易被外界刺激或与正在做的事情无关的想法分心；在任务或指令开始时难以投入注意力；当直接与其说话时，经常没有在听；经常像在做白日梦。

"多动冲动"是指持续存在以下"多项"多动/冲动症状，并且对个体学习、工作或社会功能产生直接的负面影响。包括：活动过多，如手脚动个不停或扭动身体而难以坐定，或者在被要求坐在椅子上时难以坐住；坐立不安感，保持安静或静止时感到不舒服；难以安静地参加活动(如学校作业、工作、游戏)或者在不适宜的场合说话过多；在谈话、游戏或排队时难以等待轮流；在学校抢答问题；打断或侵扰别人的谈话、游戏或活动；碰到刺激倾向即刻用行动做出反应，不假思索或者不考虑危险和后果，事先不考虑一下有害的后果就参加可能存在受伤害风险的活动。

(2) 起病年龄的限定：12 岁以前就应当存在明显的注意缺陷和(或)多动/冲动症状。

(3) 多情景的限定：注意缺陷和(或)多动/冲动的症状在多种场合或情景中(如家庭、学习、工作，或和朋友、亲戚在一起)均有明显的表现。

(4) 其他：以上表现不能被更好地归因于其他精神和行为障碍、神经认知障碍、神经系统疾病、药物所致中枢神经系统反应及物质滥用。

3. 鉴别诊断

(1) 对立违抗性障碍：患者表现为不服从，易怒和对抗权威，当对立违抗行为进一步发展，可能出现更多的破坏性行为，如偷窃、逃学乃至犯罪，构成品行障碍的诊断。ADHD 患者也容易出现不服从指令，但这是由于分心、好动等因素导致没有听到指令所致；由于情绪冲动，注意能力不足，遇到需要花费精力的任务，容易情绪激动、发怒。而对立违抗障碍的患者不存在注意缺陷、好动的问题，可以此作为鉴别。

(2) 孤独症谱系障碍(ASD)：部分患者也会表现为注意力问题，容易分心；好动而难以自控；行为冲动。这些表现与 ADHD 的临床表现重合度高，容易混淆。但 ASD 出现以上问题的核心原因在于其社交互动的核心缺陷，对社会信息识别性差，不知道在人际环境中采取合适的行动去适应环境。同时 ASD 患者，还存在持续的刻板、重复和固执的行为模式、兴趣或活动范围狭窄。这些特征在 ADHD 患者中是不存在的，可以此作为鉴别。

（3）发育性学习障碍：患者在某些特定学习技能上存在困难。例如，存在阅读技能障碍的个体，在读书时跳行、跳字、阅读不能，而计算、书写等其他学习能力上保持完好。由于这些问题的存在，患者学习表现不佳，被要求完成特定学习内容时，无法坐定、扭来扭去，与ADHD的表现相似。因此，需要予以鉴别。但是，ADHD患者的学习表现不佳是由于注意缺陷导致的，不存在某一个学习技能缺陷的问题。

（4）智力发育障碍：患者主要存在智力和社会适应能力的缺陷。因此，在学习中容易表现出更多的困难，生活中容易发脾气，适应性差。容易与ADHD的学习困难、情绪冲动相混淆。但ADHD患者的学习困难是由于注意力不佳引发的，在一对一的教育方式中，学习效率高，有一定的学习能力，智力测试结果在正常范围内。可以此作为鉴别要点。

（5）抽动障碍：患者常出现身体某些部位的肌肉不自主、重复地快速抽搐，包括挤眉弄眼、撇嘴、耸肩的运动抽动和反复清嗓的发声抽动。将抽动障碍与ADHD相混淆，常由于误将频繁的眨眼或者其他的抽动动作当作多动。对抽动动作的识别有助于鉴别。

六、治疗及预防

ADHD的治疗应当以个体的健康发展为总体目标，以药物和心理治疗为主要手段，改善ADHD患者的生理、心理、社会环境，以促使其适应和发展。

1. 药物治疗

药物治疗主要用于症状严重程度在中度及以上的ADHD患者。以中枢兴奋剂和选择性去甲肾上腺素再摄取抑制剂为首选用药，其他还包括SSRIs类、可乐定等。

（1）中枢兴奋剂：是拟交感神经药物，其结构与内源性儿茶酚胺相似。通过增加中枢和外周的多巴胺、去甲肾上腺素而起作用。中枢兴奋剂是治疗ADHD最有效的精神药物之一，有效性高达70%～80%。中枢兴奋剂有助于改善注意力、多动及冲动等问题，常用药物为盐酸哌甲酯，包括速释和控释两种。国内控释剂的使用更广，起始剂量为每日18 mg，顿服，药效持续12 h，根据患者反应逐渐滴定，推荐剂量可达每日54 mg。常见不良反应包括食欲减退、头痛及入睡困难，也可见情绪激惹、心率增快及血压增高。服药初期可能有体重下降，服药后建议监测患者的身高和体重，对生长发育的影响并不显著。

（2）选择性去甲肾上腺素再摄取抑制剂：主要通过抑制去甲肾上腺素的再摄取而发挥其治疗作用。其有效性与哌甲酯相仿，常用药物为托莫西汀。体重<35 kg的患者，起始剂量为0.5 mg/kg，缓慢滴定，最佳剂量推荐为1.2 mg/kg。常见不良反应包括食欲减退、疲劳和情绪波动，同时需注意监测可能存在的自杀风险。与哌甲酯相仿，托莫西汀用药初期体重有所减退，长期随访不影响患者的生长发育。

（3）其他治疗ADHD的药物：还有SSRIs类等抗抑郁药物，主要通过影响5-HT的再摄取起到治疗效果；中枢肾上腺素调节药物，如可乐定等。这些药物的使用，均需要在对患者的情况进行充分评估后，基于临床的需要进行选择使用。

2. 非药物治疗

（1）行为治疗：是针对学龄阶段ADHD患者最核心和最重要的非药物干预手段。行为治疗是利用操作性条件反射的原理，对患者的行为进行强化或者消退，从而塑造其恰当的行为。常用的行为治疗手段包括：强化、示范、消退、隔离和使用代币系统。

（2）家长教育与家长训练：对于 ADHD 患儿，家长仍然是非常重要的抚养者。因此，"家长教育和家长训练"的方式对患儿具有重要的意义。对家长的教育和训练包括增加家长对 ADHD 的认识、促进家长对孩子行为的理解和管理技能、增进亲子关系、促进孩子的学习动力、管理孩子的情绪和社交等。

（3）学校及更广泛领域内的多维度管理：除了家庭外，学校、同伴环境也是 ADHD 患儿重要的活动范围。学校及更多活动领域内的环境调整、多维度参与人员训练有助于帮助患儿的学习与成长。因此，必须将学校，乃至社区等儿童、青少年的重要活动场所都纳入整个干预体系中。

（4）心理治疗及其他：针对学龄阶段 ADHD 患者的注意力训练，高学龄阶段 ADHD 患者的组织技能训练，对青少年阶段 ADHD 患者的社交训练等，要从各自的功能角度对患者进行心理干预和技能辅助。随着患者的成长，尤其进入成人阶段以后，面临的问题多样化、复杂化，需要结合的心理治疗方式也更多，其中认知疗法可以帮助患者识别和处理自己的症状，改善各方面的功能。其他的一些方式，如家庭治疗、夫妻治疗，可以改善 ADHD 成人患者的家庭、婚姻关系。另外，一些技能训练也可以改善 ADHD 成人患者的职业表现。

3. 预防

应从减少 ADHD 的风险因素入手，加强备孕期健康教育，促进孕妇心理、生理健康水平，做好围产期医疗工作，鼓励孕期科学观察和医学介入。注意家庭环境良好，提供积极的父母支持，家庭内积极沟通、情感交流。避免不当的养育方式，采用更为真诚、温暖的方式。减少环境污染，避免幼儿、儿童过度接触铅等风险因素。

对于已经存在 ADHD 问题的儿童，应及时加强家长对 ADHD 的认识，以便尽早识别与干预，促进患者的社会适应能力与人格健康发展，减轻近期与远期功能损害与其他共患疾病的发生。注意 ADHD 终身发展的概念，在不同的人生阶段，理解 ADHD 患者的环境需求，为 ADHD 患者提供帮助和心理干预。

第七节　刻板性运动障碍

一、概述

刻板性运动障碍（stereotyped movement disorder，SMD）是指起病于儿童发育早期、以一种重复的、刻板的、明显无目的（通常有节奏的）行为动作，这些行为动作经常表现为头部、手或身体有节奏的，但没有明显适应性功能的运动形式。

二、流行病学特征

刻板性运动障碍通常起病于 3 岁前，表现为简单刻板运动如摆动，在幼儿特别是在发育中的儿童中也很常见，正常儿童的刻板行为于 4 岁后自行消失。复杂刻板运动很少见，患病率为 3%～4%。在智力障碍的患儿中有 4%～16% 存在刻板和自伤,特别是患有重度智力障碍的个体发生刻板性运动障碍的风险更高。

三、病因与发病机制

目前,对刻板性运动障碍的病因尚未明确,可能与遗传、个性素质、神经发育和环境因素等多因素有关。例如,重度或极重度智力障碍的个体更易出现刻板运动,环境压力有可能触发刻板行为,恐惧情绪也可以改变个体的生理状态,导致刻板行为频率增加。

四、临床表现

患儿表现为重复的、无目的的刻板行为,每个个体都有自身独特的、招牌式的行为。可以表现为身体摇动,也可表现为头部转动、点头、挥动手指、拔毛、捻发、咬指甲、吮拇指或挖鼻孔等多种刻板行为。刻板运动可能在一天中多次出现,持续时间从几秒钟到数分钟或更长。发作频率可以从一天数次到间隔数周不等。刻板行为根据场所而变化。往往在个体全身专注于某项活动、情绪激动和紧张时出现。

某些儿童的刻板行为可能会导致自我伤害,出现自伤行为,如反复撞头、打自己耳光、戳眼睛及咬手等。

五、诊断与鉴别诊断

1. 诊断

刻板性运动障碍依据 ICD - 11 标准做出诊断,需要满足以下几点基本(必要)特征。

(1) 儿童持久(如持续几个月)出现自发、重复、刻板、无目的性的运动行为,以及经常有节奏的运动(如摇摆躯体、拍手、撞头、戳眼睛和咬手)。

(2) 刻板性运动会导致个体参与日常活动的能力受到严重干扰,或有导致自我身体伤害的行为,严重程度已成为临床关注的焦点,或者如果不采取保护措施将会导致躯体自我伤害。

(3) SMD 起病于儿童发育期,通常在年龄很小的时候发生。

(4) 重复的、无目的的运动行为不能归因于精神活性物质或者药物(如戒断)引起的直接生理效应。

2. 鉴别诊断

(1) 抽动障碍:通常 SMD 起病年龄较早,多在 3 岁前,与表现多变的抽动障碍相比,SMD 在表现形式上是前后一致且相对固定的,有节律且持续时间更长。抽动障碍症状多变,常涉及眼睛、面部、头和肩膀,刻板性运动障碍多涉及手臂、手或整个身体,部分抽动障碍会伴有发声抽动形式。

(2) 强迫障碍:刻板性运动障碍动作无目的性,缺少强迫障碍特征性的强迫思维及重复行为,与强迫障碍不同。

(3) 孤独症谱系障碍(ASD):刻板行为可以是孤独症谱系障碍的一个临床表现,但孤独症还存在社会交流、社交互动等方面的明显缺陷。

六、治疗

一般正常儿童的刻板动作症状轻，常可自行消失，无须特殊治疗。如果刻板运动表现非常严重、频繁，甚至造成躯体损伤者应及时进行治疗，此时照料人须加强照管训练，采取预防保护措施，以防止损伤身体。SMD 的治疗以行为矫正治疗为主。例如，有儿童反复拿放一些具有特定特征的物品，可以把相应的颜色或形状做一些改变，鼓励其拿放并予以有效的奖励，后续换用其他物品，进行物品泛化和奖励设置，逐渐减少其对原来物品固执的刻板行为。有些儿童走路必须沿着固定的路线，则需要将地点和行走路线泛化，通过阳性强化，鼓励其逐渐适应不同的行走路线。如刻板行为明显，可采取注意力转移法，安排一些患儿特别感兴趣的日常活动，吸引其兴趣和注意，打断其当前行为，并对适应性的行为予以奖励。

对行为治疗不佳或症状严重的患儿可选用小剂量抗精神病药如利培酮或奥氮平治疗，但疗效有限，需要进一步探索临床有效的药物治疗方案。

第八节　抽　动　障　碍

一、概述

抽动障碍（tic disorder）是一组主要发病于儿童期，原因未明，表现为不自主、反复、快速、无目的的一个或多个部位肌肉运动性抽动和（或）发声性抽动的神经精神障碍。ICD-11 将抽动障碍分为原发性抽动症（tics）或抽动障碍、继发性抽动症（如先前有感染或患躯体疾病或服药后出现）、其他特定型抽动障碍、未特定型抽动障碍。本节抽动障碍特指临床常见的原发性抽动症或抽动障碍。抽动障碍临床表现和严重程度不一，可分为短暂性运动抽动症、慢性运动抽动障碍或慢性发声抽动障碍、Tourette 综合征（Tourette syndrome）、其他特定的原发性抽动症或抽动障碍、未特定型原发性抽动症或抽动障碍等几种临床亚型。

二、流行病学特征

国内最新流行病学资料显示，Tourette 综合征、慢性运动抽动障碍或慢性发声抽动障碍、短暂性抽动障碍在中国 6～16 岁儿童青少年人群中的患病率分别为 0.4%、0.9% 及 1.2%。国内有报道，8～12 岁人群中抽动障碍患病率 2.42‰。男性学龄儿童患病风险性最高，男女性患病比率为 2:1～4:1。国外报道，在学龄儿童中曾有短暂性抽动障碍病史者占 5%～24%，慢性抽动障碍患病率为 1%～2%，Tourette 综合征在学龄儿童中估计为 3‰～8‰。

三、病因和发病机制

抽动障碍病因复杂，当前确切病因尚未完全明晰，可能与遗传学因素、神经生化学因素、神经影像学因素、社会心理学因素、环境因素等有关。病因学研究,多以 Tourette 综合征的病因学研究为焦点,获取了一些进展。

1. 遗传因素

已证实抽动障碍的遗传学因素与 Tourette 综合征病因有关,但遗传方式不清。通过对多巴胺和去甲肾上腺素等神经递质相关的遗传学研究发现,许多基因位点异常可能与疾病发生相关,但仍有许多结果不一致,至今仍未找到肯定、确切的致病基因,多数学者认为该疾病是多基因遗传疾病。

2. 神经生化异常

Tourette 综合征可能存在以下异常:① 多巴胺活动过度或突触后多巴胺受体超敏;② 谷氨酸水平增高;③ 去甲肾上腺素能功能失调;④ 5 - HT 水平不足;⑤ 乙酰胆碱功能不足,活性降低;⑥ γ-氨基丁酸抑制功能降低等。

3. 神经影像异常

磁共振成像研究显示,抽动障碍儿童可能存在皮质-纹状体-丘脑-皮质通路异常和脑的偏侧化异常。有正电子发射断层显像(PET)研究显示,患者大脑双侧基底节、额叶和颞叶代谢过度。

4. 社会心理因素

抽动症状与明显的心理压力和紧张有关,应激诱发遗传易感性的个体发生抽动障碍的可能性增加。

5. 其他因素

有研究发现,抽动障碍与 β 溶血链球菌感染引起自身免疫有关;有些药物如中枢兴奋剂也可能会诱发抽动症状;部分患者有围产期并发症,如出生时产伤、窒息、早产及低体重儿等因素都可能与抽动发生有关。

四、临床表现

抽动障碍主要表现为运动性抽动或发声性抽动症状,可分为简单性抽动和复杂性抽动两种形式,抽动可发生在单个部位或多个部位。运动抽动的简单形式为眨眼、耸鼻、耸肩、歪嘴等,复杂运动抽动形式表现为蹦跳和拍打自己等。发声抽动的简单形式为清嗓子、咳嗽、喉咙发声、吼叫声及吸鼻子等,复杂形式表现为重复语言、模仿语言及秽语(骂脏话)等。

抽动症状的特点为不随意、突发、快速、重复和非节律性,可以受意志控制在短时间内暂时不发生,但却不能较长时间控制自己不发生抽动。在受到心理因素影响的情况下发作较频繁,睡眠时症状减轻或消失。

抽动障碍患者中有 50%～60%合并注意缺陷多动障碍(ADHD),40%～60%合并强迫症状,部分 Tourette 综合征患者伴有重复语言和重复动作,合并情绪不稳、破坏行为和攻击性行为、睡眠障碍等症状。

抽动障碍依据临床特点和病程长短可分为以下几型。

(1) 短暂性运动抽动症:运动抽动症状至少持续 2 周,但不超过 1 年。

(2) 慢性运动障碍或慢性发声抽动障碍:一般不会同时存在运动抽动和发声抽动,但病程超过 1 年以上。

（3）Tourette 综合征：又称为发声与多种运动联合抽动障碍（combined vocal and multiple motor tic disorder），表现为反复出现发声抽动和（或）运动抽动，但不一定同时出现，约 30% 的患者出现秽语症或猥亵行为，因此有报道也称为抽动-秽语综合征。多数患者每天都会有抽动发生，少数患者的抽动呈间断性，但发作间隙期不会超过 2 月，病程超过 1 年以上。

临床上常见的抽动障碍主要为上述 3 种亚型，其他若不符合上述 3 种亚型条件的分别归入其他特定型原发性抽动症，或抽动障碍或未特定型原发性抽动症，或抽动障碍亚型。

五、诊断与鉴别诊断

1. 诊断

抽动障碍的诊断依据 ICD-11 的诊断标准需要满足以下几点基本（必要）特征。

（1）Tourette 综合征：① 运动抽动和发声抽动在发病期间同时或不同时出现，持续或非持续存在；② 运动抽动和发声抽动分别指突然、快速、无节律性、反复的运动或发声；③ 在发育期间开始发病，运动抽动和发声抽动至少已经出现 1 年；④ 这些症状不是躯体疾病（如亨廷顿病）的表现，也不是由于某种精神活性物质或药物对中枢神经系统［如（苯丙胺安非他明）］的影响，包括一些药物（如苯二氮䓬类药物）引起的戒断反应。

（2）慢性运动抽动障碍：① 运动抽动持续存在；② 运动抽动被定义为突然、快速、无节律和反复的运动；③ 发育期间发病，运动抽动症状至少出现 1 年及以上。

（3）慢性发声抽动障碍：① 发声抽动持续存在；② 发声抽动被定义为突然、快速、无节律性和反复的发声；③ 在发育期间开始发病，发声抽动症状至少出现 1 年及以上。

（4）短暂性运动抽动症：① 存在单一或多种运动抽动；② 在发育期间开始发病，自第一次抽动发生起持续不超过 1 年；③ 无 Tourette 综合征病史，也不是因躯体疾病或药物使用或戒断反应引起的。

2. 鉴别诊断

（1）神经系统疾病：小舞蹈症、肝豆状核变性、癫痫性肌阵挛等神经系统疾病都有运动障碍，但这些疾病除了肢体或躯干的运动异常以外，多有相应的神经系统症状、体征、实验室检查的阳性发现，而且一般没有发声抽动，经相应治疗有效。

（2）分离（转换）性障碍：虽然发作时也可表现为抽动障碍样行为异常，但患者有确切的强烈的心理因素为病因，症状变化与心理因素有关。抽动障碍在应激的情况下症状加重，但在没有心理因素的情况下同样有抽动症状发生。

六、治疗

对短暂性抽动障碍或症状较轻者可仅采用心理治疗或不予以干预。而慢性运动或发声抽动障碍、Tourette 综合征或者抽动症状严重影响日常生活和学习者，则需要及时进行干预。心理行为干预可作为一线治疗，严重患者则需联合药物治疗。

1. 药物治疗

药物治疗可选择硫必利（泰必利）、可乐定、阿立哌唑、利培酮等一线治疗药物进行干预，药物治疗效果较为肯定。

（1）硫必利（泰必利）：初始剂量为每日 50～100 mg，每日 2～3 次，根据病情调整剂量，逐渐加量，最大剂量可加到每日 600 mg。本药不良反应相对较小，但可能会有发困、体重增加等不良反应。

（2）可乐定：共患注意缺陷多动障碍（ADHD）患者优先选用，国内多采用透皮贴剂治疗轻、中度患者。使用可乐定透皮贴剂每周 1 次，根据患儿的体重用药，20～40 kg 者使用 1 mg/片贴剂，41～60 kg 者使用 1.5 mg/片贴剂，＞60 kg 者使用 2 mg/片贴剂，建议使用时监测血压，注意有无皮肤过敏等不适症状。

（3）阿立哌唑：初始计量为每日 2.5 mg，根据耐受情况及症状变化逐渐加至合适剂量，每日最大剂量不超过 15 mg。

（4）利培酮：初始剂量为每日 0.25 mg，最大剂量为每日 3 mg，使用时需要关注体重是否增加。

（5）对于症状严重、上述药物治疗效果不明显者，可选择二线药物氟哌啶醇治疗。氟哌啶醇治疗抽动症状疗效明显，一般治疗剂量为每日 0.5～6 mg。个别症状严重、效果不明显、不良反应较小的患者可能要适当提高治疗剂量，但需要严密观察用药后是否存在锥体外系不良反应、心电图异常等情况。如出现急性肌张力障碍，需予以苯海索减轻其不良反应。也有采用肌苷或抗癫痫药物托吡酯治疗轻中度抽动障碍有效的报道。

药物治疗存在着个体差异，少部分个体对药物比较敏感，不良反应表现明显；也有少部分患者对药物的耐受性强。因此，用药需从低剂量开始、逐渐加量，用药期间应注意加强观察，定期检查肝肾功能和心电图。

2. 心理治疗

心理治疗主要有心理教育与行为治疗。心理教育的目的是帮助家长和患者正确认识本病，减少和消除诱发和加重抽动症状的心理因素。

行为治疗则把治疗的重点放在抽动症状的管理和控制上。《欧洲抽动障碍临床指南》将习惯逆转训练（habit reversal training，HRT）和抽动症综合行为疗法（comprehensive behavioral interventions for tics，CBIT）推荐为抽动障碍的一线治疗，可以单独、代替药物，或者和药物联合治疗抽动症状。HRT 一直被认为是治疗抽动障碍最有效的行为治疗方法之一。当个体出现抽动先兆症状时，或开始要抽动时，HRT 可以有意识地实施一种相反的行为逆转抽动症状的出现，如让患者通过收紧与抽动相对应的肌肉阻止抽动症状发生，可通过低头收紧颈部后侧肌肉，控制患者不自主地点头、摇头等抽动症状。HRT 包含三个治疗成分：自我觉察训练、竞争反应训练和社会支持，其中竞争反应训练是 HRT 的核心部分。

近年来，CBIT 获得许多循证医学证据，大样本随机对照试验研究证实该疗法对治疗儿童和成人抽动障碍效果均较显著，目前已在国内一些单位开展运用。它结合既往被认可有效的治疗如 HRT，并加以扩展，发展成一套以 HRT 为核心成分，将基于患者功能状况的评估、干预、放松疗法、行为奖励等行为治疗手段囊括在内的综合的行为治疗，适用于 9 岁及以上抽动障碍患者人群。

3. 物理治疗

目前在抽动障碍的治疗方面,物理治疗的临床研究逐渐增多,如经颅磁刺激(TMS)技术在抽动障碍的临床研究提示具有一定的临床疗效,但还需要积累更多的证据。也有个案报道深度脑刺激技术对于部分难治性抽动障碍有效。但若用于儿童,考虑该技术是一种有创治疗,宜谨慎使用。

(程文红　郑杜甫　江文庆　孙锦华　赵志民　陈　静)

思考题

1. 智力发育障碍严重程度的评估需要关注哪些方面?
2. 注意缺陷多动障碍的诊断要点有哪些?
3. 儿童孤独症谱系障碍与智力发育障碍的区别有哪些?
4. 抽动障碍的一线药物治疗方案是什么?

第六章

精神分裂症及其他原发性
精神病性障碍

第一节 精神分裂症

精神分裂症和其他原发性精神病性障碍(schizophrenia or other primary psychotic disorders)是一组以现实检验能力显著受损和行为改变为主要特征的疾病,临床症状表现为妄想、幻觉、思维形式障碍(典型表现为瓦解言语)、行为紊乱、精神运动性症状以及阴性症状(情感迟钝或情感平淡)。这些症状并非继发于物质使用或不属于精神和行为障碍中的其他医学情况。精神病性症状是本类疾病的主要特征。

精神分裂症(schizophrenia)是一种病因未明的重性精神障碍,多缓慢起病于青年或成年早期,具有感知觉、思维、情感、行为等多方面障碍以及精神活动不协调。通常无意识障碍。自然病程多迁延,趋于慢性化,导致精神衰退和残疾。

一、概述

1. 历史及发展

1896 年,Kraepelin 首次以"早发性痴呆(dementia praecox)"作为独立的疾病单元进行描述,强调该病特点是早发(praecox)和慢性退行性病程(dementia)。1911 年,Bleuler 提出本病的临床特点是精神-分裂(schizo-phrenia=split-mind),核心是精神活动整合障碍,认为其基本症状包括联想障碍(association disturbance)、情感淡漠(apathy)、矛盾意向(ambivalence)和继之而来的内向性(autism)(即"4A"症状,主要包括后来的"阴性"症状),首次使用了"精神分裂症"概念。DSM-Ⅲ在其诊断标准中引用了 Schneider 的"一级症状群",强调阳性症状在精神分裂症诊断中的价值和地位,DSM-Ⅲ-R 明确了比较完整的精神分裂症诊断标准。数十年来,无论 ICD 系统还是 DSM 系统均以偏执型、青春型、紧张型及单纯型等疾病分型来描述精神分裂症,而 DSM-5 和 ICD-11 则发生了较大变化,均以维度描述代替疾病分型,其中 DSM-5 采用了八大维度,而 ICD-11 描述了六大维度。

2. 流行病学特征

世界范围内精神分裂症的终身患病率约为 1%,年发病率约为 0.1‰,文化背景、社会阶层、性别及年龄等因素均可能影响精神分裂症的患病率。不同地区患病率的差异较大,如爱尔兰高达 17.4‰,而太平洋岛国汤加仅有 0.9‰。我国先后开展了多次精神疾病流行病学调查,1982 年,12 个地区的调查显示精神分裂症的终身患病率为 5.69‰,1993 年,七省市调查显示精神分裂症的终身患病率为 6.55‰;2012 年,北京大学第六医院牵头了"中国精神障碍疾病负担及卫生服务利用的研究",简称中国精神卫生调查(China Mental Health Survey,CMHS),根据 2019 年发表在《柳叶刀·精神病学》的结果显示:精神分裂症的 12 个月患病率为 0.5%,终身患病率为 0.6%,农村患病率高于城市。发病高峰集中在成年早期(18~34岁),男性为 15~25 岁,平均年龄为 21 岁左右,而女性稍晚,平均年龄为 27 岁。

精神分裂症是重要的疾病负担源。2013 年,美国数据显示,精神分裂症每年成本费用超过 1 500 亿美元,其中失业和护理造成的生产力损失约占 1/3,直接费用约占 1/4。精神分裂症与自杀、寿命缩短相关,精神分裂的标准化死亡率是普通人群的 2~4 倍,有 4%~10%的患者最终死于自杀,自杀是导致男性精神分裂症患者早期死亡的最主要原因。有研究显示,精神分裂症等重性精神疾病的暴力和犯罪行为发生率较高。此外,精神分裂症患者的独立生活能力、职业功能及社会功能等功能预后较差,是导致精神残疾的主要疾病。

二、病因和发病机制

精神分裂症是一组异质性疾病,病因未明。研究提示精神分裂症发病主要与下列因素相关。

1. 遗传因素

目前研究提示精神分裂症是一种具有遗传倾向的疾病,具体遗传方式尚不明确。家系调查发现,精神分裂症患者家族中患精神分裂症的概率高于普通人群,通常为普通人群的数倍(上海地区的调查结果为 6.2 倍);且血缘越近,患病率越高。双生子研究发现,同卵双生子的同病率是异卵双生子的 4~6 倍。寄养子研究也发现,以患有精神分裂症的寄养子为先证者,其生物学亲属患精神分裂症或精神分裂症谱系障碍的比例高于其寄养亲属。

现代遗传学研究主要是在精神分裂症的核心家系或高发家族中寻找异常的染色体和基因。有多个染色体异常报道,如第 5、11、21 和 8 号染色体的长臂、第 19 号染色体的短臂及 X 染色体;近期有人报道第 6、13 和 22 号染色体。近年来的分子遗传学研究揭示,精神分裂症可能与多巴胺系统(TH 基因、MAO 基因、$COMT$ 基因、$D\beta H$ 基因、DAT_1 基因、D_1 受体基因及 D_2 受体基因等)、5-HT 系统($5-HT_{1A}$、$5-HT_{2A}$、$5-HT_{2C}$ 及 $5-HT_7$ 受体基因等)、免疫系统基因相关。此外,神经调节蛋白(neuregulin-1,NRG-1)与精神分裂症的关系也备受关注。该蛋白在神经系统的发育和功能方面具有重要的作用。先前研究揭示,精神分裂症患者的 NRG-1 信号转导中断;随后研究发现缺少 Aph1B/C-γ-分泌酶(该酶本质上是一种分子剪刀,可以把 NRG-1 剪切成正确长度)可在小鼠中引起类精神分裂症症状,并且这些异常可以通过针对这种分泌酶的抗精神病药物予以逆转。

2. 神经影像研究

20 世纪上半叶,尸脑研究发现慢性精神分裂症患者的大脑皮质轻度萎缩和脑室扩大。1987 年,Weinberger 等提出精神分裂症的神经发育假说。该假说认为胚胎期大脑发育过程中出现了某种神经病理改变(主要发生在新皮质形成期,神经细胞从大脑深部向皮质迁移过程中出现紊乱),导致心理整合功能异常;进入青春期或成年早期后,在外界不良环境因素的刺激下,出现精神分裂症的症状。1991 年,Roberts 提出颞叶内侧结构发育障碍假说,推测精神分裂症的发生可能与胚胎晚期(第 31 周以后)到出生早期(2 岁以前)颞叶内侧结构发育障碍有关。

结构性影像学研究发现,精神分裂症患者的脑皮质体积缩小、脑室扩大(尤以侧脑室明显)、脑沟增宽、颞叶内侧结构(海马)及额叶体积缩小等,并且脑灰质变化在发病后更明显,呈现进展性体积缩小。脑白质研究相对出现较晚。有研究认为,精神分裂症的脑白质变化在疾病发作前就得以显现,而疾病发展过程中呈现稳定性特征。近期一项研究显示,精神分裂症的脑灰质萎缩主要发生在最初 5 年,而灰质的进展性变化可能反映了与疾病结局相关的加速衰老过程。功能性影像学研究发现,精神分裂症的前额叶、颞叶及边缘系统存在功能异常,前额叶功能低下是最为一致的研究发现,并且前额叶功能低下与阴性症状及认知缺陷症状密切相关。脑网络研究显示,精神分裂症患者的默认网络(default mode network,DMN)功能连接异常。多数研究揭示精神分裂症患者的 DMN 功能连接增强,而前额叶的功能连接减弱。

3. 神经生化研究

(1) 多巴胺假说:20 世纪 60 年代有人提出精神分裂症的多巴胺功能亢进假说。该假说有较多证据支持,如可卡因及苯丙胺等精神活性药物可以提高突触间隙的多巴胺水平,使人产生幻觉和妄想,溴隐亭等多巴胺激动剂可引起精神病样症状,氟哌啶醇等第一代抗精神病药物具有阻断多巴胺 D_2 受体的作用,可以有效控制精神分裂症患者的幻觉妄想等阳性症状。近年来,有人提出修正的多巴胺假说,该假说认为精神分裂症同时存在多巴胺功能亢进及多巴胺功能低下,中脑-边缘系统的多巴胺系统功能亢进与幻觉妄想等阳性症状相关,而中脑-皮质的多巴胺系统功能低下与精神分裂症的阴性症状及认知缺陷症状相关。

(2) 5-羟色胺假说:1954 年,Wolley 等提出精神分裂症可能与 5-羟色胺(5-hydroxytryptamine,5-HT)代谢障碍有关,随后 1960 年代就有人提出精神分裂症的 5-HT 假说,认为精神分裂症患者的脑内 5-HT 活动过度,原因是 5-HT 激动剂(麦角酰二乙胺)具有拟精神病作用,精神分裂症患者服用后症状加重。随着第二代抗精神病药物的临床应用,5-HT 在精神分裂症病理机制中的作用越来越受到重视。第二代抗精神病药物(如利培酮)可同时拮抗 D_2 受体及 5-HT$_{2A}$ 受体,且较少引起锥体外系反应,对阴性症状及认知缺陷症状均有一定疗效。这可能与该类药物的 5-HT$_{2A}$ 受体拮抗作用有关,可以调节多巴胺的激动和释放。

(3) 谷氨酸假说:有学者应用放射性配基结合法及磁共振波谱分析,发现精神分裂症患者某些脑区(如边缘系统及前额叶等)的谷氨酸受体结合力发生变化。谷氨酸受体拮抗剂苯环己哌啶可引起幻觉和妄想,从而推测 N-甲基-D-天门冬氨酸(N-methyl-D-aspartate,NMDA)受体功能障碍在精神分裂症的病理机制中可能具有重要作用。1990 年,Carlsson 提出精神分裂症可能由于皮质下多巴胺系统和谷氨酸系统不平衡所致。动物模型及精神药理学研究均揭示精神分裂症脑内谷氨酸与 γ-氨基丁酸存在异常。

4. 心理社会因素

心理社会因素包括文化、职业、社会阶层、社会隔离及应激性生活事件等。一些精神分裂症患者的病前性格表现为内向、孤僻及敏感多疑等,某些患者的亲属也可能存在类似个性特征。有研究发现，患病前6个月内，精神分裂症患者的应激性生活事件高于普通人群。Zubin提出易感性-应激模型。该模型认为某些人具有精神分裂症易患素质，而应激是"扳机因素"，导致患者出现精神病性症状。

目前，精神分裂症的病因尚未完全阐明，遗传因素及心理社会因素在精神分裂症的发病中均起重要作用。遗传因素可能是精神分裂症发病的素质基础，而心理社会因素可能是精神分裂症发病的促发因素。

三、临床表现

精神分裂症患者发病前常有一些前驱症状，包括类似神经症的症状，如神经衰弱综合征、癔病样表现或疑病症状等；注意减退；动力和动机缺乏；生活习惯或行为模式的改变；性格改变，孤独敏感，喜怒无常；沉溺于一些玄奥或荒谬的想法，甚至自语自笑；与周围人或环境疏远，难以接近；睡眠障碍；多疑。这些前驱症状可持续数周、数月或数年。

1. 思维症状

精神分裂症的众多症状中，思维障碍是最主要、最本质的症状。患者常有各种思维联想障碍、思维内容障碍及思维属性障碍。

正常思维过程是一系列概念有目的、合乎逻辑的联系过程，这一过程又称为联想。如果患者在意识清晰的情况下，联想缺乏目的性和逻辑性，联想范围松散，交谈时经常游离于主题之外，回答问题缺乏中心、抓不住要点，使人感到交流困难，称为联想散漫。严重时，联想全无逻辑联系，患者尚能形成完整的句子，但句子之间缺乏联系，不能表达完整的意思，称为思维破裂。更严重时，言语支离破碎，仅表现为一些不相干词语的堆砌，称为语词杂拌。

逻辑障碍也较常见，有的患者表现明显的思维逻辑倒错，推理过程十分荒谬，甚至古怪，既无前提又缺乏逻辑依据，有的甚至因果倒置，不可理解。有的患者表现象征性思维，以一些普通的具体的概念、词句或动作来表示某些特殊意义，除患者自己外旁人无法理解，这是形象概念与抽象思维之间的联想障碍。有的患者表现为明显的语词新作及诡辩性思维。

妄想属于思维内容障碍，往往与患者的教育、文化背景不相符，是一种病理性信念，但患者坚信不疑。妄想的范围和内容多变，最常见的妄想是被害妄想与关系妄想，其他还有夸大妄想、疑病妄想、钟情妄想、嫉妒妄想、虚无妄想、非血统妄想、特殊意义妄想等。被害妄想表现为患者感到有人捉弄、诽谤、暗算或谋害自己，感到被跟踪、被监视、被投毒等。关系妄想是指患者把周围环境中一些实际与他无关的现象理解为与自己相关，如周围人的言行、电视或报纸上的内容与自己有关或针对自己。有些妄想虽不常见，但对诊断精神分裂症具有特征性意义。如被动体验，患者觉得自己的思想、行为被"仪器或某种力量"控制（被控制感），甚至认为某些仪器、电波或信号在操纵或影响自己（物理影响妄想）。

思维属性障碍反映患者自我和外在世界之间的界限丧失。如患者觉得自己的思想被别人知道了，至于别人通过什么方式知道的，他却说不清楚（被洞悉感），感到脑子内出现了不属于自己的想法（思维被插入），或感到自己的思维被某种外力抽走了（思维被夺）。

2. 感知觉症状

幻觉是精神分裂症最常见的感知觉障碍。幻觉是一种虚幻的知觉，在没有客观感官刺激情况下的知觉体验。以听幻觉最为常见，主要表现为在意识清晰的情况下听见讲话声音（言语性幻听），"声音"可以是含糊或清晰的，可来自窗外、邻室或遥远的地方，患者通常信以为真。幻听内容可以是争论性、评论性或命令性的，如听见几个人在评论自己，相互争论，甚至命令自己去执行某项活动。急性期患者往往对幻听比较敏感，并有相应的情绪或行为反应，而幻听对慢性患者的影响较小。某些患者可能不是通过耳朵听到的，而是"感到"体内某个部位有声音，如"感到脑子内或肚子内有人说话"，这类症状被称为假性幻觉。其他幻觉包括视幻觉、触幻觉及嗅幻觉等。

感知综合障碍往往属于感觉与知觉的整合障碍，现实解体又称为非真实感，即患者对周围环境失去真实感，突然感到周围的一切都变得苍白陌生，失去生气，也缺乏情感上联系，似在梦境中。

3. 情感症状

情感症状主要表现为情感淡漠及情感不协调。情感淡漠的早期表现是情感迟钝及平淡，受损的是细腻情感及高级情感，如亲情及友谊，随后对生活要求减退，兴趣减少，最终患者的情感体验日益贫乏，面部缺乏表情，不与他人目光交流，对一切都显得无动于衷，丧失了与周围环境的情感联系。情感不协调是指情感反应与其思维内容或周围环境不协调，如患者自诉有人陷害自己，但没有情绪的紧张，甚至表现得面带笑容轻松自如。易激惹也可能是情感不协调的表现形式，即轻微刺激或者无明显刺激也可引起患者产生明显而剧烈的情感反应，如发脾气。有些患者可能出现矛盾情感，对同一件事情同时产生两种相反的、互相矛盾的情感体验，但患者对此既不自觉又不能加以分析和判断，泰然自若地接受两种情感。

4. 认知缺陷症状

精神分裂症的认知缺陷症状涉及多个认知领域，包括：① 注意障碍，如听觉注意及视觉注意障碍、注意分散、注意专注与转移障碍、选择性注意障碍及觉醒度降低等；② 记忆障碍，包括瞬时记忆、短时记忆及长时记忆损害等；③ 工作记忆损害，如言语性工作记忆和视空间觉工作记忆损害；④ 抽象思维障碍，如概念分类和概括障碍、联想（判断、推理）障碍、解决问题的决策能力障碍，特别是存在执行功能障碍；⑤ 信息整合障碍，不能充分利用已有的知识去缩短信息加工过程，如视觉-听觉综合障碍、视觉-运动觉综合障碍等；⑥ 其他，如运动协调性障碍等。有学者认为抑制功能障碍是精神分裂症的发病机制之一，即精神分裂症患者不能有效地抑制感觉刺激信号的输入（即感觉门控有缺损），从而使患者的大脑被感觉刺激信号淹没或超载，导致信息加工与注意功能障碍。甚至有学者认为抑制缺陷是幻觉妄想等精神病性症状产生的根本原因。

5. 意志行为障碍

意志减退或缺乏较为常见。意志减退表现为不能执行有目标的行为，缺乏意愿或动力，做事虎头蛇尾；对未来生活缺乏计划性和主动性；对生活、社交及学习的要求减退。随着病情进展，患者很难坚持有竞争性的工作或学业，对自己前途漠不关心，活动减少，呆滞，甚至不愿料理个人卫生。某些患者可能出现病理性意志增强，如反复上访等。

不协调性精神运动性兴奋或精神运动性抑制症状也较为常见。不协调性精神运动性兴奋患者的行为动作显得单调杂乱、无明确的动机和目的，有时显得愚蠢幼稚，使人难以理解，与外界环境不协调。精神运动性抑制的患者可表现为木僵或亚木僵状态,在意识清醒状态下言语动作完全或部分抑制或减少,患者可保持一种固定的姿势,不言、不动、不进食、不解大小便、面部表情固定,对刺激缺乏反应。某些患者可出现蜡样屈曲,肢体任人摆布,可较长时间保持一个怪异或不舒服的姿势,或者在床上保持头部悬空("空气枕头")姿势。有时患者对外界要求不但不执行,而且表现抗拒或相反行为(违拗症);或者相反,患者像机器人一样机械地执行外界的简单指令(被动服从)。精神运动性兴奋与抑制可以突然相互转化,如处于兴奋状态的患者可突然转入抑制状态(如连续数天卧床不起),然后又突然出现兴奋冲动行为(如突然从床上跳起,打碎窗上的玻璃或掐其他病友的脖子)。

1959 年,Schneider 提出精神分裂症的"一级症状群",包括争论性幻听、评论性幻听、思维鸣响或思维回响、思维被扩散、思维被夺、思维中断、思维被插入、情感被动体验、躯体被动体验、冲动被动体验及妄想知觉。研究发现,Schneider 一级症状群在精神分裂症患者中的出现率为 28%~79%。

20 世纪 80 年代初,Crow 提出精神分裂症生物异质性观点,将精神分裂症按阳性、阴性症状群进行分型。阳性症状群主要包括幻觉、妄想、明显的思维形式障碍、反复的行为紊乱和失控等。阴性症状群是指精神活动减退或丧失,主要包括思维贫乏、情感平淡或迟钝、意志缺乏、兴趣及社交缺乏、注意障碍等。Ⅰ 型精神分裂症以阳性症状为主,而Ⅱ型精神分裂症以阴性症状为主。

四、诊断与鉴别诊断

目前,尚缺乏对精神分裂症的客观诊断方法。临床上主要结合病史、临床症状、病程、体格检查及实验室检查等诊断精神分裂症。一些标准化诊断工具,如复合性国际诊断交谈检查表(CIDI)、精神障碍诊断与统计手册定式临床检查(SCID)及简明国际神经精神交谈检查表(MINI)等,可用于辅助诊断精神分裂症。

目前,国际上通用的诊断标准有 ICD-11 和 DSM-5,是集中了国内外精神科工作者多年来临床经验和集体智慧的专家系统,代表了当代精神科对疾病认识的水平。但任何一种诊断标准都难免有其局限性,而密切的临床观察,把握疾病横断面的主要症状及纵向病程的特点,进行科学的分析是临床诊断的可靠基础。

(一)诊断时需注意的问题

(1)在做出精神分裂症的诊断前,必须完善客观的临床(如脑电图、脑脊液检查、头颅影像学检查)及实验室检查,以排除脑器质性精神障碍及躯体疾病所致精神障碍;尽可能获取确切的病史、完善毒品检查,以排除精神活性物质所致精神障碍。

(2)必须把精神症状与发生这种症状时患者的心理文化背景联系起来分析。有些症状似乎"荒诞不经",但经仔细分析后还是可以理解的,而症状的可以理解与否对决定精神分裂症的诊断有很重要的意义。

(3)须反复观察患者,一次就发现患者的所有精神症状有时是不现实的。无论患者合作或不合作,症状并不是在任何时间、任何场合都会充分暴露的,特别当精神检查发现与病史不相符合时,不能仅根据短暂的、片面的检查就下结论。

（4）要正确估计精神因素的作用。多数精神分裂症患者在病史中都可找到一些精神因素,有些因素是微不足道的,有些因素则可能是发病后与环境发生冲突的后果,均不能仅靠此诊断为其他精神疾病。

（5）如果在其他躯体疾病的过程中出现精神分裂症的症状,则应考虑以下几种可能。① 精神症状因躯体疾病而引起:如果精神症状的发生时间及轻重变化与原发疾病关系密切,应考虑诊断为症状性精神病。② 精神症状因躯体疾病而诱发:此时精神症状出现后按自己的规律演变,与躯体疾病的病情变化关系不大,仍应诊断为精神分裂症。③ 精神分裂症与其他疾病同时存在,两者之间纯粹是巧合关系。

（6）精神分裂症的诊断必须尽可能抓住能够确定的症状和症状组合,不能单靠排除法诊断。单个症状有些在诊断中具有重要意义,如 Schneider 的"一级症状",但并不是所有精神分裂症患者有"一级症状",其他精神疾病也可出现"一级症状"。症状群更有诊断价值。

（二）ICD-11 精神分裂症诊断标准(6A20)

1. 基本（必要）特征

至少具备下列症状中的 2 项(根据个体报告,临床医生或其他知情者观察),且症状在 1 个月或以上的大部分时间内持续存在。其中至少有 1 项症状来自(1)~(4)。

（1）持续的妄想:如夸大妄想、关系妄想、被害妄想。

（2）持续的幻觉:虽然可以出现任何形式幻觉,但听幻觉是最常见的。

（3）思维紊乱:思维形式障碍,如词不达意及联想松弛、言语不连贯、语词新作。严重时,患者的言语如此不连贯以至于无法被理解,如语词杂拌。

（4）被动体验:被影响或被控制体验,如感觉个人的想法或行为不是由自己产生的而是被强加的思维及行为,思维被抽走或思维被广播。注意:如果对上述现象予以妄想性解释,则考虑满足标准(1)。

（5）阴性症状:如情感平淡,思维贫乏或言语贫乏,意志缺乏,社交缺乏或兴趣缺失。注意:必须明确这些症状并非继发于心境障碍、物质滥用或药物所致。

（6）明显的行为紊乱:可以出现在任何形式的有目的的活动中,如奇怪的或无目的行为,不可预知的或不恰当的情绪反应干扰的行为。

（7）精神运动性症状:如紧张性不安或激越、作态、蜡样屈曲、违拗、缄默或木僵。

上述这些症状不是其他躯体疾病(如脑瘤)所致,也不是物质滥用或药物(如皮质类固醇)作用于中枢神经系统的结果,包括戒断反应(如酒精戒断)。

2. 其他特征

（1）精神分裂的起病形式:既可以是急性起病的,即数天内出现严重的异常表现,也可以是隐匿性起病的,体征和症状是逐渐发展的。

（2）前驱期:通常在精神病性症状出现之前数周或数月。这个阶段的典型特征通常包括对工作或社交活动失去兴趣,忽视个人外表或卫生,睡眠周期颠倒,以及出现轻微的精神病性症状,伴有焦虑/激越或不同程度的抑郁。

（3）急性发作间期:可能存在残余期,其临床表现与前驱期相似。

（4）精神分裂症患者常感到明显的精神痛苦，个人、家庭、社交、学习、职业或其他重要功能损害。然而，痛苦感和心理社会功能损害并不是诊断精神分裂症的必要条件。

3. 病程衡量标准

下述标准将用于确认精神分裂症的病程，包括个体当前是否满足精神分裂症的诊断要求，或者处于部分或完全缓解状态。

（1）6A20.0 精神分裂症，首次发作。首次发作是指患者第一次（当前或最近一次发作）表现出精神分裂症的症状，症状及其持续时间符合精神分裂症的诊断要求。如果既往有过精神分裂症或分裂情感性障碍发作，则应使用"多次发作"描述。包括：① 6A20.00 精神分裂症，首次发作，急性期；② 6A20.01 精神分裂症，首次发作，部分缓解；③ 6A20.02 精神分裂症，首次发作，完全缓解。

（2）6A20.1 精神分裂症，多次发作。多次发作是指至少存在两次疾病发作，每次疾病发作时患者的症状及持续时间均满足精神分裂症或分裂情感性障碍的诊断要求，疾病发作之间的部分缓解期或完全缓解期至少持续 3 个月，并且本次或最近一次发作诊断为精神分裂症。缓解期患者仅部分满足或不满足精神分裂症的诊断要求。包括：① 6A20.10 精神分裂症，多次发作，急性期；② 6A20.11 精神分裂症，多次发作，部分缓解；③ 6A20.12 精神分裂症，多次发作，完全缓解

（3）6A20.2 精神分裂症，持续发作。持续发作是指自精神分裂症首次发作以后，几乎在患者一生的全部病程中，症状持续存在且满足精神分裂症的诊断要求，其间可以出现相对整个病程来说极其短暂的阈下症状期。对于首次发作患者来说，精神分裂症的持续时间至少 1 年。

（三）鉴别诊断

本病主要与分裂情感性障碍、心境障碍、妄想性障碍等相鉴别。

1. 分裂情感性障碍与伴有精神病性症状的心境障碍

分裂情感性障碍与伴有精神病性症状的心境障碍主要区分要点是精神病性症状与情感症状的时间关系。精神分裂症要么根本不出现符合诊断标准的心境障碍发作，要么情感症状出现在精神病症状之后，要么情感症状仅短暂共存于精神病症状。分裂情感性障碍强调精神病性症状与情感症状同样突出、出现与消失时间相近，两者往往共存一段时间。心境障碍患者可以出现精神病性症状，但患者存在明显的心境高涨或低落，并且精神病性症状往往与心境相一致，如躁狂患者出现夸大妄想，抑郁患者出现自责自罪等症状。

2. 妄想性障碍

精神分裂症和妄想性障碍都以持续妄想为特征，但妄想性障碍缺少其他特征性症状，如持续幻觉、思维紊乱，被影响、被动或被控制体验等。相对精神分裂症患者而言，妄想性障碍患者的人格相对完整，社会功能和职业功能受损及衰退不明显，妄想可能具有一定现实性和可理解性。

3. 分裂型障碍

分裂型障碍的特点是患者的语言、感知觉、信念和行为等呈现持久的异常模式，类似精神分裂症患者症状弱化的形式或人格障碍。精神分裂症与分裂型障碍的主要区别在于症状

存在的强度,如果患者的症状严重程度达到精神分裂症的诊断要求则可诊断为精神分裂症。

4. 急性短暂性精神病性障碍

病程是与急性短暂性精神病性障碍最主要的鉴别点,精神分裂症诊断要求精神病性症状持续至少 1 个月。另外,急性短暂性精神病性障碍患者症状呈现波动性(强度)、多形性(妄想或幻觉内容多变,甚至每天都会发生变化)。而精神症状的快速变化及波动在精神分裂症患者中不常见。阴性症状常见于精神分裂症,但不出现在急性短暂性精神病性障碍中。

5. 其他须排除的精神障碍

其他须排除的精神障碍还有创伤后应激障碍和诈病等。创伤后应激障碍患者往往会出现严重闪回症状,而严重闪回可以表现为对周围环境意识的丧失,侵入性画面或记忆也具有幻觉的特征,高警觉也可能达到偏执程度,但是创伤后应激障碍的诊断需要有明确的暴露史。诈病者如果具备精神病学知识或有医学背景,有时较难鉴别,须经过仔细观察,有无继发性获益,包括了解既往史。

五、治疗与预后

(一)治疗原则

1. 综合治疗原则

应采取抗精神病药物治疗、物理治疗、心理治疗(包括精神健康教育、家庭治疗等)和康复治疗等措施的综合运用,其目的在于提高疗效、改善依从性、预防复发,改善社会功能和更好地提高患者的生活质量。

2. 全病程治疗原则

抗精神病药物治疗是治疗精神分裂症最有效、最基本的治疗手段。研究表明,未治疗的精神症状的持续时间(duration of unmedicated psychosis,DUP)与不良预后呈正相关性。因此,一旦确诊为精神分裂症,应尽快给予充分的药物治疗。精神分裂症的治疗阶段分为急性期治疗、巩固期治疗和维持期治疗三个相互联系的过程。

(1)急性期治疗:目的是控制症状、减少伤害、缩短病程。在急性期以药物治疗为主,抗精神病药物从小剂量开始,2 周内逐渐加大至治疗量,直至症状控制,一般需要 6～8 周。为尽快控制症状、降低风险,可在药物治疗的基础上加用物理治疗,如改良无抽搐电刺激治疗。急性期治疗应充分,以免症状复燃或恶化。

(2)巩固期治疗:目的是防止症状复燃,促使社会功能的恢复。继续使用急性期所有有效药物治疗至少 6 个月,过早停药会导致症状波动,同时监测药物的不良反应。在未出现病情明显反复的情况下,治疗可进入维持阶段。在此期间应配合心理治疗,提供支持,提高患者的治疗依从性。

(3)维持期治疗:目的在于维持症状缓解,防止复发,维持良好的社会功能并提高患者的生活质量。维持治疗的时间因人而异。对多次发作者建议终身服药。维持期治疗中,在密切观察下可适当调整治疗措施和药物治疗的剂量,如逐渐减少或停用联合治疗中的非心境稳定剂。

在停药期间如有复发迹象应及时恢复原治疗方案,缓解后应给予更长的维持治疗期。在此期间应去除可能存在的社会心理不良因素及施以心理治疗(包括家庭治疗),以便提高抗复发效果。

3. 首发精神分裂症治疗

对于首次发作精神病性症状的个体应进行详细的评估,包括体格检查、神经系统查体、实验室检查及药物滥用筛查,以排除器质性疾病所致精神病性障碍,必要时完善头颅影像学检查(如颅脑 MRI 或 CT)。一经确诊,应尽快给予抗精神病药物治疗,首发患者大多对药物治疗比较敏感,所需的抗精神病药物剂量偏小,易出现不良反应。药物治疗通常从低剂量起始、缓慢滴定,在初始目标剂量时观察 2～3 周,然后再根据患者的疗效及不良反应调整药物剂量。在治疗过程中需要全程监测药物的不良反应,提高患者的治疗依从性。

4. 难治性精神分裂症治疗

难治性精神分裂症又称为治疗抵抗的精神分裂症(treatment resistant schizophrenia, TRS),定义：过去 5 年内,至少使用过 2 种抗精神病药物足量(氯丙嗪等效剂量 400～600 mg/d)、足疗程(4～6 周)治疗后均未获充分缓解(BPRS 总分≥45 分,CGIS≥4 分,或 4 项阳性症状中至少 2 项≥4)。TRS 药物治疗推荐首选氯氮平,但需在治疗过程中监测粒细胞数量。对氯氮平治疗不能耐受或无效的患者,可考虑增效治疗。常用的增效治疗方式为电休克、经颅磁刺激(TMS)、联合使用心境稳定剂治疗。2020 年美国精神病学协会(APA)发布的《精神分裂症治疗指南》指出,对于持续存在自杀风险、攻击行为风险或其他治疗手段疗效不佳的患者,同样推荐使用氯氮平。

（二）药物治疗

抗精神病药物是精神分裂症的首选治疗方案。

1. 总体用药原则

（1）单一药物治疗原则：目前,国内外治疗指南通常推荐首选第二代抗精神病药物,强调早期、足量及足疗程。通常从小剂量开始,逐渐滴定至治疗剂量,药物滴定速度视药物剂型、患者特质及既往用药情况而定。复发和病情恶化患者根据既往用药情况选用原有效药物。治疗个体化,因人而异。

（2）经上述某种单一药物治疗后,疗效欠佳或不能耐受者考虑换用不同化学结构、不同作用机制的抗精神病药物治疗。TRS 患者考虑氯氮平或增效治疗。目前对于 TRS 患者是否接受抗精神病药物与抗精神病药物的联合治疗存在一定争议,需要继续研究观察。

（3）对于老年患者,尤其是共病躯体疾病、联用多种药物者,从药代动力学角度出发,起始剂量应为成年人常规起始剂量的 1/4～1/2,药物滴定速度不宜过快,药物滴定范围需要结合患者的躯体情况、疗效及不良反应等综合判断。

（4）治疗期间的抗精神病药物监测包括服药依从性监测、疗效评估、不良反应监测以及其他精神科药物或非精神科药物或吸烟的监测。

2. 药物选择

精神分裂症治疗最早使用的药物是氯丙嗪,以后又合成了许多药物,传统上有不同的药物分类方法。按药物作用效价可分为以下两类。① 低效价/高剂量类：临床应用的剂量高,镇静作用强(舒必利除外),对心血管和肝脏的毒性较强,而对锥体外系的反应较弱,如氯丙嗪、硫利达嗪、氯普噻吨、氯氮平和舒必利等。② 高效价/低剂量类:临床应用的剂量低,镇静作用弱,对心血管和肝脏的毒性较小,而对锥体外系反应较强,如氟哌啶醇、奋乃静、氟奋乃静、三氟拉嗪及匹莫齐特(哌迷清)等。该分类有助于描述药物不良反应与剂量的关系。

(1) 药物分类:近年来,随着临床精神药理学研究的深入而提出按主要药理学作用分类。目前常用药物主要分为两大类:第一代抗精神病药物和第二代抗精神病药物。

第一代抗精神病药物又称神经阻滞剂(neuroleptics),主要包括:① 吩噻嗪类,如氯丙嗪、硫利达嗪、奋乃静、氟奋乃静及其长效剂、三氟拉嗪等;② 硫杂蒽类,如氯普噻吨及其长效剂、氟哌噻吨及其长效剂、氯普噻吨等;③ 丁酰苯类,如氟哌啶醇及其长效剂、五氟利多等;④ 苯甲酰胺类,如舒必利等,有口服制剂和针剂等剂型。其药理学主要作用是作用于脑内 D_2 受体,为 D_2 受体阻断剂,其他药理学作用包括对肾上腺素能受体、毒蕈碱能 M_1 受体及组胺 H_1 受体等的阻断作用。主要治疗适应证为精神分裂症和分裂情感性精神障碍。第一代抗精神病药物的缺点:不能改善认知功能;对原发性阴性症状作用小,部分药物甚至可以产生继发性阴性症状;约 30% 患者的阳性症状不能有效缓解;引发锥体外系和迟发性运动障碍的比例较高。

第二代抗精神病药物包括氯氮平、利培酮、帕利哌酮、奥氮平、喹硫平、阿立哌唑、齐拉西酮、鲁拉西酮、舍吲哚、氨磺比利及布南色林等。其药理学作用是同时阻断 5-HT$_2$ 受体及多巴胺受体,又称为 5-羟色胺和多巴胺受体拮抗剂(serotonin-dopamine antagonists, SDAs)。第二代抗精神病药物对中脑-边缘系统的作用比对纹状体系统作用更具有选择性,因此该类药物较少引起锥体外系不良反应。

通常认为,第一代抗精神病药物对阳性症状的疗效肯定,但对其他症状疗效欠佳。第二代抗精神病药物不仅能有效控制阳性症状,对认知缺陷症状及阴性症状可能也具有一定的疗效。

对于服药依从性差或服用不便的患者可以选用长效制剂,包括酯类化合物和微粒结晶水溶液两种。目前,国内常用的长效制剂包括氟哌啶醇癸酸酯、氟奋乃静癸酸酯、利培酮微球及棕榈酸帕利哌酮注射液等。

(2) 剂量及用法:一般而言,口服剂量应从小到大,1 周左右加至治疗剂量,然后维持此剂量 2~4 周。如病情继续好转,继续服用此剂量至获得最大疗效;如病情虽有所改善,但改善幅度较小,则可以增加药物剂量,但一般不超过所推荐的最高日剂量。药物足量治疗 6~8 周无效应该换药,治疗有效则维持使用。需要指出,判断一个药是否有效,必须建立在足量、足疗程的基础上。急性兴奋躁动、拒绝服药的患者常需肌内注射抗精神病药物,常用氯丙嗪 25~50 mg、氟哌啶醇 5~10 mg 或氯硝西泮 1~2 mg,每日肌内注射 1~3 次,兴奋躁动控制后应改为口服治疗。一般肌内注射剂量的作用相当于口服剂量的 1 倍,故由注射改为口服时不必再从小剂量开始。

急性期治疗后,需要继续巩固治疗和维持治疗。巩固期治疗通常为 6 个月左右,建议使用原治疗药物、原治疗剂量继续治疗,目的是巩固病情,避免病情复发或再燃,同时为患者回归社会做准备。巩固期治疗是否可以减少药物剂量以及如何减量存在争议。维持期治疗时间较长，首次发作后维持治疗时间通常不少于 2 年，而复发患者的维持治疗时间更长一些，不短于 5 年，部分患者甚至需要终身服药。维持治疗所需的药物剂量因人而异，通常为原剂量或原剂量的 1/4～2/3。

长期服药虽可减少复发，但可引起严重的不良反应，如锥体外系不良反应及迟发性运动障碍（tardive dyskinesia）。迟发性运动障碍以面部出现不自主的咀嚼、吮吸、做鬼脸和/或一侧肢体扭动等异常动作为特征。国外资料报道，第一代抗精神病药物所致迟发性运动障碍的年发病率为 5%，老年患者一年内的发病风险可高达 25%～30%；第二代抗精神病药物的迟发性运动障碍发生率明显低于第一代，目前迟发性运动障碍尚缺乏有效的治疗方法，以预防为主。一旦发生迟发性运动障碍，需考虑停止用药或更换药物。此外，第二代抗精神病药物相对第一代抗精神病药物来说有较多的优点，较少引起锥体外系不良反应及迟发性运动障碍，但奥氮平及氯氮平等药物会引起高血糖及高血脂，导致代谢综合征、糖尿病及心血管事件等。

（3）治疗依从性：依从性较差在精神分裂症患者中有一定的普遍性，应加以关注。主要是患者自知力缺乏导致对疾病的否认，以及药物的不良反应所致。应对方法：尽量减少药物不良反应，如降低药剂量、合并治疗，或转用耐受较好的药（如第二代抗精神病药物）；加强对患者及家属的教育可改善依从性。某些患者可考虑使用长效针剂治疗。

（4）其他合用药物：苯二氮䓬类可用于改善患者的睡眠和焦虑；抗抑郁药物可改善患者的继发性抑郁和焦虑症状。

（5）药物常见不良反应：过度镇静（H_1 受体）、直立性低血压（α 受体）、流涎（M 受体）、锥体外系不良反应、催乳素水平升高（多巴胺受体）、体温调节紊乱、抗胆碱能不良反应、体重改变（$5-HT_{2c}/H_1$）、肝脏毒性、心血管系统病变（心电图 QT 间期延长）等。严重不良反应包括恶性综合征、癫痫发作（剂量相关性）、血液系统改变、迟发性运动障碍和猝死。

处理抗精神病药物超量中毒：首先明确诊断、确定药物过量；然后洗胃、开放静脉，解毒、支持治疗，防惊厥、防感染，防止肝功能损害，加强对症治疗、观察并监测。

（三）物理治疗

1. 电休克治疗

电休克治疗（electric shock therapy）又称电抽搐治疗（electroconvulsive therapy，ECT），主要用以控制急性兴奋躁动、严重抑郁、自伤自杀和紧张木僵、违拗拒食状态，对部分 TRS 患者也有效，起效较快，急性症状控制后仍用药物治疗。其不良反应和并发症主要为可恢复的短期记忆受损、骨折或脱臼、窦性心动过速、罕见呼吸窘迫、窒息等，其引发的病死率极低，为（0.3～3）/万。近年来推广改良电抽搐治疗（modified electroconvulsive therapy，MECT），又称无抽搐电休克治疗心脏负荷减轻，意外减少，安全性更高，禁忌证及不良反应均明显减少。实施要点：以硫酸阿托品静脉给药以降低迷走神经张力，减少呼吸道分泌；以速效麻醉剂［硫贲妥纳、丙泊酚（异丙酚）］行静脉诱导麻醉；以肌肉松弛剂如氯化琥珀酰胆碱静脉给药，以解除骨骼肌抽搐。上述药物注射完成后，再按常规 ECT 通电。

2. 经颅磁刺激

经颅磁刺激（transcranial magnetic stimulation，TMS）治疗是一种无创、安全、操作简

便的皮质刺激技术。TMS利用时变磁场产生感应电场,引起生物电流在组织中传导,改变大脑皮质神经细胞的动作电位,影响脑内代谢和神经电活动。重复经颅磁刺激(repetitive transcranial magnetic stimulation,rTMS)是在TMS基础上发展起来的新型神经调控技术,可通过调节不同的刺激频率、刺激模式,调控大脑皮质产生兴奋或抑制。研究表明,低频rTMS(通常是1 Hz)刺激患者左侧颞顶皮质可有效改善言语性幻听;2020年,《rTMS治疗指南》推荐高频rTMS刺激左侧背外侧前额叶皮质可以治疗精神分裂症的阴性症状(possible effect,C级推荐),均提示rTMS对精神分裂症可能的疗效。相比ECT,rTMS无须全身麻醉,不良反应相对轻微,但疗效仍不及ECT,在临床实践中可作为一项辅助治疗手段。

3. 磁抽搐治疗

磁抽搐治疗(magnetic seizure therapy,MST)是在TMS基础上发展的一项新型的物理治疗手段,通过快速变换的强烈磁场诱发脑内局部抽搐。该技术与MECT非常类似,但同时又可避免MECT对记忆等认知功能的严重影响。已有临床研究证实MST对难治性抑郁症有效。近年的研究表明,MST与MECT对精神分裂症患者疗效相当,且安全性较好,对即刻记忆等认知功能损伤较小,在临床实践中是一项极具潜力的物理治疗手段。

(四)心理治疗与康复

心理治疗主要应用于精神分裂症急性期症状控制以后。精神分裂症急性期的患者精神症状活跃,受其影响,患者对疾病缺乏自知力,不能领悟心理治疗的要求,也不能配合治疗的过程;但在巩固期和维持期,患者的精神症状逐渐消失,自知力逐步恢复,与人接触能力获得改善,能进行交流学习,有了解疾病性质、提高识别能力的需要,也有学习应对社会歧视、改善人际交往以及伴发情绪和行为问题的需要。

对精神分裂症患者的治疗可以采用支持性心理疗法,通过情感上的关爱和精神上的支持使患者获得尊重、理解和重新生活的勇气,可采用陪伴、解释、疏泄、保证、同情及鼓励等形式和技巧进行治疗。也可以采用集体心理治疗,把具有共同特征的患者编成一组,制订治疗计划,定期指导和动员小组成员讨论;或采用心理剧的形式,患者自编自演,在互助互动中提高认识。对青少年患者,尤其可使用家庭治疗的形式,唤起良好的家庭支持和家庭成员互动。对精神分裂症伴发的阴性症状和某些行为问题,可以借助行为治疗技术,如"代币治疗""奖惩治疗"来塑造患者的行为,增强患者对生活的主动性和参与性,延缓精神衰退。

心理社会干预对精神分裂症的治疗具有重要作用,应与药物治疗密切结合,构成完整的心理社会康复,使患者重新回到社会,而不是离群索居。药物治疗既不能自动地提高患者对疾病的认识,接受治疗并预防复发,也不能自动地使患者适应患病后的环境,培养社会交往、独立生活和职业能力,这些都需要心理社会干预。心理社会干预也应像药物治疗一样,根据患者的情况、病情阶段和生活状况量体裁衣。比如,患者是和家人一起生活的,家庭治疗可能有益;独居者可参加日间医院项目,或安排社区护士探视。精神科医生应努力使患者得到充分的精神卫生保健和照料,应与当地的社会服务机构保持紧密的工作关系。

当前,国际上的趋势是,患者住院时间日益缩短,治疗场所逐渐转向门诊和社区。住院常用作控制对自己或他人形成威胁、不能适当自我照顾(如拒食拒水)以及需要特殊医学观察、检测或治疗的患者。

1. 部分住院/日间治疗

日间医院适合于疗效欠佳、残留症状仍多,但又无须全天住院的患者。日间医院每周一至周五日对患者开放,提供药物治疗和心理社会康复项目,依据患者的情况,选择需要的项目和频率,晚上和周末患者可以回家。

2. 门诊服务

门诊是绝大多数患者的治疗场所,通过观察患者,预防复发;提供个别或集体咨询和心理教育、家庭干预和特别干预项目,如社交技能训练和认知康复。

3. 家庭干预

家庭治疗联合药物治疗已证实能降低精神分裂症复发率。家庭治疗能改善患者的服药依从性,也可改善社会支持性。家庭干预要使患者的家庭了解疾病的性质(慢性)和长期治疗的必要性,建立现实的期待。教育能改善患者及其家庭两者的合作和依从性。社会上对精神病患者常有某种歧视,这种歧视有时是恶意的(如讽刺、讥笑等),有时出自善意(如把患者看作小孩,给予过分的照顾,使患者感到无所适从)。所以,要向患者及家属普及精神卫生知识,开展家庭心理教育,使患者对可能碰到的这类歧视有思想准备,知道如何去适应和应付,同时减少环境中的不良应激,避免对患者的指责或过分关心。大部分患者在疾病复发前都有一些先兆症状,如无故的心神不宁、睡眠不好等,患者如能及时注意这些症状并寻求医生帮助,常可将疾病复发控制在萌芽阶段。此外,开展对精神分裂症患者的日常生活能力和社交能力的培训与指导。

4. 自助组织

患者家庭成员的自助组织能提供一个学习精神分裂症知识的讲坛,从其他成员那里获得鼓励,学习如何应对精神分裂症的表现。许多国家里都有这样的组织。

(五)病程和预后

本病的病程长短不一,过去认为它是一种慢性进行性疾病,影响患者生活的每个方面,预后不佳,因而命名为"早发痴呆"。目前认为,总体而言有 1/3 的患者可获得显著、持久的改善;有 1/3 的患者虽有部分改善,但症状时有复发并留有残疾;还有 1/3 患者从未真正改善过,是永久性的严重残疾。欧美长期随访研究(30 年以上)显示,疾病的严重程度在患者晚年会得到缓解。

由于近代治疗技术的进展以及社会环境的改善,改变了精神分裂症的自然病程,因而患者的预后已获得很大的改善。从一项对来自有关精神分裂症预后和结局的 320 个研究的 51 000 名患者结局的总结发现,有 40% 的患者痊愈、症状彻底缓解或仅残留轻微症状。

有许多因素与预后有关,主要因素如下:① 性别:女性预后一般好于男性;② 文化程度:文化程度高者预后更好;③ 发病年龄:发病年龄大者预后更好;④ 发病形式:急性或亚急性起病者较缓慢起病者预后更好;⑤ 临床表现:以阳性症状为主要临床表现者预后更好,阴性症状或认知缺陷症状为主要表现者往往提示预后较差;⑥ 治疗情况:得到系统、及时合理治疗的患者以及治疗依从性较好的患者预后更好;⑦ 病前性格:病前性格开朗、善社交者往往预后更好;⑧ 社会支持系统:能得到家庭及社会网络有效支持的患者,其预后较好。基于尚不清楚的原因,跨文化研究发现,发展中国家的患者预后比发达国家的好。这也许是这些社会对患者更宽容,对他们的要求较低,患者更易受到家人的照顾。

精神分裂症患者的标准化死亡率是普通人群的 2～4 倍,有 4%～10% 的患者死于自杀。自杀是导致疾病早期男性患者死亡的主要原因。精神分裂症导致暴力行为的风险相对较小,远低于酒精依赖和物质滥用的结果;而暴力威胁和轻微攻击性行为要比危险的暴力行为常见得多。在极少数情况下,患者会袭击或谋害被其认为是造成自己痛苦的人,如配偶、邻居等。对精神分裂症的全面评估应包括对暴力危险性和自杀风险彻底和不间断的评定。

国外资料显示,精神分裂症患者中高达 50% 的人存在明显的物质滥用问题;但国内患者这方面的问题则不甚严重。伴有物质滥用通常提示预后差,可导致患者不遵医嘱用药、反复发作、频繁入院、功能衰退,直至丧失社会支持。

第二节　妄想性障碍

一、概述

妄想性精神障碍(delusional disorder)又称为偏执性精神障碍,是一组以长期持续性妄想为唯一或最突出临床特征的精神障碍。妄想性精神障碍的妄想内容及出现的时间多与患者生活处境相关,具有一定的逻辑性、系统性。患者人格保持相对完整。该病起病隐匿,病程进展缓慢,可持续终身。

国外资料估计该类患者年发病率为(0.7～3.0)/10 万,患病率为 0.02%～0.03%;由于社会功能保持相对较好且缺乏自知力,患者较少到精神卫生保健机构就诊,该类精神障碍占国内外门诊、住院患者比例较少,占住院总人数的 1%～4%,首次住院时间一般在中年或以后,很少早于 35 岁。1974 年 Bleuler 报道偏执狂仅占住院精神病患者的 1%。南京脑科医院 1959 年的资料显示仅占住院精神病患者的 0.13%。1978—1980 年,上海市精神卫生中心诊断偏执性精神障碍者分别占住院总数的 0.8%～1.19%;2000 年以来该院这类患者的比例降低至 0.2%～0.9%,好发于中年人,以女性多见。

二、病因与发病机制

妄想性障碍的病因不明,多年来的研究表明与患者的个性缺陷及社会环境因素有关。

1. 个性特征

偏执性精神障碍患者大多属偏执性人格,患病前性格固执、敏感、多疑,以自我为中心,自尊心强,不安全感强,拒绝接受批评,不能正确对待挫折,人际关系较差,常有偏见依据。1967 年,Herhert 等报道在 45 例患者中 41 例为偏执性人格。1980 年,徐韬园对 44 例偏执状态患者进行 10 年以上随访研究,发现有 30 例符合偏执状态的诊断。

2. 环境因素

有个性缺陷者如在环境中遭遇挫折，常将周围事实予以曲解，导致人际关系不佳，认为周围同事或在一起的人们言行均针对自己，或有被害妄想，此时更易与其周围人发生冲突进而加深妄想。

3. 遗传史

遗传因素与本病的关系尚待进一步研究。Miller 调查了 400 例有明显偏执观念患者的家属，有 2% 曾诊断为偏执性精神病。徐韬园报道的 30 例偏执状态患者中，2 例有精神分裂症偏执型家族史。但目前认为，偏执性精神障碍的家族聚集性弱于精神分裂症或心境障碍。

三、临床表现

1. 偏执狂

偏执狂又名妄想狂。1863 年，Kahlbaum 首先将偏执狂名称用于此类患者。逐渐发病，持久而不动摇的系统化妄想是该病的核心表现。无幻觉和其他精神病性症状，病程持久，无明显的精神衰退。

偏执狂患者妄想开始时以被害妄想为主，之后可出现夸大妄想，妄想内容与其生活背景有关。比如，因工作需要被调离岗位，患者认为是领导对自己进行报复。妄想有一定的现实性，易被当真，除与妄想系统直接相关的行为、态度以外，其情感行为均为正常。中年起病，男性脑力劳动者多见，精神症状不恢复也不衰退，随着年龄增加症状可日趋缓和。

2. 偏执状态

偏执状态是指类偏狂，基本情况同偏执狂，但妄想的系统程度较差。妄想对象可涉及家人、邻居，可有泛化，智能无损害，很少衰退，工作、学习适应性良好，不涉及妄想时情绪反应正常，一般没有幻觉。起病于 30～40 岁，女性多见。患者病前性格主观、固执、好强，起病前有明显的心理因素，起病缓慢，预后较偏执狂好，经适当治疗症状可缓解。

3. 妄想痴呆

妄想痴呆（paraphrenia）：1983 年，Kraepelin 将妄想痴呆从早发性痴呆中划出，介于偏执狂与妄想性精神分裂症之间，具有难以缓解的系统性妄想，也不会趋向衰退或痴呆，就 paraphrenia 字义而言，"para"偏执，"phrenia"精神活动，并无痴呆意义。

Kraepelin 将妄想痴呆分为系统性妄想痴呆、夸大性妄想痴呆、幻觉性妄想痴呆及虚构性妄想痴呆 4 种类型。发病年龄大多在 30～35 岁，具备分裂性或多疑性格，病程缓慢，很少缓解。

四、诊断与鉴别诊断

（一）ICD－11 妄想性障碍诊断标准（6A24）

1. 基本（必要）特征

（1）妄想性障碍是一种或一组相互关联的妄想的发生和形成，至少需要 3 个月（通常更长），不伴有抑郁、躁狂或混合发作。

（2）不同个体的妄想内容不同，尽管妄想的内容会随着时间而发展，但在同一个体中则表现为显著的稳定性。常见的妄想种类包括被害妄想、躯体相关妄想(如在医学检查正常的情况下坚信器官腐烂或功能异常)、夸大妄想(如坚信其发现了长生不老药,可以永生)、嫉妒妄想(如坚信其配偶不忠)和钟情妄想(坚信有人对其情有独钟,通常是一个著名的或地位很高的陌生人)。

(3) 不存在明显和持续的幻觉、阴性症状或被影响体验、被动体验或被控制感。但有些病例可以出现与妄想内容相关的特定的幻觉,如被寄生虫或昆虫感染妄想时可能出现幻触。

(4) 除了与妄想体系直接相关的行为和态度外,情感、言语和行为通常不受到影响。

上述这些症状不是其他躯体疾病(如脑瘤)所致,也不是物质滥用或药物(如皮质类固醇)作用于中枢神经系统的结果,包括戒断反应(如酒精戒断)。

2. 其他特征

(1) 妄想可能伴有一些与妄想内容直接相关的动作,如跟踪钟情妄想的钟情对象,或起诉那些他认为在迫害他的人。

(2) 妄想性障碍通常比伴妄想症状的其他精神病性障碍起病晚且症状更稳定。

(3) 罕见的情况是一种妄想性障碍同时或在很接近的时间内出现在情感或情景相关的两个人身上,这种情况常涉及共用或诱导的妄想性障碍或感应性精神病。在这种情况下,通常是一个人接受了另一个人的妄想性信念,但当两人分开时,不是主导地位的那个人的妄想可能会缓解。

3. 病程衡量标准

下述标准将用于确认妄想性障碍的病程,包括个体当前是否满足妄想性障碍的诊断要求,或者处于部分或完全缓解状态。

(1) 6A24.0 妄想性障碍,目前为症状期。目前为症状期是指患者当前或者在过去 1 个月内满足所有的妄想性障碍症状和持续时间的诊断要求。

(2) 6A24.1 妄想性障碍,部分缓解。部分缓解是指在过去至少 1 个月内不能满足所有的妄想性障碍的诊断要求,但存在显著的临床症状,伴或不伴有功能损害。

(3) 6A24.2 妄想性障碍,完全缓解。完全缓解是指在过去至少 1 个月内不能满足所有的妄想性障碍的诊断要求,并且不残留显著的临床症状。

(二) 鉴别诊断

本病主要与精神分裂症、痴呆等相鉴别。

1. 精神分裂症

精神分裂症和妄想性障碍都可能是以持续的妄想为特征,可通过缺乏其他精神分裂症特征的症状加以鉴别。妄想性障碍患者通常具有相对完整的人格,在社交和职业功能上的退化和损害更少,且首次发作年龄往往较大。

2. 痴呆

妄想特别是被害妄想,也可能是痴呆的症状,尤其在老年人群中。这样的妄想有别于妄想性障碍,多发生在痴呆的病程中,根据定义是由于另一种医学疾病或长期物质使用所致的。相反,妄想性障碍的妄想必须出现于痴呆发生之前。如果痴呆在明确诊断为妄想性障碍之后发生,两个诊断可以同时存在。

五、治疗与预后

一般考虑为抗精神病药物治疗，不仅可消除患者的焦虑和激越，也可减轻或消除妄想。对于敌对、攻击及存在自杀自伤隐患的患者有必要加以监管及强制性住院治疗。适当加以心理治疗是必要的，有助于提高治疗的依从性。

第三节　分裂情感性障碍

一、概述

分裂情感性障碍（schizoaffective disorder）是指在一次发作中同时存在分裂性症状和情感性症状的一种精神障碍，具有反复发作倾向。分裂症状为妄想、幻觉及思维障碍等阳性精神病性症状，情感性症状为躁狂发作或抑郁发作症状。该病起病较急，病前可有不同诱因，间歇期缓解良好，个性无明显缺陷，社会功能恢复良好。部分患者有家族遗传史。

各国学者对此类疾病的意见不一。在《国际疾病分类第十一次修订本》（ICD-11）的精神与行为障碍分类中已将分裂情感性障碍与精神分裂症列在同一类别内。分裂情感性障碍在不同诊断体系中的定义和标准差异，为精确估计其流行病学特征带来较大困难。根据中国精神卫生调查（China Mental Health Survey，CMHS）的结果，其终身患病率＜0.1％。在精神障碍现患个体中，有 2％～29％可以诊断为分裂情感性障碍；性别差异小，男女之比为 1∶1.1，病前性格特征无明显缺陷。起病年龄报道不一，相对以 30～35 岁多见。1988 年，上海地区的调查资料显示患者发病年龄为 16～30 岁，占全部病例的 76.5％。多数学者报道分裂情感性障碍的发病率占精神分裂症的 10％左右。

二、病因与发病机制

该病的病因尚不明确，有研究认为分裂情感性障碍为一异质性群体。1989 年，Maier 报道，本病在遗传上介于双相障碍和精神分裂症之间，而与单相抑郁无明显相关。分裂情感性障碍患者及其亲属中患情感性障碍的概率远高于精神分裂症。同时有报道分裂情感性障碍患者 24 小时尿中平均 3-甲氧基-4-羟-苯乙二醇（MHPG，去甲肾上腺素的代谢产物）排出量接近双相障碍抑郁相患者，血小板摄取 5-HT 降低，与心境障碍相同。但也有研究发现，血小板中 5-HT 含量增加，前列腺素 E 激活腺苷环化酶的活性降低，类似精神分裂症。其他方面的一些研究也提示分裂情感性障碍与精神分裂症和情感性障碍有某种相关，在病因学上有一定联系。

三、临床表现

（1）有精神分裂症症状，同时具有明显忧郁或躁狂发作征象。

（2）病程呈间歇性发作，症状缓解后不留明显的缺陷。

（3）发病年龄以青壮年为多见,女性稍多于男性。

（4）起病较急,病前可有应激诱因;病前有较好的适应环境的性格。

四、诊断与鉴别诊断

（一）ICD-11分裂情感性障碍诊断标准（6A21）

1. 基本（必要）特征

（1）同时满足精神分裂症和中度或重度抑郁发作,或躁狂发作,或混合发作的诊断要求。注意:由于症状重叠,某些精神分裂症和心境障碍发作时均可能出现的症状（如阴性症状、激越及烦躁不安）不能作为精神分裂症诊断所需的症状标准。

（2）精神病性症状和情感症状同时或相差数天内发生。

（3）精神病性症状和情感症状共同存在至少1个月。

上述这些症状不是其他躯体疾病（如脑瘤）所致,也不是物质滥用或药物（如皮质类固醇）作用于中枢神经系统的结果,包括戒断反应（如酒精戒断）。

2. 其他特征

（1）分裂情感性障碍的起病形式既可以是急性起病,即数天内出现严重的异常表现;也可以是隐匿性起病,症状和体征是逐渐发展的。

（2）分裂情感性障碍患者往往有心境障碍发作史,曾被诊断为抑郁障碍或双相障碍。

（3）前驱期通常在精神病性症状出现之前数周或数月。这个阶段的典型特征通常包括对工作或社交活动失去兴趣,忽视个人外表或卫生,睡眠周期颠倒,出现轻微的精神病性症状,以及伴有不同程度的焦虑或抑郁症状。

（4）伴有缓解期的发作性病程是分裂情感性障碍最为常见的疾病模式。

（5）分裂情感性障碍患者常感到明显的精神痛苦,个人、家庭、社交、学习、职业或其他重要领域功能损害。然而痛苦感和心理社会功能损害并不是诊断分裂情感性障碍的必要条件。

3. 病程衡量标准

下述标准将用于确认分裂情感性障碍的病程,包括个体当前是否满足分裂情感性障碍的诊断要求,或者处于部分或完全缓解状态。病程衡量标准也用于识别当前发作是否为分裂情感性障碍或精神分裂症的首次发作,既往是否多次发作,或者症状已经持续较长时间。

（1）6A21.0　分裂情感性障碍,首次发作。首次发作是指患者第一次（当前或最近一次发作）表现出分裂情感性障碍的症状,症状及其持续时间符合分裂情感性障碍的诊断要求。如果既往曾有分裂情感性障碍或精神分裂症发作,则应使用"多次发作"描述。包括:① 6A21.00　分裂情感性障碍,首次发作,急性期;② 6A21.01　分裂情感性障碍,首次发作,部分缓解;③ 6A21.02　分裂情感性障碍,首次发作,完全缓解。

（2）6A21.1　分裂情感性障碍,多次发作。多次发作是指至少存在2次疾病发作,每次疾病发作时患者的症状及其持续时间均满足分裂情感性障碍或精神分裂症的诊断要求,疾病发作之间的部分缓解期或完全缓解期至少持续3个月,并且本次或最近一次发作诊断为分裂情感性障碍。缓解期患者仅部分满足或不满足分裂情感性障碍的诊断要求。包括：① 6A21.10　分裂情感性障碍,多次发作,急性期;② 6A21.11　分裂情感性障碍,多次发作,部分缓解;③ 6A21.12　分裂情感性障碍,多次发作,完全缓解。

（3）6A21.2　分裂情感性障碍,持续发作。持续发作是指自分裂情感性障碍首次发作以后,几乎在患者一生的全部病程中,症状持续存在且满足分裂情感性障碍的诊断要求,其间可以出现相对整个病程来说极其短暂的阈下症状期。对于首次发作患者来说,分裂情感性障碍的持续时间至少 1 年。

（二）鉴别诊断

本病主要与精神分裂症、伴有精神病性症状的心境障碍、应激相关障碍等相鉴别。

（1）精神分裂症及伴有精神病性症状的心境障碍：主要通过精神病性障碍及情感症状出现的时间先后加以鉴别。

（2）应激相关障碍：患者多存在不良的社会心理因素,精神症状出现在心理创伤后,且与其密切相关,并随着不良社会心理因素的消失而逐渐缓解,极少复发。

五、治疗与预后

心境稳定剂、抗抑郁药和抗精神病药在分裂情感性障碍治疗中均占有一席之地。制订治疗方案时须综合考虑患者的目前症状、病程、严重程度以及患者的个体情况。

以精神分裂症症状为主者可用第二代抗精神病药物(奥氮平、喹硫平、利培酮等)或第一代抗精神病药物(氯丙嗪或氟哌啶醇)等。以情感症状者为主,表现躁狂者首选锂盐治疗;表现抑郁者则选用抗抑郁药物,如病史显示为双相者,用情绪稳定剂(如锂盐)维持治疗。兴奋躁动者可用电抽搐治疗,能及时控制症状。

情绪稳定剂有多种,如锂盐或抗抽搐剂。长期服用锂盐能预防复发。预防复发治疗时,血锂浓度应保持在 0.6~1.0 mmol/L。

第四节　分裂型障碍

一、概述

分裂型障碍(schizotypal disorder)通常发生于青春后期或成年早期,隐匿起病。分裂型障碍可能持续多年,这期间症状的表现及强度会出现波动,但极少进展为精神分裂症。由于分裂型障碍在精神分裂症患者的生物学亲属中更常见,被认为属于精神分裂症谱系障碍。

二、临床特征

分裂型障碍患者在认知、社会交往、注意力等方面存在与精神分裂症患者相似的缺陷,但症状更为缓和,即仍在一定程度上保持着现实检验能力。仅一小部分患者会共病精神分裂症,或发展为精神分裂症。

三、诊断与鉴别诊断

（一）ICD-11 分裂型障碍诊断标准(6A22)

1. 基本(必要)特征

（1）分裂型障碍是一种言语、感知、信念及行为等方面持续异常的模式，这些异常表现的强度或持续时间不足以满足精神分裂症、分裂情感性障碍或妄想障碍的诊断要求。这种模式包括以下一些症状：① 情感表达异常，患者显得冷酷而淡漠；② 古怪的、离奇的、不同寻常的或独特的行为或外表，与文化或亚文化规范不符；③ 人际关系差，倾向于社交退缩；④ 异常信念，奇异思维或偏执想法影响着个体的行为偏离异常，与文化规范不符，但尚未达到妄想程度；⑤ 异常的知觉体验，如体像错觉，人格解体，非真实感，或幻觉；⑥ 猜疑或偏执观念；⑦ 偶发而短暂的精神病发作，如明显的错觉、幻听或其他幻觉以及妄想样观念；⑧ 含糊的、赘述的、隐喻性的、过分琐碎或刻板的思维，语言表达异常，但无明显的不连贯；⑨ 强迫观念，常有躯体变形、性或攻击性内容，但没有外界强加的或不需要的感觉。

（2）从未满足过精神分裂症、分裂情感精神障碍或妄想性障碍的诊断要求。也就是说，可能会出现短暂的妄想、幻觉、思维形式障碍，或被动、被影响、被控制体验，但上述症状持续时间不会超过 1 个月。

（3）症状应连续性或间歇性存在至少 2 年。

（4）上述症状引起痛苦，或导致个人、家庭、社交、学习、工作及其他重要领域的功能损害。

上述这些症状不是其他躯体疾病(如脑瘤)所致，也不是物质滥用或药物(如皮质类固醇)作用于中枢神经系统的结果，包括戒断反应(如酒精戒断)。

2. 其他特征

（1）分裂型障碍通常发生于青春后期或成年早期，隐匿起病。分裂型障碍可能持续多年，期间症状的表现及强度会出现波动，但极少进展为精神分裂症。

（2）分裂型障碍在精神分裂症患者的生物学亲属中更常见，被认为是精神分裂症谱系障碍。如果个体感觉到精神痛苦并伴有心理社会功能损害，同时一级亲属中有人被诊断为精神分裂症谱性障碍，则该个体被诊断为分裂型障碍的可能性增大，但这并不是分裂型障碍诊断的必要条件。

（二）鉴别诊断

本病主要与精神分裂症、孤独症谱系障碍(ASD)、人格障碍等相鉴别。

1. 精神分裂症

在精神分裂症的前驱期和残留期，患者可能会有知觉异常、怪异想法、奇怪或离题的言语、社交退缩和其他症状，这与分裂型障碍的表现类似。精神分裂症诊断要求病程至少 1 个月，而分裂型障碍的症状为分裂样症状，症状的严重程度及持续时间均不符合精神分裂症的诊断要求。此外，分裂型障碍患者的言语、感知、信念及行为等异常模式是稳定的，甚至持续数年；而精神分裂症前驱期或残余期的症状往往是变化的。

2. 孤独症谱系障碍

分裂型障碍与孤独症谱系障碍(ASD)均可出现人际交往困难,如较差的社会交流能力或社交退缩。但分裂型障碍患者不会在行为、兴趣或活动上表现为受限的、重复而刻板的模式。

3. 人格障碍

人格障碍也是一种持续异常的行为模式,从而引起功能特别人际关系出现问题。如果分裂型障碍患者的功能下降和人际关系问题源自分裂型障碍的症状所致,则不应该同时诊断为人格障碍。如果其他人格特征也被认为影响了个体的人际关系,则考虑同时诊断为人格障碍。

第五节 急性短暂性精神病性障碍

一、概述

急性短暂性精神病性障碍(acute and transient psychotic disorder)是一组短暂的精神病性障碍。该病起病急骤,缓解迅速。过去文献中也称为"一过性精神错乱(transient insanity)"或"一过性精神模糊(transient mental confusion)"。在 ICD - 10 中正式采用了急性精神障碍术语,并作为一独立疾病单元;在 DSM - IV,已将此类精神疾病作为一个独立的疾病单元。

二、病因与发病机制

由于对此类疾病的分类不一致,对疾病的病因有不同的看法。有相当一部分学者认为,患者发病前在类似环境下,受到了一件对传统文化环境中大多数人构成应激的事件的影响,可在数小时内急性起病,一般 1 个月内可痊愈。

三、临床表现

患者可在 2 周内或更短时间内呈现急性精神病症状,有片段的妄想或多种妄想,有片段的幻觉或多种幻觉。其言语、行为较紊乱,症状变化迅速,可伴有焦虑或易激惹。尽管患者的症状表现形式多样且不稳定,但其临床症状表现典型,不符合抑郁发作或精神分裂症的标准。

如果患者症状符合精神分裂症症状,不论病前有无诱因,其病程均不超过 1 个月。

四、诊断与鉴别诊断

(一)ICD-11 急性短暂性精神病性障碍诊断标准(6A23)

1. 基本(必要)特征

(1)急性起病,无前驱期症状,可以 2 周内从无精神病状态快速发展为明显的精神病状态。精神病性症状包括妄想、幻觉、思维紊乱,或被动、被影响或被控制体验。精神运动性症状(如紧张症)也可出现。

（2）症状的性质及强度均可发生快速变化，这种变化可以隔天发生，甚至 1 天之内发生。

（3）在精神病发作期间不会出现阴性症状（如情感平淡、失语或言语贫乏、意志缺乏、社交隔离、兴趣缺失等）。

（4）症状持续时间不超过 3 个月，绝大多数情况下持续数天至 1 个月。

上述这些症状不是其他躯体疾病（如脑瘤）所致，也不是物质滥用或药物（如皮质类固醇）作用于中枢神经系统的结果，包括戒断反应（如酒精戒断）。

2. 其他特征

（1）患者的社交及职业功能通常随着发病而明显受损，但随着症状缓解，患者的社会功能能够恢复到病前水平。

（2）患者常伴有其他症状，如情感症状，短暂的思维混乱或意识模糊，或注意力集中困难。

（3）患者起病前常会有急性应激事件，但这并不是诊断的必要条件。

（4）如果症状持续时间超过 3 个月，则应根据患者的症状特点考虑其他诊断（如精神分裂症、分裂情感性障碍、妄想性障碍）。

3. 病程衡量标准

下述标准将用于确认急性短暂性精神病性障碍的病程，包括个体当前是否满足急性短暂性精神病性障碍的诊断要求，或者处于部分或完全缓解状态。如果既往没有类似发作，则使用单次发作；如果既往曾有多次类似发作，则使用多次发作描述。

（1）6A23.0　急性短暂性精神病性障碍，首次发作。首次发作是指患者第一次（当前或最近一次发作）表现为急性短暂性精神病性障碍的症状，并且符合该病的诊断要求。包括：① 6A23.00　急性短暂性精神病性障碍，首次发作，急性期；② 6A23.01　急性短暂性精神病性障碍，首次发作，部分缓解；③ 6A23.02　急性短暂性精神病性障碍，首次发作，完全缓解。

（2）6A23.1　急性短暂性精神病性障碍，多次发作。多次发作是指至少存在 2 次疾病发作，每次疾病发作时患者的症状及持续时间均满足急性短暂性精神病性障碍的诊断要求，并且疾病发作之间的部分缓解期或完全缓解期至少持续 3 个月。缓解期患者仅部分满足或不满足急性短暂性精神病性障碍的诊断要求。包括：① 6A23.10　急性短暂性精神病性障碍，多次发作，急性期；② 6A23.11　急性短暂性精神病性障碍，多次发作，部分缓解；③ 6A23.12　急性短暂性精神病性障碍，多次发作，完全缓解。

（二）鉴别诊断

本病主要与谵妄、精神分裂症及分裂情感性障碍等相鉴别。

（1）谵妄：处于谵妄状态时，患者会出现波动性的意识模糊（如注意力指向、集中、维持及转移能力受损）及觉醒度下降（如环境定向受损）。尽管急性短暂性精神病性障碍患者会出现短暂的思维混乱或意识模糊，或注意力集中困难，但其觉醒度及意识仍然处于相对正常水平。

（2）精神分裂症及分裂情感性障碍：可通过病程、症状的波动性、多变性以及是否存在阴性症状加以鉴别。

五、治疗与预后

急性短暂性精神病性障碍患者首先考虑使用不良反应少的抗精神病药物，剂量不宜过大，维持期药量递减，时间不宜过长；同时可辅助以心理治疗，心理治疗可提高药物的疗效和预防复发。

拓展阅读 6-1

精神分裂症的新型物理治疗

经颅超声刺激(transcranial ultrasound stimulation，TUS)是一种非侵入性的神经调控技术，具有无创安全、聚焦区域精准、穿透部位深、易兼容神经影像同步记录的优势。TUS已在治疗特发性震颤、帕金森病、慢性疼痛等疾病中得到应用，但在精神科领域仍发展缓慢。目前，大量研究表明，TUS可以对神经元及神经环路进行刺激和调控，通过调节不同的刺激参数，起到兴奋或抑制的神经调控作用。其可能的作用机制包括：① 声波诱导机械敏感离子通道开放。当声波在神经组织中传播时，诱导神经组织机械变形，从而改变嵌入细胞膜内的机械敏感离子通道的状态，导致离子通道的去极化和电压门控离子通道的激活，随后产生动作电位，诱发神经活动。② 改变血脑屏障的通透性。由于声波对脂质双层膜的空化作用，导致血脑屏障暂时开放，从而增强血脑屏障的通透性。这些可逆的病理生理变化构成了TUS作为神经调节技术的基础。同时，TUS具有较好的安全性，目前的动物试验及人脑研究均未发现严重的不良反应。

TUS有望成为一种治疗精神分裂症极具潜力的新型物理治疗手段，对精神分裂症发病机制的研究产生重要影响。

（刘登堂）

思考题

1. 简述精神分裂症的主要临床表现。

2. 简述精神分裂症的治疗原则。

3. 病例分析：请根据以下病例，分析最可能的诊断及鉴别诊断，要求给出支持或不支持该诊断的原因，以及需进一步补充了解的信息、检查等。

患者，张某，男性，25岁。近2个月来无故表现为敏感多疑，认为有人要谋害自己。外出时认为有人跟踪，故足不出户。在家几乎不出房门，不与父母交流，时常自言自语，对着空气讲话。不吃家中饭菜，不喝家里的水，只喝超市买的瓶装水。与父母共同生活时常发生争吵。一天前与母亲发生争执，动手殴打母亲，家人难以管理，故由民警协助送入我院。

第七章

抑 郁 障 碍

第一节　抑郁障碍概述

抑郁障碍(depressive disorder)是一类以心境低落为核心症状的疾病总称,是最常见的精神障碍之一。抑郁障碍患者除了情绪方面的表现外,会伴有不同程度的认知、行为改变,还可能伴有幻觉、妄想等精神病性症状,部分患者甚至会出现自伤、自杀行为,严重的会导致死亡。

早在公元前 8 世纪就已存在有关忧郁的记载。公元前 4 世纪,希波克拉底(Hippocrates)把抑郁障碍描述为一种"厌食、沮丧、失眠、烦躁和坐立不安"的状态,首次用了忧郁(melancholy)这个词,认为其发生是由于黑胆汁和痰(phlegm)影响脑所致的。19 世纪末,德国精神科医生克雷丕林(Kraepelin)提出躁狂-抑郁性精神病(manic-depressive insanity)的概念,另一位德国精神科医生施耐德(Schneider)在 1920 年提出内源性抑郁障碍和反应性抑郁障碍的概念,这些观点对临床抑郁障碍的分类以及诊断标准影响重大。

在我国,人们很早就关注自身情绪的变化。战国时期,管仲认为"暴傲生怨,忧郁生疾,疾困乃死"。我国中医重要典籍《黄帝内经·素问》中有"人有五脏配五气,以生喜怒思悲恐"的记载,这是我国最早的关于情绪的记录。汉代名医张仲景在《金匮要略》中提及"喜悲伤欲哭,象如神灵所作,数欠伸","意欲食复不能食,常默然,欲卧不能卧,欲行不能行",这些症状与当前抑郁障碍的临床表现有一定的相似之处。思虑过度、肝气郁结,则造成情志不舒、气积郁滞,而致"郁证"。我国延续两千多年历史的传统中医学对抑郁障碍具有特定的理论阐述,为认识抑郁障碍提供了一种独特的视角。

随着现代医学的发展,人们对抑郁障碍的了解愈加深入,为了更好地对疾病进行诊断治疗,人们通过对这类疾病的症状表现、发作周期及预后等进行了细化分类。在不同的诊断体系中,抑郁障碍所属的诊断分类及涵盖的疾病范围有所不同。在美国《精神障碍诊断与统计手册(第 5 版)》(DSM-5)中,"抑郁障碍"与"双相及相关障碍"成为两个独立的章节,有别于 DSM-Ⅳ-TR 中将两者归于"心境障碍"一章的情况。在 DSM-5 中,抑郁障碍包括破坏性心境失调障碍、抑郁障碍、持续性抑郁障碍、经前期烦躁障碍、物质/药物所致的抑郁障碍、由于其他躯体疾病所致的抑郁障碍、其他特定的抑郁障碍等亚型。在《国际疾病分类第十一次修订本》(ICD-11)中,"抑郁障碍"与"双相及相关障碍"仍属于"心境障碍"的下级诊断,而抑郁障碍包括单次发作的抑郁障碍、复发性抑郁障碍、心境恶劣障碍及混合性抑郁和焦虑障碍。

第二节　抑郁障碍的流行病学特征

一、患病率

由于疾病定义、诊断标准及流行病学调查方法的不同,全球不同国家和地区报道的抑郁障碍患病率差异较大。一篇总结 2001—2018 年发表的关于抑郁障碍流行病学横断面研究的荟萃分析显示,不同国家和地区的抑郁障碍终身患病率从中国的 2%、韩国的 6.7%、智利的 20.5% 到法国的 21% 不等,年患病率从中国的 1.1% 到巴西的 10.4% 不等,从地域来看,欧洲患病率最高,亚洲患病率最低。

2017 年世界卫生组织(WHO)发布的《抑郁障碍及其他常见精神障碍》报告,目前世界范围内预计有超过 3 亿人饱受抑郁障碍的困扰,全球抑郁障碍的平均发病率为 4.4% 左右。女性平均发病率为 5.1%,高于男性的 3.6%。WHO 预测,到 2030 年抑郁障碍将成为全球第一大疾病负担源。

随着精神病学的发展,国际诊断标准的普及,我国精神科临床对于心境障碍也有了新的认识。2003 年北京安定医院马辛等牵头采用《国际疾病分类第十次修订本》(ICD - 10)精神与行为障碍分类中抑郁障碍的诊断标准为依据,对北京市 15 岁以上的人群进行流行病学研究,结果显示抑郁障碍患者的终身患病率为 6.87%,其中男性终身患病率为 5.01%,女性终身患病率为 8.46%;抑郁障碍的时点患病率为 3.31%,其中男性时点患病率为 2.45%,女性时点患病率为 4.04%。由费立鹏主持的 2001—2005 年在山东、浙江、青海、甘肃四省进行的精神疾病流行病学调查显示,心境障碍的月患病率为 6.1%,其中抑郁症为 2.06%,恶劣心境为 2.03%。2013 年的荟萃分析资料显示,中国大陆抑郁障碍的现患病率为 1.6%,年患病率为 2.3%,终身患病率为 3.3%。2021 年发表的一篇荟萃分析纳入了 40 项研究 1 024 087 例被试者(DSM 诊断系统),得到的结果显示中国的抑郁症终身患病率为 1.8%。

2019 年,北京大学第六人民医院黄悦勤领衔的"中国精神障碍疾病负担和卫生服务利用的研究"(简称"中国精神卫生调查",China Mental Health Survey,CMHS),在全国 31 个省、157 个县/区、628 个乡镇/街道、1 256 个村/居委会的 38 593 户的 18 岁以上调查对象中,共完成调查 32 552 人。调查显示,抑郁障碍的终身患病率为 6.9%,年患病率为 3.6%,其中抑郁症的终身患病率为 3.9%,年患病率为 2.3%。这是迄今国内最大范围及规模的精神障碍流行病学研究。此外,有研究显示,中国台湾地区的抑郁障碍终身患病率为 1.2%。最新的一项研究显示,中国香港特别行政区抑郁障碍的加权患病率为 2.9%。

二、发病的相关因素

1. 性别与婚姻状况

有研究显示,女性抑郁障碍患者几乎是男性的 2 倍。性别差异可能与性激素、社会角色定位导致的性别压力以及行为模式有关。女性分娩后由于体内激素的剧烈变化也容易导致抑郁发作。婚姻状况也是影响发病率的一个重要因素。良好的夫妻关系是一个保护性因素,而分居/离异与抑郁障碍的发病有显著关联,丧偶是与抑郁障碍关系最密切的应激源。有研究发现,婚姻不和谐者抑郁障碍的患病率较对照组高 25 倍。

2. 年龄

抑郁障碍的平均起病年龄为 20～30 岁,较双相情感障碍首次发病年龄晚 10 岁左右。几乎每个年龄段都有罹患抑郁障碍的可能。流行病学资料提示,抑郁发作在 20 岁以下的人群中有所上升,这可能与识别率提高有关。

3. 文化差异及民族/种族

抑郁障碍患病率的区域差异非常明显,亚洲国家明显低于欧洲及美洲国家。人类心理学的研究表明,精神障碍的病理可塑性是造成这种差异的主要原因,同一种疾病可能会有不同的临床表现形式,这取决于文化背景。例如,在中国抑郁障碍的发病率低,但躯体化症状更常见。有报道美国抑郁发作的时点患病率,白人较黑人高。中国尚未有代表性的不同民族间抑郁障碍发病情况的研究。

4. 社会、经济状况及文化程度

就业状况与抑郁障碍有关,多项研究显示失业与抑郁障碍发病情况成正相关。而社会经济地位或教育水平与抑郁障碍发病情况的相关研究报道不一致。许多研究发现,社会经济地位越高,抑郁障碍的发病风险越小。然而,也有一些研究结论与此不一致。例如,一项研究报道了高社会经济地位会增加非裔美国男性患抑郁障碍的风险,歧视知觉被认为是高社会经济地位的非裔美国男性罹患抑郁障碍风险增加的潜在中介因素。要正确评估这些差异,应该考虑到收入或教育水平对不同文化的主观幸福感产生的影响。

5. 生活事件及躯体情况

儿童期虐待、亲密伴侣暴力和其他创伤经历均会增加患抑郁障碍的风险。肥胖及患慢性躯体疾病与抑郁障碍发病相关。另外,抑郁障碍的发病与其他精神疾病有关,焦虑症尤为显著。人格障碍和抑郁障碍之间的关联研究结果是不一致的。在不同人格障碍的类型中,边缘型和偏执型人格障碍都与抑郁障碍显著相关。

第三节　抑郁障碍的病因学

抑郁障碍的病因和发病机制仍不清楚。大量研究提示,生物、心理和社会因素与本病的发生相关。这些因素能够相互作用,促进疾病的发生和发展。

一、遗传因素

大量的遗传学研究表明,抑郁障碍的发生与个体的遗传因素密切相关。但遗传因素的影响作用方式复杂,仅用遗传因素来解释抑郁障碍的发生需要谨慎。

1. 家系研究

抑郁障碍患者亲属中患抑郁障碍的概率远高于一般人群,为一般人群的 10～30 倍。血缘关系越近,患病率越高。一项研究报道,抑郁障碍患者的一级亲属(父母、同胞、子女)患抑郁障碍的概率为 14%,二级亲属(伯、叔、姑、姨、舅、祖父母或孙子女、外甥、侄子)患病率为 4.8%,三级亲属(堂、表兄弟姐妹)患病率为 3.6%;并且存在早期遗传现象(anticipation),即发病年龄逐代提早,疾病严重性逐代增加。

2. 双生子研究、寄养子研究

双生子调查提示抑郁障碍的遗传度约为 37%,单卵双生子之间抑郁障碍同病率约 50%,而异卵双生子之间抑郁障碍的同病率为 10%~25%。虽然不同研究报道的同病率不同,但均发现同卵双生子的同病率要高于异卵双生子。寄养子研究的对象为抑郁障碍患者的生物学子女,在出生后不久就寄养在其他正常家庭中,这样可以基本排除患病环境对子女生长发育带来的影响,同时又可以研究基因与环境的交互作用对疾病发生和发展的影响。大量研究显示,患抑郁障碍的父母所生子女被寄养以后的患病率高于健康父母所生子女被寄养后的患病率。寄养子研究也说明抑郁障碍发病机制中遗传因素起了重要的作用。

3. 分子遗传学

尽管目前基因连锁研究发现了一些与抑郁障碍相关的染色体片段,但尚缺乏明确的结论。研究报道,与抑郁障碍存在连锁的染色体区域包括 1p、1q、2q33—34、3p12.3—q12.3、4q、5q、8p、10p、10q、11q、15q25.3—26.2、18q、19p、19center 及 Xq 等。例如,2004 年 Holmans 等发现与抑郁障碍密切相关的基因位于 15 号染色体(15q25.3—26.2)区域,随后他们又报道了 15 号染色体(15q25.3—26.2)的 NTRK3 基因与抑郁障碍存在关联性。不同研究间的结果存在差异,但这些结果均提示抑郁障碍是一种由多个微小作用基因共同影响的复杂疾病。此外,关联研究发现与抑郁障碍相关的候选基因主要与单胺能递质系统相关,如 5-羟色胺 2A(5-HT$_{2A}$)、单胺氧化酶 A 及 5-羟色胺转运蛋白(SERT);与神经营养等神经可塑性相关,如脑源性神经营养因子(BDNF)及环磷腺苷反应元件结合蛋白(CREB)等;与下丘脑-垂体-肾上腺素轴(HPA)相关,如糖皮质激素受体及盐皮质激素受体等。2019 年一项抑郁障碍全基因组关联分析(genome-wide association study, GWAS)的荟萃研究确定了 269 个遗传风险基因,其中最显著的基因位于 10 号染色体的 SORCS3 基因,它是液泡蛋白 10 结构域受体家族成员之一,之前有研究认为该基因与阿尔茨海默病有关。

二、神经生化因素

大脑中有 3 个主要的神经递质系统与抑郁障碍发生机制密切相关,分别为 5-HT 神经递质系统、多巴胺神经递质系统和去甲肾上腺素神经递质系统。其他的一些神经递质如乙酰胆碱、γ-氨基丁酸也与抑郁障碍的发生和发展有关。

1. 5-羟色胺假说

该假说认为 5-羟色胺(5-HT)直接或间接参与调节人的心境。5-HT 功能活动降低与患者的抑郁心境、活动减少、焦虑不安、食欲减退、失眠、昼夜节律紊乱、内分泌功能紊乱、性功能障碍等表现密切相关;而 5-HT 功能增高则与躁狂症状有关。5-HT 假说的支持依据主要来自精神药理学研究:三环类抗抑郁药(TCAs)、选择性 5-羟色胺再摄取抑制剂(SSRIs)可抑制 5-HT 的回收,产生抗抑郁作用;5-HT 的前体色氨酸、5-羟色氨酸可以治疗抑郁障碍;选择性 5-HT 耗竭剂(对氯苯丙氨酸)可逆转 TCAs 和单胺氧化酶抑制剂(MAOIs)的抗抑郁效应,并导致抑郁;MAOIs 则因抑制 5‐HT 的降解而具有抗抑郁作用。研究还发现自杀者和一些抑郁障碍患者脑脊液中 5‐HT 代谢产物(5‐HIAA,5‐羟吲哚乙酸)含量降低,而 5‐HIAA 水平降低与自杀和冲动行为有关;抑郁障碍中企图自杀或自杀者脑脊液中 5‐HIAA 水平比无自杀企图者低;并且脑脊液中 5‐HIAA 浓度与抑郁严重程度相关,浓度越低则抑郁程度越重;抑郁障碍患者和自杀者的尸脑研究也发现 5‐HT 及 5‐HIAA 的含量降低。

2. 去甲肾上腺素假说

该假说认为抑郁障碍患者中枢去甲肾上腺素功能不足。其支持证据包括:利血平可以耗竭中枢神经系统突触间隙的去甲肾上腺素,从而导致抑郁发作;许多抗抑郁药物如瑞波西汀,直接抑制去甲肾上腺素再摄取,通过增加突触间隙去甲肾上腺素的浓度发挥抗抑郁的作用。也有研究发现,抑郁障碍患者尿液中去甲肾上腺素代谢产物 3‐甲氧‐4‐羟基苯乙二醇(MHPG)水平降低,提示去甲肾上腺素与抑郁障碍发生相关的间接证据。

3. 多巴胺假说

该假说认为,除去甲肾上腺素和 5‐HT 外,多巴胺在抑郁障碍的发病机制中起着重要的作用。多巴胺的主要代谢产物是高香草酸(homovanillic acid,HVA)。研究发现,抑郁发作时,患者脑脊液中及尿液中的 HVA 浓度明显降低。新型抗抑郁药安非他酮(bupropion)主要阻断多巴胺的再摄取,增加突触间隙多巴胺的含量,从而起到治疗效应。还有研究发现,双相障碍抑郁发作的患者脑内多巴胺的功能降低,躁狂发作时多巴胺的功能增高,并且多巴胺前体左旋多巴(L‐dopa)能改善部分单相抑郁障碍患者的症状,也可以促使双相抑郁发作转为躁狂发作;多巴胺受体激动剂如吡贝地尔(piribedil)和溴隐亭等有抗抑郁作用,或可使部分双相抑郁发作患者转为躁狂发作。

4. 乙酰胆碱假说

乙酰胆碱(Ach)该假说认为抑郁障碍患者可能存在肾上腺素能与胆碱能这两类递质系统的不平衡。乙酰胆碱能与肾上腺素能神经元之间的张力平衡可能与心境障碍有关,脑内乙酰胆碱能神经元过度活动,可能导致抑郁;而肾上腺素能神经元过度活动可能导致躁狂。临床试验发现,毒扁豆碱(胆碱酯酶抑制剂)以及其他能提高脑内胆碱能活性的药物可诱发抑郁,或使抑郁障碍患者的抑郁症状加剧,使躁狂症患者的躁狂症状减轻。毒扁豆碱可使健康人血浆中可的松水平提高,能克服地塞米松对健康人下丘脑‐垂体‐肾上腺皮质轴的抑制,也能提高健康人脑脊液中 MHPG 水平。因此,抗抑郁药的抗胆碱能效应在这种类型的抑郁障碍中可能发挥着抗抑郁作用。

5. γ‐氨基丁酸假说

γ‐氨基丁酸(GABA)是中枢神经系统主要的抑制性神经递质。GABA 假说的主要支持证据包括:有研究报道抑郁障碍患者脑脊液和血浆中 GABA 含量下降;三环类、MAOI、SSRIs 抗抑郁药及电抽搐的有效治疗,能够增加抑郁障碍患者大脑中 GABA 浓度及 GABA 受体的数量及功能。

三、神经内分泌功能失调因素

近年来的大量研究已经证实,某些内分泌改变确定与心境障碍有关。抑郁障碍患者主要存在下丘脑-垂体-肾上腺素、下丘脑-垂体-甲状腺轴、下丘脑-垂体-生长素轴的功能紊乱。

1. 下丘脑-垂体-肾上腺轴(hypothalamic-pituitary-adrenal axis，HPA)

研究表明，HPA 功能异常与抑郁程度相关。例如，有研究通过监测血浆皮质醇含量及 24 小时尿 17 -羟皮质类固醇的水平，发现抑郁障碍患者血浆皮质醇分泌过多，提示患者可能有 HPA 功能障碍。抑郁障碍患者不仅血浆皮质醇浓度增高，而且分泌昼夜节律也有改变，无晚间自发性皮质醇分泌抑制。地塞米松抑制试验(DST)结果显示，约 40% 的抑郁障碍患者在下午 11 时服用地塞米松 1 mg 后，次日下午 4 时和 11 时测定血浆皮质醇浓度＞137.95 nmol/L(5 μg/dL)。表明 DST 阳性，即地塞米松不能抑制皮质醇分泌；抑郁障碍患者的 DST 异常往往随临床症状缓解而恢复正常。新近的研究发现，伴精神病性症状的抑郁障碍患者，DST 阳性率高于不伴精神病性症状的抑郁障碍患者。

2. 下丘脑-垂体-甲状腺轴(hypothalamic-pituitary-thyroid axis，HPT)

甲状腺功能与情绪的关系较为明确。研究发现抑郁障碍患者血浆中游离甲状腺素(T_4)水平显著增加，且甲状腺释放激素(TSH)显著降低。此外，有研究报道抑郁障碍患者脑脊液中促甲状腺素释放激素(TRH)升高，但 TRH 对抑郁障碍患者 TSH 分泌的激动作用也消失或减弱，即抑郁障碍患者的 TSH 对 TRH 反应迟钝，TSH 反应随着抑郁障碍症状的缓解而趋于正常。

3. 下丘脑-垂体生长素轴(hypothalamic-pituitary-growth hormone axis，HPGH)

生长激素的分泌存在昼夜节律，于慢波睡眠期达到高峰。研究发现，抑郁障碍患者生长激素分泌的峰值平坦，可乐定所致的生长激素分泌增加在抑郁障碍患者中也变得迟钝。此外，有些抑郁障碍患者生长激素对胰岛素的反应降低，尤其在伴精神病性症状的抑郁患者中更为明显。需要注意的是，目前的研究尚未阐明抑郁障碍患者生长激素功能紊乱的机制。

四、神经免疫炎症因素

人体免疫系统与中枢神经系统联系密切。应激事件可以影响免疫功能，而免疫功能的改变也可能成为抑郁障碍的病因。研究表明，在应激情况下小胶质细胞可释放 IL - 1、IL - 6、IL - 8 等炎症因子，这些炎症因子可以激活 HPA，阻断皮质激素对 HPA 的负反馈，导致 HPA 持续性过度活跃。此外，对抑郁障碍自杀者的尸脑研究发现，患者脑内的一些炎症性因子，如干扰素-γ(interferon - γ，IFN - γ)、IL - 6、肿瘤坏死因子- α(TNF - α)等表达失调。在抑郁动物模型研究中也发现，注入炎症因子能引起动物的抑郁样行为，若阻断这些炎症因子则能逆转抑郁样行为。另外，通过注射脂多糖构建的抑郁动物模型，能够引起抑郁大鼠模型的脑出现神经炎症反应，诱发抑郁样行为。还有研究提示，抑郁患者外周血中促炎性细胞因子升高，包括 IL - 1β、IL - 6 和 TNF - α 等。这些研究都表明，神经免疫炎症在抑郁障碍的发生和发展中起着重要的作用。

在这个背景下，抗炎药物被认为是潜在的治疗抑郁症的新方法。一项荟萃分析共纳入 1 610 名研究对象，分析抗抑郁药物联用抗炎药物是否比单独使用抗抑郁药的效果更好。抗炎药包括非甾体抗炎药(如阿司匹林)、ω - 3 脂肪酸、细胞因子抑制剂、他汀类药物、类固醇、米诺环素、吡格列酮、莫达非尼和 N-乙酰半胱氨酸。研究结果表明,与安慰剂相比,接受抗炎药治疗组的有效率和缓解率均高于安慰剂组。但抗炎药物给患者带来的不良反应及影响,仍需要在长期随访中进一步研究。

五、心理社会因素

应激性生活事件与抑郁障碍的关系十分密切。与精神分裂症相比,抑郁障碍发病前 92% 的患者存在促发性生活事件,而精神分裂症仅为 53%。Paykel 等研究报道,人们在经历一些可能危及生命的生活事件后的 6 个月内,抑郁障碍发病危险增加 6 倍,故而指出生活事件在抑郁障碍的发生中有重要促发作用。Brow 等研究发现,抑郁障碍女性患者在发病前 1 年所经历的生活事件频度是健康者的 3 倍。负性生活事件,如丧偶、离婚、婚姻不和谐、失业、严重躯体疾病、家庭成员患重病或突然亡故均可导致抑郁障碍的发生,其中丧偶是与抑郁障碍关系最密切的应激源。同时存在多种严重的生活事件等不良因素能够引起叠加致病作用。

六、其他病因机制

1. 神经电生理因素

抑郁障碍脑电机制的研究较多,患者可出现脑电图(electraencephalogram,EEG)异常,且 EEG 异常有大脑半球偏侧化现象(70% 出现在右侧)。较多的报告为右半球 α 波相对降低及右/左半球 α 波的比例降低等,也有研究报道左右大脑半球平均整合振幅与抑郁严重程度呈负相关。脑诱发电位(cerebral evoked potential,BEP)研究显示:抑郁发作时 BEP 波幅较小,并与抑郁的严重程度相关;单相抑郁障碍患者的视觉诱发电位(visual evoked potential,VEP)潜伏期较短,右侧 VEP 大于左侧;体感诱发电位(somatosensory evoked potential,SEP)波幅恢复较慢,潜伏期恢复较快;伴随负变化(CNV)波幅较低,负性电位延长。

另外,当前研究报道抑郁障碍患者多导睡眠图的改变包括:总睡眠时间减少,觉醒次数增多;快速眼动睡眠(rapid eye movement sleep,REM)潜伏期缩短,抑郁程度越重,REM 潜伏期越短,并可预测治疗反应。对治疗反应良好的抑郁障碍患者,治疗初期的 REM 潜伏期明显延长,非快速眼动睡眠(non-raip eye movement sleep,NREM)第 1 期增加,第 3、4 期减少。有研究认为,多导睡眠图可作为抑郁障碍的生物学指标,可能具有潜在的诊断意义。需要注意:当前抑郁障碍的脑电研究结果尚缺乏稳定性和特异性。

2. 神经影像因素

(1)结构影像学研究:计算机断层扫描(CT)研究发现心境障碍患者脑室较健康对照组大,脑室扩大的发生率为 12.5%～42%。单相抑郁与双相抑郁大脑 CT 相比无显著差异。磁共振成像(MRI)研究发现,心境障碍患者的海马、额叶皮质、杏仁核以及腹侧纹状体等脑区萎缩。其中,海马是研究最多的脑区之一,海马体积缩小在抑郁障碍患者的结构影像学研究中获得较为一致的结论。海马体积缩小与疾病的总病程、发作次数及症状严重程度相关。也有研究报道,抗抑郁治疗会对海马结构产生影响,经过药物或电休克等治疗有效的患者,其海马体积缩小可被反转。

（2）功能影像学研究：既往的功能脑影像技术研究发现，抑郁障碍患者的大脑前额叶背侧皮质、额叶近眶部皮质、下丘脑、小脑、尾状核及海马杏仁核等边缘系统部位的代谢或脑血流异常。例如：有研究应用$^{123}I-\beta-CIT$标记的单光子发射成像（SPECT）检测，发现用抗抑郁药物西酞普兰干预的抑郁障碍患者，其内侧丘脑、下丘脑、中脑和延髓$^{123}I-\beta-CIT$的摄取显著减低。目前应用最广泛的脑功能成像手段功能核磁共振成像研究发现，抑郁症患者前额叶皮质-皮质下、前扣带回-前额叶皮质及前额叶皮质-丘脑等神经环路存在异常，同时在默认网络、突显网络及中央执行网络等大尺度脑网络上也存在失衡。此外，也有研究报道，某些脑区的脑影像特征与症状严重程度及药物治疗的效果密切相关。

综上所述，抑郁障碍的发病存在着较突出的遗传易感性。遗传易感性与早年的负性生活事件造成个体素质"缺陷"，这种"缺陷"构成了具体个体的易损性表型。进入成年期以后，当个体遭遇应激时，就会导致其神经递质系统、神经内分泌系统以及神经免疫系统等发生失衡性改变，并最终出现临床抑郁障碍。

第四节　抑郁障碍的临床表现

抑郁障碍的临床症状十分丰富，在不同的年龄、性别、文化背景以及疾病状态下有不同的表现形式。主要的临床表现包括心境低落、思维障碍、意志活动减退、认知功能损害和躯体症状。

一、心境低落

心境低落是抑郁障碍的核心症状，主要表现为显著而持久的情绪低落和悲观。程度较轻的抑郁障碍患者会闷闷不乐，做任何事情都提不起兴趣，缺乏愉快感；程度较重的抑郁障碍患者可感到悲观绝望、度日如年、痛不欲生，常诉说"活着没有意思"或"心里难受"等。典型的抑郁障碍会出现晨重夜轻的特点，其表现为早晨情绪低落较严重，傍晚有所减轻，这种节律性改变可帮助诊断。少数患者会压抑内心痛苦，谈话时面带微笑，为"微笑性抑郁"，容易漏诊，这类患者自杀危险性极高。在DSM-Ⅳ抑郁障碍的E部分，抑郁障碍有一个排除标准，即丧失亲人以后抑郁症状持续不足2个月，即需要排除居丧反应。但在新的DSM-5中该排除标准被移除，认为居丧反应也属于抑郁发作的范畴。

二、思维障碍

思维障碍主要表现为思维联想障碍和思维内容障碍。思维联想障碍主要表现为思维迟缓，患者往往感觉思维受抑制，考虑问题和联想困难，反应迟钝、思维闭塞，主诉"脑子好像是生了锈的机器"一样。决断能力降低，变得优柔寡断、犹豫不决，临床上交谈时可见患者主动言语较少，语速较慢，对答困难，严重者无法进行正常的交流。思维内容障碍的患者多悲观消极，与其抑郁情绪相关。患者可表现为"三无"症状，即"无用、无助和无望"。无用即自我评价降低,认为自己生活毫无价值,一无是处,甚至对自己既往的轻微过失或者错误痛加责备,认为自己连累了他人,给家庭和社会带来了负担;无助即感到自己孤立无援,无法求助他人,他人也无法帮助自己,认为自己的现状无法好转,对治疗失去信心;无望即认为自己没有出路、没有希望,前途渺茫,并预见自己工作失败、经济崩溃、家庭不幸和健康恶化等,对未来愈加悲观。患者可因躯体不适而疑病,怀疑自己患有癌症等疾病;也可出现关系、贫穷、被害等妄想;部分患者还可能有幻觉,常为听幻觉。

严重的患者会出现自杀观念,患者觉得"生活没有兴趣、没有希望""结束自己的生命是一种解脱"或"自己活在世上是多余的",这些负性思维会促发自杀企图或自杀行为,这是抑郁障碍最危险的症状。决定自杀时,患者往往态度坚决,事先选好自杀的时间、地点和方式,部分自杀未遂的患者会反复寻求自杀。某些患者即使在抑郁情绪好转后仍有自杀观念,应提高警惕。有10%~15%的抑郁障碍患者最终死于自杀。抑郁障碍患者有一种特殊的自杀形式,即扩大性自杀,出于对亲人的同情、怜悯、帮助他们摆脱苦难或难舍亲情,患者将亲人杀死后再自杀;扩大性自杀往往是有目的、有预谋、有计划的,死亡率较高,给家庭带来巨大的痛苦,社会危害极大。

三、精神运动性迟滞或激越

患者可见生活被动、行为迟缓,常疏远亲友、回避与人接触和交往;或整日卧床、闭门独居,不想工作或外出,兴趣缺乏,不愿参加以前喜欢的活动和业余爱好。严重时患者可能不顾吃、喝和个人卫生,疏懒,甚至不语、不动、不食,发展为木僵状态("抑郁性木僵")。精神运动性激越的患者则与之相反,脑中反复思考一些没有目的的事情,大脑持续处于紧张状态。由于无法集中注意力思考一个问题而思考效率下降。在行为上表现为烦躁不安、紧张,有手指抓握、搓手顿足或坐立不安等症状。

四、认知功能损害

情绪低落会影响患者的认知功能,首先表现为记忆力下降,包括近事记忆力下降和负性记忆力增强。近事记忆力降低,如忘记刚发生的事情、刚放下的东西等;负性记忆增强,如难忘既往让自己难过的事情等。其次是注意力障碍,如注意力下降、反应时间延长、注意事物很难持久,容易分心,信息加工能力减退,导致学习、生活和工作效率下降;或表现为注意固定,常将注意力固定于病态观念而难以自拔。另外,患者还会出现抽象思维能力下降、学习能力降低和语言流畅性下降,眼手协调、空间知觉及思维灵活性等能力也会受到损害。既往认为这种抑郁性认知功能减退是一过性的、暂时的,当抑郁障碍症状缓解后认知损害可恢复到病前的正常水平。但是最新研究发现,患者的某些认知损害在抑郁情绪缓解后仍然存在,不随抑郁障碍症状的缓解而缓解。认知功能损害与抑郁心境之间的关系需要进一步研究。

五、躯体症状

躯体症状可能涉及各个器官,主要症状包括睡眠障碍、食欲减退、体重下降,以及乏力、疼痛(身体任何部位)、性欲减退、阳痿或闭经和自主神经功能失调等。患者的睡眠障碍以早醒常见,且醒后难以再入睡,这是抑郁发作的典型表现之一;有些患者出现入睡困难、睡眠浅或多梦;少数非典型的抑郁患者可能出现睡眠过多。患者的体重下降与食欲减退不一定成比例,部分患者也可表现为食欲增强、体重增加。性功能障碍可以是性欲减退乃至性欲完全丧失,有的患者勉强维持性行为,但无法从中体验到乐趣,女性患者会出现月经紊乱、闭经等症状。部分抑郁障碍患者的抑郁症状可能被躯体症状掩盖,既往称为"隐匿性抑郁障碍",这类患者多在综合医院各科就诊,但实验室检查或其他辅助检查常无阳性发现。

六、其他不典型的抑郁障碍表现

抑郁障碍患者也可出现人格解体、现实解体及强迫症状。人格解体表现为患者的自我关注增强,常自我否定。现实解体时,患者会觉得周围环境变得不真实、陌生,看待周围的事物就像看电影,自己像在梦中。患者的强迫症状多以强迫性思维为主,反复思考一些不好的事,明知不必要,但又无法控制。

七、特殊人群的抑郁障碍表现

1. 老年期抑郁障碍

抑郁障碍是老年人最常见的精神障碍之一,其临床表现往往不太典型。临床特点主要有情感脆弱,情绪波动大,常不能很好地表达忧伤的情绪;部分老年期抑郁障碍患者会以易激惹、攻击、敌意为主要表现。病程较冗长,易转为慢性抑郁。老年期抑郁障碍伴神经科病变及躯体疾病的比重较大;躯体不适主诉明显,疑病观念较多,甚至发展为疑病、虚无和罪恶妄想等;体重变化、早醒、性欲减退、精力缺乏等因年龄因素而变得不突出;自杀观念的表露常不清晰,自杀风险隐匿。总体来说,与年轻患者相比,其精神运动性抑制和躯体不适主诉更为明显,会出现思维联想显著迟缓及记忆力下降,认知功能损害症状更严重,甚至类似痴呆,表现为记忆力、理解力、计算力和判断力的全面减退,常被称为"抑郁性假性痴呆"。

2. 儿童和青少年抑郁障碍

儿童抑郁障碍的发病率约为2%,男女比例相当;青少年的发病率为4%～8%,男女比例为1:2。抑郁障碍严重影响儿童、青少年的身心健康和社会功能,多数患者存在复发倾向,一些青少年的抑郁症状可持续到成年。儿童和青少年还不具备充分描述自身情绪及感受的语言表达能力,其临床特殊之处在于常通过行为来表达抑郁情绪,表现为厌烦、愤怒及相应的行为;也可出现精神运动性抑制、反应迟钝、言语和动作减少、不愿与小朋友玩、孤独;还可出现食欲减退、睡眠障碍、乏力和兴趣减退等。不同年龄段的临床表现会有差异。学龄前期的幼儿会对游戏失去兴趣,有违拗、攻击或退缩行为,与其他儿童交往困难,出现睡眠和饮食问题。小学期的儿童会出现不愿意上学、躯体化症状如腹痛、头痛等,还可以出现恐惧、分离焦虑、大声喊叫甚至攻击行为。青少年期的女孩可出现进食障碍,男孩可出现躯体攻击;也可以出现自杀行为、酒精或药物滥用,反社会行为如偷窃、撒谎等。

3. 女性抑郁

女性抑郁主要分为月经期抑郁、孕产期抑郁及更年期抑郁。月经期抑郁即女性在月经期前后出现情绪低落、易激惹或其他心理和行为的改变,而经前期综合征是育龄期妇女在月经前出现的一系列精神和躯体症状,随月经来潮而消失的一种疾病。孕产期抑郁多发生在孕期和产后 4 周以内,达到抑郁障碍的诊断标准即可诊断。一般认为孕产期抑郁障碍的患病率并不高于普通人群抑郁障碍的患病率,但如果有过孕产期抑郁障碍的女性再次妊娠时,其发生围产期抑郁障碍的可能性在 50% 以上。更年期抑郁是指更年期妇女卵巢功能减退、垂体功能亢进,分泌过多的促性腺激素而出现的精神心理、神经内分泌和代谢等方面的变化,引起各器官系统的症状和体征。其主要精神症状有抑郁、焦虑和睡眠障碍等;其他系统症状包括忽冷忽热、大汗(潮热)、胸闷气短、心悸和血压升高等;还可见泌尿生殖系统症状如压力性尿失禁、尿频、尿急、性欲减退、性交疼痛等,与代谢相关症状如肥胖、关节疼痛、骨质疏松等。

第五节 抑郁障碍的诊断与鉴别诊断

一、诊断

(一)ICD-11 关于抑郁发作的诊断标准

抑郁障碍是以抑郁心境或快感缺失为特征,伴认知、行为或自主神经系统症状,影响个体功能。若有过躁狂发作、混合发作或轻躁狂发作史,则应诊断为双相障碍。单次发作的抑郁障碍和复发性抑郁障碍除了既往发作史不同之外,症状是一样的。

ICD-11 中抑郁发作要求:一段时间内几乎每天的抑郁心境,或对活动的兴趣减少,并伴有其他症状,如集中注意力的困难,无价值感,或过度而不适当的内疚自罪,无望感,反复的死亡或自杀的想法,睡眠或食欲的变化,精神运动性的激越或迟滞,精力减退或乏力。既往从未经历过躁狂、混合性或轻躁狂发作(这些发作提示双相障碍)。抑郁发作需要持续至少 2 周以上。

抑郁障碍的主要类别为单次发作的抑郁障碍、复发性抑郁障碍、心境恶劣障碍以及混合性抑郁焦虑障碍。

1. 单次抑郁发作

单次抑郁发作是指既往或本次有一次明确的抑郁发作,主要分为以下几种类型:① 6A70.0 单次发作的抑郁障碍,轻度;② 6A70.1 单次发作的抑郁障碍,中度,不伴精神病性症状;③ 6A70.2 单次发作的抑郁障碍,中度,伴有精神病性症状;④ 6A70.3 单次发作的抑郁障碍,重度,不伴精神病性症状;⑤ 6A70.4 单次发作的抑郁障碍,重度,伴有精神病性症状;⑥ 6A70.5 单次发作的抑郁障碍,未特定严重程度;⑦ 6A70.6 单次发作的抑郁障碍,目前部分缓解;⑧ 6A70.7 单次发作的抑郁障碍,目前完全缓解;⑨ 6A70.Y 其他特定单次发作的抑郁障碍;⑩ 6A70.Z 单次发作的抑郁障碍,未特定。

2. 复发性抑郁障碍

复发性抑郁障碍是指至少有两次抑郁发作史;包括当前发作,两次发作之间有数月无显著的心境异常,没有提示存在双相障碍的临床证据。抑郁发作应根据当前发作的严重程度或缓解程度进行分类,中、重度发作还应根据是否存在精神病性症状进行分类。复发性抑郁障碍主要分为以下几种类型:① 6A71.0 复发性抑郁障碍,目前轻度发作;② 6A71.1 复发性抑郁障碍,目前中度发作,不伴精神病性症状;③ 6A71.2 复发性抑郁障碍,目前中度发作,伴有精神病性症状;④ 6A71.3 复发性抑郁障碍,目前重度发作,不伴精神病性症状;⑤ 6A71.4 复发性抑郁障碍,目前重度发作,伴有精神病性症状;⑥ 6A71.5 复发性抑郁障碍,未特定严重程度;⑦ 6A71.6 复发性抑郁障碍,目前部分缓解;⑧ 6A71.7 复发性抑郁障碍,目前完全缓解;⑨ 6A71.Y 其他特定复发性抑郁障碍;⑩ 6A71.Z 复发性抑郁障碍,未特定。

3. 其他抑郁障碍

(1)混合性抑郁焦虑障碍:2 周内大部分时间存在抑郁及焦虑症状,但症状的数量、严重程度及病程均不符合任何其他抑郁或焦虑障碍诊断标准。如果担忧或过度关注是唯一的焦虑症状(即不存在自主神经系统症状或其他焦虑症状),则不应诊断为抑郁焦虑混合障碍。

(2)恶劣心境障碍:至少持续 2 年的抑郁障碍症状,但这些症状的严重程度及病程均不足以诊断抑郁发作;恶劣心境障碍可以与抑郁障碍同时存在,但必须符合抑郁障碍的所有标准,并且在此之前至少有 2 年不符合抑郁发作的抑郁症状。在儿童、青少年中,恶劣心境障碍可能表现为躯体不适、过分哭闹等,还可表现为持久的易激惹症状、集中或持续注意力的能力下降,青少年可表现为低自尊、负性反馈等。他们的自杀风险高于一般人群。恶劣心境障碍可与其他精神疾病共存,包括强迫症、边缘性人格障碍、广泛性焦虑障碍等。

(二)DSM - 5 中抑郁障碍类型

DSM - 5 中抑郁障碍作为一类独立的疾病,包括以下 8 种类型。

(1)破坏性心境失调障碍:主要表现为严重而反复的脾气爆发,主要体现在言语(如言语暴怒)和/或行为(如对人或物的躯体攻击)上,其强度或持续时间与所处情景或激怒原因完全不成比例。

(2)重性抑郁障碍:主要表现为几乎每天的大部分时间内情绪低落、对活动的兴趣或乐趣显著下降、体重明显减轻或增加、失眠或嗜睡、精神运动性激越或迟滞、日间疲乏或精力不足、出现无价值感或过度的不恰当的内疚(可达妄想程度)、注意力下降,或犹豫不定以及反复出现自杀观念。

(3)持续性抑郁障碍(心境恶劣):此型表现为至少 2 年中的大部分时间内情绪低落、食欲下降或暴食、失眠或嗜睡、精力不足或疲劳、自尊心下降、注意力不集中,或难以做决定及感到绝望。

(4)经前期烦躁障碍:此型患者常在月经开始前一周出现明显的情绪不稳定(如情绪波动、突然感到难过或流泪、对拒绝的敏感性增加)、易激惹、易怒或人际冲突增加,情绪低落、绝望感或自我否定,焦虑、紧张和(或)感到烦躁;对日常活动的兴趣下降,主观感觉注意力集中困难,萎靡不振、易疲劳,或明显出现精力下降,食欲变化明显、暴食或对特定食物的渴求、嗜睡或失眠,感到不知所措或失控;躯体症状(如乳房压痛或肿胀、关节或肌肉疼痛、"肿胀"感或体重增加),月经开始后的几天内症状开始好转,月经后的一周症状逐渐减轻或消失。

(5)物质/药物所致的抑郁障碍:此型患者常在物质中毒或戒断的过程中或之后不久,或接触某种药物后表现为显著而持久的情绪紊乱,以情绪低落和对所有或几乎所有活动的兴趣和乐趣显著下降为主要特征。

（6）由其他躯体疾病所致的抑郁障碍：此型患者所表现的抑郁障碍症状与躯体疾病明显相关，突出表现为显著而持久的情绪低落和对所有或几乎所有活动的兴趣和乐趣显著下降。

（7）其他特定型抑郁障碍：此型患者的特点是具备抑郁障碍的典型症状，导致有临床意义的痛苦，社交、职业或其他重要领域的功能受损，但不完全符合以上任一型抑郁障碍的诊断标准。例如，短暂性抑郁发作（4～13 天）、复发性短暂抑郁发作（每次 2～13 天），或症状不足的抑郁发作等。临床工作者可用这类诊断来指明患者的表现不符合以上任一型抑郁障碍诊断标准的特定原因。

（8）未特定型抑郁障碍：此型患者的临床表现与"其他特定的抑郁障碍"相似，但当临床工作者选择对未能符合特定抑郁障碍诊断标准的原因不予以标注时，可使用这一诊断，因信息不足无法做出更特定诊断时（如急诊）也可使用。

二、鉴别诊断

1. 继发性抑郁障碍

神经系统疾病（包括帕金森病、神经退行性疾病如各种类型的痴呆、癫痫、脑血管病和肿瘤等）、躯体疾病（如甲状腺功能减退等）、某些药物和精神活性物质等均可伴发或导致抑郁发作。继发性抑郁障碍与原发性抑郁障碍的鉴别要点：① 前者有明确的脑器质性疾病或者躯体疾病，有服用某种药物或使用精神活性物质史，体格检查有阳性体征，实验室及其他辅助检查如脑影像检查有相应指标的改变。② 前者可出现意识障碍、遗忘综合征，甚至部分患者会出现智能障碍，后者一般无意识障碍、记忆障碍及智能问题。③ 器质性和药源性抑郁障碍的症状随原发疾病的病情消长而波动；原发疾病好转或在有关药物停用后，抑郁症状相应好转或消失。④ 前者既往无抑郁障碍发作史，而后者可有类似发作史；老年人初发抑郁症状应首先考虑评估、筛查是否为脑器质性疾病的首发症状。

2. 精神分裂症

精神分裂症患者出现抑郁情绪有三种情况：① 伴发抑郁症状：精神分裂症患者起病后 6 个月内约有一半的患者可出现抑郁症状，但随着时间推移精神分裂症的特征性症状日益突出，抑郁情绪日渐消失或不明显；有时伴发抑郁症状也会和精神病性症状同样突出，但是抑郁症状并非原发症状，而是继发于幻觉、妄想等精神病性症状。② 精神分裂症后抑郁：随着患者自知力逐渐恢复出现"病耻感"，常需要面对生活、工作、婚姻等方面的变故，甚至亲友回避等一系列问题，从而感到自卑、失落、前途黯淡，容易出现抑郁情绪，有些患者还会出现自杀观念或行为。③ 药源性抑郁：一些抗精神病药物如氟哌啶醇、氯丙嗪等均可能导致药源性抑郁，部分精神分裂症患者长期服用苯二氮䓬类药物也可能诱发抑郁情绪。

鉴别要点：① 协调性：精神分裂症以思维障碍和情感不协调为原发症状，抑郁障碍患者则以情绪低落为原发症状；精神分裂症患者虽然情感平淡，外表有时类似抑郁障碍的精神运作抑制的表现，但缺乏抑郁障碍患者的悲观、绝望、自卑、自责等强烈的负性体验。② 因果关系：精神分裂症患者的抑郁情绪多发生在精神病性症状之后，与精神病性症状关系密切，随精神病性症状改善而缓解；抑郁障碍患者出现的精神病性症状则发生在抑郁情绪基础上,通常与抑郁情绪有共同消长的特点,且多以指责、埋怨、谩骂等幻听或自责自罪妄想为主,不具有精神分裂症的症状特点,如妄想荒诞离奇,多种妄想同时存在而相互矛盾,评论性、争论性的幻听内容等。③ 病程特点：精神分裂症患者的病程多数为持续进展或发作性进展,缓解期常残留精神症状或人格缺损;抑郁障碍患者多是间歇性病程,间歇期整体功能基本正常。④ 其他临床特征,如病前性格、家族史、预后和药物治疗反应等也可有助于鉴别。

3. 双相障碍抑郁发作

明确区分单相抑郁和双相障碍抑郁发作具有重要的临床实践意义。若诊断为单相抑郁,应给予抗抑郁药治疗;但若为双相障碍,规范的治疗应是心境稳定剂,不恰当地使用抗抑郁药易导致转相而恶化病情。如果抑郁发作的患者出现轻躁狂、躁狂的症状,必须改诊断为双相障碍。临床上预测双相障碍抑郁发作的可能指标有：早年(25 岁以前)发病,女性,抑郁发作频繁,双相障碍家族史,情感旺盛气质或循环气质,不典型发作、伴精神病性症状或季节性发作,共病物质滥用或边缘性人格障碍。当抑郁发作的患者符合上述情况时应慎重诊断,并且需要评估是否有双相障碍的可能性。

一些简易自评问卷有助于对躁狂或轻躁狂发作的病史进行收集,可提供给患者、家人或朋友进行评定,提高对双相抑郁诊断的敏感性。有两个双相障碍的筛选工具有较好的诊断效度,即心境障碍问卷(MDQ)和双相谱系障碍诊断量表(Bipolar Spectrum Diagnosis Scale, BSDS),可发现躁狂症状而增加对双相抑郁诊断的敏感性。另外,临床上轻躁狂容易被漏诊,一些量表有助于发现和识别轻躁狂,提高对双相障碍Ⅱ型诊断的敏感性,如 32 项轻躁狂检测清单(HCL - 32)。

4. 创伤后应激障碍

创伤后应激障碍常伴有抑郁,与抑郁障碍的鉴别要点：① 前者常在严重的、灾害性的、对生命有威胁的创伤性事件如地震、被虐待后出现,以焦虑、痛苦、易激惹为主的情感改变,情绪波动性大,无晨重夕轻的节律改变;后者可有促发的生活事件,临床上以情感抑郁为主要表现,且有晨重夕轻的节律改变。② 前者精神运动性迟缓不明显,睡眠障碍多为入睡困难,有与创伤有关的噩梦、梦魇,特别是从睡梦中醒来;而抑郁障碍有明显的精神运动性迟缓,睡眠障碍多为早醒。③ 前者常出现重新体验到创伤事件,有反复的闯入性回忆,易惊;后者可能有社会心理应激因素,但是对于相关事件的闯入性回忆不常见。

5. 广泛性焦虑障碍

在 ICD - 11 中有混合性抑郁焦虑障碍,DSM - 5 中有混合性焦虑抑郁障碍,说明焦虑和抑郁之间的临床鉴别较为困难。在临床工作中应该根据两组症状的严重程度和诊断各维度符合的程度做出具体诊断。在当次发作中,患者的焦虑症状占主导,抑郁症状较轻或未达到抑郁发作的诊断标准,则考虑焦虑障碍。在当次发作中,如果抑郁症状达到抑郁发作的诊断标准,焦虑症状为伴随症状则考虑抑郁发作。如两种症状均严重,均达到诊断标准,可分列两个诊断。如果出于对患者风险的预防及治疗的考虑,应结合等级诊断原则,抑郁诊断优先。

6. 躯体形式障碍

抑郁障碍常伴有躯体不适症状,而躯体形式障碍也常伴有抑郁情绪,鉴别时一方面要考虑症状发生的先后,另一方面要分析症状的特性。抑郁障碍常有生物学症状,如早醒、晨重夜轻、体重下降及精神运动迟滞、自罪自责、自杀言行等症状,求治欲望不如躯体形式障碍患者强烈,抗抑郁治疗效果较好。躯体形式障碍患者以躯体症状为主要表现,持续时间长,求治欲望强烈,反复就医、反复检查,常伴不同程度的抑郁情绪,甚至有些患者会在一定条件下出现自杀倾向,这时要注意与抑郁障碍鉴别,如果伴随的抑郁障碍症状在时间和严重程度上已经达到抑郁障碍的诊断标准,应考虑抑郁障碍诊断。

第六节　抑郁障碍的治疗与预防

一、治疗目标

抑郁发作的治疗要达到三个目标:① 提高治愈率,关键在于彻底消除临床症状,最大限度减少病残率和自杀率;② 提高患者的生存质量,恢复社会功能,达到真正意义上的痊愈;③ 预防复燃、复发,降低患者对环境应激的敏感性,避免抑郁反复发作对大脑的影响,尽可能让患者达到全生命周期的稳定。

二、治疗原则

1. 全病程治疗原则

抑郁障碍的复发率高达 $50\%\sim85\%$。为改善这种高复发性疾病的预后,防止复燃及复发,目前倡导全病程治疗。全病程治疗分为急性期治疗、巩固期治疗和维持期治疗。

(1)急性期治疗(8～12 周):控制症状,尽量达到临床治愈以促进功能恢复到病前水平。急性期的疗效决定了疾病的结局和预后,需要合理治疗以提高长期预后和促进社会功能康复。

(2)巩固期治疗(4～9 个月):原则上应继续使用急性期治疗有效的药物,并强调治疗方案、药物剂量、使用方法保持不变,以防止患者病情不稳定,出现复燃的风险。

(3)维持期治疗:维持治疗的目的在于防止复发。但维持治疗时间的研究尚不充分,一般倾向持续、规范的治疗至少 2～3 年,多次复发(≥3 次)以及有残留症状者主张长期维持治疗。

2. 个体化用药原则

全面考虑患者症状特点、年龄、性别、躯体状况及有无合并症等因素,因人而异合理地个体化用药。治疗期间密切观察病情变化,药物的耐受性和不良反应并及时处理。

3. 药物剂量滴定原则

尽可能采用药物最小有效剂量,剂量可以逐步递增,使不良反应减至最少,以提高服药的依从性;小剂量疗效不佳时,根据不良反应和耐受,增至足量(通常指药物有效剂量的上限)。当临床观察评估足够长的疗程时(6～8 周),药物仍旧无效或疗效不佳,可考虑换用同类另一种药物或作用机制不同的另一类药。

4. 抗抑郁药单一使用原则

尽可能单一用药,药物疗效评估的前提应该足量、足疗程。当换药治疗仍旧无效时,可以考虑两种作用机制不同的抗抑郁药联合使用。

5. 治疗联盟原则

治疗前应该与患者及其家人达成医患同盟,开始治疗前应该阐明药物性质、作用和可能发生的不良反应及对策,提升治疗依从性,让患者能主动配合、遵医嘱按时、按量服药。

6. 治疗共病原则

抑郁障碍的共病问题会影响患者的治疗方案,共病本身也会影响到患者的转归及预后。原则上需要积极治疗与抑郁障碍共病的其他躯体疾病、物质依赖、焦虑障碍等。

三、药物治疗

抗抑郁药(antidepressant)是一组主要用于治疗以抑郁心境为突出症状的精神疾病的精神药物,能有效解除抑郁心境及伴随的焦虑、紧张和躯体症状。该类药物能缓解抑郁障碍患者的抑郁症状而不能提高正常人的情绪。20 世纪 50 年代抗抑郁药物问世之后成为抑郁障碍的首选治疗手段。

与传统的三环类抗抑郁药(TCAs)及单胺氧化酶抑制剂(MAOIs)相比,选择性 5-羟色胺再摄取抑制剂(SSRIs)、5-羟色胺和去甲肾上腺素再摄取抑制剂(SNRIs)和其他新型抗抑郁药在安全性和耐受性方面的优势成为临床主要推荐的药物,大量的循证证据支持这些药物可以有效地治疗抑郁障碍,研究也提示不同药物的总体有效率、不良反应发生率之间不存在显著差异。

1. 三环类及四环类抗抑郁药

由于三环类及四环类抗抑郁药的耐受性和安全性问题,因此作为二线药物加以推荐。但有一些研究者认为 TCA 类对于更严重的、忧郁型抑郁的治疗优于新药。三环类和四环类抗抑郁药的药理作用非常相似,长期使用需注意抗胆碱能、心血管等不良反应。目前国内使用的有阿米替林、氯米帕明、丙米嗪、多塞平、马普替林和米安色林。大量研究证明,三环类和四环类药物对抑郁障碍疗效确切,其中阿米替林的疗效略优于其他 TCA,阿米替林治疗剂量范围为 150~300 mg/d。美国 FDA 批准的三环类抗抑郁药的其他适应证还包括焦虑、失眠、头痛、惊恐障碍、强迫障碍等。例如,小剂量的多塞平(3~6 mg/d)常用于失眠的治疗,氯米帕明的抗强迫疗效较为肯定。

2. 单胺氧化酶抑制剂

由于单胺氧化酶抑制剂(MAOIs)的安全性和耐受性问题,以及药物对饮食的限制问题,因此作为三线推荐药物。MAOIs 可以有效治疗抑郁障碍,常用于其他抗抑郁药治疗无效的抑郁障碍患者。国内仅有吗氯贝胺作为可逆性单胺氧化酶再摄取抑制剂(RMAOIs),与三环类抗抑郁药疗效相当。MAOIs 类最常见的不良反应是头晕,尤其是体位性的。此外该药最大的不良反应涉及与某些事物或感冒药之间的相互作用,可能会导致高血压危象伴突发脑血管意外或 5-HT 综合征等。一些禁忌食物包括啤酒、红酒、干香肠、蚕豆、熏鱼及动物肝脏等。

3. 选择性 5-羟色胺再摄取抑制剂

目前已在临床应用的选择性 5-羟色胺再摄取抑制剂(SSRIs)有氟西汀、帕罗西汀、舍曲林、氟伏沙明、西酞普兰、艾司西酞普兰。有效治疗剂量：氟西汀 20~60 mg/d、帕罗西汀 20~60 mg/d、舍曲林 50~200 mg/d、氟伏沙明 50~300 mg/d、西酞普兰 20~60 mg/d、艾司西酞普兰 10~20 mg/d。SSRIs 的半衰期都较长，为 18~26 h，每日只需服药一次。通常 SSRIs 的起效时间需 2~4 周。临床研究表明，上述 6 种 SSRIs 对抑郁障碍的疗效优于安慰剂，而不良反应则少于三环类抗抑郁药，尤其抗胆碱能和心血管系统的不良反应少，总体上其耐受性和安全性较好。SSRIs 的常见不良反应可见恶心、呕吐、厌食、便秘、腹泻、口干、震颤、失眠、焦虑及性功能障碍，偶尔出现皮疹，少数患者能诱发轻躁狂。

4. 5-羟色胺和去甲肾上腺素再摄取抑制剂

临床已经应用的 5-羟色胺(5-HT)和去甲肾上腺素再摄取抑制剂(SNRIs)有文拉法辛、度洛西汀和米那普仑。文拉法辛常用治疗剂量为 75~300 mg/d，有普通制剂和缓释剂两种，普通制剂分 2~3 次服用，缓释剂 1 次/d。常见不良反应为恶心、盗汗、嗜睡、失眠及头昏等，个别患者可出现肝脏转氨酶升高，日剂量较大时，如超过 200 mg/d 时可使血压轻度升高，需要在监测血压的情况下酌情应用。度洛西汀常用治疗剂量为 60 mg/d，常见不良反应为恶心、口干、便秘、乏力、嗜睡、多汗及食欲减退等。米那普仑也是一种 SNRIs 药物，主要适用于治疗抑郁障碍和纤维肌痛。其治疗抑郁的常用剂量为 50~100 mg/d，每日 2~3 次，餐后服用。米那普仑半衰期短，较少出现撤药症状，恶心和头痛是最常见的不良反应。

5. 去甲肾上腺素和特异性 5-羟色胺能抗抑郁药

米氮平是去甲肾上腺素和特异性 5-羟色胺能抑制剂(NaSSAs)代表性药物。研究表明，其抗抑郁作用与阿米替林相当。常用治疗剂量为 15~45 mg/d，分 1~2 次服用。常见不良反应有嗜睡、口干、食欲增加及体重增加，少见有心悸、低血压、皮疹，偶见有粒细胞减少及血小板减少。

6. 去甲肾上腺素和多巴胺再摄取抑制剂

去甲肾上腺素和多巴胺再摄取抑制剂的代表药物为安非他酮。荟萃分析显示安非他酮治疗抑郁障碍的疗效优于安慰剂，与 SSRIs 相当，可有效预防抑郁障碍的复燃和复发。常用剂量为 75~450 mg/d，需分次服用。有研究报道，安非他酮对疲乏、困倦症状的改善要优于某些 SSRIs。安非他酮不刺激食欲，对体重增加影响较小，这一特点可能适用于超重或肥胖的患者。有研究证据提示，安非他酮是转躁率最低的抗抑郁药物之一，较少引起转相为躁狂发作。安非他酮也曾被用作 SSRIs 治疗的辅助用药以增强抗抑郁作用和对抗 SSRIs 的性功能不良反应。

7. 褪黑素 MT1/MT2 受体激动剂和 5-HT$_{2C}$ 受体拮抗剂

褪黑素 MT1/MT2 受体激动剂和 5-HT$_{2C}$ 受体拮抗剂的代表药物为阿戈美拉汀，多项临床研究证实阿戈美拉汀具有抗抑郁作用，尤其对季节性情感障碍有效。阿戈美拉汀作用于褪黑素受体，具有与褪黑素类似的调节睡眠作用，这种对睡眠的改善作用往往在用药第一周就会显现。用药剂量为 25~50 mg/d，每日 1 次，睡前服用。使用该药物前需进行肝功能检查,血清氨基转移酶超过正常上限 3 倍者不应该使用该药治疗,治疗期间应定期监测肝功能;该药禁用于乙肝或者丙肝病毒携带者及患者。

8. 曲唑酮

曲唑酮在 5-HT 系统的药理作用比较复杂,与有效的 SSRIs 如氟西汀和帕罗西汀相比,其对 5-HT 再摄取抑制的选择性作用明显较弱,对去甲肾上腺素和多巴胺的作用也很微弱;另外,曲唑酮具有部分 5-HT$_2$ 受体的拮抗作用。该药物口服需从低剂量开始逐渐增加,成人用药的推荐起始剂量为 25~50 mg/d,睡前服用,次日开始 100~150 mg/d,分次服用,每隔 3~4 天可增加 50 mg/d。门诊患者最高剂量不超过 400 mg/d,住院患者不超过 600 mg/d,分次服用。主要不良反应包括视物模糊、口干、便秘、头晕、嗜睡及恶心、呕吐等。18 岁以下患者的有效性与安全性尚未明确。

9. 圣·约翰草

圣·约翰草的抗抑郁机制较为复杂。其活性成分是金丝桃素,能够同时抑制突触前膜对去甲肾上腺素、5-HT、多巴胺的再摄取,从而提高这 3 种神经递质在突出间隙的浓度,同时还能轻度抑制单胺氧化酶和儿茶酚胺氧位甲基转移酶,从而抑制神经递质的过度破坏,是目前广为应用的抗抑郁草药制剂,多用于轻度抑郁。常见不良反应为光敏性增加,罕见胃肠不适。妊娠期前 3 个月及哺乳期慎用。

10. 新型抗抑郁药物

近年来研究发现的新型抗抑郁药物艾司氯胺酮具有抗抑郁作用,这是一种 N-甲基-D 天冬氨酸(NMDA)受体拮抗剂,其作用机制与其他抗抑郁药物不同。2019 年,美国 FDA 批准了活性药物成分为艾司氯胺酮的鼻喷雾剂用于难治性抑郁的增效治疗,其能够快速减少患者的自杀念头。在美国,该药只能在医生或者护理人员在场的情况下使用,并且使用后要在医院进行 2 h 的观察。值得注意的是艾司氯胺酮长期使用的安全性和成瘾性仍不得而知,需在更多长期研究中进一步确认。目前该药在中国尚未获得批准使用。

11. 抗抑郁增效药物

碳酸锂是经典的心境稳定剂。有研究表明,对于难治性抑郁患者,合并使用锂盐具有抗抑郁增效作用。有研究认为开始服用碳酸锂时的目标血浆水平为 0.4~0.8 mmol/L,若疗效欠佳最高可加到 1 mmol/L。此外,三碘甲状腺素(T$_3$)也被报道认为具有抗抑郁增效作用。美国一项全国性的公共卫生临床研究 STAR * D 研究表明,T$_3$ 在增效方面与锂盐相仿,而耐受性优于锂盐。

四、物理治疗

随着医工交叉等学科的发展,越来越多的物理手段用于治疗不同严重程度的抑郁障碍。从 20 世纪 50 年代电抽搐治疗的改进,到最近 30 余年重复经颅磁刺激(rTMS)的飞速发展,再到越来越多的经颅电刺激治疗抑郁障碍的相关研究,为难治性、对药物不耐受、不愿服药,以及特殊人群(如学生)等不同需求的抑郁症患者提供更多的治疗选择。

1. 电抽搐治疗

电抽搐治疗(ECT)给予中枢神经系统适量的电流刺激,引发大脑皮质的电活动同步化,患者短暂意识丧失和全身抽搐发作,临床研究提示这种方法对精神症状有治疗作用。20 世纪 50 年代,临床对 ECT 进行了改进,在治疗前给予静脉麻醉、注射适量肌肉松弛剂,增加全程给氧,以避免患者全身抽搐发作,称为改良电抽搐治疗(MECT),是目前临床 ECT 使用的主要形式。MECT 改善患者情绪的机制尚不清楚,可能的机制包括增加血脑屏障通透性、改变乙酰胆碱能和 GABA 能神经元的功能状态、增强 5 - HT 受体的敏感性以及增加血浆中内啡肽等。MECT 可快速、有效地治疗抑郁障碍,并可明显降低患者的自杀死亡率。在抑郁障碍治疗中,MECT 尤其适用于严重抑郁,有强烈自伤、自杀未遂及行为者,拒食、违拗和紧张性木僵者以及难治性抑郁障碍患者也可以应用 MECT。

2. 重复经颅磁刺激疗法

重复经颅磁刺激疗法(rTMS)是抑郁障碍非药物治疗的重要手段之一,因其无创性而得到逐步推广。rTMS 是通过线圈产生短暂、强大的磁场脉冲,在脑内特定区域产生感应电流,使神经细胞发生去极化,从而产生功能改变。其抗抑郁机制尚不清晰,可能是通过间接影响皮质与深部脑组织如基底核、海马、丘脑等脑区兴奋性和血流活动,引起脑内神经递质、细胞因子及神经营养因子的改变而发挥作用的。rTMS 治疗抑郁障碍部位为左侧前额叶背外侧皮质(dorsolateral prefrontal cortex,DLPFC),每日治疗 1 次,时间约 30 min,10 次为一疗程,一般连续治疗 1~2 个疗程。rTMS 最大的不良反应是癫痫发作,还有头痛、刺激部位皮肤损伤和诱发躁狂等。rTMS 产生电磁场辐射,安置心脏起搏器的患者不适宜用 rTMS治疗。临床上,如何优化抑郁障碍治疗过程中 TMS 的刺激部位、刺激模式的探究仍在进行中。

3. 深部脑刺激

深部脑刺激(deep brain stimulation,DBS)又称为脑深部电刺激术,是一种新型功能性神经外科手术方式。通过将脉冲发生器埋置脑内,直接通过电刺激脑内相关核团改善抑郁症状。同以往的手术切除或毁损术相比,DBS 具有微创伤和可调节的优点,可用来治疗难治性抑郁障碍。有研究报道,对多种药物、心理和 ECT 效果均较差的慢性抑郁障碍患者,DBS可使其中约 1/3 患者的症状得以缓解。虽然 DBS 给难治性抑郁障碍患者带来希望,但其抗抑郁的确切机制尚不清楚,国内目前尚处于试验性治疗阶段。此外,DBS 涉及侵入性的脑外科手术,可能存在不良反应和并发症等问题,如感染、出血、围术期头痛、癫痫等。

4. 经颅直流电刺

经颅直流电刺激(transcranial direct current stimulation,tDCS)采用 1~2 mA 的微弱直流电,通过置于头皮的两个电极作用于大脑皮质。这种微弱刺激的强度不能直接导致神经元放电,但可与神经细胞膜的神经电活动相互作用。其具体作用机制仍不清楚,在生理学研究中给予几分钟紧张性刺激可以引起皮质兴奋性延长,这可以用来推测临床试验中电刺激产生疗效的机制。荟萃分析表明,tDCS 对于治疗抑郁可能有可靠的临床意义。还有研究报道了关于 tDCS 治疗抑郁的对照试验,结果发现真刺激比伪刺激更有效,研究中 48% 的患者接受了 30 次 tDCS 治疗(6 周内每个工作日给予 1 次)后症状缓解。

5. 光照疗法

对于季节性抑郁障碍的患者,光照疗法具有明显的抗抑郁效果,被推荐为季节性抑郁障碍的一线治疗方案,与抗抑郁药物联用能够增强治疗作用。对于非季节性抑郁障碍,有研究认为光照疗法仍然有效,但迄今结论仍然不一,需要更多的多中心、大样本、随机对照研究来确定其效果。光照疗法的机制迄今尚不清楚,有研究显示其与调节紊乱的生物节律、褪黑素、5-HT 以及儿茶酚胺系统有关。

五、心理疗法

对有明显社会心理因素的抑郁障碍患者,在药物治疗的同时常需制订合理的心理治疗方案。在选择何种心理治疗方案时应考虑治疗效果、可操作性及患者的偏好。2016 年加拿大心境和焦虑治疗网络(Canadian Network for Mood and Anxiety Treatments, CANMAT)公布的治疗指南指出,认知行为疗法和人际心理疗法可作为急性期抑郁障碍的一线推荐,其他心理治疗方法推荐情况如表 7-1 所示。

表 7-1　抑郁障碍急性期和维持期心理疗法推荐

方　　　法	急性期治疗	维持期治疗
认知行为疗法 (cognitive-behavioural therapy, CBT)	一线推荐	一线推荐
人际心理疗法 (Interpersonal therapy, IPT)	一线推荐	二线推荐
行为激活 (behavioural activation, BA)	一线推荐	二线推荐
基于正念的认知疗法 (mindfulness-based cognitive therapy, MBCT)	二线推荐	一线推荐
心理疗法的认知行为分析系统 (cognitive-behavioural analysis system of psychotherapy, CBASP)	二线推荐	二线推荐
长程心理动力疗法 (long-term psychodynamic psychotherapy, PDT)	三线推荐	三线推荐

以下我们将介绍几种国内常用的心理治疗手段。

(1) 认知行为疗法(cognitive behavior therapy, CBT):帮助患者识别和纠正消极悲观的信念、评价和解释,协助患者做出行为层面的改变,达到减轻不良情绪和行为,提高患者的应对能力,进而降低疾病复发率的目的。

(2) 人际心理治疗(interpersonal psychotherapy, IPT):通过识别抑郁情绪相关的人际问题,包括人际关系的丧失、角色转变、社会性分离或者社交技能缺陷等,协助患者分析问题的本质,帮助患者发展和建立新的人际交往模式,巩固社会支持网络,通过适当调整和改善人际关系来减轻症状,从而达到提高患者社会适应能力和治疗疾病的目的。

(3) 精神动力学治疗(psychodynamic psychotherapy):目前应用于抑郁障碍治疗的精神动力学心理方法是短程治疗。在心理治疗师较少参与的要求下,允许患者自由联想和畅谈,通过谈话中出现的一些具体的例子去发现可能的线索和问题,从中选择患者认同需要重点解决的焦点性冲突,以帮助患者理解和解释冲突。通过治疗过程让患者自我感悟,从而对问题和冲突的含义有新的发现,学会新的思考问题和情感表达方式。

（4）家庭治疗(family therapy)：家庭问题可能增加抑郁障碍的易感性,延误患者治疗,不利于患者康复。其特点是以家庭为干预对象,该治疗策略认为个人的改变有赖于整个家庭的改变,因而不以个人内在心理的分析为重心,将家庭内不良的人际互动方式作为主要考察内容,从家庭整体的角度寻找问题和冲突的原因,分析家庭事件、相处模式、亲密性和冲突表现的信息,通过推动整个家庭互动系统的改变,帮助患者及其家属改善应对抑郁发作的能力。

（5）支持性心理疗法(supportive psychotherapy)：以倾听、鼓励、支持和安慰为特征的治疗方法,帮助患者缓解痛苦和解决问题,使患者认识到自己的疾病状态,主动配合治疗。

（彭代辉）

思考题

1. 抑郁障碍包括哪些疾病?

2. 有抑郁症状就是抑郁症吗? 如何诊断抑郁症?

3. 如何制订合适抑郁障碍患者的治疗方案?

第八章

双相及相关障碍

第一节 双相及相关障碍概述

双相及相关障碍(bipolar and related disorders)是由躁狂、混合或轻躁狂发作或出现相关症状的发作性情绪障碍,这些发作通常与抑郁发作或抑郁症状交替出现。躁狂发作时,患者表现为情感高涨、言语活动增多、精力充沛,抑郁发作时表现情绪低落、言语活动减少、兴趣或愉快感丧失等症状。双相障碍一般呈发作性病程,躁狂和抑郁常反复循环或交替出现,也可表现为混合存在,每次发作症状往往持续一段时间,并对患者日常生活和社会功能产生不良影响。间歇期或长或短,期间社会功能相对恢复正常,也可存在社会功能损害;多次反复发作后会出现发作频率加快、病情越发复杂等现象。

双相障碍起病年龄早,具有患病率、自杀率、复发率、致残率高,疾病负担重等特点。在临床工作中,误诊和漏诊的现象非常普遍,严重影响患者的治疗与预后。

古希腊人认为躁狂是一种疯狂乱语、情绪亢奋的状态。躁狂和抑郁的关系可能早在公元前1世纪就有记载,古罗马医生 Soranus 曾发现患者在一次发作中同时存在躁狂和抑郁,表现为愤怒、情感不稳、失眠,有时又感到悲伤和自卑,他还指出这两种症状有交替发作的倾向。1854年,法国医生 Falret 曾描述躁狂和抑郁可在同一患者身上交替出现,命名为"环性精神病(folie cirulaire)",其症状为发作性,可自行缓解。

1882年,德国精神病学家 Kahlbaum 首先提出躁狂和抑郁不是两个独立疾病,而是同一疾病的两个阶段,并命名为环性精神障碍(cyclothymia)。1896年,Kraepelin 通过纵向研究,将躁狂和抑郁合二为一,命名为躁狂抑郁性精神病(manic-depressive insanity,MDI)。1957年,德国精神病学家 Leonhard 根据情感相位(polarity)特征提出单相与双相障碍的概念,既有躁狂又有抑郁发作者称为双相障碍。反复出现躁狂或抑郁发作而无相反相位者,称为单相障碍。1966年,Angst 和 Perris 的研究进一步证实了 Leonhard 单、双相障碍的分类观点,并逐渐被人们所接受。现已成为 ICD、DSM 诊断体系中心境障碍分类的基础。

一、分类

在 ICD-10、DSM-Ⅳ 等诊断体系中,双相障碍与抑郁障碍归为心境障碍。然而,鉴于双相障碍谱系与精神分裂症谱系在症状特点、家族史及遗传学的联系,以及双相障碍和抑郁障碍在治疗选择、预后上的差异,DSM-5 将双相谱系障碍从心境障碍中独立出来。但最新的 ICD-11 仍将双相障碍作为心境障碍的一个亚分类。

二、流行病学特征

由于诊断概念及分类存在分歧,且早期心境障碍的流行病学研究未将单、双相分开,很难加以综合比较而得出结论。

2004 年世界精神卫生调查委员会报道了 14 个国家的 15 项调查结果,各国心境障碍的年患病率为 0.8%～9.6%。2009 年,《柳叶刀》(*The Lancet*)发表了中国精神疾病流行病学调查(2001—2005 年)结果,费立鹏(Michael Phillips)教授等使用《DSM‐Ⅳ‐TR 轴Ⅰ障碍定式临床检查(SCID),中文版》进行 4 省区调查,发现双相障碍的月患病率为 0.2%。2019 年中国精神卫生调查(China Mental Health Survey, CMHS)的数据显示双相障碍终身患病率为 0.6%,年患病率为 0.4%。

第二节　双相及相关障碍的病因和发病机制

双相障碍的病因仍不清楚。大量研究提示,遗传、神经影像、神经递质、神经内分泌、神经生理功能、生物节律、神经可塑性与神经营养和心理社会等多因素都对其发生有明显影响,并且相互作用,导致疾病的发生和发展。

一、遗传因素

在双相障碍的病因中,遗传因素是双相障碍最为主要的危险因素,双相障碍具有明显的家族聚集性,其遗传倾向较精神分裂症更为突出。

1. 群体和家系研究

群体遗传学研究提示双相障碍虽有明显的家族聚集性,但其遗传方式不符合常染色体显性遗传,属于多因素遗传病。双相障碍的遗传度高达 80%,较之抑郁症的遗传度 40% 高许多。双相障碍先证者亲属患病的概率高出一般人群 10～30 倍,血缘关系越近,发病危险性也随之增加,并且有早发遗传现象(即发病年龄逐代提早,疾病严重性逐代增加)。研究发现,50% 的双相Ⅰ型障碍患者的父母至少有一人患有心境障碍。如果父母一方患有双相Ⅰ型障碍,其子女有 25% 的机会患心境障碍;若父母双方都患有双相Ⅰ型障碍,其子女患心境障碍的机会为 50%～75%。表明双相Ⅰ型障碍患者的家系传递与遗传因素的关系更密切。

2. 双生子、寄养子研究

双生子研究显示,同卵双生子的同病一致率(60%～70%)较异卵双生子(20%)高。寄养子研究显示,患双相障碍的寄养子的生身父母的患病率比正常寄养子的生身父母高;而生身父母患双相障碍的寄养子,其患病率比生身父母正常的寄养子要高。Mendlewicz 和 Rainer 调查了 29 例双相障碍寄养子的双亲,发现其生身父母中有 31% 存在情感障碍,而其寄养子父母中只有 12% 存在情感障碍,提示患病父母的亲生子女即使寄养到环境基本正常的家庭环境中仍具有较高的双相障碍发生率,从而间接说明环境因素在双相障碍发病中所起的作用不如遗传因素明显。

3. 分子遗传学

双相障碍连锁分析研究发现,在多个染色体上都有可能的致病基因连锁位点,其中有一项研究重复证实了 18p11.2、21q22、22q11—13、18q22、12q24、4p16 等染色体区域。候选基因关联研究发现,5-HT 转运体、多巴胺转运体、多巴胺 β 羟化酶、酪氨酸、单胺氧化酶等多种基因与双相障碍具有明确的相关性。最近的一项全基因组关联分析(GWAS)研究通过对欧洲人群的 20 352 例双相障碍患者和 31 358 例健康对照进行 GWAS 分析,发现包括编码离子通道、神经递质转运蛋白和突触组分等基因的 30 个与双相障碍相关的基因位点。

二、神经影像因素

近年来,双相障碍的神经影像学研究进展非常快,相关研究结果对探索双相障碍的发病原因及致病机制提供了重要的生物学证据。各种神经影像学技术在双相障碍的研究中得到广泛应用。虽然目前的研究结果仍不尽一致,但根据现有的研究结果,双相障碍的影像学改变主要涉及额叶、基底节、扣带回、杏仁核、海马等与认知和情感调节关系较密切的神经环路,也涉及以上脑功能区皮质下白质的微观结构改变,这些改变可能是导致皮质和皮质下连接损害和脑功能连接损害,最终导致双相障碍的临床症状发生。

三、神经递质功能

双相障碍的主要病理机制是中枢神经系统的神经递质功能异常。由于中枢神经递质系统本身非常复杂,且各神经递质之间的相互作用也非常复杂。目前研究认为,与双相障碍相关的神经递质包括 5-羟色胺、去甲肾上腺素、多巴胺、乙酰胆碱、谷氨酸、γ-氨基丁酸、神经肽等。

1. 5-羟色胺

双相障碍的 5-羟色胺(5-HT)假说越来越得到人们的认可。该假说认为 5-HT 功能活动降低与抑郁发作相关,而 5-HT 功能增高则与躁狂发作有关。大量资料提示,中枢神经系统中 5-HT 神经递质变化和相应受体功能改变与双相障碍发生有关。比如,在双相障碍患者尸检中发现脑脊液 5-HT 代谢产物 5-羟吲哚乙酸(5-hydroxyindoleacetic acid,5-HIAA)水平低于正常人。阻滞 5-HT 回收的药物、抑制 5-HT 降解的药物均具有抗抑郁作用。一些抑郁发作患者的脑脊液中 5-HT 代谢产物 5-羟吲哚乙酸(5-HIAA)含量降低,浓度越低,抑郁程度越重。

2. 去甲肾上腺素

该假说认为去甲肾上腺素功能活动降低与抑郁发作相关;而去甲肾上腺素功能增高则与躁狂发作有关。研究发现,双相抑郁患者尿中肾上腺素代谢产物 3-甲氧-4 羟苯乙二醇(MHPG)较对照组明显降低,转为躁狂症时 MHPG 含量升高。阻滞去甲肾上腺素回收的药物具有抗抑郁作用,酪氨酸羟化酶(去甲肾上腺素生物合成的限速酶)抑制剂 α-甲基酪氨酸可以控制躁狂发作。

3. 多巴胺

多巴胺功能活动降低与抑郁发作相关,而多巴胺功能增高则与躁狂发作有关。其主要依据：多巴胺前体左旋多巴可以改善部分单相抑郁障碍患者的抑郁症状，可以使双相抑郁转为躁狂；多巴胺激动剂，如 Piribedil 和溴隐亭等有抗抑郁作用，可使部分双相患者转为躁狂；阻滞多巴胺回收的药物，如安非他酮具有抗抑郁作用。

4. 其他

乙酰胆碱（Ach）能与去甲肾上腺素能神经元之间的张力平衡可能与心境障碍有关，脑内 Ach 能神经元过度活动，可能导致抑郁；而肾上腺素能神经元过度活动，可能导致躁狂。有研究发现，双相障碍患者血浆和脑脊液中 γ-氨基丁酸（GABA）水平下降，而抗癫痫药如卡马西平、丙戊酸钠可能通过调控脑内 GABA 含量起到抗躁狂和抗抑郁的作用。另有研究显示，双相障碍患者存在谷氨酸能系统异常。

四、神经内分泌功能失调

近年来的大量研究资料证实某些内分泌改变与双相障碍有关，主要涉及下丘脑-垂体-肾上腺轴（HPA）、下丘脑-垂体-甲状腺轴（HPT）及下丘脑-垂体生长素轴（HPGH）的改变，其中研究最多的是 HPA。众多研究提示，抑郁障碍和双相障碍患者的 HPA 活性增高，包括中枢促肾上腺皮质激素释放激素、垂体促肾上腺素皮质激素和肾上腺糖皮质激素。

五、神经生理功能障碍

1. 神经细胞信息传递系统功能异常

研究发现，双相障碍患者存在鸟苷酸结合蛋白（G 蛋白）活性异常增强，表现为躁狂患者磷脂酶 C 型 G 蛋白（PI－PLC G protein，Gp）蛋白活性增强，而抑郁患者激动型 G 蛋白（stimulatory G protein，Gs）功能亢进。碳酸锂对 Gp、Gs 两种蛋白均有抑制作用，这可能是因为碳酸锂对双相障碍躁狂发作和抑郁发作都有治疗作用关系。有研究发现，双相障碍患者存在细胞内 Ca^{2+} 释放活动增加，未经治疗的双相抑郁患者细胞内的 Ca^{2+} 水平明显高于单相抑郁患者，但治疗后双相障碍患者的 Ca^{2+} 水平与健康对照无差异，由此推测细胞内 Ca^{2+} 水平升高可能是双相障碍的状态性标志。

2. 点燃及敏感作用假说

1992 年，Post 提出心境障碍点燃假说。该假说的理论基础是重大的心理社会应激因素在心境障碍发病起始阶段有着至关重要的作用。而这种点燃假说的提出正是运用发展精神病理学观点来解释应激和情感障碍之间存在着变化关系。

六、生物节律改变

早在 20 世纪 80 年代，Ehler 和 Frank 等提出社会授时因子（social zeitgeber）理论，认为一系列的生活事件可以导致社会生物节律紊乱，如睡眠障碍、饮食紊乱等，从而使得易感个体出现抑郁发作。目前越来越多的研究关注社会生物节律对于双相障碍躁狂发作的影响。Malkoff－Schwartz 等进行了大量与节律相关的研究，发现相较于健康对照，双相障碍患者在发病的前 8 周经历的社会生物节律紊乱事件更多，躁狂组社会生物节律紊乱事件与疾病发作相关。

七、神经可塑性与神经营养失衡假说

双相障碍与多种生物学改变有关,其中神经可塑性研究越来越受人关注。神经可塑性或脑可塑性是指中枢神经系统在形态结构和功能活动上的可修饰性,即在一定条件下中枢神经系统的结构和功能,能形成一些有别于正常模式或特殊性的能力。

神经营养失衡假说与神经可塑性密切相关。脑源性神经营养因子(BDNF)属于神经营养素家族。BDNF 与酪氨酸激酶 B 结合,激活参与神经营养因子作用的信号转导途径,对发育过程中神经元的存活、分化以及成年神经元的存活、功能起重要作用。不少抗抑郁药物、电抽搐治疗和丙戊酸盐、碳酸锂等心境稳定剂等均可以增加神经元的可塑性,从而产生神经保护作用。心境稳定剂增加神经元可塑性可能与调控神经元内信号转导通路的变化有关。

八、社会心理因素

双相障碍具有高发病率与高复发率。曾有研究发现,负性生活事件会增加双相抑郁发作,而某种类型的负性及正性生活事件则会增加双相躁狂发作。但是,绝大部分研究很难证实引起疾病发生的这些心理社会因素与该疾病发展有关。也就是说,在疾病发展过程中,生活应激事件与情绪之间的关系到底是持久的,还是多变的? 发展精神病理学观点强调基因、神经生理、应激及心理因素之间的相互作用在疾病进展过程中发挥重要的作用。

第三节 双相及相关障碍的临床表现

双相障碍的临床表现复杂多变,不同发作期的临床表现不同。主要包括抑郁发作、躁狂发作、轻躁狂发作、混合发作等在不同发作期的表现。

一、抑郁发作

抑郁发作(depressive episode)临床上以心境低落、思维迟缓、意志活动减退为主要症状,常伴认知功能损害和躯体症状。

1. 心境低落

心境低落主要表现为显著而持久的情感低落、抑郁悲观。患者终日忧心忡忡、郁郁寡欢、愁眉苦脸、长吁短叹。程度轻的患者感到闷闷不乐,无愉快感,凡事缺乏兴趣,任何事都提不起劲,感到"心里有压抑感""高兴不起来";程度重的患者可痛不欲生,悲观绝望,有度日如年、生不如死感,患者常诉说"活着没有意思""心里难受"等。部分患者可伴有焦虑、激越症状,特别是更年期和老年抑郁障碍患者症状更明显。典型病例的抑郁心境具有晨重夜轻的节律改变为特点,即情绪低落在早晨较为严重,而傍晚时可有所减轻,如出现则有助于诊断。

在心境低落的影响下,患者自我评价低,自感一切都不如人,并将所有的过错归咎于自己,常产生无望、无助感和无价值感,觉得自己连累了家庭和社会,并对过去不重要的、不诚

实的行为有犯罪感,想到将来,感到前途渺茫,预见自己的工作要失败,财政要崩溃,家庭要出现不幸,自己的健康必然会恶化。在悲观失望的基础上,常产生孤立无援的感觉,伴有自责自罪,严重时可出现罪恶妄想;也可在躯体不适的基础上产生疑病观念,还可能出现关系、贫穷、被害妄想等,部分患者可出现听幻觉。

2. 思维迟缓

患者思维联想速度缓慢,反应迟钝,思路闭塞,自觉"脑子好像是生了锈的机器""脑子像涂了一层糨糊一样"。临床上可见主动言语减少,语速明显减慢、声音低沉、对答困难,严重者交流无法顺利进行。

3. 意志活动减退

患者意志活动呈显著持久的抑制。临床表现为行为缓慢,生活被动、疏懒,不想做事,不愿和周围人接触交往,常独坐一旁,或整日卧床,不想去上班,不愿参加平常喜欢的活动和业余爱好,常闭门独居、疏远亲友、回避社交;症状严重时,连吃、喝、个人卫生都不顾,甚至发展为不语、不动、不食,可达木僵状态,称为"抑郁性木僵",但仔细精神检查,患者仍流露痛苦抑郁情绪。严重的患者常伴有消极自杀的观念或行为。消极悲观的思想及可萌生绝望的念头,并会使自杀企图发展成自杀行为。这是抑郁发作最危险的症状,应提高警惕。

4. 认知功能损害

抑郁发作患者存在认知功能损害。主要表现为近事记忆力下降,注意力障碍(反应时间延长),警觉性增高,抽象思维能力变差,学习困难,语言流畅性差,空间知觉、眼手协调及思维灵活性等能力减退。认知功能损害导致患者社会功能障碍,而且影响患者远期预后。

5. 躯体症状

躯体症状在抑郁发作时很常见。主要有睡眠障碍、乏力、食欲减退、体重下降、便秘、身体任何部位的疼痛、性欲减退、阳痿、闭经等。睡眠障碍主要表现为早醒,一般比平时早醒 2～3 h,醒后不能再入睡,这对抑郁发作具有特征性意义。有的表现为入睡困难,睡眠不深;少数患者表现为睡眠过多或食欲增强、体重增加。

躯体不适可涉及各脏器,表现为恶心、呕吐、心慌、胸闷、出汗等。自主神经功能失调的症状也较常见。一般认为躯体不适可能与文化背景、受教育程度和经济状况等有关,躯体不适较多的患者,其社会阶层、受教育程度及经济状况均较低。有的抑郁发作患者其抑郁症状被躯体症状所掩盖,而使用抗抑郁药物有效,被称为"隐匿性抑郁症"。这类患者长期在综合医院各科就诊,大多数无阳性指标发现,容易造成误诊。

6. 其他

抑郁发作时也可出现人格解体、现实解体及强迫症状。

二、躁狂发作

躁狂发作(manic episode)的典型临床症状是心境高涨、思维奔逸和精力活动增强。

1. 心境高涨

心境高涨是躁狂发作的主要原发症状。患者主观体验特别愉快,自我感觉良好,整天兴高采烈、得意扬扬、笑逐颜开,自己感到无比快乐和幸福。患者这种高涨的心境具有一定的感染力,常博得周围人的共鸣,引起阵阵的欢笑。有的患者尽管心境高涨,但情绪不稳,变幻莫测,时而欢乐愉悦,时而激动暴怒。部分患者则以愤怒、易激惹、敌意为特征,甚至可出现破坏及攻击行为,但常很快转怒为喜或赔礼道歉。

2. 思维奔逸

思维奔逸表现为联想过程明显加速,自觉思维非常敏捷,思维内容丰富多变,有时感到言语跟不上思维的速度,常表现为言语增多、滔滔不绝、口若悬河,手舞足蹈、眉飞色舞,即使口干舌燥、声音嘶哑,仍要讲个不停。但讲话的内容较肤浅,且凌乱不切实际,常给人以信口开河之感。由于患者注意力随境转移,思维活动常受周围环境变化的影响致使话题突然改变,讲话的内容常从一个主题很快转换到另一个主题,即表现为意念飘忽(flight of ideas),有的患者可出现音联和意联。患者的思维内容多与心境高涨相一致,可出现夸大观念,甚至可达到夸大或富贵妄想的程度,但内容并不荒谬;有时也可出现关系妄想、被害妄想等,多继发于心境高涨,且持续时间不长。

3. 精力活动增强

患者表现为精力旺盛,兴趣范围广,动作快速敏捷,活动明显增多,且忍耐不住,爱管闲事,整天忙忙碌碌,但做事常虎头蛇尾,一事无成。对自己行为缺乏正确的判断,常随心所欲,不考虑后果,如任意挥霍钱财;注重打扮装饰,但并不得体,招引周围人的注意,甚至当众表演,乱开玩笑;自认为有过人的才智,乱指挥别人,狂妄自大,自鸣得意,但毫无收获;社交活动多,随便请客,经常去娱乐场所,行为轻浮,且好接近异性;自觉精力充沛,有使不完的劲,睡眠需要明显减少。病情严重时,自我控制能力下降,举止粗鲁,甚至有冲动毁物行为。

4. 其他症状

患者的主动和被动注意力均有增强,但不能持久,易为周围事物所吸引。部分患者有记忆力增强,且无法抑制,常充满许多细节琐事,对记忆的时间常失去正确的分界,以致与过去的记忆混为一谈而无连贯。在发作极为严重时,患者极度的兴奋躁动,可有短暂、片段的幻听,行为紊乱而毫无目的指向,伴有冲动行为;也可出现意识障碍,有错觉、幻觉及思维不连贯等症状,称为谵妄性躁狂(delirious mania)。多数患者在疾病的早期即丧失自知力。极少数患者出现木僵症状,患者表现不语不动,面部表情却显欣快,缓解后患者可诉说其思维联想增快等典型躁狂症状。另外,因患者极度兴奋,体力过度消耗,容易引起失水、体重减轻等躯体症状。

三、轻躁狂发作

躁狂发作(hypomanic episode)临床表现较轻者称为轻躁狂发作,患者存在持续数天的心境高涨、易激惹、言语增多、精力充沛、活动增多,有显著的自我感觉良好,自认为健康,注意力不集中、不持久,过分慷慨大方、轻度挥霍,社交活动增多、社会能力增加,对人过分热情,性欲增强,睡眠需要减少,有时表现为易激惹、自负自傲、行为较莽撞,常与家人、同事发生口角矛盾。但不伴有幻觉、妄想等精神病性症状;也不会丧失自我控制和管理能力。患者社会功能受到轻度影响或不受影响,一般也不易察觉。有些患者知道自己情绪有改变,但认为这种改变是正常现象。

四、混合发作

抑郁症状和躁狂症状同时在一个患者身上存在，或在数小时内迅速交替，则称之为混合状态或者混合发作(mixed episode)。混合发作的定义尚未统一，不同的诊断系统有不同的定义和诊断标准。ICD-10 诊断标准：至少在 2 周的大部分时间内，躁狂、轻躁狂或抑郁症状必须同样突出，或躁狂或抑郁症状在数小时内迅速交替。DSM-Ⅳ诊断标准：同时符合躁狂发作和重性抑郁障碍发作诊断标准，且持续至少 1 周。DSM-5 系统则取消"混合发作"，取而代之以"混合特征"。ICD-11 的混合发作的定义，基本上与 ICD-10 一致。

特殊人群的双相情感障碍见拓展阅读 8-1，双相障碍的共病问题见拓展阅读 8-2。

拓展阅读 8-1

特殊人群的双相情感障碍

(1) 儿童青少年期双相障碍：儿童青少年期双相障碍患者的临床表现与成人相似，还表现一些与年龄相关的特点：很少主动叙述情绪体验，行为障碍突出，如活动增多、要求增多、学校恐怖，常具有攻击并破坏行为，发脾气、爆发性的愤怒、离家出走、自伤自杀、性意向亢进，同时伴有精神病性症状，但随着时间推移，情感症状会表现得越来越明显。

(2) 老年期双相障碍：双相障碍包括早发型双相障碍(起病于 50 岁之前)和晚发型双相障碍(起病于 50 岁之后)。晚发型双相障碍的家族聚集性相对较低，会有较多的躯体和神经系统的并发症，如脑血管疾病、痴呆等。老年期双相障碍患者躁狂发作时情绪高涨不典型，常以激惹、兴奋躁动、外跑、爱管闲事为主，可伴有偏执症状，多为敌对性和迫害性内容。抑郁发作时常伴躯体不适及精神运动性抑制，自杀倾向重，思维内容常带有妄想性，有时伴明显的认知功能损害，严重时类似痴呆，称为抑郁性假性痴呆。

(3) 妇女妊娠期、产后及绝经期双相障碍：女性在一生经历月经来潮、妊娠、分娩、哺乳、绝经等一系列特殊的生理过程中，均伴随激素水平和生理状态的改变，故而对女性的情绪、行为和思维有一定的影响，使女性特别易罹患某些特定的精神疾病。双相Ⅱ型障碍在女性中更常见。女性双相障碍患者在妊娠期易出现病情恶化，产后复发的风险也很高。女性进入更年期后，由于性腺功能减退，卵巢停止排卵，并逐渐闭经，也容易出现情感障碍疾病复发。

拓展阅读 8-2

双相障碍的共病问题

双相障碍共病现象十分突出，共病会对双相障碍的病程和预后产生很多不良影响，故需引起关注重视，并及时处理。双相障碍与其他疾病的终身共病率为 50%～70%。其中常见的有物质滥用、焦虑障碍、进食障碍、人格障碍、肥胖、糖尿病等。双相障碍共病精神和躯体疾病往往对双相障碍的临床表现、病程以及治疗反应产生影响。双相障碍共病的患者发病年龄更早,容易出现快速循环发作,自杀风险高,且自杀与药物/物质滥用之间会形成恶性循环,对药物治疗反应欠佳,生活质量和社会功能受损更为明显。

第四节 双相及相关障碍的诊断和鉴别诊断

一、诊断要点

双相障碍的诊断主要根据病史、临床症状、病程特点、体格检查和实验室检查,依据相关的精神疾病诊断分类标准而确定。密切的临床观察和病史询问,把握疾病横断面的主要症状或症状群及纵向病程特点,进行科学分析是临床诊断的可靠基础。

1. 早期正确诊断对治疗和预后的影响

双相障碍的临床表现隐匿,常被误诊或漏诊,从首次出现症状到被确诊平均需要7～10年。在美国,有69%的双相障碍患者曾被诊断为其他疾病,其中以单相抑郁最为常见,其他疾病包括焦虑障碍、精神分裂症、人格障碍和精神活性物质滥用等。双相障碍诊断的关键是对躁狂和轻躁狂病程的识别,而在特殊人群,如儿童、青少年和老年人中躁狂或轻躁狂常不典型,容易出现混合发作和烦躁不安,很容易被漏诊。

双相障碍抑郁发作时常被误诊为单相抑郁,而使用抗抑郁药物治疗,如果不能及时准确地识别可能会加重病情。虽然在抗抑郁药能否诱发轻躁狂问题上还有争议,但是它对双相障碍的疗效不佳已经达成共识。而这部分没有被识别出的双相障碍在长期不合理的治疗中往往被看成难治性抑郁,大大增加了社会和个人负担。

2. 躁狂识别的困难

躁狂识别困难的常见原因包括患者常否定或忽略躁狂症状;轻躁狂可以是愉悦的,功能保持较好,并不一定会带来痛苦感;躁狂很少被及时治疗,除非有严重的躁狂发作病史;混合发作常被误认为是激越性抑郁;破坏性症状和易激惹性被看成是异常性人格;儿童躁狂常被误诊为注意缺陷多动障碍(ADHD);躁狂伴发的精神病性症状被当成精神分裂症的诊断依据;物质滥用在年轻患者中常见,它所引起的躁狂更常见混合发作和烦躁而不是欣快。

3. 双相抑郁的特点

双相障碍各种类型中最易被漏诊和误诊的是双相Ⅱ型障碍。双相Ⅱ型障碍一般首次以抑郁发作为主,而且抑郁病程持续的时间和发作的次数都远多于轻躁狂,探索轻躁狂病史比较困难。但是双相抑郁在临床特征上有别于单相抑郁,了解这些特征可能有助于我们早期正确诊断双相障碍。与单相抑郁比较,双相抑郁更可能具有以下特征:嗜睡或日间瞌睡;其他不典型抑郁症状,如贪食和"灌铅样麻痹";精神病性症状和/或病理性自罪感;精神运动性迟滞;突然起病或病程迁延;产后抑郁;季节性症状群;情绪不稳、易激惹或阈下躁狂症状;双相障碍家族史;发作次数>3次;精力旺盛型人格特征等。

二、分类

双相障碍的诊断分类在各主要诊断系统中不尽相同。在ICD-10和DSM-Ⅳ中,双相障碍与抑郁障碍同属心境障碍。2013 年问世的 DSM-5 取消了"心境障碍",取而代之的是"双相及相关障碍"和"抑郁障碍"。而 ICD-11 中,仍将双相障碍与抑郁障碍作为心境障碍的亚分类。

（1）ICD-11 中 L2-6A6 双相及相关障碍分类如表 8-1 所示。

表 8-1　ICD-11 中 L2-6A6 双相及相关障碍分类

编　号	分　　类	编　号	分　　类
6A60	双相障碍Ⅰ型	6A60.F	双相Ⅰ型障碍,目前为完全缓解
6A60.0	双相Ⅰ型障碍,目前为不伴有精神病性症状的躁狂发作	6A60.Y	其他特指的双相障碍Ⅰ型
6A60.1	双相Ⅰ型障碍,目前为伴有精神病性症状的躁狂发作	6A60.Z	双相障碍Ⅰ型,未特指的
		6A61	双相障碍Ⅱ型
6A60.2	双相Ⅰ型障碍,目前为轻躁狂发作	6A61.0	双相Ⅱ型障碍,目前为轻躁狂发作
6A60.3	双相Ⅰ型障碍,目前为轻度抑郁发作	6A61.1	双相Ⅱ型障碍,目前为轻度抑郁发作
6A60.4	双相Ⅰ型障碍,目前为不伴精神病性症状的中度抑郁发作	6A61.2	双相Ⅱ型障碍,目前为不伴精神病性症状的中度抑郁发作
6A60.5	双相Ⅰ型障碍,目前为伴精神病性症状的中度抑郁发作	6A61.3	双相Ⅱ型障碍,目前为伴精神病性症状的中度抑郁发作
6A60.6	双相Ⅰ型障碍,目前为不伴精神病性症状的重度抑郁发作	6A61.4	双相Ⅱ型障碍,目前为不伴精神病性症状的重度抑郁发作
6A60.7	双相Ⅰ型障碍,目前为伴精神病性症状的重度抑郁发作	6A61.5	双相Ⅱ型障碍,目前为伴精神病性症状的重度抑郁发作
6A60.8	双相Ⅰ型障碍,目前为未特指严重程度的抑郁发作	6A61.6	双相Ⅱ型障碍,目前为未特指严重程度的抑郁发作
6A60.9	双相Ⅰ型障碍,目前为不伴精神病性症状的混合性发作	6A61.7	双相Ⅱ型障碍,目前为部分缓解,最近为轻躁狂发作
6A60.A	双相Ⅰ型障碍,目前为伴精神病性症状的混合性发作	6A61.8	双相Ⅱ型障碍,目前为部分缓解,最近为抑郁发作
6A60.B	双相Ⅰ型障碍,目前为部分缓解,最近为躁狂或轻躁狂发作	6A61.9	双相Ⅱ型障碍,目前为部分缓解,最近为未特指的发作
6A60.C	双相Ⅰ型障碍,目前为部分缓解,最近为抑郁发作	6A61.A	双相Ⅱ型障碍,目前为完全缓解
6A60.D	双相Ⅰ型障碍,目前为部分缓解,最近为混合性发作	6A61.Y	其他特指的双相障碍Ⅱ型
		6A61.Z	双相障碍Ⅱ型,未特指的
6A60.E	双相Ⅰ型障碍,目前为部分缓解,最近为未特指的发作	6A62	环性心境障碍
		6A6Y	其他特指的双相及相关障碍
		6A6Z	双相及相关障碍,未特指的

（2）DSM-5 中关于双相障碍的概念扩大为双相谱系障碍,独立成章"双相及相关障碍",分为双相障碍Ⅰ型、双相障碍Ⅱ型、环性心境障碍、物质/药物所致双相及相关障碍、其他躯体疾病所致双相及相关障碍、其他特定的双相及相关障碍以及未特定的双相及相关障碍。

三、诊断标准

1. ICD-11 中双相及相关障碍的分类标准和定义

（1）双相Ⅰ型障碍（bipolar type I disorder）：至少有一次躁狂或混合发作；以抑郁和躁狂或混合发作交替发作为特征的典型病程；可能出现轻躁狂发作。

（2）双相Ⅱ型障碍（bipolar type II disorder）：至少有一次轻躁狂发作和一次抑郁发作；以反复的抑郁和轻躁狂发作为特征的典型病程；无躁狂发作史。

（3）环性心境障碍（cyclothymic disorder）：2 年以上反复出现多次不符合轻躁狂和抑郁发作定义的轻躁狂和抑郁状态；情感症状存在的时间多于正常的时间；无躁狂或混合发作史。

2. ICD-11 有关躁狂、轻躁狂、重性抑郁发作和混合发作的症状学标准

1）躁狂发作

（1）基本特征：以下 2 组症状在至少 1 周内几乎每天的大部分时间同时存在，除非因治疗干预而导致病程缩短。① 以高涨情感、易激惹、自大为特征的极端心境状态，与患者一贯的心境状态明显不相符；常表现不同心境状态之间的快速改变（如心境不稳）；② 活动增多或主观体验到精力旺盛，与患者一贯的精神状态不相符。

（2）特征性症状群：① 语速增快或特别想说话的内在紧迫感；② 意念飘忽、联想加快或思维奔逸；③ 自信增高或夸大；④ 睡眠需要减少；⑤ 注意力分散；⑥ 冲动或鲁莽行为；⑦ 性欲增强、社交活动或目的指向性活动增多。

（3）附加要求：这些症状不是其他疾病（如脑肿瘤等）的表现也不是源于中枢神经系统活性物质，或药物的影响（如可卡因、安非他明），或戒断反应。心境紊乱严重，导致其个人、家庭、社会、学习、职业或其他重要领域功能显著损害，需要强化治疗（如住院治疗），以防止对自己或他人造成伤害，或伴有幻觉、妄想。

2）轻躁狂发作

（1）基本特征：几乎每天大部分时间同时存在以下两种症状，且至少持续数天。① 持续的情感高涨或激惹性增高，但不包括与环境背景相符的情感高涨或激惹性增高的情况。各种心境状态的快速转换是常见现象（即心境不稳）；② 活动增多或主观体验到精力旺盛。

（2）特征性症候群：存在数条症状（表现同躁狂发作，共 7 条）并且与患者一贯的行为方式或主观体验明显不同。

（3）附加要求：这些症状不是其他疾病（如脑肿瘤）的表现，也不是源于中枢神经系统活性物质或药物的影响（如可卡因、安非他明），或戒断反应。心境紊乱严重，导致其个人、家庭、社会、学习、职业或其他重要领域功能的显著损害，需要强化治疗（如住院治疗），以防止对自己或他人造成伤害，或伴有幻觉、妄想。

3）抑郁发作

（1）基本特征：每天的大多数时间里几乎同时存在特征性症状群中至少 5 条性症状，持续至少 2 周，其中至少有 1 条症状源自情感症状群；症状存在与否应参考其对个体功能的影响程度。

（2）特征性症状群：① 情感症状群：情绪低落（自我表达或观察到的）；对活动的兴趣或乐趣减退（包括性欲减退）。② 认知-行为症状群：集中/维持注意力的能力减弱；低自我价值感，或过分的/不适宜的内疚；对未来的绝望感；消极想法、自杀意念、自杀企图。③ 自主神经症状群：睡眠中断或睡眠过多；食欲或体重变化（增加或减少）；精神运动性激越或迟滞；精力减退或疲乏感。

（3）附加要求：不能更好地用悲伤反应做出解释；这些症状不是其他疾病（如脑肿瘤）的表现，也不是源于中枢神经系统活性物质或药物的影响（如苯二氮䓬类药物），或戒断反应（如兴奋剂）；心境紊乱导致其个人、家庭、社会、学习、职业或其他重要领域功能的显著损害。

4）混合发作

（1）基本特征：① 存在数条与躁狂发作和抑郁发作相一致的症状，这些症状同时发生，或快速转换（每天或 1 天之内），至少 2 周内几乎每天大部分时间都持续存在，除非因治疗干预而导致病程缩短。② 心境紊乱严重，导致其个人、家庭、社会、学习、职业或其他重要领域功能的显著损害，或伴有幻觉、妄想。③ 这些症状不是其他疾病（如脑肿瘤）的表现，也不是源于中枢神经系统活性物质或药物的影响（如苯二氮䓬类药物），或戒断反应（如可卡因）。

（2）附加要求：① 当抑郁占主导时，躁狂症状常表现易激惹，思维奔逸或思维云集，语量增多、精神运动性激越。② 当躁狂占主导时，抑郁症状常表现心情烦躁、无价值感、无望感和自杀意念。③ 在不稳定混合发作中，抑郁和躁狂症状快速转换，表现在心境、情绪反应、动力以及认知功能等方面。④ 抑郁和躁狂发作时伴有的精神病性症状均可出现于混合发作。⑤ 在抗抑郁治疗期间出现的混合发作，若在治疗终止后症状持续存在，仍符合混合发作的所有诊断标准，则应认为是混合发作。

四、鉴别诊断

1. 继发性躁狂发作或症状

可引起继发性躁狂的病因较多，一般有神经系统异常、感染性疾病、系统性疾病，比较常见的原因有脑损伤（外伤和卒中）、代谢障碍、药物（中枢系统兴奋剂）、感染、肿瘤和癫痫等所致。

继发性躁狂与原发性躁狂的鉴别要点如下。① 继发性躁狂有明确的器质性疾病，或服用某种药物或者精神活性物质史，体格检查有阳性体征，实验室及辅助检查有相应的阳性发现。② 临床表现方面：继发性躁狂可出现意识障碍、遗忘综合征及智能障碍；原发性躁狂除了特殊的谵妄性发作类型外，一般没有意识、记忆、智能障碍。③ 继发性躁狂的症状随着原发性疾病的好转而好转，或加重而恶化；原发性疾病获得控制或者相关药物停止使用后，躁狂症状相应好转或缓解。④ 继发性躁狂既往无心境障碍发作史，原发性躁狂可能发现类似发作史。⑤ 继发性躁狂常无心境障碍家族史，原发性躁狂一般常见。

2. 精神分裂症或分裂情感性精神障碍

双相障碍与精神分裂症或分裂情感性精神障碍的鉴别是常见的临床问题。躁狂发作伴有怪异和偏执的妄想时，过度兴奋或明显不协调的情感，常易与精神分裂症尤其是青春型的愚蠢荒唐行为混淆;躁狂发作严重时,思维联想速度加快以至于患者不能表达完整的内容,出现思维跳跃,常会被误以为思维散漫,继而被误认为是精神分裂症或分裂情感性障碍的思维障碍;严重的抑郁发作可以出现木僵状态,与精神分裂症的紧张型木僵难以鉴别。

鉴别双相障碍与精神分裂症或分裂情感性障碍需要特别关注患者的情感症状的特点、社会功能水平、家族史、自然病程和先前病程的特点。鉴别要点:① 何为原发症状:精神分裂症出现的精神运动性兴奋或抑郁症状,其情感症状并非是原发症状,而是以思维障碍和情感淡漠为原发症状;双相障碍则以情感高涨或低落为原发症状。② 协调性的区别:精神分裂症患者的思维、情感和意志行为等精神活动是不协调的,常表现为言语凌乱、思维不连贯、情感不协调,行为怪异;而双相障碍的情感症状与思维、意志行为通常相协调。③ 病程特点:精神分裂症的病程多数为发作进展或持续进展,缓解期常有残留精神症状或人格的缺损;而双相障碍是间歇发作性病程,间歇期基本正常。④ 病前性格、家族遗传史、预后和药物治疗的反应等均可有助于鉴别。

3. 相关人格障碍及气质

双相障碍与人格障碍共病率高。例如,边缘型人格障碍的易激惹性、不稳定性、冲动性和自杀性等症状与双相障碍特点重叠;表演型人格障碍的情感爆发、狂怒、过分表现、爱打扮;自恋型人格障碍的自命不凡、自我评价过高、骄傲自大的特征均与躁狂发作特点重叠。双相障碍与人格障碍可从以下两个方面鉴别。① 病程特点:双相障碍是发作性病程,缓解期基本恢复正常;而人格障碍是持续性病程,起病于 18 岁之前,其行为模式和情感特点影响广泛,渗透到生活的各个方面。② 治疗疗效:大部分双相障碍患者经过心境稳定剂治疗,病情能够获得缓解,且缓解期社会功能基本恢复正常;而人格障碍患者,心境稳定剂虽有部分疗效,但很难完全控制病情,很难恢复到正常状态。

第五节　双相及相关障碍的治疗与预防

一、双相障碍的治疗

（一）治疗原则

1. 综合治疗原则

应采取精神药物治疗、物理治疗、心理治疗(包括精神健康教育、家庭治疗等)和危机干预等措施的综合运用,其目的在于提高疗效、改善依从性、预防复发、减少自杀和攻击行为,改善社会功能和更好地提高患者的生活质量。

2. 长期治疗原则

双相障碍几乎终身以循环方式反复发作,其发作的频率远较抑郁障碍为高。因此,双相障碍常是慢性过程障碍,应坚持长期治疗原则以阻断反复发作。

（1）急性期治疗:目的是控制症状、缩短病程。以药物治疗为主,药物治疗应充分,并达到完全缓解,以免症状复燃或恶化。如非难治性病例,一般情况下 6～8 周可达到此目的。

（2）巩固期治疗：目的是防止症状复燃、促使社会功能的恢复。药物（如心境稳定剂）剂量应与急性期相同。一般抑郁发作的巩固治疗时间为4～6个月，躁狂或混合性发作为2～3个月。在此期间应配合心理治疗，防止患者自行减药或停药。

（3）维持期治疗：目的在于防止复发，维持良好的社会功能，提高患者的生活质量。在维持治疗期间，可在原有急性期或巩固期治疗基础上，适当减少药物的剂量，或从原来的联合药物治疗逐渐调整为单药治疗。维持治疗的时间因人而异，一般有2次以上的发作者，建议维持期治疗时间至少3～5年，然后才可逐渐停药，以避免复发。在停药期间如有复发迹象应及时恢复原治疗方案，缓解后应给予更长的维持治疗期。对多次反复以及具有较高复发风险的患者，建议长期治疗。

（二）躁狂发作药物治疗

躁狂发作药物治疗主要包括心境稳定剂及抗精神病药物治疗。

1. 心境稳定剂

（1）锂盐：是临床上最常用、最有代表性的心境稳定剂，更是躁狂发作急性期和复发预防的经典治疗药物，有效率高达80%。国内比较常用的是碳酸锂。急性躁狂发作时碳酸锂的剂量为600～2 000 mg/d，维持治疗剂量为500～1 500 mg/d。老年及体弱者剂量适当减少。一般起效时间为14～21 d。由于锂盐的治疗剂量与中毒剂量比较接近，在治疗中除密切观察病情变化和治疗反应外，应对血锂浓度进行监测，并根据病情、治疗反应和血锂浓度调整剂量。急性期治疗血锂浓度应维持在0.8～1.2 mmol/L，维持治疗时血锂浓度为0.6～0.8 mmol/L。

在急性躁狂发作时，锂盐起效前，为了控制患者的高度兴奋症状以防衰竭，可合并抗精神病药或电抽搐治疗。但有报道氟哌啶醇和锂盐联用可能会增强神经毒性和心脏毒性作用，故不建议两者联用。如使用锂盐的患者，因兴奋躁动症状需要联用其他药物，一般建议联用非典型抗精神病药物或苯二氮䓬类药物。在合并电抽搐治疗时，由于锂盐具有加强肌肉松弛剂的作用，使呼吸恢复缓慢，故锂盐剂量宜小。

锂盐的不良反应主要有：① 消化系统不良反应，包括恶心、呕吐、腹泻等；② 泌尿系统不良反应，常见多尿、口干等；③ 神经系统不良反应，出现双手细小震颤、乏力等症状；④ 心血管系统不良反应，严重过量时可见心电图改变，T波低平，QRS波延长。血锂浓度达到1.5 mmol/L时即可能出现锂中毒，表现为意识障碍、共济失调、高热、心律失常、血压下降、少尿或无尿、昏迷、反射亢进等，必须立即停药，及时抢救。

（2）抗惊厥药：临床常用的有丙戊酸盐（双丙戊酸钠、丙戊酸镁）和卡马西平。临床研究显示，丙戊酸盐对急性躁狂发作患者的疗效与锂盐相同，在用药第5～7 d开始起效，尤适用于对混合发作、快速循环发作的治疗，其疗效与治疗单纯躁狂发作接近，治疗剂量为500～2 000 mg/d。有效血浓度为50～110 μg/ml。丙戊酸盐可与碳酸锂联合治疗，但联合使用时丙戊酸盐剂量应减小。丙戊酸盐常见不良反应为胃肠道症状、震颤、体重增加、肝功能异常等。

卡马西平适用于快速循环发作、混合发作患者或经锂盐治疗无效的患者，也可与锂盐联合使用，但联合治疗时剂量也应当适量减小，治疗剂量为600～1 200 mg/d。卡马西平常见不良反应有皮疹、再生障碍性贫血、肝功能异常、恶心、视物模糊等。因可能出现剥脱性皮疹等严重不良反应,临床使用更宜慎重。

2. 抗精神病药物

(1)非典型抗精神病药物:利培酮、帕利哌酮、奥氮平、喹硫平、氯氮平等非典型抗精神病药物均能有效控制躁狂发作的急性兴奋症状,且疗效良好。特别是针对难治性躁狂症,可联合使用氯氮平和碳酸锂治疗。使用剂量视病情严重程度及药物不良反应而定。非典型抗精神病药物(奥氮平、喹硫平等)与丙戊酸盐、锂盐等传统心境稳定剂联合使用,可有效控制躁狂发作,起效也较单用心境稳定剂快,同时也能有效缓解伴有精神病性症状的躁狂发作。

(2)经典抗精神药物:氯丙嗪、氟哌啶醇等药物被证实可用于躁狂发作的急性治疗,起效快;对于处于严重兴奋躁动状态的患者可肌内注射氟哌啶醇(5~10 mg/d)或氯丙嗪(50~100 mg/d)以获得快速控制。但临床研究表明,经典抗精神病药物并不具备稳定心境、防止转相、预防复发的作用,因此并不能作为心境稳定剂长期使用。

(三)双相抑郁的药物治疗

1. 心境稳定剂

心境稳定剂,尤其是锂盐抗抑郁作用较为明确,而且使用锂盐治疗转相及导致快速循环发作的发生率低。丙戊酸盐、卡马西平,在双相抑郁相的循证证据支持相对锂盐要少一些,但临床研究仍支持其在抑郁相的疗效,尤其是对于具有混合特征的患者。

拉莫三嗪也可用于治疗双相抑郁,与安慰剂的随机对照研究证实,拉莫三嗪能有效治疗急性双相抑郁,并有效预防抑郁发作,起始剂量为25 mg/d,常用剂量为50~200 mg/d,但该药易出现皮疹(发生机制不明,一般认为是过敏反应),多发生在治疗的5天至8周,大多数患者症状轻微且能自行恢复。但也可能发生严重,甚至致命的皮疹,如Stevens-Johnson综合征及毒性表皮坏死松解症(Lyell综合征)。故加药速度应缓慢,严格按照规定逐渐加大剂量。

2. 非典型抗精神药物

非典型抗精神病药物,如喹硫平、奥氮平、鲁拉西酮和卡利拉嗪等已被研究证实在双相抑郁中的疗效。其中,喹硫平(缓释片)已在包括我国在内的多个国家获得双相抑郁的适应证。奥氮平在部分国家和地区(日本、韩国)也获得治疗双相抑郁的适应证,但由于其具有诱发代谢综合征等风险,多数指南不建议作为一线药物选择。近年来,有循证证据支持鲁拉西酮、卡利拉嗪等抗精神病药在双相抑郁治疗中的疗效,这些药物具有不良反应少的优势,可能有望被广泛使用。

3. 抗抑郁药物的应用

抗抑郁药物在双相抑郁患者治疗中的应用一直以来备受争议。以下几种情况可考虑联用抗抑郁药物:① 单独使用心境稳定剂治疗无效,特别是双相Ⅱ型抑郁发作;② 抑郁症状严重;③ 抑郁发作持续时间很长,如长达4周以上;④ 既往治疗经验提示只有使用抗抑郁药物才有效。

抗抑郁药物在双相抑郁的应用需要注意转躁的风险。使用的原则有:① 必须与心境稳定剂或非典型抗精神病药物合用;② 可用于急性期,一般不建议维持期继续使用;③ 选择转躁率低的抗抑郁药物,如安非他酮、5 -羟色胺再摄取抑制剂(帕罗西汀除外)等。

（四）物理治疗

物理治疗是利用电、磁、声、光等物理方式,通过有创或无创的方式,刺激特定脑区或神经的活性,从而调节大脑神经功能。近年来,不断有各种物理治疗方法被验证可用于神经精神疾病,如电抽搐治疗、经颅磁刺激疗法、光照疗法、超声波疗法、深部脑刺激疗法、迷走神经刺激疗法等。其中,以电抽搐疗法和经颅磁刺激疗法在双相障碍治疗中的循证证据较多,并被不同指南推荐。

1. 电抽搐治疗

电抽搐治疗(ECT)治疗双相障碍的适应证为急性严重躁狂发作、严重抑郁发作伴有消极自杀企图及难治性患者。研究显示,ECT 对双相躁狂发作患者的有效率可达 80%,治疗双相障碍躁狂发作的疗效比药物治疗更优,尤其适合于难治性躁狂发作。双相障碍抑郁发作患者经过 ECT 后,有 1/2～3/4 的患者达到明确,有效的疗效,包括那些对药物治疗无效的患者,ECT 也被推荐用于治疗双相障碍混合发作,有效率可达 50% 左右。ECT 一般建议施行 6～12 次为一个疗程,一般以每周 2～3 次的频度完成整个疗程。

2. 重复经颅磁刺激治疗

重复经颅磁刺激(rTMS)疗法是 Barke 在 1985 年发明的,是一种在患者头颅特定部位给予磁刺激的新技术。作用原理是利用绝缘线圈通电时形成的脉冲磁场在局部大脑皮质的神经组织中产生感应电流,从而影响该部位神经细胞的功能,使其或兴奋或抑制。研究发现,rTMS 能明显改善抑郁情绪,其中包括双相抑郁,rTMS 作用于前额叶皮质可以缓解急性抑郁发作,且 rTMS 对预防双相抑郁发作也有积极的作用。rTMS 应用过程中可能出现不良反应,需加强观察,最严重的不良反应是诱发意外的抽搐,也要注意治疗抑郁发作后的转躁可能。总体上,有关 rTMS 在双相障碍治疗的循证证据,较单相抑郁少,尚需更多研究证据。

（五）心理治疗

双相障碍患者在急性抑郁期及维持期容易出现各种各样的心理问题,联合心理教育,认知行为疗法、人际社会节奏疗法等心理治疗可稳定情绪、增强治疗依从性和改善社会功能,且能够有效降低双相障碍患者的疾病复发率、减少住院次数和药物使用量。因此,需要在疾病的不同时期,给予患者和家属全方位的心理支持和疾病宣教。

二、双相障碍的预防

双相障碍预防目标在于降低双相障碍的发病率、患病率、复发率,减少症状存在的时间,减少罹患双相障碍的危险因素,阻止或延缓疾病复发,减少其对患者、家庭和社会的影响。

对于高危人群,如双相障碍患者的亲属,因尚未出现情绪发作或阈下情绪症状,主要采用适当的心理干预和定期随访等。对于具有双相障碍高危因素的抑郁症患者,应进行全面的评估和随访,在抗抑郁治疗时需谨慎使用转躁风险较高和两种抗抑郁药物联合治疗方法,必要时可考虑心境稳定剂或非典型抗精神病药物作为增效治疗方法。

而在双相障碍的复发预防,除了药物的维持期治疗外,心理治疗和社会支持系统对预防本病复发也有非常重要的作用，应尽可能解除或减轻患者过重的心理负担和压力，帮助患者解决生活和工作中的实际困难及问题，提高患者的应对能力，并积极为其创造良好的环境，以防复发。

（洪　武　刘凤菊）

思考题

1. 简述双相及相关障碍的概念。
2. 简述双相障碍的病因和发病机制。
3. 简述双相及相关障碍的药物治疗原则。

第九章

焦虑及恐惧相关障碍

第一节　焦虑及恐惧相关障碍概述

一、基本概念

1. 焦虑

焦虑(anxiety)是一种内心紧张不安、预感到似乎将要发生某种不利情况而又难于应付的不愉快情绪体验。但焦虑并不意味着是有临床意义的病理情绪，在应激面前适度的焦虑具有积极的意义，它可以充分地调动身体各脏器的功能，适度提高大脑的反应速度和警觉性。

2. 病理性焦虑

病理性焦虑(pathological anxiety)是指持续的无具体原因感到紧张不安，或无现实依据预感到灾害、威胁或大祸临头，伴有明显的自主神经功能紊乱及运动性不安，常伴随主观痛苦感或社会功能受损。其特点包括：① 焦虑情绪的强度并无现实的基础或与现实的刺激、威胁明显不相称。② 焦虑导致精神痛苦和自我效能下降，因此是一种非适应性的。③ 焦虑是相对持久的，并不随着问题的解决而消失，常常与人格特征有关。④ 表现为以自主神经系统症状为特征的紧张情绪状态，如胸部不适、心悸和气短等。⑤ 预感到灾害或不幸的痛苦体验。⑥ 对预感到的威胁异常痛苦和害怕，并感到缺乏应对的能力。

3. 焦虑及恐惧相关障碍

焦虑及恐惧相关障碍(anxiety or fear-related disorders)是指表现为过度的焦虑、恐惧以及相关的行为紊乱，症状严重程度足以导致明显的主观痛苦或(和)社会功能损害。恐惧与焦虑情绪相似，均存在担心和预感的压抑体验，不过恐惧是面临危险时发生，而焦虑发生在危险或不利情况来临之前。焦虑是指向未来的，指向可能的危险或不幸，在观念上是不确定的。不同类型的焦虑相关障碍所特定的焦虑聚焦点不相同，即激发这种焦虑的刺激或环境不同。

焦虑障碍患者通常首先至综合性医院的非精神专科门诊就诊，往往以躯体症状为主诉，而躯体症状的多种多样与严重程度有时会掩盖焦虑障碍的其他症状，从而导致反复检查、误诊或误治。

二、诊断分类标准

焦虑障碍的分类在各分类系统不尽相同，在《中国精神障碍分类与诊断标准第 3 版》(CCMD-3)中，焦虑障碍包括惊恐障碍和广泛性焦虑。在《国际疾病与相关健康问题统计分类第 10 版》(ICD-10)中，焦虑障碍归属于"神经症性、应激相关及躯体形式障碍"，并将焦虑障碍分为两大类：一类是恐怖性焦虑障碍，包括广场恐怖、社交恐怖、特定的（孤立的）恐怖；另一类是其他焦虑障碍，包括惊恐障碍、广泛性焦虑障碍、混合性焦虑和抑郁障碍等。目前，国内广泛应用的是 ICD-10。2019 年 5 月 25 日举行的第 72 届世界卫生大会审议通过了《国际疾病与相关健康问题统计分类（第 11 次修订版本草案）》(ICD-11 草案)，并决定从 2022 年 1 月 1 日开始在全球范围内投入使用。

ICD-11 将以焦虑或恐惧为基础的障碍设为一个新的独立分组，称为"焦虑及恐惧相关障碍"，摒除了 ICD-10 中"恐怖性焦虑障碍"与"其他焦虑障碍"的亚组分类方式，亚分类标题由"恐惧(fear)"代替"恐怖性(phobic)"；基于 ICD-11 对于疾病全病程的强调，"焦虑及恐惧相关障碍"部分也包含了多个年龄段的诊断标准，每种疾病均描述了不同年龄段的差异性，如"选择性缄默症"被认为是"焦虑及恐惧相关障碍"在童年期的疾病表现。因此，ICD-11 将"选择性缄默症"归类于"焦虑及恐惧相关障碍"中，而"混合性焦虑及抑郁障碍"被重命名为"混合性抑郁与焦虑障碍"，并移入抑郁障碍分类。ICD-11 焦虑及恐惧相关障碍分组与美国《精神障碍诊断与统计手册（第 5 版）》(DSM-5)中同等部分的疾病分类大部分一致，且在概念方面高度相似。

根据不同疾病分类诊断系统，焦虑障碍的分类和名称不尽一致，表 9-1 罗列了 DSM-5 和 ICD-11 关于焦虑障碍相关类别的分类和名称。

表 9-1　有关焦虑障碍的分类体系

DSM-5 的分类		ICD-11 的分类	
F40	特定恐怖症	6B00	广泛性焦虑障碍
F40.00	广场恐怖症	6B01	惊恐障碍
F41.0	惊恐障碍	6B02	场所恐惧症
F41.1	广泛性焦虑障碍	6B03	特定恐惧症
F40.10	社交焦虑障碍	6B04	社交性焦虑障碍
F41.8	其他特定的焦虑障碍	6B05	分离性焦虑障碍
F41.9	未特定的焦虑障碍	6B06	选择性缄默症
F93.0	分离焦虑障碍	6B0Y	其他特指的焦虑或恐惧相关性障碍
F94.0	选择性缄默症	6B0Z	焦虑或恐惧相关性障碍，未特指的
F06.4	由于其他躯体疾病所致的焦虑障碍物质/药物所致的焦虑障碍		

本章遵照 ICD-11，使用"焦虑及恐惧相关障碍"的称谓，并使用此分类系统对焦虑障碍的亚型进行介绍。但在引用已往各种资料时，为了尊重原著，很多地方仍会使用当时的分类标准，而不强求统一，以免失真。

三、流行病学特征

焦虑障碍是人群中最常见的精神障碍之一，国内外对其流行病学研究已有大量报道。

由于研究采用的诊断标准、研究对象及研究方法不同,研究结果具有较大的差异。

1. 我国普通人群的神经症流行病学调查

2009 年《柳叶刀》杂志报道了 2001—2005 年我国对 4 个省份的一项流行病学调查,结果显示,焦虑谱系障碍的患病率为 5.6%,女性高于男性,年龄越大发病率越高,城市高于农村。2015 年我国进行了全国范围的精神卫生调查,调查对象包括 31 个省市自治区(不含港、澳、台),其中 18 岁以上社区常住居民 32 552 人。结果显示,从病种来看,焦虑障碍在精神障碍的 5 类主要疾病中患病率最高,为 4.98%。2013 年胡强等通过荟萃分析,收集中国普通人群 1982—2012 年焦虑障碍患病率的相关研究,共 25 项研究纳入 196 020 人,结果显示焦虑障碍时点患病率为 1.0%,12 个月患病率为 4.5%。

2. 精神卫生调查协作组对世界各国的相关调查

WHO 领导下的精神卫生调查协作组于 2001—2003 年对美洲、欧洲、中东、非洲和亚洲 14 个国家 60 463 名成人进行精神障碍相关调查,发表了世界精神卫生报告,其中焦虑性障碍的终身患病率为 13.6%~28.8%,年患病率为 5.6%~19.3%,其中以特殊恐惧障碍为最常见的焦虑障碍亚型,其次为社交恐惧障碍。美国国家共病率调查研究(National Comorbidity Survey)发现,其终身患病率为 24.9%,年患病率为 17.2%。

四、焦虑的评估

量化工具的应用是评估精神疾病的重要辅助手段,量化工具主要有诊断用和症状评估用两大类。

诊断量表与不同的诊断体系相配套,如与 DSM‐Ⅳ 相配套的临床定式检查问卷(SCID)、与 ICD‐10 配套的半定式访谈工具——神经精神病学临床评定量表(SCAN)、与 ICD‐10 和 DSM‐Ⅲ‐R 均能配套的定式访谈——复合性国际诊断检查问卷(CIDI)、与 ICD‐10 和 DSM‐Ⅳ 均能配套的定式访谈工具——国际神经精神科简氏访谈问卷(MINI)以及与 CCMD‐3 配套的 RTHD‐LVS 等。目前诊断量表多用于临床研究使用。

症状量表分为自评和他评两类,目前临床常用的量表如下。① 评估普遍焦虑水平的量表:他评类量表使用最广泛的是汉密尔顿焦虑量表,自评类的包括焦虑自评量表、贝克焦虑量表、状态特质焦虑问卷等。② 评估特定焦虑症状的量表:如社交回避及苦恼量表、惊恐障碍严重度量表、广泛性焦虑障碍量表、席氏恐惧量表、社交焦虑量表等。

第二节　焦虑及恐惧相关障碍的病因和发病机制

一、遗传因素

家系调查发现,焦虑障碍的血缘亲属中同病率为 15%,远高于一般居民 5% 的患病率。Virginia 双生子研究,通过对 Virginia 双生子注册登记系统数据库中 2 163 名双生子的访谈,发现符合 DSM‐Ⅲ‐R 标准惊恐障碍诊断的比例为 5.8%,其中同卵双生子同病一致率为 24%，异卵双生子的同病一致率为 11%。也有人认为易感因素的焦虑性格具有一定的遗传倾向。

二、神经生物因素

在焦虑障碍的生物学病因中，神经生物化学领域一直是研究的热点，包括 γ-氨基丁酸、儿茶酚胺、多巴胺、5-羟色胺(5-HT)和神经营养因子等多种神经递质。这些递质不仅在焦虑的发生、维持和消除中有重要意义，而且通过神经内分泌反应可以引起一定的生理变化。通过这些生理变化对焦虑情绪产生一定的作用，从而引致焦虑对个体的影响。

焦虑障碍患者常有肾上腺素和去甲肾上腺素分泌增加，但可能是伴发而非诱因；另外，患者常伴血乳酸过多，而且静脉注射乳酸钠也能激发焦虑障碍(主要指广泛性焦虑和惊恐障碍)发作。焦虑的动物模型发现，突触间 5-HT 释放增加，被试动物可出现明显的焦虑反应。广泛性焦虑患者血小板 5-HT 水平高于正常对照组。5-羟色胺转运体基因多态性与一些焦虑障碍存在关联。临床研究证实，选择性 5-羟色胺再摄取抑制剂(SSRIs)对焦虑障碍有一定的疗效。

近年来一些神经影像研究显示，部分脑区结构或功能异常可能与焦虑障碍有关。功能性神经影像技术的出现可以实时观测人脑的功能状态，可验证神经科学的理论假设，为探索焦虑障碍的精神病理机制提供了研究手段。主要技术包括正电子发射计算机断层显像(positron emission tomography，PET)、单光子发射计算机断层成像术(single-photon emission computed tomography，SPECT)和功能性磁共振成像(functional magnetic resonance imaging，fMRI)。PET 和 SPECT 研究发现，焦虑障碍患者的额叶、颞叶、边缘系统的功能存在异常。在 fMRI 研究方面，国内较早由李春波等(2003 年)发起。研究发现前额叶，特别是扣带回、眶额皮质和颞叶功能异常在焦虑障碍病理机制中有重要作用。2019年，Goossen 对广泛性焦虑障碍的功能性神经解剖学进行综述指出，广泛性焦虑障碍的特征是边缘系统和前额叶异常，更具体地说是广泛性焦虑障碍患者在情绪调节任务中表现为内侧前额叶皮质(medial prefrontal cortex，mPFC)和前扣带皮质(anterior cingulate cortex，ACC)的活动降低。2019 年，TiKolesar 等对广泛性焦虑障碍患者的脑结构和脑功能连接的影像学进行 Meta 分析，结果显示，广泛性焦虑障碍患者海马、ACC 和杏仁核的体积缩小，背外侧前额叶(DLPFC)和 ACC 与杏仁核的功能链接减少。对心理治疗有效的广泛性焦虑障碍患者，DLPFC 及包括 ACC、海马体、杏仁核、沟回在内的边缘系统激活异常改善。综合国内外神经科学和临床研究结果，有学者提出可能存在一个中枢神经系统高度敏感的"恐惧通路"，这个通路包括大脑皮质、扣带回、杏仁体、丘脑、海马、下丘脑、臂旁核、小脑和水管周灰质等脑干结构，而焦虑障碍患者信息错误地输入杏仁体，引起恐惧通路的异常激活，产生相应行为、自主神经和神经内分泌反应。

三、生物因素

焦虑障碍脑电图常显示 α 节律较少，且多在较高频率范围。在基础状态下，惊恐障碍患者前额部肌电活动较多、收缩期血压偏高、心率较快；在模拟应激状态下，肌电、收缩期血压、心率升高范围较对照组明显，而对照组的皮肤电阻反应变动范围较大。被认为这些患者心血管系统的警觉性提高、皮肤电反应的灵活性下降。Birket‑Smith 等更加明确了惊恐障碍患者自主神经系统的适应性减弱这一观点。广泛性焦虑障碍患者常伴有自主神经功能亢进，迷走神经调节心脏活动，一方面表现为其介导的心率变异性下降，另一方面在脑影像表现为左侧前扣带回和眶额回的结构异常。

心悸、心跳加快、血压升高、血管容积变化等心血管反应是惊恐障碍的典型症状。Bystitsky 等报道，在正常自然环境下，惊恐障碍患者的舒张期血压明显高于对照组，心率总体上高于对照组，但尚未达显著性差异，他们总结时指出可能是病例太少的缘故，并根据这些患者在自然环境下舒张期血压增高的，推测患者处于明显的心血管应激状态，对惊恐再次发作的焦虑增高了唤醒水平，增强了患者对躯体症状的敏感程度，从而为个体提供许多可以诱发惊恐障碍发作的生理易感因素；反之，惊恐发作必然加重焦虑恐惧和唤醒水平。与国内李春波等的研究结论相似，焦虑障碍患者的心率、低频峰功率、低频峰与高频峰功率比值在静息状态下显著性高于正常对照组。

惊恐障碍心理生理学研究中采取的其他方法还有肌电、脉搏图和皮温等项目测定，文献报道结论较为一致的是肌电。惊恐障碍患者的肌电水平往往有明显升高，存在较高的肌紧张程度；其他如皮温、脉搏图等限于篇幅不再列举。

四、心理因素

精神分析学派认为焦虑障碍源于精神内在冲突，是由于过度的内心冲突对自我威胁的结果。冲突可能有 3 个来源：客体性焦虑、神经症性焦虑和道德性焦虑。他们强调童年期心理体验被压抑在潜意识里，一旦因特殊遭遇或压力的激发而唤起焦虑。恐惧症是童年俄狄浦斯情结未解决的冲突的结果，童年期的性本能驱力不能被压抑时，自我倾向选择其他防御机制，如替代和回避的防御方式。

学习理论认为焦虑是一种习得性行为，起源于人们对刺激的害怕反应。由于致焦虑刺激和中性刺激建立了条件性联系，而此条件刺激泛化，形成广泛的焦虑，这种焦虑本身又可导致期待性焦虑。

认知学派认为，焦虑是因为知觉、态度与信念的冲突而导致的。个体对时间或者刺激的认知评价是发生焦虑的中介，与躯体或心理社会危险有关的认知评价可以引起焦虑。如果对某种危险情景做出过分估计，造成焦虑反应与客观事实不相称时，就会形成病理焦虑。病理焦虑造成的症状进一步加强了对危险的过度评价和焦虑水平，从而形成恶性循环。

五、社会文化因素

焦虑障碍被认为是一类与社会心理应激因素有关的精神障碍。不同的生活事件可引起不同个体不同程度的精神应激，社会阶层、经济状况、受教育程度、家庭氛围、父母教养方式等，也可能都是促发一些人发生焦虑障碍的原因。社交性焦虑障碍存在显著的家庭因素影响，如父母婚姻冲突、父母过分保护或遗弃、儿童期虐待、儿童期缺乏与成年人的亲近关系、儿童期经常搬迁、学习成绩落后等。

第三节 焦虑及恐惧相关障碍的临床表现与类别

焦虑及恐惧相关障碍表现为过度的恐惧、焦虑以及相关的行为紊乱,症状严重程度足以导致明显的临床痛苦或社会功能损害,主要包括广泛性焦虑障碍、惊恐障碍、场所恐惧症、特定恐惧症、社交性焦虑障碍、分离性焦虑障碍、选择性缄默症等。

一、广泛性焦虑障碍

广泛性焦虑障碍(generalized anxiety disorder,GAD)是一种以焦虑为主要临床表现的精神障碍,患者常有不明原因的提心吊胆、紧张不安、显著的自主神经功能紊乱、肌肉紧张及运动性不安。患者往往能够认识到这些担忧是过度和不恰当的,但是不能控制,因难以忍受而感到痛苦。患者主要症状为慢性焦虑,也是焦虑性障碍最常见的表现形式,其主要临床表现如下。

(1)精神性焦虑精神上的过度担心是该病的核心。患者担心与关注的事涉及不同的方面,经常担心未来可能发生的、难以预料的某种危险或不幸事件,可表现为莫名焦虑(free-floating anxiety)、预期焦虑(apprehensive expectation),并伴有警觉性增高(如对外界刺激敏感、易于出现惊跳反应)、注意力难于集中、难以入睡和(或)易惊醒和易激惹等。

(2)躯体性焦虑主要表现为运动不安与肌肉紧张。运动不安可表现为搓手顿足、静坐不能、无目的的小动作增多等。肌肉紧张可表现为主观上的一组或多组肌肉不舒服的紧张感,严重时有肌肉酸痛,多见于胸部、颈部及肩背部肌肉,紧张性头痛也很常见,有的患者可出现肢体震颤。

(3)自主神经功能紊乱表现为心悸、心慌、胸闷、呼吸迫促、出汗、口干,便秘、腹泻,尿频、尿急,皮肤潮红或苍白,阳痿、早泄及月经紊乱等症状。

(4)其他症状:可合并疲劳、抑郁、强迫、恐惧、惊恐发作及人格解体等症状,但这些症状常不是疾病的主要临床相。

二、惊恐障碍

惊恐障碍(panic disorder)又称急性焦虑障碍。其主要特点是突然发作、不可预测、反复出现、强烈的恐惧体验,一般历时 5~20 min,伴濒死感或失控感。患者常体验到濒临灾害性结局的害怕和恐惧,并伴有自主神经功能失调的症状。惊恐障碍的特点是莫名突发惊恐,随即缓解,间歇期有预期焦虑,部分患者有回避行为。

(1)惊恐发作(panic attacks):是一种突如其来的惊恐体验,感到害怕、恐惧、紧张和厄运将至,伴有濒死感、失控感,感到疯狂将至、死亡将至。常伴有严重的自主神经功能紊乱症状,主要表现有三个方面。① 心血管症状:胸痛,呈刺痛或隐痛、钝痛等,可持续几个小时,局部可有压痛感;心慌、心悸很常见,常被患者描述为"揪心、紧缩""心都要跳了出来",也可有心尖搏动较有力,颈部大血管搏动感。② 呼吸系统症状:呼吸困难或过度换气。③ 神经系统症状:头痛、头昏、眩晕、晕厥、四肢麻木和感觉异常,也可以有出汗、腹痛、全身发抖或全身瘫软等症状。惊恐发作呈现起病急骤,终止也迅速的特点,通常在无特殊的恐惧性处境时出现上述症状,一般持续数十分钟便自行缓解,很少持续 1 小时。

（2）预期焦虑：在发作的间歇期,患者担心再次出现惊恐发作,因而惶惶不可终日,有时出现自主神经功能亢进。

（3）求助和回避行为：惊恐发作时,由于强烈的恐惧体验,患者常立即要求紧急帮助。在发作间歇期,患者因害怕再次发作发生,而出现相应的行为表现,主动回避一些自认为可能会引起惊恐发作的情景和场所,如独自外出、乘坐交通工具等。

惊恐障碍常在成人早期起病,女性约是男性的 3 倍。在临床人群中,惊恐障碍可在重大生活事件或生理事件,诸如躯体疾病（如甲状腺功能亢进、眩晕）或药物使用（大麻、可卡因）之后起病。

三、恐惧相关障碍

1. 场所恐惧症

场所恐惧症（agoraphobia）是最常见的一种。也有译为广场恐惧症、旷野恐惧症或幽室恐惧症,古希腊的 agora 是一种人们的聚会,所以有人主张译为聚会恐惧症。主要临床表现：① 不敢进入商店、公共汽车、剧院、教室等公共场所和人群集聚的地方,如果患者冒险去尝试面对这些恐惧场景,就会出现各种焦虑症状,甚至惊恐发作。② 焦虑症状和惊恐发作常导致患者的回避行为,甚至根本不敢出门,对配偶和亲属的依赖突出。恐惧发作时还可伴有抑郁、强迫及人格解体等症状。这种表现形式在西方常见,妇女患者尤多,多在 20～30 岁起病。

2. 社交性焦虑障碍

社交性焦虑障碍（social anxiety disorder）主要表现为在社交场合下感到害羞、局促不安、尴尬、笨拙和怕成为人们耻笑的对象。患者不敢在人们的注视下操作、书写或进食;害怕聚会,害怕与人近距离相处,更害怕组织以自己为中心的活动;不敢当众演讲,不敢与重要人物谈话,担心届时会脸红;有的患者害怕看别人的眼睛（eye to eye）,害怕并回避与别人的视线相遇;他们没有牵连观念,对周围现实的判断并无错误,只是不能控制自己不合理的情感反应和回避行为,并因此而苦恼。患者恐惧的对象可以是生人,也可以是熟人,甚至是自己的亲属、配偶。较常见的恐惧对象是异性、严厉的上司和未婚夫（妻）父亲等。多在 17～30 岁发病,男女发病率相近。患者若被迫进入社交场合时,便产生严重的焦虑反应,惶然不知所措。

3. 特定恐惧症

特定恐惧症（specific phobia）是指患者对某一具体的物体或动物有一种不合理的恐惧。特定恐惧症常起始于童年。例如,恐惧某一小动物,在儿童中很普遍,只是这种恐惧通常随着年龄增长而消失。为何少数人一直持续到成人呢? 目前尚无法解释。不祥物恐惧（如棺材、坟堆、血污）在正常人中也不少见,不同的只是没有患者那种典型的回避行为及强烈情绪和自主神经反应。单一恐惧症的症状恒定,多只限于某一特殊的对象,如恐惧昆虫、老鼠或刀剪等物品,既不改变,也不泛化。但在部分患者,却可能在消除了对某一物体的恐惧之后又出现新的恐惧对象。

四、分离性焦虑障碍

分离性焦虑障碍（separation anxiety disorder），表现为个体对与特定的依恋对象（通常是主要的照料者、父母或其他家庭成员）分离而产生的显著的、过度的恐惧或焦虑症状。分离性焦虑障碍多发生于儿童期，也有成人分离性焦虑障碍，其依恋对象通常是配偶及儿女。分离焦虑的表现可包括害怕依恋对象受到伤害或遭遇不测，每次离别时出现头痛、恶心、呕吐等躯体症状，甚至不愿离家上学或上班，也可表现为离别时、离别后出现过度的情绪反应，如大喊大叫、发脾气、烦躁、淡漠或社会性退缩。

五、选择性缄默症

选择性缄默症（selective mutism）是指具有正常或接近正常言语或语言能力的儿童，在某些特定场合明显由于情绪因素导致言语能力丧失。多在 3～5 岁起病，女孩多见，患儿智力发育通常在正常范围，部分患儿存在语言发育迟缓，或存在特定言语发育异常。不能言语不是因为对该社交情景使用的语种知识不足，或对该语种感到不适所致（例如，在家和学校说不同的语言）。如过分关注患儿的缄默表现或逼迫他们讲话，容易造成情绪紧张，导致症状加重。

第四节　焦虑及恐惧相关障碍的诊断与鉴别诊断

焦虑障碍的诊断标准在 ICD-11 和 DSM-5 中均有详细描述。两者均设置了其他特定型焦虑障碍和未特定型焦虑障碍。这种设置将一些核心特征属于焦虑和恐惧，但尚未完全满足任何焦虑障碍的诊断标准或暂时无法明确诊断的焦虑障碍纳入其中，形成焦虑谱系障碍的概念。

下面以 ICD-11 为分类诊断标准，在该诊断系统中区别各种焦虑及恐惧相关障碍的关键在于找到这种障碍的特定焦虑集中点（foci of apprehension），即激发这种焦虑或恐惧的刺激或环境。焦虑及恐惧相关障碍的临床表现通常包括相关的特殊认知，这有助于澄清焦虑的集中点，并区别各类焦虑、恐惧障碍。

一、诊断

1. 广泛性焦虑障碍

广泛性焦虑障碍表现为显著的焦虑症状，持续至少数月的焦虑症状在大多数日子中出现。有以下两者之一：广泛性的忧虑（即"自由浮动性焦虑"），或聚焦点在于患者对诸多的日常事件表现为过度担忧（多为家庭、健康、经济情况、学业和工作），同时伴有附加症状，如肌紧张、运动性坐立不安、交感神经过度活跃、主观体验的精神紧张、难以维持注意集中、情绪易激惹，或睡眠紊乱。这些症状导致显著痛苦，或导致个人、家庭、社交、学业、职业或其他重要领域功能的显著损害。症状不是另一种健康情况的临床表现,也不是某种作用于中枢神经系统的药物或物质所致。诊断的基本(必要)特征如下。

(1)显著的焦虑症状,伴以下特征之一:① 广泛性的忧虑,不局限于任何特定情景(如莫名焦虑);② 担心(预期焦虑)负性事件会发生于日常生活中的若干不同方面,如工作、经济状况、健康、家庭等。

(2)焦虑及泛化的忧虑或担心,伴以下附加症状:① 肌肉紧张或运动性紧张;② 交感神经过度兴奋,如频繁的消化道症状(如恶心和/或腹部不适)、心悸、出汗、震颤、发抖和(或)口干;③ 主观体验到紧张、不安或烦躁;④ 难以维持注意力集中;⑤ 易激惹;⑥ 睡眠障碍,如入睡或维持睡眠困难、睡眠焦虑(restless)、对睡眠质量不满意。

(3)症状非一过性,持续至少数月,在大多数时间里出现。

(4)症状并非另一种疾病的表现(如甲状腺功能亢进),不能归因于物质或药物(如咖啡、可卡因)对中枢神经系统的直接影响,包括戒断反应(如酒精、苯二氮䓬类药物),无法用另一种精神与行为障碍做出更好的解释(如抑郁障碍)。

(5)因持续性的焦虑症状,而感到痛苦,或导致个人、家庭、社会、学业、职业或其他重要领域功能的显著受损。

2. 惊恐障碍

惊恐障碍表现为反复的、非预期的惊恐发作。这种惊恐发作不限于特定的刺激或情景。惊恐发作定义为散在的、发作性的强烈恐惧或忧虑,伴有快速出现的表现,如心悸或心率增快、出汗、震颤、气促、胸痛、头晕或眩晕、寒冷、潮热、濒死感。此外,惊恐障碍还表现为对惊恐发作的复发或其显著性有持续性的担心,或一些意图回避复发的行为,而导致个人、家庭、社交、学业、职业或其他重要领域功能的显著损害。症状不是另一种健康情况的临床表现,也不是某种作用于中枢神经系统的药物或物质所致。诊断的基本(必要)特征如下。

(1)不限定于特定刺激或情景下的、反复出现的、不可预期的惊恐发作。惊恐发作是间断发作的,表现为强烈的恐惧或忧虑,伴有若干特征性症状的急骤发作,可能包括以下症状但不限于这些症状:心悸或心动过速、出汗、震颤、气短、窒息感、胸痛、恶心或腹部不适、眩晕或头昏、感觉发冷或发热、感觉异常(刺痛感或四肢失去知觉)、人格或现实解体、对失控或"发疯"的恐惧、濒死恐惧。

(2)惊恐发作后,个体持续(如数周)关注或担忧再次发作,或从发作中所得出的负面评价(如认为生理症状可能与心肌梗死有关),或有回避行为(如只在可信赖者的陪伴下出门)。

(3)症状并非另一种疾病的表现(如嗜铬细胞瘤),不能归因于物质或药物(如咖啡、可卡因)对中枢神经系统的直接影响,包括戒断反应(如酒精、苯二氮䓬类药物),无法用另一种精神与行为障碍做出更好的解释(如伴有惊恐发作的强迫障碍)。

(4)症状导致个人、家庭、社会、学业、职业或其他重要领域的功能的显著损害。

3. 场所恐惧症

场所恐惧症的基本(必要)特征如下。

（1）个体处于或预期处于多种可能逃生困难或无法获得帮助的情景时，出现显著且过度的恐惧及焦虑，如使用公共交通工具，处于人群中，独自外出，在商店、剧院或排队时。

（2）个体总是出于以下原因而感到恐惧或焦虑：与实际情况不相称的危险感，或对特定负性结果的恐惧，包括惊恐发作，惊恐症状，或其他失能性（如跌倒）或难堪的躯体症状（如失禁）。

（3）主动回避上述情景，仅在特定情况下（如有同伴陪同）或忍受强烈的恐惧或焦虑方可进入该情景。

（4）症状非一过性，已持续存在较长时间（如至少数月）。

（5）症状无法用另一种精神与行为障碍做出更好的解释（如妄想性障碍）。

（6）因持续性的焦虑症状，而感到痛苦，或导致个人、家庭、社会、学业、职业或其他重要领域功能的显著受损。

4. 特定恐惧症的基本（必要）特征

（1）暴露于一种或一种以上特定事物或情景（如接近某种动物、高处、密闭空间、出血或受伤的场景）时，总是出现显著且过度的恐惧或焦虑，且与该事物或情景可能带来的实际危险不相称。

（2）对恐惧的事物或情景主动回避，或需忍受强烈的恐惧或焦虑。

（3）与特定事物或情景相关的恐惧、焦虑或回避行为，非一过性，已持续存在较长时间（如至少数月）。

（4）症状无法用另一种精神与行为障碍做出更好的解释，如社交性焦虑障碍。

（5）因持续性的焦虑症状，而感到痛苦，或导致个人、家庭、社会、学业、职业或其他重要领域功能的显著受损。

5. 社交性焦虑障碍

社交性焦虑障碍的基本（必要）特征如下。

（1）个体在一个或多个社交情景中一致出现明显且过度的恐惧或焦虑，如社会交往（如对话），做某些被观看的事情（如在他人面前吃/喝），或当众表演（如演讲）。

（2）个体担心他（她）的言行或表现的症状将导致负性的评价，如羞辱、难堪，导致被拒绝或被冒犯。

（3）总是主动回避社交情况，或带着强烈的恐惧或焦虑去忍受症状。

（4）症状非一过性，已持续存在较长时间，如至少数月。

（5）症状无法用另一种精神与行为障碍做出更好的解释，如广场恐怖症。

（6）因持续性的焦虑症状，而感到痛苦，或导致个人、家庭、社会、学业、职业或其他重要领域功能的显著受损。

6. 分离性焦虑障碍的基本（必要）特征

（1）个体与其依恋对象（即与个体存在深厚情感联结的人）分离时出现明显且过度的恐惧或焦虑。对于儿童及青少年而言，最常见的分离焦虑对象包括父母、照料者及其他家庭成员；对于成人而言，分离焦虑最常见的对象包括配偶、伴侣或子女。分离相关恐惧或焦虑的表现取决于个体的发育水平，但可能包括如下表现：① 持续担心受伤害或会导致与依恋对象分离的某些其他不良事件,如被绑架;②　不愿或拒绝去上学或工作;③　与依恋对象分离相关的反复、过度的痛苦,如发脾气、社会退缩等;④　依恋对象不在附近时,不愿或拒绝睡觉;⑤　与依恋对象分离的场合(如离家去上学或工作)出现躯体症状,如恶心、呕吐、腹痛、头痛。

(2) 症状非一过性,已持续存在较长时间,如至少数月。

(3) 症状无法用另一种精神与行为障碍做出更好的解释,如广场恐惧症。

(4) 因持续性的焦虑症状,而感到痛苦,或导致个人、家庭、社会、学业、职业或其他重要领域功能的显著受损。

7. 选择性缄默症的基本(必要)特征

(1) 持久表现言语的选择性。如一名儿童可在某些特定场合中表现为足够的语言交流能力,通常在家中,而在其他情景中无法面对他人讲话,通常在学校或其他公开场合。

(2) 上述症状至少存在 1 个月,且不限于上学的第 1 个月。

(3) 上述症状不能归因于缺乏社交所需的口语知识或对所需口语有不适感所致。

(4) 上述症状无法用神经发育障碍(如孤独症谱系障碍、发育性语言障碍)或不能更好地用另一种精神与行为障碍(如精神病性障碍)解释。

(5) 症状影响学业成绩或社交沟通,或与其他重要领域的功能显著受损有关。

8. 其他特定型和未特定型焦虑障碍

未特定型焦虑及恐惧相关障碍是具有焦虑和恐惧的典型症状,但未能符合焦虑障碍类别中的任何一种疾病的诊断标准。可在急诊室的环境等信息不充足的情况而无法明确患者符合何种焦虑障碍的标准,可做此诊断。

9. 其他说明事项

(1) 在诊断焦虑障碍时需注意:①　当焦虑症状满足广泛性焦虑障碍的诊断标准时,可作为与其他焦虑及恐惧相关障碍、强迫障碍的共病诊断。②　惊恐发作是患者暴露于忧惧焦点刺激时发生的反应,发生惊恐发作的疾病包括但不限于大多数的焦虑及相关障碍(如强迫症、躯体形式障碍)及某些压力相关障碍(如创伤后应激障碍)。而当惊恐发作完全可以用"惊恐障碍"的诊断解释时不使用"伴惊恐发作"的标注。③　有些躯体疾病的症状或药物不良反应,也有可能被误认为是焦虑症状,如心动过速、呼吸困难、多汗等。

(2) 惊恐发作的标注说明:①　惊恐发作标注,可用于标明精神及行为障碍及其他躯体疾病背景下反复出现的惊恐发作。在惊恐障碍的诊断背景下,惊恐发作无须再做标注。②　若惊恐发作出现于其他焦虑及恐惧相关障碍的背景下,可将其定义为:对暴露或预期暴露于恐惧性刺激(也就是说焦虑的特定焦惧情景)的应答的严重焦虑发作。例如,惊恐障碍可能出现于分离性焦虑障碍患者与照料者或伴侣分开时,特定恐惧症患者暴露于恐惧情景时,社交性焦虑障碍患者进入社交场合或发表公开演讲时等。若惊恐发作仅限于上述情况,则应标注伴有惊恐发作,而不应诊断为惊恐障碍共病。③　若在疾病病程中的一些惊恐发作在预料之外,而非专门针对焦虑相关障碍的焦虑集中点,则应做出独立的惊恐障碍诊断,无须标注惊恐发作。

二、鉴别诊断

1. 躯体疾病

急性心肌梗死、冠心病、阵发性心动过速、高血压、甲状腺功能亢进、嗜铬细胞瘤、更年期综合征等躯体疾病可出现类似广泛性焦虑障碍的症状。而二尖瓣脱垂、甲状腺功能亢进、自发性低血糖和颞叶癫痫等躯体疾病可出现类似惊恐发作的症状。因此,必须判断患者是否具有上述躯体疾病的特有症状和体征,必要时进行相关疾病的特殊检查。

(1)冠心病、二尖瓣脱垂等心脏疾患均可出现类似惊恐发作的表现,但一般均有阳性病史和客观体征,心电图、超声心动图都可有异常发现。另外,惊恐障碍发作时间较短,与运动无关,反复发作后并无实际危险。

(2)甲状腺功能亢进可伴有焦虑、易激惹、坐立不安、震颤和心动过速(140~200次/min),常有甲状腺肿大、突眼,如影响心脏者则常出现心房颤动。这些患者虽食欲亢进,然而体重下降,睡眠时心率仍很快,甲状腺功能试验显示异常。

(3)嗜铬细胞瘤有惊恐发作,该病较罕见,这些患者在高血压患者中仅占1.2%,体格检查、放射线检查和有关激素水平检测可发现该病的特征。

(4)药物和精神活性物质所致精神障碍,如临床上广泛使用激素类药物、茶碱和咖啡因等兴奋性物质、可卡因、大麻、海洛因等大量使用和戒断时,均可出现焦虑症状,甚至惊恐样发作。因此需要询问相关物质的应用史,必要时需要进行相关检查。

2. 精神障碍

(1)抑郁障碍焦虑和抑郁是密切联系的两种精神病理状态。焦虑障碍患者常伴抑郁,反之亦然,故常导致鉴别诊断的困难。广泛性焦虑障碍与抑郁症存在广泛的症状重叠,仅当超出抑郁发作或其他明显抑郁症状、足以满足广泛性焦虑障碍诊断需求的焦虑症状出现时,才可以做出广泛性焦虑障碍的附加诊断。

(2)强迫障碍患者可伴有恐惧情绪和体验,但强迫性的恐惧体验源于自己内心的某些思想或观念,怕的是失去自我控制,并非对外界事物的恐惧。恐惧相关障碍患者也可伴有强迫性格特征或少量强迫症状。两者鉴别根据主要症状表现建立诊断。

(3)疑病症患者由于对自身状况的过分关注,怀疑自己患了某种疾病,表现出对疾病的恐惧。但这种恐惧不像恐惧相关障碍那样突出,且疑病症患者总认为自己的怀疑担忧是合理的,因而对医生持怀疑态度。恐惧症患者则认为这种恐惧不必要,只是无法摆脱,故求助于医生以解脱困境。更主要的鉴别在于恐惧症所害怕的客体是患者身体以外的,而疑病症所担心的则是非外在性的。

(4)回避型人格障碍患者常伴有社交焦虑和回避,因此难以与社交恐惧症鉴别,且有时两者可能互相重叠。仔细询问患者一贯的行为模式可有助于诊断,回避型人格障碍的回避行为和社交退缩并不局限于社交场所,对普遍的人际互动具有宽泛的回避行为模式。两者可以共病。

(5)某些精神病性障碍患者可伴有恐惧情绪,如有被害妄想的患者可能会回避某些他们认为有特殊危险的场合。而这种恐惧体验主要继发于某些精神病性症状的基础之上,并且除了恐惧症状之外，患者还具有如思维障碍、情感淡漠或幻觉等典型的精神病性障碍的症状特征，通过详细询问病史及精神检查则不难诊断。

第五节　焦虑及恐惧相关障碍的治疗

焦虑障碍是慢性迁延性病程，复发率高，提高临床治愈率、使临床症状完全缓解和恢复患者社会功能是焦虑障碍的治疗目标。焦虑障碍的治疗，主要包括心理治疗、药物治疗或药物联合心理治疗。应根据焦虑障碍患者的不同类型、不同病期的症状来选择相应的治疗。

焦虑障碍的急性期治疗，以缓解或消除焦虑症状及伴随症状为目标，急性期治疗后，巩固和维持治疗对于预防复发非常重要，巩固期至少 2～6 个月，维持治疗一般为 1 年。

一、心理治疗

适用于焦虑及恐惧相关障碍的心理治疗方法很多，如支持性心理疗法、认知疗法、行为疗法、问题解决疗法、内观疗法、森田疗法、冥想等，临床应用最广泛的是认知行为疗法。

1. 支持性心理疗法

支持性心理疗法是各种特殊的心理治疗的基础。倾听、同情、劝慰、解释和保证对焦虑障碍患者十分重要。患者的心情处于十分紧张的状态，对自己疾病估计严重。医生以耐心、同情的态度倾听，并要把患者焦虑症状的性质讲清楚，使患者对疾病性质能有全面的了解。基于此，临床医生应分析引起焦虑的原因，询问对诊疗步骤和治疗方案是否感到焦虑，是否存在对经济状况、未来、社会角色丧失、自理能力丧失、害怕死亡等的担忧。

2. 认知行为疗法

认知行为疗法是临床应用最广、使用较简便和公认有效的治疗方法。从临床对照研究发现，认知行为疗法同安慰剂、药物和其他心理治疗相比，其对于各类焦虑障碍都是一种有效的心理治疗方法。持续存在焦虑症状的患者可运用认知疗法；对于有严重焦虑或惊恐发作的患者，可以帮助他们系统评估其焦虑和将惊恐发作视为灾害的曲解思维模式。

行为治疗主要采用放松疗法，对广泛性焦虑症或急性焦虑发作均有益。当个体全身松弛时，生理警醒水平全面降低，心率、呼吸、脉搏、血压、肌电、皮电等生理指标出现与焦虑状态逆向的变化。许多研究证实，全身松弛不仅有如此生理效果，而且会有相应的心理效果。生物反馈疗法、音乐疗法、瑜伽、静气功的原理都与之接近，疗效也相仿。

此外，暴露治疗是治疗特定恐惧症的最主要的心理治疗方式，可以采用想象暴露和现场暴露的不同设置。

3. 问题解决疗法

患者对自身疾病有一定认识后，需要解决在现实生活中所面临的问题。而很多患者缺乏解决问题的能力，问题解决疗法（problem solving therapy，PST）可以帮助患者增强解决问题的能力，使其能更好地适应社会。问题解决疗法较少关注探讨症状背后的原因，而是集中在问题的解决上。对于躯体疾病所致焦虑抑郁等情绪问题，可作为辅助治疗手段。具体过程包括明确和界定问题,确定目标,制订解决方案,评估方案,执行方案;评估初效,做出调整。

4. 其他

其他还有森田疗法、内观疗法等,团体治疗可能也有帮助,可选择的团体治疗技术包括宣教、应激管理、情感支持、应对策略和行为训练。

二、药物治疗

1. 急性焦虑发作(惊恐障碍)

(1) 苯二氮䓬类药物:如阿普唑仑、氯硝西泮、劳拉西泮已经被证实对惊恐发作有效,但由于具有镇静、肌肉松弛作用及可能的滥用和撤药反应,目前主要作为二线用药。此类药物不宜长期应用,一般用药时间为3～6周。

(2) 抗抑郁药:目前已经证实 SSRIs 类药物对惊恐发作有效,且多被作为一线药物。但惊恐发作患者往往对药物引起的激活作用十分敏感,因此在用药初期宜缓慢增加剂量或合并使用苯二氮䓬类药物。SNRIs 类及 NaSSAs 类抗抑郁药,目前也被推荐作为惊恐障碍的治疗药物。而三环类抗抑郁药和 MAOIs 类药物,如氯咪帕明、丙咪嗪、苯乙肼、吗氯贝胺等,对惊恐障碍的疗效较肯定,但由于不良反应大等原因,目前一般不作为一线用药。

(3) 肾上腺素能阻断剂:如普萘洛尔,用药剂量:10～20 mg,每日 3 次,对躯体疾病伴发的焦虑症状效果较明显。

(4) 其他药物:目前尚有临床研究证实下列药物可能对惊恐发作有效,如 β-肾上腺素阻断剂、瑞波西汀、噻加宾、丙戊酸等。

2. 慢性焦虑(广泛性焦虑症)

(1) 抗焦虑药。① 苯二氮䓬类药物:曾经是临床上广泛使用的抗焦虑药物,较常用的有阿普唑仑、艾司唑仑、劳拉西泮、氯硝西泮,目前一般不建议作为一线用药,这类药物起效快,但由于有镇静作用,并长期使用易出现成瘾、耐药和认知功能的损伤,故不宜长期使用。用药期间,需避免操作快速器械(如高速驾车等),以避免发生意外。② 5 - HT$_{1A}$ 受体部分激动剂:为非苯二氮䓬类抗焦虑药物,如丁螺环酮和坦度螺酮。此类药物作用机制是与 5 - HT$_{1A}$ 受体结合,对突触后的部分激活作用以减轻 5 - HT 的神经传递,发挥抗焦虑作用。优点是药物相互作用少,无依赖性和撤药症状,不会产生性功能障碍或体重增加,无镇静和抑制呼吸的不良反应;缺点是起效需 4 周,常作为增效剂使用。此类药可能对广泛性焦虑有效,对惊恐发作效果差。

(2) 抗抑郁药:SSRIs 类抗抑郁药(如帕罗西汀、舍曲林、西酞普兰)、SNRIs 类的文拉法辛和度洛西汀等药物,经临床研究证实对广泛性焦虑治疗有效。三环类抗抑郁药如丙咪嗪等因不良反应相对较大,临床应用逐渐减少。

(3) 其他:β-肾上腺素阻断剂(如普萘洛尔)。

(4) 抗精神病药物:对使用上述药物治疗效果不佳的焦虑或易激惹症状,或有使用禁忌证的患者,有时需要尝试使用抗精神病药物。

第六节　焦虑及恐惧相关障碍的病程和预后

广泛性焦虑障碍往往无明显诱因,缓慢起病,病程多迁延数年之久,较惊恐障碍的病程更为漫长。起病年龄越早,焦虑症状越重,社会功能也受到较多损害。且该病自行缓解较少,有关预后的调查结论差异较大,有调查显示痊愈和好转率占 75%,有的认为占 50%以下。

未经干预的惊恐障碍患者病程常多变,病程中可能出现自发的痊愈,但是几个月或几年之后却又再度爆发。大多数惊恐障碍患者的社会功能良好,严重的惊恐发作症状、共病抑郁、人际敏感性高和独居提示预后较差。

社交性焦虑障碍通常起病于 17～30 岁,病程呈慢性化,且发作逐渐加重,回避性也逐渐增强。因此,该障碍的痊愈常较晚,一般在发病后 25 年后痊愈。

恐惧性相关障碍多数病程迁延,有慢性化发展的趋势,病程越长预后越差。对于特定恐惧症而言,临床上完全康复的案例并不多,主要原因在于患者自身可能对治疗的抵触和不愿配合,而且特定的恐怖在很多情况下并不会影响正常的生活。

(李　惠　李春波)

思考题

1. 试述 ICD‐11、DSM‐5 中关于焦虑障碍类别的异同点。

2. 试述焦虑障碍的临床表现。

3. 试述惊恐障碍的诊断标准。

4. 哪些躯体疾病可能出现恐惧和焦虑的情绪?

第十章

强迫及相关障碍

第一节 强 迫 症

强迫及相关障碍(obsessive-compulsive and related disorders，OCRD)是一类以反复出现的想法和行为为特征的疾病，在 ICD - 11 诊断标准中成为独立的诊断单元，包括强迫症、躯体变形障碍、嗅觉牵连障碍、疑病症、囤积障碍、聚焦于躯体的重复行为障碍等。其中强迫症的终身患病率达 2.4%，该类疾病的总患病率达 9.1%，是精神科临床常见的一类精神障碍。这些疾病既相互独立又具有相似的临床特征，如均存在持续性、侵入性、不必要的想法或表象，以及重复的行为这两大核心症状，具有相似的病理生理基础，常共同出现，对特定药物和心理治疗也有相似的反应。本节主要讲述强迫症。

强迫症(obsessive compulsive disorder，OCD)是一种以反复出现的强迫观念和(或)强迫行为为主要临床表现的慢性致残性精神疾病。多数患者明知道这些观念和行为的不必要性、耗时性，且违背了自己的意愿，却深陷其中无法摆脱，常伴有明显的焦虑情绪。尽管强迫症的致残率较高，但很多患者却不寻求医治，强迫症的未治疗期成人为 7~10 年，儿童也超过 2~3 年，未治疗期过长对药物疗效及病程均造成显著的影响，导致个人婚姻、职业、情感、社会功能损害，也给家庭造成巨大的经济损失和精神痛苦。

世界范围内报告的强迫症终身患病率为 0.8%~3%，2019 年中国流行病学调查显示其年患病率为 1.63%，终身患病率为 2.4%。强迫症常与其他精神障碍共病，56%~83%的强迫症至少共患一种其他精神障碍，其中心境障碍、焦虑障碍、神经性厌食和贪食症、物质相关及成瘾障碍、抽动障碍和其他强迫谱系障碍都常与强迫症共病。

一、病因及发病机制

强迫症的病因及发病机制可能涉及遗传、神经生物、神经生理及社会心理等多个方面。

1. 遗传因素

强迫症具有家族遗传倾向，遗传度为 0.3~0.65，强迫症先证者的一级亲属中，强迫症的平均患病率为 12%(父母亲为 5.6%，同胞为 10.1%，子女为 12.8%)，明显高于普通人群 2.0%的患病率。强迫症单卵双生子同病率为 65%~85%，异卵双生子同病率为 15%~45%。虽然强迫症具有遗传特征，但所有证据都显示强迫症可能是一种异质性、涉及多个基因的精神疾病，每个基因只有微效累加的作用。

2. 神经影像因素

磁共振弥散张量成像、功能磁共振、CT、正电子发射断层扫描、单光子发射断层扫描等各种神经影像学技术在强迫症的研究中得到了广泛应用,研究结果均支持强迫症存在大脑皮质-纹状体-丘脑-皮质(cortico-striato-thalamo-cortical,CSTC)环路异常的假说(CSTC环路见图10-1)。特别是眶额皮质、前扣带回、尾状核和壳核及丘脑的异常可能与强迫症有关。研究发现,强迫症患者双侧眶额叶皮质体积减小、厚度改变,且与强迫症状的严重程度呈负相关。前扣带回灰质体积减小,壳核、尾状核等纹状体区域、丘脑的灰质体积增大,可能与强迫症患者决策困难、非特异性焦虑、错误识别和冲突监控异常等情况有关。

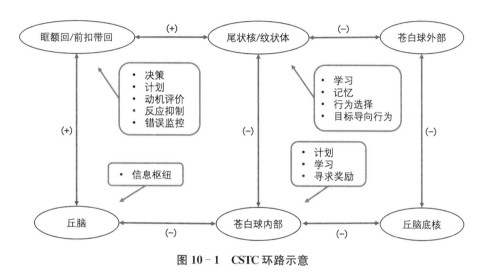

图 10-1　CSTC 环路示意

此外,近年来的研究还发现强迫症患者存在 CSTC 环路外的结构和功能异常,如顶叶、颞叶、枕叶、岛叶、小脑、杏仁核、中脑腹侧区和胼胝体等区域,这种广泛的神经缺陷可能与疾病的异质性对应。如有研究认为清洗/污染与尾状核灰质体积减小有关,检查行为与颞叶白质体积变化有关等。但许多强迫症神经环路和神经网络异常的研究结果仍存在较大的差异,其确切机制尚需进一步深入研究。

3. 生化因素

强迫症的神经生化异常假说主要围绕5-羟色胺(5-HT)、多巴胺和谷氨酸三个系统。最早的研究主要集中在5-HT神经递质系统,是强迫症发病机制中公认的假说之一,其直接证据来自氯米帕明及SSRIs类药物能明显改善强迫症状。动物研究也显示敲除鼠的5-HT_{2C}受体基因与明显的强迫行为有关。SSRIs类药物治疗强迫症的机制不仅改变了突触间隙5-HT的浓度,突触间5-HT神经传递的增强可能也是起效的关键机制之一。

多巴胺系统与5-HT系统间有密切的相互作用。在临床实践中,多巴胺激动剂可诱发强迫症状,而多巴胺受体拮抗剂能增强SSRIs类药物的抗强迫作用。强迫症的动物模型显示多巴胺激动剂可引起动物类似强迫行为,提示强迫症与多巴胺功能亢进有关,但其具体作用仍有争议。

谷氨酸系统是近年来被关注的另一个重要的神经递质系统,证据多来自影像学研究。

如强迫症患者的 CSTC 环路中谷氨酸神经传递异常,尾状核谷氨酸/谷氨酰胺水平高等,且谷氨酸释放抑制剂拉莫三嗪、N-甲基-D-天冬氨酸(NMDA)受体阻滞剂美金刚等作为增效剂,可改善强迫症状。

4. 社会心理因素

日常生活工作中的各种事件,尤其是增加个体责任感的事件,常是强迫症的诱发因素。15%~35%的强迫症患者伴有强迫性人格障碍。例如,做事要求完美、过分的责任感、灵活性差、拘泥细节等,但强迫性人格障碍并不一定会发展为强迫症。不同的心理流派对强迫症的心理机制均做出了各自的解释。

(1) 精神动力学派:强迫症患者的心理发育停滞在肛欲期,无意识中的冲突情绪通过隔离、抵消、反向形成、置换等防御机制的使用而表现为强迫症状。新精神动力学派认为,对儿童发展的过度要求和控制是导致强迫症状产生的关键因素。

(2) 行为主义学派:强迫症状的形成是构成焦虑反应的经典条件反射和强迫行为的操作条件化的结果。引起焦虑的无条件刺激与某种观念、动作的多次结合形成了强迫观念,当强迫行为实施可以降低条件性焦虑时,强迫行为通过负强化作用得以保留和维持。

(3) 元认知学派:元认知是个体在认知过程中认识和调节信息加工系统的能力。强迫症患者存在一系列功能失调的假设或引发焦虑的信念。如思想-行为融合,想到那些不可接受的或让人烦恼的事情或行为时,它就会发生;个体认为那些想法、场景或冲动与真实发生的事件在道德层面上是同样坏的。由于这种元认知障碍,患者会高估自己想法的可信度,从而导致强迫及回避行为。

二、临床表现

强迫症多起病于青春期,平均发病年龄为 19~35 岁,男女性发病率基本相当;但在临床表现上,女性患者中强迫清洗较多见,而男性患者中与性相关的症状则更为常见。强迫症的具体症状维度复杂,临床表现多样,严重程度也差异很大。

1. 强迫思维

强迫思维(obsession)是强迫症的原发症状和核心症状。强迫思维是指反复进入患者头脑中的闯入性想法、表象(如暴力场景)、冲动或意向(如想刺伤某人),对患者来说没有意义,常违背了个人意愿;患者往往知道没有必要纠缠其中,常试图忽略或抵制强迫思维,或通过强迫行为来中和它们。也有部分患者抵抗不明显(如觉得某些物品确实很脏),或随病程进展,抵抗逐渐减弱。

(1) 强迫怀疑:患者对自己的言行是否实施产生反复的怀疑。如怀疑门窗没有锁好,天然气没有关好,试卷没有完成,若询问患者能否意识到事情已做好时,患者常给出肯定的答复,但是仍无法放心。

(2) 强迫性穷思竭虑:患者对日常生活中一些常见的事情、概念或现象(多为自然现象)进行反复思索,明知毫无现实意义,但控制不住,感觉需要思考的问题一个接着一个,欲罢不能,直到精疲力竭,如"2+3 为什么等于 5?""为什么我会思考?""为什么人类会有情绪?"等。

(3) 强迫联想:当患者听到、见到或想到某一事物时,就不由自主地联想起一些令人不愉快或不详的场景。如看到刀就联想到杀人的场景，看到马路上的行人就想到有人被撞死的画面，见到火字就联想到房子会发生火灾等，常引起明显的痛苦。

（4）强迫性对立思维：两种对立的词句或概念反复在头脑中相继出现，自知毫无意义，却无法摆脱的精神病理现象，常感到非常痛苦。如看到或想到一个词语/句子时，头脑中就出现另一个性质对立的字句，当看到"和平"时，脑中马上就出现"战争"。

（5）强迫回忆：患者无法自控地反复回忆曾经做过的可能无关紧要的事情，回忆纠缠于细节。如过去听到过什么声音，别人面部的表情，曾经发生过的不愉快场景等，常和强迫怀疑同时出现，有时必须达到某种感觉才能罢休。强迫回忆时患者通常无法集中注意力。少数情况强迫回忆继发于某些强迫思维，其目的是对过去的事情进行确认以缓解焦虑，这种情况下的强迫回忆是一种强迫行为。

（6）强迫意向：患者体会到一种强烈的内在冲动要去做某种违背自己意愿的事情，但一般不会转变为行动。患者明知道这种想法是非理性的、荒谬的，虽努力控制，但内心的冲动无法摆脱，常产生回避行为。例如，母亲抱着小孩，突然产生要把孩子摔在地上的想法；站在大桥上，突然有跳桥的冲动；不敢使用尖锐的物品，怕自己刺伤别人等。

2. 强迫行为

强迫行为（compulsion）是患者为应对强迫思维伴随的痛苦而被迫执行的一种重复的行为或精神活动，以满足必须严格执行的规则，或达到"完美"的目标。这种行为时常被患者认为是无意义或无效的，试图抵抗或控制。患者并非为了获得快感，但可以使焦虑或痛苦暂时缓解。但对于病程迁延的患者，抵抗可能十分微弱，强迫行为成为一种习惯方式，不再苦恼和焦虑，也不再寻求治疗。

（1）强迫检查：对明知已经做好的事情进行反复检查，多是为减轻强迫怀疑所致的焦虑而采取的措施，表现为反复检查门窗、天然气是否关好，反复核对已经写好的账单、信件等。

（2）强迫清洗：患者为了消除对脏物污染的担心，如细菌、血液、体液等而产生的行为，表现为反复擦洗桌椅，反复洗手、洗澡或洗衣服等，有些患者甚至用酒精洗手擦脸，造成皮肤明显皲裂或破损。

（3）强迫询问：患者常不相信自己，为消除内心的不确定感及焦虑，反复询问他人（多为家人）以获得解释和保证，但又对他人的保证不能确信而反复询问自己有没有犯错。也有部分患者表现为在自己的头脑内自问自答，反复进行，以增强信心。

（4）强迫性仪式行为：表现为一系列程序或仪式的复杂动作，多为消除或减轻由强迫观念所致的焦虑或不安而逐渐发展起来的。如患者起床要按照一定的顺序穿衣服，口中还念念有词，如被打断则要重新开始，严重者可花费数小时，造成学业或工作的延误。

（5）强迫计数：患者整日沉浸于无意义的计数活动，如在心中默记偶然碰到的电话号码、汽车牌号，反复数楼梯层数、窗格、柱子个数等；也可表现为执行其他强迫行为时计数重复的次数；被打断后常重新数数。

3. 回避行为

患者会对某些诱发强迫思维和强迫行为的人、事物及地点出现回避行为（avoidance behavior），以减轻焦虑。如患者觉得外界环境很脏，需要戴手套出门，不在除家以外的其他场所上厕所,甚至避免出门。回避行为严重时,会显著影响患者的社会功能,导致精神残疾。需要注意的是回避行为从功能上看等同于强迫行为,而且回避行为有时会掩盖强迫行为,从而误导对疾病严重度的评估。

三、诊断与鉴别诊断

1. 诊断

(1) 诊断要点:① 存在持续的强迫思维和/或强迫行为;② 强迫思维和强迫行为是耗时的(如每天出现 1 小时以上);③ 强迫症状引起患者明显的痛苦,或导致患者个体、家庭、社交、教育、职业或其他重要功能方面的损害;④ 需除外其他情况:强迫思维或行为不是由其他精神障碍或药物所致。

(2) 自知力限定:强迫症的个体对症状观念的准确性,即自知力的水平是各不相同的。① 自知力良好:在大多数时间,患者能够意识到强迫观念可能不是真的,或可以接受它们不是真的。② 自知力较差或缺乏自知力:在大多数或全部时间,患者认为强迫观念是真的,且不能接受对其经历的另一种解释。

2. 鉴别诊断

虽然强迫症以强迫思维或行为症状为主要特征,但强迫症的症状表现多样,涉及思维、注意、感知、活动等多方面,因此需要与多种疾病鉴别。

(1) 精神分裂症:这类患者在起病初期或发病阶段均可出现强迫症状,强迫症患者的强迫观念有时也可达到妄想的程度,在对两者进行鉴别时需要注意以下要点:① 精神分裂症同时还存在幻觉、妄想、思维形式障碍等其他精神病性症状;② 精神分裂症的侵入性思维多是异己的,且内容多变怪异。根据 ICD - 11 建议,如果患者只有强迫症状而无其他精神病性症状,即使缺乏自知力,也应诊断为强迫症。

(2) 抑郁障碍:抑郁障碍的思维反刍(个体无意识地持续关注自己的行为与想法,长时间思考当时的情绪状态、产生情绪状态的原因和后果)和强迫症的强迫思维及强迫性精神活动相似,两者的鉴别要点如下:① 思维反刍一般没有闯入性,且与强迫行为无关;② 抑郁障碍患者存在心境低落和(或)兴趣缺乏,而这并不是强迫症的必要特征。但是,这两种疾病可以同时存在,必要时也可以同时诊断。

(3) 其他强迫及相关障碍:强迫症的重复想法及回避行为在其他强迫及相关障碍中也很常见,但是担心的焦点及重复行为的形式在各诊断体系中明显不同。在躯体变形障碍中,闯入性思维和重复行为主要局限于对身体外貌的担心;在拔毛癖和抠皮障碍中,重复行为分别局限在拔毛或抠皮肤,且并不伴有强迫思维。但是,强迫及相关障碍可以同时存在,且必要时也可以同时诊断。

(4) 焦虑及恐惧相关障碍:强迫症的重复想法、回避行为及反复确认在焦虑障碍和恐惧相关障碍中也很常见,鉴别要点如下:① 广泛性焦虑障碍中,重复想法和担心主要聚焦在日常生活中的现实问题,内容含糊,也不会导致强迫行为;② 在社交焦虑障碍中,症状主要出现在令其恐惧的社交情景中,担心的主要是别人的负性评价;③ 在特定恐怖症中,症状主要是局限在一个或一些特定的事物或情景(如害怕并回避动物),如无明确恐惧对象存在,通常不会出现焦虑或沮丧情绪。

四、治疗

强迫症的治疗原则如下。① 综合性治疗：包括药物、心理及其他生物治疗，对儿童和青少年来说，由于药物使用的限制，心理治疗是首选推荐的治疗方法。② 个体化治疗：强迫症的症状复杂多样，应根据患者的年龄、症状特点、病程、既往用药及药物本身的代谢特点等综合因素来考虑选择治疗药物的种类和剂量。

1. 药物治疗

药物治疗是强迫症最主要的治疗方法之一。治疗强迫症的药物主要包括选择性 5 - 羟色胺再摄取抑制剂(SSRIs)和氯米帕明。其中 SSRIs 是《中国强迫症防治指南》推荐的一线治疗药物，包括舍曲林、氟伏沙明、氟西汀、帕罗西汀，其治疗日剂量通常较用于治疗抑郁症时更高。虽然艾司西酞普兰和西酞普兰在中国未获得强迫症适应证，但临床研究显示也可有效治疗强迫症。三环类药物氯米帕明虽然也有明显的抗强迫疗效，但由于其对心脏的诸多不良反应，目前仅为二线推荐使用。

（1）急性期治疗：本期治疗通常 10～12 周，应在推荐的一线药物中进行选择，尽早开始治疗，并滴定剂量至目标剂量。需注意 SSRIs 类药物治疗起效时间较晚，多在治疗后的 4～6 周，有些患者甚至到治疗后 10～12 周症状才有改善。经 12 周足剂量治疗后疗效不佳者，可考虑联合增效剂（如抗精神病药物阿立哌唑、利培酮），或换药治疗（如其他 SSRIs 类药物）或者选用其他治疗方法。应注意，不宜因使用单种药物短期治疗无效而频繁更换药物。

（2）维持期治疗：经过急性期治疗，在患者的临床症状完全或明显好转、社会功能基本不受影响的情况下，可进入维持期治疗，推荐至少维持治疗 1～2 年后才能开始逐渐缓慢地减药。完成维持期治疗的患者，在评估后可尝试停药，但仍有很高的复发风险（24%～89%）。停药应采用逐渐减量的策略，如果在减量过程中监测到症状波动，需恢复到原来的治疗剂量，并延长维持治疗的时间。

2. 心理治疗

强迫症的临床症状是复杂多样的，其病理心理机制与多种因素有关，没有哪一种心理学理论能够解释强迫症的所有症状，各种心理治疗方法都是在其相应的理论基础上提出的。目前强迫症的主要心理治疗方法包括：认知行为疗法、精神分析疗法、森田疗法、接纳与承诺疗法、家庭疗法和支持心理疗法等。但只有认知行为疗法由于有大量的循证研究证据而被多个治疗指南推荐为一线治疗。认知行为疗法的核心是暴露与反应预防(exposure and response prevention, ERP)以及认知重建，根据患者的症状严重程度及个人特征，疗程为 12～20 次不等，每次 90～120 min，每周 1～5 次。强迫症 ERP 疗法的操作技术如表10 - 1 所示。

3. 物理治疗

强迫症的临床治疗主要依赖于药物及心理治疗，但仍有 40%～60% 的强迫症患者治疗效果欠佳。目前已有不少研究尝试使用物理治疗，常用的治疗方法包括重复经颅磁刺激(rTMS)、

表 10-1　强迫症暴露与反应预防(ERP)疗法的技术操作

治疗流程	治 疗 内 容
治疗前评估	建立治疗联盟,收集基本信息,评估刺激源、症状严重程度、健康教育,讨论治疗的动机和治疗目标
准备阶段	学习强迫症的知识(闯入性思维和强迫症认知模型等) 了解自己的情绪状态与强迫症的关系 了解强迫症认知行为治疗的原理和基本过程 学习自我监控 建立自己的暴露清单(患者主导,由低到高) 了解在治疗中可能遇到的困难
练习阶段	制订多个可以逐步实现的小目标 从较为温和的、容易实现的情景开始暴露 逐渐加大难度,直至完成对于患者来说难度最大的暴露练习
告别阶段	巩固疗效、预防复发 处理失望和分离情绪 回归正常行为模式

经颅直流电刺激(tDCS)、脑深部电刺激(DBS,特别是伏隔核、内囊前肢的刺激)、迷走神经刺激等,但疗效尚无定论,仍需大量的临床研究验证。

有创性的治疗措施作为临床治疗手段使用时,必须经过如下步骤:① 经过仔细和全面的评估,确认为符合《中国强迫症防治指南》中难治性强迫症严格标准的患者;② 患者本人对该治疗充分的知情同意;③ 获得了所在医疗机构伦理委员会的批准。

五、预防及预后

强迫症发病的危险因素包括:过去 2 年内存在持久的心理冲突、精神疾病家族史阳性、强迫型人格特征、儿童青少年有过抽动症状、早年创伤事件(如躯体虐待、负性情感等)、持续高焦虑情绪的人群等,对危险因素的早期识别对强迫症的早发现、早诊断、早治疗均具有重要意义。

强迫症的病程多迁延,有 1/3 的患者属于难治性病例,其中以发病年龄较早、男性、起病缓慢、病程长、人格缺陷、社会适应不良者治疗困难,预后差。

第二节　躯体变形障碍

躯体变形障碍(body dysmorphic disorder)是指持续的先占观念认为外表存在一处或多处缺陷或瑕疵,或者整体外貌丑陋,而这些在他人看来都是不能观察到的或者微不足道的;这种先占观念给患者造成巨大的痛苦和不同程度的社会功能损害。在 ICD-10 中,躯体变形障碍并不是一个独立的疾病,但鉴于其独特的症状和在普通人群中较高的患病率,

ICD-11将其作为一种独立的精神障碍,列入强迫及相关障碍类别中。

躯体变形障碍多起病于青春期,病程较长,治疗不当多转为慢性。在普通人群中躯体变形障碍的患病率为0.7%～2.4%,男女患病率大致相等。而在皮肤科和整形外科的患者中,躯体变形障碍的患病率更高,可达3.2%～53.6%。躯体变形障碍常与抑郁障碍、社交焦虑障碍、物质滥用、强迫症等多种疾病共病。

一、病因与发病机制

躯体变形障碍的发病机制尚未完全阐明,目前研究支持可能是受生物、心理及环境多因素的影响。

1. 遗传因素

躯体变形障碍和强迫症有共同的遗传学基础,其中65%的相关表型可以通过共同的遗传因素做出解释,且躯体变形障碍一级亲属中强迫症的患病率高于普通人群,共患社交恐惧、抑郁等其他心理疾病的概率也高于普通人群。

2. 神经影像异常

神经影像学研究曾提出躯体变形障碍模型,涉及视觉处理失调、额纹状体和皮质下回路缺陷以及边缘系统功能障碍,提示躯体变形障碍患者可能存在大脑额叶-纹状体和颞顶枕通路的损伤。

3. 生化因素

目前确切的生化机制尚未完全了解,但研究显示躯体变形障碍与5-HT及多巴胺系统的失调有关。SSRIs在治疗躯体变形障碍方面表现出的明显优势是5-HT系统异常强有力的证据。此外,研究发现在躯体变形障碍患者中,纹状体多巴胺D_2、D_3受体的可用性显著下降,提示多巴胺受体结合功能障碍与躯体变形障碍的病理生理学有关。

4. 心理社会因素

个体外貌的外在表现形式(如照镜子)或一个冲动的念头激活了扭曲的心理意象,这也可能与操作性条件反射有关。环境因素包括童年创伤经历、负性生活事件(如同伴的嘲笑等),这些创伤可能干扰了个体正常的心理发育,导致其以消极的态度对待身体的某些部位。

二、临床表现

躯体变形障碍多见于青少年,平均发病年龄16岁,18%～22%的青少年患者因此而辍学。躯体变形障碍在性别差异上尚无定论,部分研究表明女性患病率(2.1%)略高于男性(1.6%)。男性多关注生殖器、体型以及头发稀疏的情况,女性则更在意体重、皮肤、腹部、乳房、臀部、腿部以及旺盛的体毛。

1. 持续的先占观念

患者通常认为所关注的身体部位存在缺陷、瑕疵、不对称、过大/过小、不成比例,或埋怨头发稀疏、痤疮、皱纹、伤疤、血管纹理、面色苍白或发红、肌肉不够强壮等。身体的任何部位均可能成为患者所关注的"缺陷"部位,其中以面部最为常见;也有部分患者描述比较模糊,仅包含一般意义上的"丑"或觉得不好看,但不能明确描述具体的不足或缺陷,而以上这些

"缺陷"在他人看来都是微不足道的，甚至根本观察不到。

2. 重复及回避行为

基于歪曲的先占观念，患者常需花费大量的时间进行重复行为，如反复照镜子、检查，或用化妆品进行伪装修饰等，甚至为此寻求皮肤科或整形外科进行"治疗"。患者感到自己的缺陷受到他人的注意、谈论或嘲笑，常会回避社交场所，甚至因极度担心而辍学或无法工作。

3. 伴随症状

患者常过分因主观缺陷而苦恼、羞耻、自我厌恶，常伴有明显的焦虑及抑郁情绪，也可因过度重复及修饰行为而明显影响社会功能。青少年躯体变形障碍患者伴有高自杀风险，尤其是伴随抑郁症状时，自杀企图和自杀未遂的发生率通常更高。

三、诊断与鉴别诊断

（一）诊断

1. 诊断要点

（1）持续的先占观念认为外表存在一处或多处缺陷或瑕疵，或者整体外貌丑陋，而这些在他人看来都是不能观察到的或者微不足道的。

（2）过分地因这些自认为的缺陷或瑕疵而感到羞耻，通常包括自我牵连的观念，如坚信别人会注意、评论或嘲笑自己。

（3）先占观念可以伴随以下任一特征：① 重复或过度行为，如反复检查外貌、过度感知到缺陷或瑕疵的严重程度、与他人比较相关的特征；② 过度试图伪装或改变自认为的缺陷；③ 显著回避社交或其他易暴露主观缺陷的场合（如更衣室、游泳池）。

（4）先占观念及相伴随的行为反应是耗时的（如每天出现 1 小时以上）；

（5）症状引起明显的痛苦，或者导致个体、家庭、社交、教育、职业或其他重要功能方面的损害。

2. 自知力限定

（1）自知力良好：大多数时间，患者能够意识到这种先占观念可能不是真的，或可以接受它们不是真的。

（2）自知力较差或缺乏自知力：大多数或全部时间，患者认为这种先占观念是真的，且不能接受对其经历的另一种解释。

（二）鉴别诊断

（1）正常对体貌的关注：关注自己的外表在很多正常人中都很常见，尤其在青少年时期。但正常人对外表不满意或对身材的关注程度、相关重复行为的发生频率以及这些症状对个体造成的痛苦和困扰程度与躯体变形障碍患者是不同的。

（2）疑病症：这类患者也会过度关注自身的不适，反复去医院进行检查，虽得到保证但仍无法放心，但与躯体变形障碍不同的是疑病症的先占观念是可能罹患一个或多个严重的、进行性的或威胁生命的疾病。

（3）广泛性焦虑障碍：尽管有些广泛性焦虑障碍患者也会过度担心自己的外表，但他们的重复行为或担忧的是关于生活中的各个方面，如家庭、财政、职业，且很少伴有妄想，也不会出现躯体变形障碍的反复检查行为。

（4）社交障碍：这类患者的症状主要出现在令其恐惧的社交情景，关注的是个体本身的行为或呈现的焦虑症状会造成他人负性的评价，而躯体变形障碍患者则坚信自己的外貌或某一特征是看上去不可接受的。

四、治疗

躯体变形障碍患者由于自知力不足，通常会拒绝接受精神科的诊治，因此富有同情心、耐心及灵活的应对方式是非常重要的，应优先考虑与患者建立牢固的治疗关系。躯体变形障碍治疗原则包括：① 早期干预，可有助于改善预后；② 长程治疗，症状缓解后患者应继续服药相对较长的时间，以减少复发的可能性。

1. 药物治疗

（1）抗抑郁药物：目前研究证据显示，抗抑郁药物，尤其是 SSRIs 对躯体变形障碍治疗有效，且耐受性较好，应答率在 53%～70% 不等，但需要高剂量、长疗程服药。另外，SSRIs 类药物的疗效差异仍有待进一步探索。三环类抗抑郁药物氯米帕明也有一定的效果。需要注意的是，抗抑郁药物使用初期可增加青少年的自杀意念，应注意评估其自杀风险。

（2）非典型抗精神病药：在治疗难治性躯体变形障碍时，联合非典型抗精神病药物（如阿立哌唑、利培酮、喹硫平等）对 SSRIs 类药物的治疗可能起到增效作用。

2. 心理治疗

在躯体变形障碍的临床治疗中，心理治疗具有不可替代的作用，认知行为疗法可以改变潜藏在躯体变形障碍和适应行为不良模式下的特殊观念和假设，暴露与反应预防（ERP）疗法可帮助患者逐渐面对恐惧的情况（如明亮的灯光、镜子、社交场合）并抵制寻求"安全"的行为（如伪装、过度化妆等），以消除痛苦的冲动，达到习惯焦虑的目的。对躯体变形障碍患者，尤其是青少年患者，心理治疗的效果较好，但需要评估长期的影响。

五、预后

躯体变形障碍的预后并无性别及种族差异。躯体变形障碍常为慢性病程，即使长期维持治疗，也有部分患者会出现症状复发。发病初期症状严重程度越高、病程越长，共患人格障碍等情况时康复概率更低。治愈后的复发率可达 14%～42%，差异较大。目前研究已经表明，终止有效治疗时有 84% 的患者复发。因此，长期持续治疗对于维持症状改善和延迟复发是必要且有效的。

第三节　嗅觉牵连障碍

嗅觉牵连障碍（olfactory reference disorder）是指持续地认为自身存在异味或其他令人不快的气味。嗅觉牵连障碍的流行病学研究较少，其社区患病率在 0.5%～2.1%。嗅觉牵连障碍多起病于青春期，平均发病年龄为 21 岁，男性患病率高于女性，但女性患者症状更严重。嗅觉牵连障碍常与抑郁障碍、社交焦虑障碍、强迫症等共病。嗅觉牵连障碍的病因与发病机制尚缺乏研究。

一、临床表现

1. 持续的先占观念

患者通常认为这些"异味"来源自自己的嘴巴、生殖器、肛门、脚、腋下、尿液、汗液等,害怕或坚信注意到这些气味的人会因此拒绝或羞辱他们,并将他人的言论(如"这里很闷")或行为(嗅闻、咳嗽、摸鼻子、打开窗户)解读为是自身气味所致。

2. 重复及回避行为

基于歪曲的先占观念,患者常反复检查以确认气味的存在或来源,或为根除气味而反复洗澡、刷牙、更换衣物、回避进食某些特殊食物(如大蒜、洋葱、韭菜),或过度使用香水、除臭剂等进行掩盖;患者常因此出现回避行为,避免去公共场所或接近他人,有些甚至变得无家可归。

3. 情绪反应

嗅觉牵连障碍患者常出现明显的尴尬、羞耻、焦虑,担心冒犯他人或被人拒绝,伴随严重的痛苦和各个领域的功能损害,自杀意念、消极行为也很常见。

二、诊断及鉴别诊断

1. 诊断要点

(1)持续的先占观念认为身体存在臭味或者令人不愉快的气味(如口臭),而这些在他人看来是不能观察到的或者微不足道的,即使气味存在,但对它过度关注也是明显不恰当的。

(2)对察觉到的气味存在过度自我意识,包括自我牵连的观念,如坚信别人会注意、评价、议论这些气味。

(3)先占观念可以伴随以下任何一种形式:① 重复且过度的行为,如反复检查气味或来源,或反复寻求确认;② 过分试图掩盖、改变或避免自认为的气味;③ 明显回避社交或其他场合或引起与臭味或者令人不愉快的气味有关的痛苦增加的刺激(如公共交通,或其他接近他人的情况)。

(4)先占观念及相伴随的行为反应是耗时的(如每天出现 1 小时以上)。

(5)症状引起明显的痛苦,或者导致个体、家庭、社交、教育、职业或其他重要功能方面的损害。

嗅觉牵连障碍的诊断部分取决于是否有证据能够证实个体自述的臭味。需要注意的是,某些其他医学和牙科病症可与令人不愉快的气味有关(如牙周炎、三甲基胺尿症),这些潜在的原因应予以排除。

2. 鉴别诊断

(1)正常情况及躯体疾病:对散发刺激性气味一定程度的担心是常见的,有多种躯体疾病可能会出现客观的、可验证的体味和相关不适,如多汗症、口臭、牙周脓肿、苯丙酮尿症、直肠脓肿或瘘管等。可以从先占观念的程度、相关重复行为的频率、症状导致的个体痛苦或对生活的干扰程度等方面鉴别嗅觉牵连障碍和正常的担心。

（2）妄想性障碍：嗅觉牵连障碍患者的自知力水平各不相同,部分患者有时对自己思维和行为的不真实性或过度缺乏自知力,甚至达到妄想的程度。如果这些信念仅局限于担心散发刺激性气味,且贯穿嗅觉牵连障碍整个病程,并满足该病其他临床特征,则应该诊断为嗅觉牵连障碍。

（3）强迫症：强迫症患者会出现闯入性思维和重复行为,但在嗅觉牵连障碍中,症状主要局限在对自身气味的关注。如果强迫思维和强迫行为不局限于对散发气味的关注,则两种疾病可以同时诊断。

三、治疗

1. 药物治疗

目前的研究仍较为有限,SSRIs、抗精神病药物及两者联合均有报告,大多数患者对SSRIs 类药物有治疗应答,抗精神病药物可用于增效治疗。

2. 心理治疗

心理治疗以认知行为疗法为主,用以减轻症状体验导致的抑郁情绪及社交回避行为。

四、预后

嗅觉牵连障碍为慢性持续性障碍,随着时间的推移可能恶性进展。

第四节　疑　病　症

疑病症(hypochondriasis)又称健康焦虑障碍(health anxiety disorder),其特点是患者存在持续的先占观念或担心,认为自己患有一种或多种严重的、进行性的或威胁生命的疾病。在 ICD-10 中,疑病症属于“躯体形式障碍”,但 ICD-11 将其移至强迫及相关障碍中,并强调疑病症的诊断必须存在与健康相关的、重复的、过度的行为或适应不良性回避。疑病症的患病率差异较大,普通人群中的患病率为 $0.02\%\sim8.5\%$,性别间无显著差异。

一、病因与发病机制

目前,疑病症的遗传学研究尚无确切结论。神经影像学研究提示疑病症患者存在眶额回、丘脑及垂体的体积异常。心理学研究认为,疑病症患者存在认知偏差,选择性地关注错误的暗示疾病的信息,将良性的、暂时的感觉误解为严重疾病的证据,导致焦虑加剧、觉醒增加和寻求医疗保证的冲动;童年创伤及负性生活事件也是疑病症的危险因素。

二、临床表现

1. 持续的先占观念

患者确信自己患有某种严重或可怕的疾病,对身体的体征或症状做出灾害性的误解(如担心紧张性头痛是颅内恶性肿瘤的征兆),该症状可涉及躯体各个系统和器官,其中以胸、腹、头、颈等部位最多见。

2. 重复行为

患者可能经历反复的、不必要的医学检查或诊断检测,过度向医务人员寻求身体健康的保证,即使各种检查结果都为阴性和医生的解释也不能打消其疑虑,或觉得当前医疗技术不足以检查出其问题,转而查看相关疾病的其他信息来源(如搜索健康和医疗网站),并探索各种"补救"措施,如中草药制剂等。

3. 回避行为

也有部分疑病症患者可能会通过回避提醒其健康状况的信息(包括体检、健康设施和健康相关信息)来应对他们对健康的焦虑。

4. 伴随症状

疑病症患者对身体健康有过分恐惧和关注,对身体状态更加警觉,常伴有明显的焦虑(包括惊恐发作)和抑郁情绪。

三、诊断与鉴别诊断

1. 诊断要点

(1) 认为自己可能罹患一个或多个严重的、进行性的或威胁生命的疾病,该观念及伴随相应行为持续存在(如每天出现 1 小时以上)。

(2) 先占观念可以伴随以下任何一种形式:① 反复或者过度地进行与身体健康有关的行为,如反复体检寻找疾病证据,花费大量时间查阅疾病的资料,并反复去确认(如安排多项医疗门诊);② 不恰当的回避证明其健康的相关行为(如回避医生门诊预约)。

(3) 症状引起明显的痛苦,或导致个体、家庭、社交、教育、职业或其他重要功能方面的损害。

2. 鉴别诊断

(1) 躯体疾病:如果患者确实患有某种急性或慢性躯体疾病,或者是某种疾病的高危人群(例如,有明显的遗传风险,或者近期曾暴露于某种传染病),那么患者对相关疾病存在担忧是很常见的,此时诊断为疑病症需更加慎重。只有当先占观念、反复检查行为或回避的程度明显过分或不恰当时,方能诊断。

(2) 广泛性焦虑障碍:这类患者可能存在对自身健康的担心,但他们也存在对日常一系列事务的担心(如工作、人际关系、财务);但疑病症患者持续担心患病,尽管医学检查已经确诊排除疾病,仍持续存在对疾病的先占观念。

(3) 抑郁障碍:患者会出现过度担心或躯体妄想,其典型表现是一系列完整的先占观念或妄想(如自罪、虚无、贫穷等),并伴随其他抑郁症状(如快感缺失、自杀、睡眠节律紊乱、体重减轻或增加等)。抑郁障碍和疑病症可同时存在,必要时可同时诊断。

(4) 其他强迫及相关障碍:患者常出现重复想法和反复动作,但是担心的焦点及重复行为的形式在各诊断体系中明显不同。

四、治疗

疑病症的治疗非常困难,患者常难以接受他们没必要担心自身健康的保证。因此,治疗最重要的是建立良好的医患同盟，避免互不信任和敌意升级。

1. 心理治疗

认知行为疗法具有较为确切的疗效，是疑病症最主要的治疗手段，针对特定的适应不良假设和信念，去除认知维持因素，纠正疑病的错误观念，控制反复就医及检查行为等。此外，还可以结合放松技巧、压力管理、自信训练等辅助治疗手段。

2. 药物治疗

疑病症治疗主要采用抗焦虑药及 SSRIs 类药物，但目前疗效尚不确切，只有少数研究验证了帕罗西汀和氟西汀的疗效。

五、预后

多数疑病症患者要经历反复多次综合医院辗转，方能至精神科求医，病程多已迁延慢性化。有研究提示，女性疑病症患者的预后优于男性，但仍有待进一步验证。

第五节　囤积障碍

囤积障碍（hoarding disorder）是以反复收集和不愿丢弃物品，从而导致生活空间过度杂乱为特征的精神障碍。通常起病于儿童和青少年期，病程多为慢性，在整个生命周期中逐渐发展。在普通人群中，囤积障碍的患病率为 2%～5%，男女比例无明显差异，但女性囤积障碍的严重程度往往更高。

一、病因与发病机制

囤积行为具有家族遗传性。双生子研究提示，多达 50% 的囤积行为可能与遗传有关，且先证者亲属也有囤积症状。神经影像学研究提示囤积症状与前扣带回、中央前回及额上回的功能异常有关。在心理因素上，囤积障碍患者往往表现与完美主义和优柔寡断相关的人格特征，而早年创伤经历、不安全依恋及压力性生活事件等可能也与囤积行为的发生有关。

二、临床表现

（1）收集和无法丢弃：患者持续、过度地收集、购买、积攒物品，无论其有无价值，如别人丢弃的衣物、旧报纸、穿坏的鞋子，甚至排泄物。部分患者可能执着于购买打折物品或花费大量时间获取免费商品。患者总是想法设法把这些物品积攒下来，对已无用或损坏的物品常犹豫不决，难以丢弃。

（2）生活障碍：患者囤积大量无用的物品，但又不能有序摆放，往往胡乱堆砌，导致居住环境脏乱，影响其生活空间和居住安全性，如无法使用家具家电、找不到身份证件等重要物品，无法保持家里的通畅，甚至在紧急情况下很难逃出家门，也破坏了与家人、邻里的关系。

（3）情绪反应：患者对每一件物品均有非常强烈的感情。例如，某物品与重要的事件、人物、地点或时间有关，具有工具属性（感觉有用），或将物品过度拟人化等，丢弃物品时会出现明显的焦虑和痛苦情绪。

三、诊断与鉴别诊断

1. 诊断要点

（1）过度收集物品，表现为反复出现与购买、捡拾、积攒相关的欲望和行为。

（2）过度积攒物品，无论其实际价值如何。

（3）难以丢弃物品是因为感受到存储物品的需求和丢弃这些物品相关的痛苦。

（4）物品堆积导致生活场所拥挤杂乱，且影响其使用和安全性。需注意的是，如果生活区域未见凌乱，是由于第三方（如家庭成员、保洁人员、权威人士）的干预，那么应该认为这种潜在的特征是存在的。

（5）症状引起明显的痛苦，或者导致个体、家庭、社交、教育、职业或其他重要功能方面的损害。

2. 鉴别诊断

（1）正常的收藏爱好者：这类人群也会收集很多自己喜欢的物品，并且不舍得丢弃。但收藏爱好者往往有明确的收藏目标（如收藏种类很少），更有选择性（如只计划和购买预先关注的物品），更注重整理他们收集的物品，并且不太会过度收集。

（2）痴呆：部分患者可能因为进行性的神经认知功能减退出现收集物品的症状，但痴呆患者同时存在认知功能受损、记忆减退等痴呆症状，且其收集行为常伴有情感的淡漠或行为刻板。

（3）强迫症：患者可能存在收集大量物品（如强迫性收集），但强迫行为多是中和或缓解强迫思维导致的痛苦和焦虑，患者主观上认为强迫行为没有必要且是痛苦的；而在囤积障碍中，患者可能很愿意或享受该行为。

四、治疗

尽管 ICD-11 将囤积障碍纳入强迫及相关障碍中，但 SSRIs 类药物和认知行为疗法对囤积障碍的治疗效果却并不理想。SNRIs 类药物在有限的研究中有一定的疗效，但仍需验证。

五、预后

囤积障碍是一种终身疾病，在没有干预的情况下，囤积症状会随着年龄增长而逐渐加重。其预后情况仍有待研究。

第六节　聚焦于躯体的重复行为障碍

聚焦于躯体的重复行为障碍（body-focused repetitive behavior disorders）包括拔毛癖和抠皮障碍。拔毛癖在 ICD-10 中归属于"成人人格与行为障碍"中的"习惯与冲动障碍"，而抠皮障碍则是 ICD-11 新提出的疾病诊断,两者具有较多的相似性,都以反复、习惯性拔除毛发或搔抓皮肤为特征,伴有减少或停止所涉及行为的尝试,但多难以成功,并导致毛发缺失或皮肤破损。ICD-11 指出,聚焦于躯体的重复行为障碍可能与调节情绪、减少紧张、愉悦感有关,而这些体验均可进一步增强重复行为。

一、拔毛癖

拔毛癖(trichotillomania)又称拔毛障碍,是一种致残性精神疾病,主要表现为反复拔除自己(或他人)的毛发,导致显著的脱发和日常生活各个领域的功能损害。拔毛癖通常起病于儿童或青春期,平均发病年龄为 5~13 岁,在普通人群中的终身患病率为 1%~3%。在成年拔毛癖患者中,女性更为常见,男女比高达 1∶9,而在儿童期,男女发病率基本相当。拔毛癖常与强迫症、焦虑障碍、抑郁障碍等多种疾病共病。

(一)病因与发病机制

目前,拔毛癖的病因未明,已有家系研究提示拔毛癖具有家族遗传性,先证者一级亲属的终身患病率可达 5%。拔毛癖也具有一些与强迫症相同的基因变异。拔毛癖与多个神经递质功能异常有关,包括 5-羟色胺、多巴胺、谷氨酸等,女性激素水平异常也可能与拔毛行为有关。在动物模型中,SAPAP3 基因参与编码突触后神经递质系统的蛋白质,其基因的失活可导致拔毛样行为产生。神经影像学研究提示,拔毛癖患者的右侧额叶大脑皮质增厚。心理学假说认为,拔毛行为是应对环境压力的自我抚慰行为,可能与焦虑、抑郁、紧张等不良情绪有关,并受到童年期创伤性和负性生活事件的影响。

(二)临床表现

1. 拔毛行为

患者的拔毛行为可以发生在身体任何生长毛发的部位。最常见的部位是头皮、眉毛和眼睑,男女性略有差异,男性多集中于腹部、背部及胡须,而女性则以拔头发居多。拔毛行为通常较为隐秘,有时会在无意识状态(如看电视、阅读)时出现。

2. 仪式行为

拔毛癖可能会存在与毛发相关的仪式行为。例如,在拔除毛发后反复检查毛发,或放在口中摆弄,有 35%~40% 的患者会咀嚼甚至吞下其拔除的毛发,经常吞下毛发的个体(食毛癖)会造成胃肠道中毛发堆积,产生严重的甚至威胁生命的情况。

3. 情绪反应

拔毛行为具有情绪调节和唤起的作用。拔除毛发可以减轻患者的紧张感,增加满足感、快感和放松感,这些情绪又进一步加强了拔毛行为。但是,在拔毛之后,多数患者均报告了各种负面的情绪,如失控感或羞耻感。

4. 回避及修饰行为

拔毛行为的严重程度和持续性是经常变动的。当症状很轻或拔毛很分散时,并不会引人注目。但当症状严重时,可对毛发的生长产生持久损害,导致脱发或斑秃,患者常因此回避社交或其他公共场所,或通过化妆、戴围巾或假发等方式掩盖那些没有毛发的区域。

（三）诊断及鉴别诊断

1. 诊断要点

（1）反复拔除自己或他人的毛发，导致毛发明显缺失。

（2）尝试停止或减少拔毛，但并不成功。

（3）症状引起明显的痛苦，或者导致个体、家庭、社交、教育、职业或其他重要功能方面的损害。

2. 鉴别诊断

（1）正常拔毛现象：偶尔拔掉灰色或位置不合适的毛发是正常的，且大多数人在其一生中的某些时候都会这样做。拔毛癖患者存在反复拔头发的行为，并伴有显著的痛苦或损伤，上述情况在正常的拔毛行为中并不存在。

（2）应注意将其他皮肤病、物质滥用、刻板行为及精神分裂症引起的拔毛行为与上述疾病所致的继发性拔毛行为相鉴别。对症状严重者，在必要时可进行活组织检测、胃肠道 X 线等检查。

（四）治疗

拔毛癖的治疗以药物和心理疗法为主。需要注意的是，应同时治疗吞下毛发所致的胃肠道症状。

1. 药物治疗

目前尚无美国食品药品监督管理局（FDA）批准用于拔毛癖的药物。在成年拔毛癖患者的治疗中，选择 SSRIs、抗精神病药物、三环类抗抑郁药（TCAs）是目前研究的主要选择，但其效果并不尽如人意。

2. 心理治疗

习惯逆转训练（habit reversal training，HRT）是适合所有年龄段（年幼的儿童可能需要家庭的参与）的一线心理疗法，疗效较为显著。习惯逆转训练包括意识训练、刺激控制、竞争反应训练、社会支持和技能概括。辩证行为疗法及接纳与承诺疗法等也可辅助治疗。

需要注意的是，学龄前儿童的拔毛行为多为短期表现，无须特殊处理，应定期随访。

（五）预后

拔毛癖的治疗有效率较高，但仅有少数患者能获得拔毛冲动的完全消除。治疗初期症状严重程度低、治疗结束时拔毛欲望控制良好、求治动机强、治疗依从性好等均提示预后良好。

二、抠皮障碍

抠皮障碍（skin picking disorder，SPD）又称皮肤搔抓障碍（excoriation disorder），其特征是对皮肤进行挑、抓、挤、挖等操作，导致可见的皮肤损害，具有重复性和强迫性，造成患者显著的痛苦或功能损害。抠皮障碍在普通人群中的患病率为 1.4%～5.4%，多起病于青春期，女性发病率显著高于男性，但男性发病年龄更早；多数患者不能意识到治疗的必要性和有效性，常拒绝或延迟就医。抠皮障碍常与人格障碍、抑郁障碍、广泛性焦虑障碍等疾病共病。

（一）病因和发病机制

目前，抠皮障碍的病因未明，有限的证据表明抠皮障碍可能具有家族遗传性，先证者一级亲属同病率为 28.3％～43％；神经影像学提示前额叶-纹状体环路的脑白质损伤可能是该病的神经生物学机制之一；心理易感因素、压力、创伤均可能与抠皮障碍发生有关，缺乏刺激、过度无聊的环境可诱发搔抓行为的产生，而严苛的活动限制则可加速病程的进展。

（二）临床表现

1. 抠皮行为

反复的搔抓或抠皮肤，虽尝试克制但无法自控，造成明显的皮肤破损，常见部位包括面部、手臂、手部及手指，有些患者也有撕口唇黏膜、抠咬指甲的行为。多数患者使用指甲搔抓，也有患者使用细针、镊子等工具进行上述行为。

2. 仪式行为

抠皮障碍可能会存在皮肤相关的仪式行为。例如，用手指搓揉已经抠下的皮肤，将皮肤放在口中摆弄，或吃下皮肤或皮痂。

3. 情绪反应

抠皮行为具有情绪的调节和唤起作用，搔抓或抠皮肤可以减少紧张感，增加满足感、快感、放松感，这些情绪又进一步加强了搔抓行为。但是，在搔抓之后，多数患者均报告了各种负面的情绪，如失控感或羞耻感。

4. 修饰行为

患者常试图通过化妆或衣物遮蔽受损严重的部位，反复的搔抓可能带来严重的斑痕、组织损害、感染等严重的躯体疾病，可能需要抗生素，甚至手术治疗。

（三）诊断及鉴别诊断

1. 诊断要点

（1）反复搔抓或抠皮肤，导致明显的皮肤损伤。

（2）尝试停止或减少搔抓行为，但并不成功。

（3）症状引起明显的痛苦，或者导致个体、家庭、社交、教育、职业或其他重要功能方面的损害。

2. 鉴别诊断

（1）正常皮肤搔抓行为：偶尔抠除某人的皮肤（如结痂、角质层或痤疮）是正常的，且大多数人在其一生中的某些时候都会这样做。抠皮障碍患者存在反复搔抓或抠皮肤的行为，并伴有显著的痛苦或损伤，上述情况在正常的搔抓行为中并不存在。

（2）自伤和自残行为：与自伤和自残行为不同，抠皮障碍虽然可能造成伤害，但其搔抓行为并不以自我伤害为明确目的。

（3）应与其他强迫及相关障碍、神经发育障碍、精神分裂症等疾病所致的皮肤搔抓行为鉴别，还应注意搔抓行为并不是其他健康疾病的临床表现（例如，痤疮）。但是，当搔抓行为可能会由于其他病症（例如，痤疮）的存在而随之出现或加重，且如果满足诊断要求时，可诊断为抠皮障碍。

（四）治疗

抠皮障碍的治疗以药物和心理疗法为主。需要注意的是，应同时治疗皮肤破损、感染等躯体症状。

1. 药物治疗

目前尚无 FDA 推荐用于治疗抠皮障碍的药物。SSRIs、SNRIs、抗精神病药、谷氨酸调节剂等多种药物都可尝试用于抠皮障碍的治疗，但疗效有待进一步验证。

2. 心理治疗

习惯逆转疗法是抠皮障碍的核心治疗方案。接纳与承诺疗法、心理动力学疗法、正念疗法等也可辅助使用。

（五）预后

目前尚缺乏有关抠皮障碍的长期自然随访研究。横断面研究显示，与其他强迫及相关障碍类似，未经治疗的抠皮障碍也具有慢性迁延性病程，其严重程度随时间而波动，时好时坏。

（王 振）

思考题

1. 强迫及相关障碍包括哪些疾病，均归于该类疾病的原因是什么？

2. 闯入性思维和侵入性思维的区别？（强迫症与精神分裂症的鉴别）

3. 聚焦于躯体的重复行为障碍除进行精神科相关治疗外，还应格外注意什么？

4. 在强迫症中，如何区分强迫思维及强迫行为？

第十一章

应激相关障碍、分离障碍、躯体不适或躯体体验障碍

第一节　应激相关障碍

应激相关障碍(stress-related disorders)是一类由非预期出现的严重的精神创伤事件，引发机体出现异常心理反应，所致的精神障碍。最早于 1994 年在《精神障碍诊断和统计手册(第 4 版)》(DSM-Ⅳ)中将应激相关障碍作为一种新的诊断方法进行了概述，归于"焦虑障碍"一章。近年来随着生物学研究的进一步深入，创伤及应激所致精神障碍这类疾病因在社会心理因素、临床表现、共病等方面具有相对一致的特点，被认为可能拥有独特的生物学机制，基于此观点，DSM-5 和 ICD-11 两个分类系统都将其作为独立的一个诊断单元进行描述。本节主要围绕 ICD-11 的诊断框架，对创伤后应激障碍、适应障碍、延长哀伤障碍、反应性依恋障碍、脱抑制性社会参与障碍等进行概述。

一、急性应激障碍

急性应激障碍(acute stress disorder)是指个体经历严重的创伤性事件后出现的短暂、一过性的异常心理反应。强烈的精神创伤是本病的直接致病因素，个体在遭受刺激后数分钟内即可起病，可表现为自主神经兴奋的一系列躯体症状如出汗、心悸、发抖等，其他症状还包括解离性遗忘、麻木、睡眠紊乱等。在此前的任何一个分类系统中，创伤后超过一定时间(如 DSM-5 规定为 6 个月)就会被诊断为 PTSD。ICD-11 认为急性应激障碍并非是一个具体的疾病，而是在急性应激状态下的机体反应过程，将其从"应激相关障碍"一节中删去，归到"影响健康状况的因素与创伤有关问题"这一大类里。由于 DSM-5 依旧保留了急性应激障碍的具体诊断标准，故本节仍对该病进行描述。

（一）病因与发病机制

1. 病因

创伤性的应激事件或不愉快的威胁性的处境是本病的直接致病原因，如亲密的家庭成员或朋友突然离世、经历严重的交通事故等，值得注意的是创伤的性质和程度对应激的影响程度差异较大。

个体易感性也是影响急性应激障碍起病的重要因素。根据精神创伤发生的时间顺序可将易感因素分为创伤前变量、围创伤期变量、创伤后变量。创伤前变量是指病前人格、精神疾病和躯体疾病的个人史、童年创伤经历等。女性患病率高于男性，既往有抑郁个人史患病

风险相对更高。围创伤期变量是指创伤事件发生后个体的躯体和心理反应等。创伤后变量则包括事后干预及治疗的有效性、及时性以及生活事件的影响。社会文化背景包括个体的人格特征、应对方式和社会支持系统等。

2. 发病机制

急性应激状态下，机体的交感神经系统和内分泌系统会被快速激活，以应对威胁性处境。1932 年，冯特·坎农（Walter Cannon）将其称为"战斗-逃跑反应"。这种应对方式有利有弊，一方面适度应激可以使个体的注意力、记忆力、思维灵活性在短时间内得到增强，另一方面长期持久、强烈的应激状态会导致交感神经持续兴奋、内分泌系统紊乱、神经递质改变等都会造成躯体疾病和心理不适，如应激性溃疡、冠心病、肿瘤等。加拿大学者 Hans Selye 提出"应激学说"，认为个体在遭遇应激时会经历三个发展阶段：警觉期、抵抗期和衰竭期，称为全身适应综合征（general adaptation syndrome，GAS）。但这些学说没有从生物学的角度明确阐释机体在应激状态下的病理机制。近年来随着相关研究的开展，大脑作为靶器官被广泛研究，与应激相关的脑区下丘脑室旁核（PVH）、丘脑室旁核（PVT）、前额叶中脑皮质环路以及中脑边缘多巴胺系统等区域的过度激活被认为和急性应激障碍有关。

（二）临床表现

在受到应激原刺激后数分钟至数月可出现一系列不同的症状，个体根据自己的价值观、自身需求、认知及应对方式、既往生活经验、可利用的社会支持系统等对应激做出不同的反应，导致个体差异性较大。只有当强烈的精神刺激超过个体承受极限才会出现急性应激障碍。

（三）诊断与鉴别诊断

由于在 ICD－11 中该条目已经被删除，根据 DSM－5 的诊断标准：在创伤事件发生后，于侵入性症状（如想象、回忆、触景深情等多个途径引起个体再体验）、负性心境（如情感迟钝）、分离症状（如分离性遗忘、茫然、意识范围局限）、回避（对可能唤起创伤性回忆的事物或话题尽量回避）和唤起（睡眠紊乱、激惹或攻击行为）五类症状任一类别中，存在 9 个（或者更多）症状，这种障碍的持续事件为创伤后的 3 天至 1 个月。

同时要注意与某些物质（如药物或酒精）的生理效应，或其他躯体疾病（如轻度的创伤性脑损伤）等进行鉴别，也需要注意与短暂精神病性障碍相区别。

（四）治疗与预后

急性应激障碍主要以心理治疗为主，应当不仅限于专业的心理健康机构或精神疾病治疗机构，学校、急诊以及一般社区也可施行预防性干预措施。事后危机干预和应对方式指导对减轻个体的负性情绪反应有现实性意义。药物治疗一般不作为首选，必要时可对症使用抗抑郁药、抗焦虑药、抗精神病药物和改善睡眠药物等。急性应激障碍预后良好，大多数人可完全恢复社会功能，一部分人可发展为创伤后应激障碍，症状迁延不愈，严重影响日常生活。

二、创伤后应激障碍

创伤后应激障碍（posttraumatic stress disorder，PTSD）是指对格外具有威胁性或灾害性质的应激事件或情景的一种延迟或迁延的焦虑反应。19 世纪中叶前,精神病学不存在类似 PTSD 的诊断,创伤后造成的精神症状通常被归因于宗教、道德等因素。德国精神病学家威廉·格里辛格（Wilhelm Griesinger,1817—1869 年）的格言“精神疾病是大脑疾病”。在很长的一段时间内,科学家们认为精神疾病来源于大脑和神经系统,直到 19 世纪下半叶世界性战争爆发后有关对 PTSD 的描述才开始走入公众视野。据统计,200 多万的联邦士兵中有 1 200 人罹患精神疾病（多数被诊断为癔症）,且被认为并非战争所致。这些士兵的症状多表现为抑郁、焦虑、失眠、食欲不振、物质滥用甚至自杀,同时他们还受到不公正的对待,被视为是诈病的懦夫。这些症状在战后持续存在,包括侵入性回忆、惊吓反应和梦魇。历史学家 Michael Adams 总结道:“实际上,自 1914 年以来发现的每一种精神创伤都曾在 1860 年被描述”。这表明早在 19 世纪战后士兵的应激障碍终身患病率极高,对个体生活带来了巨大的影响。弗洛伊德（Sigmund Freud,1856—1939 年）提出非暴力性创伤会导致持久的精神障碍。最早收录到 DSM Ⅲ 中,后 DSM‐Ⅳ 将 PTSD 归于“焦虑障碍”。在 DSM‐5 中 PTSD 被单独列为一大类疾病。

在 ICD‐11 中将原本 ICD‐10 提到的“再体验创伤性事件,即在白天的想象或梦中存在反复的、闯入性的回忆或重演”修改为“当下再体验创伤性事件”,强调个体对创伤事件的体验过程。个体对创伤体验产生的恐惧、无助、回避等症状一般在遭受事件后数日至数月后发生,但流行病学研究发现有 1/4 的 PTSD 患者延迟至半年以上出现症状。精神检查发现 PTSD 患者易产生其他精神症状,如焦虑、抑郁、行为紊乱、物质滥用等,这使得一部分患者容易被误诊为其他类型的精神障碍,PTSD 患者的自杀危险性高达 19%,远高于普通人群的自杀风险。长期的精神紧张和失眠反过来加重躯体疾病,如肿瘤、心血管疾病等。躯体的不适与心理因素相互作用从而使患者焦虑、抑郁症状加重,这类患者需要及时医学干预。

在遭遇同样的应激源后,儿童与青少年群体更易罹患 PTSD。在成人群体中 PTSD 发生率没有很一致的结果,一项队列研究显示 PTSD 的发病中位年龄为 30 岁。

（一）流行病学特征

普通人群中 PTSD 的终身患病率约为 8%,而在高危人群中该数值可达 5%～75%。战争幸存者是最常见的受害者,但其他自然灾害（如地震、特大洪水等）和人为灾害也可使个体罹患 PTSD。警察和急救人员等人群,因反复暴露于创伤性事件,尤其事件中包含一些令人不适的细节,发病率较高。例如,PTSD 在从事急救工作人群中发生率约 24%,消防员 18%,警察 7%～19%。据统计,在美国人群中约 8% 的男性和 20% 的女性有 PTSD 症状,且需要家庭医生定期治疗。在儿童中,不恰当的性体验亦是重要的创伤事件。研究发现,经历创伤事件的个体可能出现行为紊乱和异常,如暴力行为、自杀意念等。在我国,PTSD 的总体发病率报道不一,共病风险高,如抑郁障碍、酒精滥用等。大约一半的患者会在几个月内康复,而严重者会持续数年迁延不愈。

（二）病因与发病机制

1. 生物因素

PTSD 的产生具有条件性,与创伤事件的严重程度、性质及个体认知方式有关。异乎寻常的创伤性事件是 PTSD 的直接起病因素。然而,所谓的创伤性体验并没有统一的衡量标准,且 PTSD 的发生率存在明显的个体性差异。事实上,50%以上的女性和 60%以上的男性一生中都会经历一次严重的创伤性事件,但只有当应激源的强度超过个体主观承受能力时,才可能导致应激相关障碍的发生。个体易感性在 PTSD 的发生和进展中起关键作用,对提早预防和识别高危人群至关重要。研究发现,女性在遭受创伤性生活事件之后罹患 PTSD 的概率是男性的 2 倍。

2. 神经递质因素

研究发现,与 PTSD 有关的神经递质如去甲肾上腺素、多巴胺等与机体应激系统激活导致的自主神经系统过度活性和反应性改变有关。研究发现 PTSD 发病过程中,中枢神经递质的表达异常,出现多巴胺和去甲肾上腺素水平增加,血清素和 γ-氨基丁酸(GABA)水平降低。PTSD 患者对应激源有高度反应性。这或许是因为创伤事件时,交感兴奋导致压力性神经化学物质(包括去甲肾上腺素和肾上腺素)释放,使创伤记忆过度巩固,并导致创伤记忆的再体验。另一项研究证实,选择性阻断 α 肾上腺素能受体可使 30%~40%的 PTSD 患者出现闪回症状,进一步说明去甲肾上腺素能系统对创伤的记忆形成起着关键作用。吗啡在临床上用于创伤性刺激后治疗,可减轻 PTSD 的症状,这或许与降低去甲肾上腺素水平从而限制创伤记忆的巩固有关。β-肾上腺素能拮抗剂(如普萘洛尔)在预防 PTSD 症状严重程度方面存在争议。γ-氨基丁酸能是主要的抑制性神经递质,在动物研究发现 GABA 激动剂可减轻恐惧反应,拮抗 GABA 则可增加大鼠的恐惧行为,提示应激创伤后 GABA 抑制功能失调可能增加罹患 PTSD 的风险。

3. 神经影像因素

神经可塑性(neuro-plasticity)对学习、记忆、情感以及认知行为至关重要,与创伤引起的神经环路重建密切相关。持续性的创伤压力会改变大脑的形态和功能,同时改变神经元与突触的功能结构。

PTSD 患者通常存在夸大的、过度的恐惧反应,包括梦魇、回避、易激惹等症状,杏仁核是介导防御反应、处理恐惧记忆和焦虑情绪的关键脑区。研究发现,在静息状态下,PTSD 患者的杏仁核局部血流和活动增加。功能影像学研究显示,暴露于创伤刺激下,PTSD 患者的腹内侧前额叶皮质活动水平下降,皮质厚度改变。功能影像学研究发现,海马结构的异常(尤其是左侧)在 PTSD 患者中普遍存在,除此之外还发现左侧杏仁核和双侧前扣带皮质体积减小。随着神经影像学的发展,正电子发射断层显像(PET)可以测量不同脑区的与神经元活动相关的葡萄糖代谢水平,弥散张量成像(DTI)技术可以评估不同脑区之间白质连接的完整性,这些技术为 PTSD 的脑功能和结构研究提供了可靠的技术支持。

4. 神经免疫因素

免疫系统是个非常复杂的系统,与神经系统、内分泌系统相互作用。情绪变化和心理反应与免疫系统密切相关,负性生活事件可导致免疫功能损害,抑制 T 细胞和 NK 细胞的活性。大量证据表明,炎症状态是创伤应激病理学的内在特征。有研究发现,PTSD 是卒中的独立预测因素,可能与 PTSD 患者物质滥用,促炎分子水平如 TNF-α、IL-6、hs-CRP、干扰素 γ 和 IL-1β 增加、HPA 轴功能失调等因素有关。也有研究认为,TNF-α 水平与重新体验、回避和过度觉醒相关，IL-4 浓度与过度觉醒相关。

5. 遗传因素

环境、压力等因素可以通过表观遗传机制改变基因选择性转录表达，基因组关联性分析研究(GWAS)已证实糖皮质激素功能基因(如 NR3C1、FKBP5)、神经肽 PAC1 等与 PTSD的发病有关。一项荟萃分析发现，PTSD 患者外周血中芳香烃受体抑制因子(AHRR)甲基化降低与犬尿氨酸水平相关。约 2/3 的 PTSD 患者共病其他精神障碍。具有抑郁障碍病史者的一级生物学亲属在经历创伤性事件后发展成 PTSD 的风险增加。抑郁障碍与 PTSD 共享较多遗传位点，在神经生物学等也有相似之处。这些研究的发现丰富了人们对 PTSD 和抑郁障碍遗传因素的认识。

（三）临床表现

PTSD 的常见表现有烦躁不安、分离症状、躯体症状、自杀观念和行为、社交退缩甚至攻击行为。PTSD 的核心症状表现如下。① 创伤经历的再体验：如与创伤事件有关的内容以侵入性记忆、闪回(flash back)或梦魇等形式不自主的再次出现，反复出现"触景生情"式的痛苦体验，有时会出现幻觉或错觉。② 回避行为：极力回避可能唤起刺激的创伤场景或人物，情感退缩，兴趣范围变窄，甚至可出现选择性遗忘，与创伤事件有关的细节不能回忆。③ 持续的警觉增高：自主神经过度兴奋的症状表现为持续的高度警觉、惊跳反应等，可伴随不同程度的睡眠障碍、易激惹等。这些症状损害患者的社会功能，并降低生活质量。

（四）诊断与鉴别诊断

PTSD 的诊断主要由临床症状、明确的创伤应激暴露、病程时间、共病情况等决定。DSM-5 和 ICD-11 将 PTSD 独立出"焦虑障碍"这一章节，这种分类反映了人们对"应激相关障碍"的神经生物学、遗传学以及心理学相关的理解进一步深入。PTSD 的核心症状为侵入性心境及认知的负性改变、回避和唤醒，同时可伴随情绪症状如焦虑、抑郁等。对于经历严重躯体创伤的患者需首先排除器质性疾病如脑外伤、脑炎、神经变性疾病等。对于创伤事件患者可能因羞耻感或罪恶感而否认，导致漏诊和误诊，需要检查者与患者建立良好的沟通关系和信任。并非所有的个体在经历创伤性事件后都会马上发病，该病的潜伏期从几周到数月不等，一般不超过 6 个月，符合症状标准至少要求已有 3 个月。在认知方面可以存在记忆力和注意力的下降。

1. 诊断标准

本病的特点是个体在经历一次或多次异乎寻常的创伤事件后，导致延迟出现和长期持续的精神障碍。ICD-11 规定起病时间为经历创伤事件或情景后发生，这点与 ICD-10不同。

ICD-11 对于 PTSD 的诊断标准如下：PTSD 是一种暴露于单个或一系列极端威胁或恐怖的事件后可能发生的障碍。表现为以下特征：① 创伤经历的再体验；② 回避行为；③ 对目前威胁的持续性高水平觉察。

2. 鉴别诊断

（1）急性应激反应：其症状与 PTSD 类似，病程短暂，大多在应激性生活事件发生后 1

周内出现症状,持续时间不超过 1 个月,经治疗干预后个体社会功能多恢复正常。

(2) 适应障碍:主要表现为情绪和行为异常,多以烦恼、抑郁为主。引起适应障碍的应激源较 PTSD 广泛,不一定具有极其威胁性或灾害性。与患者的人格素质、不成熟的应对和防御方式有关,病程多在 6 个月以内,生活事件得到解决后症状缓解。

(3) 抑郁障碍:表现为显著而持久的心境低落,社会功能受损,严重时可有自伤自杀行为。若同时符合抑郁障碍的诊断标准,则可做出共病诊断。

(4) 特定恐惧症:是指暴露于特定物品、生物、高空等时主动回避、害怕。如不敢接触尖锐的针头、恐惧高空俯视,但缺少再体验症状。PTSD 患者可对可以唤起创伤记忆的场所或事物出现回避行为,但是通常还伴有闯入性症状、闪回、警觉等其他症状。

(5) 复合性创伤后应激障碍(complex post traumatic stress disorder,CPTSD):与 PTSD 相比其应激暴露更为极端,通常为慢性反复持续的刺激,如儿童期的性虐待、家庭暴力等。在 PTSD 的基础上症状表现则更为复杂,体现在自我组织失调(disturbances in self-organization,DSO),包括情绪调节问题、自我认同感低和人际关系冲突。研究发现,单一的创伤事件也可导致 CPTSD 的发生,可能与个体个性基础和社会支持系统差异有关。

(五) 治疗与预防

1. 治疗原则

根据患者的疾病诊断、病前人格特点和心理社会因素制订个体化治疗方案。尽量避免再一次的创伤刺激,建立良好、信任的医患关系,应注意保护患者的隐私。若病情复杂、心理治疗和药物治疗效果均欠佳或存在自伤、自杀或危害他人等风险,应推荐住院治疗并进行风险评估。早期进行心理治疗和心理健康教育对良好的预后具有重要的意义。

2. 药物治疗

药物治疗是 PTSD 的二线治疗方案,尽管指南并不推荐联合治疗,但随着 PTSD 研究的快速发展,有学者提出心理治疗联合药物治疗较单用效果更佳,可根据病情选择性使用。

(1) 抗抑郁药物:选择性 5-羟色胺再摄取抑制剂(SSRIs)是 PTSD 首选治疗药物(包括氟西汀、帕罗西汀、舍曲林)。起始剂量不宜过大,根据病情变化缓慢加量,也有证据支持 SNRIs 药物如文拉法辛有较好的疗效。经济负担较大的患者可以选择丙咪嗪或阿米替林。单胺氧化酶抑制剂一般不作为首选。安非他酮似乎无效,曲唑酮单用可能有效。药物治疗起效较慢,一般用药后 4~8 周症状开始缓解,维持治疗至少 1 年以减少复发,必要时可二联药物治疗。疗效欠佳的患者建议加强心理治疗。

(2) 非典型抗精神病药物:若患者联用两种或两种以上的 SSRIs/SNRIs 药物治疗仍未获益或共病其他精神障碍,可选择非典型抗精神病药物,有试验支持使用第二代抗精神病药物单药(喹硫平、奥氮平等)治疗,使用时需严密监测药物的不良反应,关注体重增加、代谢异常、心血管系统不良反应、癫痫等。合并情感障碍者可加用心境稳定剂如锂盐。

3. 心理治疗

心理治疗是 PTSD 的一线治疗方案,临床证据和经验提示大部分患者可以获益。准备灾害预案和早期危机干预非常必要。在灾害现场,专业的救助人员可以完成早期心理危机干预措施,为经历创伤事件的受害者提供心理支持,解决实际问题,可改善创伤者的远期预后。确诊的 PTSD 治疗难度较大,可采用系统性的心理治疗,其中延长暴露(prolonged exposure,PE)、认知加工疗法(cognitive processing therapy,CPT)、认知行为疗法(CBT)最常使用,也有眼动脱敏和再加工(eye movement desensitization and reprocessing,EMDR)、集体心理治疗等方法被广泛使用。

4. 物理治疗

近年来生物反馈治疗、改良电休克治疗(MECT)、经颅磁刺激(rTMS)等技术在精神障碍的治疗中日益广泛。

三、适应障碍

适应障碍(adjustment disorder)是一种对心理社会因素或多个应激源(如离婚、罹患疾病、经济问题、失业或岗位变动)的适应不良反应,表现为过度担忧、反复思考与应激事件有关的问题,伴有一定程度的行为变化,但是没有精神病性症状。男女比例约为 1:2,任何年龄均可发病,与个体的心理素质和应对方式有关。本病在 ICD-10 中被归为"神经症、应激相关的及躯体形式障碍"一章,ICD-11 则将其放在应激特有相关障碍(disorders specifically associated with stress)一类。

(一)临床表现

适应障碍的临床表现多种多样,个体多在经历应激性生活事件后 1 月以内出现症状,以情绪和行为异常为主。表现为对应激源及可能导致的后果的先占观念,思考"为什么这件事发生在我身上",重复无意义的思考及后果和自己的感受,反过来强化负面情绪。个体因为难以适应应激源,感到对目前的生活状态无所适从,对未来无计划,伴有失眠、躯体化症状等。不同年龄阶段的个体症状差异较大,儿童可出现退化行为(regression),如尿床、吸吮手指、进食习惯差等;青少年表现为品行障碍,如攻击、逃学、说谎、物质滥用等;成年人多以抑郁、焦虑等情绪障碍为主;老年人则表现为无明显原因的躯体不适、社会交往退缩等。

(二)诊断与鉴别诊断

1. 诊断

ICD-11 的诊断标准较 ICD-10 无较大改动,诊断标准如下:适应障碍是一种对可识别的心理社会应激源或多个应激源(如离婚、患病、残疾、社会和经济问题、在家庭或工作中发生冲突)的适应不良性反应,通常在应激源后的 1 个月内出现。适应障碍表现为对应激源及其后果的先占观念,包括过度的担忧、反复而痛苦地想有关应激源的事情,或不断地对它们的"含义"思维反刍(rumination),也表现为难以适应应激源,导致个人、家庭、社交、学业、职业或其他重要领域功能的显著损害。这些症状的特异性或严重程度必须不满足另一种精神行为障碍的需求,且通常在应激源出现后 6 个月内消失(除非应激源持续了较长时间)。DSM-5 中提出情绪和行为改变可发生在应激源出现 3 个月以内,较 ICD-11 更长。

2. 鉴别诊断

本病需要与童年离别焦虑障碍、延长哀伤障碍、非复杂性居丧反应、急性应激障碍等进行鉴别。主要依据是应激事件引起的症状的性质、模式和持续时间，以及相关的功能损害。

（三）治疗

1. 心理治疗

适应障碍的起病与应对应激源的能力与个体人格素质、心理应对方式、情绪发泄途径、社会支持系统密切相关。适应障碍的治疗以心理治疗为主，包括认知行为疗法、放松疗法、家庭治疗等。由于该病可出现在各个年龄阶段，所以从成长阶段开始父母应与孩子建立良好的亲密关系，帮助孩子构建成熟的防御体系，鼓励孩子独立解决问题。适应障碍的病程一般在应激源消除后 6 个月以内，疾病结局可演变成痊愈或转化为其他精神障碍，因此治疗的目标是缓解症状、改善情绪、消除或减少应激源，最终帮助患者恢复社会功能回归社会，正确面对应激事件提高风险承受能力。

2. 药物治疗

对于病程持续时间较长，心理治疗效果不佳同时伴有明显的焦虑、抑郁等情绪症状的患者可酌情加用抗焦虑或抗抑郁药物治疗，同时应持续进行心理治疗。若药物治疗联合心理治疗效果不佳，需对患者重新进行临床评估，明确诊断。

四、延长哀伤障碍

（一）临床表现

延长哀伤障碍（prolonged grief disorder，PCD）是指在关系亲近的人去世 6 个月后，个体对死者的想念持续弥漫到生活各个方面，有关死者的一切总是萦绕心头，而这些反应已经严重损害了个体的社会功能。此外，个体还表现难以接受亲近的人死亡、愤怒、内疚等特点，且哀伤反应与其所处的社会或文化环境不符。

女性、老年人、家庭收入低者、受教育程度低者、已经丧失孩子或配偶者、亲属癌因性死亡者是延长哀伤障碍的风险人群。国内相关流行病学数据尚缺乏。

（二）诊断与鉴别诊断

1. 诊断

（1）亲近关系的人离世。

（2）每天都想念逝者，甚至达到病态程度。

（3）每天都有 5 个及更多的下述症状，或是症状表现的程度达到病态：① 自我定位混乱，或是自我感知下降；② 难以接受亲人离世的事实；③ 避免接触能够让人想起逝者的事物；④ 在亲人离世后难以再信任他人；⑤ 对亲人的离世感到痛苦或是愤怒；⑥ 自己的生活难以步入正轨（如结交新的朋友、培养兴趣爱好等）；⑦ 在亲人离世后变得情感麻木；⑧ 在亲人离世后觉得生活不尽如人意、空虚或是没有意义；⑨ 对亲人的离世感到惊慌失措、茫然或震惊。

（4）症状持续时间至少在亲人离世后的 6 个月以上。

（5）上述症状导致有临床意义的社交、职业或是其他重要领域的功能受损。

（6）上述症状无法用重性抑郁障碍、广泛性焦虑障碍、创伤后应激障碍等疾病来解释。

相关测评工具包括哀伤认知问卷（GCQ）、延长哀伤问卷（PG－13）、复杂性哀伤量表(ICG)、持续复杂性哀伤量表(PCBI)等。

2. 鉴别诊断

(1)正常哀伤反应：通常在6个月内可以自行缓解，最后能接受亲人死亡的事实，并适应和开始新的生活，而延长哀伤障碍患者则往往不能做到。

(2)抑郁障碍：在 ICD-10 中，这类哀伤反应通常可被诊断为适应障碍，考虑为延长抑郁反应。而在 DSM-Ⅳ中，如果个体在重要他人死亡后出现的抑郁障碍症状持续2个月以上，并伴有内疚、自杀意念或精神运动性迟滞，则可以考虑将其诊断为重性抑郁障碍。但近年来研究发现两者在许多方面都显示不同的特点：在睡眠方面，抑郁障碍患者睡眠效率和睡眠长度均有改变，但延长哀伤无明显改变；在童年期影响方面，延长哀伤与个体童年分离焦虑相关较高，抑郁障碍则与童年期创伤关系更密切；在神经影像学方面，伏隔核神经束与延长哀伤的核心症状过度怀念相关，但与抑郁无关；在治疗方面，大多研究中抗抑郁药物对延长哀伤的治疗效果显著弱于抑郁。

(3)创伤后应激障碍：延长哀伤障碍与创伤后应激障碍均可产生负面的情绪体验及闯入性回忆。但在情绪体验方面，前者主要是痛苦、悲伤，而后者则是害怕与创伤事件相关的危险；在闯入内容方面，前者脑海中往往浮现的是积极的死者形象，后者的闯入画面一般是消极的作为警告信号的创伤事件或线索碎片；在闯入画面时伴随的感受方面，前者是舒适和怀念，而后者则是焦虑和恐惧；在生理反应方面，前者想起死者时心率降低，而后者回忆创伤事件时心率增加；在回忆方面，前者会努力寻找与死者之间的美好回忆及死者留下的点点滴滴，而后者则时刻回避创伤记忆及相关线索。

(三)治疗与预后

心理治疗在延长哀伤障碍中的实践与研究较多，认知行为治疗被多项研究证实有效。针对延长哀伤障碍的心理治疗，主要帮助患者接受亲友离世的事实，以及开始适应和开启新生活。心理治疗的形式主要有暴露刺激、认知重建、行为干预等。同时，服用抗抑郁药物可以降低心理治疗的脱落率，但药物治疗本身对延长哀伤障碍的作用还不明确，仍需进一步研究探索。

延长哀伤障碍可能与焦虑、抑郁、社会功能受损、心理健康、疲劳、自杀意念、生活中角色受限等有关，也使罹患各类躯体疾病的风险增高。早期识别、诊断和治疗，对延长哀伤障碍预后的影响尚不明确。

五、其他应激障碍

(一)脱抑制性社会参与障碍

脱抑制性社会参与障碍(disinhibited social engagement disorder，DSED)表现为与社会文化背景不相符的与陌生人交往过度亲密的异常社会行为。

1. 病因

在儿童成长过程中不恰当的照料方式、成长环境异常、情感忽视等是导致该病的主要病因。有证据表明，儿童持续缺乏情感沟通会导致他/她难以在陌生人身边表现正常的沉默。此病多出现在福利院或寄养家庭成长的小孩。但是该障碍的发病率不高，在高危人群中仅有 20% 的儿童患病。

2. 诊断

ICD-11 诊断标准如下：脱抑制性社会参与障碍表现为特别异常的社交行为，发生于儿童的照顾方式严重不当的背景下（例如，严重的忽视、频繁变化抚养机构）。儿童不加选择地接近成年人，对接近成年人缺乏拘谨与矜持（reticence），和不熟悉的成人外出，以及对陌生人表现过度熟悉的行为。脱抑制性社会参与障碍的诊断只适用于儿童，且要求儿童在 5 岁前就已表现相关特征。此外，1 岁以下或心理年龄（developmental age）在 9 个月以下的婴儿不适用于该诊断，应考虑这些婴儿的选择性依恋能力尚未发育完善，或存在孤独症谱系障碍的可能。

3. 鉴别诊断

需要与注意缺陷多动障碍（ADHD）、阿斯伯格综合征（Asperger syndrome）、威廉斯综合征进行鉴别，其中威廉斯综合征可以通过基因检测发现 7 号染色体基因缺失做出鉴别。

（二）其他特定的创伤及应激相关障碍

此类障碍与暴露于应激源或创伤事件直接相关，具有创伤及应激相关障碍典型的临床症状，个体对此感到痛苦和不适，导致个人、家庭、社交、学业、职业或其他重要领域功能的显著损害。但是未符合任意一个创伤及应激障碍章节中的疾病诊断。

1. 适应样障碍

临床表现同适应障碍，但是疾病病程未达到适应障碍的诊断标准，分为两类亚型。一类出现在接触应激源 3 个月以上，另一类是在消除应激源后症状持续时间超过 6 个月。

2. 持续性复杂丧痛障碍

持续性复杂丧痛障碍的临床症状与延长哀伤障碍相似，与丧痛者有密切关系的人死亡 12 个月（儿童为 6 个月）以上仍出现以严重和持续性的哀伤反应为特征，与文化背景下不一致的丧痛反应可诊断此病。

第二节　分　离　障　碍

分离障碍（dissociative disorder）曾称为癔症，即歇斯底里症（hysteria）。Hysteria 词源于希腊文 hystera，意为子宫。欧洲在 19 世纪前的 2 000 年里一直认为歇斯底里是由于女性子宫扰动、游走或倒错造成的，当时认为怀孕可以消除该症状。在 19 世纪中晚期，该病主要指性功能障碍，治疗方法是进行生殖器按摩，使患者达到性高潮。19 世纪末至 20 世纪初，医学界逐渐认识到该病是一种心理疾病。法国神经科学家 Jean-Martin Charcot 提出该病可能由神经系统紊乱引起，而非子宫引起，并对其进行了系统性的总结。Freud 曾向他学习，后用性心理被压抑和潜意识冲动等概念解释癔症的发病机制，并通过对癔症患者的研究开始了精神分析学的理论奠基，通常将其看作是精神分析的开端。巴甫洛夫学派从高级神经活动病理学观点出发，认为反映现实抽象刺激的第二信号系统减弱是本病的发病机制。20 世纪中期以后，歇斯底里症被细分为许多精神疾病，医学界已逐渐停止使用该词，转而使用更精确的词汇描述不同症状,如转换障碍和分离障碍。

一、流行病学特征

分离障碍的患病率为 0.8%～2.8%,在精神科门诊患者中患病率约为 12%,在住院患者中约 15%,最高患病率可达 40.9%。其终身患病率在普通人群中约为 10%,在精神病患者中约为 46%。分离障碍共病其他精神障碍的概率较高。具体不同的类别间也存在患病率的差别,如以分离性遗忘症的患病率最低,为 2%～7%;在社区及患者中估测分离性身份障碍的患病率有 1%～14%。

二、病因和发病机制

迄今为止,如许多其他精神障碍,分离障碍的具体机制未被完全阐明。相关遗传学研究结果不一,暂未有可靠证据证明分离障碍的发生、发展与遗传因素有关,但有部分学者认为其易感风险受到多基因遗传因素影响。一些神经影像学研究发现,分离障碍患者的眶额皮质、海马、海马旁回和杏仁核等脑区的活性和体积异常。海马和杏仁核容积减少可能使个体更易罹患分离障碍,但因这种减少也在其他许多精神障碍中得到证实,故特异性并不强。通过功能磁共振研究发现,分离障碍患者可能存在前额叶等相关脑区的功能异常。分离现象也可能是一种神经病学现象,可由多种药物和化学物质引起。

心理学方面对分离障碍的解释较为完善。分离是一种心理防御机制,在这种机制中,个体的身份、记忆、意念、感觉或知觉从意识状态脱离,并不能主动地去回忆或体验。每个人在某段时间均可出现分离现象,例如,人们发现下班乘车回家后对路途上大部分经历并不能回忆,因为他们当时可能正沉湎于个人内心体验或在听收音机的节目。分离也可以是个体在面对创伤时表现的一种防御方式,是意识状态产生变化的一种保护性活动。分离按照程度不同,可以分为分离体验、分离症状,以及病理性的分离障碍。分离障碍患者会不自主地运用分离这一心理防御机制。分离障碍的共同的特点是存在影响记忆和身份的意识转换,其病因是病理性的心理压力,导致个体的某些体验、思维和行为在一定程度上从意识中剥离。在应对创伤时,大脑功能变化可能会使记忆对事件和时间的编码发生变化。

三、临床表现与类别

1. 临床表现

分离障碍的特征为意识、记忆、身份、情感、感知、躯体症状、运动和行为正常整合的破坏和(或)中断。它可以潜在地破坏心理功能的每一个方面。其症状变化快,每天甚至每小时都可有不同的表现。分离障碍可表现为对外界刺激的反应减弱,回忆自传式信息的能力受影响,自身身份混淆或中断,对身体、自我或环境的意识受损等。

2. 疾病类型

DSM-5 和 ICD-11 在分离障碍中包含的疾病类型和诊断特征基本相同。在 DSM-5 中,分离障碍被分为分离性身份障碍、分离性遗忘症(游离性遗忘)、人格解体/现实解体障碍、其他特定型分离障碍，以及未特定型分离障碍。ICD-11中还包括分离性神经症状障碍，并将出神障碍、出神附体障碍、部分分离性身份障碍从其他特定的分离障碍中提取出来作为独立的分离障碍。

两套体系一致认为这类疾病可能与创伤或应激性事件相关，特征性地具有一个或多个精神过程不自主的整合性中断。两套体系均包括其他特定型和未特定型分离障碍的诊断，将一些核心特征属于分离障碍，但尚未满足任何一种特定的分离障碍诊断标准的疾病纳入谱系之中。但在分离性神经症状障碍方面，ICD-11认为其在临床表现为各种躯体症状，但本质上是分离障碍的一种形式，应该属于分离障碍这一谱系；而DSM-5认为这类患者通常以躯体不适为主诉，且通常首先就诊于内科而非精神科，故将这种疾病归为躯体症状及相关障碍。两个诊断系统在分离性症状障碍的亚型种类上存在差异。

四、诊断和鉴别诊断

1. ICD-11诊断标准

（1）对分离性神经症状障碍的诊断：表现为运动、感觉或认知功能正常整合的中断或不连续。症状不能被另一种分离障碍所解释。分离性神经症状障碍可分为多个亚诊断：① 视觉异常，表现为各种视觉症状，如盲、视野狭隘、视觉扭曲或视幻觉；② 听觉异常，表现为各种听觉症状，如听力减退或听幻觉；③ 头晕或眩晕，表现为在静止时仍有旋转或目眩的感觉；④ 其他感觉的异常，表现为不归于上述类别的感觉症状，如麻木感、紧绷感、刺痛感、烧灼感、疼痛，或其他与触觉、嗅觉、味觉、平衡本体感觉、运动感觉或热觉有关的症状；⑤ 非癫痫性发作，表现为类似癫痫或抽搐发作的症状；⑥ 言语异常，可表现为如言语困难、丧失发音能力，或语音嘶哑不清晰；⑦ 瘫痪或无力，表现为移动躯体部位或运动协调的异常或失能；⑧ 步态异常，表现为影响行走能力或行走方式，包括共济失调步态以及不借助他人（或物体）帮助无法站立；⑨ 运动异常，表现为类似舞蹈症、肌阵挛、震颤、肌张力障碍、面部痉挛、帕金森样运动和其他运动障碍的症状；⑩ 认知症状群，表现为记忆和其他认知领域的损害。

（2）对分离性遗忘症的诊断：表现为对重要的叙述性记忆无法进行回忆，通常有近期的创伤或应激性事件，与正常的遗忘不一致。症状不能被另一种分离障碍所解释。

（3）对出神障碍的诊断：表现为个人意识状态显著改变，或个体原有身份丧失。患者的动作、姿势、言语范围可缩窄，有不受自我控制的体验。在出神状态中未伴有"附体"体验。出神状态是反复发作的，如果根据1次发作做出诊断，那么该发作应至少持续数天。出神状态是不自主、不必要的，出神状态不能被集体文化或宗教活动所解释。这些症状不能被归为另一种类型的分离性障碍。

（4）对出神附体障碍的诊断：表现为出神状态，发生常伴个人意识状态显著改变或个体原有的身份被外界"附体"的身份所取代。个体的行为或动作有被"附体物"所控制的体验。出神状态是反复发作的，如果根据1次发作做出诊断，那么该发作应至少持续数天。出神状态是不自主、不必要的，且不能被集体文化或宗教活动所解释。

（5）对分离性身份障碍的诊断：表现为身份的瓦解，出现两个或更多的相互独立的人格状态,伴明显的自我感中断。每种人格状态均有其独特的体验、知觉、思维模式以及与自我、身体、环境相关的模式。至少有两种独立的人格反复取得个体的意识及与外界交流功能的执行控制权,包括日常生活的表现(如育儿、工作)或对特定情景的反应(如具有威胁的情景)。人格状态的改变常伴有相关的感觉、知觉、情感、认知、记忆、运动控制和行为改变,通常会出现严重的遗忘症。

(6)对部分分离性身份障碍的诊断:表现为身份的瓦解,出现两个或更多的相互独立的人格状态,伴明显的自我感中断。其中一种人格状态占主导地位,行使日常生活功能,但会被另一种或更多的非主导性人格侵入。侵入被体验为干扰主导人格功能的,并通常引起反感。非主导的人格状态不会反复取得个体意识的执行控制权,但间断有短暂发作。在这种发作中,某个独立的人格状态取得个体的执行控制权去完成一些限定的行为。

(7)对人格解体/现实解体障碍的诊断:表现为持久或反复的人格解体或现实解体的体验。人格解体表现为一种认为自己陌生、不真实的体验,或感到脱离身体,或从体外观察自己的思维、情感、感觉、身体或行动。现实解体表现为一种感到他人和外界是陌生的或不真实的,或感到脱离了周围的环境。在现实解体或人格解体的症状中,患者的现实检验能力保持完整。诊断要求人格解体或现实解体的体验不是由另一种分离性障碍所引起的。

2. 鉴别诊断

(1)癫痫:患者发作时意识完全丧失,瞳孔多扩散且对光反应消失;发作分为强直、痉挛和恢复三个阶段,痉挛时四肢呈有规则的抽搐,常有咬破唇舌,跌伤和大小便失禁,发作后完全不能回忆。最有意义的是脑电图检查有特征变化。另外,也应注意是否有癫痫和分离障碍共存。

(2)急性应激反应:患者在强烈的应激性事件后立即发病,病程短暂,一般不超过3天,无反复发作史,预后良好。

(3)诈病:多发生在监狱、法庭、工伤及交通事故中。诈病者有明确的目的,症状受意志控制,因人、因时、因地而异,无一定的疾病过程及规律。

(4)躯体疾病:多为进行性疾病,特别是多发性硬化和系统性红斑狼疮,在早期可与分离性运动和感觉障碍混淆。需要较长时间的观察和评定。其他神经系统疾病如重症肌无力、周期性瘫痪、脑肿瘤、视神经炎、部分声带麻痹、Guillain-Bare综合征、Parkinson病的开关综合征、基底核和外周神经的变性、硬膜下血肿、获得性或遗传性肌张力障碍、Creutzfeldt-Jacob病和AIDS的早期表现也需要考虑鉴别。

(5)精神病性障碍:分离障碍患者常陈诉可以听到一些拟人化的、交流式的声音,可能被误认为是一种精神病性幻觉。另外,分离障碍中的附体体验以及感到无法控制的自我思维、感觉和行为,容易与思维形式障碍的表现相混淆。鉴别的关键点在于这些分离障碍患者存在完整的现实检验能力。

五、治疗和预后

在疾病早期给予充分的治疗,对防止分离障碍症状反复与慢性化十分重要。应注意对病因的控制甚至消除,在治疗过程中不应直接针对症状,应在适当的环境下采取合适的综合治疗方法,且尽量避免症状的残留。催眠技术已被证明非常有效,其他治疗方法如电刺激、物理疗法、行为治疗、家庭治疗等在不同场景下也具有积极的治疗作用。抗焦虑药物、抗精神病药物等可以作相应的辅助,使患者更好地接受心理治疗,也有一些患者可以在用药后症状消失。同时,应关注患者有无共病其他精神障碍,并予以相应的治疗。

分离障碍的预后与患者的生活环境、症状严重程度、主观体验等均有一定的关系。大多数患者可自行缓解,或经心理治疗得到缓解。不同类别的分离障碍预后也存在不同。如分离性身份障碍往往需要至少 3～6 年的心理治疗;人格解体往往不经任何治疗也可消失,但症状亦可持续存在、反复发作;分离性遗忘患者大多数能恢复记忆并解决内心冲突,但在治疗过程中需注意其情绪波动的影响。总体而言,分离障碍的预后较好。

第三节 躯体不适或躯体体验障碍

一、概述

躯体不适或躯体体验障碍(disorders of bodily distress or bodily experience)是指个体自身躯体体验的紊乱,临床表现为过分关注自身的一种或多种独立相关的躯体症状,并伴有不成比例的痛苦感,患者往往因无法忍受这种痛苦而产生频繁就医行为,但其对躯体不适的过度关注却不会因适度的医学检查或医学保证而得到减轻或消失。个体更愿意接受躯体疾病的诊断而不愿意被贴上精神疾病的标签。

ICD-11 将躯体痛苦障碍(bodily distress disorder)、躯体完整性烦躁(body integrity dysphoria)归入单独的一类诊断,并删去"医学上无法解释的症状"这一诊断标准,认为核心标准为个体心理层面上遭受痛苦和损害以及机制。但是由此而产生过度诊断的问题难以避免,尤其是当罹患慢性疾病如癌症、糖尿病、慢性疼痛综合征等的患者,其内含的生物学机制异质性无法被正确阐明,在治疗上或许需要制订更加合理和个体化的有效干预措施。

躯体完整性烦躁包括身体体验的混乱,表现为对成为某种特定的躯体残疾的持续而强烈的意愿(如截去四肢、截瘫、失明)。在青少年期起病,伴有持续性的不舒适感,或对自己目前非残疾的身体外形有强烈的不适当感觉(feeling of inappropriateness)。这种成为躯体残疾的意愿常会导致不良的后果,如这种意愿为先占观念(包括花费大量时间假装自己是残障人士),显著干扰做事的效率、娱乐休闲活动或社交功能(例如,个体不愿与他人有亲密关系,因为会增加假装自己是残障人士的难度);另外,试图成为躯体残疾,常导致个体的健康或生命陷于严重危险中。因该诊断从未被 DSM-5 和 ICD-10 提出,故本章不展开进一步讨论。

躯体痛苦障碍的特点是"个体因过度关注持续存在的身体症状而感到痛苦;临床检查或专业的医学保证不能缓解症状,并且与功能的显著损害有关"。值得注意的是,该病的诊断和严重程度与躯体不适的痛苦程度和数量无关,即使仅存在单一的症状(如疼痛、乏力或疲劳等），都符合诊断标准，但是这些症状应为患者自发诉说而非医生询问引出。在满足躯体痛苦障碍的全部定义的需求下，根据个体异常的疾病行为，如对身体症状的关注度、频繁寻求医疗保健系统的帮助、疾病的持续性以及社会功能受损程度可将躯体痛苦障碍分为轻中重三型。

考虑文化环境因素，与欧洲血统的人相比，亚裔血统的人更可能在身体上表现为心理困扰，这一研究领域在中国受到极大的关注。在中国等亚洲文化中，个体在遭受躯体疾病的时候通常选择就医，但对于心理苦痛时往往选择隐匿，在躯体疾病的躯壳下而免受心理问题的压力。由此可见，对精神疾病的污名化在亚洲文化中尤为严重，精神疾病被认为是性格上的缺陷或教养问题，甚至会上升到道德批判。

因这一诊断首次在 ICD-11 中提出，缺乏标准的评价系统，对该病的患病率估计尚不清楚。人们对该病的认识来自躯体形式障碍。躯体不适障碍患者复杂而重复的躯体疾病检查和不必要的会诊、实验室检查和影像检查对卫生医疗系统造成巨大的负担，增加了高昂的医疗费用支出和社会成本。

二、历史及发展

从古希腊开始，就有关于癔症的描述，18 世纪开始，"躯体症状及相关障碍"的认识归于癔症。到 19 世纪人们接受了心理因素致病这一解释。弗洛伊德则用"转换"一词来解释痛苦体验可导致躯体不适。近年来随着对非器质性躯体症状疾病的理解的逐渐深入，精神动力学理论对躯体不适的解释已经无法解释这一症状，DSM-5 放弃传统的器质性/功能性二分法，诊断标准强调患病行为的异常，使用心理-行为界定精神障碍。

躯体形式障碍在 DSM-Ⅲ、DSM-Ⅳ 和 ICD-10 中被作为一个暂时性的类别，定义为"提示躯体障碍的躯体症状不能被已知生理机制的器质性原因所解释，但是存在明确的躯体症状，其与心理因素或心理冲突密切相关"包括躯体化障碍、躯体形式自主神经紊乱和躯体形式疼痛障碍。ICD-10 则将"躯体形式障碍"归为"神经症、应激和躯体形式障碍"一节。但这一诊断存在明显的问题，如缺乏可靠性和一致性的诊断标准，将心理和躯体症状分离开来，过于严格的诊断标准（如必须存在心理行为特征）等。另外，长期持续的疑病症和躯体化障碍与人格障碍的诊断重叠提示其在疾病分类学上仍不完善。

DSM-5 取消了躯体形式障碍这一诊断，将"躯体症状障碍(somatoform disorder)""疾病焦虑障碍""转换障碍""影响其他躯体疾病的心理因素"放入"躯体症状及相关障碍"这一章节。在 ICD-11 相应的诊断分类为"躯体不适或躯体体验障碍"，而"躯体变形障碍""疑病症"归为"强迫相关障碍"，并根据西方文化特点，加入嗅觉牵涉障碍。"躯体化"自 20 世纪由德国精神分析学家 Stekl 提出以来，被人们普遍使用。最初用来表示"倾向于以躯体症状的表现形式来表达情感痛苦并主动就医"这一观念。但这一略带贬义的术语并不能解释人们在临床上遇到的未知病因的非特异性症状疾病。"躯体形式"则最早用于 DSM-Ⅲ 的分类系统之中，包括了传统的疾病分类如疑病症、癔症等。ICD-11 放弃"躯体形式"这个术语，既可以减轻患者对该诊断的病耻感，同时也可以避免因拒绝诊断导致漏诊和误诊。诊断标准也相对放宽，不再是排除性的诊断，即患者目前可患有内科和精神疾病，强调患者的强化患者角色和过分关注。这一点虽然在一定程度上解决了 ICD-10 留下的诊断和治疗困难问题,但同时也不可避免地增加了过度诊断的风险,带来了新的诊断和治疗挑战。患者可能会因被诊断该疾病而实现某种"便利",反过来有强化疾病的行为,企图在社会生活中获得"优待",甚至操控周围的环境和人等。本章主要基于 ICD-11 的诊断标准和分类标准对该病进行阐述。

表 11-1 所示为 ICD-10 和 ICD-11 中躯体障碍的分类。

表 11-1 ICD-10 和 ICD-11 中躯体障碍的分类

ICD-10 分类	ICD-11 分类
躯体形式障碍	躯体不适或躯体体验障碍
躯体化障碍	躯体不适障碍
未分化的躯体形式障碍	轻度躯体不适障碍
疑病障碍	中度躯体不适障碍
其他躯体形式障碍	重度躯体不适障碍
未特指的躯体形式障碍	未特指的躯体不适障碍
神经衰弱	身体一致性烦恼
	其他特指的躯体不适或躯体体验障碍
	未特指的躯体不适或躯体体验障碍

三、流行病学特征

由于躯体不适障碍是 ICD-11 的新类别,目前仍没有关于其流行病学的相关研究。所有的患病率等资料均来自旧的分类体系,如躯体形式障碍、疑病症等研究。2009 年,《柳叶刀》杂志报道的我国山东、浙江、青海、甘肃 4 个省份的流行病学调查结果显示,躯体化障碍和躯体形式障碍年患病率分别为 0.28‰和 0.56‰。在美国、波多黎各、德国和意大利的研究发现,躯体化障碍的终身患病率为 0.1%～0.8%。

四、病因与发病机制

躯体不适或躯体体验障碍的发病机制尚无明确的生物学解释,大多来自旧时对躯体形式障碍、疑病症、疼痛障碍的研究。一般认为,社会心理因素可能在疾病发生、发展中具有重要的作用。童年时期的情感忽视、性虐待、过早经历疾病事件如儿童白血病等可能与成年期的躯体化和就医行为相关。述情障碍、人格缺陷、不安全的依恋风格、社会支持差等也会增加患病风险。由于躯体症状障碍具有慢性化特征,也有学者提出它可能属于人格障碍范畴。但关于人格气质对躯体症状障碍的研究较少。

近年来,越来越多的研究指出,躯体不适障碍可能具有独特的生物学机制,包括炎症系统紊乱、神经免疫等,以疼痛为主要躯体症状的多躯体形式障碍女性患者,童年创伤与

TRPA1 启动子甲基化差异有关；丘脑-垂体-肾上腺轴（HPA）和 5 -羟色胺能神经传递在躯体形式障碍中发挥特殊作用，但是缺乏明确的生物学标志物，具体的生物机制仍待进一步研究。

功能性磁共振成像（fMRI）为神经影像学的发展提供了重要的手段支持。研究发现躯体形式障碍似乎与疼痛刺激后边缘区域的活动异常有关，并可能导致受限大脑区域（如背外侧前额叶皮质）的激活减退，这种改变是可逆的。除此之外，躯体不适障碍患者的双侧尾状核、杏仁核、前扣带回、左侧中央后回等脑区均被报道与躯体不适障碍病程有关。功能连接网络的异常如感觉运动网络（sensorimotor network，SMN）、警醒网络（salience network，SN）、背侧注意网络（dorsal attention network，DAN）等与患者疼痛和感觉-识别加工障碍有关。通过 MRI 研究评估认知和行为因素以及大脑功能可以帮助我们建立不同躯体障碍内表型，从而细化临床分型和诊治。

总体来说，躯体不适障碍的病因及发病机制复杂，可能是生物因素、社会心理因素共同作用的结果。

五、临床表现

躯体症状可以是涉及全身的各种各样的不适感，疼痛（如关节痛、背痛、头痛等）是临床最常见的主诉之一，其次为胃肠道症状（如嗳气、呕吐、恶心）、心肺症状（如胸痛、气短、心悸等）、性和生殖器相关的主诉等，涉及一个部位或全身系统，形式多样。这些症状可以随着时间变化而消失，也可以持续存在或加重。个体存在对躯体症状担忧，对疾病后果存在先占观念，并花费较多的精力思考、关注这些症状，甚至损害社交、家庭、学习、工作等重要领域的功能，兴趣减退、社交退缩等行为。

六、诊断与鉴别诊断

1. 诊断

遵守国际通行的诊断标准（DSM - 5 或 ICD - 11），诊断有赖于医生对临床现象学的把握。

（1）轻度躯体痛苦障碍（mild bodily distress disorder）：诊断需满足躯体痛苦障碍的全部诊断标准。对躯体症状感到痛苦，并过度关注后果，反复就医，但这种过度关注未达到先占观念的程度（如个体每天关注、思考这些症状的时间少于 1 小时）。尽管个体认为这些症状带来的痛苦对生活可能有一些负面影响（例如，人际关系紧张，学业或职业功能的效率下降，放弃特定的娱乐休闲活动），但个体的个人、家庭、社交、学业、职业或其他重要功能领域未受损害或者损害较轻。

（2）中度躯体痛苦障碍（moderate bodily distress disorder）：诊断需满足躯体痛苦障碍的全部诊断标准。存在对躯体症状的痛苦体验、对后果产生先占观念（例如，个体每天花费超过 1 小时思考、关注这些症状），通常反复就医。个体付出大量的精力关注症状及后果。这些症状、痛苦及先占观念导致个人、家庭、社交、学业、职业或其他重要功能领域受到中等程度损害（例如，人际关系中的冲突，工作效益下降，放弃大部分的社交和娱乐休闲活动)。

(3)重度躯体痛苦障碍(severe bodily distress disorder):需满足躯体痛苦障碍的全部诊断标准。存在对躯体症状的痛苦及后果的广泛而持续的先占观念,甚至可能成为个体生活的焦点,通常导致广泛而频繁地寻求医疗服务。这些症状、痛苦与先占观念导致观念个人、家庭、社交、学业、职业或其他重要功能领域受到严重损害(例如,无法工作,疏离朋友与家人,放弃几乎所有的社交与娱乐休闲活动)。个体可表现为兴趣极度狭窄,几乎只关注躯体的症状及负面后果。

2. 鉴别诊断

因该病具有主诉多、症状变化复杂,具有一定的心理社会因素等特点,所以鉴别诊断尤为关键,依赖医疗卫生人员丰富的临床经验和医患沟通技巧。

(1)躯体疾病:该病所致的躯体不适通常性质比较集中、固定,指向某一系统的疾病,在完善相关检查后可以用专业的医学知识做出解释。病情迁延不愈时患者可能出现与病症严重程度不成比例的担心,提示可能伴有躯体不适障碍,此时医者不应忽视患者的不适主诉,应当对患者进行全面的医学评估和适当的检查。

(2)疑病障碍:患者更多关注潜在的、可能严重威胁生命安全的疾病,坚信疾病的存在是该病的主要特点。

(3)焦虑障碍:患者的担心对象广泛,表现为紧张不安、提心吊胆的内心体验,可因自主神经症状经历过度的检查和治疗。焦虑障碍可以共病躯体不适障碍,此时对身体健康的焦虑只是其众多焦虑对象之一。

(4)抑郁障碍:患者的核心症状表现为兴趣减退、快感缺失,精力减退,存在上述症状的情况下,患者出现对躯体不适的担忧则不能诊断为躯体不适障碍。

七、治疗

1. 心理治疗

心理治疗包括认知行为疗法(CBT)、团体疗法、支持性心理疗法等。精神分析学派认为"躯体化"是一种心理防御机制,详细了解患者的心理社会因素,尊重、理解患者的躯体主诉,鼓励患者表达内心的担忧和紧张,有助于与患者展开关于躯体症状的讨论,使患者对自己的躯体不适和心理健康有正确的认识,帮助其建立正确的应对方式和提高情绪的调节能力,对提高治疗依从性和减少复发具有重要的作用。认知行为疗法是治疗躯体形式障碍的有效方法,而基于正念认知疗法在改善患者生活质量和症状方面与认知行为疗法相当。

2. 药物治疗

过去认为对于伴随焦虑和抑郁症状的患者,药物治疗仅作为心理治疗的辅助治疗。近年来,把握用药的时机对症治疗尤为关键。对于具有慢性疼痛的患者,可使用 SNRIs、三环类抗抑郁药、镇痛药等。对有偏执倾向、心理治疗其他药物治疗效果不佳的患者可谨慎选用小剂量非典型抗精神病药,如喹硫平、阿立哌唑、奥氮平等。

3. 其他治疗

重复经颅磁刺激(rTMS)具有无创、直接、安全等优点而广泛应用于精神障碍的治疗。

有研究发现，SSRIs 联合 rTMS 疗效优于单药治疗，但相关研究较少。

（胡少华　胡婵婵）

思考题

1. 论述创伤后应激障碍的核心症状和鉴别诊断。

2. 思考分离障碍的病因和发病机制，以及其治疗特点。

3. 简述应激相关障碍、分离障碍、躯体不适或躯体体验障碍的心理治疗方法。

第十二章

喂养和进食障碍、排泄障碍、睡眠与觉醒障碍

第一节　喂养和进食障碍

进食障碍(eating disorders)是指以反常的进食行为和心理紊乱为特征,伴发显著体重改变和(或)生理、社会功能紊乱的一组疾病。主要包括神经性厌食、神经性贪食、暴食障碍。因个体的发展进食障碍包含了从被喂养到主动进食的过程,在 DSM－5 和 ICD－11 分类目录中均将"进食障碍"与既往诊断系统中的"起病于婴幼儿及青少年时期的喂养障碍"合并为"喂养和进食障碍",纳入了回避/限制性摄食障碍、异食癖、反刍-反流障碍等常见于婴幼儿和青少年的问题。本节将重点介绍神经性厌食、神经性贪食、暴食障碍及其他特定的进食障碍等,在其他喂养和进食障碍中简单介绍回避/限制性摄食障碍、异食癖、反刍-反流障碍等喂养障碍。

一、神经性厌食

神经性厌食(anorexia nervosa)简称厌食症,是以患者有意通过严格限制能量摄入、清除和增加能量消耗的行为使体重明显下降并低于正常水平为主要特征的一类进食障碍。常见于青少年和年轻女性,男性患者相对少见。该病的病死率高达 5%～15%,在所有精神障碍中病死率最高。神经性厌食这一名称最早由法国医生 Charles Lasegue(1873 年)和英国医生 Willian W. Gull(1874 年)确立的。在 DSM－Ⅳ 诊断标准中,根据有无暴食-清除行为将神经性厌食分为限制型神经性厌食和暴食-清除型神经性厌食。DSM－5 及 ICD－11 延续了这一诊断分类。

（一）流行病学特征

目前,有关进食障碍的流行病学数据多来自欧美国家。据估计,美国成人和青少年神经性厌食的终身患病率分别为 0.6% 和 0.3%。其中成年女性和男性的终身患病率分别为 0.9% 和 0.3%。临床人群中女性与男性患者的比例约为 10∶1。发病年龄为 13～20 岁,中位发病年龄为 16 岁,发病的两个高峰年龄分别是 13～14 岁和 17～18 岁。

（二）病因与发病机制

目前公认进食障碍的病因由综合因素所致,涉及生物学、心理学和社会文化等因素。在病理机制方面,通常认为进食障碍是在易感因素的影响下,个体发展到某个特定的阶段,由当时的促发因素作用而产生进食障碍的心理行为,已有的问题和疾病心理行为后果都持续

发挥作用而使疾病维持。

1. 易感因素

易感因素包括个体因素(遗传性、个性特征等)和环境因素(家庭和社会文化背景)。在双生子和家系研究中发现,神经性厌食的遗传性特征最为突出,遗传度高达83%。神经性厌食,特别是限制型神经性厌食患者常见的个性特征包括低自尊、完美主义、容易焦虑、顺从等。家庭和社会看待食物、体重、体形的文化也明显与进食障碍发病有关,突出表现为当下追求瘦的时尚特点和减肥风潮。职业特点如体操运动、模特等也是明确的易感因素。个体童年被忽视/虐待和分离的经历,以及过度肥胖等都被发现与青春期的进食障碍发病相关。

早年环境因素,如儿童期虐待包括躯体虐待、心理虐待、性虐待以及被忽视,会导致表观遗传学的改变,对发育中的大脑生理结构以及神经生化反应造成显著的影响。此外,也有研究发现进食障碍与母亲抽烟、产科及围生期并发症如母亲贫血、早产儿(<32周)等多种因素有关。

2. 促发因素

病前应激因素起到促进进食障碍发生的作用。社会"以瘦为美"的审美取向对人们尤其青少年和年轻女性所起的导向作用是巨大的。过去因体形、体重受到过嘲讽,在学习和感情上受挫,家庭成员重病或死亡,生活环境变迁,等等,如果这些负性生活事件让青少年和年轻人感觉自己不够好、产生失控感、感到担心或应激、独自承受却无法疏泄时,将成为进食障碍发病的直接诱因。

3. 维持因素

维持因素包括神经性厌食的饥饿、低体重和节食行为本身,对体重/体形的过度关注和评价,由疾病带来的继发性获益如家人的迁就和纵容、情绪问题、人际冲突、现实困境(如失业、失学、经济困难)等,都有可能导致进食障碍的维持。

(三)临床表现

1. 心理和行为特征

(1)心理特征:对于体形和体重的过度关注是神经性厌食的核心症状。患者存在不同程度的体像障碍,他们对自己的体形、胖瘦、肢体某些部位的粗细、大小等存在感知异常,表现为虽然客观上已经很消瘦了,但主观上仍感觉自己胖。体像障碍导致患者行为上"迷恋"低体重,抗拒体重增加,拒绝维持健康体重。

(2)行为特征:采用极端的方式控制体重,刻意减少摄入量和增加消耗,表现如下。① 限制饮食:包括对食物总量和食物种类的限制,常尝试精确计算热量,回避高热量的"发胖"食物,如甜食、主食类、含油脂较高的肉类、油炸食品等。② 过度运动:除过度锻炼外还可表现为大量做家务劳动、长时间站立等。③ 清除行为:包括催吐和导泻。催吐包括进食量较大后催吐和进食量不多仍催吐,方法可用手抠或用催吐管等器具诱吐,后期可无须诱导自然呕吐;导泻包括口服各种缓泻剂、使用灌肠剂等方法。④ 滥用药物:包括利尿剂、食欲抑制剂、各种减肥药等。

2. 一般精神症状

一般精神症状包括焦虑、抑郁、强迫、情绪不稳定、易激惹、失眠等;个别人因大剂量服用多种不明成分的减肥药,可出现幻觉、妄想等精神病性症状。通常随着病程的进展,患者的体重下降越严重,这些问题越凸显。

3. 躯体症状

神经性厌食的生理特征为显著的低体重导致营养不良,产生各种躯体并发症,累及全身各大系统;部分躯体症状与清除行为有关。具体表现如下。

(1) 外表:消瘦、虚弱、苍白、毛发稀疏。

(2) 消化系统:以腹胀、便秘为多见,也可见恶心呕吐、腹泻等症状。

(3) 内分泌系统:女性闭经,第二性征消退为多见,也可见甲状腺功能减退的症状如怕冷,出现雄激素水平增高的症状如毳毛、痤疮。

(4) 心血管系统:如皮温低、肢端发绀,晚期和再喂养阶段可有心力衰竭的表现(如呼吸困难)。

(5) 血液系统:三系均可减少,红系减少可表现为贫血,白系减少可增加感染的概率,血小板减少可见皮下出血紫癜现象。

(6) 泌尿系统:肾衰竭表现,可见因浓缩功能下降而多尿、脱水,后期表现为少尿和水肿。

(7) 骨骼系统:骨量减少和骨质疏松导致骨痛和骨折风险增加。

(8) 生殖系统:性欲减退,女性出现停经、子宫幼稚化、不孕不育等。

(9) 其他:呕吐、过度运动、药物滥用也会带来相应的躯体问题。呕吐可使电解质紊乱,造成虚弱无力、抽搐、心慌、心律失常;过度运动造成运动损伤,滥用药物而出现相应症状,多见心慌、多尿、腹泻、兴奋等。

(四) 诊断与鉴别诊断

ICD - 11 对进食障碍的诊断包含诊断要点和附加特征;在鉴别诊断中,包含与正常/临界的界限。这些都是与 DSM - 5 不同。

1. 诊断

(1) 诊断要点:① 相对于个人的身高、年龄和发育阶段,显著的低体重(成人 BMI<18.5 kg/m²,儿童和青少年的体重应低于同龄者 BMI 的 5%),且并非由于无法获得食物和其他健康问题所致。② 持续性的防止体重回升的行为模式,包括减少能量摄入为目的的行为(限制性摄食),清除行为(如自我催吐、滥用泻药),以及增加能量消耗为目的的行为(如过度运动锻炼),通常伴有对体重增加的恐惧。③ 低体重或体形成为个体自我评价的核心。对体重和体形的先占观念可以通过行为来体现。患者常否认自己体重过低或太瘦,并无视体重证据和自身情况的严重性。

(2) 限定情况:在 ICD - 11 中,将神经性厌食的限定情况分为伴有明显体重低下(成人 BMI 14~18.5 kg/m²,儿童青少年 BMI 低于同龄者的 0.3%~5%)伴有危险体重(成人 BMI 低于 14 kg/m²,儿童青少年 BMI 低于同龄者的 0.3%)、恢复期和体重正常(成人 BMI≥18.5 kg/m²,儿童青少年高于同龄者的 5%,停止强化治疗后至少 1 年)3 种情况。而 DSM -5 按严重程度分为轻度(BMI>17 kg/m²)、中度(BMI 16~16.99 kg/m²)、重度(BMI 15~15.99 kg/m²)和极重度(BMI<15 kg/m²),并标注部分缓解和完全缓解。

（3）行为模式：ICD－11 和 DSM－5 都将行为模式分为限制型模式和暴食-清除型模式。

2. 鉴别诊断

（1）"正常不满"/节食：神经性厌食不同于"正常不满"或节食，它存在明显的低体重和极端的态度及行为。

（2）神经性贪食：神经性厌食患者也可能存在暴食和清除行为，但他们有明显的低体重现象。部分神经性厌食患者体重恢复正常之后，仍存在暴食和（或）清除行为，当低体重症状不再满足神经性厌食的定义一年以上，可改变诊断为神经性贪食。

（3）精神病性障碍：神经性厌食患者可能存在不寻常的信念，可能带妄想性质，但通常局限于食物、体重和体形问题，与进食障碍的病理心理学一致。如果出现其他不寻常或妄想性信念，或出现其他精神病性症状，需要给予单独的精神病性障碍的诊断。

（4）躯体变形障碍：患者的先占观念和体像障碍典型的表现是关注容貌（如对鼻子或皮肤的先占观念），且不伴进食行为紊乱或显著的体重下降。一些躯体变形障碍患者出现肌肉变形症状，伴有特殊的进食行为（如过度摄入蛋白质）或过度运动（如举重），他们追求的是更多肌肉，而非低体重。

（5）回避性/限制性摄食障碍：对于符合神经性厌食诊断标准但对体重或体形的关注并不明显的患者，应仔细了解其动机，如果患者一直缺乏对体重和体形的担忧，那么回避-限制性食物摄入障碍是更合适的诊断。

（五）治疗

进食障碍为多因素疾病，总体治疗原则为：应遵循多学科协作和综合治疗的原则，需按照专业方案进行。相关专业人员通常涉及精神科医生、内科/儿科医生、护士、营养师、心理治疗师、心理咨询师和社会工作者，在治疗过程中应根据情况及时进行会诊和转诊。

神经性厌食的治疗因遵循该总体治疗原则。

1. 治疗目标

神经性厌食的主要治疗目标为：恢复正常的饮食行为，促进体重增加、恢复体重，减轻进食障碍特定的精神病理症状，治疗共病，预防复发。

此外，重视内科的监测评估，确保患者的躯体安全；重视共病的识别和治疗，可针对妨碍治疗的情绪困扰、行为问题、思维障碍给予对症药物治疗；为患者及整个家庭提供全面的心理教育，建立治疗联盟，提供系统的心理行为干预，实现全病程管理。

2. 治疗方式

神经性厌食患者的治疗方式有门诊治疗和住院治疗。住院治疗适用于以下患者：① 躯体情况差，需要紧急医学干预的患者，即评估存在躯体高风险或再喂养风险的患者；② 治疗依从性差，门诊疗效不佳的患者；③ 出现自伤自杀等危及生命安全的情况。

3. 治疗方案

（1）营养重建：目标为充分恢复正常体重。根据患者营养不良的严重程度提供不同级别的营养重建方案，初期帮助患者躯体风险稳定下来的能量摄入目标为每日 1 500 kcal（1 kcal＝4.18 kJ），极重度营养不良的患者每日起始能量摄入可能在 800～1 000 kcal；帮助患者稳步恢复体重的每日能量摄入目标为 2 500～3 500 kcal,通常以每隔 2～3 天增 200～300 kcal 的速度增加;维持健康体重的每日能量摄入目标为 1 800～2 300 kcal,在患者体重恢复正常后能量摄入逐步递减。

(2) 躯体治疗:严密监测躯体合并症和再喂养综合征的出现,对症处理避免危险。再喂养综合征指的是再喂养(经口、肠道内或肠道外)营养不良患者时发生的有潜在的致命性危险是水和电解质的改变,以低磷血症为特征,所致的严重后果包括心力衰竭和(或)呼吸衰竭、胃肠道问题、谵妄,在有些情况下可导致死亡。对高危患者监测血钾、血磷浓度是必要的,通常以减慢再喂养速度来防止再喂养风险的出现,严重时给予对症补钾、补磷治疗。

(3) 精神药物治疗:用于共病处理和出现严重干扰治疗进展的精神症状时的对症处理,常见药物包括抗焦虑药、抗抑郁药、心境稳定剂和小剂量的非典型抗精神病药。用药需慎重考虑安全性。

(4) 心理行为干预:青少年患者以家庭治疗效果最佳,其中基于家庭的治疗(family-based treatment, FBT)有效循证证据最多。成人中常用的心理行为干预包括认知行为疗法、焦点精神动力学治疗等,但尚无循证证据说明哪种疗法更有效。以上心理干预方法均把恢复体重作为基本目标之一。

(六) 病程和预后

关于神经性厌食的病程和预后,由于随访时间以及随访人群不同,研究的结果差异较大。一般来说,病死率随着随访时间延长而提高。住院治疗患者比门诊治疗患者预后差,到精神科就诊者比到普通医院就诊者预后差,这是因为住院患者以及到精神科就诊者病情比较严重。

神经性厌食病程常以慢性和复发性为特征。成年患者中约有 50% 的患者预后良好,可获痊愈;约 25% 的患者预后中等,仅躯体症状改善,但仍有进食或心理方面残留症状;约 25% 的患者预后较差,发展为慢性。有 5%～20% 的患者死于极度营养不良导致的多器官衰竭,或情绪障碍所致的自杀等。青少年患者预后较成人好,5 年内 50%～70% 的患者可治愈,有 10%～20% 的患者发展成为慢性。

神经性厌食预后良好的相关因素有发病早(不是过早)、病程短、不隐瞒症状、不幼稚,对自己的评价能发生改变,具有非典型特征(如没有怕胖心理,没有体像障碍等)。而预后较差的相关因素与病程长、体重过低、病前不良人格特征、病前家庭关系不和睦以及夫妻关系差、社会适应差、暴食、呕吐、使用泻药、治疗效果不好、有行为异常(如强迫、癔症、抑郁、冲动等)有关。伴有导泻行为的神经性厌食患者是并发严重内科疾病的高危人群。

二、神经性贪食

神经性贪食(bulimia nervosa)是以反复发作性暴食和防治体重增加的补偿行为,以及对体形和体重过度关注为主要特征的一类进食障碍。与神经性厌食患者不同的是,神经性贪食患者体重正常或轻微超重,30%～80% 的神经性贪食患者有神经性厌食病史。1979 年 Russell 首次提出使用"神经性贪食"的术语。

（一）流行病学特征

成人神经性贪食的终身患病率为 1.0%～4.2%，其中女性和男性的终身患病率分别为 1.5% 和 0.5%。临床人群中女性与男性的比例大约为 10∶1，发病年龄往往较神经性厌食晚，多发生在青少年晚期和成年早期，发病年龄为 12～35 岁，中位发病年龄为 18 岁。

（二）病因与发病机制

由于相当部分的神经性贪食是从神经性厌食发展而来，故病因与发病机制可参见神经性厌食。

神经性贪食的遗传度为 50%，患者个性特征有情绪不稳定和冲动等特点，这些成为其易感因素。神经性贪食患者节食-暴食-清除行为的循环，对体重/体形的过度关注和评价，由疾病带来的继发性获益如家人的迁就和纵容、情绪问题、人际冲突、现实困境（如失业、失学、经济困难）等，都有可能导致神经性贪食维持。

（三）临床表现

1. 心理和行为症状

（1）频繁的暴食发作：暴食发作是神经性贪食主要的临床症状，常在不愉快的心情下发生。每个患者发作的频率不等。暴食发作具备以下几个特点：① 进食量为正常人的数倍；② 暴食发作中进食速度很快；③ 患者所食之物多为平时严格控制的"发胖"食物；④ 患者有强烈的失控感，一旦开始暴食，很难自动停止；⑤ 患者常掩饰自己的暴食行为。

（2）暴食后的补偿行为：暴食行为后患者采用的补偿行为，以防止体重增加。常用的补偿行为有用手指抠吐、用催吐管等器具诱吐或自发呕吐和过度运动、禁食、滥用泻药、灌肠剂、利尿剂、减肥药（包括食欲抑制剂，加速机体代谢的药物如甲状腺素片等）。其中，自我诱吐或滥用泻药、利尿剂等为清除性补偿行为，禁食和过度运动为非清除性补偿行为。当食物被清除或消耗掉后，又可产生暴食行为，继之采取各种补偿行为，这样反复恶性循环。

（3）对进食、体重和体形过度关注：大多数神经性贪食患者体重在正常范围内或轻微超重，他们过度关注自己的体重和外形，过度关注进食行为、进食量和食物种类，在意别人如何看他们，并且关注他们的性吸引力，往往对自己身体明显感到不满意。

（4）情绪障碍：神经性贪食患者情绪障碍的特点是情绪波动性大，易产生不良情绪，如愤怒、焦虑不安、抑郁、孤独感、冲动性症状等。神经性贪食患者的自伤、自杀等行为较神经性厌食发生率高。

2. 常见的躯体症状

常见的躯体症状主要与暴食和清除行为有关，具体症状如下。

（1）消化系统：急性胃扩张、反流性食管炎、食管-贲门黏膜撕裂综合征（Mallory - Weiss 综合征）、胰腺炎、便秘或腹泻。

（2）皮肤和头面部：用手抠喉呕吐者，手背被牙齿咬伤，而出现瘢痕（称为 Russell 征）。呕吐患者容易出现龋齿、牙齿过敏、咽痛、咽部红斑、唾液腺分泌增多、腮腺良性肿大等。

（3）代谢系统：由于反复暴食、呕吐、导泻，神经性贪食患者容易出现电解质紊乱，如低钾血症、代谢性碱中毒、低钠血症、低镁血症和低磷血症。

（4）心脏系统：神经性贪食患者由于呕吐、导泻等行为导致脱水、水电解质失衡可诱发心律失常等心脏功能异常。催吐药如吐根可导致心脏传导阻滞和心律失常。

（四）诊断与鉴别诊断

1. 诊断要点

（1）频繁、反复出现暴食发作(例如,每周1次或更多,至少持续1个月以上)。暴食的定义是在一个特定的时间段内个体体验到对其进食行为失去控制。暴食发作可以是"客观的",也可以是"主观的"。无论哪种情况,暴食发作的核心特点是对进食的失控体验。

（2）反复出现不恰当的补偿行为以防止体重增加(例如,每周1次或更多,持续至少1个月以上)。

（3）暴食及补偿行为同时发生,至少平均每周1次,持续1个月。

（4）存在对体重和体形的先占观念。当这些先占观念没有明确陈述时可以通过行为体现。

2. 鉴别诊断

（1）与正常的界限：在文化认可的节日或庆典上偶尔的过度饮食、暴饮暴食或宴会上大吃大喝,不应被作为暴食特点。同样,只有当运动异乎寻常地强烈或持久,或为了运动排斥其他活动或不顾疲劳、疼痛或受伤,这时才被认定为是一种不恰当的补偿行为。

（2）神经性厌食：可以存在暴食和清除行为,但也存在极低体重。如果暴食和清除行为与极低体重(成人 BMI$<$18.5 kg/m^2,儿童和青少年低于同龄者 BMI 的 5%)有关联,应诊断为神经性厌食(暴食-清除型),而非神经性贪食。部分神经性厌食患者在体重恢复较为正常后,仍然存在暴食和(或)清除行为。当其体重达不到神经性厌食的标准1年以上时,诊断可以改为神经性贪食。

（3）暴食障碍：只有暴食而无经常的补偿行为应诊断为暴食障碍。

（五）治疗

神经性贪食的治疗应遵循进食障碍的总体治疗原则,详见神经性厌食治疗部分。

1. 治疗目标

神经性贪食的主要治疗目标：减少暴食和补偿行为,减少对体形和体重的认知困扰,治疗共病精神障碍,预防复发。

心理治疗对神经性贪食有确定的短期和长期疗效,且伤害性小,应作为首选治疗;心理治疗效果不佳或合并其他精神障碍时可合并药物治疗;没有心理治疗条件或症状较严重的神经性贪食患者应在充分沟通治疗方案的前提下首先选择药物治疗或合并药物治疗。

2. 治疗方案

1）营养治疗　大部分神经性贪食患者的体重正常,营养重建不是治疗的重心,但患者饮食行为紊乱也会造成营养摄入问题。营养治疗的着眼点在于恢复规律进食和科学的饮食结构,补充身体缺失的营养成分。有些患者虽然体重在正常范围,但低于患者自身生物学上的正常点,因此其体重不是该患者的健康体重,所以为了心身稳定还需要增加体重。

2）躯体治疗　主要是根据内科监测结果对症处理由症状引发的水电解质紊乱。针对暴食引发的急性胃扩张可能需要胃肠减压治疗。

3）药物治疗　选择性5-羟色胺再摄取抑制剂(SSRIs)是最常使用的治疗药物,其中氟西汀是唯一获得美国 FDA 批准用于治疗神经性贪食的药物,推荐剂量 60 mg/d,氟西汀维持治疗可预防复发。舍曲林(100 mg/d)可用于未成年的神经性贪食患者。此外,抗癫痫药托吡酯(平均剂量 100 mg/d,最高剂量 250～400 mg/d)也可明显减少暴食和清除症状,但因临床上有患者出现找词困难和感觉异常现象,所以只有在其他药物证明无效时才使用。托吡酯可造成体重减轻,不适用于体重正常或偏低的患者。

神经性贪食患者常有物质滥用的倾向,故在这类患者中应慎用苯二氮䓬类及其他容易形成依赖的药物,尤其是同时存在酒精滥用的神经性贪食患者。

对于共病双相障碍的神经性贪食患者,药物选择应慎重,尽量避免使用 SSRIs 及其他抗抑郁药。托吡酯更为适用,同时其他心境稳定剂的选择也应尽量考虑减少体重增加的副作用,如拉莫三嗪。

4) 心理治疗　目前证据最充分的是认知行为疗法,作为一线治疗的选择;其次是人际心理疗法和辩证行为疗法。

(1) 认知行为疗法:通常需要大约 20 次的一对一访谈,分为 3 个阶段。第一阶段:使用行为技术和心理教育技术帮助患者建立一个个性化的疾病解析模型,以理解自身贪食症发生、发展和维持的机制;开始重建规律的进食习惯,替代之前的暴食清除行为。第二阶段:处理对体形和体重的担忧,以及体形检查、体形回避和肥胖感;在饮食中引入回避的食物,并逐渐去除其他形式的节食;培养处理日常困难的技能,以免重拾暴食清除的行为。第三阶段:发展减少复发风险的方法。

(2) 人际心理疗法:通过把神经性贪食患者的暴食清除行为与人际领域的问题联系起来,聚焦于人际问题进行工作,进而消除暴食清除行为的方法。1 个疗程 16～20 次,起效相对认知行为疗法慢,但长期疗效相当。

(3) 辩证行为疗法(dialectical behavior therapy,DBT):已在国外证实可以减少青少年和成人的暴食、清除行为及非自杀性自伤,在神经性贪食治疗中显示其优越性。患者可通过学习正念、痛苦忍受、情绪调节、人际效能四大技能,来代替用于处理情绪失调的暴食、清除行为及反复自伤行为。

5) 心理治疗合并药物治疗　心理治疗联合 SSRIs 类药物的疗效优于单药治疗或单独心理治疗,心理治疗优于单药治疗。

(六) 病程和预后

多数神经性贪食患者有厌食症病史,病程也呈复发和缓解交替的特点,症状常迁延数年。预后较神经性厌食好,约 70% 的患者经治疗后可以康复,15%～20% 患者预后中等(症状明显减轻,已不符合诊断标准),10%～15% 患者预后较差(仍持续符合神经性贪食诊断标准),发展为慢性病程。神经性贪食患者复发率较高,有研究发现治疗成功后 6 个月至 6 年内的复发率为 30%～50%。神经性贪食的病死率为 0.4%。

影响神经性贪食预后的因素:治疗开始时患者的心理社会功能较好、症状较轻或门诊治疗,提示预后较好;而病前社会功能差、进食障碍症状严重、频繁呕吐、需住院治疗、伴发精神疾病或社会支持不良,提示预后欠佳。

三、暴食障碍

暴食障碍(binge eating disorder，BED)是以反复发作性暴食为主要特征的一类进食障碍。暴食障碍与神经性贪食主要的区别在于无不恰当的补偿行为。该类患者易出现肥胖。暴食障碍是在 2000 年出版的 DSM-Ⅳ修订版中作为未加标明的进食障碍的一个暂时分类，直到 2003 年出版的 DSM-5,暴食障碍才成为一个独立的疾病,和神经性厌食、神经性贪食并列为进食障碍的主要疾病分类。ICD-11 也将暴食障碍作为一个独立的主要的进食障碍疾病分类。

（一）流行病学特征

暴食障碍的患病率明显高于神经性厌食和神经性贪食,成人暴食障碍的终身患病率为 3.0%。女性和男性的患病率比例为 3∶2。

（二）临床表现

（1）心理行为症状：① 反复发作的暴食,伴有进食时的失控感;② 无补偿性行为：患者对体重、体形无不恰当的自我评价,无肥胖恐惧,因此暴食后无补偿性行为来消除暴食带来的体重增加。

（2）生理症状：暴食容易引起消化系统并发症,表现为恶心、腹痛、腹胀、消化不良,严重者可出现急性胃扩张。肥胖及相关并发症,如高血压、2 型糖尿病、睡眠呼吸暂停综合征,严重肥胖可伴有 Pickwickian 综合征、充血性心力衰竭,肥胖的女性产科风险增加。

（三）诊断与鉴别诊断

1. 诊断要点

（1）频繁、反复出现暴食发作(例如,每周 1 次或更多,持续至少 1 个月以上),定义为个体在特定的进食发作中体验到对其进食行为失去控制。暴食发作可以是"客观的"也可以是"主观的"。无论哪种情况,暴食发作的核心特点是对于进食的失控体验。

（2）暴食发作并不常规伴随防止体重增加的补偿行为。

2. 鉴别诊断

（1）与正常的界限：在文化认可的节日或庆典上偶尔的过度饮食、暴饮暴食或宴会上大吃大喝,这些情况不应该被作为暴食的特点。

（2）神经性贪食：如果个体在暴食发作后,定期出现不恰当的补偿行为(例如,自我诱导呕吐,使用通便药物、灌肠剂、利尿剂,禁食,剧烈运动或故意减少胰岛素的用量),应诊断为神经性贪食。

（3）肥胖症：是暴食障碍常见的结果,必须分开记录。然而,报告有过量进食模式的肥胖个体,如不符合暴食的定义,也不应诊断为暴食障碍。

（4）双相障碍和抑郁障碍：患者常见食欲和体重增加。如果患者符合情感障碍和暴食障碍两种障碍的全部诊断标准,则应给予这两种障碍的诊断。

（四）治疗

暴食障碍的治疗应遵循进食障碍的总体治疗原则,详见神经性厌食治疗部分。

1. 治疗目标

暴食障碍的主要治疗目标：减少、停止暴食行为,治疗共病精神障碍,对肥胖者减重。

对肥胖者考虑减重,需要多学科的协作。综合治疗应首选心理治疗,药物治疗应慎重评估适用性和监测不良反应。

2. 治疗方案

(1)心理治疗:首选认知行为疗法,人际心理疗法和辩证行为疗法也有效,具体参见神经性贪食的治疗。行为减重治疗对暴食障碍有一定的疗效。

(2)药物治疗:二甲磺酸赖右苯丙胺(LDX)(50~70 mg/d)是美国 FDA 唯一批准用于暴食症的药物,需要考虑共病物质滥用、心脏病等情况。治疗指南还推荐第二代抗抑郁药(主要是 SSRIs 类)。此外,托吡酯(最高每日剂量 250~400 mg)也与成人暴食症患者的体重减轻有关。

(3)躯体治疗:主要包括消化系统并发症的对症治疗,以及针对肥胖的内科及外科治疗。

(五)病程和预后

关于暴食障碍的纵向病程和结局的研究还比较有限,但这些研究却表明该病的诊断是不稳定的。观察性研究提示暴食障碍的病程通常是慢性的,平均病程 14 年,比贪食症(6 年)或厌食症(6 年)的平均病程要长。值得注意的是,随访病例中伴发肥胖的比率有所增加(21%~39%),因此,伴发肥胖可能是除了暴食障碍外评估健康结局的一个重要方面。

暴食障碍的预后与一系列的功能性后果有关,包括社交角色适应问题、与健康相关的生活质量和生活满意度受损、躯体患病率和病死率增加。也可能与体重增加和肥胖的发生风险相关。

四、其他特定的进食障碍

1. 非典型神经性厌食

患者尽管有明显的体重减轻,但体重仍处在或高于正常范围。

2. 非典型神经性贪食

患者除暴食和不恰当补偿性行为的频率少于平均每周 1 次和(或)少于 3 个月外,其他都符合神经性贪食的全部诊断标准。

3. 非典型暴食障碍

患者除暴食频率少于平均每周 1 次和(或)少于 3 个月外,其他都符合暴食障碍的全部诊断标准。

4. 清除障碍

在 ICD - 11 中无清除障碍的编码,DSM - 5 中关于清除障碍的描述为在不存在暴食的情况下,有反复的清除行为以影响体重和体型(如:催吐;滥用泻药、利尿剂或其他药物)。

5. 夜食症

夜食症(night eating syndrome)是指以持续的夜间进食异常及所伴随的心理行为问题为特征的进食障碍。该病由精神压力诱发,继而导致内分泌失调,并表现为晚餐后过度进食或从睡眠中觉醒后进食、早晨厌食、睡眠问题等一系列临床症状。该病通常与其他精神障碍如抑郁症、焦虑障碍以睡眠障碍相关,给患者的情感、躯体、人际关系等带来负面影响。夜食症在一般人群中的患病率为 1.1%~1.5%；在肥胖个体中患病率增加至 6%~16%；而在进食障碍，尤其是神经性贪食和暴食障碍人群中，患病率则更高，分别达到 9%~47.1% 和 15%~44%。

(1) 临床表现：大多数夜食症患者往往自觉精神压力大、睡眠质量欠佳，存在显著异常的夜食行为。这一问题行为包括两层含义：① 晚餐后过度进食，即在晚餐后与入睡前这段时间内过度进食，有些患者晚餐后无明显饱腹感，故夜间仍控制不住过度进食，具有强烈的进食欲望。② 夜行性进食，即在入睡后(睡眠维持阶段)中途醒来大量进食，食物通常包括饼干、蛋糕或者薯片等富含碳水化合物的食品。患者是有意识的夜间进食，第二天对过度进食行为能很好地回忆。对于患者来说，这种进食的欲望是无法抑制的，夜间进食可能是人体自我释放压力、处理情绪问题的一种下意识行为。虽然夜间进食可以缓解压力，但患者因为无法控制进食欲望以及伴随而来的行为、睡眠、体重增加问题而深感痛苦，部分患者甚至严重影响工作、学习和生活。

(2) 诊断：夜食症在 ICD-11 中无诊断编码，DSM-5 中对于夜食症的诊断标准描述如下。① 反复发作的夜间进食，表现为从睡眠中觉醒后进食或晚餐后过度进食；② 个体能够知道和回忆起进食行为；③ 不能用外源性影响来更好地解释夜间进食行为，如个体睡眠-觉醒周期的改变或当地的社会规范；④ 夜间进食引起了显著的痛苦和(或)功能性损害。⑤ 此混乱的进食模式不能用暴食障碍或其他精神障碍来做出更好的解释，包括物质使用，也不能归因于其他躯体障碍或药物影响。

(3) 治疗：关于夜食症治疗的相关研究仍处于初步阶段。抗抑郁药物治疗和心理治疗可用于夜食症的优化管理。其他的治疗手段，如褪黑素相关药物、光疗及抗惊厥药物托吡酯等也有望成为未来的治疗方向。

五、其他喂养和进食障碍

1. 回避/限制性摄食障碍

回避/限制性摄食障碍是以回避食物或进食量减少为行为特征，常见于婴幼儿、儿童和青少年，也可首发于年龄较大的儿童、青少年和成人，会造成有临床意义的营养不良或(和)发育停滞，其患病率占喂养和进食障碍的 13.8%。本病的病因和发病机制未明，主要观点认为与亲子关系问题有关，认为父母不恰当的喂养方式和回应方式是问题的来源。在青少年和成年病例中常观察到起病与情绪困扰有关。关于该病的治疗结局和预后的研究有限，目前还没有足够的数据来确定其预期病程和预后。

2. 异食癖

异食癖(pica)以持续性嗜食非食物和无营养的物质为行为特征，可见于儿童的各个年龄段，以 5~10 岁的儿童最为常见，青春期逐渐消失，少数成年期发病。目前患病率尚不清楚。其病因和发病机制未明，有关感觉、消化、营养、心理以及精神疾病的因素都有涉及。一般预后良好。

3. 反刍-反流障碍

反刍-反流障碍以个体持续地把刚摄入的食物又从胃反刍至口腔，进行再次咀嚼，然后咽下或吐出的行为是其特征,可发生于婴儿到成人的各个年龄段,症状的出现没有器质性疾病为基础。病因和发病机制未明,婴幼儿起病常与被忽视、应激、亲子关系问题有关。本病的预后一般良好。

第二节　排　泄　障　碍

排泄障碍(elimination disorders)是儿童期常见的一种行为障碍,指儿童在发育过程中缺乏对自身排泄功能的控制能力,或曾经有过控制能力,但不能长时间保持这种能力而出现的排尿(便)问题。超过90%的排泄障碍是功能性的,通常于童年期或青春期首次被诊断,包括遗尿症、遗粪症以及其他排泄障碍,其中以遗尿症最为常见。

在DSM-5中将排泄障碍单独列出并予以详细描述。在ICD-10中,精神与行为障碍分类诊断体系的临床描述和诊断要点里并未将排泄障碍这一类疾病单列,而是将遗尿症及遗粪症归于"F98通常起病于童年和少年的其他行为于情绪障碍"中。ICD-11与DSM-5两套诊断系统对排泄障碍的定义等高度一致,ICD-11将其单独列为一个亚组,分为三类:6C00遗尿症,6C01遗粪症,6C0Z未特定型排泄障碍。等级的地位变化将注意力从时间标准(儿童或青少年首次发病)转移到疾病的严重程度标准以及疾病对其功能和性质本身的影响。

一、遗尿症

遗尿症(enuresis),俗称"尿床",是一种特殊类型的尿失禁,是指5岁以上或智龄相当于5岁的儿童反复出现发生于白天或黑夜的排尿失控现象,该现象与患儿生理年龄及智力不符,也非服用利尿剂或躯体疾病所引起。

(一)流行病学特征

近年来,我国针对遗尿症患病率的研究越来越多。研究发现,原发性遗尿症在中国大陆的患病率在过去十年中明显增加。2017年7—10月,文建国等对中国的河北、河南、山西、福建、广东5个省份的19 500名5~18岁儿童和青少年进行了调查,原发性遗尿症患病率为7.30%,5岁和18岁的患病率分别为15.13%、1.13%,各年龄男孩遗尿症患病率均高于同年龄的女孩,且随年龄增长患病率呈下降趋势,与2006年的调查相比患病率明显增高。由于调查的国家、种族、不同地域人群的差异以及诊断标准不同,不同研究报道的儿童患病率略有不同。Byrd等对美国10 960例5~17岁儿童进行调查,发现遗尿症的患病率为10.63%,5岁、8岁和17岁的患病率分别为33.0%、18.0%和0.7%。我国报道的遗尿症患病率低于西方国家。

(二)病因与发病机制

遗尿症的发病机制尚不完全清楚,涉及遗传、生理及心理等多个方面,包括中枢神经系统(若干神经递质和受体)、生理节律(睡眠和排尿)、膀胱功能紊乱、尿动力学、精氨酸加压素分泌成熟延迟以及遗传等多种因素。目前较公认的观点是,中枢睡眠觉醒功能与膀胱联系的障碍是单症状性夜遗尿的基础病因,而夜间抗利尿激素分泌不足导致的夜间尿量增多和膀胱功能性容量减小是促发遗尿的重要病因。

家系、双生子和聚集分析研究提示,遗尿症是一种遗传因素的异源性障碍。儿童夜间遗尿症的风险在遗尿症母亲的后代中约高出 3.6 倍,在有尿失禁史父亲的后代中则风险高出 10.1 倍。此外,社会经济地位低、母亲大量吸烟、母孕期小于 20 岁、先天性身体缺陷、智力发育迟缓及遭遇应激与创伤事件会增加儿童发生遗尿症的风险。遗尿症儿童伴有更多的情绪和行为问题,如存在睡眠质量差、睡眠期间周期性运动和睡眠不足,以及抑郁焦虑情绪,伴随多动、抽动、强迫等行为。到目前为止,还没有关于遗尿和儿童行为问题之间的因果关系的结论。

（三）临床表现

遗尿症的主要表现是儿童在达到能够自行控制排尿的年龄（生理年龄 5 岁,或发育障碍的儿童智龄达到 5 岁）后,却不能够自行控制小便。具体表现可为夜间睡眠中尿湿床单或衣服,少数患儿表现为白天控制不住小便而尿湿裤子,或两种情况兼而有之。长期夜间遗尿常常给患儿及其家庭带来较大的疾病负担和心理压力,遗尿症儿童倾向于内向、忧虑、抑郁及自卑感,易合并情绪行为障碍,可能与学习成绩差、生活质量下降、自尊和社会心理发展有关,经规范治疗 6 个月后自我概念及自尊心显著提高。

（四）诊断与鉴别诊断

1. 诊断要点

依据 ICD-11 诊断标准,遗尿症的诊断需要满足以下三点：① 反复排尿在衣服或床上,可在昼间或夜间发生（每周数次,持续数月）。患儿可能是不能自控的,也可能是故意为之。② 个体已达到正常控制尿失禁的发育年龄（相当于生理年龄 5 岁）。③ 这些症状不能更好地用一种物质或药物的生理效应或其他躯体疾病（如神经系统疾病、肌肉骨骼系统或结缔组织疾病,或先天性或获得性尿路异常）来做出解释。

ICD-11 的诊断标准对病程以及频次的要求比较模糊,只要数月以上即可;而 DSM-5 则明确要求病程至少 3 个月,频次至少为每周 2 次。

ICD-11 中依据排尿发生的时间将遗尿症分为 4 型：分别为夜遗尿、昼遗尿、昼夜遗尿和未特定型遗尿。其中未特定型遗尿是由于信息不够全面,无法准确判断是何种亚型的遗尿症。DSM-5 对疾病的分型与 ICD-11 是一致的,只是采用标注的方式来表达。

2. 鉴别诊断

各种器质性原因包括结构性原因（后尿道瓣膜、畸形等）、神经性原因（脊柱裂、癫痫）和其他儿科疾病（尿路感染、膀胱尿道反流、尿崩症和糖尿病、物质和药物）都会导致遗尿或小便控制不良,有明确的器质性原因的遗尿不再考虑功能性遗尿症。其他精神障碍所致遗尿症状严重的精神疾病、严重的发育障碍（精神发育迟滞、广泛发育障碍）均有可能使儿童出现遗尿症状,在应激状况下,儿童也可能出现短暂的遗尿症状。需全面了解病史,进行必要的辅助检查（如放射线、尿常规等）以及全面的精神检查帮助鉴别。

（五）治疗

治疗需结合患儿的年龄、严重程度、患儿及家长的意愿以及排尿日记等信息予以综合考虑。在制订积极的临床教育和生活方式指导的基础上,根据患儿的治疗需求制订个体化的治疗策略。

1. 基础治疗

基础治疗的关键在于贯穿全过程。主要包括如下几点：

（1）作息饮食调节：主要是指帮助家庭制订规律的作息时间；患儿白天正常饮水，避免食用含茶碱、咖啡因的食物或饮料；晚餐定时宜早，且宜清淡，少盐少油，饭后不宜剧烈活动或过度兴奋；保持良好的作息习惯，睡前排空膀胱，睡前 2～3 小时应不再进食和大量饮水。

（2）行为治疗：主要为养成日间规律排尿、睡前排尿的良好排尿排便习惯。

（3）觉醒训练：主要是指应当在膀胱充盈至即将排尿时将其从睡眠中完全唤醒至清醒状态排尿。

2. 心理治疗

近年来越来越重视心理治疗。心理治疗既是基础治疗，也是一线治疗方法，在治疗中占有非常重要的地位，故在此单独列出。在排除器质性病变后，应首先了解患儿可能存在的导致遗尿的心理因素和创伤事件，医生应给予父母指导，调整家庭关系和氛围，避免再出现类似的应激，让父母学会对待孩子的正确教育模式和相处方式；加强父母对疾病的认识，协助父母与儿童一起建立规律的作息时间和卫生习惯，保持日间排尿（每日 4～7 次），减少儿童的夜间饮水量，督促儿童养成睡前小便的习惯。父母在医生指导下认真记录"排尿日记"，帮助医生更好评估夜间遗尿的病情状况，制订个体化治疗方案。必要时也可以进行系统性家庭心理疗法，从家庭的角度来治疗儿童的心理问题。

3. 一线治疗方法

（1）遗尿报警器：是最常用的一线行为治疗方法，建议依从性好的每周尿床≥2 次的患儿使用。原理是通过建立条件反射，帮助儿童控制小便，减少遗尿。遗尿警铃需要连续使用 2～4 个月或使用到连续 14 天不尿床。通常使用 8～10 周起效，2～3 周随访一次，治愈率为 30％～87％，复发率为 4％～55％。

（2）去氨加压素（desmopressin，DDAVP）：是 ICCS 推荐的一线治疗药物。DDAVP 一般用于 6 岁或以上患者，排尿日记显示夜间多尿是使用 DDAVP 的指征，也可在遗尿警铃治疗失败后，或家长拒绝使用遗尿警铃的情况下使用。药物一般在临睡前 1～2 小时服用。该药有鼻腔喷雾剂和口服片剂两种剂型，均为睡前一次使用，作用时间持续 12 小时。鼻腔喷雾剂的剂量为 20～40 μg；片剂起始剂量为 0.2 mg，可逐渐增加到 0.4 mg，最大剂量为 0.6 mg。该药不良反应较小，耐受性较好，治愈率为 30％，部分有效率为 40％；停药时应采取逐渐减药，可以降低复发率。

4. 其他治疗方法

其他药物治疗包括抗胆碱能药物（如奥昔布宁）、三环类抗抑郁药（丙咪嗪、阿米替林等），由于不良反应较多，需在专科医生指导下严格使用。中药和针灸、推拿、敷贴等外治法是中医治疗儿童夜遗尿的特色。中医认为遗尿属肾虚，治则补之，多以温补固肾醒脑为主，但疗效尚缺乏充分循证医学证据。膀胱功能训练有利于加强排尿控制和增大膀胱容量，因此可督促患儿白天尽量多饮水，并尽量延长 2 次排尿的间隔时间使膀胱扩张；也可通过生物反馈治疗训练膀胱功能，治疗频率一般为每周 1～2 次，疗程至少持续 3 个月。

（六）预后

遗尿症预后总体较好。随着患儿的年龄增长，多数症状逐渐自发缓解，5～7岁和12岁以后是两个自发缓解的高峰年龄。研究报道，每年有15%的患儿可以自然痊愈，约有1/3的患儿在遗尿消除后仍有夜尿症状，大约有1/4的人仍存在尿失禁。随着年龄的增长患病率会明显下降，但如果治疗不当，遗尿会持续到成年，据估计有0.5%～2%患儿遗尿症状可持续至成人期。若经过行为治疗、遗尿警铃和DDAVP等正规治疗3个月后疗效欠佳或者停药后复发者可认为是顽固性遗尿。

二、遗粪症

遗粪症（encopresis），又称为功能性遗粪症或非器质性遗粪症，是指儿童在4岁（或智龄相当于4岁）以后连续3个月且每月至少出现1次不自主排便的现象，而此种情况并非应用缓泻剂或躯体疾病所致。遗粪症可分为原发性和继发性两种，前者是指儿童自婴儿期开始从未学会自主控制大便的能力，后者是指儿童学会自主控制大便至少1年以上又出现大便失禁的现象。

（一）流行病学特征

世界范围内，遗粪症的患病率为1.5%～7.5%，男孩比女孩更常见。好发于5～10岁的幼童，以10岁儿童患病率最高，约5.4%；10～16岁为2%，青少年比较少见，很少持续到成年。

（二）病因与发病机制

儿童功能性遗粪症的病因涉及家庭、学校、环境及人际关系等多方面，是多种因素相互作用的结果，其发生机制可能与遗传因素、神经系统发育成熟延迟、教育方法不当及心理社会因素等有关。

目前遗粪症的生理学机制尚未明确，最常见的原因是便秘伴溢出性尿失禁，可能由于诸如排便疼痛等导致对排便产生恐惧及抑制行为而诱发。生理因素推测可能是由于粪便长期堆积在直肠内，造成直肠远端运动感受功能下降，肛门外括约肌松弛，引发遗粪。继发性功能性遗粪症与心理、环境因素更为密切。学习负担沉重、老师的惩罚、家长过分严厉、家庭暴力、父母离异、性侵犯等严重精神创伤和应激事件均与儿童患病密切相关。

（三）临床表现

主要的临床表现为儿童在生理年龄≥4岁或是智龄达到4岁及以上水平后，仍反复出现不自主或是故意在不恰当的场所排大便，常发生在白天，尤其学校内发生。若患儿仅表现为夜间遗粪，需要首先考虑其他器质性疾病。部分患儿合并便秘，可能会伴发腹痛、腹胀等现象，大量排便后缓解。

功能性遗粪症对儿童的影响不仅限于躯体，更重要的是影响其心理发展，给儿童及其家庭带来了严重的心理痛苦，患儿会伴发情绪和品行问题，甚至影响良好人格的形成，最终影响儿童能力和潜力的正常发挥，应引起父母和老师等的重视。

（四）诊断和鉴别诊断

1. 诊断要点

依据ICD-11诊断标准，遗粪症的诊断要点如下：① 反复将粪便排泄在不恰当的地方(如至少每月 1 次,持续数月)。② 个体已达到正常预期排便失禁的发育年龄(相当于生理年龄 4 岁)。③ 此行为不能更好地用一种物质(如过度使用泻药)的生理效应或其他躯体疾病(如无神经节性巨结肠、脊柱裂、痴呆、先天或后天的肠道异常、消化道感染)来解释。

ICD-11 对于病程的要求比较模糊,只要数月以上,而 DSM-5 则明确要求病程至少 3 个月;而这两个诊断标准对频次的要求是一致的,均为至少每月 1 次。

ICD-11 中依据是否存在便秘以及有无粪便渗漏、流出现象把遗粪症分为三种亚型:遗粪伴便秘或溢流性失禁、遗粪不伴便秘或溢流性失禁以及未特定型遗粪。其中,遗粪伴便秘或溢流性失禁是最常见的亚型,遗粪的频率存在很大的差异,可以是偶尔或持续的粪便滞留或堵塞,病史中常有回避如厕导致便秘的情况。遗粪不伴便秘或溢流性失禁是指遗粪与粪便的滞留和阻塞无关。个体在厕所排便时表现为不情愿、抵抗或难以适应社会规范,不恰当的排便行为可能是间歇性的或持续的。需要注意的是,若遗粪症与遗尿症伴发,遗粪症的诊断优先。

2. 鉴别诊断

需排除器质性疾病(修复的肛肠畸形、术后巨结肠疾病、脊柱闭合不全、脊髓损伤、脊髓肿瘤、脑瘫等)及使用药物(抗癫痫药、镇咳剂、抗抑郁药等)所致大便失禁。此外,重性精神疾病和重性神经发育障碍(精神发育迟滞等)的患儿也会有大便控制困难,只有满足遗粪症的所有诊断标准才能做出诊断。

(五)治疗

遗粪症是一种不应被忽视的疾病,大部分患儿在 7~8 岁寻求医学帮助,在治疗上需要多学科合作,包括儿科医生、儿童精神病学家和儿科胃肠病学家,根据患儿的治疗需求制订个体化的治疗策略。

1. 预防

从小训练孩子良好的排便习惯,是预防该病的最有效的方法。

2. 心理行为治疗

(1)积极寻找导致患儿遗粪的心理和社会环境的因素以及应激事件,及时处理,帮助患儿树立正确的心态。

(2)对父母的教育方式进行干预。父母应学会建立奖励机制,当儿童无法正确排便时,父母态度中立,不责怪和表现出厌恶之情,但应及时告知儿童正确处理的方式,可与儿童一起清理不洁衣物、整理床单等;当儿童正确排便时,父母应及时给予正性强化训练,控制排便,帮助儿童建立良好的排便行为。

(3)父母应给予儿童鼓励、支持。当儿童因不当排便被同龄人或他人耻笑时,父母应及时给予安抚,消除儿童的尴尬、内疚、羞耻、紧张等不良情绪,避免损害儿童的自尊心和自信心。

3. 药物治疗

在以上治疗均无效的情况下,可在医生指导下尝试每日用丙咪嗪 25~75 mg 治疗,伴有便秘的儿童不建议使用。对于便秘的儿童可尝试使用轻泻药和大便柔软剂。

4. 其他治疗

其他治疗方法包括生物反馈、针灸、推拿和穴位电刺激,有研究报道这些治疗方法疗效都较好。

（六）预后

遗粪症患者经系统治疗后疗效较好,1 年治愈率为 30%,5 年治愈率为 48%～75%,仅有 22% 的患儿症状持续至成年。其中病程短、继发性非器质性大便失禁,白天出现大便失禁的效果较好;病程长、治疗不系统、伴有情绪和品行问题、父母养育方式不良,以及夜间出现的大便失禁治疗效果较差。

第三节　睡眠与觉醒障碍

睡眠与觉醒功能调节是脑的基本功能之一,属于神经科学的范畴。睡眠与觉醒功能紊乱是神经病学或精神病学常见的临床症状之一,许多精神和躯体疾病与睡眠和觉醒功能之间存在密切的联系。睡眠紊乱与多疾病的发生、发展密切相关。

睡眠与觉醒障碍在 ICD-11 中位于"精神、行为或神经发育障碍"和"神经系统疾病"之间,成为独立的学科,其重要性的提高不言而喻。睡眠与觉醒障碍包括以下几类:失眠、嗜睡、睡眠呼吸障碍、昼夜节律相关睡眠-觉醒障碍、睡眠运动障碍、异态睡眠、其他特异性睡眠-觉醒障碍、未特定型睡眠-觉醒障碍。下面简要阐述失眠、嗜睡、睡眠运动障碍和异态睡眠。

一、失眠

（一）概述

失眠障碍(insomnia)是指尽管有充足的睡眠机会和适宜的环境,但仍持续存在睡眠起始、时长、维持或质量困难,并导致某种形式的日间功能损害。典型的日间症状包括疲劳、心境低落或易激惹、全身不适和认知损害。对存在睡眠相关症状,但没有日间功能损害情况者,不考虑失眠的诊断。

1. 分类

ICD-11 将失眠分为慢性失眠、短期失眠及未特定型失眠 3 类。DSM-5 将失眠分为 3 个亚型,即睡眠发生性失眠(起始失眠)、睡眠维持性失眠(中段失眠)和末段失眠(提早醒来而不能再入睡)。《睡眠障碍国际分类(第 3 版)》(ICSD-3)仅将失眠分为 2 个亚型,即起始失眠和睡眠维持困难(包括夜间醒来再难入睡,或最后醒来的时间远早于期望起床的时间),而没有中段和末段失眠之分。

2. 流行病学特征

失眠是临床最常见的睡眠障碍,由于失眠定义和诊断标准以及调查方法、研究人群各异,研究报道的失眠患病率差异很大。比较一致的结论是失眠患病率随年龄增长而升高,且女性高于男性。2002 年全球 10 个国家失眠流行病学问卷调查结果显示,45.4% 的中国人在过去 1 个月中经历过不同程度的失眠,其中 25% 达到失眠的诊断标准。

（二）病因与发病机制

常见的引起失眠的病因有社会心理因素、环境因素、生理因素、精神疾病、药物与食物因素、睡眠节律变化、神经系统疾病和躯体疾病、生活行为因素及性格特征等。

目前解释慢性失眠的发生和发展机制最为广泛的理论是 3P 模型。3P 指易感因素（predisposing factor）、促发因素（precipitating factor）和维持因素（perpetuating factor）。慢性失眠患者通常具有失眠易感性（易感因素），当促发因素出现时导致失眠发生。多数患者失眠症状可随促发因素的解除而消失（短期失眠）。若促发因素持续存在、不能消除或失眠发生后的应对处理方式不当（维持因素），则短期失眠演变为慢性化病程。

（三）临床表现

1. 失眠症状

失眠患者的基本主诉是睡眠起始困难、睡眠维持困难或兼而有之。通常入睡潜伏期和入睡后觉醒时间＞30 min 被视为具有临床意义。早醒的诊断通常不太容易，睡眠终止至少要早于所期望起床时间 30 min。

2. 觉醒期间症状

常见症状包括疲劳、主动性或进取心下降、注意力和记忆功能下降、激惹或情绪低落、日间瞌睡等。某些患者会出现躯体症状，或工作或学习成绩下降或社交功能损害，更严重的失眠可导致各种差错或事故。此外，长期失眠可能增加精神疾病、心脑血管疾病、内分泌和免疫功能障碍，甚至增加肿瘤发病的风险。

（四）诊断与鉴别诊断

慢性失眠（chronic insomnia）的诊断，要求必须三个要素齐全，即持续睡眠困难（病程达到或超过 3 个月）、存在适当的睡眠机会和日间觉醒期相关的功能损害。其中觉醒期间功能损害并非是真正的功能异常，只要患者的表现是对自身问题过度关注的，即可满足条件。短期失眠（short-term insomnia）与慢性失眠有许多共通特征，主要区别是短期失眠的病程短于 3 个月。

失眠需要与昼夜节律相关睡眠障碍、环境性睡眠障碍、睡眠不足综合征、短睡眠者、不宁腿综合征、睡眠呼吸障碍以及发作性睡病、异态睡眠等疾病相鉴别。通过详细采集睡眠病史，仔细的体格检查，包括了解身体状况和精神状态，以及睡眠的主观评估（自评、他评量表）、客观评估（PSG、多次睡眠潜伏期试验及体动记录仪）等方法进行鉴别。

（五）治疗

短期失眠往往有明确的促发因素可循，去除这些诱因可使部分患者睡眠恢复正常，但仍有一部分患者会转入慢性失眠。慢性失眠的治疗主要包括非药物治疗和药物治疗两大类。综合治疗策略通常是最常用的治疗方案。

1. 药物治疗

目前常用于失眠治疗的药物，根据药效学作用可分为 4 类。

1）γ-氨基丁酸（GABA）受体调节剂　包括苯二氮䓬类和非苯二氮䓬两类，统称为苯二氮䓬受体激动剂（benzodiazepine receptor agonists，BZRA）。苯二氮䓬类药物可缩短入睡潜伏期，提高睡眠效率，但会改变睡眠结构，主要表现为慢波睡眠和快速眼动睡眠（REM）期睡眠比例下降。苯二氮䓬类催眠药除了具有镇静催眠作用外，还有抗焦虑、抗惊厥的作用。临床上常见思睡、头晕、头痛等不良反应，也有导致共济失调和逆行性遗忘。苯二氮䓬类药物长期或高剂量服用可能会产生戒断现象、反跳性失眠、耐受、依赖等不良反应，孕妇、哺乳期女性、严重肝肾功能损害、阻塞型睡眠呼吸暂停及有严重通气功能障碍的患者禁用。非苯二氮䓬类药物催眠作用更单纯，可能较少发生不良反应，但仍有成瘾及依赖的报告，有增加老年人跌倒的风险，可能导致睡眠中出现行为异常。

（1）苯二氮䓬类药物：主要通过非选择性与 γ-氨基丁酸-苯二氮䓬类受体结合而发挥作用，主要有艾司唑仑、三唑仑、地西泮、氯硝西泮、劳拉西泮、阿普唑仑等。① 艾司唑仑：半衰期 15 h（10～24 h），催眠剂量 1～2 mg。适应证：早醒、夜间易醒（短期使用）。常见不良反应：宿醉、口干、虚弱。高剂量可致老年人和肝脏疾病患者呼吸抑制。② 三唑仑：半衰期 1.5～5.5 h，催眠剂量 0.125～0.5 mg。适应证：入睡难（短期使用）。常见不良反应：遗忘、欣快、胃不适、头晕头痛、皮肤刺痛。③ 地西泮：半衰期 20～80 h，催眠剂量 5～10 mg。适应证：焦虑症。常见不良反应：思睡、头痛、乏力、共济失调。④ 氯硝西泮：半衰期 20～40 h，催眠剂量 0.5～2 mg。适应证：癫痫。常见不良反应：思睡、共济失调、头晕、乏力、言语不清。⑤ 劳拉西泮：半衰期 10～20 h，催眠剂量 1～4 mg。适应证：焦虑症。常见不良反应：疲劳、思睡、眩晕、共济失调。⑥ 阿普唑仑：半衰期 11～15 h，催眠剂量 0.4～0.8 mg。适应证：焦虑症。常见不良反应：撤药反应、呼吸抑制、头痛、抑郁、精神障碍。

（2）非苯二氮䓬类药物：主要通过选择性与 γ-氨基丁酸-苯二氮䓬类受体复合物特异性结合发挥改善睡眠作用。① 扎来普隆：半衰期 1（0.8～1.3）h，常用剂量 5～20 mg（老年人 2 mg）。适应证：入睡难。常见不良反应：头晕、眼痛、共济障碍、食欲不振。② 唑吡坦：半衰期 2.5 h（1.5～4.5 h），催眠剂量男性 10 mg，女性和老人 5 mg。适应证：入睡难或睡眠维持难。常见不良反应：头晕、头痛、遗忘、言语含糊、朦胧觉醒、偶尔睡行等行为异常。③ 佐匹克隆：半衰期 5.3 h（3.5～6.5 h），催眠剂量 3.75～7.5 mg。适应证：入睡难或睡眠维持难。常见不良反应：撤药症状、宿醉口苦、头晕、头痛、恶心、呕吐。④ 右佐匹克隆：半衰期 6 h（5～8 h），催眠剂量成人 2～3 mg，老人 1～2 mg。适应证：入睡难或睡眠维持难。常见不良反应：口苦、头晕、头痛、胃部不适、协调障碍、可能影响呼吸。

2）褪黑激素受体激动剂　褪黑激素由松果体分泌，直接受下丘脑视交叉上核昼夜节律系统调节，褪黑激素能信号通路是干预失眠的重要靶点。

（1）普通褪黑激素：尚未获得失眠治疗适应证。褪黑激素缓释剂半衰期为 6 h，催眠剂量为 2 mg。适应证：用于年龄≥55 岁的睡眠维持困难患者，安全性好。

（2）雷尼替胺：选择性激动 MT1 和 MT2 受体，其半衰期为 2 h（1～2.6 h），催眠剂量为 8 mg。适应证：治疗起始睡眠困难型失眠，也可以用于调定昼夜节律障碍。常见不良反应包括疲乏、头晕、恶心呕吐、失眠恶化、幻觉等。

3）组胺受体拮抗剂　组胺能神经元位于下丘脑后部结节乳头体核，与位于下丘脑视前区的 γ-氨基丁酸能神经元构成睡眠与觉醒"开关"，故组胺能系统也是干预失眠的作用靶位。

目前唯一获批准治疗失眠的选择性 H_1 受体拮抗剂是小剂量多塞平,原归属三环类抗抑郁药。主要适应证是睡眠维持困难。推荐剂量为成人睡前 6 mg,老年人睡前 3 mg。常见不良反应为思睡、镇静和头痛。未治疗的闭角型青光眼或严重尿潴留患者不能使用,也不能与单胺氧化酶抑制剂合用。

4) 食欲肽受体拮抗剂 食欲肽能够调节人体食欲、帮助人保持清醒。Suvorexant 通过阻断食欲肽受体促进睡眠,可以缩短入睡潜伏期,减少入睡后觉醒时间,增加总睡眠时间。半衰期 9～13 h,FDA 推荐剂量 10～20 mg。适应证:入睡困难以及睡眠维持困难。主要的不良反应为次日存在残留镇静作用。

有些药物虽然获批的适应证不包括失眠,但在临床上也常作为治疗失眠药物使用,包括抗抑郁药、镇静类抗精神病药以及中草药。

(1)具有镇静作用的抗抑郁药:尤其适用于抑郁/焦虑伴发失眠的治疗,但用于失眠治疗的剂量低于抗抑郁作用所需要的剂量,包括曲唑酮、米氮平和阿米替林。① 曲唑酮:属于选择性 5-羟色胺再摄取抑制剂(SSRIs),推荐剂量:25～150 mg,半衰期:6～8 h。常见不良反应:直立性低血压、头晕、阴茎异常勃起。② 米氮片:属于去甲肾上腺素能和特异性5-羟色胺能抗抑郁药 NaSSA,推荐剂量:7.5～30 mg。半衰期 20～30 h。常见不良反应:次日过度镇静、食欲和体重增加、口干、便秘等。低剂量的米氮片比高剂量的米氮片镇静作用更明显。③ 阿米替林:属于三环类抗抑郁药,推荐剂量为 10～25 mg,半衰期 30 h。常见不良反应:过度镇静、直立性低血压、抗胆碱能作用、心脏损害。多塞平作为抗抑郁药(使用剂量:100～300 mg)归属三环类,但作为催眠药(使用剂量:3～6 mg)则归属 H_1 阻断剂。

(2)镇静性抗精神病药:抗精神病药目前仍时常用于治疗失眠,支持使用非典型抗精神病药治疗失眠的证据强度低。除非患者有明显的精神症状,否则不建议使用此类药物促眠。① 喹硫平:属于第二代抗精神病药,半衰期 7 h,催眠剂量 25～100 mg。常见不良反应:低血压、体重增加、静坐不能、头晕、水肿。② 奥氮平:属于第二代抗精神病药,半衰期 20～54 h,催眠剂量 2.5～10 mg。常见不良反应:口干、便秘、体重增加、无力、头痛。

(3)中草药:用于治疗失眠在我国较普遍,可能是单味药,也可能是复方制剂。常用药材包括酸枣仁、刺五加、纵草、蛇麻草、甘菊、西番莲。方剂的使用需要结合辨证论治。

2. 非药物治疗

非药物治疗失眠的方法分为两类:一类是心理和行为治疗,另一类属于补充和替代医学。

(1)心理和行为治疗:对各年龄段患者均有效,包括老年人、儿童、孕妇、催眠药长期使用者和共患内科疾病者,是慢性失眠的"标准"治疗方法。心理和行为治疗方法包括睡眠教育、睡眠卫生教育、刺激控制疗法、睡眠限制疗法、矛盾意念法、放松疗法、生物反馈法、认知疗法以及失眠的认知行为疗法(cognitive-behavioral therapy for insomnia,CBT-I)。

(2)补充和替代医学(complementary and alternative medicine,CAM):通常不属于正统医学的内容,往往没有得到循证医学证据的支持。针灸、按摩、太极、瑜伽和气功是我国常用于治疗失眠的补充和替代医学治疗方法。属于补充和替代医学的非药物疗法大体分为锻炼、身心干预(太极、瑜伽、气功、腹式呼吸、指引性想象、冥想、催眠疗法)、操作及躯体疗法(按摩、针灸、穴位按压、反射疗法)、物理治疗(经颅电刺激、重复经颅磁刺激、高压电场、磁疗、光治疗)、芳香疗法和能量治疗。

二、嗜睡

(一)概述

嗜睡(hypersomnlence)的特征是日间嗜睡,且不是由于另一种睡眠-觉醒障碍所致,如夜间睡眠紊乱、昼夜节律失调或呼吸障碍。嗜睡患者可能表现为易怒、注意力缺陷、警觉性降低、注意分散、动机降低、无力、烦躁、疲劳、坐立不安和协调性不够。

ICD-11将嗜睡分为9类,分别为发作性睡病、特发性睡眠增多、克莱恩-莱文综合征(Kleine-Levin syndrome)、疾病所致睡眠增多、药物或物质所致睡眠增多、精神障碍相关睡眠增多、睡眠不足综合征、其他特定嗜睡以及未特定型嗜睡。

引起日间过度思睡的原因众多。发作性睡病、特发性睡眠增多是最常见的两种中枢性睡眠增多;克莱恩-莱文综合征十分少见,但临床表现独特。近年来药物或物质所致睡眠增多也引起了更多的重视。

(二)发作性睡病

发作性睡病(cnarcolepsy)是指持续数月以上、难以控制的思睡或白天进入睡眠状态,并伴有快速眼动睡眠的异常表现的一种疾病。多次睡眠潜伏期测试(multiple sleep lateney test,MSLT)显示平均睡眠潜伏期<8 min,有2个或2个以上的异常入睡期始发的REM睡眠(sleeponset REM period,SOREMP),或MSLT上有1个或1个以上SOREMP期且前夜多导睡眠图(polysomnography,PSG)上有一个SOREMP期。因夜间睡眠经常受到干扰,白天常常通过短暂的小睡提神。

1. 分类

ICD-11将发作性睡病分为以下三类:1型发作性睡病、2型发作性睡病、发作性睡病未特定型。

2. 流行病学特征

发作性睡病于1880年首次被Gélineau医生定义,全球患病率为0.02%～0.18%,属于罕见病,好发于儿童与青少年,男性与女性患病率大致相当。中国人的患病率在0.04%,男女比例约为2:1。

3. 病因与发病机制

发作性睡病的病因不明,一般认为是环境因素与遗传因素相互作用的结果。患者的第一代直系亲属的患病概率是普通人群的20～70倍。情绪紧张、压力大、疲劳、H1N1甲型流感病毒感染可能诱发发作性睡病。发作性睡病与人类白细胞抗原(human leukocyte antigen,HLA)高度相关。下丘脑分泌素具有促醒作用,1型发作性睡病患者的脑脊液中下丘脑分泌素水平降低或缺失。

4. 临床表现

发作性睡病的主要症状包括思睡、猝倒发作、睡瘫、入睡幻觉及夜间睡眠紊乱。大约有1/3的患者具备上述所有症状。肥胖在发作性睡病患者中十分常见。发作性睡病可与其他睡眠疾病如梦语症、周期性腿动、睡眠呼吸障碍和 REM 睡眠期行为紊乱等合并存在。患者可伴有焦虑、抑郁症状,大约有 20%的患者出现社交恐惧症,有 50%以上的患者主诉存在与思睡症状无关的显著疲劳。

5. 诊断与鉴别诊断

(1) 诊断标准:发作性睡病的确诊需将临床表现与客观实验室检查相结合,包括多次睡眠潜伏期测试(MSLT)、夜间 PSG、血 HLA 分型及脑脊液下丘脑分泌素测定。1 型发作性睡病明确诊断需要有持续的不可抑制的睡眠需求或白天进入睡眠状态,加上特征型的猝倒发作和多次睡眠潜伏期测试/多导睡眠图(MSLT/PSG)结果,或脑脊液下丘脑分泌素-1≤110 pg/ml,或小于正常平均值的 1/3。2 型发作性睡病与 1 型发作性睡病的区别在于无猝倒,如检测脑脊液下丘脑分泌素-1>110 pg/ml,或超过正常平均值的 1/3,且思睡和(或)MSLT 结果不能以其他原因做出更好的解释。

(2) 鉴别诊断:发作性睡病须与睡眠呼吸暂停低通气综合征、特发性睡眠增多、癫痫、周期性腿动、睡眠不足综合征、慢性疲劳综合征和抑郁症等疾病相鉴别。

6. 治疗

发作性睡病的治疗包括一般治疗和药物治疗两个方面。

(1) 一般治疗:指让患者保持规律、充足的夜间睡眠,白天有计划地小睡,避免高危操作,对于焦虑、抑郁等情绪给予干预。对于儿童患者表示理解并给予鼓励,采取积极的生活态度,学业负担不宜过重。

(2) 药物治疗:盐酸哌甲酯是治疗儿童注意缺陷多动障碍(ADHD)的主要药物,也被用于发作性睡病的治疗,是目前世界上治疗发作性睡病处方量最大的药物,分为短效及长效缓释片两种。盐酸哌甲酯主要不良反应包括胃不适、食欲下降、头痛、心率加快等。推荐用药从小剂量开始,逐步加量至最适剂量。一般建议早晨或中午服药,以免影响夜间睡眠。其成瘾性不大,部分患者持续服用后会出现药物耐受,停药一段时间后对药物的敏感性会恢复。莫达非尼已获美国食品和药物管理局(FDA)和欧洲药品管理局(EMA)批准为日间思睡的一线治疗药物。抗抑郁药,尤其是低剂量的文拉法辛常被用于猝倒发作的治疗。γ-羟丁酸钠是目前唯一被证实可对夜间睡眠紊乱发挥疗效的药物,可改善发作性睡病患者的夜间睡眠紊乱、睡眠瘫痪和睡眠相关幻觉等症状。但有研究发现,γ-羟丁酸钠可能会加重睡眠呼吸障碍,抗抑郁药会加重快速眼动睡眠障碍和不宁腿综合征。目前长效的 γ-羟丁酸钠制剂、下丘脑分泌素相关药物以及免疫疗法等对发作性睡病的治疗方法正处于探索当中。

三、睡眠运动障碍

(一)概述

睡眠运动障碍(sleep movement disorder)是指一系列干扰正常睡眠和入睡的、简单的、无目的性、刻板的运动。

ICD-11 目录中睡眠运动障碍包括不宁腿综合征、周期性肢体运动障碍、睡眠相关性腿痉挛、睡眠相关性磨牙、睡眠节律性运动障碍、婴儿良性睡眠肌阵挛、入睡期脊髓固有肌阵挛、疾病所致睡眠运动障碍、药物或物质所致睡眠运动障碍、其他特定睡眠运动障碍以及未特定型睡眠运动障碍。

大多数睡眠运动障碍可根据患者的病史进行诊断，但为明确诊断并与异态睡眠相鉴别，有必要对睡眠相关性运动进行神经生理学评估。对于干扰患者睡眠和日常生活、工作的睡眠运动障碍，需要进行药物和非药物的干预治疗。

（二）不宁腿综合征

不宁腿综合征（restless legs syndrome，RLS），也称 Willis‐Ekbom 病（Willis‐Ekbom disease，WED），是一种以强烈活动肢体欲望为特征的神经系统感觉运动障碍性疾病。

1. 流行病学特征

在不同的国家和地区，不宁腿综合征的患病率变化较大。欧美国家发病率达 5.0%～18.8%，并随着年龄增长逐渐增高；而亚洲国家相对低，为 0.8%～2.2%。我国儿童和青少年不宁腿综合征的患病率为 2.2%，成人患病率为 1.4%。80% 以上的不宁腿综合征患者存在周期性肢体运动（periodic limb movements，PLM）。

2. 病因及发病机制

不宁腿综合征按病因可分为原发性和继发性两类。大量证据证明，原发性不宁腿综合征具有遗传性，超过 50%～60% 的患者有阳性家族史。继发性不宁腿综合征最常见的病因有贫血、慢性肾衰竭、妊娠和特殊用药史（如抗抑郁药、多巴胺能阻滞剂）等。也有报道显示，不宁腿综合征与睡眠剥夺，周围神经病，咖啡因、烟草和酒精摄入等因素有关。不宁腿综合征的发病机制尚不清楚，目前认为遗传因素、中枢神经系统多巴胺能神经元异常、脑内铁缺乏是不宁腿综合征发病的主要病理生理学机制。

3. 临床表现

不宁腿综合征的主要临床特点为睡前或处于安静状态时，出现双下肢表面或肌肉深部难以描述的不适感。这些不适感迫使患者需要不停地捶打、揉捏、活动下肢或下地行走以减轻症状，当患者回到休息状态时症状将再度出现。因此，本病严重干扰患者的睡眠，致入睡困难、睡眠中觉醒次数增多。

4. 诊断与鉴别诊断

不宁腿综合征的诊断主要根据患者提供的特有的临床症状、血液检测、电生理检查为依据。

（1）ICD‐11 诊断标准：不宁腿综合征是一种清醒时的感觉运动障碍，其特征是有一种强烈的、几乎无法抑制地想要活动肢体的冲动。这种想活动肢体的冲动常伴随着肢体深处的其他不适觉，但也有例外。虽然腿部受影响显著，但不宁腿综合征患者中有相当比例的人手臂也有不适感。症状在患者休息时加重，在运动时减轻，主要发生在晚上或夜里。这些症状非常严重，足以导致明显的痛苦，或个人、家庭、社会、教育、职业或其他重要领域的功能损害（例如，由于睡眠频繁中断而痛苦或影响功能）。绝大多数患有不宁腿综合征的人在睡眠期间也会出现周期性肢体运动。若有此症状，不宜单独诊断为周期性肢体运动障碍，因为睡眠期间的肢体运动被认为是不宁腿综合征的一部分。

（2）鉴别诊断：抗精神病药物所致的静坐不能、夜间腿肌痉挛、癫痫样发作引起局部肢体不自主的动作或异常感觉，儿童在生长发育期出现生理性生长痛等也可能存在想要迫切活动腿部的主诉,因此需要与不宁腿综合征相鉴别。

5. 治疗

不宁腿综合征的治疗包括非药物治疗与药物治疗。

(1)非药物治疗:包括去除继发性不宁腿综合征的各种病因的一般治疗以及认知行为治疗。

(2)药物治疗:建议对中重度原发性不宁腿综合征,考虑使用药物治疗以缓解症状。欧洲神经科学协会联盟(EFNS)在《不宁腿综合征治疗指南》中提到 A 级强推荐的药物有罗替戈汀透皮贴剂、罗匹尼罗、普拉克索、加巴喷丁和普瑞巴林。在实践中,应根据合并症或潜在的药物不良反应来决定治疗的药物。

(三)周期性肢体运动障碍

周期性肢体运动障碍(periodic limb movement disorder,PLMD)是指在睡眠时出现的周期性、反复发作、高度刻板的肢体运动而导致的睡眠障碍,且这些运动症状不是继发于其他疾病。由于这些活动通常出现在下肢,因此也被称为周期性腿动。

1. 流行病学特征

周期性肢体运动障碍临床相对少见,确切发病率目前不清楚。

2. 病因及发病机制

周期性肢体运动障碍的具体病因尚不明确。不宁腿综合征的阳性家族史被认为是周期性肢体运动障碍的危险因素,这可能与遗传变异有关。一些药物能诱发或加重周期性肢体运动,常见的有选择性 5-羟色胺再摄取抑制剂(SSRIs)类抗抑郁药、三环类抗抑郁药、锂剂和多巴胺受体拮抗剂。多巴胺功能障碍是周期性肢体运动障碍的病理生理机制。遗传因素和血液中铁水平也与周期性肢体运动障碍发病机制有关。

3. 临床表现

周期性肢体运动障碍的临床主要表现为睡眠期间周期性出现反复、高度刻板的肢体运动。该病常发生在下肢远端,典型表现为大踇趾伸展,常伴有踝关节、膝关节部分性屈曲,有时候也可累及髋部,相似的表现也会发生在上肢。睡眠中容易觉醒、早醒或入睡困难、日间疲乏,患者通常感觉不到肢体的运动以及睡眠的片段化。

4. 诊断与鉴别诊断

(1)ICD-11 的诊断标准:睡眠期间出现的周期性、重复发作、高度刻板的肢体运动(儿童中出现频率>5 次/h,成人中出现频率>15 次/h),合并显著的睡眠起始或维持困难、疲乏,且无法由其他原发性睡眠障碍或其他病因做出解释。注意,当周期性肢体运动与不宁腿综合征、发作性睡病或快速眼球运动睡眠行为障碍相关时,不宜单独诊断为周期性肢体运动障碍,因为睡眠期间的肢体运动被认为是这些睡眠相关疾病的一部分。周期性肢体运动最常发生在下肢,但也可能出现在手臂。它们可能与睡眠中的反复觉醒有关,从而导致睡眠中断。这些症状非常严重,足以导致个体有明显的痛苦,或造成个人、家庭、社会、教育、职业或其他重要领域的功能损害(例如,由于睡眠频繁中断而痛苦或影响功能)。本病明确诊断需要基于多导睡眠监测的客观证据。

(2)鉴别诊断:周期性肢体运动障碍的诊断是排除性诊断,需要排除其他一些导致周期性肢体运动发生的情况,特别是不宁腿综合征、快速眼球运动睡眠期行为紊乱、发作性睡病和睡眠呼吸障碍。

5. 治疗

目前没有治疗周期性肢体运动障碍的针对性药物。有些在研究不宁腿综合征伴有周期性肢体运动障碍时,观察到某些药物可以减轻或缓解症状。因此,目前该病的治疗原则和方法与不宁腿综合征相同。

四、异态睡眠

异态睡眠(parasomnias)是指在入睡、睡眠期间或从睡眠中觉醒时发生的非自主性躯体行为或体验。异态睡眠可以发生在 NREM 睡眠期和 REM 睡眠期,也可发生在从清醒向睡眠转换或睡眠向觉醒转换阶段。这些异常行为包含运动行为、情绪、感知、做梦和自主神经系统功能相关的睡眠异常,可能导致自伤或伤及同床者、睡眠中断、不良健康效应和不良的心理社会效应。

ICD-11 将异态睡眠分为五类,分别是非快速眼球运动睡眠唤醒障碍、与快速眼球运动睡眠相关异态睡眠、其他异态睡眠、其他特定异态睡眠、未特定型异态睡眠。

(一)睡行症

睡行症(sleep walking)是指起始于睡眠前 1/3 阶段,从慢波睡眠觉醒时发生的一系列复杂行为,以从睡眠觉醒后呈现持续性意识模糊同时伴下床活动为基本特征,很难唤醒,人为唤醒可能加重意识模糊和定向障碍,持续数分钟,也可更长时间,活动形式也可能比较复杂,如驾驶汽车、担水等,醒后部分或完全遗忘。本病以前称为梦游症,但现今的研究表明,症状系发生于从 NREM 睡眠后期醒转时,因发病时并没有做梦,而改称为睡行症。

1. 病因及发病机制

睡眠剥夺是发病的重要因素,如发热、过度疲劳、情绪紧张或疾病所致睡眠剥夺,或饮用含咖啡因饮料等,都可使睡行症的发作频率增加。甲状腺功能亢进、偏头痛、脑损伤、脑炎、卒中都容易导致睡眠觉醒障碍的疾病,一些抗精神病药物、抗抑郁药物等也可促发或加重睡行症。遗传因素对睡行症发病也有重要影响。睡行症的发病机制尚不十分明确。

2. 流行病学特征

大约 14% 的儿童有过至少一次睡行症发作,发病高峰年龄为 11～12 岁,成人患病率为 2.5%～4%;患病率本身没有性别差异,但相关的有害行为多见于男性。有些患儿伴夜惊症和遗尿症。

3. 临床表现

睡行症通常发生在入睡的 2～3 h 内,处于慢波睡眠的转醒期。患者在睡眠中突然起床,到室内外活动,处于不完全清醒状态,双目向前凝视或闭眼,通常不说话,有人会喃喃自语,动作可少而简单(如捏弄被子、做手势),也可精细复杂(如穿衣、开门锁,甚至开车)。患者难以被唤醒,发作常持续数分钟至数十分钟,之后能自动上床入睡,或被人领回后再度入睡。患者在发作后的数分钟或更长时间内可持续表现为意识模糊或定向障碍。无论是在睡行症的发作中还是在次日清晨醒来,患者通常对发作经过都不能回忆。

4. 诊断与鉴别诊断

（1）诊断标准：ICD-11 对于睡行症的表述过于简单，仅描述为"在深度睡眠的部分唤醒过程中出现行走和其他复杂行为"。按照 ICSD-3 的诊断标准，睡行症要符合 NREM 觉醒障碍的一般标准，并且伴有离床活动和其他床以外的复杂行为。觉醒障碍的一般标准包括反复发作的不完全觉醒（从睡眠中）；发作期间对他人的干预重新定向或缺乏反应；没有或仅有少量认知或梦境内容；对发作部分或完全遗忘；该情况不能被其他的睡眠障碍、精神障碍、躯体疾病、药物或物质使用障碍所解释。

（2）鉴别诊断：须与睡惊症、REM 睡眠期行为紊乱、睡眠相关性癫痫、阻塞性睡眠呼吸暂停综合征、夜间进食障碍综合征以及意识模糊性觉醒等疾病相鉴别。

5. 治疗

（1）一般治疗：患者保持规律性的作息时间、充足睡眠，睡前排空膀胱、避免饮酒等。此外，应注意保护有睡行症发作史者，避免危险和伤害，不要试图唤醒患者，尽量引导其睡眠或卧床即可。

（2）药物治疗：如患者发作频繁或行为有潜在危险时，应使用药物治疗。常被用于治疗睡行症的药物有中长效的苯二氮䓬类药物、三环类以及 5-羟色胺再摄取抑制剂（SSRIs）。氯硝西泮及一些抗抑郁药可能诱发或加重睡行症。

（3）心理行为治疗：包括自我催眠疗法和松弛练习等。心理行为治疗对年轻患者疗效肯定，若结合药物治疗，则效果更佳。

（二）快速眼动睡眠行为障碍

快速眼动睡眠行为障碍（rapid eye movement sleep behavior disorder，RBD）是以 REM 睡眠期间伴随梦境出现肢体活动为特征的一种睡眠疾病，发作时造成自身或同伴受伤，并导致睡眠受扰，是临床常见的 REM 期异态睡眠。

1. 流行病学特征

快速眼动睡眠行为障碍在普通人群和老年人群中患病率分别为 0.5%～1% 和 2%。快速眼动睡眠行为障碍患者以男性为主，各个年龄段均有报道，但以 50 岁以后起病居多。

2. 病因及发病机制

大部分患者病因并不明确，但年龄增长是一个明显的发病因素。脑干被认为是 REM 睡眠的"触发器"，其中相互抑制的 REM-on 和 REM-off 区域结构破坏或异常，以及其相关神经递质和通路病变均可能导致 REM 睡眠期肌张力失迟缓。快速眼动睡眠行为障碍患者脑干黑质纹状体多巴胺缺乏和 α-突触核蛋白入侵，提示本病很可能是神经退行性疾病的早期阶段。

3. 临床表现

临床症状主要包括鲜活恐怖或暴力的梦境及与梦境相关的梦呓及肢体动作和情绪反应。典型临床表现是睡眠期间出现不同程度的肢体动作甚至是暴力行为。例如，殴打同床者，甚至下床活动、伤人或毁物，动作比较粗暴、猛烈，表现为拳打、脚踢、翻滚、跳跃、呼喊、反复坠床等，患者在清醒后可清晰回忆梦境内容，但对睡眠中出现的异常行为无记忆。

4. 诊断及鉴别诊断

（1）ICD－11 诊断要点：反复发作与睡眠相关的发声或复杂的运动行为，这些行为被多导睡眠仪监测到发生在 REM 期，或由于有做梦的临床病史而推测发生在快速眼球运动睡眠期。多导睡眠监测显示 REM 期无骨骼肌弛缓。该疾病可以是一种孤立的原发性疾病，但经常与潜在或外显的神经系统疾病相关，特别与 α－突触核蛋白病有关。可以基于临床症状做出初步诊断，明确诊断需要多导睡眠仪监测到 REM 期无骨骼肌弛缓。

（2）鉴别诊断：须与睡眠期癫痫、意识模糊性觉醒、睡惊症、睡行症、梦魇等疾病相鉴别。

5. 治疗

（1）非药物治疗：安全的睡眠环境应作为非药物治疗的标准化治疗手段。包括地板上放置床垫、家具边角软物包裹、睡前移去有潜在危险的物品，同床者在患者快速眼动睡眠行为障碍症状控制前与患者分室居住，安装专门的床报警装置等。

（2）药物治疗：氯硝西泮目前被认为是治疗快速眼动睡眠行为障碍的有效药物，但对本病伴有痴呆、步态异常及阻塞性睡眠呼吸暂停综合征的患者应谨慎使用。建议每日用药剂量为 0.25～2.0 mg，最大剂量不超过 4 mg。褪黑激素是第二个常用的治疗本病的药物，疗效明确，不良反应相对较少。另外，也有报道使用多巴及多巴受体激动剂、帕罗西汀、多奈哌齐、佐匹克隆等药物治疗本病。

思考题

1. 如何看待当今的减肥风潮与进食障碍的关系？

2. 部分患者在节食导致的低体重后，发生暴食-清除行为，体重逐渐恢复至正常，对该部分患者应如何诊断和治疗？

3. 儿童若发生遗尿和（或）遗粪行为应如何进行诊断与治疗？ 应与哪些疾病进行鉴别？

4. 慢性失眠的诊断标准是什么？

第十三章

物质及行为成瘾障碍

第一节　物质及行为成瘾障碍概述

精神活性物质使用在全球范围内已经成为严重的公共卫生问题和社会问题。据联合国毒品与犯罪办公室估计,全球非法药物滥用者达 3.5%～7.0%,给个人健康和社会发展带来严重危害。我国精神活性物质使用情况也日益严重,截至 2020 年底,全国现有吸毒人员 180.1 万名,而实际吸毒人数远高于此。此外,酒精、烟草、苯二氮䓬类药物滥用及成瘾人数日趋增加,给个人、家庭及社会带来严重的不良影响。

随着成瘾领域相关研究的增加,越来越多的证据支持行为成瘾在神经生物学机制、共病特质、临床表现、自然病程方面与物质使用障碍机制类似。在此基础上世界卫生组织(WHO)首次将游戏障碍和赌博障碍纳入精神疾病诊断范畴,并制定了相应诊断标准。

物质及行为成瘾属于慢性复发性脑疾病范畴,其核心临床特征是行为失控,涉及大脑多个环路病理性改变及功能异常,同时,成瘾行为的发生、发展、转归受到多种心理和社会因素影响。

一、基本概念

1. 精神活性物质

精神活性物质(psychoactive substances)又称物质(substances)或药物(drug),俗称成瘾物质,是指来源于体外,能够影响人类精神活动(如思维、情绪、行为或改变意识状态),并能使用药者产生依赖的各类化学物质。

精神活性物质根据其主要药理学特性可分为以下种类:① 中枢神经系统抑制剂(depressants):能抑制中枢神经系统,如巴比妥类药物、苯二氮䓬类药物、酒精等;② 中枢神经系统兴奋剂(stimulants):能兴奋中枢神经系统,如可卡因、苯丙胺类物质、甲卡西酮、咖啡因等;③ 阿片类物质(opioids):包括天然、人工半合成或合成的阿片类物质,如阿片、吗啡、海洛因、美沙酮、二氢埃托啡、羟考酮、哌替啶、丁丙诺啡等;④ 大麻(cannabis):最古老的致幻剂,主要成分为四氢大麻酚(tetrahydrocannabinol, THC)与大麻二酚(cannabidiol, CBD);⑤ 致幻剂(hallucinogen):能改变意识状态或感知觉,如麦角酸二乙酰胺(lysergic acid diethylamine, LSD)、仙人掌毒素(mescaline)、氯胺酮(ketamine)等;⑥ 挥发性溶剂(solvents):如丙酮、汽油、稀料、甲苯、嗅胶等;⑦ 烟草(tobacco):致依赖活性成分为尼古丁(烟碱)。

2. 滥用

滥用(abuse)在 ICD-10 中又称有害使用(harmful use),是指非医疗目的使用精神活性物质,是一种使用不良的方式,由于反复使用精神活性物质导致明显的不良后果,如不能完成重要的学业、工作与社会活动,损害躯体和心理健康,导致法律上的问题等。有害使用强调的是物质使用的不良后果,没有明显的耐受性增加或戒断症状,出现这些症状就是依赖状态。

3. 依赖综合征

依赖综合征(dependent syndrome)是一组认知、行为和生理症状群,个体尽管明白使用精神活性物质会带来明显的问题,但还在继续使用,自我用药的结果导致耐受性增加、戒断症状和强迫性觅药行为(compulsory drug seeking behavior)。

依赖可分为躯体依赖/生理依赖(physical dependence)和精神依赖/心理依赖(psychological dependence)。躯体依赖是指反复用药导致一种躯体适应状态,以致需要药物持续存在于体内才能维持其正常功能,若中断或突然减少剂量就会产生戒断综合征,躯体依赖常随耐受性的形成而产生。

4. 戒断综合征

戒断综合征(withdrawal syndrome)是指停止使用药物、减少使用剂量或使用拮抗剂占据受体后出现的特殊的、令人痛苦的心理和生理症状群,不同物质戒断综合征的表现不同,一般与其药理作用相反。

5. 耐受性

耐受性(tolerance)是指反复使用精神活性物质后,使用者必须增加剂量方能获得既往效果,或使用原来剂量达不到既往效果。

人体对不同种类物质的精神依赖性、躯体依赖性和耐受性也有所不同。如对阿片类物质的精神依赖性、躯体依赖性和耐受性均强,酒、巴比妥和苯二氮䓬类药物的躯体依赖性强,精神依赖性和耐受性次之;苯丙胺类物质的精神依赖性强,躯体依赖性和耐受性较弱;而致幻剂可能仅有精神依赖。

6. 新精神活性物质

新精神活性物质(new psychoactive substances,NPS)未被国际禁毒公约管制,但存在滥用并会对公众健康带来威胁的物质。这些物质一般通过对现有精神活性物质的化学结构进行修改获得,不但具有类似列管麻醉药物(narcotics)、精神药物(psychotropics)的精神活性作用,而且能逃避法律的管制。

二、精神活性物质滥用的影响因素

越来越多的研究已经证实成瘾是一种慢性复发性脑疾病,成瘾行为的形成是生物、心理、社会等多因素相互作用的结果。社会文化氛围、社会对使用药物的态度、同伴的影响、药物的价格、药物的可获得程度、相关法律法规等对人们开始尝试使用药物起重要作用,而个体对药物效应的主观体验及使用药物的模式与个性心理因素、个体的生物学基础的关系更为密切。

1. 心理因素

开始使用药物时存在许多心理因素,如好奇、追求刺激、情绪不良等。有研究提出存在成瘾素质,吸毒者多有明显的个性问题,如反社会性、情绪调节能力差、易冲动、缺乏有效防御机制和应付技能、追求新奇、即刻满足心理、易受挫折等。由于精神活性物质对心理有强化作用,一方面,使用药物后的快感和社会性强化作用对精神活性物质使用起到增强作用(正性强化);另一方面,药物有缓解负性情绪的作用,加之药物成瘾后,由于戒断反应和其他不良后果的出现,因此需要不断使用药物应对不良情绪、戒断反应及其他不良反应(负性强化)。

2. 社会因素

精神活性物质可获得性决定了使用药物的可能性大小,如中华人民共和国成立不久,政府采取了一系列的措施禁绝了鸦片,鸦片滥用问题在我国基本上销声匿迹了。20 世纪 80 年代后,随着改革开放,国际贩毒组织利用云南与"金三角"毗邻的地理位置,将其作为毒品流通中转站,毒品在我国供应量增加,吸毒问题也日益严重。近年来,随着大麻在多个国家的合法化,大麻滥用人数及相关危害也日益增加。

此外,不同的社会文化背景和社会环境对不同药物的使用有不同的看法和标准。如在伊斯兰教民族酒精依赖问题不严重,而法国、意大利的酒精中毒发生率较高。家庭因素也影响药物滥用的产生和发展,如父母离异、家庭成员药物依赖、父母教育缺乏、受虐待、过分放纵、家庭交流缺乏等是青少年药物滥用的危险因素,而良好的家庭环境、成功的父母监管、家庭关系和睦等可预防青少年药物滥用。此外,不良同伴的影响和社会压力也是青少年药物滥用的一个重要因素。

3. 生物因素

尽管成瘾行为的形成与维持与社会、心理、生物学机制均有关系,但研究显示实验动物在无明显的社会、心理因素的情况下,同样不顾一切自我给药,提示生物学因素在成瘾行为形成中的重要性。成瘾生物学机制涉及的范围很广,从多巴胺、γ-氨基丁酸(GABA)、去甲肾上腺素等神经递质及受体到信号转导、基因表达,甚至大脑相关神经环路和结构改变等,构成不同层次的生物学机制。此外,不同的物质滥用阶段、不同的给药模式以及不同个体对药物的敏感性和耐受性的大小等因素,均可以作为生物因素影响成瘾行为的形成。

药物成瘾行为的形成是上述多种因素相互作用的结果,药物的存在以及药物和药理特性是药物依赖形成的必要条件。但是否产生依赖和依赖的特点与个体人格特征、生物易感性有关。社会文化因素和心理因素在药物依赖中起着诱发或阻抑的作用。

三、临床表现

根据个体使用精神活性物质模式的不同,成瘾物质的种类、使用频率、使用剂量的不同以及使用者的个体差异等因素,可能导致不同的后果及相应的临床表现。常见的分类包括急性中毒、有害性使用、成瘾以及成瘾物质所致的精神病性障碍、痴呆等。常见精神活性物质所致的精神障碍如表 13-1 所示。

表 13 - 1　常见精神活性物质所致的精神障碍

精神活性物质	精神病性障碍	双向障碍	抑郁	焦虑障碍	强迫症	睡眠障碍	性功能障碍	谵妄	认知障碍	中毒	戒断
酒　精	I/W	I/W	I/W	I/W		I/W	I/W	I/W	I/W/P	√	√
咖啡因				I		I/W				√	√
大　麻	I			I		I/W		I		√	
致幻剂	I*	I	I	I				I		√	
吸入剂	I		I	I				I	I/P		
阿片类			I/W	W			I/W	I/W		√	√
镇静、催眠、抗焦虑类药	I/W	I/W	I/W	W		I/W	I/W	I/W	I/W/P	√	√
兴奋剂**	I	I/W	I/W	I/W	I/W	I/W	I	I		√	√
烟草						W					√

注：I 为中毒期间出现；W 为戒断期间出现；I/W 为中毒期间出现或戒断期间出现；P 为症状持续存在；* 为致幻剂引起的持久性知觉障碍；** 包括甲基苯丙胺类物质、可卡因和其他未分类的兴奋剂。

四、成瘾相关障碍诊断

1. 诊断

临床实践中，对物质使用相关障碍诊断一般采取病因诊断与症状诊断相结合的诊断思路。包括以下步骤：① 全面评估及确定症状：明确患者存在物质滥用史及成瘾物质种类与性质，并确定患者是否存在的物质使用障碍相关临床症状及精神症状。② 诊断分析：根据物质滥用史及相关临床症状确定相关综合征，并根据综合征的特点，结合成瘾物质药理学特点、症状转归特征、社会功能等相关资料进行总结分析。③ 提出诊断假设：根据诊断分析结果提出所有可能的诊断情况。④ 诊断鉴别及确立诊断：对所有可能的诊断假设，结合患者临床特征进行分析，根据可能性大小逐一排除，做出结论性诊断。⑤ 随访及验证诊断：即使临床诊断确定后，如果有机会，仍要继续观察和随访，通过时间验证诊断的正确性。

2. 分类

目前临床应用较广泛的精神障碍诊断标准主要有三个。

（1）《国际疾病分类》（ICD）：是 WHO 制定的国际统一的疾病分类方法，它根据疾病的病因、病理、临床表现和解剖位置等特性，将疾病分门别类，并用编码的方法来表示一套诊断系统。目前临床使用的是 ICD - 11。

（2）《精神障碍诊断与统计手册》（DSM）：美国从 1952 年开始制定第 1 版，1968、1980、1987、2015 年分别进行了第 2～5 版的修订。因为其有一套临床工作用的诊断标准，对于美国、甚至世界各国的精神病学家而言，在临床和科研方面都给予很大的帮助。

（3）《中国精神障碍分类与诊断标准（第 3 版）》（CCMD - 3）：兼顾病因病理学分类和症

状学分类,分类排列次序服从等级诊断和 ICD - 11 的分类原则。具体诊断标准可以参考相关诊断手册。

3. 实验室及辅助检查

物质成瘾者实验室检查无特异性,根据使用物质的不同可在停药后一定时间内检测到其代谢产物,如海洛因依赖在停用药物后 24～72 h 小便中可检测到其代谢产物吗啡,共用注射器者可能发现 HBV、HCV、HIV 阳性、肝功能异常等,胸片可能发现肺纤维化,戒断时外周血白细胞计数和皮质醇浓度可升高,梅毒抗体检查可呈阳性,酒精依赖者可发现肝硬化、胃炎、胃溃疡等疾病。

五、治疗

物质成瘾行为的形成与生物、心理、社会等因素综合作用相关,通常预后不佳,患者容易出现复吸或者复饮的行为。此外,长期使用精神活性物质产生依赖后,患者的行为和思维方式发生一系列的变化,导致生理、心理和社会功能的一系列损害,学习、生活多方面受到影响。物质成瘾的治疗是一个较长的过程,需要采取药物、心理和回归社会等综合治疗。药物治疗通常是通过使用药物控制患者在急性戒断期的戒断症状。后续可以采用心理治理、物理治理、运动治疗等方式帮助患者达到稳定情绪、恢复认知功能、降低复吸的目的。应针对不同依赖者的特点,采取个体化治疗方案,满足患者的不同需求,并定期评估治疗效果,根据治疗需要调整治疗方案。心理行为治疗在物质依赖治疗中非常关键;药物依赖者合并其他躯体精神疾病者较多,应在治疗药物滥用的同时,关注患者的躯体和精神疾病的共病问题。

第二节　阿片类物质

阿片类物质(opioid)是指任何天然的或合成的、对机体产生类似吗啡效应的一类药物,具有镇静、镇痛、麻醉等药理作用,按其来源可以分为三类:天然的阿片生物碱,如吗啡、可待因等;半合成的衍生物,如海洛因(二乙基吗啡)、双氢可待因等;合成的阿片类镇痛药,如哌替啶、美沙酮、喷他佐率、芬太尼等。阿片类物质依赖是一种慢性复发性脑病,主要表现为强迫用药行为及用药量的不可控制性。在我国作为非医疗目的滥用的主要是海洛因和鸦片,使用者占总毒品使用人数的 37.5%。

阿片类物质通过作用于阿片受体产生药理作用。阿片受体属 G 蛋白偶联受体,其配体是阿片肽物质。阿片受体有许多亚型,最常见的三种经典阿片受体为 μ 受体、δ 受体和 K 受体,后又发现了孤啡肽受体,它们各自有其特异的内源性配体,发挥不同的生物效应。μ 受体:内源性配体为内啡肽,主要介导镇痛、淡漠、欣快、瞳孔缩小、心率减慢、呼吸抑制、肠蠕动抑制。δ 受体:内源性配体为脑啡肽,镇痛作用不明显。K 受体:内源性配体为强啡肽,具有镇痛、致焦虑效应,呼吸抑制作用弱。孤啡肽受体是阿片受体家族中的新成员,属于 G 蛋白偶联受体,与经典的阿片受体配基亲和力均很弱。该受体激活后介导对腺苷酸环化酶活力的抑制。

一、临床表现

1. 急性中毒

一次大量使用阿片类药物可致急性过量中毒，主要表现为意识障碍、呼吸抑制、瞳孔缩小三大主征，还可出现皮肤湿冷、体温下降、发绀、脉搏微弱、心率减慢、血压下降、肌肉松弛、下颌松弛、舌后坠、气管阻塞等。如发生呼吸衰竭可引起死亡，肺炎、肺水肿、休克等并发症也可导致死亡。

2. 戒断症状

海洛因等阿片类药物使用产生依赖后，在减少或停用时出现戒断症状。戒断症状一般在停止吸毒后 8～12 h 出现，36～72 h 达高峰。主要表现为自主神经系统症状如打哈欠、流眼泪鼻涕、畏寒、起鸡皮疙瘩等，全身肌肉、关节、骨骼等疼痛症状，焦虑烦躁、坐立不安、心神不定、抑郁等情绪症状，恶心呕吐、食欲缺乏等消化道症状，以及浑身乏力、全身不适、顽固性失眠等症状。戒断症状可出现瞳孔扩大、呼吸脉搏加快、心率加快、血压波动等，少数体质差、戒断症状严重者可导致死亡。

3. 躯体并发症

海洛因作用于人体多个系统，长期使用阿片类药物如海洛因可导致食欲不振、便秘、性功能下降，身体日渐虚弱、营养不良、抵抗力低下，伴发各种躯体感染和传染病，出现多种躯体和精神并发症；由于使用不洁药物注射器，还可导致各种血液传染病毒如 HIV、肝炎等传播，严重危害吸毒者的身心健康。

4. 人格改变

海洛因依赖后可出现情绪和人格改变，生活的唯一目标就是海洛因，变得孤僻、懒惰、无上进心，对什么都无兴趣，反应迟钝、记忆力下降，阿片类药物依赖者在戒断后常有持续数周的抑郁情绪。

5. 家庭社会危害

吸毒影响家庭关系和子女的健康成长，吸毒者离婚率高，其子女多出现行为和精神问题。吸毒者常用偷、抢、骗、贩毒等非法手段获得财产或毒品，女性吸毒卖淫者多见。他（她）破坏社会的安定，吸毒导致劳动力丧失，不仅不创造社会财富，国家还得花大量的财力、物力用于与禁毒、戒毒相关的防、治、管理和执法。

二、治疗

1. 药物治疗

（1）阿片类药物中毒的治疗：与其他药物中毒的治疗基本相同。基本原则是保持呼吸道通畅、吸氧、调节水和电解质平衡、严密监测生命体征、对症支持治疗等。由于阿片类药物中毒一般以注射毒品为主，因此一般不需要洗胃；一旦确定为阿片类药物中毒，应尽早、足量给予阿片受体拮抗剂纳洛酮进行治疗，并可反复使用和维持足够的治疗时间。意识障碍较轻者首剂量 0.4 mg 肌内或静脉注射，意识障碍明显者首剂量 2 mg 静脉注射，必要时可重复使用，每日总剂量可到 20 mg，持续观察时间不少于 24～48 h，使用纳洛酮可能诱发戒断反应，出现烦躁、焦虑、行为紊乱等症状，应加强护理和严防意外。

（2）美沙酮（methadone）维持治疗：美沙酮的作用时间长、无明显欣快作用，依赖潜力较低，长期使用可降低对非法药物如海洛因的需求，可改善工作能力，降低非法药物使用导致的违法犯罪，减少艾滋病的传播等。美沙酮替代维持治疗是以生物-心理-社会医学模式为基础，医疗上应用是合法的，是使用方便、作用安全和有效的药物代替毒品。美沙酮维持治疗需要长期或终身维持用药，通过补充内源性阿片肽的不足和改善其功能低下，治疗后可改变患者的高危险行为和恢复患者的各种功能。

（3）美沙酮替代递减治疗：采用戒毒药物来部分或全部减轻或控制阿片类药物的戒断症状。目前用于戒毒的药物包括阿片受体激动剂、阿片受体部分激动剂。国内比较常用的是美沙酮替代递减治疗，美沙酮的首日剂量须参考成瘾者滥用毒品的纯度、滥用量、滥用途径以及戒断症状严重程度和身体状况综合考虑。首日剂量后应根据戒断症状的程度进行调整，疗程一般为 2 周，逐日减少至完全停用，减药的原则是先快后慢。

2. 心理行为治疗

阿片类药物依赖是生物、心理、社会等因素综合作用所致，依赖后导致一系列心理行为问题和人格改变，影响家庭和社会功能。多种因素均可导致已戒毒者复发。药物的脱毒治疗只是治疗药物依赖的第一步，需要采取心理行为治疗来降低复吸率、促进康复。心理行为治疗有许多形式，包括动机强化治疗、心理行为治疗、预防复吸训练、奖惩性处理、线索暴露治疗、厌恶治疗、家庭治疗、心理动力治疗等。阿片类药物依赖者长期脱离主流社会，需要改变其既往生活模式、重新回归社会，才能保持长期戒断。回归社会的内容包括心理行为矫正、重塑健康人格、脱离吸毒环境、重建健康的家庭关系和健康的生活方式、从事正当的职业等。回归社会原则上需要社会各部门的密切配合，改善吸毒者的生活环境，正确对待吸毒者，对吸毒者进行危机干预、吸毒者心理技能的训练以及解决后顾之忧等。

3. 物理治疗

目前以经颅磁刺激（TMS）为主的物理治疗技术也逐渐应用在成瘾领域。大量研究证实，重复经颅磁刺激（rTMS）可以有效降低成瘾者对阿片类物质的渴求，预防复吸。此外，还有经颅直流电刺激、经颅交流电刺激以及深部脑刺激等物理干预技术。期待后续有更多的临床研究来验证上述物理治疗的有效性。

拓展阅读 13－1

芬太尼简介

芬太尼属于阿片类镇痛药的一种，作用效果与吗啡类似，用于术后镇静、镇痛，使用不当也会产生欣快感和成瘾性。美国因服食过量芬太尼致死的人数高达数万人，超过了海洛因或其他阿片类处方药，成为致死的第一位原因。很多阿片类药物的滥用处在各式各样的法律灰色地带里，给镇静催眠药使用监管带来一定的困难。2019 年 4 月 1 日，公安部、国家卫生健康委员会、国家药品监督管理局联合发布了《关于将芬太尼类物质列入非药用类麻醉药品和精神药品管制品种增补目录的公告》，标志着芬太尼及其类似物已被我国政府作为"毒品"正式整类列管的精神活性物质之一。

第三节　酒　精

酒精依赖(alcohol dependence)是一种高复发率的慢性脑疾病,也是当今社会面临的严重的公共卫生问题和社会问题。饮酒会带来巨大的社会和经济成本,占全球疾病负担的5%。2018年全球酒精与健康报告显示:全球范围内2.37亿男性、0.46亿女性患饮酒相关疾病;每年约300万人死于饮酒,占全部死亡人数的5.3%。饮酒所致的相关暴力行为、精神健康问题、酒驾等行为也给社会带来极大的危害。

酒精属于中枢神经系统抑制剂,根据饮酒量的不同,饮酒者可以呈现不同的表现。饮酒初期表现为皮质抑制,出现兴奋话多、控制力下降等皮质下兴奋表现,随着饮酒量的逐步增加,酒精对中枢神经系统的抑制作用增强,个体逐渐呈现少言少语,甚至不言不语的状态。酒精在胃肠道的吸收非常迅速,空腹饮酒时约有20%的酒精直接从胃部被快速吸收,其余80%则迅速被小肠上段完全吸收。酒精被吸收后,均匀地分布在身体的各组织中,可以自由通过血脑屏障和胎盘屏障,很容易进入发育中胎儿的大脑。

酒精的代谢主要有三个步骤:① 乙醇脱氢酶将酒精转化为乙醛。这种酶需要一种称为烟酰胺腺嘌呤二核苷酸的辅酶保持活性;② 乙醛脱氢酶可将乙醛转化为乙酸;③ 乙酸被分解成二氧化碳和水,从而释放能量。

一、临床表现

1. 酒精依赖的临床表现

酒精依赖表现为患者长期饮酒满足成瘾行为的特征性表现,主要有以下几点:

(1)固定的饮酒模式:正常个体能够根据特定的环境及条件来调整自己的饮酒行为,避免带来不良的影响。而酒精成瘾患者通常不能进行有效调整,必须维持原有的固定饮酒模式,其目的是维持体内酒精浓度,避免戒断症状。

(2)强迫性饮酒行为:酒精依赖者把饮酒作为生活中的第一需要,为了饮酒可以不顾一切,可以采用任何手段。患者明知道饮酒有害,欲罢不能,反复戒断,屡戒屡败。

(3)耐受性增加:个体表现为饮酒量或者饮酒频率逐渐增加。但在晚期,由于肝功能受损,耐受性反而下降,饮酒量有可能减少。在酒耐受性增加的同时,对其他药物(如巴比妥类、苯二氮䓬类)也会出现交叉耐受。

(4)戒断症状:长期饮酒的个体停止或减少饮酒,或使用拮抗剂后出现一系列神经精神症状,如多汗、失眠、谵妄、肢体震颤、幻觉妄想等,称为酒精戒断综合征。

(5)渴求:内心对使用酒精极度的渴望。诱发渴求的因素诸如戒断症状、焦虑、抑郁、兴奋情绪,以及饮酒相关线索等。

2. 酒精戒断的临床表现

(1)单纯性戒断反应:一般发生在断酒后6~12 h,开始有手抖、出汗、恶心,继而出现焦虑不安、无力等精神症状,患者有强烈的饮酒渴望。此时如果还没有饮酒,症状逐渐加重,断酒后24~36 h可见发热、心悸、恶心呕吐等,可有眼球震颤、瞳孔扩大、血压升高等体征,戒断反应在 48~72 h 达到高峰,4~5 天后躯体反应基本消失。

(2)酒精性癫痫:大约有 30% 患者在戒酒期间出现癫痫样痉挛发作,表现为意识丧失、四肢抽搐、两眼上翻、角弓反张、口吐白沫等,持续时间不定,一般在 5~15 min 意识恢复,如危及生命需要即刻处理。

(3)酒精性幻觉:指患者在戒酒后出现不适、焦虑,短暂的视幻觉、触幻觉、听幻觉或各种错觉。在此阶段,患者的现实检验能力还存在。但严重者,上述精神病性症状更为明显,如无中生有听到别人的责骂声和威胁声,为此惊恐万分,向人求助或企图自杀。

(4)酒精戒断性谵妄:严重的慢性酒精依赖患者如果突然断酒,开始出现前述戒断症状,随着症状加重,断酒后 3~4 天会出现酒精戒断性谵妄。患者表现为意识清晰度下降,伴有生动的、带有恐怖性质的幻觉,患者极不安宁、情绪激越、大叫大喊。上述症状有昼夜节律,夜间往往加重,可有发热、大汗淋漓、心跳加快、血压升高等自主神经系统症状,还可出现白细胞计数升高、脑电图和肝功能异常等。如果处理不当,患者常因高热、脱水、衰竭、感染、外伤而死亡,病死率在 5% 左右。过后不能回忆。

3. 酒精所致神经系统损伤

(1)Korsakoff 综合征:表现为记忆障碍、虚构、定向障碍三大特征,多发生在慢性酒精依赖患者。主要表现为近事记忆障碍,如在被要求回忆往事时,为填补记忆缺失,通常虚构不存在事实来填补记忆空白,称为虚构。患者还可能有幻觉、夜间谵妄等表现。

(2)Wernick 脑病:由于慢性酒精依赖导致维生素 B_1 缺乏,表现为眼球震颤、眼球不能外展和明显的意识障碍,伴定向障碍、记忆障碍、震颤谵妄等,大量补充维生素 B_1 可使眼球症状较快消失,但记忆障碍恢复较为困难,80% 的酒精性 Korsakoff 综合征是由 Wernick 脑病而来的。

(3)酒精性末梢神经炎:由于 B 族维生素缺乏,临床表现为左右对称性四肢无力、感觉麻木、针刺样或烧灼样的感觉,检查时腱反射减弱,浅感觉减退,闭上眼睛时站立不稳,手足出汗过多,严重者走路时鞋子、袜子掉了也不知晓。

二、治疗

1. 急性戒断治疗

苯二氮䓬类(benzodiazepines,BZD)是目前公认最有效、最安全的药物,长效苯二氮䓬类药物可以预防或控制戒断症状,使得戒断症状维持在一个较低水平,逐渐完全戒断。但苯二氮䓬类药物使用时间应有限制,戒断症状控制后应逐渐减量至停药,否则会导致患者对此类药物的躯体依赖。首选药物是具有长效活性代谢物的苯二氮䓬类药物,如氯氮䓬(利眠宁)或地西泮(安定)等。对于伴有严重肝功能损伤、呼吸系统疾病,或者老年患者可以使用中短效的苯二氮䓬类药物,如不经过肝脏代谢的劳拉西泮控制戒断症状。

苯二氮䓬类给药目前存在两种具体给药方案,一种为固定给药法(fixed-dose method),即在开始时根据患者的病史及症状表现,决定患者的治疗剂量及大致时间,然后制订相对固定的给药方案。另一种方法是对症给药法(symptom-triggered method),则不事先制订给药方案,而是依据每隔 2~4 h 对患者戒断症状进行定期评估来决定给药剂量,随着戒断症状的严重程度不同,随时调整药物剂量。临床上通常会两种给药方案相结合,在急性戒断期采用对症给药,症状稳定后调整为固定给药。

2. 戒断所致谵妄治疗

急性戒断期,部分患者可能会出现谵妄。针对戒断期谵妄的患者,处理原则如下:

(1)一般注意事项:发生谵妄者多有不安、兴奋症状,需要有安静的环境,光线不宜太强。如有明显的意识障碍、行为紊乱、恐怖性幻觉、错觉,需要有人看护,以免发生意外。患者由于大汗淋漓、震颤,可能有体温调节问题,应注意保温。同时,由于机体处于应激状态、免疫功能问题,易致感染,应注意预防各种感染、特别是肺部感染。

(2)镇静:苯二氮䓬类应为首选药,地西泮可以考虑静脉给药,关注患者的呼吸,避免呼吸抑制;直到谵妄消失为止。

(3)控制精神症状:可选用氟哌啶醇,每次 5 mg,肌内注射,随症状的强弱增减剂量,必要时可静脉滴注。

(4)其他:包括补液、纠正水和电酸碱平衡紊乱、给予大剂量维生素等。

3. 戒断所致癫痫治疗

对于酒精戒断性癫痫的治疗,首选苯二氮䓬类药物。对于既往曾经发生酒精戒断性癫痫的患者,要尽早给予足够剂量的苯二氮䓬类药物预防或控制癫痫发作。

4. 预防酒精复饮的药物治疗

预防复饮的药物主要包括双硫仑、纳曲酮、阿坎酸、巴氯芬,这些药物分别通过不同的作用机制达到预防酒精复饮的目的。双硫仑主要是抑制酒精代谢所需要的肝酶——乙醛脱氢酶以影响酒精代谢,导致酒精代谢物乙醛累积。纳曲酮通过阻断内源性阿片肽释放而减少饮酒带来的愉悦感,从而降低酒精复饮。阿坎酸和巴氯芬主要是作用于 GABA 受体达到预防酒精复饮的目的。

5. 酒精所致精神病性障碍的治疗

长期饮酒或者急性戒断期的患者可能会出现精神病性障碍,包括幻觉、妄想等症状。通常酒精所致精神病性障碍持续时间不长。可以在使用苯二氮䓬类药物控制戒断症状的同时,合并应用抗精神病性药进行对症处理。推荐选用新型抗精神病药物如喹硫平、奥氮平、利培酮等,症状控制后可以逐渐减量至停药。

6. 酒精所致情绪障碍及睡眠障碍的治疗

戒断期患者可能出现情绪低落、焦虑,甚至失眠等症状。可以给予抗抑郁、抗焦虑药物,包括五羟色胺再摄取抑制剂(SSRIs)、坦度罗酮等药物。对于失眠症状可以选择具有镇静作用的抗抑郁药,如米氮平、曲唑酮等。避免选用苯二氮䓬类药物助眠,以免导致苯二氮䓬类药物成瘾。

第四节　大　　麻

大麻是原产于印度的一年生桑科草本植物,在绝大部分热带和温带地区都可以生长。中国对于大麻的记录最早可以追溯到公元 100 年的《神农本草经》，主要用于神灵祭祀。很多国家的原住民也都发现过大麻的致幻性，也被当地民众当作宗教仪式的辅助手段。

大麻滥用在全球范围非常普遍。《2019 年世界毒品报告》显示，全球使用最广泛的毒品仍然是大麻。目前，以合成大麻素为主的"类烟丝"使用者也逐渐增多。研究发现类烟丝的戒断症状包括激越、易激惹、焦虑和心境不稳定等；也有研究发现其戒断症状与大麻的戒断症状相似，但其严重度明显高于大麻。关于大麻使用是否合法，各个国家规定不一。多数国家规定对持有、使用，或出售大麻制品列为违法行为，但是加拿大、比利时、澳大利亚、荷兰、西班牙以及美国的 33 个州，医用大麻已被合法化。荷兰以及美国的科罗拉多州和华盛顿州等 10 个州甚至将娱乐性使用和种植大麻合法化，而导致大麻成为使用最广泛的非法成瘾物质。

大麻素是大麻发挥药理活性的主要成分，目前分离并鉴定出的大麻素类化合物已有 100 多种，其中以 Δ9 - 四氢大麻酚（Δ9 - tetrahydrocannabinol，Δ9 - THC）和大麻二酚（cannabidiol，CBD）为主。Δ9 - 四氢大麻酚是大麻中的主要精神活性成分，于 1965 年首次被分离纯化。有关大麻酚类物质的治疗用途正在研究中，包括止吐、刺激食欲、抗惊厥、镇痛等作用。作为临床用药，epidiolex（一种高纯度 CBD 提取物）于 2014 年首次获得美国 FDA 批准用于治疗儿童 Lennox - Gastaut 综合征。大麻最常见的三种形式是大麻烟、哈希、大麻油，其中的 THC 含量也不相同，大麻烟中含量为 0.5～5％，而大麻油中 THC 含量可以高达 15％～50％。

THC 的活性代谢产物为 11 -羟-四氢大麻酚，在体内迅速被转化为共轭的 11 -去甲- 9 -羧基-四氢大麻酚，虽然该物质不再继续产生药理活性，但却是尿液检查的标志物。由于 THC 为脂溶性物质，因此长期慢性使用大麻的患者，可能会有大量的 THC 代谢物质残留于脂肪组织中，导致即使停止使用大麻数周甚至数月后尿液检查仍然呈阳性。

一、临床表现

较其他成瘾物质而言，大麻的成瘾性相对较低。在曾经使用过大麻的人群中，有近 10％的人达到大麻依赖的诊断标准，而在经常使用大麻的人群中有 20％的人达到依赖这一诊断标准。

（1）情绪和心境的变化：吸食大麻后首先是短暂的焦虑期，数分钟或进入欣快期，感到安定、惬意、轻松愉快，充满幸福感；待人接物爽朗热情、侃侃而谈，继而转入陶醉期，恬静自得，愿意独自沉浸在开心愉悦的状态。

（2）感知觉变化：成瘾者一般沉浸在宁静的情绪中，对于颜色感觉生动、丰富而深刻，感到周围事物绚丽多彩，五光十色；对音乐及其他声音变得敏感，触觉、嗅觉也可以被强化，部分患者可能出现幻听。最典型是对时间感受的变化，感觉时间过得缓慢，甚至停滞不前；空间知觉发生改变，觉得周围物品距离变近，体积变大，犹如用望远镜中观察事物。

（3）思维联想变化：在感知觉改变的同时，感觉脑子反应特别快，出现不寻常的联想和思维程序，浮想联翩，观念飘忽不定。严重者出现偏执观念或其他精神病性障碍，幻想与现实辨识不清。

（4）精神运动功能改变：主要表现为动作反应迟缓，协调运动功能下降。成瘾患者出现动机缺乏，做事情动力不足，甚至人格改变等。

二、治疗

针对大麻滥用，目前以对症治疗为主。大麻所致精神病性障碍可以使用抗精神病药物对症处理。大麻戒断所致的情绪障碍可以给予抗抑郁或抗焦虑药物。在药物治疗的基础上，可以合并物理治疗和心理行为治疗。对于大麻成瘾的患者依然遵循成瘾的治疗原则，给予长程、个体化干预。

第五节　镇静催眠和抗焦虑药物

镇静催眠、抗焦虑药包括的范围比较广，在化学成分上的差异也很大，但均对中枢神经系统具有抑制作用。主要包括巴比妥类（barbiturates）、苯二氮䓬类（benzodiazepines，BZRAs）及非苯二氮䓬类受体激动剂（nonbenzodiazepine receptor agonists，nBZRAs）三大类药物。巴比妥类是较早的镇静催眠药，根据半衰期的长短可分为超短效、短效、中效及长效巴比妥类药物。短效及中效巴比妥类药物主要包括司可巴比妥（secobarbital，速可眠）和戊巴比妥（pentobarbital），临床上主要用于治疗失眠，目前应用较少。小剂量巴比妥类可抑制大脑皮质，产生镇静催眠作用；中等剂量可使感觉迟钝、活动减少；大剂量可致麻醉、昏迷，甚至死亡。巴比妥能缩短快速眼动睡眠（REM），故服药时睡眠做梦减少，长期服药者一旦减药或者突然停药，会引起 REM 反跳，出现多梦、噩梦频繁，严重干扰睡眠，患者只好再次服用药物而产生依赖。苯二氮䓬类药物的主要药理作用是抗焦虑、松弛肌肉、抗癫痫、催眠等，不同的苯二氮䓬类药物的作用时间长短差异很大，如地西泮作为时间为 20～80 h，而劳拉西泮（lorazepam）为 10～20 h。由于这类药物安全性较好，目前临床应用远远超过巴比妥类药物，滥用的可能性更大。nBZRAs 可选择性作用于 γ-氨基丁酸 A 型 α_1 受体而发挥改善睡眠的作用，目前主要有酒石酸唑吡坦、佐匹克隆及扎来普隆等，由于其疗效确切，对睡眠结构的影响很小，无 REM 反跳现象，同时其成瘾性和撤药反应较少，在过去几十年间的使用量逐渐增加，目前已成为欧美等国家治疗失眠的一线药物。但是高剂量的 nBZRAs 对其他的受体亚单位也有一定的作用，从而失去对 γ-氨基丁酸 A 型 α_1 受体的特异性，以致带来与苯二氮䓬类药物相同的成瘾性及戒断症状。

一、临床表现

镇静催眠、抗焦虑药物的中毒症状与醉酒状态类似，表现为冲动或攻击行为、情绪不稳、判断失误、说话含糊不清、共济失调、站立不稳、眼球震颤、记忆受损，甚至昏迷等。巴比妥类药物依赖者戒断症状较严重，甚至危及生命，其症状严重程度取决于滥用药物的剂量与时间长短。在停药后 12～14 h 出现戒断症状，表现为厌食、虚弱无力、焦虑不安、头痛、失眠等，随之出现四肢震颤,停药后2~3天症状达高峰,出现呕吐、体重下降、心动过速、血压下降、四肢震颤加重、全身肌肉抽搐或癫痫大发作,甚至出现高热谵妄。苯二氮䓬类药物戒断症状较巴比妥类轻,但一些易感素质者也可能出现严重的戒断反应。长期大量服用镇静催眠、抗焦虑药可出现消瘦、面色苍白、性功能低下、肌张力低下、步态不稳。产生药物依赖后有的患者还出现人格改变,如表现为易激惹、说谎、欺骗、偷窃,缺乏责任感等。

二、治疗

对镇静催眠、抗焦虑药物的戒断症状,可以采用缓慢减量或替代治疗,在治疗过程中应密切监测症状的严重程度及躯体状态。以巴比妥为例,每日减量不超过100 mg,递减时间一般为2~4周。替代治疗是用长效同类药物来替代短效类药物。地西泮由于其半衰期较长,能够比较稳定地帮助患者度过戒断阶段,因此临床上将其作为首选药物进行替代治疗。替代治疗的原则是在2~4周内逐渐减量。另外,同其他药物依赖者一样,需要采用心理行为治疗来促进患者全面康复与预防复发。

第六节　中枢神经系统兴奋剂

中枢神经兴奋剂,又称精神兴奋剂,包括咖啡因、哌甲酯及非法药物可卡因与苯丙胺类药物等对中枢神经系统具有兴奋作用的一类物质,可卡因、苯丙胺类药物在全球范围滥用普遍、危害严重。可卡因滥用主要见于欧美等西方国家,我国相对少见。苯丙胺类兴奋剂(amphetamine-type stimulus,ATS)是一组具有类似化学结构的中枢神经系统兴奋剂,包括苯丙胺(amphetamine)、甲基苯丙胺(methamphetamine,MA,俗称冰毒)、亚甲基二氧甲基苯丙胺(MDMA,俗称摇头丸)等。20世纪90年代以来,ATS滥用增长势头迅猛,超过海洛因、可卡因等传统非法精神活性物质,呈全球蔓延之势。

ATS进入脑部的速度很快,在摄入数分钟内即可产生外周和中枢作用。其主要药理毒理作用有:作用于中脑边缘区欣快中枢,产生欣快体验;中枢兴奋作用,使活动增加、疲劳感消失、睡眠减少;刺激延髓呼吸中枢,使呼吸频率和呼吸深度增加;抑制摄食中枢,导致食欲下降;对心血管系统产生兴奋作用可使血压增高、心率加快;导致体温升高;大量使用可产生幻觉和妄想和认知功能的损害;长期大量滥用苯丙胺类兴奋剂可导致神经系统永久性损伤。ATS均具有中枢神经系统兴奋作用,但不同药物的作用各有侧重,根据其化学结构及药理、毒理学特性可分为兴奋型、致幻型、抑制食欲型与混合型苯丙胺四大类,目前国内黑市购买者多为苯丙胺类兴奋剂的混合剂。

一、临床表现

ATS滥用的主要方式为口服,其他方式还有鼻吸、注射或掺入饮料一起饮用,甲基苯丙胺则可在熏燃后以烟雾的形式抽吸。

1. 依赖综合征

大多数 ATS 依赖者是从偶尔滥用过渡到规律性滥用,然后再发展到依赖的。滥用者为不断获得用药后的欣快感受,用药间隔时间会越来越短,滥用剂量也会很快增加,静脉 ATS 依赖者使用剂量增加更快,甚至每隔 2～3 h 注射一次,其间进食很少并始终保持不睡状态。这种滥用周期通常会因为药品用尽而出现恐惧等不良体验后而停止。ATS 依赖者戒断后即进入 12～18 h 的深睡状态,醒后会有极度的饥饿感、困倦和抑郁情绪,并伴有强烈的用药渴求,快感缺失是 ATS 戒断的核心症状,大部分 ATS 依赖者的急性戒断症状会在短时间内消失(1～2 周)。ATS 依赖者中的多药滥用现象很常见,为避免用药后的不适,一些依赖者常合并滥用镇静类药物(如巴比妥类),或同时酗酒或滥用海洛因。

2. 急性中毒

依赖者一次性大剂量使用 ATS 可导致急性中毒,中毒的临床表现包括瞳孔扩大、大汗、口渴、厌食、血压增高、脉搏增快等;由于外周血管收缩使得皮肤冰冷,同时可出现心房和心室的异位节律增多、阵发性心动过速和室性早搏。一些人可出现血糖升高,血液凝集速度加快,还会出现因口干而引起的固体食物吞咽困难;骨骼肌张力增加,肌腱反射亢进,出现不自主的磨牙动作,并可见手部静止时的细微震颤或手足舞蹈样动作;还可出现尿潴留和便秘。重者可导致惊厥、昏迷、心律失常,甚至死亡。

3. 苯丙胺性所致精神病

苯丙胺性精神病是由滥用苯丙胺类兴奋剂引起的中毒性精神障碍,可在长期用药中逐渐出现,也可在一次使用后发生。其症状表现与偏执型精神分裂症相似,可出现幻觉、妄想等精神病性症状,多数患者的症状在停止滥用 ATS 后的数周内可以自行恢复,使用抗精神病药可缩短病程,改善症状。

二、治疗

ATS 依赖者停用 ATS 后的戒断症状一般会在 1～2 周内逐渐消失(1～2 周),无特殊药物治疗,主要是合理饮食、调节躯体电解质平衡,并采取一些辅助药物进行对症治疗,如伴有明显激越或失眠症状的患者,可以使用一些短效的苯二氮䓬类药物。对 ATS 急性中毒者的治疗,主要是保持安静的治疗环境,进行酸化尿液、促进 ATS 排泄治疗,心血管系统症状采用对症药物治疗,兴奋躁动者可使用苯二氮䓬类镇静抗焦虑或高效价抗精神病药物治疗。对 ATS 所致精神障碍,如患者无明显兴奋、冲动及行为紊乱,首选苯二氮䓬类镇静药物治疗;如果患者出现明显兴奋激越行为,可选择抗精神病性药物,首选非经典型抗精神病性药物治疗。ATS 戒断后的 ATS 依赖者心理渴求很强、复发率很高,应进行系统的心理行为治疗来预防复发。

第七节　新精神活性物质

新精神活性物质(NPS)是指"未被联合国《1961 年麻醉品单一公约》和《1971 年精神药

物公约》所管制,但存在滥用、可能对公共健康产生危害的单一或混合物质"。这类物质又被称为策划药物、毒品类似物或合法兴奋剂。NPS 由于更迭快、隐蔽性强、危害大,游离于监管之外,其制贩、走私和滥用问题日益突出,严重威胁着世界公共卫生秩序和人类健康。

NPS 与已列管非法药物的分子结构存在差异,但是可以使人体产生类似甚至更强的兴奋或致幻作用。NPS 能直接或间接作用于中枢阿片受体、大麻受体、5-羟色胺受体、胆碱受体、多巴胺受体、γ-氨基丁酸受体以及各种单胺类转运体等靶点,而产生特定的药理作用。由于 NPS 种类丰富、结构多变、药理学特征迥异,致依赖的发生机制非常复杂,单一的研究方法难以准确评价其成瘾特性,因此需要针对不同种类 NPS 的化学结构与药理学特征进行评估。NPS 主要具有以下特点:种类多、合成简单、更迭速度快、隐蔽性强、危害性较强。NPS 的理化性质与毒品相似,具有强烈的致幻性、兴奋性和麻醉性,其危害性甚至远超传统毒品,严重危害社会秩序和人类健康。

除了上述 NPS 外,还有一些其他 NPS 具有迷惑性更强、危害更大的特点,公众经常会由于这些物质特有某些临床效应而滥用,从而导致不良后果。例如,所谓提高成绩的"聪明药",提高性欲的"犀牛液"以及改善情绪的"笑气"等。这些物质往往具有更大的欺骗性,导致不明真相的人群为追求其"特有的效果"而违规使用。

第八节　行　为　成　瘾

大量研究证实,有些行为障碍在神经生物学机制、共病特质、临床表现、自然病程方面与物质使用障碍机制类似,因此在 ICD-11 中被归为"行为成瘾所致障碍"章节,包括 ICD-10 中被归为冲动控制障碍章节的"赌博障碍(gambling disorder)"和"游戏障碍(gaming disorder)"。赌博障碍和游戏障碍又进一步被划分为以线上为主的游戏或赌博障碍和以线下为主的游戏和赌博障碍两种形式。

ICD-11 中游戏障碍的诊断要点与物质与行为成瘾障碍(如赌博)诊断要点基本类似。游戏障碍诊断要点包括:过去 12 个月内持续的失控性游戏行为(包括网络游戏、离线游戏及其他未特定游戏);游戏优先于其他一切活动,甚至成为日常生活的主题;对游戏存在心理渴求;尽管导致不良后果仍然继续玩游戏的行为。该行为模式严重程度达到可导致人格、家庭、社会、教育、职业及其他重要功能领域受损。其他特征包括:沉浸在游戏的虚拟世界;对游戏产生"耐受性",即需要更多的游戏时间、更具有挑战的游戏才能带来满足;对游戏产生"戒断",即突然停止或玩游戏时间减少(如因父母或他人管教),产生攻击或暴力行为。ICD-11 中还包括游戏有害性使用,是指游戏模式明显增加个体或他人的躯体损伤或精神损伤的风险,损伤可能来自频繁游戏花费的大量时间,或忽略其他活动和优先事项、游戏障碍相关的危险行为或游戏障碍的不良后果。尽管意识到游戏障碍对个体或他人增加伤害的风险,但游戏模式仍持续存在。游戏有害性使用是指存在对自身或他人损伤的风险,但尚未达到造成个体或他人的躯体或精神损伤。

(赵　敏　杜　江)

思考题

1. 简述酒精戒断的治疗措施。
2. 简述戒断综合征和依赖综合征的定义。

第十四章

人格障碍及其他行为障碍

第一节 人 格 障 碍

人格(personality)或称个性(character),是一个人稳定的思维方式、感受和行为模式,它体现了一个人独特的适应生活环境的方式。人格障碍(personality disorder)是人格特质的病理性增强,是指从早年开始,逐渐形成恒定、持久、顽固且不易纠正的显著偏离常态的行为方式。这种模式显著偏离特定的文化背景和一般认知方式(尤其在待人接物方面),从而影响患者的社会功能和职业功能,造成对社会环境的适应不良,患者也因此感到痛苦和(或)使他人遭受痛苦。

人格障碍的概念可以追溯到 19 世纪。法国的 Pinel 提出了"不伴妄想的躁狂症",是指那些容易暴怒并且使用暴力但没有妄想的人。1835 年英国的 Prichard 提出"悖德狂"一词,认为其是一种没有明显疾病却有行为紊乱的病症。人格障碍直到 19 世纪才被作为一种诊断而提出,其作为一种临床概念在 20 世纪后期经历了显著的变化与发展,而 1980 年美国的《精神障碍诊断与统计手册》(DSM)赋予其一个独立的分类轴则大大促进了这种发展。本章所指的人格障碍为"一般人格障碍",是指没有明显的神经系统形态学病理变化,在儿童期或青春期发育过程中出现并延续到成年,随着时间的推移逐渐变得稳定。人格障碍常与许多精神障碍共病,并对精神障碍的疗程和预后有负面影响。人格障碍也是多种躯体问题和其他精神病学问题的重要危险因素,其不良结局常包括冲动导致躯体损害、自杀企图、治疗反应差、合并躯体疾病及功能受损。

一、流行病学特征

从世界范围来看,与其他精神障碍相比,人格障碍的流行病学调查资料比其他精神障碍的资料要少。人格障碍在人群中有一定的发生率。研究者根据 1989—2011 年在美国等多个地区的调查结果显示人格障碍在全球的社区平均患病率为 11%。人格障碍在男性、年轻人、受教育程度低和失业人群中分布更多;而在北美和西欧国家基于社区人群的横断面调查显示,在一般社会中,人格障碍在男性中至少和在女性中一样常见。国外的调查结果显示,大部分国家和地区人格障碍的患病率为 2%~10%。人格障碍在临床人群中的患病率较高。研究显示,在初级卫生保健机构和精神科门诊就诊者中符合人格障碍诊断标准的分别约有 25% 和 50%。与社区人群相比,临床群体中女性人格障碍的患病率要高于男性,这可能是女性更多寻求医学帮助的结果。与刑事司法系统相关的人群中人格障碍发病率最高,研究显示犯人中约有 2/3 存在人格障碍。目前我国还缺乏权威的全国性的人口障碍患病率的数据。1982 年及 1993 年我国部分地区精神疾病的流行病学调查结果显示,人格障碍的患病率为 0.1%。人格障碍患病率之间的差异可归因于抽样方法、研究评估工具的不同,且研究环境对患病率也有影响,如城市地区的患病率要高于农村地区。

二、病因和发病机制

从发展的角度看,个体固有的神经生物学倾向和环境因素汇聚在一起,塑造形成了他(她)的人格。人格障碍的病因和发病机制迄今未完全阐明。大量的研究资料和临床实践表明,生物、心理、社会环境等方面因素都会对人格形成产生影响。目前认为,人格障碍是异源性的集合体,是个体在大脑先天性缺陷的基础上遭受环境有害因素(特别是心理-社会因素)影响而形成的。

1. 遗传因素

遗传因素在人格障碍发病中有重要作用。个体的人格特征受遗传影响高达30%~60%。双生子研究证实了人格障碍有显著的遗传可能性。研究发现,同卵双生子人格障碍的同病率高达 67%,异卵双生子的同病率则为 31%。与异卵双生子相比,边缘型人格障碍在同卵双生子中的同病率较高,遗传因素影响边缘型人格障碍的情绪不稳定、认同问题等人格特质。另外有研究发现,表演型人格障碍的遗传度为 0.67;一项基于人群的双生子研究提示,回避型人格障碍的遗传度为 0.64。研究者还发现了某些与人格特质如偏执相关的基因,如参与降解突触多巴胺的儿茶酚-O-甲基转移酶(catecholamine-O-methyl thansferase,COMT)基因、参与大脑发育以及与猜疑和牵连观念有关的锌指蛋白 804A(zink finger protein 804A,ZNF804A)基因。

遗传因素影响被认为在成年早期会稳定下来。遗传与环境也会互相作用,一项调查儿童期虐待和成人期反社会人格模式之间关系的研究证实,具有低水平单胺氧化酶 A(monoamineoxidase A,MAOA)基因型的男孩比那些具有高水平 MAOA 基因型的男孩更容易在今后的生活中发展出反社会性特质。

2. 神经生化因素

神经递质、神经内分泌、代谢、结构等方面的研究证实,人格障碍和健康对照组存在明显的差异。边缘型人格障碍在 5-羟色胺(5-HT)递质、多巴胺递质、肾上腺素递质、阿片能系统有异常改变。研究发现,反社会型人格障碍与脑脊液中 5-HT 和多巴胺递质的比例及血清中皮质醇和睾酮的比例有关。大量的神经递质和神经影像学研究显示,边缘型人格障碍者的 5-HT 递质功能存在障碍,杏仁核和内侧额叶其他区域缩小。研究认为,边缘型人格障碍者广泛的神经心理缺陷很大程度上与额叶功能有关,扣带回白质结合力的破坏被认为和分裂型人格障碍有关。

3. 社会心理因素

童年生活经历对个体人格的形成具有重要作用。研究发现,边缘型人格障碍常有儿童期创伤史,但这并不绝对。他们经历的创伤有多种形式,包括性虐待、躯体虐待、忽视等。父母教养方式也是人格障碍形成的重要因素。研究显示,在家庭教养方式中,父母惩罚和严厉、拒绝和否认与边缘型人格障碍的形成呈现正相关。在环境因素中,生活方式因素可能对人格障碍的形成也很重要。在人格障碍群体中,吸烟、酗酒和滥用药物的比例很高。

三、常见分类与临床表现

(一)分类

历史上人格障碍的分类一直处在变动当中,也是比较有争议的话题。事实上,人格障碍的类型和程度之间不存在明确的界限,临床上还有一些未被发现的人格障碍。人们希望它的病理过程最好能被单一划分成一个维度,可以从一个极端的正常人格到另一个极端的严重人格障碍。

ICD 和 DSM 两大系统对人格障碍的分类是有价值的,主要的不足是没有注重人格障碍的维度本质,临床医生在实践中无法可靠地区分人格障碍的类别。DSM-5 中将人格障碍分成古怪的(A)、不稳定的(B)、焦虑的(C)三个类别,各类别之间也会有一定的交叉覆盖。DSM-5 的第三部分还包含了人格障碍分类的替代方案,DSM-5 人格障碍分类系统多在研究中使用,而在实践中使用仍比较繁琐。

相比之下,ICD-11 已经彻底改变了人格障碍部分。旧的类别(边缘型、反社会型、依赖型、回避型等)已完全被抛弃,取而代之的是一种新的维度系统的分类方法。和 DSM-5 一样,ICD-11 同样从一个连续谱的角度来看人格障碍,在评估自我功能、人际关系、情绪、认知和行为表现以及社会功能等方面的损害程度后人格障碍被诊断为轻度、中度或重度,这是较彻底的改变。将人格障碍的严重度评判作为分类的首要步骤,在明确患者满足一般人格障碍的定义后,还需要评估人格障碍的严重程度,同时纳入 5 种人格特征,可进行补充分类。这 5 个特征分别为负性情感、分离、社交紊乱、脱抑制、强迫。此外,还可以标明边缘型模式。而根据严重程度分类的方法可能会被临床更多地使用。另有研究者调查了 130 例精神疾病患者的人格特质,通过聚类分析发现其中 63% 属于被动依赖型或反社会型,因而提出未来的分类还可以简化。表 14-1 分别展示了 DSM-5、ICD-10 和 ICD-11 中人格障碍的特质,但不是其核心组成部分。

表 14-1　DSM-5、ICD-10、ICD-11 中人格障碍特质的"相互对应比较"

DSM 系统分组	DSM-5	ICD-10	ICD-11
A	偏执型[①]	偏执型	分离 负性情感
A	分裂样	分裂样	分离 低负性情感
A	分裂型	—	[分裂型障碍] 分离 强迫

(续　表)

DSM 系统分组	DSM-5	ICD-10	ICD-11
B	反社会型	社交紊乱型	社交紊乱 脱抑制 低负性情感
B	—	情绪不稳型-冲动型 情绪不稳型-边缘型	
	边缘型		社交紊乱 脱抑制 负性情感 (具有分离特征的复合性 创伤后应激障碍)
B	表演型	表演型	脱抑制 负性情感 低分离 社交紊乱
B	自恋型	—	社交紊乱 负性情感
C	强迫型	强迫型	强迫 低脱抑制 负性情感
C	回避型	焦虑(回避)型	负性情感 分离 低社交紊乱
C	依赖型	依赖型	负性情感 低社交紊乱
—	未特定	其他或未特定	

注：① 这里有的对应 ICD-11 中 3 条特质,有的则是 2 条特质。

(二)临床表现

人格障碍的主要临床表现为自我领域功能(例如,身份、自我价值、自我认识的准确性、自我引导)的问题,以及(或)人际功能的受损(例如,建立与维持相互满意的人际关系的能力,理解他人感受的能力,对人际关系中冲突的管理能力),持续一段较长的时间(如 2 年或更长时间)。紊乱可表现在认知模式、情感体验、情感表达、适应性行为等领域(如表现为不灵活或难以调节等),且在范围广阔的各种人际或社交情景中出现(即不局限于一种人际关系或社会角色)。紊乱与巨大的痛苦,或个人、家庭、社交、学业、职业及其他重要领域功能的显著损害有关。

1. 临床类型

人格障碍的行为问题表现程度不同,最轻者可以完全正常地生活,只有与他们接触较多的人才会觉得怪僻、无事生非、难以相处。严重者则事事违反社会习俗,难以适应正常的社会生活。常见的临床类型包括轻度人格障碍、中度人格障碍、重度人格障碍及未特指严重程度的人格障碍。ICD-11 中人格障碍的严重程度按照个体在人际交往中表现的问题程度或履行预期社会和职业角色的意愿和能力精心划分。

(1) 轻度人格障碍(mild personality disorder)：人格问题仅影响人格功能的部分方

面(如在自我调节能力中存在缺陷,但在亲密关系和同情心方面不存在问题)。能够保持一定的人际关系,并能胜任工作,在某些场合中存在一些问题但不明显,一般不会对自身或其他人造成重大伤害。

(2) 中度人格障碍(moderate personality disorder):人格问题影响到人格功能的多个方面(如身份意识、维持亲密关系的能力、同情心等),因而影响个体在社会、职场和私人关系中的表现,经常或持续与他人产生冲突,往往伴有对自身或他人的伤害,但未达到长期损害或是危及生命的程度。

(3) 重度人格障碍(severe personality disorder):广泛而严重的人格问题,影响个体的近乎全部人格功能。几乎没有朋友,工作能力丧失或是严重受损,无法履行社会职能,通常伴有对自我或他人的严重伤害。

2. 人格特征

ICD-11 中包含 5 种突出的人格特征或模式,具体包括如下维度。

(1) 负性情感(negative affectivity):核心表现是个体有经历范围广阔的负性情感的倾向,包括泛化的悲伤情绪:焦虑、愤怒、自我厌恶、烦躁、脆弱、抑郁等。不同时间、不同个体出现的负性情绪可存在差异。例如,有的个体表现为情绪不稳定,有的个体表现为消极态度,而有的个体表现为对他人的怀疑和不信任。

(2) 去依恋:核心表现是个体有保持人际关系中距离(社交分离)以及情感距离(情感分离)的倾向。表现为明显的社会退缩、待人冷漠、回避亲密。不同时间、不同个体的表现可存在差异。

(3) 去社会:核心表现是个体不在乎他人的权益和感受,以自我为中心,且缺乏同理心。社交紊乱特征的表现并非一成不变,在不同的时间、不同的个体可有一些差异。包括以自我为中心,出现问题时总是只考虑自己的需要、欲望和便利,而不考虑他人的需要;缺乏同理心,对他人的痛苦反应冷漠。

(4) 脱抑制(disinhibition):核心特征是个体在面对内部或环境应激时行动鲁莽、冲动应对,不考虑行为的长期后果。脱抑制特征的表现并非一成不变,在不同的时间、不同的个体可有一些差异,包括冲动、分心、不负责任等。

(5) 强迫(anankastic):核心表现是个体狭隘地关注自己的严格的完美,一丝不苟地注重细节;其表现并非一成不变,在不同的时间、不同的个体可有一些差异,包括完美主义、情感和行为受限、固执、审慎、有条理、重视遵守规则、履行义务。

ICD-11 中还将边缘型模式(borderline pattern)单独列出。边缘型模式可适用于广泛不稳定的人际紊乱模式的个体,如人际关系、自我印象、情感的不稳定等,并伴有明显的冲动性行为。可表现为以下特点中的多个:为了避免被抛弃而做出疯狂的努力,不稳定而强烈的人际关系模式,反复发作的自我伤害,慢性的空虚感,不恰当的强烈愤怒等。

四、诊断与鉴别诊断

1. 诊断

人格障碍主要依据病史进行诊断,应尽可能多地搜集病史资料,并采用临床访谈、标准评估、自评问卷等手段辅助诊断。由于疾病本身的特点,人格障碍的诊断有一定的难度。在评估人格障碍时,一般先确定有无人格障碍,确定其存在人格异常后再分为两个阶段。第一阶段评估人格障碍的严重程度,第二阶段通过评估特质领域来界定其在哪些领域更为明显。

被诊断为人格障碍的个体需要在自我功能和(或)人际功能方面存在持久的损害(持续两年或更长时间),表现为认知、情感体验、情感表达和行为的适应不良模式。同时,这种行为的适应不良模式需要存在于个体一系列的人际和社会情景中,而非局限于某些特定关系或社会角色中,并且给个体的个人、家庭、社会、教育、职业或其他重要功能领域带来痛苦或损害。关键是,这些症状不是由于药物或精神活性物质直接影响所致,包括戒断效应,也不能用其他精神和行为障碍、神经系统疾病或健康状况做出更好的解释。

在确定人格障碍的诊断后,可以根据其损害的影响程度和范围来对其分级。轻度人格障碍者的损害仅影响人格功能的某些领域而非全部领域,个体多种人际关系或者职业角色存在问题,但能够维持一定的功能。中度人格障碍者的损害会影响人格功能的多个领域,但其中一些领域受到的影响较轻。个体绝大多数人际关系存在明显的问题,绝大多数预期的社会、职业角色受到相当程度的影响。重度人格障碍者的自我功能严重紊乱,人际功能受到严重影响,以至于所有的人际关系存在问题,几乎没有履行预期的社会和职业角色的能力和意愿。

最后,还需要从5个人格维度方面来评估该患者,选择适合的限定词来描述该患者最突出、导致人格损害的人格特征。边缘模式虽然在内容上与这5个人格维度存在重叠,但为了有助于识别对心理治疗可能有效的个体,可以作为附加的限定词来使用。

与以往不同,ICD-11不再强调人格障碍的诊断需要在个人成年以后才能使用。但是将人格障碍的诊断用于儿童时需谨慎,因为儿童的人格还处于发展中。人格障碍在青年期后相对稳定,但也可能发生变化。某些特质(如社交紊乱、脱抑制)表现在成年中往往会减少。不常见的是,早期不符合人格障诊断的个体,在后来的生活中也会发展成人格障碍。

2. 鉴别诊断

诊断人格障碍需要与其他精神障碍鉴别。常见的疾病有精神分裂症、焦虑障碍、双相障碍等。人格障碍还需要与人格改变相鉴别。持续的精神障碍导致人际关系失调不应给予人格障碍的附加诊断,除非呈现的人格特征导致自我各方面功能或人际关系的显著问题。

(1)精神分裂症:早期可表现为人格和行为的改变,如劳动纪律松懈、情绪不稳、态度恶劣、学习和工作效率下降等,易与人格障碍混淆。但精神分裂症常伴有明显的思维、情感、行为方面的异常,如常出现幻觉妄想、情感意志等的不协调。

(2)焦虑障碍:可表现为持续的紧张、慢性的痛苦,需要与人格障碍相鉴别。但焦虑障碍有明确的起病时间和病程,患者本身适应环境良好,能与人正常交往,经治疗一般预后较好。

(3)双相情感障碍:轻躁狂或躁狂发作时常表现为易激动、好挑剔、惹是生非、无理取闹、攻击或侵犯他人等。如果既往情况不详,容易被误诊为人格障碍。但双相情感障碍的核心症状为情感高涨、言语活动增多等,且病程为发作性,可自行缓解或药物治疗后缓解。结合病史及既往人格基础可以鉴别。

五、治疗与预防

1. 治疗

人格障碍的治疗原则是在药物治疗和心理治疗的基础上着重强调人格重建，改善患者的社会和心理环境，使其适应社会。治疗的主要目标是减轻其症状对个体功能及其周围人的影响，建议对人格障碍的治疗采用多方面的治疗。

（1）药物治疗：从 20 世纪 80 年代开始用于人格障碍，初期主要用于边缘型人格障碍的治疗。总体来说，药物治疗难以改变人格结构。但出现异常应激与情绪反应时，少量对症用药仍是有帮助的。对具有冲动、攻击行为、情绪不稳定的人格障碍者，给予少量抗精神病药物或碳酸锂、丙戊酸钠，往往能起到较好的效果。对有焦虑表现者可适当用少量的苯二氮䓬类药物，可能对矫正人格障碍有一定的作用。但是对于改善其他症状疗效不佳，因为与人格障碍有关的问题本来就很顽固，所以对药物治疗有效的症状通常在停药后复发。最近一项关于在边缘型人格障碍治疗中添加拉莫三嗪的研究未发现有明显的疗效。

（2）心理治疗：人格障碍者一般不会主动求医，常在环境及社会地位改变后不能适应而感到痛苦，或出现情绪睡眠方面的症状危机时才到医院寻求治疗。由于社会化问题是人格障碍最关键和最重要的因素，所以　方面要调整他们的心理和社会环境因素，创造关心、爱护和不受歧视的氛围。另一方面帮助他们认识自身的个性缺陷，鼓励他们改变自己的行为模式，矫正不良习惯，改善社会适应能力。部分心理治疗被认为是有一定效果的。目前相关人格障碍心理治疗的信息大多是关于边缘型人格障碍的，心理或社会心理干预被建议作为边缘型人格障碍的主要治疗方法，常见的心理治疗方法如表 14 - 2 所示。

表 14 - 2　常见心理治疗方法

种　　类	主　要　作　用	证据等级
精神动力学治疗	提高反思能力、情感和人际关系的理解	1
认知行为治疗	改变失调的核心信念	1
辩证行为治疗	首先减少自残，最终实现超越	1
治疗性社区	影响态度和行为的改变	2
认知分析治疗	更好地理解自我	3
行为治疗	改善适应不良行为	3
巢穴疗法	为了达到更好的环境调节，因而减少疾病的影响	4

注：证据等级 1～5，1 为随机对照试验，5 为专家意见，证据力度逐渐下降。

根据 ICD - 11 中维度的分类，有一些基于维度特征的模块化心理治疗技术可以运用。如针对负性情绪，可以应用技能培训、情绪正念疗法及认知重新评估；针对社交紊乱，可以应用心智化治疗，改善其社会认知过程；针对去抑制，可以应用神经认知训练，侧重于注意力和执行功能方面。

（3）教育和训练：人格障碍特别是反社会型人格障碍患者中往往有一些程度不同的危害社会行为。教育和训练对其有一定的矫正作用。多数学者指出惩罚对这类患者无效,需要多方面紧密配合对他们提供长期而稳定的服务和管理,特别是卫生部门和教育系统的配合。

2. 预防

人格障碍治疗效果有限,预后欠佳。因此强调儿童早期教育,在幼年时期培养健全的人格,对预防人格障碍的发生、发展至关重要。当儿童出现行为问题时,父母和老师绝不能疏忽大意、听之任之,而应及时设法矫正,寻求心理医生或精神科医生的帮助。有的父母对孩子过度宠爱,放纵孩子的个性任其发展,则容易使孩子的个性形成偏离正常,贻误终身。年轻父母尤其是独生子女的父母,懂得这一点是十分重要的。家庭、幼儿园和学校要给予孩子良好的教育,及时纠正孩子的不良行为。创造良好的人际关系和生活环境,对人格障碍的预防大有裨益。

第二节　冲动控制障碍

冲动控制障碍(impulse control disorder)是一组疾病的总称,是指在强烈欲望驱使下,难以自我控制而进行某些行为的心理障碍。其特征为无清楚的合理动机而反复出现的行为,对他人及自己的利益都有损害。这类障碍被划分在一起并非因为它们具有其他重要的特征,而是由于患者的行为带有无目的性、冲动性、不可控性等相似的心理或行为特征。

早在19世纪初,冲动控制障碍就受到西方精神病学家的关注。1838年,Equirol把具有这种不可控制的冲动行为的患者定义为"偏执狂(monomanias)",并首次把不可控的偷窃行为命名为"偷窃癖(kleptomania)"。Kraepelin则用病理性冲动(pathological impulse)等术语来描述此病症。冲动控制障碍的行为可短期获益,但长期是有害的。这类患者在行动前及行动中紧张感逐渐增加,行动后伴有愉悦、满足及解脱感。这类疾病在公共卫生中的重要性逐渐凸显,并对个人健康、家庭、社会造成明显的负担。ICD-11中冲动控制障碍包括范围广泛的一系列的特定行为,如纵火、偷窃、性行为或情绪的爆发。

一、病因及发病机制

冲动控制障碍有不同的表现形式,但病因及发病机制至今尚无定论,对其原因的解释多见于精神分析理论。心理动力学观点认为,它们都具有类似的心理机制,即相同的紧张源——力比多和攻击本能驱使以及抵抗它们的自我防御机制的间歇性失效。一些学者认为,冲动控制障碍患者自我防御机制的失效可能与中枢神经系统的病理损害有关。有研究报道,某些偷窃狂具有大脑皮质萎缩的特征。还有人发现,冲动控制障碍患者在儿童时期曾有过轻微的脑功能失调,间歇性暴怒障碍患者有脑部疾病的比例较多。社会性心理学观点为,儿童时期的创伤经历、不适当的认同模式以及父母具有冲动控制障碍等因素与本病有关。

二、常见类型

（一）纵火狂

纵火狂(pyromania)也称为病理性纵火,表现为反复的难以控制的强烈的纵火冲动,导致多种对财物或其他物体的纵火行为或尝试纵火。这种行为不是源自现实的报复计划和以经济或政治利益为目的的犯罪行为,与精神病性障碍或者观念没有关系,更不是判断能力削弱的结果,患者对纵火烧物表现出强烈的欲望和浓厚的兴趣。

1. 流行病学特征

纵火狂较罕见,个体不会轻易透露自己的纵火倾向。Ritchie 和 Huff 在 283 例纵火罪犯中只确诊了 3 例纵火狂。Grant 等指出,90% 以上的纵火狂患者被诊断为共病轴 I 型障碍,其中情绪、其他冲动控制和药物使用障碍最为常见。

2. 病因

与其他冲动控制障碍一样,纵火狂的神经生物学机制目前尚不明确,相关的研究很少。对一名 18 岁的男性纵火狂进行单光子发射计算机断层成像(SPECT)显示,其左侧额叶灌注不足。另有研究者对一名纵火狂进行认知神经心理测验时,发现其在注意力、言语/视觉记忆、执行功能等方面存在缺陷。

3. 临床表现

纵火狂的临床表现为喜欢看到火焰,觉得火很有魅力,对于火与纵火后的结果有一种沉溺感,被兴趣、好奇心吸引。喜欢在火灾现场当观看者,还可能喜欢报假火警,出于对火的热情,他们甚至会选择消防员作为职业。不受控制地思考或想象纵火行为及周围情景。在实施纵火行为前,患者会有紧张和焦虑感,而在行动后会有轻松、愉悦、满足感。对火灾可能引起的生命或者财产安全的后果往往漠不关心,甚至反而可能从火灾引起的破坏性结果中得到满足。

4. 诊断与鉴别诊断

(1) ICD-11 诊断标准:反复纵火,没有任何明显的动机,如得到金钱、报复或政治极端主义。患者对观看火有强烈的兴趣;在采取行动之前有不断增加的紧张感,在付诸实施行动后马上有强烈的兴奋。

(2) 鉴别诊断:无精神障碍表现的故意纵火;有品行障碍的青少年纵火;有社会病态人格的成年人纵火;精神分裂症患者纵火;器质性精神障碍患者纵火。此外,痴呆或者急性器质性状态也可导致非故意纵火,急性醉酒、慢性酒瘾或其他药物中毒也是可能的原因。

诊断纵火狂的时候需要注意无明显现实动机,需要排除受物质使用的影响,部分纵火狂患者可能会在纵火前使用精神活性物质来提高自己的兴奋性。要注意鉴别纵火是有计划的还是带有冲动性的。

5. 治疗

理解了纵火狂可能的病因才能更好地开展治疗。目前的治疗主要包括药物治疗和心理治疗。美国 FDA 至今尚未批准专门治疗纵火狂的药物,也没有对药物和心理治疗效果进行比较的临床随机对照试验。有研究显示,抗抑郁药物和抗焦虑药物有利于控制患者的抑郁和焦虑情绪。

（二）偷窃狂

偷窃狂(kleptomania)也称为病理性偷窃，是一种慢性且较严重的疾病，常出现在青春期后期，也可以出现在童年期、成人期，甚至是成人后期，它以无法控制的偷窃冲动以及反复偷窃为特征。偷窃狂在 DSM-1 中仅被作为一个伴随症状列出，而 ICD-11 中将其归类为"冲动控制障碍"。

1. 流行病学特征

偷窃狂较罕见，发病率仅占人口的 0.3%～0.6%，在盗窃犯中占 4%～24%。男女比例为 1：3。其共病其他类型的冲动控制障碍、心境障碍、焦虑障碍、物质滥用、进食异常以及性功能障碍的机会大，共患人格障碍也很常见。Grant 等认为，在寻求专业治疗的偷窃癖中有 25% 的人报告有自杀企图，他们往往将自杀视为一种手段，可以阻止自己偷窃。

2. 病因

既往研究发现，偷窃狂的病因主要包括：① 遗传因素：大多偷窃狂患者的一级亲属患有精神疾病或人格偏差。与一般人群相比，偷窃狂的一级亲属中患强迫障碍、物质滥用的风险更高。② 家庭因素：大多数患偷窃狂的儿童是由祖父母抚养长大的，他们和父母之间缺乏情感交流，常在学校里受到批评和惩罚，难以建立自尊。重复的偷窃行为对他们来说可能是一种心理补偿。③ 人格因素：偷窃狂患者常有两种人格特质，一是自我膨胀，缺乏同情心，也不会考虑他人的感受；二是自我压抑，对人很冷漠，很少与他人互动等。人格因素被认为是一种疾病的基础，在相应环境刺激下就容易促进疾病的产生。

3. 临床表现

偷窃狂的主要临床表现为反复出现偷窃冲动，并付诸行动，患者偷窃的物品多是不用或无重大经济价值的物品。

4. 诊断与鉴别诊断

（1）诊断要点：在行动前有一种不断增长的紧张感，在偷窃中和偷窃后有一种满足感，尽管患者也试图隐瞒偷窃行为，却并不抓住一切机会；偷窃是单独进行的，没有同伙。在商店（或其他地点）行窃的间歇期可能会表现焦虑、沮丧及内疚，但这并不会阻止他重复的偷窃行为。

（2）鉴别诊断：① 无精神障碍者表现为反复偷窃，行窃时计划周密，且有明显的个人获利的动机（需观察的可疑精神障碍）。② 器质性精神障碍，由于记忆减退和其他种类的智能损害使患者反复不为商品付款。③ 抑郁性障碍伴偷窃，有些抑郁性患者也会偷窃，在抑郁障碍持续时会反复出现这种行为。

5. 治疗

目前缺乏有效的治疗方法，普遍的观点认为采用心理治疗、药物治疗和教育管理的联合措施可能有效。近些年，认知行为治疗逐渐取代精神分析和精神动力学治疗。可以根据患者的具体特征选择不同的治疗方法，有报道 5-羟色胺再摄取抑制剂(SSRIs)可以用来治疗偷窃狂。严厉的批评教育和管理被用来校正和控制这种行为，鼓励家庭成员更多地参与帮助患者。

（三）强迫性性行为障碍

强迫性性行为障碍（compulsive sexual behavior disorder）是对性行为过度的描述，其他可以用来描述的术语还包括性欲亢进、性上瘾、性冲动、冲动-强迫性行为、问题性行为。很久以来都没有将性行为过度作为疾病诊断列出，ICD-10中将过度的性活动归为性功能障碍。ICD-11首次将强迫性性行为列入其中，特征为无法控制强烈的、重复的性冲动或渴望，导致重复的性行为。这种新的诊断类别让人联想到有争议的"性成瘾"概念，对于将这类失控的性行为归为成瘾、强迫还是冲动控制障碍一直存在争议。也许是为了避免这种情况，ICD-11中将强迫性性行为归为冲动控制障碍，而不是成瘾性障碍。

1. 流行病学特征

关于强迫性性行为障碍严格的流行病学调查资料很少，人群中的患病率为5％～6％。研究者在强迫障碍患者中调查强迫性性行为障碍的发生情况，发现其中3.3％共病强迫性性行为障碍，5.6％为终身患病，且男性高于女性。女性中的发病率往往会被低估本病的患病率受社会文化因素影响，不同群体中的患病率也不同，美国一项调查显示，退伍军人中强迫性性行为障碍的患病率要高于精神障碍患者，也高于大学生群体。本病的常见的共病包括抑郁障碍和性功能障碍、物质滥用。大多数寻求治疗的强迫性性行为障碍均是男性，且多在青春期后期开始出现。

2. 病因

强迫性性行为的病因不明，神经影像学和遗传学研究显示其部分病因和成瘾障碍有交叉，研究发现患者在情色刺激下腹侧纹状体反应性增强，因此该疾病被认为可能与中脑边缘系统的犒赏环路有关。家庭因素在疾病的发生中也起着作用。有研究显示，强迫性性行为障碍患者常来自功能失调的家庭，刻板或闲散的家庭。另外有研究显示，部分强迫性性行为障碍患者在童年时有躯体虐待或性虐待的经历。

3. 临床表现

强迫性性行为障碍同时具有强迫谱系障碍及行为成瘾的临床特征。患者常被报道有强迫行为、冲动控制障碍、物质使用。患者无法控制强烈的、重复的性冲动从而导致重复的性行为。重复的性行为成为生活的焦点，以至于忽视健康和个人料理能力或者其他兴趣爱好、活动和责任。大量减少重复的性行为的努力都以失败告终；持续重复的性行为，尽管有不良后果或从中很少得到或根本得不到满足。也有一部分人能得到满足，在性行为后会感到放松，大部分患者紧接着也会懊悔、内疚。患者无法控制自己的性幻想、冲动和行为，他们也意识到自己已经失控。强迫性性行为障碍可以被理解为是连续性行为的一个极端形式。常见的性行为包括手淫、阅览色情读物、性滥交等，这些行为可以共存。强迫性性行为障碍患者常通过特定的心境来激发他们的性行为，大多数是悲伤或抑郁、愉悦或孤独。

4. 诊断与鉴别诊断

强迫性性行为障碍诊断要点主要为重复的性幻想、性冲动和性行为，核心是认为其对冲动及行为缺乏控制。诊断的时候需要与强迫障碍相鉴别。强迫障碍的核心是想要控制自己的行为，但控制不住，尽管该行为会产生不良后果，重复的行为是为了降低焦虑感而不是获得快感和满足感。

5. 治疗

关于药物治疗的研究资料比较少,抗雄激素药物被报道可减少患者的性冲动和主观性唤醒的频率和强度,但不良反应限制了其使用。SSRIs 可以作为一种针对强迫性性行为的替代药物。报道显示,阿片受体拮抗剂纳曲酮可以用来减少强迫性性行为有关的冲动和行为。

(四)间歇性暴怒障碍

间歇性暴怒障碍(intermittent explosive disorder)被定义为经常发生的、冲动的言语暴发或肢体侵犯。其特点是言语或躯体性的攻击(aggression)、或毁坏物品,显示个人难以控制的攻击冲动。失控发作不是发生在重性精神病、躁狂发作、器质性人格改变、癫痫、反社会和边缘型人格障碍、品行障碍、注意缺陷障碍以及精神活性物质中毒等疾病的病程中。间歇性暴怒障碍给患者个人和社会都带来不良的后果,但相关研究相对较少。

1. 流行病学特征

间歇性暴怒障碍的患病率为 1.4%～7%,男性多于女性,可见于拘禁中的罪犯。任何年龄均可发病,通常在 10 岁左右起病,攻击行为的发生几乎伴随一生,通常在 30 岁左右达到高峰,40 岁以后逐渐减少,老年期后很少有报告。

2. 病因及发病机制

间歇性暴怒障碍的病因机制大多集中在对冲动性攻击行为的研究中,冲动性攻击行为被认为与中枢神经递质系统、外周炎症生物标志物、大脑结构和功能的异常有关,如面对愤怒表情时杏仁核活动增强等。

3. 临床表现

间歇性暴怒障碍为反复突然出现的针对他人或财物的攻击行为,其病理核心为在较低的应激诱因下出现的攻击性行为。发作较频繁,通常每月会有几次,一般发作持续数分钟或数小时后迅速缓解,患者的狂暴行为具有不可预测性,有时甚至患者自己都感到吃惊,患者在事过之后感到悔恨,不逃避责任,常为再次发作感到担忧和抑郁,甚至导致自杀。患者常有法律和职业方面的烦恼。

4. 诊断和鉴别诊断

间歇性暴怒障碍应该在全面检查之后做出诊断,结构或半结构式的访谈有利于把共病考虑在内,诊断需要考虑与人格障碍共病,还须排除对立违抗障碍。ICD-11 中诊断间歇性暴怒障碍需注意患者暴怒发作的强烈程度或攻击性的严重程度为明显过激,与受到的挑衅及心理社会应激源不成比例。该症状不能用另一种精神、行为或神经发育障碍做出更好的解释。症状不是慢性的愤怒、激惹性中的一部分。这种行为模式足够严重,导致显著的个人、社交、学业、职业或其他重要领域功能的显著损害。

5. 治疗

间歇性暴怒障碍单独心理治疗疗效不佳,有人提出药物治疗和心理治疗结合使用。据称锂盐治疗反应较好。吩噻嗪类抗精神病药和抗抑郁剂对某些患者有效,但这些患者是否明确被诊断为精神分裂症或情感性障碍有待明确。国外曾有采用神经外科手术治疗暴力和攻击行为者,但对间歇性暴怒障碍的手术治疗尚缺乏报道,行为干预对间歇性暴怒障碍可能部分有效。

第三节　破坏性行为或社交紊乱型障碍

对立违抗障碍和品行障碍属于破坏性行为或社交紊乱型障碍,以在多种场合存在的持续性行为问题为特征,通常但不总是起病于儿童期,症状一旦出现,往往延续至成年期。对立违抗障碍(oppositional defiant disorder)是指一般在儿童发育过程中出现的,持久的对抗、不服从、消极抵抗、易激惹、挑衅和敌对等行为为特征的一类障碍,多见于 10 岁以下儿童。反社会品行障碍(conduct-dissocial disorder)一般是指在儿童青少年时期出现的反复、持续的反社会性、攻击性、对抗性等行为,这些行为侵犯他人的基本权利,违反了与年龄相适应的社会行为规范和道德准则,也影响了自身的社交、学业和职业功能。ICD-11 中破坏性行为或社交紊乱型障碍是独立的章节,而 DSM-5 中这两个问题属于同一章节"破坏性、冲动控制和品行障碍"。本章将分别叙述对立违抗障碍和反社会品行障碍。

一、对立违抗障碍

1. 流行病学特征

由于不同国家和地区的社会风俗、人口、社会经济背景及所使用的定义和诊断标准、测量工具等不同,加之不同年龄段和性别的差异,对立违抗障碍的流行病学数据存在较大差异。据 DSM-5 估计,对立违抗障碍的患病率为 2%～10%,平均患病率为 3.3%,男女比为 1.4∶1。

2. 病因和发病机制

对立违抗障碍有明显的家族聚集性。有研究发现,对立违抗障碍与遗传相关,且大多是多基因遗传。母亲产后抑郁可能与后代攻击性行为和反社会行为有关。一项前瞻性研究纳入有抑郁症状的产后母亲和无抑郁症状的产后母亲,两组子女在 10 岁时接受攻击性行为和违规行为的评估,评估子女时校正了母亲抑郁和社会经济地位,发现前组子女存在高水平攻击性和反社会行为的可能性是后组子女的 2 倍。

3. 临床表现

对立违抗障碍的主要表现:情绪不稳定,常因一点小事发脾气,有愤怒情绪,经常恼怒于别人,容易与人产生冲动,并出现攻击行为,通常患者认为是别人的问题,很难服从管教,经常与家长、老师等争辩,不服从、不理睬或拒绝成人的要求或规定;对成人不尊重,对同伴充满敌意,经常故意打扰、言语攻击他人。对立违抗障碍常与注意缺陷多动障碍(ADHD)、反社会品行障碍、焦虑障碍共病。对立违抗障碍包括伴慢性易激惹-愤怒和不伴慢性易激惹-愤怒。前者表现为广泛而持续的愤怒或易激惹的情绪,这些情绪可在无任何挑衅时也有表现。负性情绪通常伴反复的严重的脾气爆发,这种脾气爆发的强烈程度明显过激,与受到的挑衅不成比例。后者则不表现广泛而持续的愤怒或易激惹的情绪。但表现为任性、固执、吵闹争辩、挑衅违抗的行为特征。

4. 诊断与鉴别诊断

(1) 诊断：需要从父母、老师、同伴等多个方面了解患者长期的成长史。如果患者的表现符合对立违抗障碍的标准，持续至少 6 个月以上，这种行为模式足够严重，以至于导致个人、家庭、社会、教育或其他重要领域功能的明显受损；这种对立行为并不能用儿童和某个权威人士(儿童对其表现出对立行为)之间的关系问题来做出更好的解释，则可做出相应诊断。满足对立违抗障碍的全部定义性需求后，可进一步分型诊断，包括对立违抗障碍伴慢性易激惹-愤怒、对立违抗障碍不伴慢性易激惹-愤怒、对立违抗障碍未特定型三类。

(2) 鉴别诊断：① 与焦虑和恐惧相关障碍鉴别。儿童和青少年中焦虑和恐惧相关障碍有时可以表现为易激惹、愤怒或内在的不顺从、挑战和违抗，但这些行为往往是儿童或青少年想要回避恐惧情景的标志。此外，患有焦虑和恐惧相关障碍的儿童和青少年一般不会表现挑衅、恶意或报复性行为。② 与注意缺陷多动障碍鉴别。注意缺陷多动障碍的个体常在遵守指令、服从规则以及与他人相处存在困难。如果这些破坏性行为主要由注意力不集中和(或)多动冲动症状引起时，则不能诊断为对立违抗障碍，而应该诊断为注意缺陷多动障碍。

5. 治疗

目前尚无特殊的药物可以治疗，仅为短暂性对症治疗以及对共患疾病的治疗。例如，合并注意缺陷多动障碍者可选用哌甲酯、托莫西汀，对伴有抑郁、焦虑者可服用抗抑郁药物或抗焦虑药物。小剂量抗精神病药物可用于治疗急性或慢性攻击行为者，心境稳定剂如锂盐对冲动攻击行为也有效，而丙戊酸盐对暴怒和情绪不稳定的青少年有效。

二、反社会品行障碍

1. 流行病学特征

据 DSM-5 估计，品行障碍人群的年患病率为 2%～10%，平均为 4%；青少年患病率高于儿童，男性患病率高于女性。在青少年起病的品行障碍患者中，男性所占比例不如儿童期起病的高。

2. 病因和发病机制

遗传和非遗传因素均参与品行障碍的形成，品行障碍具有家族聚集性。对双生子的研究发现，同卵双生子同病率高于异卵双生子。神经生化方面，无论是在儿童还是成人，发现 5-HT 与冲动和攻击行为有关，可能介导某种反社会行为。研究还发现，产前抑郁与后代诊断为品行障碍有关。一项研究评估了两组 16 岁子女，一组的母亲有产前抑郁，另一组母亲无抑郁症状，校正混杂因素后，相比无抑郁母亲的子女，抑郁母亲的子女更常出现反社会行为(品行障碍和被逮捕；27% 和 47%)。不良家庭环境因素也是重要的病因，如父母酗酒、有犯罪记录、分居、对儿童缺乏关心等；紊乱的同伴关系也是不能被忽视的因素，行为不良的男孩常报告他们已经参加了帮派。暴露与暴力媒体或视频游戏与攻击行为和反社会行为的关系也受到了关注。

3. 临床表现

反社会品行障碍的临床表现主要包括：① 对人和动物的攻击。例如，欺凌、威胁或者恐吓他人,挑起肢体冲突,使用可能对他人造成严重身体伤害的武器(如砖、破瓶子、刀或枪);残忍地伤害他人身体,残忍地伤害动物,暴力盗窃行为(如抢劫、抢钱包、勒索)或强迫他人与自己发生性行为。② 破坏财产。例如,故意纵火意图造成严重损害,或故意破坏他人财物(如打破窗户、刮划汽车、扎破轮胎等)。③ 欺诈或盗窃。例如,盗窃贵重物品(如商店行窃、伪造),撒谎以获得物品或好处或逃避责任(如"哄骗"他人),或强行闯入他人的房屋,建筑或者车中。④ 严重违反规定。例如,儿童或青少年不顾父母禁止而反复在外过夜或离家出走,经常未经允许逃课或旷工。

4. 诊断与鉴别诊断

(1) 诊断:如果儿童和青少年反复而持续地侵犯他人的基本权利或违反主流社会规范和规则,则诊断为品行障碍。诊断要点:① 一种反复而持续地侵犯他人基本权利,或违反与其年龄相符的社会或文化规范、规则或法律的行为方式。通常存在多种行为,包括上述症状中的一项或者多项。② 此行为模式必须长期存在而且反复出现。以上描述的各种行为均应在很长时期内多次发生(如至少 1 年以上),仅发生一项或多项不良行为并不足以达到该诊断要求。③ 此行为模式的严重程度足以导致对其个人、家庭、社交、学业、职业或者其他重要功能领域造成严重损害。

(2) 鉴别诊断:① 与对立违抗障碍鉴别。当诊断反社会品行障碍时,行为模式必须具备严重和反社会的特点(例如,严重破坏规矩,或者侵犯他人利益),超出对立违抗障碍特征性的不服从和违抗的行为范畴。但是对立违抗障碍常和反社会品行障碍伴随发生,当两种障碍的诊断标准都满足时,两种障碍均可诊断。② 与注意缺陷多动障碍鉴别。注意缺陷多动障碍者由于冲动或者多动,可能表现出破坏性行为,但此类破坏性行为在性质上不是典型严重的和反社会行为,因此不能同时诊断为反社会品行障碍。但是如果两种诊断标准都能满足时,都可诊断。

5. 治疗

对于有破坏性行为或诊断为品行障碍的儿童,锂盐、利培酮或双丙戊酸盐可有效减轻其攻击性症状和其他症状的证据有限。尽管大多数品行障碍的儿童不会发展为成人反社会型人格障碍,但却有这样的风险。据估计,25%的女孩和40%的男孩最终会发展为成人的反社会型人格障碍。

(邵　阳)

思考题

1. ICD-11 中人格障碍有哪些特征模式?

2. 冲动控制障碍的常见类型有哪些?

3. 对立违抗障碍的临床表现是什么?

第十五章

性心理障碍及相关问题

第一节 性和性心理

性和性心理一直是精神医学中一个基本和重要的环节,性心理障碍又是精神障碍中与社会心理关系较为紧密的疾病,也是临床实践中较难处理的问题之一。人类性心理和性行为受社会文化的制约,不同国家和种族存在不同的价值观;即使同一文化的国家,在不同的历史发展阶段,对某种性行为的评价也可能有很大的不同。因此,如何理解性和性健康成为本章的基础。

一、性相关的概念及分类

性是人类重要的本能之一,也是人类种族繁衍和发展的基础。性既是生物学的概念,是指男女两性在生物学上的差异以及由此引发的一系列社会现象;也是心理学的概念,主要表现为男女两性在不同年龄阶段的性心理特征,以及成年后气质、情感、性格等方面的差异。

二、性的生物学和心理学基础

性细胞是指男性的精子和女性的卵细胞,精子和卵子结合后成为受精卵。在性的遗传和分化中,起决定作用的物质是染色体。性激素调节性发育和性行为,影响胎儿期性器官的分化和青春期副性器官和第二性征的形成。性激素受下丘脑-垂体-性腺轴的多级反馈调节,该调节机制受高级神经中枢影响。

性意识是指个人对男女之异、两性需求及可能形成种种交互关系的感知和认识。性意识伴有性活动内容便可形成性想象。如果这样的想象明显不符合现实情况,便是性幻想。性幻想的滥用会损及心理健康,许多性欲倒错障碍的形成与怪异的想象定势相关。凡受性需求动机驱使,围绕性欲、性吸引而表现的行为,都应该归属性行为。生物学的性行为着重于性生理上的应答程序,心理学要求有性感觉和性唤起,有一定程度的情感投入。

三、性健康标准

1. 性的悦纳

性健康是指个体对自身的性和性别能够清晰判断并坦然接纳,接纳从属于内心,具有归属感。

2. 人性与性爱的完美结合

性健康最终通过性行为体现,要求性行为当事者在行为前有充分的思想准备,了解性行为对象的健康利益,对可能造成的影响承担责任。健康的性行为不能脱离人的社会存在,不能不顾及文明生活所认可的伦理和价值观念,同时要有爱的栽培过程,关心配偶的生活利益,使性需求满足与爱欲糅合在一起,达到性与爱的有机结合而共同输出于感受的境界。

3. 符合自然发展原则

性健康者在满足性需求时,遵循自然人的天性,符合生物学上的性分化规律,尊重生理解剖学上的器官功能特征。在性修饰时,也要尊重性别特征,不做男女不分的怪异打扮,保持自然、社会和心理的协调统一。

4. 具备对异常性爱的分辨能力

性健康者应有足够的性知识,能够分辨性行为的正常与异常,并自觉抵制不良思潮。人类的健康包含多重内容,躯体、精神和性健康等,其中性健康相对独立。性健康的物质基础是性系统,由大脑中枢、全身皮肤、性器官与副性特征等组成。性健康与性系统中的每个部分都有关。躯体健康与精神健康也有相对独立性,但总体上两者相互促进。性健康也是如此。性健康者要有活跃的身心,然后进行其所认可、喜爱的性活动,促进躯体的新陈代谢和精神的豁达开朗。

在欧洲的维多利亚时代,由于只承认人类性行为的生物功能,而拒绝承认性行为的社会功能和个人心理功能,从而对性采取了严格的禁止措施。在男女性生活中,只允许采取"男上女下"的性交姿势,被认为是唯一合乎宗教要求的性交体位,被称作"传教士位";其他性行为方式,如口交,甚至性自慰等,都会被认为是异常的性行为方式,均属于"性变态"。过去认为,凡是符合某一社会文化的规范、法律以及生物学需要的性行为,都被视为正常范围内的性行为。也就是说,不指向性交、不导致生殖或种系繁衍的性心理或性行为,以及使性伴侣及本人遭受伤害与痛苦的性心理或性行为,均属于异常或"性变态"。

人们的性心理和性行为受社会、文化背景和时代的影响很大,具有极大的差异性。因此,仅统计学上的偏常不能视为性心理障碍。在临床精神病学实践中,性心理障碍的定义或诊断标准不可能脱离社会文化的影响,不同的社会、不同的文化背景,对性行为有不同的评价。即使是同一社会、同一文化背景,在不同的时期也会有不同的评价标准。因此,至今还没有衡量性行为正常或异常的绝对标准,区别只能是有条件的、相对的。

四、性心理障碍

性心理障碍(psychosexual disorder)泛指两性行为的心理和行为明显偏离正常,并以此作为性兴奋、性满足的主要或唯一方式的一组精神障碍。性心理障碍包括两种类型:① 性欲倒错障碍,如露阴障碍、窥阴障碍、恋童障碍、强制性性施虐障碍、摩擦障碍等;② 性别不一致,如青春期或成年期性别不一致和童年期性别不一致。因对疾病认识程度和社会文化背景的不同,诊断分类在 ICD-10、ICD-11 和 DSM-5 诊断系统中也有所差异,具体如表 15-1 所示。

表 15-1　性心理障碍诊断分类对比表

ICD-11		ICD-10		DSM-5	
L1-HA6	**性别不一致**	**F64**	**性身份障碍**	**F64**	**性别烦躁**
HA60	青春期或成年期性别不一致	F64.0	易性症	F64.1	青少年和成年人的性别烦躁
HA61	童年期性别不一致	F64.1	双重异装症		
HA6Z	未特指的性别不一致	F64.2	童年性身份障碍	F64.2	儿童性别烦躁
L1-6D3	**性欲倒错障碍**	F64.8	其他性身份障碍	F64.8	其他特定的性别烦躁
6D30	露阴障碍	F64.9	性身份障碍,未特定	F64.9	性别烦躁,未特定
6D31	窥阴障碍	**F65**	**性偏好障碍**	**F65**	**性欲倒错障碍**
6D32	恋童障碍	F65.0	恋物症	F65.0	恋物障碍
6D33	强制性性施虐障碍	F65.1	恋物性异装症	F65.1	异装障碍
6D34	摩擦障碍	F65.2	露阴症	F65.2	露阴障碍
6D35	涉及非自愿对象的其他性欲倒错障碍	F65.3	窥阴症	F65.3	窥阴障碍
		F65.4	恋童症	F65.4	恋童障碍
6D36	涉及自身或自愿对象的性欲倒错障碍	F65.5	施虐受虐症	F65.51	性受虐障碍
		F65.6	性偏好多相障碍	F65.52	性施虐障碍
6D3Z	未特指的性欲倒错障碍	F65.8	其他性偏好障碍	F65.81	摩擦障碍
		F65.9	性偏好障碍,未特定	F65.89	其他特定的性欲倒错障碍
				F65.9	性欲倒错,未特定

第二节　性欲倒错障碍

　　性欲倒错障碍(paraphilia disorders)以持续而强烈的非典型性唤起为特征,此类性唤起模式的想法、幻想、冲动和行为主要涉及因年龄或状态而无法表达意愿的个体,例如青春期前的儿童、在不知情的情况下被人从窗外窥视;或者导致个体显著的痛苦,并且这种痛苦不是由于他人拒绝或恐惧这种性唤起模式而引起的,或者有造成伤害或死亡的风险。

　　性欲倒错障碍的实质是患者性心理发育不成熟,性格过于羞怯,在社会上缺乏与异性交往的机会或能力,害怕以正常的方式去求爱或做爱,故表现为异常或幼稚的行为方式。性欲倒错障碍患者的行为大相径庭,其性欲十分离奇,他们的病态心理表现多种多样,但万变不离其宗,即他们对正常的性交并不感兴趣,而只青睐于离奇的性偏好。性欲倒错障碍患者往往表现出种种其目的不是指向异性完整个体和正常性行为的性满足方式,而表现为性对象异常和性行为方式异常。他们的特点不在于异常的性行为和追求有多么古怪,即偏离常态有多远,而在于正常性行为的缺乏。因此,只要一个人存在正常的性行为要求和表现,不论他还有什么奇特的嗜好,就应该认为他的性心理是正常的,就算不得变态性行为。而那些从不追求正常的性关系,把性对象象征化或把性行为目的化的人则属于性心理障碍中的性欲倒错障碍。

一、分类及临床表现

（1）露阴障碍：一种持续的、集中而强烈的性唤起模式，表现为持续存在以下关于性的想法、幻想、冲动或行为，即在公共场所出其不意地向他人暴露自己的生殖器，通常没有意愿与他人保持更近的接触。个体必须将此类性想法、幻想或冲动付诸行动，或因此感到明显的痛苦。

（2）窥阴障碍：一种持续的、集中而强烈的性唤起模式，表现为持续存在以下关于性的想法、幻想、冲动或行为，如通过观察不知情的他人在更衣或性活动中的裸露过程获得性刺激。个体必须将此类性想法、幻想或冲动付诸行动，或因此感到明显的痛苦。观察的目的是为了获得性兴奋感，不需要有与被观察者发生性活动的企图。在观察过程中或随后通过回忆可以用手淫的方式达到性高潮。一般于青年早期首次出现症状。

（3）恋童障碍：一种持续的、集中而强烈的性唤起模式，表现为持续存在对青春期前儿童有关的性想法、幻想、冲动或行为。个体必须将此类性想法、幻想或冲动付诸行动，或因此感到明显的痛苦。部分恋童障碍者仅仅被男孩吸引，或仅仅被女孩吸引，还有部分对两者均有兴趣。部分患者的恋童冲动仅限于家人，部分限于近亲属之外的人或者两者皆有。受害的儿童一般都是原已熟识的，完全陌生者极为少见。

（4）强制性性施虐障碍：一种持续的、集中而强烈的性唤起模式，表现为持续存在关于性的想法、幻想、冲动或行为，如让非意愿的个体遭受身体或心理上的痛苦。个体必须将此类性想法、幻想或冲动付诸行动，或因此感到明显的痛苦。患者长期、多次在性交之前、之中或之后，一定要给对方造成某种程度的肉体伤害及精神凌辱，非如此不能引起性兴奋与获得性满足，是性欲倒错障碍中最能引起危险后果的一种类型。

（5）摩擦障碍：一种持续的、集中而强烈的性唤起模式，表现为持续存在以下关于性的想法、幻想、冲动或行为，如在公共场所触摸或摩擦非意愿个体。个体必须将此类性想法、幻想或冲动付诸行动，或因此感到明显的痛苦。一般是男性患者在拥挤场合或乘对方不备之际，伺机以身体某一部分（常为阴茎）摩擦和触摸陌生人（通常是异性）身体的某一部分，以达到性兴奋的目的。但并没有与所摩擦对象性交的要求；也没有暴露自己生殖器的愿望。摩擦障碍多见于男性，被挨擦者通常是陌生妇女，一般不会是熟人。

（6）涉及非意愿个体的其他性欲倒错障碍：是指一种持续的、集中而强烈的性唤起模式，表现为持续存在的关于性的想法、幻想、冲动或行为集中于非自愿或无法表达意愿的个体，且不能归为其他性欲倒错障碍分类（例如，涉及尸体或动物的性唤起模式）。个体必须将此类性想法、幻想或冲动付诸行动，或因此感到明显的痛苦。但这些表现不满足强制性性施虐障碍、恋童障碍、窥阴障碍、露阴障碍或摩擦障碍的诊断。

（7）涉及单独行为或自愿个体的性欲倒错障碍：是指一种持续的、集中而强烈的性唤起模式，表现为持续存在的关于性的想法、幻想、冲动或行为，涉及自愿的成年人，或仅为单独行为。

二、病因和发病机制

迄今对性欲倒错障碍的生物学原因仍不能得到公认的确切证明和结论。目前多数学者普遍认为性欲倒错障碍是通过后天经验获得的。多年来在理论上探讨以精神分析、精神动力学派理论和行为主义学派理论影响较大。两种学派理论观点虽对少数病例可以说明解释,并在治疗上起积极作用,但任何一个学派理论都不能使人信服地解释和治疗多数患者。近年来在性欲倒错障碍的理论探讨上,上述学派出现彼此接近或一致的论点。20 世纪 80 年代以来,学者提出了"整合"的理论模式,主张整合各种不同理论的有用部分加以应用,强调社会文化、家庭环境、个体社会化等多方面因素也须加以考察。

露阴障碍的成因可归纳如下:① 个性不成熟。露阴障碍似乎是建立在对性的不了解上,在接近性伴侣时觉得害羞、自卑以及对自己男性气质怀疑和害怕,并结合强烈的、需要证实其雄风和性能力的愿望。② 人际压力和发泄行为。③ 伴有其他精神障碍,如精神分裂症或痴呆等。

精神动力学派认为,窥阴障碍患者在童年期大多有过无意中看到或听到父母行房的经历,这种经历在幼儿心理中引起好奇、惊讶、震荡和紧张,并经由心理机制运作,使得"阉割焦虑"长期存在;成年后的窥阴行为是潜意识对抗阉割焦虑努力的行为体现。行为理论则寻找一种由第一次窥视体验与性唤醒之间产生偶然联系的解释。

恋童障碍的病因不明,有人认为是心理精神因素所致,如心理因素(包括性心理)、智商低下和精神疾病的影响。也有人认为与身体功能损伤如阳痿、酒精中毒、衰老或大脑损伤等有关。这些问题使他们无法与成年人进行正常的性交往。在潜意识中对成年性伴侣憎恶、敌视和报复心理的引导下,他们把性活动对象转向儿童。此外,在这种活动中体验到主导与控制感,有助于他们性压抑的消除和获取更大的性满足。

强制性性施虐障碍的起因主要包括三个方面:① 性兴奋和性高潮体验曾与施加痛苦相联系,强烈情绪刺激与性兴奋之间的联系。② 对性持负面态度的人来说,性虐待活动使他们的行为不至于有浓厚的性含义,同时有助于他们表达对性伴侣的轻蔑,并施以惩罚。通过性虐待行为,施虐者可激发性对象的强烈情绪,继而产生性兴奋,使高潮成为可能。对于许多在性方面觉得无力或不安全的施虐者而言,施加痛苦于他人显然是一种获得性刺激的安全手段。虐待者对受害者所拥有的权利感和优越感可以暂时压抑虐待者自身的无力感和焦虑感。③ 在精神分裂症和其他严重的心理问题中,性虐待行为可能源于内在控制力的降低,也可能源于病理转换的象征历程。

摩擦障碍的起因各家意见不一。精神动力学派认为,摩擦行为与性心理发育的停止或倒退有关,是克服潜意识"阉割焦虑"的行为表现。行为学派认为,摩擦是一种条件反射行为,患者过去曾在拥挤场合偶然挨擦异性躯体并获得性兴奋,此后为了重温这份快感而有意地多次重复行事,最终形成障碍,造成痛苦。

三、流行病学特征

露阴障碍患病率未知,基于非临床和普通人群的暴露性行为,露阴障碍在男性人群中的终身患病率最高为 2%～4%,在女性人群中的患病率更不确定,但通常被认为远远低于男性。

窥阴障碍的患病率未知,不过窥阴行为是最常见的可能违法的性行为。基于非临床样本中的窥阴行为,窥阴障碍可能的终身患病率男性最高约为 12%、女性最高约为 4%。

恋童障碍的患病率是未知的。最近的一项研究显示,在 8 718 名德国男性中有 4.1% 的样本报告了涉及青春期前儿童的性幻想,但其中只有 0.1% 的样本表示有恋童障碍的性偏好。恋童障碍最高可能的患病率为 3%～5%。在女性人群中的患病率不确定,但可能只是男性患病率的一小部分。

强制性性施虐障碍的患病率未知,且很大程度上基于司法环境中的个体研究,患病率为 2%～30%。在美国因性犯罪而被强制住院的个体中,患强制性性施虐障碍的个体少于 10%;在性驱动杀人犯罪的个体中,患强制性性施虐障碍的比例为 7%～75%。

摩擦行为可能发生于普通成年男性,最多不超过 30%。在性欲倒错专病门诊患者中,有 10%～14% 的成年男性临床表现符合本病的诊断标准,故其患病率应该不会超过在特定临床环境中的患病率。

四、诊断与鉴别诊断

1. 诊断要点

ICD-10 分类标准中命名为"性偏好障碍",是指反复发生且强烈的性欲望或性幻想涉及不寻常的物体或活动,将此类欲望付诸行动或欲望本身使其非常痛苦,这种偏好已持续至少 6 个月。具体包括:恋物症、恋物性异装症、露阴症、窥阴症、恋童症、施虐受虐症、性偏好多相障碍、其他性偏好障碍、未特定型性偏好障碍。在 DSM-5 中提出"性欲倒错障碍"的分类,包括露阴障碍、窥阴障碍、恋童障碍、性受虐障碍、性施虐障碍、摩擦障碍、恋物障碍、异装障碍及其他未特定型。DSM-5 强调所有的异常行为(包括异常性行为)、情感和感知等只有达到具有临床意义的痛苦,或导致社交、职业等其他重要功能方面的损害,持续至少 6 个月才能被诊断。

ICD-10 的分类名称"性偏好障碍"仅描述了个人行为,在公共卫生领域里的区分度不够高,不能产生足够大的影响力,也无法提示公共卫生服务需对其给予治疗。ICD-11 更名为"性欲倒错障碍",是指性唤起模式只涉及无法表达意愿的个体,或者导致个体显著的痛苦,或者造成伤害或死亡的风险,但未限定持续时间。为与此框架一致,ICD-11 删除了恋物症、恋物性异装症和受虐症,同时增加了强制性性施虐障碍、摩擦障碍和涉及非自愿个体的其他性欲倒错障碍以及涉及单独行为或自愿个体的性欲倒错障碍。

恋物症、恋物性异装症和受虐症所涉及的行为均获当事者同意,对自身和他人无害。按照 ICD-10 的诊断标准,可以不考虑个体的健康或精神健康的状况,或相关痛苦和残疾,只要存在诊断标准所提及的行为,就能诊断该疾病。这些诊断为社会非典型行为和个体性偏好贴上了耻辱的标签,却并非是必需的。个体体验到的痛苦和耻辱来源社会对其持反对意见,而不是性偏好本身。

强制性性施虐障碍与施虐受虐症的区别在于,施虐受虐症是两相情愿的,而且不涉及实质性伤害或风险。性受虐症或性虐待症导致显著的痛苦,或者造成伤害或死亡的风险,仍可放在涉及非自愿个体的其他性欲倒错障碍分类中。

尽管摩擦障碍未出现在 ICD-10 中,但摩擦障碍与窥阴障碍、露阴障碍是临床和流行病学研究中最常见的三种类型。在某些国家,摩擦障碍已经成为一个显著的问题。这里沿用DSM-5的分类,有助于加强两大诊断系统的可比性。

(1) 露阴障碍诊断要点:需要排除涉及各方已同意基础上的露阴行为。此外,一些被社会文化认可的公共场所裸露行为,不属于露阴障碍。

既往存在非意愿个体的露阴行为不足以诊断露阴障碍。露阴行为必须是对持续的、集中而强烈的性唤起模式的反应。如果不符合,则需考虑行为存在其他原因。例如,与潜在而持续的性唤起模式不相关的露阴行为可以出现在一些精神行为障碍中,包括躁狂发作、痴呆或物质中毒。

许多性犯罪中的公众场所暴露可能只是单纯的动作或行为,与潜在而持续的性唤起模式并无关联,而且这些行为可能是一过性的冲动或是机会性的。诊断露阴障碍,要求这些行为是持续的、集中而强烈的性唤起模式的体现。

露阴障碍基于露阴者暴露自己的生殖器给未征得同意的个体。未征得同意的个体可能是青春期前的儿童、成年人,或两者皆有。临床工作者应对露阴障碍受害者的特征引起足够注意。露阴障碍的个体暴露自己的生殖器给儿童而获得性吸引,不能排除恋童障碍的诊断。

(2) 窥阴障碍诊断要点:需要排除涉及各方已同意基础上的观察行为。既往有观察不知情他人更衣或性活动中的裸露过程的行为不足以诊断窥阴障碍。这些观察行为必须是对持续的、集中而强烈的性唤起模式的反应。如果不符合,则需考虑行为存在其他原因。例如,与潜在而持续的性唤起模式不相关的窥阴行为可以出现在一些精神行为障碍中,包括躁狂发作、痴呆或物质中毒。

许多性犯罪中的观察非知情或非意愿者可能只是单纯的动作或行为,与潜在而持续的性欲倒错性唤起模式并无关联。而且这些行为可能是一过性的冲动或是机会性的。窥阴障碍的诊断要求这些行为是持续的、集中而强烈的性唤起模式的体现。

(3) 恋童障碍诊断要点:儿童或青少年可能会与同伴发生各种性活动,对于青春期前后年龄接近的儿童间的各种性行为不能做出恋童障碍的诊断。

既往有与青春期前儿童发生性行为的不足以诊断为恋童障碍。这些行为必须是对持续的、集中而强烈的性欲倒错性性唤起模式的反应;如果不符合,则需考虑行为存在其他原因。例如,一些涉及儿童的性行为,与潜在而持续的性欲倒错性性唤起模式不相关,这些行为可以出现在一些精神行为障碍中,包括躁狂发作、痴呆或物质中毒。

许多针对青春期前儿童的性犯罪与潜在而持续的恋童性性唤起模式并无关联。这些行为更可能是一过性的冲动或机会性的。恋童障碍的诊断要求与青春期前儿童发生的性行为,必须是持续的、集中而强烈的性欲倒错性性唤起模式的体现。

一些青少年既往有对较年幼的儿童实施性虐待的情况。但是,对青少年恋童障碍的诊断要非常谨慎。除非该行为持续存在,并且是对持续性的、集中而强烈的只针对青春期前儿童的性唤起模式的反应,否则诊断为恋童障碍是不合适的。

(4) 强制性性施虐障碍诊断要点:需要排除两相情愿的施虐症和受虐症。既往有让非意愿个体身体或心理遭受痛苦的性行为不足以诊断强制性性施虐障碍。这些行为必须是对持续的、集中而强烈的强制性施虐性性唤起模式的反应。如果不符合,则需考虑行为存在其他原因。例如,让非意愿个体身体或心理遭受痛苦的性行为有时也会出现在躁狂发作期间,或者受精神活性物质的影响,尤其是兴奋剂。这些情况下的性行为模式可能不是对潜在的持续性性唤起模式的反应。

在许多涉及让非意愿个体躯体或心理遭受痛苦的性犯罪中,与潜在而持续的性唤起模式并不相关。这些行为更可能是一过性的冲动或机会性的。强制性性施虐障碍的诊断要求让非意愿个体身体或心理遭受痛苦的性行为,是对持续的、集中而强烈的性唤起模式的反应。

反社会性品行障碍是以一种漠视和侵犯他人基本权利的模式为特征的。反社会性品行障碍也可出现强制性或施虐性的性行为,但是这些行为并不是潜在而持续的性唤起模式下的躯体或心理施虐行为,不应诊断为强制性性施虐障碍。如果两种诊断的条件均符合,可同时诊断。

(5)摩擦障碍诊断要点:需要排除两相情愿的触摸或摩擦行为。既往有在公众场合对非意愿个体进行性触碰或摩擦的行为,不足以诊断为摩擦障碍。这些行为必须是对持续的、集中而强烈的摩擦性性唤起模式的反应。如果不符合,则需考虑行为存在其他原因。例如,一些针对他人的不合适的触碰或摩擦,并不是潜在而持续的性唤起模式反应。这些行为可以出现在一些精神行为障碍中,包括躁狂发作、痴呆或物质中毒。

在许多涉及对他人有不妥的触碰或摩擦的性犯罪中,缺乏潜在而持续的性欲倒错性性唤起模式,这些行为更可能是一过性的冲动或是机会性的。摩擦障碍的诊断要求这些性触碰和摩擦行为是对持续的、集中而强烈的性唤起模式的反应。

(6)涉及非意愿个体的其他性欲倒错障碍诊断要点:需要排除涉及自愿的或有能力表达意愿的个体的性行为。既往有涉及因年龄或状态而无法表达意愿的个体的性行为,不足以诊断涉及非意愿个体的其他性欲倒错障碍。这些行为必须是对持续的、集中而强烈的性欲倒错性性唤起模式的反应。如果不符合,则需考虑行为存在其他原因。例如,一些针对非意愿个体的性行为并不是潜在而持续的性唤起模式反应。这些行为可以出现在一些精神行为障碍中,包括躁狂发作、痴呆或物质中毒。

许多涉及非意愿个体的性犯罪,可能只是单纯的行为或行动,与潜在而持续的性欲倒错性性唤起模式并无关联。这些行为更可能是一过性的冲动或是机会性的。若做出涉及非意愿个体的其他性欲倒错障碍的诊断,要求些性行为是对持续的、集中而强烈的性欲倒错性性唤起模式的反应。

(7)涉及单独行为或自愿个体的性欲倒错障碍诊断要点:① 性唤起模式本身对个体造成了明显的痛苦,并且这种痛苦不是由于他人拒绝或恐惧这种性唤起模式而引起的。② 性欲倒错性行为本身对自己(如性窒息或通过抑制呼吸达到性唤起)或伴侣(如自愿的性施虐导致的需要医学处理的伤害)造成伤害或死亡的显著风险。如果诊断是基于伤害及致死的风险做出的,则风险应与性欲倒错性行为有直接关联。例如,暴露于性传播疾病风险增加不足以作为诊断依据。

个体的性唤起模式不符合社会或文化标准不能作为诊断依据。若性唤起模式涉及已自愿个体或仅是单独行为,除了可能由于他人拒绝或恐惧这种性唤起模式而引起的痛苦外,不造成其他明显的痛苦、无伤害或死亡的风险，则不应考虑为障碍。

既往的非典型性行为并不足以诊断涉及单独行为或自愿个体的性欲倒错障碍。一些非典型性行为可能是冲动性或机会性的，或者是个人的性探索，并不意味着潜在的持续性的性唤起模式。涉及单独行为或自愿个体的性欲倒错障碍的诊断，要求这些行为是对持续的、集中而强烈的性唤起模式的反应，并且具有痛苦感，或者伤害和死亡的风险显著增加。

如果涉及自愿的成年人或单独行为的性唤起模式中产生的痛苦可以完全归因于性唤起模式遭到他人拒绝或害怕遭到拒绝（如配偶、家庭、社会），则不应做出涉及单独行为或自愿个体的性欲倒错障碍。这类情况的编码，可以参考"影响健康状况或健康服务交流的相关因素"一章的咨询干预。其中包括性知识和性态度咨询、患者性行为和性关系咨询、夫妻性行为和性关系咨询等。

本诊断不应该用于因同性取向或双性取向而感到痛苦的个体。若患者的痛苦归因为性唤起模式害怕被拒绝或害怕遭到他人拒绝，并达到一定的程度，症状满足其他精神障碍的诊断需求（如适应障碍、抑郁障碍或焦虑恐惧相关障碍）则应诊断，而不是做出涉及单独行为或自愿个体的性欲倒错障碍。

一些与潜在而持续的性唤起模式不相关的非典型性行为，可见于多种精神行为障碍，例如躁狂发作、痴呆或物质中毒。如果性行为不是对潜在而持续的性唤起模式的反应，不应做出涉及单独行为或自愿个体的性欲倒错障碍。

2. 鉴别诊断

除原发性的性欲倒错障碍以外，还有其他多种疾病或情况出现类似行为，需注意鉴别。

（1）脑器质性疾病、精神分裂症、精神发育迟滞者等也可出异常性行为。这是此类疾病的一种症状，并非真正的"原发性欲倒错障碍"，根据疾病本身的特点可资鉴别。

（2）境遇性性欲倒错障碍（如处在远洋航行、被监禁、夫妻期分居等特殊环境中），一旦恢复正常的性生活，曾有过的某性变态行为便可消失。

（3）与性流氓行为相区别。性欲倒错障碍者缺乏正常性满足要求，仅通过寻求异常性对象或性方式达到性满足；一般仅现单一的异常性行为，工作表现好而无其他劣迹；性欲倒错碍者的行为往往"损人害己"，事后为此痛苦内疚甚至有的消极自杀。然而，性流氓行为则相反。

五、治疗

1. 心理治疗

（1）动力学疗法。精神动力学理论认为，性欲倒错障碍患者从其病史上追溯，往往在幼年心理发育阶段曾受到某些挫折和困难，如无意中观看性交而受到惊吓，幼年的异性挚友被迫分离，父母过分溺爱等。儿童在面临这些困难时，采取认同、合理化、压抑、否认、转移等心理防御机制，可能使性发展过程"固着"或"退行"在某个阶段。当这种退行以婴孩式行为在成年后持续表现时，即构成性欲倒错障碍。动力学疗法疗效的好坏取决于以下几个因素：① 患者是否有强烈的求治动机，如果没有，则难以治疗；② 患者是否因自己的异常性活动而深感痛苦，如果没有痛苦并自得其乐，在治疗中难以坚持；③ 患者年龄是否超过 35 岁，如超过则异常性活动已固定到人格结构中,不易治愈。

（2）行为疗法。其理论基础是巴甫洛夫的经典条件反射理论以及斯金纳的操作条件反射理论。治疗目标包括纠正或消除偏离常态的性行为,塑造或建立正常健康的性行为。最常用的方法是厌恶疗法,具体治疗方法可有以下几方面:① 在详细了解病史的基础上,对患者进行治疗所必要的基本知识教育,同时请家属支持患者进行治疗,以保证治疗得以顺利进行。② 找好"靶症状",让患者通过回忆,找出在整个性变态过程中最能引起患者强烈性兴奋和性满足的场景体验,并将此作为每次治疗内容的"靶症状"。③ 治疗形式可以是多种多样的,包括橡皮筋弹击手腕、闻难闻的气味、短暂电刺激,还可以配合精神性厌恶刺激。如隐匿性强化伴嗅觉厌恶法:先让患者列出所有会诱发其异常性行为活动的场所或境遇（如恋物症的某种物品,窥阴障碍的女浴室、女厕所）,然后再列出可能会导致的不利后果（如被开除、被拘留、受家人和朋友的歧视等）。下一步,让患者闭上眼睛,想象列出的某一境遇,诱导出现性兴奋,一旦表现性兴奋,就深深地呼出一口气,再对准预先备好的氨水瓶或戊酸瓶深吸一口气,同时想象和讲出可能会导致的不利后果。坚持每日练习,直至患者一想到性欲倒错的情景,便立即出现难闻体验和不利后果。目前尚未有证据证明以上治疗方法对性欲倒错障碍能产生持久的疗效。因此,治疗时应注意,厌恶疗法的目的在于消除和改变不适宜的行为,靶症状的选择很重要,要让厌恶性刺激和靶症状之间建立紧密联系,以便有效地减少或消除异常欲念和行为。另外,在厌恶疗法施行过程中,应及时给予正常性行为的心理刺激,促进并逐步建立和强化正常性意向和性趣,以巩固疗效和预防复发。

（3）认知行为疗法。认知疗法比行为疗法更注重患者的认知过程（包括感受、记忆、态度、信念等）对行为的影响。认知理论认为性欲倒错障碍患者均存在不同程度的"认知扭曲",这种认知扭曲主要表现为一些不合理的想法,这些想法用来为自己的非法性行为辩护,试图使自己的非法性行为合理化、正当化,并努力对自己性行为产生的后果的严重性予以否认或最小化。认知疗法具体就是通过一系列干预技术帮助患者逐渐认识到自己认知系统里的不合理成分,并进行"认知重建"。认知疗法通常与行为疗法结合起来,称为认知行为疗法。

（4）整合模式。该模式综合了行为主义、人本主义、认知理论、社会学习理论以及应激理论等多个学派的观点。治疗的目的不仅仅在于异常性行为的矫正,而且还着力提高患者的社交功能,同时还提供性教育。在治疗进程中要充分考虑到患者可能出现的否认及自我欺骗,通过建立治疗性面谈帮助患者认识自己的行为细节,弄清过去可能导致异常性行为的所有时间的层级顺序,教育患者如何改变生活方式以提高自己对行为的控制能力。此外,在患者发展人际支持网络过程中提供情感支持和技术帮助。尤其有部分患者,负性生活事件的应对能力差、应对技巧不足,通常把性行为作为处理各种应激事件的应对方法。因此,对于该部分患者,应给予积极引导,帮助他们建立成熟、健康、合理的应对方式,提高其对各类应激源的应对能力。

2. 药物治疗

在心理治疗的基础上,药物治疗作为性欲倒错障碍的一种辅助治疗手段而用于临床。药物的选择主要是根据患者的性欲倒错障碍类型、不同发病原因及症状表现、心理治疗效果的好坏而定。① 抗雄激素药。由于在各种性欲倒错障碍中男性患者占绝大多数,且动物实验和临床研究发现睾酮与性欲明显相关,降低体内睾酮水平或直接拮抗睾酮作用的药物均有可能降低患者的性欲水平。因此,在性欲倒错障碍尤其是性犯罪人群中,该种治疗方案仍是主流。② 抗抑郁药。人们发现性欲倒错障碍与强迫症有不少相似之处,都具有自己难以控制的特点。于是,开始使用某些对治疗强迫症有效的抗抑郁药来控制异常的性行为。此类药物对中枢神经细胞突触间隙处的 5 - HT 回收起阻断作用,因此服药之后中枢神经系统的 5 - HT 大为增加。对动物和人类的研究均表明,5 - HT 能抑制性活动,因此性活动抑制可用于解释此类药物对性欲倒错障碍的治疗机制。③ 抗焦虑药。不仅可缓解性欲倒错障碍者的焦虑、烦躁情绪,有报告还可用来控制变态性行为。但用抗焦虑药物治疗性欲倒错障碍目前仅限于个案报道,确切疗效以及作用机制仍有待进一步考证。④ 抗癫痫药。性欲倒错障碍与癫痫,尤其是颞叶癫痫之间存在某些关系,既往曾有人用抗癫痫药物治疗性欲倒错障碍。用抗癫痫药物治疗性欲倒错障碍目前仅限于个案报道,其确切疗效以及作用机制有待进一步考证。

3. 手术治疗

对于近期出现性欲倒错障碍并且伴有头痛、视觉变化的患者,应高度怀疑有脑瘤存在的可能,在确诊后可考虑手术治疗。

对有性侵犯行为的性欲倒错患者,出于公共安全以及公众利益考虑,可对其采用化学去势疗法。但如果患者对药物治疗无法耐受或患者对药物治疗依从性差,而其症状对公共安全构成严重威胁,则须采用手术去势疗法。

第三节　性别不一致

性别不一致(gender incongruence)是指个体体验到的性别与既定性别强烈而持久的不一致。在不同文化背景下,一直都有报告显示部分人会对自己的解剖学性别和社会性别角色感到强烈的不适和不满意。

1923 年 Hirschfeld 首次在文中使用易性症(transsexualism)一词,但直到 20 世纪 50 年代该词才有如今的含义,用于描述那些渴望像另一性别成员一样生活,渴望获得激素或变性手术治疗的个体。后来易性症逐渐被性身份障碍(gender identity disorder,GID)所取代,用来表示性别身份与解剖学性别的变异。

GID 首次作为疾病诊断是在 DSM - 3 中,表述的精神病理现象是“解剖学性别与性别身份不一致”,并分成两个亚型:易性症和非典型性别身份不一致。DSM - 3 修订版将易性症删除,GID 被分为青春期或成人性别身份障碍、非易性型性别身份障碍(GIDAANT),后者是用来指符合 GID 诊断标准,但没有持久的想获得异性解剖学性别的愿望。在 DSM - 4 中,只保留了成人 GID 和未分型 GID。而在 DSM - 5 中最终使用的分类名称为“性别烦躁(gender dysphoria)”,是指个体因体验或外显的性别与被指定性别不一致而感到痛苦(并非所有个体都会因为这样的不一致而痛苦)。如果得不到渴望的躯体干预[例如,通过激素和(或)手术]则会非常痛苦。与 DSM‐4 中"性别认同障碍"相比,"性别烦躁"更具有描述性,并且聚焦于"烦躁"这一临床问题而非"认同"本身,相当于给"性别认同"去病化,肯定性别认同的"多元性"。DSM‐5 分别给出与童年期性别烦躁、青春期和成年期性别烦躁的诊断标准。ICD‐10 的分类名称是"性身份障碍",分为性别改变症、双重异装症、童年性身份障碍、其他性身份障碍和未特定型。性身份障碍与 ICD‐10 相比,ICD‐11 的分类名称由"性身份障碍"改为"性别不一致",分为童年期性别不一致、青春期或成年期性别不一致和未特指的性别不一致,并且从"精神、行为或神经发育障碍"章节中移出,放入"性健康相关情况"章节。

一、流行病学特征

男性成年人中患病率为 0.05%～0.14%,女性成人患病率为 0.02%～0.03%。在 15 岁以上的人群中的患病率:新加坡为 23.6/10 万、德国为 2.25/10 万、澳大利亚为 2.38/10 万、芬兰为 4.72/10 万、苏格兰为 8.18/10 万,其中约 3/4 是男性转变为女性。有研究表明,儿童自 3 岁开始就可以表现性别不一致的症状,其中仅有 16% 会持续至成年。

二、病因和发病机制

(一)生物学因素

1. 遗传因素

美国 2002 年的一项行为遗传学研究调查 314 名 4～16 岁孪生子,计算出发病率为 2.3%。其中遗传因素的影响占 62%,环境因素的影响占 38%,即与遗传因素的关系更为密切。遗传可能性测量范围在 0～1,0 代表无遗传,1 代表完全由遗传决定。1891 对双胞胎性别不一致者的研究显示,遗传模式男性为 0.50～0.57,女性为 0.30～0.37。

目前为止,没有单一基因与性别不一致强相关。CYP17 基因控制性激素的水平,A1 突变在跨性别男性出现频率较高。胚胎发育中,SRY、AR 和 CYP17 基因在各自的通路上的重要性毋庸置疑。但基因研究还是很有限,希望有进一步的研究能揭示基因与性别不一致之间的关系。

2. 神经影像学异常

成年男跨女(male to female,MtF)相对于非跨性别男性,左侧躯体感觉和初级动机皮质的灰质体积、左侧角回和顶下小叶的灰质体积更小,右侧壳核的灰质体积、右侧大脑半球的颞顶联合区和下额皮质和岛叶皮质的灰质体积更大。青少年 MtF 与非跨性别男性相比,小脑(双侧)与下丘脑的容量更小。

在性别不一致人群中,出生性别男性的额枕束、皮质脊髓束的各向异性指数(FA)高于出生性别女性。成年 MtF 组的 FA 值在双侧额枕束、双侧上下纵束和右侧额枕束低于异性恋男性。成年女跨男(female to male,FtM)组与同性恋男性的差异较小,限于右侧额枕束和皮质脊髓束。成年 MtF 组与同性恋女性和异性恋女性的 FA 值无显著差异,提示可能存在性别特征的 FA 值。

3. 社会心理因素

儿童早期的性别分化发展、青少年期第二性征的出现和社会环境的改变对性别不一致的发病均有重要的作用和影响。性别不一致可能起源于儿童早期,青少年的性别角色认同存在 3 个可能的影响因素:青春期的第二性征发育,环境改变以及出生时候的性别被过分地关注或对待,对性活动的探索。

三、临床表现与诊断、鉴别诊断

1. ICD-11 诊断分类

(1)青春期或成年期性别不一致。个体的经验性别和指定性别之间存在明显且持续的不一致,往往导致"转变"的愿望,以便作为一个经验性别的人生活和被接受,通过激素治疗、手术或其他医疗保健服务,使个人的身体尽可能地与经验性别一致。青春期开始之前不能给予此诊断。仅仅是性别差异行为和偏好本身并不能作为诊断的依据。青春期或成年期性别不一致诊断所需的持续时间已由 ICD-10 的 2 年减少为数月。

(2)童年期性别不一致。青春期前儿童的个人经验/表达性别与指定性别之间存在明显不一致。包括强烈愿望成为与指定性别不同的性别;儿童强烈不喜欢其性解剖结构或预期的第二性征和(或)强烈渴望获得与经验性别相匹配的主要和(或)预期的第二性征;以及假扮或幻想游戏、玩具、游戏或活动和玩伴,这些都是典型的经验性别,而不是指定性别。这种不一致必须持续约 2 年。单纯的性别差异行为和偏好本身并不能作为诊断的依据。童年期性别不一致诊断所需的持续时间已由 ICD-10 的至少 6 个月调整为持续 2 年左右。

在 ICD-11 中,自觉痛苦和功能损害已并非诊断必需,因此对出生性别不满的人群,即使并没有显著的痛苦体验或明显的功能损害(工作、社会化等)也能够符合诊断标准并获得治疗。由于诊断标准更宽泛,诊断将被用于更多样化的人群。尽管可能增加性别不一致人群接受治疗的意愿,但不认为自己有问题或需要治疗的性别不一致人群也可能被病态化。随着标准的实施,病耻感也会随之出现。因此,ICD-11 将其从"精神、行为或神经发育障碍"章节中移出,放入"性健康相关"章节。

2. 诊断

诊断和评估性别不一致的步骤:① 判定性别不一致的症状是否存在,包括排除其他可能的诊断;② 评估性别不一致的性质和程度;③ 评估共病情况(较常见的包括精神分裂症、心境障碍、适应障碍和物质滥用)。

成年期性别不一致人群的诊断几乎完全依赖于自我报告。在经过临床访谈后,基于自我报告的性心理发育史、性别身份特征、性取向、关注身体性征的感受以及希望的性别角色等,根据诊断标准做出临床诊断。另外,社会支持系统和职业功能也需要评估。青春期性别不一致人群的临床表现与成年期类似,诊断标准与成年期相同。

童年期性别不一致人群的症状判断常需要依赖父母或照料者提供,由于并非患者本人,表述症状时可能会有误差,因此可能更加需要一些必要的评估工具。目前使用的儿童性身份访谈及儿童性身份调查问卷主要用于研究,尚未有应用于临床评估或筛查的统一分值。

3. 鉴别诊断

（1）异装障碍：该诊断在 DSM－5 中仍保留。异装障碍发生在异性恋（或双性恋）的青春期和成年早期男性中（很少在女性中）。对于他们来说，异装行为刺激产生性兴奋，但他们并不认为自己原本的性别是个问题。偶尔伴有性别不一致。在许多晚期起病的性别不一致的出生性别为男性的亲男性个体中，伴有性兴奋的异装行为是一种先兆。

（2）躯体变形障碍：个体聚焦于改变或去除特定的躯体部位，因为他们觉得这个部位不正常并不是因为对被分配性别的否定。当个体表现出符合性别不一致和躯体变形障碍两种诊断标准时，可给予两种诊断。有些个体希望将健康肢体截除（术语为躯体完整性认同障碍），是因为这令他们感到更"完整"，他们通常不希望改变性别，而是渴望像截肢者或伤残者一样生活。

四、治疗

有关性别不一致的治疗，对不同年龄患者的治疗建议不同。

1. 成人性别不一致的治疗

成人性别不一致诊疗指南中提出了激素治疗、现实生活体验和外科手术治疗三联疗法。

（1）激素治疗（hormone therapy）：是指对性别不一致人群实施交叉性激素治疗的过程，对解剖学性别和心理性别的转变都发挥了重要作用，可以改善患者的生活质量并减少精神病性并发症。出生性别女性性别不一致的性激素治疗为使用睾酮制剂，出生性别男性性别不一致则使用雌激素及孕激素。在激素治疗过程中定期接受配套医学检测以避免或减少不良反应的发生。

（2）现实生活体验（the real-life experience）：充分地采取一种全新或变化的性别角色或表现进行日常生活，让性别不一致患者在决定改变性别时提前感受这种现实变化和后果，从而在日后的生活中能成功解决可能出现的问题。治疗师有义务和责任与患者和他的家人一起讨论这些预期的后果，以让患者自己决定是否最终进行性别改变。只有成功完成了现实生活体验才能进入下一步治疗。

（3）性别重塑术（sex reassignment surgery，SRS）：通常包括胸部手术和生殖器手术在内的外科手术，以及一些有利于增加手术者男子气和女子气的身体其他部位的手术。SRS治疗标准：性别不一致诊断明确；充分的知情同意并具备接受治疗的能力；达到法定成年年龄（＞18 周岁），躯体和精神心理问题已控制；根据患者的性别目标，连续 12 个月的性激素治疗；连续 12 个月以性别认同一致的性别角色的现实生活体验（生殖器手术必须）。

精神科医生参与评估患者精神心理问题、现实生活体验的效果、术前期待、对手术的了解和接受程度（包括手术的花费、住院时间、可能的并发症以及术后康复等）、家庭和社会的支持，以及性别转变后应对不可预测事件的处理能力。如果正处于育龄期，行生殖器手术前应对生育选择进行讨论。

在患者的评估和诊治过程中，心理治疗可以在性别探索、性别表达和可能的性别转变过程中给予重要的支持。心理治疗的目标是最大限度地提升患者的心理健康和生活质量水平，最终达到自我实现。心理治疗并非试图改变患者的性别认同，而是帮助其去探索性别问题,减轻性别烦躁(如果出现)。最典型的情况是协助性别不一致者在性别认同和性别表现(现实关系、教育和工作)一致的情况下,获得长期自在的感受。治疗的类型包括个体、夫妻、家庭和团体心理治疗,后者在促进同伴支持上作用更大。寻找舒服自在的性别角色是首要的和最重要的心理社会进程。心理治疗可以从以下方面提供协助:澄清与探索性别认同角色;处理病耻感和弱势压力对患者精神健康和发展的影响;加快"出柜"进程,对某些患者而言,可能包括性别角色的改变和性激素治疗;同时可以提供家庭支持,提升人际交往和应变能力;设定个体化的目标和时间表;探索和预测改变性别的影响,并逐步实现目标以及术后情感支持等。

激素治疗和手术治疗都可能会带来风险,接受激素治疗和手术治疗的患者自杀死亡率和其他原因所致的死亡率均高于普通人群和未接受治疗者。SRS的严重后果之一就是对手术的后悔以及由此带来的一系列问题(如自杀),因此现实生活体验、术前评估和心理治疗是必不可少的。

2. 青春期性别不一致的治疗

青春期性别不一致的治疗手段和原则同成年期类似,治疗原则也是遵循激素治疗、现实生活体验和外科手术治疗的三联疗法,但对未完全准备好适应另一性别身份生活者主要使用心理和社会干预。无论如何,对青春期性别不一致的躯体干预需要经过详细评估后才可进行。由于患者承担责任的能力相对有限,还需要考虑伦理和法律相关问题。

3. 童年期性别不一致的治疗

童年期性别不一致的治疗与成年期和青春期不同,因生理及心理均未发育成熟,主要以社会心理干预为主。治疗基本原则包括:① 减少社会排斥;② 对精神病理的治疗;③ 对痛苦烦恼的干预;④ 预防成年期性别不一致。

(1) 行为治疗:是儿童治疗中最常见的心理治疗。经典的行为治疗,假设儿童学习以性别相关的行为与其他普通行为一样,至少在早期是可以塑造和改变的。据此,在性别不一致的行为治疗中,当出现与既定性别一致的行为时以一定的奖励,出现不一致行为时则不予奖励,从而达到目标行为的强化。

认知行为治疗强调在行为治疗的同时,考虑儿童对性别的认知构建。认知疗法可能帮助 GI 儿童构建对性别相关特质更加柔和现实地关注,从而产生作为男孩或女孩的积极情感。

(2) 心理治疗:精神分析师强调性别不一致行为通常出现于俄狄浦斯前期,强调重点为理解在这段时期内与性别不一致相关的其他心理发展现象,如依赖关系及自主性。精神分析师也很重视儿童整体适应功能的发展。在整体上要除以精神分析视角来理解心理治疗外,发展心理学中关于性别领域的阐述也需要借鉴。

(3) 父母参与的治疗方式:主要有两种。第一种治疗:假设父母在性别不一致的维持和遗传上扮演了重要角色。依据这样的假设在个案治疗中父母参与且能够认识他们在儿童问题中的因素可能会使治疗更加平稳和迅速。治疗要求对父母进行评估,包括精神病理现象和婚姻关系等,可能会对儿童的预后产生影响的因素。第二种治疗:治疗师与父母一起讨论儿童日常干预的整体计划,要求父母参与日常的家庭管理和监测中,并定期与治疗师保持联系,包括面对面访谈。在与父母的交谈中,重点聚焦于治疗的设置,如何处理儿童的性别不一致行为。另外,父母还要帮助儿童认识到作为男孩或女孩的好处,并让孩子感到父母希望他们感到幸福和开心,而非被厌烦和歧视。

（4）支持治疗:该治疗支持家庭接纳儿童真实的性别表现,让儿童以一种舒服的性别角色和性别身份去生活。帮助的重点是让父母和儿童学会处理和适应来自社会排斥和同伴的压力,给予他们强有力的支持,而不是试图改变所谓的性别不一致行为。

（5）综合心理治疗:是近年来发展最为迅速的心理治疗模式,它并不试图去改变性别不一致者的性别认同和信仰。该治疗的第一步是治疗师要处理父母关于性别的意识,以帮助他们认识到在他们的孩子在不同的年龄阶段什么样的典型性别行为是合理的,并在这个领域里去感受。治疗师使用"注意管理"来训练父母对性别不一致行为的反应,当孩子出现中性行为和既定行为时予以关注。当孩子再次出现性别不一致行为时,不予以关注,或者分散他们的注意力。而复合模式治疗方法整合了心理、社会和生物学因素,包含了多种服务策略,如儿童或父母的个体治疗,对父母的支持性家庭治疗,以及与其他专业领域的网络会议等。

（陆　峥）

思考题

1. 参照 ICD - 11 的标准,阐述性别不一致的诊断分类和诊断要点。

2. 性欲倒错障碍有哪些类型? 临床表现如何?

第十六章

神经认知障碍

第一节　谵　　妄

谵妄(delirium)是一种常见的、危及生命的意识异常状态,通常发生在急性疾病、手术或者住院治疗后。患者认知功能普遍受损,尤其是注意力不集中,意识水平受损和定向力下降,通常伴有知觉、思维、记忆、精神运动、情绪和睡眠-觉醒周期的功能紊乱。

一、流行病学特征

谵妄的流行病学研究因不同人群、不同疾病和疾病的不同阶段以及诊断评估的方法不同,结果差异很大。谵妄可发生于任何年龄,但多见于老年人群,尤其是伴有严重躯体疾病的患者。谵妄在社区环境的流行病学调查数据较少,在养老院的患病率为 4.3%～38%。谵妄在住院老人中很常见,总体患病率为 23%。手术后谵妄的患病率有所不同,小型择期手术的患病率很低,而大型急症手术术后患病率超过 20%。在重症监护病房(ICU)中患者谵妄的总患病率高达 31.8%;在机械通气患者中谵妄患病率一般为 50%～70%。"脑储备"降低的人也较容易出现谵妄,尤其是既往已患痴呆的患者。多数谵妄的临床转归与病因相关,老年人、患有痴呆或躯体疾病的患者预后较差。谵妄可导致病死率增高、住院时间延长、医疗消耗增加,加速认知功能损害过程。

二、病因与发病机制

1. 应激-易感模型

谵妄的"应激-易感模型"病因假说认为,在一种或多种易感因素存在的情况下,大脑功能储备下降,当应激因素影响大脑内环境,脑内神经递质、神经内分泌和神经免疫损害的急性变化等多因素综合作用构成谵妄的病因学基础时,可引发谵妄。谵妄的易感因素包括高龄、认知功能损害、严重躯体疾病或脏器功能失代偿、视听障碍、营养不良、水电解质失衡、药物/酒精依赖等,痴呆患者更容易合并出现谵妄。谵妄的应激因素包括手术、外伤、严重生活事件、疲劳、睡眠不足、外界刺激过少或过多、环境恐怖陌生单调、酒药戒断等。如震颤谵妄就是酒精依赖患者在酒精戒断后出现以意识障碍、认知损害、幻觉妄想及行为紊乱为主要临床表现的一种状态。易感性因素和急性应激因素之间的相互作用是谵妄病理生理学的关键。

在存在易感因素的个体中,谵妄是脆弱的大脑在应对急性应激因素时未能表现足够的弹性,这可能是由多个进程引起的。首先,大脑功能连接会因衰老和神经退行性变而受损,胆碱能和去甲肾上腺素能神经元群体会随着年龄和认知功能损害而退化,这两者都会对脑网络和认知功能产生影响,无法应对应激刺激。其次,动物模型研究表明,小胶质细胞和星形胶质细胞都被现有的神经退行性变激发,对继发性炎症刺激产生夸张的促炎反应,从而加剧了因神经退行性变而脆弱的区域的炎症。此外,星形胶质细胞在神经退行性变过程中由于失去与健康神经元的相互作用而受损,进一步削弱了它们对神经元代谢的支持。最后,衰老和神经变性也会引起脑血管的改变。这些改变导致脑灌注和血管反应性受损以及血脑屏障受损,可能使大脑更容易受到能量不足和炎症因子的影响。

2. 脑代谢异常

由于能量不足,大脑可能会以多种方式发生功能障碍,导致谵妄的发生。① 呼吸窘迫产生低氧血症,可引起脑缺氧,限制神经元能量代谢。② 感染性休克会减少血流量,产生缺氧和葡萄糖供应受损。③ 即使全身血流量充足,脑微血管功能障碍也可能引起脑组织缺氧和神经低血糖。④ 即使血压正常,如果神经血管耦合受损,血管可能无法满足区域神经元活动的特定需求,从而阻碍大脑的高级功能。⑤ 全身性低血糖可导致脑葡萄糖供应不足而致谵妄和昏迷。⑥ 即使有足够的葡萄糖输送到大脑,胰岛素抵抗也可能导致葡萄糖利用受损。⑦ 例如,变性大脑中葡萄糖转运体 1(glucosetransporters 1,GLUT1)和葡萄糖转运体 3(GLUT3)的表达改变,可能会限制内皮细胞、星形胶质细胞或神经元对葡萄糖的摄取,从而限制糖酵解所需的葡萄糖-6-磷酸(glucose-6-phosphate,G6P),并限制三羧酸循环(tricarboxylic acid,TCA 循环)所需的丙酮酸生成。⑧ 星形胶质细胞功能受损可能会限制其从细胞内储存糖原释放葡萄糖和葡萄糖代谢的能力。

3. 炎症

炎症性创伤、手术、感染和败血症可引发谵妄。这些刺激触发组织巨噬细胞和血液单核细胞的激活和炎症因子的分泌,如 IL-1、IL-1β、IL-6、肿瘤坏死因子(TNF)和前列腺素 E_2(prostaglandin E_2,PGE_2)。这些介质可能在一定程度上跨越血脑屏障,并由内皮细胞、上皮细胞和血管周围巨噬细胞直接分泌到脑实质。另外,存在淀粉样改变或神经变性的大脑中,小胶质细胞通过尚不明确的某种机制产生促炎症因子、活性氧(reactive oxygen species,ROS)和活性氮。这些小胶质细胞产生的介质水平增加,会影响星形胶质细胞和神经元。炎症因子刺激的星形胶质细胞趋化因子水平增加,导致大脑中单核细胞和其他免疫细胞增加,造成神经元能量代谢受损。小胶质源性的炎症因子,如 IL-1β 和 TNF,直接影响神经元功能,引起功能障碍、损伤或细胞死亡。这些机制共同导致谵妄发生,包括急性行为症状,也可能导致大脑损伤后的认知功能下降。

三、临床表现

谵妄常急性起病,核心症状是注意力、定向障碍和意识障碍,可同时伴有认知功能下降和精神行为症状,少数患者可出现其他症状,如倦怠、焦虑、恐惧、对声光过敏、失眠、噩梦等。

1. 注意力、定向障碍和意识障碍

患者的注意指向、集中、维持、转换困难,检查时可以发现注意力不集中、注意涣散或注意唤起困难,并伴有不同程度的意识改变。定向障碍以时间和地点定向最易受损,除严重谵妄外,一般尚保持对人物的定向。

2. 认知损害

认知障碍可从轻度感知迟钝、记忆力减退到逻辑思维能力降低、理解困难等。记忆损害因谵妄程度不同而存在差异,即刻和短时记忆与注意损害关系较为密切。可伴有命名性失语、言语错乱、理解力受损、书写和找词困难等语言障碍,在极端病例中可出现言语不连贯。

3. 其他精神行为症状

谵妄患者可有感知障碍,通常有大量生动逼真的、形象鲜明的错觉及幻觉,以幻视为主,内容常带有恐怖性。部分患者会在知觉障碍的基础上出现妄想。妄想呈片段性、多变、不系统,以被害妄想多见。情感反应早期多表现为轻度抑郁、焦虑、易激惹。病情严重时,情绪相对淡漠,同时伴有行为抑制、茫然淡漠、主动活动减少。睡眠-觉醒周期紊乱在谵妄患者中非常常见,表现为白天打盹、夜间兴奋躁动,甚至 24 小时睡眠觉醒周期瓦解。谵妄缓解后患者对病中的表现全部或大部分遗忘,轻度谵妄患者常描述为就像做了一场噩梦。

四、诊断与鉴别诊断

首先应结合病史特点、躯体检查、精神检查及相关辅助检查明确谵妄综合征诊断,其次找寻可能的诱发和促发因素,形成病因学诊断。

1. 诊断要点

(1)意识和注意损害:从混浊到昏迷;注意的指向、集中、持续和转移能力均降低。

(2)认知功能的全面紊乱:知觉扭曲、错觉和幻觉,多为幻视;抽象思维和理解能力损害,可伴有短暂的妄想。典型者往往伴有某种程度的言语不连贯;即刻记忆和近事记忆,但远事记忆相对完好;时间定向障碍较严重的患者还可出现地点和人物的定向障碍。

(3)精神运动紊乱:活动减少或过多,并且不可预测地从一个极端转变成另一个极端;反应的时间增加;语速加快或减慢。

(4)睡眠-觉醒周期紊乱:失眠,严重者完全不眠,或睡眠-觉醒周期颠倒;白天困倦;夜间症状加重;噩梦或梦魇,其内容可作为幻觉持续至觉醒后。

(5)情绪紊乱:如抑郁、焦虑或恐惧、易激惹、欣快、淡漠或惊奇、困惑。

(6)往往迅速起病,病情波动,总病程不超过 6 个月。病史、躯体检查或实验室检查发现,该障碍是由其他躯体疾病、物质中毒、戒断、接触毒素,或多种病因直接引起的生理性结果。

2. 鉴别诊断

(1)谵妄伴有明显的幻觉妄想、言语行为紊乱及情感障碍,需要与急性短暂精神病性障碍、精神分裂症和伴有精神病性症状的情感障碍相鉴别。

(2)谵妄表现为明显的认知功能损害需要鉴别阿尔茨海默病和其他类型的痴呆。

(3)谵妄起病急,并有恐惧紧张等情绪反应以及意识状态改变,需要鉴别急性应激反应。

(4)谵妄时常有意识、定向障碍,并有明确的视错觉和视幻觉,体格检查和实验室检查发现有躯体疾病的证据或可疑证据,均有助于鉴别。

五、治疗

谵妄的治疗原则涉及病因学的处理、精神症状治疗以及危险因素控制等多个侧面,治疗措施包括非药物和药物干预。

1. 病因治疗

病因治疗是谵妄的根本性治疗措施。感染、疼痛是最常见的病因。对谵妄患者应该:① 积极寻找感染源,并早期干预,积极治疗感染,避免不必要的置管;② 常规检查是否存在皮肤压伤、背痛及尿潴留,定期评估疼痛,对不能言语沟通者通过肢体语言、表情等进行评估,对任何怀疑有疼痛的患者均要控制疼痛,避免治疗不足及治疗过度;③ 对谵妄的其他诱因如心血管病、营养代谢病等,根据相应诊疗常规进行诊治,积极治疗病因,减轻谵妄症状,改善预后。谵妄的非药物治疗如表 16 - 1 所示。

表 16 - 1　谵妄的非药物治疗

临床因素	目　标	方　法　举　例
认知功能和定向	适宜的环境	环境明亮,标识清晰,提供大号数字的时钟和挂历
	定向提醒	介绍环境和工作人员,床旁放置家人或纪念照片
	认知刺激	鼓励患者进行益智活动如音乐游戏
	家人参与	鼓励患者的亲属和朋友探访
脱水和便秘	关注体液平衡	鼓励患者多饮水,记出入量,保持出入量平衡,必要时考虑静脉输液
	定期排便	鼓励进含高纤维食物,定时排便;必要时结肠指诊除外结肠嵌塞
低氧	优化氧合	及时发现低氧血症,给予吸氧、雾化治疗,必要时滴定氧疗
活动受限	尽早活动	鼓励患者尽早下床活动
	使用行走辅助设施	不能行走的患者鼓励进行被动运动,尽早进行躯体康复及职业康复
侵入性及固定装置	尽早移除	若病情允许,尽早移除静脉置管、尿管、肢体束缚及其他固定装置
药物回顾	规范合用药物	评估所有治疗药物,减少用药种类,避免引起谵妄加重的药物
营养	保证足够的营养摄入	佩戴合适的假牙;饮食均衡,保证足够的维生素 D 摄入,避免误吸
听力和视觉障碍	改善视听觉障碍	解决可逆的听觉和视觉障碍 鼓励患者使用助听器或眼镜
生物节律	恢复生物节律	光控制(有条件可在白天采用强光治疗,若条件不允许,可在白天尽可能用自然光或打开室内灯光,而夜晚关灯落下窗帘);声控制(如夜间提供耳塞及眼罩,关闭电视,减少病区噪声);避免午后饮用咖啡类饮料;替换影响睡眠的药物等,以改善睡眠-觉醒周期

2. 对症治疗

目前大部分谵妄,尤其是活动减少型谵妄可以通过非药物治疗得到改善,不推荐对谵妄患者常规使用抗精神病药物。对谵妄伴行为及情感障碍导致患者极度痛苦、危及患者或他人安全、干扰基本的检查或治疗,且非药物治疗无效时,可使用抗精神病药物进行治疗。有明显的兴奋激越、睡眠周期紊乱或伴有精神病性症状的患者,可以短暂使用抗精神病药物,如氟哌啶醇、喹硫平、奥氮平及利培酮,氯氮平因其较强的抗胆碱能作用不推荐使用。以上药物宜从小剂量开始,根据谵妄改善情况及不良反应逐渐增加剂量,一般治疗1~2周,谵妄消失2天后可逐渐停药。苯二氮䓬类药物是酒精戒断产生的震颤谵妄的标准治疗,具体见第十三章"物质及行为成瘾障碍"。

第二节　轻度神经认知障碍

轻度神经认知障碍(mild neurocognitive disorder)是发生在痴呆临床前期的一种综合征,是正常老化和早期痴呆之间的一种过渡状态。

老年人中常有未到痴呆程度的认知损害。多年来,研究者们提出了多个术语和概念来描述这种状态。最早Karl于1962年提出良性老年健忘症(benign senescent forgetfulness,BSF),主要症状为近事遗忘和情节回忆不能,患者对自己的记忆问题有自知力,且常伴有抑郁,但一般不会发展为痴呆。Hughes等1982年提出可疑痴呆(questionabledementia,QD)的概念,描述那些虽然没有痴呆却有认知障碍的患者。年龄相关的记忆损害(age-associated memory impairment,AAMI)最早是Crook等在1986年提出,认为AAMI是指主诉为记忆下降,客观记忆测试与年轻人的均数相比下降至少1个标准差(1SD)。不过这些概念存在明显的局限性,使其临床价值应用受到很大限制。1999年,Petersen提出轻度认知功能损害(mild cognitive impairment,MCI)的概念,即特指轻度记忆或认知损害,但没有痴呆的老年人,其病因不能由已知的医学或神经精神状况解释。2013年,DSM-5中首次将痴呆更名为重度神经认知障碍,相应地提出了轻度神经认知障碍的概念。2018年世界卫生组织(WHO)发布的ICD-11依旧保留了痴呆的说法,而延续了轻度神经认知障碍的概念,具体是指主观体验到认知功能比之前的水平下降,在考虑个人年龄和智力一般水平情况下,伴随有一个或多个认知领域受损的客观证据,其严重程度不足以严重影响个人日常生活活动的独立性。认知障碍并不完全是由正常的衰老引起的,也可能是由于神经系统的潜在疾病、创伤、感染或其他影响大脑特定区域的疾病过程,或由于长期使用特定物质或药物,或病因不明。

一、流行病学特征

轻度神经认知障碍的患病率根据年龄和诊断标准的不同变化较大,一般只有老年人群的总患病率估计。在年龄>60岁的个体中,轻度神经认知障碍的患病率随着年龄的增长而急剧增加。但目前对此障碍的定义非常敏感,特别在社区环境下,其评估是不详细的。此外,在临床对照场所里为寻找和得到照料,患者的认知担心较高,社区个体与其基线功能相比衰退不明显。对轻度认知损害患病率的估计在老年人群中变化较大(主要与轻度神经认知障碍一致),65 岁时为 $2\%\sim10\%$,85 岁时为 $5\%\sim25\%$。

二、病因与发病机制

轻度神经认知障碍的病因和发病机制与痴呆存在着很多相同点,如两者的发病都是多因素、综合的,都与遗传因素、胆碱能系统功能降低及自由基损伤有关。

1. 胆碱能系统功能降低

乙酰胆碱(ACh)是进行和维持高级神经功能的重要递质,它的不足直接影响中枢胆碱能通路(学习记忆的主要通路)。而胆碱酯酶是 Ach 的水解酶,直接参与神经功能调节、肌肉运动、大脑思维、记忆等重要功能。胆碱酯酶水平增高可能反映患者体内 Ach 含量不足,从而使认知功能下降。

2. 自由基失衡

氧自由基过高能引起脑细胞脂质超氧化以及蛋白质变性。高浓度氧自由基不但通过生物膜中多不饱和脂肪酸的过氧化引起细胞损伤,而且还能通过脂质过氧化物的分解产物[丙二醛(malondialdehyde,MDA)等]引起细胞损伤。超氧化物歧化酶(superoxide dismutase,SOD)是体内清除超氧阴离子的关键酶,超氧阴离子浓度过高,体内 SOD 就会因消耗过多而降低,直接损害脑细胞,引起神经细胞代谢紊乱、变性坏死,导致认知功能损害。

3. 神经内分泌改变

多项研究表明,老年个体需要中、高水平的循环甲状腺激素来维持其最佳脑功能状态。老年人脑组织比外周组织需要更多的甲状腺素(T_4)以完成其代谢。甲状腺激素水平的改变会严重影响认知功能,即使甲状腺功能正常的个体也是如此,其原因可能是由于增龄影响了甲状腺激素进入中枢神经系统,影响了脑组织中 T_4 到 T_3 的转化。

此外,炎症、免疫机制、血管性因素等可能也在轻度神经认知障碍中起作用。

三、临床表现

轻度神经认知障碍表现为一个或多个认知领域在已获得的认知的衰退,而并不严重影响个人日常生活活动的独立性。

1. 学习和记忆能力下降

难以回忆其最近发生的事件,越来越依赖列表或日历;偶尔需要提醒或重新阅读以跟踪一个电影或小说的角色;偶尔可能会在几周内对同一个人自我重复;无法记住账单是否已经支付。

2. 复杂的注意力减退

完成正常的任务需要比先前更长的时间。在日常工作中开始发现失误;工作需要比先前更多的双重检查。当不存在其他竞争性事件(广播、电视、其他对话、电话、驾驶)时,思考更容易。

3. 执行功能下降

完成多阶段的任务需要做出更多努力。处理多重任务的难度增加；访客或电话打断后难以恢复一个任务。可能抱怨由于组织、计划和做决定需要付出额外的努力而引起疲劳感。可能报告在大型社交聚会中，由于追随话题转换需要付出额外的努力而感到更费力和更少愉悦感。

4. 语言受损

存在明显的找词困难。可能用一般性的字词替换特殊的术语。可能避免使用熟人的特定名字。语法错误涉及微小的省略或不正确地使用冠词、介词、助动词等。

5. 知觉运动障碍

可能更多地需要依赖地图或他人来指路。使用笔记或跟随他人到一个新的地方。当注意力没有集中在任务上时，可能发现自己迷失了或在原地转圈。停车时不够精确。需要耗费更大的努力来完成空间任务，如木工、装配、缝纫或针织。

6. 社会认知损害

在行为或态度上发生了微小的变化，经常被描述为性格改变，如识别社交线索或读懂面部表情的能力减弱，共情减少，外向或内向增加，抑制降低，微小的或发作性的情感淡漠或坐立不安。

四、诊断与鉴别诊断

（一）诊断

1. Petersen 的诊断标准

1999 年 Petersen 等确立的 MCI 诊断标准至今仍应用广泛，其内容如下：① 主诉记忆障碍，而且有知情者证实；② 与相同年龄和教育程度者比较存在记忆损害，记忆功能评分在这些匹配组分值 1.5 SD 以下；③ 总体认知功能正常，但可能有某一认知方面的变化；④ 日常生活能力正常；⑤ 不够痴呆诊断标准。

2. 美国 Mayo 神经病学研究中心的诊断标准

美国 Mayo 神经病学研究中心提出的 MCI 的诊断标准目前较为常用，主要包括：① 排除痴呆和其他引起脑功能障碍的医学或神经心理状态；② 有记忆下降的主诉；③ 记忆和总体认知分级情况评价：总体衰退量表（GDS）＝2 或 3，或临床痴呆量表（CDR）分值＝0.5，记忆测查分值在年龄和教育匹配对照组 1.5 SD 以下，MMSE 至少 24 分或 Mattis 痴呆评价量表（DRS）至少 123 分。

3. DSM－5 的诊断标准

在一个或多个认知领域内（复杂的注意、执行功能、学习和记忆、语言、知觉运动或社会认知），与先前表现的水平相比存在轻度的认知衰退，其证据如下。

（1）个体、知情人或临床工作者对认知功能轻度下降的担心。

（2）认知表现的轻度损害，最好能被标准化的神经心理测评证实，或者当其缺乏时，能被另一个量化的临床评估证实。

（3）认知缺陷不干扰日常活动的独立性，即日常生活中复杂的重要活动仍能进行，如支付账单或管理药物,但可能需要更大的努力、代偿性策略或调节。

（4）认知缺陷不仅发生在谵妄的背景下。

（5）认知缺陷不能用其他精神障碍来做出更好的解释(如重性抑郁障碍、精神分裂症)。

4. ICD - 11 诊断标准

（1）主观体验到认知功能比之前的水平下降。

（2）在考虑个人年龄和智力一般水平的情况下,伴随有一个或多个认知领域受损的客观证据。

（3）其严重程度不足以严重影响个人日常生活活动的独立性。

（4）认知障碍并不完全是由正常的衰老引起的。

（5）认知障碍可能是由于神经系统的潜在疾病、创伤、感染或其他影响大脑特定区域的疾病过程,或由于长期使用特定物质或药物,或病因不明。

（二）鉴别诊断

（1）与正常老化记忆下降相鉴别:正常老年人随着年龄的增长,必然存在或多或少的记忆力下降,但还达不到轻度神经认知障碍的程度。老化性记忆下降是一个缓慢衰老的过程,不需要特殊治疗,而一旦诊断为轻度神经认知障碍,则需要追踪观察和必要干预。因此,区别正常老化记忆下降和轻度神经认知障碍,对于适时干预和判断预后有着重要的意义,如见表 16 - 2 所示。

表 16 - 2　轻度神经认知障碍与正常老化的鉴别

轻度神经认知障碍	正　常　老　化
记忆力下降,虽经提示回忆仍有困难	记忆力下降,提示对回忆有帮助
可有认知方面的变化,但不够痴呆标准	认知功能基本正常
学习和掌握新知识有困难	仍能学习和掌握新知识
可能影响社会活动、人际交往、工作能力和家庭生活	基本不影响社会活动、人际交往、工作能力和家庭生活
记忆或认知神经心理量表评分可低于同年龄和同教育程度者	记忆和认知量表评分基本在正常范围或正常低限
神经影像检查可有严重脑老化的某些部位(如海马结构、海马旁结构)的萎缩	神经影像有老年脑表现,即脑室、脑池的轻度扩大和脑沟轻度增宽,多为两侧对称,可同时伴大脑半球纵裂前部及小脑扁桃体周围蛛网膜下腔扩大
PET 测定内嗅区皮质葡萄糖代谢率下降	PET 测定内嗅区皮质葡萄糖代谢率不下降

（2）与抑郁症相鉴别:轻度神经认知障碍可能与神经认知障碍同时出现重性抑郁障碍,鉴别会比较困难。特定的认知缺陷模式对区分可能是有帮助的。例如,持续的记忆和执行功能缺陷是典型的阿尔茨海默病,而非特定的或变化的认知缺陷见于重性抑郁障碍。或者为了做出诊断,需要对抑郁障碍进行治疗,并随着时间的推移反复观察。

（3）与特定学习障碍或其他神经发育障碍相鉴别:仔细澄清个体的基线状态,将有助于区分神经认知障碍与特定学习障碍或其他神经发育障碍。

五、治疗

轻度神经认知障碍的治疗属于痴呆的二级预防范畴。自 1999 年，美国食品药品监督管理局（FDA）已将轻度神经认知障碍作为痴呆疗法的新靶点，先后批准了多奈哌齐、维生素 E、烟碱和罗格列酮在内的多项临床试验。轻度神经认知障碍的治疗目标是改善症状，更重要的是延迟或预防认知功能的进一步衰退和发生痴呆，观察的主要终点是向痴呆的转化率，次要终点为认知下降。

目前还没有被证明可以预防或延缓轻度神经认知障碍个体向痴呆发展的疗法，同时有Ⅰ类证据显示胆碱酯酶抑制剂、维生素 E、银杏叶制剂和非甾体抗炎药无实质性作用。

由于操作性诊断标准的差异，在病因学上筛选同质人群存在很大困难，这会影响痴呆转化率等主要结局指标的统计，所以将来轻度神经认知障碍临床试验应提高入组病例的同质性，选择最佳的治疗时间和可靠的临床指标，以期能够发现适合于特定人群的痴呆预防方案。

关于轻度神经认知障碍的预后和转归，相当比例病例可演化为痴呆，包括阿尔茨海默病、血管性痴呆以及混合性痴呆，但以阿尔茨海默病为主。很多学者用 1/3、1/3、1/3 来描述轻度神经认知障碍的转归，即 1/3 进展为阿尔茨海默病或其他类型的痴呆，1/3 的患者始终保持这种认知功能较差的稳定状态，1/3 患者可以自愈。但不容忽视的是，轻度神经认知障碍向阿尔茨海默病的转化率很高，其转化率约为每年 12.0%，较普通人群中痴呆发生率约高 10 倍。这一方面说明轻度神经认知障碍是痴呆的高危人群，另一方面也支持它可能在一定程度上代表痴呆的临床前或早期阶段的观点。因此，早期筛选出轻度神经认知障碍患者，并成功进行预防性干预具有相当重要的意义，其学术价值和社会经济效益不可估量。

第三节　遗 忘 障 碍

遗忘障碍（amnestic disorder）又称科萨科夫综合征（KorsaKoff syndrome），是以记忆障碍为主要临床表现，无觉醒障碍，无其他认知功能损害为特征的一种器质性综合征。

一、病因与发病机制

任何导致间脑和边缘颞叶结构损害，如乳头体、海马、穹隆等部位的病因都可引起本征，常见的有酒精中毒、脑外伤、肿瘤、脑血管病、颅内感染、一氧化碳中毒等。

二、临床表现

遗忘障碍的特点是与个人的年龄和一般的智力水平相比，严重的记忆障碍和其他认知领域的损害是不成比例的。其表现为在获取记忆或学习新信息方面存在严重缺陷，或无法回忆起以前学习过的信息，不伴有意识障碍或一般性认知障碍。近事记忆通常比远事记忆更混乱，即刻回忆通常可以被保留。严重记忆缺损的患者常有定向障碍，搞不清时间和地点,但罕见有自我定向障碍。错构和虚构也常见。少数患者意识到自己的记忆不好,但显得漠不关心。严重患者多无自知力,因无自知力可引起争吵、易激惹,甚至攻击行为。神经心理测验常可显示特殊的记忆缺损却无其他认知功能明显障碍。记忆障碍不可归因于物质中毒或物质戒断,而可能归因于潜在的神经疾病、创伤、感染、肿瘤或影响大脑特定区域的其他疾病,或长期使用特定物质或药物。

三、诊断与鉴别诊断

根据 ICD-11 的病因学分类,常见的遗忘障碍有下面几种。

1. 酒精所致的遗忘症

酒精所致的遗忘症的特点是出现遗忘症症状,其主要临床特征与遗忘症相同,但被认为是酒精使用的直接后果。酒精使用引起的遗忘症症状在物质中毒或戒断期间或之后不久出现,但其强度和持续时间远远超过通常与这些症状相关的记忆障碍。酒精使用的强度和持续时间必须能够造成记忆损伤。如果遗忘症的症状出现在大量饮酒之前,或者在停止饮酒后仍持续相当长的一段时间,则不能用酒精所致的遗忘症解释。

2. 使用镇静剂、安眠药或抗焦虑药引起的遗忘症

使用镇静剂、安眠药或抗焦虑药而导致的遗忘症,其特征是出现具有遗忘症特征的记忆障碍综合征,且被判定为使用镇静剂、安眠药或抗焦虑药的直接后果,持续的时间超过镇静剂、安眠药或抗焦虑药物中毒或戒断的通常病程。镇静、安眠或抗焦虑药的使用量和持续时间必须足以产生记忆障碍。同时,遗忘症症状不能用其他物质(包括药物)引起的痴呆或记忆障碍进行解释。

3. 其他特定精神活性物质(包括药物)引起的遗忘症

由其他指定的精神活性物质(包括药物)引起的遗忘症的特征是出现具有遗忘症特征的记忆障碍综合征,这种遗忘症被认为是使用特定精神活性物质的直接后果,持续的时间超过该特定物质中毒或戒断的通常病程。特定物质使用的数量和持续的时间必须足以造成记忆障碍。同时,遗忘症症状不能用其他物质(包括药物)引起的痴呆或记忆障碍进行解释。

4. 使用挥发性吸入剂引起的遗忘症

使用挥发性吸入剂而导致的记忆障碍,其特征是出现具有遗忘症特征的记忆损害综合征,被认为是使用挥发性吸入剂的直接后果,持续的时间超过挥发性吸入剂中毒或戒断的通常病程。挥发性吸入剂的用量和持续时间必须足以产生记忆损伤。同时,遗忘症症状不能用其他物质(包括药物)引起的痴呆或记忆障碍进行解释。

5. 其他疾病引起的遗忘症

满足遗忘症的所有定义要求。病史、体格检查或实验室检查结果表明,该障碍是由其他分类的障碍或疾病的直接生理后果引起的。依据确定的病因单独分类。

四、治疗

1. 药物治疗

应及时处理危及生命的物质中毒和戒断症状(如酒精中毒和戒断、精神活性物质中毒和

戒断等)。应结合临床采用替代和对症治疗,如酒精戒断症状使用苯二氮䓬类药物进行替代治疗。

对药物及精神活性物质所致的遗忘症以及共病相关的精神病性症状、情绪与行为障碍,应对症处理。如使用抗精神病药物、苯二氮䓬类药物处理冲动、攻击行为,使用选择性 5-羟色胺再摄取抑制剂(SSRIs)等药物处理焦虑、抑郁情绪,使用抗精神病药物处理幻觉、妄想等。

应使用大剂量维生素 B_1 以预防遗忘症和痴呆的发生。目前对应用维生素 B_1 的最佳剂量、剂型、治疗时间或日用量仍无一致定论。目前推荐的治疗方案,是对那些怀疑为韦尼克脑病(Wernicke's encephalopathy)或科萨科夫综合征的患者,至少给予维生素 B_1 100~200 mg/d,连续肌内注射 5 天。

2. 非药物治疗

非药治疗的目的是应用物理、社会心理方法,使患者摆脱对酒精、精神活性物质(包括药物)的渴求,防止复发。治疗持续时间与治疗结果密切相关,治疗的时间越长越好。

心理治疗对多药物依赖防复发有效,如认知行为疗法、正念疗法、内观疗法等。

第四节　痴　呆

一、阿尔茨海默病

阿尔茨海默病(Alzheimer disease,AD)是一种起病隐袭的进行性发展的慢性神经退行性疾病,临床上以记忆障碍、失语、失用、失认、执行功能等认知障碍为特征,同时伴有精神行为异常和社会生活功能减退。

1906 年德国神经精神病学家 Alzheimer 首次报道了一例 51 岁女性患者,对其大脑进行病理解剖时发现了该病的特征性病理变化,即老年斑、神经元纤维缠结和神经元脱失。阿尔茨海默病曾被称为早老性痴呆和老年性痴呆,现一般将 65 岁以前发病者称早发型,65 岁以后发病者称晚发型,有家族发病倾向的称家族性阿尔茨海默病(familial Alzheimer's disease,FAD),无家族发病倾向的称散发性阿尔茨海默病。符合临床诊断标准的阿尔茨海默病患者的病程多在 5~10 年,少数患者可存活 10 年以上。

(一)流行病学特征

阿尔茨海默病是一种常见的老年病。国内外的患病率研究有一些差异,大部分研究报道的结果为,65 岁以上的老年人中阿尔茨海默病的患病率为 2%~5%。女性阿尔茨海默病的患病率高于男性,女性为男性的 1~2 倍。患病率随年龄增加而增加。少数研究者进行了痴呆的发病率研究,我国张明园等报道了上海社区老人中痴呆的年发病率,65 岁以上的老年人年发病率为 1.15%,70 岁以上为 1.54%,75 岁以上 2.59%,80 岁以上 3.54%,85 岁以上 3.23%。

年龄与阿尔茨海默病的患病率显著相关,年龄越大则患病率越高。在 60 岁以上的老年人群中,每增加 5 岁患病率约增加 1 倍。女性患者约为男性患者的 2 倍。阿尔茨海默病与遗传有关,大部分流行病学研究都提示,痴呆家族史是阿尔茨海默病的危险因素。载脂蛋白E(apolipo protein E,ApoE)等位基因 ε4 是阿尔茨海默病的重要危险因素。ApoEε4 等位基因在尸体解剖证实的阿尔茨海默病患者中的频率为 40% 左右,而在正常对照人群中约为 16%。脑外伤作为阿尔茨海默病的危险因素已有较多报道,严重脑外伤可能是某些阿尔茨海默病的病因之一。有甲状腺功能减退史者患阿尔茨海默病的相对危险度高。有抑郁症史,特别是老年期首发抑郁症是阿尔茨海默病的危险因素。低教育水平与阿尔茨海默病的患病率增高有关,可能的解释是早年的教育训练促进了皮质突触的发育,使突触数量增加和"脑贮备(brain reserve)"增加,因而推迟了痴呆的诊断时间。这一假说得到了一些临床观察的支持。例如,高教育水平的阿尔茨海默病患者,即使在晚期仍可保留一些认知功能,他们从确定诊断到病死的病程相对较短。

（二）病因与发病机制

阿尔茨海默病具有特征性的病理变化即神经炎性老年斑(neuriticplagues,NP)、神经元纤维缠结(neurofibraltangle,NFT)和神经元变形坏死。在大脑皮质、海马和某些皮质下神经核中存在大量的老年斑(senileplaque,SP),尤其是神经炎性老年斑。在皮质下神经核中,以杏仁核、基底核、蓝斑和下丘脑的老年斑最多。神经病理学家主要是根据新皮质中炎性老年斑的数量进行阿尔茨海默病的病理诊断。在海马和皮质中存在 NFT。有些 NFT 位于细胞外,有些位于细胞内,含有 NFT 的神经元都有退行性变。在杏仁核、基底核、中缝核、蓝斑和某些下丘脑的神经核中也可见 NFT。几乎所有阿尔茨海默病患者的脑膜和皮质小血管壁都可见 β 淀粉样蛋白(amyloid β - protein,Aβ)沉积,沉积的程度轻重不一。如果 Aβ 沉积严重,可见血管堵塞、腔隙性侧支或轻微出血。在海马常可见颗粒空泡样变性和大量的平野小体(Hirano body)。伴随上述改变的是大量的神经元丧失。痴呆的严重程度与大脑皮质和海马中 NFT 的数量及神经元脱失程度密切相关。神经元变形伴有星形细胞增生和轻度的小胶质细胞反应。阿尔茨海默病患者大脑的重量减轻和体积缩小,灰质和深部白质的体积也缩小,杏仁核、海马和海马旁回的体积可有选择性萎缩。与正常衰老相比,阿尔茨海默病患者的 SP 和 NFT 数量显著增多,分布更广。SP 和 NFT 并不是随机分布于大脑皮质和皮质下神经核,而是与神经解剖有密切的关系。以与横嗅皮质有密切联系的联络皮质区受累最严重,与横嗅皮质联系较少的原始性感觉和原始性运动皮质受累较轻。

多年来,阿尔茨海默病的病因和发病机制研究取得了许多进展,但尚未完全明了,下面分别介绍几种主要的病因与发病机制理论。

1. 遗传因素

3 个常染色体显性遗传基因的突变可能与 FAD 有关。21 号染色体的 APP 基因突变导致 Aβ 产生和老年斑形成,另外 2 个是早老素 1(presenilin 1,PS1)和早老素 2 基因(presenilin 2,PS2)。PS1 位于 14 号染色体,PS2 位于 1 号染色体。在 FAD 患者中检测到上述 3 个基因突变的概率低于 10%,在散发性阿尔茨海默病患者中检测到上述 3 个基因突变的概率则低于 1‰。另外 APOE 基因是阿尔茨海默病的重要危险基因。APOE 基因定位于 19 号染色体,编码的 APOE 是一种与脂质转运有关的蛋白质。在大脑中,APOE 由星形细胞产生,在脑组织局部脂质的转运中起重要作用,与神经元损伤和变性后,髓鞘磷脂的代谢和修复密切相关。APOE 有三种常见亚型,即 E2、E3 和 E4,分别由三种复等位基因 ε2、ε3 和 ε4 编码。APOEε4 等位基因的频率在 FAD 和散发性阿尔茨海默病中显著升高。FAD 的 APOEε4 等位基因的频率最高,约为 50%,经尸解确诊的阿尔茨海默病患者的 APOEε4 也比较高,散发性阿尔茨海默病的频率在 16%~40%。携带 APOEε4 等位基因使阿尔茨海默病的风险增加而且使发病年龄提前。APOEε2 等位基因似乎具有保护效益,携带此基因可减少患病风险,使发病年龄延迟。APOE 等位基因型为 ε4/ε4 的患病风险最高,至少增加 8 倍。

2. 老年斑

老年斑为神经元炎症后的球形缠结,其中包含退化的轴突和树突,伴有星性细胞和小胶质细胞增生,此外还含有多种蛋白酶。老年斑的主要成分是 Aβ,它是 β 淀粉样前体蛋白(amyloid precursor protein,APP)的一个片段。APP 为跨膜蛋白,由 21 号染色体的 APP 基因编码,其羧基端位于细胞内,氨基端位于细胞外。正常的 APP 代谢是在 Aβ 区域(即 Aβ16 和 Aβ17 之间)的 α 位点被 α 分泌酶(α - secretase)切断,产生一条比较长的具有细胞营养作用的氨基端 APP 片段,称为可溶性 αAPP(α - sAPP),和一条包含部分 Aβ 肽链的羧基端片段。羧基端片段再经 γ 分泌酶(γ - secretase)切断,释出其中的 Aβ 肽链部分(又称 p3)和 83 个氨基酸的羧基端片段。正常的 APP 代谢的酶切位点在 Aβ 的中央,故不产生 Aβ。异常代谢先由 β 分泌酶(β - secretase)在氨基端的第 671 个氨基酸位点后将 APP 切断,产生一条可溶性 βAPP(β - sAPP)和一条包含全部 Aβ 的羧基端片段;后者再经 γ 分泌酶(γ - secretase)切断,释出 99 个氨基酸的羧基端片段和具有神经毒性的 Aβ。Aβ 为异质多肽,其中含 42 个和 40 个氨基酸的 Aβ 多肽毒性最大(Aβ1 - 42 和 Aβ1 - 40),Aβ42 是老年斑的主要成分,Aβ40 主要见于阿尔茨海默病的血管性病损。Aβ 的神经毒性作用是通过自由基、刺激细胞死亡程序或刺激胶质细胞产生肿瘤坏死因子(TNF)等炎性物质而使神经元死亡的。细胞培养表明,Aβ 具有神经毒性,能使神经元易于受代谢、兴奋性物质和氧化剂破坏。

现在还不能以上述机制解释全部的阿尔茨海默病病例,APP 代谢为何会转为产生 Aβ 的可能机制有三:① 某些 FAD 由于 APP 基因突变致使 APP 蛋白结构改变。② APP 基因正常时,可能与多种因素有关。例如,含 Aβ 的 APP 片段可见于溶酶中,故 Aβ 可能经溶酶体中的肽酶和蛋白酶的剪切而分泌。③ 损伤的结果,多种实验性损伤如前脑底部去皮质神经元支配的损伤可使老鼠的 APP 合成增加。严重脑外伤可产生老年斑。神经元内氧化应激增加或能量代谢削弱会使 APP 裂解过程改变,促进 Aβ 形成。阿尔茨海默病患者脑内 Aβ 的积聚和神经元的衰亡与认知功能损害的严重程度大致平行。除了参与神经退化过程外,Aβ 还会损害神经递质的信号通路。Aβ 不仅会损害乙酰胆碱 M 型受体与三磷酸鸟嘌呤效应蛋白的结合,而且还会抑制乙酰胆碱的产生。Aβ 可损害脑血管并且造成脑实质中营养运输不足。

3. 神经元纤维缠结

神经元纤维缠结是皮质和边缘系统神经元内的不溶性蛋白质沉积。在电子显微镜下可见,构成缠结的蛋白质为双股螺旋丝,主要成分是过度磷酸化的 tau 蛋白。tau 蛋白的相对分子量为 50 000~60 000,是一种微管结合蛋白。编码该蛋白的基因位于 17 号染色体的长臂。tau 蛋白对维持神经元轴突中微管的稳定起重要作用,而微管与神经元内的物质转运有关。tau 精氨基酸序列的重要特征是 C 末端 3 个或 4 个重复序列,这些系列组成微管结合位点。tau 蛋白过度磷酸化后,其与微管的结合功能受到影响,参与形成神经元纤维缠结。现在对 tau 蛋白的磷酸化机制尚不明确。蛋白激酶和谷氨酸能神经元的活性异常可能与 tau 蛋白的过度磷酸化有关。

4. 氧化应激

氧化应激学说是阿尔茨海默病的发病机制之一。自由基是指原子核外层轨道带有不对称电子的分子。在生物体内,各种携氧分子是自由基的主要品种。细胞中氧自由基主要来源于线粒体,这是因为线粒体内的电子在传递过程中可产生超氧阴离子自由基(O_2^-)。来源于线粒体的氧自由基对神经元的氧化损害起主要作用。蛋白质的氧化水平通常用蛋白质碳酰基来测量。脑组织研究发现阿尔茨海默病患者的易感脑区特别是退化的神经元中蛋白质氧化水平升高,碳酰基显著升高。蛋白质糖残基增多称为糖化,蛋白质糖化会增加细胞的氧化应激压力。老年斑和神经元纤维缠结的主要成分 Aβ 和 tau 蛋白就是过度糖化的蛋白质。阿尔茨海默病患者易感皮质区的神经元 DNA 受损明显,反映氧化应激水平的 8 -羟基鸟嘌呤浓度升高。在阿尔茨海默病的脑细胞中,能量代谢过程中的酶的活性严重降低,如丙酮酸脱氢酶、α -酮酸脱氢酶等,这些酶的活性严重不足可能是由于编码这些酶的 DNA 受到了氧化性损害所致。

5. 神经递质

阿尔茨海默病的胆碱能神经系统有特异性的神经递质缺陷。皮质和海马的胆碱乙酰基转移酶(choline acetyltransferase,ChAT)减少。ChAT 含于前脑底部神经核团的胆碱能神经元突触前袢中。前脑底部神经核团主要由 Meynert 基底神经核、中隔核组成。这些神经核损害使 ChAT 减少,以致在皮质和海马合成乙酰胆碱(Ach)减少。Ach 与近记忆密切相关,而记忆障碍是阿尔茨海默病的主要临床表现。阿尔茨海默病只有投射性胆碱能神经元受损,而基底节和脊髓的胆碱能神经元不受影响。阿尔茨海默病患者的胆碱能神经元合成和释放 Ach 明显减少。Ach 减少不仅与痴呆的认知症状密切相关,而且也是精神行为症状的重要神经学基础,Ach 减少与患者的生物节律改变和谵妄有关。人脑中谷氨酸是主要的兴奋性神经递质。谷氨酸激活亲离子受体,引起钙离子和钠离子内流。亲离子的谷氨酸受体过度激活在阿尔茨海默病的发病中起重要作用。随着患者的年龄增大,谷氨酸亲离子受体水平下降,可能是因为相关神经元发生退化而引起。人脑中主要的抑制性神经递质是 γ -氨基丁酸(GABA)。在阿尔茨海默病等神经退化性疾病中,谷氨酸脱羧酶水平下降,GABA 结合位点减少。目前,对 GABA 系统在阿尔茨海默病的发病中的作用还知之甚少。

去甲肾上腺素和 5 - HT 是脑中主要的单胺能神经递质。去甲肾上腺素神经元主要位于蓝斑,5 - HT 神经元位于中缝核。这两种神经元都广泛地投射到脑皮质区域。去甲肾上腺素的受体有几种亚型,每一种亚型都能与 GTP 结合蛋白结合。5 - HT 受体也有几种亚型,其中有些亚型与 GTP 结合,有些亚型构成配体性离子通道。阿尔茨海默病患者脑中去甲肾上腺素总量和再摄取量都减少,合成去甲肾上腺素的酪氨酸羟化酶减少,脑干的蓝斑中神经元有脱失。蓝斑神经元的脱失仅限于投射至前脑的神经元,而投射至小脑和脊髓的神经元正常,也没有阿尔茨海默病的病理改变。蓝斑神经元受损程度和去甲肾上腺素减少的程度与认知功能减退的程度无关,但与阿尔茨海默病患者的情感症状有关。阿尔茨海默病患者的缝际核中的神经元有脱失,皮质和脑脊液中5-HT及其代谢的产物浓度有降低。5-HT的改变可能与阿尔茨海默病的非认知性精神症状如抑郁、攻击行为等有关。

（三）临床表现

阿尔茨海默病通常隐袭起病,病程为持续进行性进展。临床表现可分为认知功能缺损症状和非认知性精神神经症状,两者都将导致社会生活功能减退。

1. 认知功能缺损症状

痴呆的认知功能损害通常包括记忆障碍、失认、失用和失语,以及由于这些认知功能损害而导致执行功能障碍。

（1）记忆减退：是诊断记忆障碍的必备条件。痴呆患者的记忆损害有以下特点：新近学习的知识很难回忆；近事记忆容易受损,比远事记忆更容易受损,近记忆减退常为首发症状。

（2）语言障碍：早期患者尽管有明显的记忆障碍,但一般性的社交语言能力相对保持。深入交谈后就会发现患者的语言功能损害,主要表现为语言内容空洞、重复和赘述。语言损害可分为三个方面,即找词(word finding)能力、造句和论说(discourse)能力减退。命名测验可以反映找词能力。患者可能以物品的用途指代名字,例如用“写字的东西”代替“笔”。语言词汇在语句中的相互关系及排列次序与句法知识有关。句法知识一般不容易受损,若有损害则说明痴呆程度较重。当痴呆程度较轻时,可能会发现患者的语言和写作的文句比较简单。论说能力是指将要说的句子进行有机组合的能力。痴呆患者论说能力的损害通常比较明显,他们可能过多地使用代词,而且指代关系不明确,交谈时语言重复较多。除了上述表达性语言损害外,患者通常还对语言的理解存在困难,包括对词汇和语句的理解,统称皮质性失语症(aphasia)。

（3）失认症：是指在大脑皮质水平难以识别或辨别各种感官的刺激,这种识别困难不是由于外周感觉器官的损害所致,如视力减退。失认症(agnosia)可分为视觉失认、听觉失认和体感觉失认。这三种失认又可分别表现多种症状。视觉失认可表现为对物体或人物的形象、颜色、距离、空间环境等的失认。视觉失认极容易造成空间定向障碍。当视觉失认程度较轻时,患者容易在陌生的环境迷失方向；程度较重时,在熟悉的地方也会迷路。有视觉失认的患者阅读困难,不能通过视觉来辨别物品,严重时不能辨别亲友甚至自己的形象,患者最终成为“精神盲(mind blind)”。听觉失认表现为对声音的定向反应和心理感应减退或消失,患者不能识别周围环境声音的意义,对语音、语调及语言的意义难以理解。体感觉失认主要是指触觉失认,患者难以辨别躯体上的感觉刺激,对身体上的刺激不能分析其强度、性质等,严重时甚至不能辨别手中的物品,最终不知如何穿衣、洗脸、梳头等。

（4）失用症(apraxia)：是指感觉、肌力和协调性运动正常,但不能进行有目的性的活动,可分为观念性失用症(ideational apraxia)、观念运动性失用症(ideomotor apraxia)和运动性失用症(motorapraxia)。观念性失用症的患者不能执行指令,当要求患者完成某一动作时,他可能什么也不做或做出完全不相干的动作,可有模仿动作。观念运动性失用症的特点是不能模仿一个动作,如挥手、敬礼等,与顶叶和额叶皮质间的联络障碍有关。运动性失用症患者不能把指令转化为有目的性的动作,但能清楚地理解并描述命令的内容。请患者做一些简单的动作,如挥手、敬礼、梳头等,可以比较容易发现运动性失用症。大部分轻中度痴呆患者可完成简单且熟悉的动作,随着病情进展,运动性失用症会逐渐影响患者的吃饭、穿衣及其他生活自理能力。

(5) 执行功能障碍:执行功能(executive function)是指多种认知活动协调有序进行的能力,与额叶及有关的皮质和皮质下通路功能障碍有关。执行功能包括动机、抽象思维能力,以及复杂行为的组织、计划和管理能力等高级认知功能。执行功能障碍表现为日常工作、学习和生活能力下降。分析事物的异同、连续减法、词汇流畅性测验、连线测验等神经心理测验可反映执行功能的受损情况。

2. 精神行为症状

痴呆的精神行为症状常见于疾病的中晚期。患者早期的焦虑、抑郁等症状多半不太愿意暴露。当病情发展至基本生活完全不能自理、大小便失禁时,精神行为症状会逐渐平息和消退。明显的精神行为症状提示痴呆程度较重或病情进展较快。痴呆的精神行为症状多种多样,包括失眠、焦虑、抑郁、幻觉、妄想等,大致可归纳为神经症性、精神病性、人格改变、焦虑抑郁、谵妄等症状群。

3. 神经系统症状和体征

轻中度患者常没有明显的神经系统体征。少数患者有锥体外系受损的体征。重度或晚期患者可出现原始性反射,如强握、吸吮反射等。晚期患者最明显的神经系统体征是肌张力增高,四肢屈曲性僵硬呈去皮质性强直。

临床上为便于观察,根据疾病的发展,大致可将阿尔茨海默病分为轻度、中度和重度。

(1) 轻度阿尔茨海默病:近记忆障碍多是本病的首发症状,并因此引起家属和同事的注意。患者对新近发生的事容易遗忘,难以学习新知识,忘记约会和事务安排等。看书读报后能记住的内容甚少,记不住新面孔的名字。注意力集中困难,容易分心,忘记正在做的事件如烹调、关闭煤气等。在不熟悉的地方容易迷路。时间定向常有障碍,如记不清年、月、日及季节。计算能力减退,如很难完成100连续减7。找词困难、思考问题缓慢,思维不像以前那样清晰和有条不紊。早期阿尔茨海默病患者对自己的认知功能缺陷有一定的自知力,可伴有轻度的焦虑和抑郁。在社会功能方面,患者对工作及家务漫不经心,处理复杂的生活事务有困难,诸如不能合理地管理钱财、购物、安排及准备膳食。工作能力减退常引人注目,对过去熟悉的工作显得力不从心,常回避竞争。尽管有多种认知功能缺陷,但其个人的基本生活如吃饭、穿衣、洗漱等能完全自理。患者可能显得淡漠、退缩,行动比以前迟缓,初看似乎像抑郁症,但仔细检查常没有抑郁心境、消极及食欲和睡眠节律改变等典型的抑郁症状。此期病程可持续3~5年。

(2) 中度阿尔茨海默病:随着痴呆的进展,记忆障碍日益严重,变得前事后忘。记不住家庭地址,忘记亲人的名字,但一般能记住自己的名字。远事记忆障碍越来越明显,对个人的经历明显遗忘,记不起个人的重要生活事件,如结婚日期、参加工作日期等。除时间定向外,地点定向也出现障碍,在熟悉的地方也容易迷路,甚至在家里也找不到自己的房间。语言功能退化明显,思维变得无目的,内容空洞或赘述。对口语和书面语的理解困难。注意力和计算能力明显受损,不能完成20连续减2的计算。由于判断能力损害,患者对危险估计不足,对自己的能力给予不现实的评价。由于失认,患者逐渐不能辨认熟人和亲人,常把配偶当作死去的父母,最终不认识镜子中自己的影像。由于失用,完全不能工作,患者不能按时令选择衣服,难以完成各种家务活动,洗脸、穿衣、洗澡等基本生活料理能力越来越困难,需要帮助料理,常有大小便失禁现象。此期患者的精神和行为症状比较突出,如情绪波动、不稳、恐惧、激越、幻觉、妄想观念,有睡眠障碍。少数患者昼夜颠倒,白天思睡,晚上活动。大部分患者需要专人照料。此期病程约为3年。

(3)重度阿尔茨海默病:患者一般不知道自己的姓名和年龄,更不认识亲人。患者只能说简单的词汇,往往只有自发语言,言语简短、重复或刻板,或反复发某种声音,最终完全不能说话。对痛觉刺激偶尔会有语言反应。语言功能丧失后,患者逐渐丧失走路的能力,坐下后不能自己站立,只能终日卧床,大、小便失禁,进食困难。此期的精神行为症状渐减轻或消失。大部分患者在进入此期后的2年内死于营养不良、肺部感染、压疮或其他躯体病。如护理及营养状况好,又无其他严重躯体病,仍可存活较长时间。

(四)诊断与鉴别诊断

1. 诊断要点

阿尔茨海默病的诊断与其他疾病诊断一样,首先要获得详细可靠的病史。痴呆患者由于认知功能损害而不能提供完整可靠的病史,故大多情况下要通过知情人包括亲属和照料人员来了解病史。其次,要对患者进行精神检查和体格检查。精神检查前,通常会用一个简短的标准化的痴呆筛查工具对患者的认知功能进行初步检查,这样可以大致了解患者的认知功能状况。但这种筛查并不能代替详细的精神检查。筛查测验种类甚多,国内外使用最多,信度和效度比较好的是简易智力状态检查(mini-mental state examination,MMSE)。该测验简便易行,可在短时间内了解患者的总体认知情况。精神检查的重点是评价患者的认知功能状态,在体格检查时要特别强调对患者进行详细的神经系统检查。最后,要进行痴呆诊断的实验室检查。目前阿尔茨海默病的诊断仍然依靠排除法,即先根据认知功能损害情况,判断是否有痴呆,然后对病史、病程、体检和辅助检查的资料进行综合分析,排除各种特殊原因引起的痴呆后,才能做出阿尔茨海默病的临床诊断,确诊阿尔茨海默病有赖于脑组织病理检查。诊断阿尔茨海默病的常规辅助检查项目应包括血、尿、粪常规检查、胸部X线检查、血清钙、磷、钠、钾、肝、肾功能,梅毒筛查,血 T_3、T_4 测定,血维生素 B_{12} 及叶酸测定,脑电图检查,脑 CT 或 MRI 检查。诊断阿尔茨海默病要严格按照诊断标准,目前常用的诊断标准有 ICD-11、CCMD、DSM-5 以及由美国国立神经病学、语言障碍及卒中研究所、阿尔茨海默病及相关病协会(NINCDS-ADRDA)联合制定的阿尔茨海默病诊断标准等。有经验的医师根据上述排除法,临床诊断与尸体解剖诊断的符合率可达90%以上。近10年来,阿尔茨海默病的脑影像学和神经生物标志研究取得了重要进展。

2018年美国国立老化研究所与阿尔茨海默病协会(NIA-AA)制定了最新阿尔茨海默

病研究框架。其构建了一个统一的阿尔茨海默病研究框架来定义阿尔茨海默病并描述每个阿尔茨海默病患者在整个疾病不同阶段的变化,为阿尔茨海默病领域的研究者们提供交流和报告成果的共同语言。提出了 A/T/N 诊断标准(见表 16-3),其中 A 代表 Aβ 累积及相关病理状态,可以通过测定脑脊液中的 Aβ42、Aβ42/Aβ40 的比较以及 Aβ 正电子发射断层扫描(Aβ-PET)获得;T 代表 tau 累积(神经纤维缠结)及相关病理状态,可通过测定 CSFP-tau、tau 正电子发射断层扫描(tau-PET)获得;N 代表神经受损,可通过测定结构 MRI、氟脱氧葡萄糖(flurodeoxyglucose,FDG)正电子发射断层扫描(FDG-PET)和脑脊液总 tau 蛋白(T-tau)获得。

表 16-3　阿尔茨海默病的 ATN 诊断标准

ATN 生物标志物	标志物类别,是否阿尔茨海默病	备　　注
A-T-(N)-	正常	
A+T-(N)-	阿尔茨海默病病理改变	阿尔茨海默病疾病谱系
A+T+(N)+	阿尔茨海默病	阿尔茨海默病疾病谱系
A+T-(N)+	阿尔茨海默病伴和可疑非阿尔茨海默病病理改变	阿尔茨海默病疾病谱系
A+T+(N)+	阿尔茨海默病	阿尔茨海默病疾病谱系
A-T+(N)-	非阿尔茨海默病病理改变	
A-T-(N)+	非阿尔茨海默病病理改变	
A-T+(N)+	非阿尔茨海默病病理改变	

2. 实验室检查

(1)脑电图:阿尔茨海默病早期脑电图的改变主要是波幅降低和 α 节律减慢。如果有病前的基础脑电图作为对比,对诊断有一定的价值。少数阿尔茨海默病患者早期就有脑电图 α 波明显减少,甚至完全消失,这有助于阿尔茨海默病的诊断。随着病情进展,可逐渐出现较广泛的中波幅不规则 θ 波活动,以额、顶叶比较明显。晚期可出现弥漫性慢波,但局灶性或阵发性异常少见。典型情况是在普遍 θ 波的背景上重叠 δ 波。听觉和视觉诱发电位检查对诊断阿尔茨海默病可能有用。阿尔茨海默病的脑电变化缺乏特异性,脑电检查主要用于阿尔茨海默病的鉴别诊断。

(2)脑影像学检查:CT 对阿尔茨海默病的诊断与鉴别诊断很有帮助。阿尔茨海默病脑 CT 检查的突出表现是皮质性脑萎缩和脑室扩大,伴脑沟裂增宽。MRI 检查可有同样的脑萎缩结果。脑萎缩并不意味着可以诊断为阿尔茨海默病,应结合临床综合分析,因为正常脑老化及许多疾病可有脑萎缩,相反阿尔茨海默病患者无脑萎缩也并不鲜见。颞叶特别是海马结构的选择性萎缩是阿尔茨海默病的重要病理变化,MRI 比 CT 能更早地探测到此变化。磁共振波谱(magnetic resonance spectrum,MRS)检查可发现阿尔茨海默病的前中额叶和前顶叶区的磷酸单酯比正常人高。氢质子磁共振波谱成像(hydrogen proton magnetic resonance spectroscopy,^{1}H-MRS)检查可发现肌醇比正常人高,N-乙酰谷氨酸比正常人低。正电子发射断层显像(PET)可对脑的能量代谢进行测量。几乎所有的痴呆患者糖代谢都有明显的改变。阿尔茨海默病的顶-颞叶联络皮质和后额叶的代谢紊乱最为明显,基底节、丘脑、脑干和小脑不受影响,此为阿尔茨海默病的特征性表现。近年发展的 PET 老年斑显像或神经元纤维缠结显像技术对阿尔茨海默病前驱期或早期准确诊断具有重要的临床意义。这类显像技术能直观地显示脑内老年斑或神经元纤维缠结的含量或病变程度,其诊断的特异度和敏感度较高,可达 90% 以上。

(3) 脑脊液检查:阿尔茨海默病患者的脑脊液常规检查一般没有明显异常。测定脑脊液中的 tau 蛋白和 Aβ42 具有诊断价值。阿尔茨海默病患者脑脊液中的 tau 蛋白升高,Aβ42 降低,具有辅助诊断价值。检测脑脊液中 Aβ42 诊断阿尔茨海默病的特异度大于 90%,敏感度大于 85%。阿尔茨海默病患者的脑脊液中 T-tau 蛋白水平显著升高,约为正常对照组的 3.2 倍,但特异度较低,在卒中、Creutzfeldt-Jakob 病和大部分神经退行性病变中均有升高。近年来的研究发现,磷酸化 tau 蛋白(P-tau)与 T-tau 蛋白相比,对阿尔茨海默病的特异度更高。抑郁症、卒中、血管性痴呆、帕金森病的 P-tau 蛋白水平可以正常。采用高灵敏度的单克隆抗体技术检测多种不同位点 P-tau 蛋白水平,如苏氨酸 181、231 位点和丝氨酸 199、235、396 等系列位点,能鉴别额颞叶痴呆、路易体痴呆。

3. 神经心理测验

阿尔茨海默病患者的神经心理缺陷在某些方面可能更为突出。以记忆功能受损最严重,而近事记忆又比某些远事记忆容易受损。在疾病早期,患者的语言功能相对保持,但语言理解和命名能力比口语重复和造句更易受损。尽管认知损害的类型不同,但还是能将痴呆的神经生理改变与认知改变大体联系起来。阿尔茨海默病患者的顶颞叶受损最明显,而原始性运动、感觉和视觉皮质结构相对保持完好。这些损害特点能够解释语言、视觉空间等主要高级认知功能易受损的特点。阿尔茨海默病患者的中颞叶损害也较明显,包括海马、海马旁回等结构,这可解释阿尔茨海默病患者的记忆功能损害。"晶态"认知功能与经验和知识密切相关,推理能力为具体表现。"液态"认知功能是指与认知内容无关的基本认知功能,与吸收和加工外界信息的速度和灵活性密切相关,主要由遗传决定,可通过注意集中能力及动作的灵活性可反映出来。正常衰老的"晶态"认知功能不会减退,经过训练此功能还可增强,"液态"认知功能虽有减退,但程度轻而且缓慢。相反,阿尔茨海默病患者的上述两种认知功能都显著下降,而且"液态"认知功能下降的时间显著提前。

4. 鉴别诊断

(1) 血管性痴呆:血管性疾病是引起痴呆的第二位病因,脑影像学检查和 Hachinski 缺血指数(Hachinski ischemic index)评分有助于血管性痴呆与阿尔茨海默病的初步鉴别。Hachinski 缺血评分总分为 18 分,≥7 分很可能为血管性痴呆;≤4 分很可能为非血管性痴呆,主要是阿尔茨海默病;5~6 分很可能为混合性痴呆。CT 或 MRI 检查发现脑部血管性病灶有助于明确诊断。

(2) 额颞叶痴呆:匹克病是经典的额颞叶痴呆,需与阿尔茨海默病鉴别。匹克病远比阿尔茨海默病少见,在老年期痴呆患者中约占 1%,而阿尔茨海默病占老年期痴呆的一半以上。匹克病早期表现主要是行为和情绪改变,而记忆障碍通常是阿尔茨海默病的首发症状。额叶和颞叶萎缩是匹克病的特征,而脑广泛性萎缩和脑室对称性扩大多见于阿尔茨海默病。

(3)进行性核上性麻痹:进行性麻痹以眼球运动障碍和皮质下痴呆通常伴有锥外系症状为其临床特征,系典型的皮质下痴呆。

(4)抑郁症:老年性抑郁症可表现为假性痴呆,易与阿尔茨海默病混淆。抑郁性假性痴呆患者可有情感性疾病的病史;有明确的发病时间,抑郁症状明显;认知缺陷也不像阿尔茨海默病那样呈进展性全面性恶化态势,定向力、理解力通常较好;除精神运动较迟钝外,没有明显的行为缺陷;患病前患者的智能和人格完好,深入检查可显露抑郁情绪,虽应答缓慢,但回答内容切题正确;抗抑郁治疗效果良好。

(5)帕金森病性痴呆:阿尔茨海默病的首发症状为认知功能减退,而帕金森病的最早表现是锥体外系症状。阿尔茨海默病患者即使合并有锥体外系症状,也很少有震颤者;而帕金森病患者中有震颤者高达96%。

(6)正常压力脑积水:本病除痴呆外常伴有小便失禁和共济失调性步态障碍,脑压不高;CT或MRI检查可见脑室扩大,但无明显的脑皮质萎缩征象;核素扫描可见从基底池到大脑凸面所需时间延迟至72 h以上。

(7)脑瘤:以痴呆为突出临床表现的脑瘤主要见于额叶、颞叶或胼胝体肿瘤,除痴呆表现外常可见颅内压增高征象,脑血管造影、CT或MRI检查可明显见脑瘤部位。

(五)治疗

阿尔茨海默病的治疗包括针对认知功能减退和非认知性精神症状的治疗。治疗方法包括躯体治疗(主要是药物治疗)和社会心理治疗。

1. 认知功能缺损的治疗

(1)胆碱酯酶抑制剂:采用多奈哌齐和卡巴拉汀治疗。① 多奈哌齐(donepezil):通过竞争和非竞争性抑制乙酰胆碱酯酶,从而提高脑细胞突触间隙的乙酰胆碱浓度。其特点是半衰期长,为(103.8±40.6)h,血浆蛋白结合率高(92.6%),2周后才能达稳态血浓度。口服药物后吸收较好,达峰时间为(5.2±2.8)h,可每日单次给药。常见的不良反应有腹泻、恶心、睡眠障碍。经过多奈哌齐治疗后,约50%的患者认知功能有明显改善。停药后,患者的认知功能水平在3~6周内降至安慰剂治疗的水平。多奈哌齐的推荐起始剂量是5 mg/d,1月后剂量可增加至10 mg/d。如果能耐受,尽可能用药剂量达到10 mg/d,高剂量用药可获得较好的疗效,但也容易产生胆碱能不良反应。② 卡巴拉汀(rivastigmine):属氨基甲酸类,能同时抑制乙酰胆碱酯酶和丁酰胆碱酯酶。其半衰期约为10 h,达峰时间为0.5~2 h。该药的推荐剂量为6~12 mg/d。临床试验表明,疗效与剂量相关,每日剂量>6 mg时的临床疗效较为肯定,但高剂量时的不良反应也相应增多。③ 石杉碱甲(huperzine A):由中国研发的胆碱酯酶抑制剂,系从石杉科植物千层塔15中提取的生物碱。常用剂量是0.1~0.3 mg/d。不良反应相对较少,包括头晕、食欲不振、心动过缓。大剂量应用时可引起恶心和肌肉震颤等。

(2)谷氨酸受体拮抗剂美金刚:是作用于大脑的谷氨酸-谷胺酰胺系统,为具有中等亲和力的非竞争性的N-甲基-D-天冬氨酸(N-methyl-D-aspartate,NMDA)的拮抗剂。当谷氨酸以病理性过量释放时,美金刚可减少谷氨酸的神经毒性作用;当谷氨酸释放过少时,盐酸美金刚可以改善记忆过程所必需的谷氨酸的传递。用法是第1周每日5 mg,第2周每日 10 mg,第 3 周每日 15 mg,第 4 周每日 20 mg,分 2 次服用。维持剂量为每次 10 mg,每日 2 次。

(3) 甘露特钠胶囊(商品名"九期一"):是中国原创、国际首个靶向脑-肠轴的阿尔茨海默病治疗新药。甘露特钠胶囊是以海洋褐藻提取物为原料,经制备获得的低分子酸性寡糖化合物,用于治疗轻度至中度阿尔茨海默病,可改善患者的认知功能。九期一可通过靶向脑-肠轴,发挥重塑肠道菌群、减轻神经炎症和抑制 Aβ 斑块形成的疾病修饰作用。

2. 精神行为症状的治疗

治疗精神行为症状的目的是减轻症状,增加患者、家属或照料者的舒适和安全。对有精神行为症状的患者应给予必要的对症治疗,可短时间、小剂量使用抗精神病药控制幻觉、妄想等精神病性症状。伴有淡漠、抑郁、敌意攻击、易激惹的患者,可给予抗抑郁药物如 SSRIs。应慎用可以加重认知损害的抗惊厥药和苯二氮䓬类药物(具体见精神障碍的药物治疗章节)。

3. 社会心理治疗

对轻度阿尔茨海默病患者应加强心理支持与行为指导;对重度患者应加强护理,保证适当的营养。社会心理治疗的目的主要是尽可能维持患者的认知和社会生活功能,同时保证患者的安全和舒适。开展社会心理治疗,必须与患者和家属建立良好的合作关系,应对患者的诊断、痴呆的严重程度、精神症状、躯体健康状况及药物治疗情况进行详细的评价。社会治疗的主要内容是帮助患者家属决定患者是住院治疗还是家庭治疗或日间护理等;帮助家属采取适当的措施以防患者自杀、冲动攻击和"徘徊"(wandering)等,以保证患者的安全。帮助家属解决有关法律问题,如立遗嘱能力及其他行为能力问题。社会治疗很重要的方面是告知有关疾病的知识,包括临床表现、治疗方法、疗效、病情的发展和预后转归等,使家属心中有数。同时要告诉家属或照料者基本的护理原则,这些原则有:① 对患者提问和回答患者的问题要尽可能简单明了,以免使患者迷惑;② 患者生气和发怒时不必争执;③ 如果患者吵闹,应冷静坚定地予以劝阻;④ 不要经常变换对待患者的方式;⑤ 功能明显减退或出现新症状时应及时找医生诊治;⑥ 尽可能提供有利于患者定向和记忆的提示或线索,如日历,使用物品标注名称,厕所、卧室给予适当的图示。此外,医生还可向家属或照料者讲解一些处理行为问题的心理学方法和技巧。

二、血管性痴呆

血管性痴呆(vascular dementia)是指由缺血性卒中、出血性卒中和造成记忆、认知和行为等脑区低灌注的脑血管疾病所致的严重认知功能障碍综合征,是属于血管性认知功能障碍(vascular cognitive impairment,VCI)的一种类型。血管性认知功能障碍是由血管危险因素(如高血压、糖尿病和高血脂等)、脑血管病(如脑梗死、脑白质疏松和慢性脑缺血等)引起的,从轻度认知障碍到痴呆的一大类综合征,其中,存在认知障碍但未达到痴呆标准的为非痴呆型血管认知障碍,认知障碍影响日常生活即为血管性痴呆。

(一)流行病学特征

血管性痴呆是常见的痴呆类型之一。我国 65 岁以上老年人中,血管性痴呆的患病率为 1.50%，年发病率为 5‰~9‰，是仅次于阿尔茨海默病的痴呆类型。血管性痴呆占痴呆总患病人数的 10%~20%，卒中后有 64% 的患者存在不同程度的认知障碍，1/3 的患者会发展为血管性痴呆。

（二）病因与发病机制

血管性痴呆是由于脑内血管受损，供给脑实质的氧气和营养减少，导致脑功能衰退。当脑血管病的病灶涉及额叶、颞叶及边缘系统或病灶损害了足够容量的脑组织时，患者出现记忆、注意力、执行功能和语言等高级认知功能的受损。

脑血管病和脑血管病的危险因素均可导致血管性痴呆。缺血性卒中、出血性卒中和脑缺血缺氧等原因均可导致脑血管性痴呆，其他类型包括卒中、缺血性白质病变、高龄、受教育程度低、动脉粥样硬化、高血压、血脂异常、心脏病、糖尿病、短暂性脑缺血发作的病史、吸烟及肥胖等。而高龄、吸烟、痴呆家族史、复发性卒中史和低血压者等易患血管性痴呆。

根据病因、累及的血管、病变脑组织的部位、神经影像学和病理学特征可将血管性痴呆分为多种类型，以下根据起病的形式简述几种主要的类型。

1. 急性血管性痴呆

（1）多梗死性痴呆（multi-infarct dementia，MID）：由多发性脑梗死累及大脑皮质或皮质下区域所引起的痴呆综合征，是血管性痴呆的最常见类型。表现为反复多次突然发病的卒中，呈阶梯式加重、波动病程的认知功能障碍，病变血管累及皮质和皮质下区域的相应症状体征。

（2）关键部位梗死性痴呆（strategic infarct dementia，SID）：由单个脑梗死灶累及与认知功能密切相关的皮质、皮质下功能部位所导致的痴呆综合征。大脑后动脉梗死累及颞叶的下内侧、枕叶、丘脑，表现为遗忘、视觉障碍，左侧病变有经皮质感觉性失语，右侧病变空间失定向；大脑前动脉影响额叶内侧部，表现为淡漠和执行功能障碍；大脑前、中、后动脉深穿支病变可累及丘脑和基底节而出现痴呆。表现为注意力、始动性、执行功能和记忆受损，垂直凝视麻痹、内直肌麻痹，会聚不能，构音障碍和轻偏瘫。内囊膝部受累，表现为认知功能突然改变，注意力波动，精神错乱、意志力丧失、执行功能障碍等。

（3）分水岭梗死性痴呆：属于低灌注性血管性痴呆。影像学检查在本病的诊断中有重要作用，表现为经皮质性失语、记忆减退、失用症和视空间功能障碍等。

（4）出血性痴呆：脑实质内出血、蛛网膜下腔出血后引起的痴呆。丘脑出血导致认知功能障碍和痴呆常见。硬膜下血肿也可以导致痴呆，常见于老年人，部分患者认知障碍可以缓慢出现。

2. 亚急性或慢性血管性痴呆

（1）皮质下动脉硬化性脑病：病程为进行性、隐匿性，常有明显的假性延髓麻痹、步态不稳、尿失禁和锥体束受损体征等。部分患者可无明确的卒中病史。

（2）伴有皮质下梗死和白质脑病的常染色体显性遗传性脑动脉病：是一种遗传性血管病，晚期发展为血管性痴呆。

（三）临床表现

血管性痴呆的症状是多样的，主要取决于脑内受损的部位，其临床表现主要包括两个方面:认知功能障碍与脑血管病导致的神经功能障碍。典型的血管性痴呆可在卒中后突然发生,但病程也可以是阶梯式进展、有波动性或慢性的。血管性痴呆患者通常执行功能障碍表现比较突出,对患者的生活质量和工作能力产生较严重的影响,而记忆障碍并不突出而容易被忽略。血管性痴呆还可具有脑血管病的临床表现,特别是某些脑局灶性功能障碍的症状和体征,这些局灶性症状体征与阿尔茨海默病存在较明显的差异。血管性痴呆也可能表现抑郁、焦虑和激越等精神行为症状。血管性痴呆患者的认知功能障碍主要表现为执行功能显著受损,包括制订目标、计划性、主动性、组织性和抽象思维以及解决冲突的能力下降,如注意力无法集中、行动能力下降、分析情况及与他人沟通的能力下降、无法做出决定,同时近记忆力和计算能力也会下降。

(四)诊断与鉴别诊断

1. 诊断要点

(1)神经心理学检查证实的认知功能明显减退,并有显著的社会功能下降。

(2)通过病史、临床表现以及各项辅助检查,证实有与痴呆发病有关的脑血管病依据。

(3)痴呆发生在脑血管病后 3～6 个月以内,痴呆症状可突然发生或缓慢进展,病程呈波动性或阶梯样加重。

(4)除外其他痴呆的病因。

2. 鉴别诊断

(1)阿尔茨海默病:起病隐匿,进展缓慢,记忆等认知功能障碍突出,可有人格改变,神经影像学表现为显著的脑皮质萎缩,Hachacinski 缺血量表≤4 分(改良 Hachacinski 缺血量表≤2 分)支持阿尔茨海默病诊断。

(2)额颞叶痴呆:进行性痴呆,早期即有明显的人格改变和社会行为障碍、语言功能受损,记忆等认知功能的障碍相对较晚。CT 或 MRI 检查显示主要是显著的额叶和(或)颞叶萎缩。

(3)路易体痴呆:波动性的认知障碍、反复生动的视幻觉、锥体外系症状,认知障碍及精神症状和锥体外系往往在一年内同时出现。

(4)帕金森病痴呆:帕金森病痴呆早期出现锥体外系受累症状,表现为静止性震颤、肌强直等,以注意力、计算力、视空间、记忆力等受损为主,一般无卒中病史。

(五)治疗

治疗原则包括预防卒中、改善认知功能及控制精神行为症状。目前对血管性痴保的治疗,除针对卒中、血管危险因素进行干预外,还有对症治疗,包括对认知功能的改善和对精神行为或情绪障碍的控制。

(1)一般治疗:针对血管性痴呆的危险因素进行干预,包括体育锻炼、健康饮食、戒烟和教育等,能降低血管性痴风险。目前有研究提示,对高危老年人群的综合干预,如体育锻炼、饮食调节、认知训练及血管危险制,对预防血管性痴呆有益。

(2)卒中的防治:治疗卒中和认知障碍的危险因素,如治疗高血压、血脂异常、糖尿病及心脏病等。早期诊断和治疗卒中:防卒中再发,如抗血小板聚集、抗凝治疗等。

(3)药物治疗。① 改善认知功能障碍:胆碱酯酶抑制剂(如多奈哌齐、加兰他敏和卡巴拉汀)和 NMDA 受体拮抗剂(美金刚)对血管性痴呆有认知功能改善的作用,但治疗效果有待进一步临床评价。血管性痴呆合并阿尔茨海默病的患者也可以选用胆酯酶抑制剂和 NMDA 受体拮抗剂进行治疗。丁苯酞、尼莫地平、银杏叶制剂等也可能有效,但需要更多的临床研究验证。② 控制精神行为症状:胆碱酯酶抑制剂与 NDA 受体拮抗剂对精神行为症状有一定的改善作用。在使用抗精神病药物时,应充分考虑患者的临床获益和潜在风险,根据症状使用抗精神病药物,一般建议从小剂量开始,缓慢加量,症状控制后逐渐减少抗精神病药物剂量。

三、路易体痴呆

路易体痴呆(dementia Lewy body,DLB)是继阿尔茨海默病性痴呆之后第二常见的老年期痴呆类型,占老年期痴呆的 15%~20%。确切病因尚不清楚,可能与 α-突触核蛋白在皮质和脑干异常折叠和聚集,形成路易小体(Lewy body,LB)有关。其起病隐匿,主要的临床特征为进行性痴呆合并波动性认知功能障碍、自发的帕金森综合征和以反复发作的幻视为突出表现的精神症状。

对路易体痴呆的研究历史要追溯到百余年前。1912 年,德国病理学家 Frederick Henry Lewy 在帕金森病患者的大脑神经元中检出一种特殊的异常蛋白小体,并推测其广泛存在于脑组织黑质中。1919 年,苏联著名神经病理学家 Konstantin Tretiakoff 将这种特殊的蛋白小体命名为"路易小体"。尽管早在百年前即已对路易体痴呆相关性包涵体扩散和皮质分布的病理现象有所发现,但关于路易体痴呆的首篇个案报道发表于 1961 年,直到 1980 年方才提出"路易体痴呆"的概念,并从中归纳出该病的临床特点。在文献中,曾用过多种术语描述路易体痴呆,包括伴路易体的痴呆(dementia with Lewy body)、弥漫性路易体病(diffuse Lewy body disease)、皮质路易体病(cortical Lewy body disease)、老年痴呆路易体型(senile dementia of Lewy body type)和阿尔茨海默病路易体变异型(Lewy body variant of Alzheimer's disease)。

(一)流行病学特征

由于缺乏特异性的临床诊断指标,大家比较公认的临床诊断标准只是近年才逐渐建立。路易体痴呆在男性中更常见,发病率随着年龄的增长而增加,在亚洲、非洲和欧洲种族中流行,占所有痴呆症病例的 20%~30%,是仅次于阿尔茨海默病的常见痴呆类型。路易体痴呆可能的危险因素包括帕金森病家族史、卒中、焦虑及抑郁史。

(二)病因与发病机制

路易体痴呆的病因及发病机制尚不清楚,近年来,遗传学研究对阐明路易体痴呆的发病机制取得了一些进展。现已发现了 2 个基因可能与路易体形成有关:一个是 α-突触核蛋白基因,该基因突变可致帕金森病,基因产物 α-突触核蛋白既是路易体的成分,也是老年斑的成分;另一个是细胞色素氧化酶 P450 同工酶 CYP2D6 等位基因,该基因突变是脑干和皮质路易体形成的危险因素。

路易体痴呆的特征性的病理改变为路易小体,是一种神经元胞质内包涵体,广泛分布于脑干、边缘系统和大脑皮质。路易小体主要由不溶性 α-突触核蛋白(α-synuclein)异常聚集而成。路易体的位置决定了患者的临床表现。如果路易小体最初聚集出现在脑干和大脑皮质,疾病早期就出现痴呆症状,被称为路易体痴呆;但如果路易小体最初聚集只出现在脑干,后来才逐渐蔓延到大脑皮质,那么痴呆就发生在疾病后期,被称为帕金森病性痴呆。其他特征包括路易体神经炎,老年斑,神经原纤维缠结,黑质、蓝斑和 Meynert 基底核的神经元缺失。

路易体痴呆的神经生化改变与其组织病理损害有关。研究发现,路易体痴呆的乙酰胆碱(Ach)和多巴胺水平明显下降。颞叶和顶叶的 Ach 水平降低可导致幻觉,边缘系统 Ach 水平降低会出现辨别困难,而额颞叶的毒蕈碱 M_1 受体上调则可导致错觉。尸检发现路易体痴呆的病理改变主要累及黑质、中缝背侧、蓝斑和迷走神经背运动核,而海马常可免于受损。

(三)临床表现

路易体痴呆的典型病程为缓慢进展,经过数年后最终呈全面痴呆,其临床症状可以分为认知功能障碍、精神行为障碍和运动障碍。

1. 认知功能障碍

路易体痴呆认知功能损害最重要的特点是认知损害程度的波动性。虽然痴呆患者的认知症状都可能有些波动,例如,患者晚上的认知障碍可能严重些,焦虑、紧张或环境改变时认知功能要差些,但是路易体痴呆的认知功能波动不能以心理、环境等因素加以解释。在疾病早期,患者的认知功能在正常与异常之间波动,觉醒状态和注意力的波动使患者时而模糊时而清醒。至中度痴呆时,患者的认知功能可能有几天显得比较清楚,有几天显得模糊。有些患者的认知功能在数分钟或数小时内都有不同,类似癫痫发作,但没有脑电图的相应变化。极少数患者的这种认知功能波动要经数周或数月的时间才能体现。路易体痴呆患者认知功能的波动性是临床诊断的重要依据。

在疾病早期,患者以注意力、视空间功能、执行功能缺陷为主要表现,特别是视空间功能的损害程度与其他认知功能损害不成比例。此时,患者的认知减退症状较轻,但较阿尔茨海默病衰退得更快,脱抑制症状及情感淡漠也较阿尔茨海默病患者更为严重,主要表现为注意力不集中、经常凝视和走神、白天嗜睡、发作性言语不连贯及行为紊乱等。

2. 精神行为障碍

视幻觉是路易体痴呆患者重要的临床表现之一,在疾病早期便可出现。幻视内容形象、生动、具体,犹如亲身经历,往往反复出现。幻觉对象多为患者熟悉的人物或动物,这些视觉形象常常是活动的、会说话或发出声音的,偶尔幻觉形象有扭曲变形。有些患者出现视错觉。患者对视幻觉多无自知力。在有视幻觉的患者中,约有半数的患者伴有妄想,通常是被害妄想。幻听多伴随视幻觉,幻听的内容多不清晰。其他感官的幻觉非常少见。80%左右的路易体痴呆患者有持续性视幻觉,是临床诊断的重要指标。视幻觉在其他痴呆患者中相对较少见。阿尔茨海默病患者的视幻觉通常是短暂的,而且对患者的情感和行为影响相对较少。

在认知障碍及运动障碍出现前多年,路易体痴呆患者就常存在快速眼动睡眠期行为障碍,表现为经历生动而恐怖的梦境,在睡眠中反复出现发声及复杂运动,醒后患者不能回忆。

3. 运动障碍

路易体痴呆患者可出现自发性帕金森综合征,多表现为肌张力增高、运动迟缓、姿势步态异常(如拖曳步态),而典型的静止性震颤并不常见。路易体痴呆患者的帕金森症状极少呈单侧性或不对称,其帕金森症状群随着病情的进展而加重,是晚期患者社会和生活功能障碍的主要原因。这些症状使患者活动受限,容易跌倒和进食困难。有些路易体痴呆患者还可出现肌阵挛、舞蹈样动作等运动异常。

4. 其他

部分路易体痴呆患者对抗精神病药物高度敏感。其他常见的症状有嗅觉减退、便秘、直立性低血压、反复发生的晕厥、尿失禁等。

(四)诊断和鉴别诊断

1. 实验室检查

结构性脑影像学检查如 CT、MRI 可见弥漫性脑萎缩,偶尔可见额叶萎缩较明显。极少数患者有皮质下信号异常,据认为与白质退行性变有关。这种异常信号很难与血管性病变所致的白质稀疏鉴别,故有时可能将路易体痴呆诊断为血管性痴呆。脑电图检查可有异常,但无特异性,有时对主要表现为精神症状的患者有鉴别诊断意义,因脑电图可能提示患者存在脑器质性病变。功能性脑影像学检查也只有辅助诊断的价值,PET 检查除发现颞、顶、额叶代谢降低外,偶尔可发现枕叶代谢降低,这在其他痴呆中比较少见。路易体痴呆枕叶代谢降低可能与视幻觉有关。

2. 诊断要点

(1)必要条件:进行性认知功能减退,以致明显影响到患者的社会和职业功能以及日常生活活动能力。注意力、执行功能和视觉功能的损害可能早期出现。疾病早期可以没有记忆损害,但随着病程发展,记忆障碍越来越明显。

(2)核心临床特征:① 波动性认知功能障碍,尤其表现为注意力和觉醒功能随时间显著变化;② 反复发作的、形象生动的幻视;③ 自发的帕金森综合征;④ 快速眼动睡眠期行为障碍。

(3)诊断标准:① 诊断路易体痴呆的必要条件是出现痴呆;② 很可能的路易体痴呆具备至少 2 个核心临床特征,可能的路易体痴呆仅具备 1 个核心临床特征;③ 排除能解释临床表现的其他器质性病因,如卒中、其他脑器质性病变等。

3. 鉴别诊断

路易体痴呆临床诊断的特异度和敏感度相对较低,需要与多种疾病鉴别,常见的包括阿尔茨海默病、帕金森病痴呆、皮质基底节变性、额颞叶痴呆、血管性痴呆、脑积水、腔隙综合征、朊蛋白病、进行性核上性麻痹和多系统萎缩等,其中最主要的是与帕金森病性痴呆和阿尔茨海默病鉴别。

(1)与帕金森病性痴呆鉴别。路易体痴呆和帕金森病痴呆的关系在国际上争议较大,两者在病理改变及临床表现上有很大的相似性,约 1/3 的帕金森病伴痴呆,特别是在帕金森病的晚期,黑质和其他脑干神经核中出现路易体是帕金森病的典型病理特征。因此,有学者提出它们为谱系疾病(spectrum of diseases),即这 2 个病本质上可能是同一疾病,只不过病变影响的脑区和影响的程度有差异而已。现在仍采用"1 年原则"作为两者的鉴别诊断,即如果在痴呆出现前,椎体外系症状已超过 1 年,则帕金森病性痴呆的可能性大;如果痴呆先于锥体外系症状出现,或者痴呆在锥体外系症状出现后 1 年以内发生,则倾向于诊断为路易体痴呆。

(2) 与阿尔茨海默病鉴别。在疾病晚期,阿尔茨海默病与路易体痴呆的表现相似,很难加以鉴别。在疾病的早期或中期,可以通过认知功能症状、精神病性症状和神经系统症状或体征来加以鉴别。路易体痴呆早期执行功能和视觉空间功能损害非常明显,记忆障碍较轻,同时认知功能的波动性非常突出,而阿尔茨海默病患者早期记忆障碍突出,执行功能和视觉空间功能损害相对较轻,认知功能的波动性不明显。阿尔茨海默病患者可有视幻觉,但不如路易体痴呆患者的视幻觉鲜明生动,妄想内容也不如路易体痴呆患者的妄想那么丰富和系统。轻中度阿尔茨海默病患者一般没有帕金森综合征。

(3) 与血管性痴呆鉴别。血管性痴呆患者可出现继发性帕金森综合征,其认知功能也具有波动性,但血管性痴呆往往有比较明确的脑血管疾病史,有比较特征性的神经系统症状和体征及脑影像检查异常的表现,故鉴别诊断不是很困难。

(五) 治疗

路易体痴呆的治疗原则:包括提高认知功能、解除精神行为症状和改善社会生活能力。然而,路易体痴呆的临床表现有其自身的一些特点,如精神行为症状和锥体外系症状比较突出,往往成为治疗的关注点。针对这两类症状的治疗药物,在药理机制上常有矛盾,有时会给治疗带来一定困难。比如,抗帕金森综合征药物常可诱发精神症状,而抗精神病药物又可引起椎体外系反应,因此在药物的选用上需要权衡利弊。

1. 抗痴呆药物治疗

临床研究证实胆碱酯酶抑制剂如多奈哌齐、卡巴拉汀有助于改善路易体痴呆患者的认知功能及提高日常生活能力。此类药物的主要不良反应为胃肠道反应,建议采用药物剂量滴定法或与食物同服以增加耐受性。另外,美金刚已进行临床试验,被认为可以在疾病早期应用。应用抗痴呆药物治疗中,如果突然停药会出现神经、精神症状的反跳现象,所以建议胆碱酯酶抑制剂治疗有效的路易体痴呆患者不要轻易停药或换用其他胆碱酯酶抑制剂。在治疗过程中,部分患者帕金森综合征可能会一过性加重,一旦出现严重运动症状,应考虑停药。

2. 帕金森综合征运动症状的药物治疗

帕金森综合征运动症状的治疗首选单一左旋多巴制剂,然而它有严重的不良反应,可能导致错觉、幻觉和困惑,应谨慎使用。如果需要应用,应从小剂量开始,缓慢加量至最适剂量后维持治疗。多巴胺受体激动剂有诱发及加重路易体痴呆患者幻视等精神症状的可能,抗胆碱能药物可能会加重认知功能损害,增加谵妄的风险,因此不推荐使用上述药物。

3. 精神行为症状的治疗

(1) 抗精神病药:主要用于控制幻视、妄想等精神病性症状,用药剂量可以小到中等。临床上一般选用锥体外系不良反应比较小的药物,如新型非典型抗精神病药,可选择奥氮平、喹硫平、阿立哌唑等。非典型抗精神病药氯氮平也极少产生锥体外系不良反应,但可引起白细胞减少或缺乏,且抗胆碱能作用和镇静作用比较强,可加重或诱发意识模糊和跌倒,故应谨慎使用。

（2）抗抑郁药：以抑郁和焦虑症状较为常见，目前 SSRIs 和 SNRIs 被推荐用于路易体痴呆的抗抑郁治疗，三环类抗抑郁药应避免使用。

4. 睡眠障碍的治疗

氯硝西泮或褪黑素可用于治疗快速眼动睡眠期行为障碍，但应注意困倦和跌倒等相关不良反应。

四、额颞叶痴呆

额颞叶痴呆（frontotemporal dementia，FTD）是以认知、语言、人格改变和精神行为异常为临床特征的原发性退行性痴呆。FTD 发病年龄较早，通常发病年龄在 45～65 岁，是早发性痴呆的最常见病因。Arnold Pick 于 1892 年首次报道额颞叶相关临床综合征。Onari 和 Hugo Spatz 在 1926 年创造了"匹克氏病"这个词，指的是出现匹克（Pick）小体的细胞质包涵体的额颞叶萎缩。后"皮克氏病"这个词在 1994 年被英国和瑞典的研究小组用额颞叶痴呆一词所取代。额颞叶痴呆损伤的是负责人格、行为、语言学习、动机、抽象思维和执行功能的大脑区域。临床上主要表现为行为改变和语言表达困难，随着疾病的进展，执行功能和认知功能也会逐渐丧失。额颞叶痴呆主要分为三个不同的临床类型：行为变异型额颞叶痴呆、进行性非流利性失语、语义性痴呆等。部分患者会叠加运动神经元病或锥体外系疾病，如皮质基底节变性、进行性核上性麻痹。

（一）流行病学特征

额颞叶痴呆占所有痴呆的 13.8%～15.7%，是神经系统变性疾病痴呆的第三个常见病因。40～49 岁的发病率为 2.2/10 万，50～59 岁的发病率为 3.3/10 万，60～69 岁的发病率最高为 8.9/10 万，平均发病年龄为 58 岁。总发病率为 15/10 万～22/10 万人，平均存活时间为 7.5 年。

（二）病因与发病机制

本病的病因和发病机制目前尚不清楚。流行病学调查发现，25%～38% 的患者的一级亲属患有痴呆，40%～45% 的患者的一级和二级亲属患有痴呆、精神病、肌萎缩侧索硬化症或帕金森病，并呈常染色体显性遗传方式。基因分析发现，额颞叶痴呆与位于染色体 17q21.32 上的微管相关蛋白 tau、位于染色体 17q21.32 上的颗粒蛋白，以及位于染色体 9p21.2（负责细胞骨架组织）上的 9 号染色体开放阅读框 72（C9orf72）的突变有关。额颞叶痴呆的病理特征是额颞叶变性，镜下可见额颞叶细胞内异常蛋白聚集沉淀，导致神经元变性、微空泡形成和星形细胞增多。额颞叶变性基本的蛋白质病变涉及微管相关 tau 蛋白、反式激活反应-DNA 结合蛋白 TDP-43 和 FUS 蛋白。TDP-43 染色阳性额颞叶变性约占 50%，tau 蛋白染色阳性额颞叶变性约占 45%，而 FUS 蛋白相关额颞叶变性占 5%～10%。在额颞叶变性各亚型中，除语义性痴呆通常由 TDP-43 病变所致外，其他散发性和家族性额颞叶痴呆患者中异常 tau 蛋白聚集物已被确定为主要的罪魁祸首。

（三）临床表现

额颞叶痴呆隐袭起病，缓慢进展，大多患者在起病后 1～2 年才就诊。由于病变部位不同,临床表现多种多样,早期常为行为障碍、情感障碍或语言障碍等局灶性脑病症状。随着病情进展,可出现其他认知功能障碍或神经功能损害,并缓慢进行性加重。晚期各亚型的临床表现与阿尔茨海默病相似。最后智能严重衰退,四肢痉挛性瘫痪、大小便失禁,常死于肺部、尿路或压疮感染。

1. 主要症状

(1) 行为障碍:早期常表现为个人和社会意识丧失、行为失控。如不注意个人卫生、偷窃、不合时宜的幽默、暴力行为或性行为失控。口欲亢进(hyperorality)常较早出现,表现为好吃、舔嘴、过度吸烟或饮酒,甚至嗜异食。病程中常有刻板和怪异行为,如漫无目的闲逛、为引人注目的拍打、唱歌、跳舞、装扮、摸索动作等,可出现精神涣散、意志不坚定、狂躁及攻击行为。

(2) 情感障碍:表现为抑郁、情感淡漠、缺乏同情心、缺乏主动性,或焦虑、多愁善感、易激惹、暴怒,少数可有短暂的错觉、幻觉、疑病症或自杀念头等。

(3) 语言障碍:早期言语减少、刻板言语、模仿言语、赘述。随病情进展可有各种类型的失语症,最后缄默不语。

(4) Klüver - Bucy 综合征:是本病较具特征性的早期表现之一,见于 40% 的患者。主要表现为迟钝、顺从、淡漠,视觉失认,思维奔逸,口欲亢进、易饥饿、贪食和性行为改变(性欲亢进),伴健忘、失语等。

(5) 其他:随着病情进展,计算能力、判断力和解决问题的能力、定向力、视空间技能等认知功能障碍呈缓慢进行性加重,但记忆障碍常较晚出现。尿、便失禁较早出现;后期出现进行性加重的锥体外系症状,如运动徐缓、步态障碍、额性共济失调等;晚期可有肌阵挛和痫性发作。

2. 临床分型

(1) 行为变异型额颞叶痴呆(behavior variant frontal temporal dementia,bvFTD):是最常见的表型,受累部位包括以额叶为主,尤其是额底、额中及岛叶,右侧额叶较左侧更易受累,顶叶和颞中叶相对不受累。患者可能在疾病早期表现一系列的行为和人格改变,包括社交行为失控、脱抑制行为、淡漠、自知力缺乏、抽象思维和执行功能受损等,并随着时间的推移逐渐恶化。此外,患者还可能会表现出饮食行为的改变,基本情绪和同理心的丧失,但记忆力受损不明显,有些患者直到疾病晚期仍保持完整的记忆。

(2) 语义性痴呆(semantic dementia,SD):以颞叶损伤为主,左侧颞叶萎缩者以语言障碍为主,表现为语意失错(找词能力受损或词汇量减少)、理解单词意义困难、理解能力受损;右侧颞叶受累者以面孔失认为主,识别不熟悉的物体困难,临床上表现为命名不能,经常会重复询问词语或物品的意义何在。

(3) 进行性非流利性失语(progressive non-fluent aphasia,PNFA):受累部位为左侧额叶-岛叶后部区域,如额下回、岛叶、运动前区和辅助运动区。这种类型的额颞叶痴呆患者在临床上表现为渐进性语言表达障碍,说话慢且费劲,多停顿和语法错误,难以理解复杂的句子和命名物体,但对单个词语的理解和对物体的知识通常是保留的。虽然他们语言表达困难,但记忆、抽象思维和计算能力在疾病早期基本正常。

（四）诊断与鉴别诊断

1. 临床评估

（1）实验室检查：神经和轴突细胞骨架主要由神经丝蛋白组成，而神经丝蛋白由神经丝蛋白轻链组成。在额颞叶痴呆患者的血液和脑脊液中，可检测出神经丝蛋白轻链等生物标志物。

（2）神经影像学检查：MRI、CT 检查可用于证实额颞叶痴呆特征性的局部脑叶萎缩模式，对诊断有重要价值。部分机构可行 SPECT 检查，可反映额颞叶脑血流低灌注。

（3）脑电图检查：与阿尔茨海默病一样，它对额颞叶痴呆的诊断帮助不是很大。然而，与健康组相比，在有些额颞叶痴呆患者中观察到一种典型的脑电图模式，以快波（α 波、β 波）减少为显著特征，而慢波（δ 波、θ 波）无异常。

（4）神经认知测验：简易智力状态检查（MMSE）、蒙特利尔认知测验和额叶功能评定量表。

2. 诊断要点

（1）行为障碍：隐袭起病，呈慢性进行性加重。早期丧失个人意识、丧失社会意识、行为失控、缺乏自知力。患者思维不灵活、呆滞、口部活动过度、刻板行为、持续言语症、摸索动作，还有精神涣散、冲动、意志不坚定等。

（2）抑郁、焦虑、多愁善感、固执、有自杀念头，短暂的错觉、疑病、情感淡漠。

（3）进行性语言减少、刻板语言、模仿语言、持续语言，晚期出现缄默症。

（4）空间定向和运动技能相对保存。

（5）神经体征早期出现原始反射及尿、便失禁；晚期出现运动徐缓、强直、震颤，血压低且不稳定。

（6）实验室检查以及脑 CT、MRI、SPECT 和 PET 检查均可显示额叶和颞叶前部异常。反映额叶功能的神经心理测验成绩很差，但无明显的记忆障碍或视空间知觉障碍。

3. 鉴别诊断

额颞叶痴呆与阿尔茨海默病鉴别如表 16-4 所示。

表 16-4 额颞叶痴呆与阿尔茨海默病的鉴别

临 床 特 征	额颞叶痴呆	阿尔茨海默病
记忆障碍	早期相对保存	早期即突出
视空间定向障碍	早期相对保存	早期即表现
失算	早期相对保存	早期即表现
行为改变	早期	晚期
Klüver - Bucy 综合征	早期	晚期
言语	刻板语言，持续言语症	重语症，字尾重复症
痫性发作	少见	较常见
幻觉、妄想	少见，且短暂	可有

(续　表)

临床特征	额颞叶痴呆	阿尔茨海默病
额叶释放征	早期大多明显	早期少见
CT/MRI 发现	额叶及颞叶前部萎缩;颞叶内侧面萎缩罕见	广泛性脑萎缩;颞叶内侧面常有萎缩
神经病理		
大体病理	局限性额、颞叶前部萎缩	弥漫性脑萎缩
杏仁核	所有核群都受累	中央和内侧核群受累
组织病理	可见 Pick 小体;可有少量的 NFT 和 SP;白质胶质细胞增生	大量神经纤维缠结(NFT)和老年斑(SP);神经元颗粒空泡
化学病理	无选择性递质受累	胆碱能神经元先受累

（五）治疗

本病尚无特异性治疗,主要是对症治疗、加强护理、防治并发症。药物治疗方面,胆碱酯酶抑制剂和 NMDA 受体拮抗剂对记忆改善无明显的效果。对攻击行为、易激惹等行为异常者使用小量短效的苯二氮䓬类或 SSRIs 可能有一定效果,但作用也十分有限。有幻觉、妄想等精神病性症状和激越行为的患者可使用抗精神病药物,但额颞叶痴呆患者易受锥体外系不良反应的影响,因此在用药时应密切关注药物的不良反应。选择性多巴胺受体拮抗剂可以改善情感淡漠症状。

非药物干预采用多学科的方法,包括认知行为干预、物理治疗、言语治疗、康复治疗、照料者教育和社会支持服务等。非药物干预需要定期评估患者和照料者的行为,尤其是日常生活能力,如财务管理、驾驶、环境适应能力和饮食等。

（李　霞　严　锋　洪　波　林　翔　张少伟）

思考题

1. 谵妄的主要表现?

2. 阿尔茨海默病性痴呆与血管性痴呆如何鉴别?

3. 目前阿尔茨海默病性痴呆的治疗药物有哪几种?

4. 路易体痴呆如何与帕金森病性痴呆相鉴别?

第十七章

与分类于他处的障碍或疾病相关的
继发性精神或行为综合征

第一节　继发性精神或行为综合征概述

继发性精神和行为综合征(secondary mental and behavioral syndrome)包括因为中枢器质性病变所导致的精神行为症状和由于躯体疾病所导致的精神行为症状。

一、继发性精神或行为综合征的诊断和治疗

1. 诊断要点

根据病史、体检或实验室发现的证据,分组包括以存在显著的心理或行为症状为特征的综合征,这些症状被判断为未被归类为心理、行为或神经发育障碍的疾病的直接病理生理学后果。这些症状不是由谵妄或其他精神障碍引起的,也不是对严重疾病的心理反应(例如,被诊断患有危及生命的疾病时出现的适应障碍或焦虑症状)。在没有证据表明医疗状况与心理或行为症状之间存在生理联系的情况下,通常不需要诊断为继发性心理或行为综合征。

中枢器质性病变所导致的精神行为症状主要是指因为大脑疾病、脑损伤或其他导致大脑功能紊乱的伤害。躯体疾病所导致的精神行为症状主要是指由中枢神经系统以外的躯体疾病,如躯体的感染中毒、重要的脏器疾病、内分泌系统疾病、代谢性疾病及结缔组织疾病等造成水电解质平衡紊乱、血流动力学改变、代谢障碍等情况,进而引起脑功能紊乱而产生的精神障碍。继发性精神和行为综合征的发病机制主要为毒素、缺氧、酸碱失衡、代谢紊乱、能量不足、毒素侵袭等。

继发性精神和行为综合征的临床表现与患者的躯体状况严重程度往往存在一定的"消长关系",即精神症状会随着躯体疾病的加重和缓解而波动。一般可将继发性精神和行为综合征的临床表现归为两大类:第一类,神经认知方面的障碍,主要表现为意识状态的改变以及智能、计算力、理解能力、注意力、记忆力等方面的异常,这也是继发性精神和行为综合征与功能性精神障碍的鉴别点之一。第二类,表现与通常所说的功能性精神障碍类似,即主要表现为感知觉、思维、情感、行为等方面的异常以及人格的改变。当然,这些原因所致的精神障碍均可导致患者的日常生活能力或社会功能受损。

继发性精神和行为综合征的诊断要点主要基于所患躯体疾病的明确诊断,以及该综合征与患者出现精神症状之间的因果关系进行考虑。诊断继发性精神和行为综合征可依据以

下几点：① 有躯体疾病的依据,已经明确诊断,精神障碍与原发躯体疾病的病情在程度上有平行关系,在时间上常有先后关系,但临床上也有部分患者精神症状出现在躯体疾病的明确诊断之前。② 临床证据显示该躯体疾病会出现精神障碍,大部分患者精神障碍出现在躯体疾病之后,极少部分出现在躯体疾病之前。③ 患者在急性期常伴有神经认知方面的损害,如意识状态改变、智力下降、注意力受损等,有相应躯体疾病的症状、体征以及实验室检查有阳性发现。④ 患者精神症状表现缺乏功能性精神障碍的典型特征,难以形成"临床综合征"。⑤ 随着原发疾病的积极治疗以及对精神症状的对症处理,患者的精神症状逐渐消失。

2. 治疗原则

(1) 病因治疗：首先必须积极治疗原发躯体疾病,尽量避免使用容易引起精神症状的药物,如必须使用,需警惕患者出现的精神症状是否与用药相关。

(2) 营养支持治疗：纠正水电解质紊乱及酸碱失调,补充营养。

(3) 控制精神症状：继发性精神和行为综合征的患者往往年龄偏大,躯体症状比较严重,用药复杂,在选择精神类药物时应选择相互作用安全的药物,需考虑精神类药物对于原发躯体疾病的影响,尤其对于心脑血管系统的不良反应。用药时注意从低剂量开始,逐渐加量,一般治疗剂量小于功能性精神障碍使用的有效剂量,当症状稳定时应考虑逐渐减少剂量。

(4) 有冲动攻击行为或行为紊乱的患者,在获得监护人知情同意下,可执行适当约束。

(5) 提供安静的治疗环境,尽量减少更换病房及陪护人员,防止意外发生。

二、继发性精神或行为综合征的常见类型

继发性精神和行为综合征缺乏独特的临床特征,同一疾病可以表现出不同的精神症状,不同的疾病又可表现类似的精神症状。

1. 继发性精神病性综合征

继发性精神病性综合征(secondary psychotic syndrome)是一种表现为突出的幻觉或妄想综合征,根据病史、体格检查或实验室(辅助)检查,可判断为某种不属于精神行为障碍的疾病或健康情况的直接病理生理学后果。许多躯体疾病均可引起此症状,包括神经系统疾病如肿瘤、感染、脑血管病、癫痫等;内分泌疾病如甲状腺、甲状旁腺功能亢进或低下、肾上腺皮质功能低下等;代谢疾病如缺氧、心功能不全、低血糖、水电解质紊乱等;内脏器官疾病如肝、肾疾病等;自身免疫疾病如系统性红斑狼疮。

不同于原发性精神病,继发性精神病性综合征患者不具有特征性的精神病性症状。继发性精神病性综合征患者出现的幻觉症状常以视幻觉为主,也可以有触、嗅、味的幻觉,幻觉内容与致病因素、患者所处的环境、中枢神经系统病损的性质、范围、部位等因素有关。如嗅幻觉,特别是闻到令人不愉快的气味或者是烧橡皮的味道强烈提示颞叶癫痫。而原发性精神障碍患者以听幻觉常见。另外,继发性精神病性综合征患者出现的妄想症状往往比较单一,缺乏系统性,如右侧顶叶损害可出现对侧身体忽略症状群,认为对侧身体不属于自己,具有妄想特点。而原发性精神障碍患者的妄想症状内容相对固定,并且有

一定的系统性。

2. 继发性心境综合征

继发性心境综合征(secondary mood syndrome)是一种情感症状突出的综合征,主要包括抑郁状态、躁狂状态、混合症状的综合征。根据病史、体格检查或实验室(辅助)检查,可判断为某个不属于精神行为障碍的疾病或健康情况的直接病理生理学后果。症状不是谵妄或某种精神行为障碍所致的,也不是对某个严重的疾病或医疗情况的心理介导性反应。例如,诊断为危及生命的疾病时出现的反应性抑郁症状。

诊断时,应先推定为基础的障碍或疾病,在伴随的情感症状足够严重、需要特别的临床关注时,同时适用本诊断类别。抑郁状态时候表现为持续的抑郁心境,对先前带来愉悦感的活动缺乏兴趣,或表现为郁郁寡欢、泪流满面等,最常引起患者抑郁状态的疾病包括冠心病、癌症、卒中后、帕金森病等;躁狂状态时表现为突出的心境状态高涨、欣快、易激惹、扩张,心境的快速转换或不稳定,精力充沛或活动增加等表现,比较常见于亨廷顿病、多发性硬化、脑外伤、库欣综合征、甲状腺功能亢进、系统性红斑狼疮等;混合状态是表现为同样突出的抑郁症状及躁狂症状综合征,抑郁或躁狂症状可同时存在,也可每天或一天内交替出现。

3. 继发性焦虑综合征

继发性焦虑综合征(secondary anxiety syndrome)是一种表现为突出焦虑症状的综合征,根据病史、体格检查或实验室(辅助)检查,可判断为某种不属于精神行为障碍的疾病或健康情况的直接病理生理学后果。该综合征不是谵妄或某种精神行为障碍所致,也不是对某个严重的疾病或医疗情况的心理介导性反应。例如,诊断为危及生命的疾病时出现的惊恐发作。

临床表现为广泛性的忧虑、过度的担忧,同时伴有附加症状,如肌紧张、运动性坐立不安、交感神经过度活跃、主观体验的精神紧张、难以维持注意集中、情绪易激惹,或睡眠紊乱。甲状腺功能亢进患者常出现持续的心动过速、手掌干热、感觉疲劳等,部分甲状腺功能异常的患者会出现认知功能损伤。对于治疗无效的焦虑障碍患者,需要对甲状腺功能做进一步检查;哮喘、慢阻肺的患者发生惊恐障碍的比例高于一般人群。此外,帕金森病、卒中、癫痫等疾病均可导致患者出现继发性焦虑综合征。

4. 继发性人格改变

继发性人格改变(secondary personality change)由器质性因素造成人格异常,其病前人格发育正常。多种原因可致器质性人格改变,常见的有脑外伤、癫痫、脑肿瘤、脑血管病、颅内感染性疾病、精神活性物质等。器质性人格改变的常见表现有情绪不稳、冲动、暴怒,这些行为改变与外界社会心理应激明显不协调。器质性人格改变常与病前性格有一定关系,其表现往往是病前性格的突出化。器质性人格改变的临床表现有时取决于病理损害的部位和性质。前额叶损害的典型表现是情感淡漠、意志减退、动力缺乏。额叶眶面损害表现为情绪不稳、自我控制力减弱,常有不符合社会规范的行为。颞叶损害时的典型表现有拘谨、多疑、思维冗赘、敌视、记仇、易激惹,有时有爆发性攻击行为。

5. 其他继发性精神和行为综合征

其他器质性综合征有继发性强迫和相关综合征（secondary obsessive-compulsive or related syndrome）、继发性分离性综合征（secondary dissociative syndrome）、继发性冲动控制综合征（secondary impulse control syndrome）、继发性紧张症综合征（secondary catatonic syndrome）等。这些器质性综合征，就其精神症状表现来说，与功能性精神障碍并无多大差别，与功能性精神障碍的鉴别主要在于病因不同。根据病史、体格检查或实验室（辅助）检查，可判断为某种不属于精神行为障碍的疾病或健康情况的直接病理生理学后果。

第二节 颅内感染所致精神障碍

颅内感染所致的精神障碍是由各种病原体直接侵犯脑实质所引起的脑功能紊乱导致的一系列精神障碍。导致颅内感染的病原体包括病毒、细菌、真菌、螺旋体、立克次体及寄生虫等。颅内感染可分为病毒性脑炎、抗 NMDA 受体脑炎、结核性脑膜炎、神经梅毒和脑脓肿。发生颅内感染的患者急性期较容易出现谵妄症状，而在恢复期和后遗期可能会出现轻度精神行为异常，如神经认知功能障碍或痴呆。

一、病毒性脑炎

病毒性脑炎（viral encephalitis）由病毒直接感染脑实质所致，引起脑炎的常见或重要病毒包括疱疹病毒、虫媒病毒、肠道病毒、副伤寒病毒、流行性腮腺炎病毒、麻疹病毒、狂犬病毒、埃博拉病毒、淋巴细胞性脉络膜脑膜炎病毒和亨尼帕病毒。发生中枢神经系统炎症最常见的是单纯疱疹病毒脑炎，病理表现主要为脑组织出血坏死。

1. 临床表现

前驱期为 1~2 周，起病多为急性或者亚急性，典型症状是头痛、发热、意识模糊，伴有可能的癫痫发作和精神障碍。精神障碍以精神运动性抑制或者精神运动性兴奋较多见，可伴随认知变化及片段的幻觉妄想症状，急性起病者常见，以大量生动的视幻觉内容为主。神经系统损害症状一般比较突出，表现不一，可出现脑膜刺激征和颅内压增高。病程长短不一，多为数日至 1~2 个月，个别长达半年，可残留后遗症；一般伴随神经系统损害的缓解，精神症状逐渐好转。

2. 实验室检查

可见血白细胞总数增高或者没有变化，脑脊液压力增高，脑脊液多形核细胞增多和（或）淋巴细胞增多，蛋白质无变化或增加，糖、氯化物无变化。血清和脑脊液中的 IgG 增高，单纯疱疹病毒特异性抗体连续 2 次滴度超出正常范围 4 倍以上可确诊。采用聚合酶链反应（polymerase chain reaction，PCR）检测脑脊液标本中的单纯疱疹病毒。脑电图检查对诊断本病有重要意义，脑电波大多呈弥漫性非特异性异常或典型的局灶性周期性偏侧癫痫样（PLEDS），随临床症状好转缓慢恢复。CT 检查早期难以发现明确的病变灶，恢复期可发现呈低密度病变区域，增强 CT 检查会发现增强效应。MRI 一般可以发现脑实质 T_1 低信号

和 T_2 高信号局灶性改变。

3. 鉴别诊断

需要与其他躯体疾病所致脑病进行鉴别，这些脑病可以出现类似病毒性脑炎的表现，例如肝衰竭、肾衰竭、糖尿病昏迷和线粒体细胞病变、缺氧/脑缺血、全身感染、中毒状态、副肿瘤疾病、危重病、营养缺乏、恶性高血压、创伤性脑损伤和癫痫非惊厥状态等代谢状况。在脑病中，脑电图或神经影像检查难以发现局灶性体征或局灶性改变，而且脑脊液穿刺通常没有被感染的证据。

4. 治疗

早期静脉注射阿昔洛韦，剂量为 10 mg/kg，每日 3 次，在确诊的情况下应持续至少 14 天。采取积极的对症治疗，静脉注射甘露醇和（或）类固醇治疗颅内压升高，用适当的抗惊厥药控制癫痫发作，纠正体液和电解质失衡。对于伴随精神障碍无法配合治疗的患者，可在治疗脑炎的基础上给予小剂量非典型抗精神病药物对症治疗。

二、抗 NMDA 受体脑炎

抗 N-甲基-D-天冬氨酸受体（N-methyl-D-asparate receptors，NMDAR）脑炎是由 NMDA 受体 NR1 的亚基 IgG 抗体介导的一种自身免疫性脑炎，主要表现为精神行为异常或认知功能障碍、意识障碍、言语障碍、记忆减退、不自主运动、抽搐、肌张力障碍、低通气及自主神经功能紊乱等多组症候群。以年轻女性多见，精神行为异常或认知功能障碍多为首发症状。

1. 临床表现

前驱期持续 1~21 天不等，类似流感样症状，表现为低热、头痛、乏力及上呼吸道症状，部分伴随消化道症状，如恶心、呕吐、腹泻等。精神症状主要表现为精神运动不协调性兴奋、幻听、幻视、妄想等，部分患者出现失眠、抑郁、焦虑，也有患者表现近期记忆障碍、语言障碍，甚至个性改变。随着疾病进展加重，患者会出现紧张综合征。大约 80% 的患者以精神症状就诊，首诊精神科。无反应期主要表现为缄默、精神活动抑制，个别出现违拗或者手足徐动症。过度运动期主要为自主神经功能紊乱，可能表现为低通气、低体温或高热、低血压或高血压以及心律失常。通气功能障碍严重者需要辅助呼吸支持。

2. 实验室检查

血白细胞总数通常没有变化，脑脊液常规和生化无特异性变化，脑脊液或血清中发现 NMDAR 抗体阳性可明确诊断，脑电图表现为非特异性慢波活动，部分出现典型的 δ 刷状波。头颅 CT 检查极少显示异常，大部分病例 MRI 检查也无异常发现。

3. 鉴别诊断

需详细询问病史，发病形式及病前表现，查体中需要重点关注意识状态变化和神经系统病理症状，注意与病毒性脑炎和原发性精神障碍如精神分裂症等鉴别。

4. 治疗

早期发现应尽早给予一线治疗，静脉输注丙种球蛋白、糖皮质激素，严重者进行血浆置换；二线治疗主要为利妥昔单抗联合静脉用环磷酰胺；长病程治疗主要为吗替麦考酚酯联合硫唑嘌呤。临床上,一线治疗 10 天病情无明显好转可重复进行一线治疗或考虑使用二线治疗。对于检查明确为合并肿瘤的患者,需要切除肿瘤。对于精神障碍需联合使用非典型抗精神病药物治疗。

三、结核性脑膜炎

结核分枝杆菌侵入脑膜引起的炎症称为结核性脑膜炎(tuberculous meningitis, TBM)。前驱期以情感症状为主要表现,如易激惹、情绪不稳或被动。随后可出现头痛、发热、呕吐、不同程度的意识障碍和脑膜刺激征和(或)颅神经损害症状。多起病隐匿,慢性病程,也可急性或亚急性起病,可缺乏结核接触史,症状往往轻重不一,临床上较易误诊。个别患者出现记忆障碍,接受治疗后大多恢复。残留期精神症状包括人格改变及神经认知障碍。

实验室检查显示结核分枝杆菌阳性,结合病史及症状、体征可明确诊断。

需给予正规的抗结核药物治疗,精神症状根据症状的性质进行药物对症治疗。

四、神经梅毒

梅毒感染后进展分为三期:一期梅毒多表现局部溃疡,可伴有焦虑、郁闷、紧张等情绪反应。二期梅毒发生在初次感染后的 6~24 周,此期中枢神经系统可能会被累及,同时出现多个器官系统发生感染的症状,也可出现梅毒性脑膜炎症状,表现为头痛、颈强直、恶心、呕吐以及局灶性神经系统体征。三期梅毒一般发生在首次感染后 5 年内,包括良性梅毒瘤、心血管及神经梅毒。

神经梅毒(neurosyphilis)一般发生在未经正规治疗的患者,发生率约为 10%,主要表现除脑膜刺激征外,常伴有情感淡漠、情绪不稳、情绪易激惹,也会出现人格改变、注意力及记忆力障碍等。严重者会发生亚急性脑膜血管性梅毒,伴有妄想、明显易激惹、人格改变及认知功能损害等症状。病情进展恶化,可发展为痴呆,表现幼稚、欣快的夸大妄想及自夸内容等。神经梅毒可侵犯脑膜、脑实质、脊髓和颅神经,患者可表现多种神经系统体征。

梅毒的实验室诊断主要来自间接依据,如脑脊液常规、生化异常及脑脊液梅毒螺旋体相关检查。脑脊液常规、生化等指标与脑炎存在相似性。脑电图表现为非特异性慢波活动。神经梅毒在不同的阶段累及不同的部位,影像学表现比较多样,大多数早期患者影像学检查无法发现异常结果。出现痴呆症状的患者头颅影像学检查,可见脑萎缩和脑室扩大。

神经梅毒主要使用青霉素治疗,以脑脊液达到有效治疗浓度为治疗量。出现的精神症状可以对症使用精神药物治疗。

五、脑脓肿

脑脓肿(brain abscess)主要由细菌感染(肺炎双球菌、葡萄球菌、链球菌或大肠杆菌等)引起,经血液直接蔓延入脑。典型症状为头痛、呕吐,伴随谵妄症状。脓肿严重者可能出现颅内压升高。部分细菌潜伏期为数月。细菌侵入产生脓肿的部位不同,表现的症状也不同,额叶脓肿多表现为人格改变及记忆力障碍,颞叶脓肿会出现语言障碍等。

实验室检查主要依靠 CT 或 MRI 检查明确诊断。腰椎穿刺风险大，操作必须非常慎重。

治疗以抗生素控制感染为主，同时需要脱水降颅压，原发病灶较大者，需要考虑进行局部抽脓或者脓肿手术切术治疗。治疗后约 70% 患者会出现癫痫发作，需合并抗癫痫治疗，病愈后也要继续服抗癫痫药物至少 5 年。

第三节　躯体感染所致精神障碍

躯体感染所致精神障碍是由病毒、细菌、真菌、寄生虫、螺旋体等造成的中枢神经系统外的全身感染，从而产生精神障碍。病原体进入宿主体内，产生毒素，影响中枢神经细胞从而产生精神障碍，病原体诱发的代谢异常或者脑组织缺氧、水肿及出血也可产生精神障碍。

一、临床表现

1. 急性期的临床表现

（1）意识障碍：急性期感染的患者中约 75% 会出现意识障碍。意识障碍多在高热时出现，伴随体温的变化会加重或者减轻，会表现昼轻夜重，持续时间短则数小时，长达数天或者更久。患者可表现意识清晰度下降，如昏睡、嗜睡等；可表现意识范围缩窄；也可出现谵妄，在意识清晰度下降的同时出现恐怖性的幻觉、错觉及不协调性精神运动兴奋。

（2）精神病性症状：无意识障碍的患者可表现各类幻觉、妄想及思维联想障碍，多出现视幻觉、听幻觉，内容相对固定。

（3）其他症状：患者还可表现行为欣快、紊乱，情绪高涨、低落等。

2. 感染末期或恢复期的临床表现

（1）神经衰弱、疲乏、紧张、易激惹、感觉过敏、注意力难以集中、记忆力减退、睡眠障碍等。这一系列的症状一般会随着躯体感染的控制而逐渐恢复。

（2）人格改变：儿童表现多为行为模式的变化，如出现冲动攻击行为、任性、多动等；中老年可出现近记忆减退或丧失、定向力障碍，随着躯体感染的控制而逐渐恢复。

对于躯体的感染性疾病要做到早期发现并做出正确诊断，需要根据病原体的种类及感染的性质，首先予以抗感染治疗。同时要积极处理躯体症状包括降温、补液、纠正感染诱发的酸碱失衡和电解质紊乱。对于患者出现的精神障碍，需要根据症状表现选取相应的治疗药物。

二、常见疾病类型

1. 流行性感冒所致精神障碍

流行性感冒（influenza）患者早期可出现睡眠障碍，伴有疲乏无力，头痛等。急性期症状严重者可出现意识障碍或谵妄，其他精神症状相对少见，恢复期可出现抑郁、焦虑样情绪或者睡眠问题。

2. 肺部炎症所致精神障碍

肺部炎症简称肺炎（pneumonia），以细菌性肺炎最为常见。肺炎所致的精神障碍多发生在急性期,最常见的是意识障碍,可出现意识模糊,少数可出现谵妄。随着肺部感染情况的控制和好转,精神障碍会逐渐好转。治疗原则仍以抗感染和对症支持治疗为主,小剂量抗精神病药物治疗精神障碍。

第四节　颅内肿瘤伴发的精神障碍

颅内肿瘤分为原发性肿瘤和转移性肿瘤,可损害正常的脑组织、压迫邻近脑实质或脑血管,导致神经、精神症状。少数颅内肿瘤患者在早期仅表现精神症状,缺乏神经系统的定位症状和体征,从而来精神科首诊。因此,精神科医生应当对此提高警惕,避免误诊发生。

一、病因和发病机制

颅内肿瘤常好发于神经外胚层、脑膜、神经鞘、垂体、颅咽管等,目前病因尚不清楚。现有的资料表明,颅内原发性肿瘤的发生一部分与遗传因素有关,另一部分与物理、化学等环境因素有关,还有少数可能由局部受损引起。

颅内肿瘤引起精神障碍的机制较为复杂,与肿瘤引起的颅内高压,肿瘤的部位、性质、肿瘤生长速度以及个体素质等有关。肿瘤的生长使颅内容物体积增加,并且压迫脑组织使脑组织缺血、缺氧导致脑细胞水肿,引起颅内高压;进而导致患者出现意识模糊,表情淡漠、呆滞,思维、记忆困难,严重时出现嗜睡乃至昏迷等,这些症状在颅内压降低后往往会减轻或消失。额叶、颞叶肿瘤较顶叶、枕叶肿瘤易产生精神症状。天幕上肿瘤者较天幕下肿瘤易产生精神症状。罹患一侧半球的肿瘤较少产生精神障碍,而双侧半球的肿瘤,即使体积小,也易致精神异常。胼胝体、丘脑的肿瘤常导致精神障碍。

二、临床表现

常见的精神症状包括神经认知障碍、幻觉以及焦虑、抑郁等其他精神症状。

(1) 神经认知障碍:表现为注意力不集中、记忆减退或思维迟缓,严重者可出现类似痴呆的表现。

(2) 幻觉:不同部位的肿瘤可产生不同种类的幻觉,如枕叶肿瘤可产生简单的原始性视幻觉;颞叶肿瘤可出现较复杂的幻视和幻听,也可产生幻嗅、幻味;而顶叶肿瘤则可产生幻触和运动性幻觉。但不同部位的肿瘤也可产生相同的幻觉,如额叶肿瘤常因影响邻近的颞叶而出现幻视和幻听。

(3) 其他精神症状:包括焦虑、抑郁、躁狂、人格改变、精神病性症状等。不同部位的颅内肿瘤常有不同特点的精神症状。额叶肿瘤患者的精神症状较其他部位肿瘤多见,早期即出现;颞叶肿瘤患者易出现颞叶癫痫,常伴有智力缺损,也有可能出现人格改变;顶叶肿瘤较少引起精神症状;枕叶肿瘤最特定的症状是视幻觉,通常是原始性视幻觉;第三脑室附近的肿瘤典型症状是遗忘综合征;间脑肿瘤的特征性症状是嗜睡;垂体肿瘤可造成内分泌障碍及相关的精神症状；天幕下肿瘤比天幕上肿瘤较少产生精神障碍，患者可出现全面性智能障碍，其程度与颅内压成正比。

三、诊断与鉴别诊断

精神症状本身一般对颅内肿瘤无诊断或定位价值。临床诊断以局灶性神经体征或局灶性癫痫及颅内压增高征象为主要依据。除进行细致的精神检查以外，医生应详细询问病史，认真进行神经系统检查，以免忽略可能存在的神经系统体征。此外，尚需借助各种辅助诊断手段以进行定位诊断。对无原因头痛、部分性癫痫、成年后首次发生的癫痫、伴有阳性神经系统体征的全身性癫痫、颅内压增高症、认知功能进行性减退、特定解剖部位的局限神经损害、各种神经-内分泌紊乱、颅神经麻痹或进行性视力减退、婴幼儿反复发作呕吐及头围增大、肿瘤患者突然出现神经症状等各种情况均应考虑排除颅内肿瘤。

精神科医生误诊颅内肿瘤的主要原因：对颅内肿瘤引起的精神障碍缺乏必要的认识；过分注重患者和家属提供的社会心理因素与精神症状的关系；忽视体格检查，特别是神经系统检查；精神科医生出于专业的原因，对患者的精神异常常有先入为主的判断，未能深入询问病史及进行必要的体格检查和辅助检查；过分强调颅内肿瘤的颅内高压症状和体征，而忽视一些缓慢生长的良性肿瘤早期可能没有颅内高压症状和体征。

四、治疗

精神科医生可为颅内肿瘤患者提供心理治疗，对伴发的各种精神症状，特别是焦虑、抑郁、幻觉、妄想和兴奋躁动等精神症状可酌情给予精神类药物进行对症治疗。

第五节　内分泌系统疾病和代谢性疾病伴发的精神障碍

内分泌系统与精神活动有着密切的联系，正常的内分泌功能活动不同程度依靠中枢神经系统来控制，内分泌对调节中枢神经系统功能也有重要的作用。因此，在精神疾病时常出现内分泌功能异常，当患有内分泌疾病时也往往导致精神障碍。内分泌系统疾病和代谢性疾病伴发的精神障碍指的是内分泌腺或内分泌组织本身的分泌功能和（或）结构异常时发生的综合征，还包括激素来源异常、激素受体异常和由于激素或物质代谢失常引起的生理紊乱所发生的综合征。常见的有甲状腺功能异常、甲状旁腺功能异常、肾上腺功能异常、垂体功能异常、糖尿病等。

一、甲状腺疾病伴发的精神障碍

1. 甲状腺功能亢进伴发的精神障碍

甲状腺功能亢进（hyperthyroidism）患者出现精神障碍的主要原因是甲状腺激素的水平增高，导致中枢神经系统功能紊乱。女性比男性多见，好发于 20～30 岁的女性。

（1）临床表现：甲亢伴发的精神障碍的临床表现是在高代谢症状群的基础上出现精神症状，主要表现为精神运动性兴奋，包括失眠、话多、烦躁、易激惹等。患者可出现类躁狂综合征的表现，但缺乏典型的愉悦心境，严重者可出现精神病性症状如幻觉、被害妄想、关系妄想等。当出现甲状腺危象时，可出现意识障碍，主要表现为谵妄，同时伴有体温明显增高。

（2）诊断：典型的甲亢诊断不难，根据临床症状结合血清 T_3、T_4 水平升高，大多患者可较早得到诊断。

（3）治疗：首先针对甲状腺亢进的病因治疗，其次针对精神症状的治疗和支持治疗。精神症状的治疗应给予精神药物对症处理，如给予碳酸锂、丙戊酸盐等心境稳定剂治疗躁狂，采用抗精神病药物控制精神病症状，给予苯二氮䓬类抗焦虑药处理焦虑、烦躁症状等。

2. 甲状腺功能减退伴发的精神障碍

甲状腺功能减退患者甲状腺激素的水平低于正常，导致躯体代谢低下，造成中枢神经系统病变，最终导致各种精神障碍的产生。本病多见于女性。

（1）临床表现：甲状腺功能减退伴发精神障碍的临床表现是在低代谢症状群的基础上出现抑郁症状，主要表现为抑郁综合征、思维迟缓、言语缓慢、反应迟钝、记忆力减退和注意力不集中等症状。严重者可出现淡漠、退缩和痴呆表现，甚至出现幻觉和妄想等精神病性症状。

（2）诊断：根据患者临床症状结合血清 T_3、T_4 水平降低，精神障碍随甲状腺功能减退的程度而变化。

（3）治疗：躯体和精神症状经甲状腺素替代治疗后均可以缓解。严重抑郁者需要抗抑郁药治疗，可采用 SSRIs 类抗抑郁药对症治疗。有严重精神病性症状的患者应给予抗精神病药。

二、甲状旁腺功能异常伴发的精神障碍

甲状旁腺功能是维持正常血钙水平的，功能亢进时出现高钙血症，功能低下时引起低钙血症。血钙过高或过低时均可能导致精神障碍。

1. 甲状旁腺功能亢进伴发精神障碍

甲状旁腺功能亢进患者精神症状较为常见，主要表现为类似抑郁症状，情绪低落、乏力，缺乏主动性和易激惹等，也可出现记忆减退和思维迟缓。若起病隐匿，症状可能被忽略而漏诊。甲状旁腺危象可出现意识障碍，多为谵妄或错乱状态。治疗以手术治疗为主，精神症状恢复的程度与血清钙水平的下降相平行。对于严重抑郁的患者可予以抗抑郁治疗。

2. 甲状旁腺功能减退伴发精神障碍

甲状旁腺功能减退伴发精神障碍主要是血钙浓度降低导致的，起病多隐匿，可表现为注意力不集中、智能损害和假性神经症。假性神经症在儿童表现为暴怒发作和夜惊，在成人则表现为抑郁和易激惹。补充钙剂对躯体和精神症状均有效，对于精神症状也可对症处理。

三、肾上腺功能异常伴发的精神障碍

1. 库欣综合征伴发的精神障碍

库欣综合征患者的精神障碍与糖皮质激素分泌过多，并伴有盐皮质激素与雄性激素分泌过多有关。库欣综合征有 1/2～3/4 的患者出现精神症状，以抑郁综合征最为常见。患者可表现为明显的情绪低落、自我评价降低、精神萎靡不振、睡眠障碍、思维和行为抑制等。部分患者可出现精神病性症状或者躁狂样表现。治疗目标应该以降低下丘脑-垂体-肾上腺素轴（HPA）的活性或稳定 HPA 功能为主。目前能够有效干预的抗抑郁的药物包括帕罗西汀、舍曲林、西酞普兰、艾司西酞普兰、文拉法辛、度洛西汀等。这类患者出现精神病性症状或躁狂样表现应根据情况使用相应的抗精神病药或心境稳定剂。

2. 肾上腺皮质功能减退症伴发精神障碍

肾上腺皮质功能减退症患者的精神症状与三种类固醇激素（糖皮质激素、盐皮质激素和雄性激素）全面下降有关，因这三种激素下降而使躯体出现低血糖、低钠血症等相关症状。其精神症状主要表现为抑郁焦虑综合征，典型症状包括易疲劳、肌肉痉挛、乏力、体重减轻、食欲下降、情感淡漠、情绪低落和易激惹等，可有注意和记忆障碍、意志行为减退、人格改变。积极治疗原发病，泼尼松替代疗法可快速缓解躯体症状和精神症状，抑郁症状可用抗抑郁药治疗。

四、垂体功能异常伴发的精神障碍

垂体前叶功能亢进伴发精神障碍主要表现为个性改变，如懒散、动力不足、情绪不稳、易激惹等；认知功能水平下降，如反应慢、领悟困难，甚至智能障碍；敏感多疑，如抑郁综合征。垂体前叶功能减退伴发精神障碍可表现为甲状腺功能减退、肾上腺皮质功能减退以及性腺功能减退伴发的各种精神障碍。

治疗上包括病因治疗、精神症状治疗、支持治疗等，其中精神症状的治疗包括抗抑郁、抗焦虑、镇静催眠、抗精神病性症状等以及相应的心理治疗。

五、糖尿病伴发的精神障碍

糖尿病伴发精神障碍的主要因素一般认为是遗传和心理、社会环境之间的复杂相互作用，患病率逐年上升，其所致的慢性脑认知功能障碍也越来越引起重视。

糖尿病伴发的精神障碍主要临床表现为抑郁焦虑综合征，具体包括情绪低落、消极悲观、紧张恐惧、注意力不集中、记忆力减退等，有些患者也表现为易疲劳和躯体不适症状，包括疲倦无力、失眠、心悸烦闷、多汗、躯体不明原因疼痛等；在发生糖尿病严重并发症的早期可出现急性认知功能损害，临床表现为行为紊乱，病情加重后可出现意识障碍，包括谵妄状态。慢性糖尿病患者中可见轻度认知障碍，可能是由于反复低血糖或脑动脉硬化的原因。

治疗的根本措施在于控制血糖。精神症状的治疗主要以改善情绪的药物为主，如抗抑郁药、抗焦虑药等。

第六节　内脏疾病伴发的精神障碍

一、呼吸系统疾病伴发的精神障碍

1. 支气管哮喘

支气管哮喘（bronchial asthma）发作时二氧化碳潴留引起的高碳酸血症或者过度通气所致低碳酸血症可导致脑血流减少，脑供氧不足，使患者产生类窒息感，同时伴发紧张和恐惧，哮喘反复发作使患者产生焦虑、抑郁、人格改变，甚至谵妄、昏迷。此外，临床上治疗哮喘用药也可引起患者心境障碍，例如，肾上腺素激动剂和氨茶碱会使患者出现焦虑、易怒、注意力不集中，抗组胺类药物会引起嗜睡、抑郁，皮质类固醇可引起哮喘患者出现躁狂情绪。

2. 慢性阻塞性肺疾病

慢性阻塞性肺疾病（chronic obstructive pulmonary disease，COPD）的患者长期慢性缺氧，焦虑、抑郁症状均常见，急性加重时可出现惊恐障碍。另外，低氧可使患者注意力不集中、记忆力和智力下降，甚至定向力障碍，低氧加重时出现烦躁不安、神志恍惚，甚至昏迷。治疗 COPD 所致精神症状首先要注意药物的不良反应，如苯二氮䓬类药物虽然能都有效抗焦虑，但要警惕其对呼吸中枢的抑制作用。抗抑郁剂如帕罗西汀、舍曲林等安全性和耐受性较好。

3. 肺栓塞

肺栓塞（pulmonary embolism）所致精神障碍多表现为突然的烦躁不安、惊恐发作乃至濒死感等精神症状。因此，术后或静脉炎、深静脉血栓形成的患者出现突然的惊恐发作应高度警惕是否并发肺栓塞。治疗应紧急处理肺栓塞，肺栓塞解除后，继发性精神症状多自行缓解。如残留有焦虑症状，可使用苯二氮䓬类抗焦虑药物。

4. 肺性脑病

在慢性呼吸衰竭伴 CO_2 潴留时，随 $PaCO_2$ 升高患者可表现为先兴奋后抑制现象，兴奋症状包括失眠、烦躁、躁动、夜间失眠而白天嗜睡（昼夜颠倒现象），少数患者可出现幻听、幻视、关系妄想和被害妄想等，主要在夜间加重。发生肺性脑病（pulmonic encephalopathy）时主要表现为意识障碍，临床上可见神志淡漠、嗜睡、昏睡，并可出现肌肉震颤或扑翼样震颤、间歇抽搐，随着病情进展可出现昏睡、昏迷。在患者出现兴奋症状时切忌使用镇静或催眠药，以免加重 CO_2 潴留，促进肺性脑病发生。有严重精神症状者可给予抗精神病药物控制症状。

二、循环系统疾病所致精神障碍

1. 冠心病

冠心病（coronary artery disease）主要包括心绞痛型、心肌梗死型和缺血性心肌病型冠心病。在心绞痛、心肌梗死发作时，患者可伴有明显的焦虑发作，出现烦躁、惊恐和濒死感等症状，在严重时可出现幻听、被害妄想等精神病性症状。而心输出量下降、脑灌注不足，脑血流及代谢紊乱引起脑结构改变和 β 淀粉样蛋白、tau 蛋白沉积都可能导致认知功能减退。冠状动脉介入手术和冠脉旁路手术也可造成患者心境障碍。治疗上主要针对心脏原发疾病积极改善心功能。用药上应选择无心脏毒性作用的抗抑郁药物，可结合小剂量短期使用抗焦虑药物。

2. 高血压

高血压(hypertension)引起的脉压差、血压变异率、血压昼夜节律等均与认知功能障碍有关。高血压可以影响脑血管结构和功能，引起卒中、脑白质病变、微梗死和微出血，从而导致认知功能障碍；还可影响 β 淀粉样蛋白的代谢和转运，诱发认知功能障碍。降压治疗能够增加高血压患者脑血流量，有助于改善后者延缓认知功能障碍。

3. 房颤

房颤(atrial fibrillation)患者发生认知功能障碍的风险是非房颤患者的 2.8 倍，可能与脑血流动力学改变、脑栓塞损伤、抗凝药后脑微出血及炎性反应相关。由于心律失常可引起短暂性脑缺血缺氧、脑水肿以致意识丧失，常伴有抽搐，称为脑缺氧综合征或称阿-斯综合征。患者可出现抑郁或焦虑状态，甚至意识模糊或精神病性症状。口服抗凝药物半衰期的缩短和射频消融术的应用可使部分患者认知功能得到改善。在心律恢复后仍有精神症状可给予对症处理。

三、消化系统疾病所致精神障碍

1. 肝豆状核变性

肝豆状核变性(hepatolenticular degeneration，HLD)，也称为 Wilson's 病，是由于遗传性铜代谢障碍使血浆铜蓝蛋白减少，导致铜沉积在豆状核、肝脏、角膜和肾脏。临床上表现为进行性加重锥体外系症状、角膜色素环、肝硬化、肾功能损害和精神症状。精神症状常见情绪不稳、易激惹、抑郁和焦虑等，严重者可能出现记忆力衰退，甚至痴呆综合征。治疗以低铜饮食、用药物减少铜的吸收和增加铜的排出(D-青霉胺、锌剂、四硫钼酸铵、二巯基丁二酸钠)为主。

2. 肝性脑病

肝性脑病(hepatic encephalopathy)是由严重肝病引起，以代谢紊乱为基础的中枢神经系统功能失调综合征。前驱期精神障碍以情绪障碍和行为异常为主，患者可表现欣快激动或情感淡漠两种症状，伴有乏力、反应迟钝、生活懒散和意志减退，少数患者可出现嗜睡；昏迷前期主要表现为明显的嗜睡，并伴有定向障碍和认知功能减退，随着病情的加重可出现谵妄，临床表现为错觉、幻觉(尤其明显)以及不协调精神运动性兴奋等；昏睡期患者的精神障碍主要表现为意识清晰度明显下降，不能被完全唤醒；若病情不能控制，即进入昏迷期。由于肝功能损害，对药物的代谢功能减弱，原则上不用或慎用抗精神病药物。

3. 胰腺疾病所致精神障碍

急性胰腺炎(acute pancreatitis)、慢性胰腺炎(chronic pancreatitis)和胰腺癌等都可引起多器官功能障碍，引起肝性脑病、尿毒症，从而严重影响脑功能，加之脑循环障碍、电解质紊乱和酸中毒等因素加重脑功能障碍从而更易促发精神症状。临床症状主要表现为抑郁、幻觉妄想(以被害妄想及评论性幻听为主)、智力障碍及遗忘以及意识障碍(谵妄状态)和定向障碍。精神障碍的治疗以对症为主。抑郁、焦虑症状用抗抑郁药、抗焦虑药,其他精神障碍可用抗精神病药,因急性胰腺炎引发意识障碍的,药物选用要慎重。

四、肾脏疾病

1. 慢性肾衰竭

慢性肾衰竭(chronic renal failure)精神症状的出现主要与尿素氮等代谢产物潴留以及血肌酐明显增高有关,同时也与水、电解质代谢紊乱、代谢性酸中毒等多种因素有关。慢性肾衰竭早期患者可出现疲乏、记忆力下降、注意力不集中以及睡眠障碍,也会出现抑郁和焦虑等情绪障碍,甚至有自杀行为。进入肾衰竭期以后患者会出现人格改变。尿毒症期患者可出现错觉、幻觉、妄想等精神病性症状,也可出现兴奋、躁动和谵妄,直至出现昏睡、昏迷等严重症状。治疗以处理原发疾病为主,精神药物选择对肾脏毒性小的药物。

2. 透析所致认知功能障碍

透析可导致血和脑脊液中尿素比例失调,脑脊液渗透压升高,引起颅内压升高与脑细胞肿胀,表现为头晕、头痛、呕吐、情绪波动、抽搐及意识障碍等,即透析性脑病或称为"透析失衡"综合征。透析的慢性作用可造成持久的神经系统症状和智能进行性下降,也可表现透析性痴呆(dialysis dementia),可能与透析液中铝含量增高有关。

第七节 结缔组织疾病伴发的神经认知功能障碍

结缔组织病(connective tissue disease, CTD)属于自身免疫性疾病,以血管和结缔组织慢性炎症的病理改变为基础,病变常累及多个系统,临床表现异质性,常伴有神经精神障碍,一些患者可以神经精神症状为首发表现,多为慢性病程,只有早期诊断及治疗才能获得良好预后。

一、类风湿性关节炎

类风湿性关节炎(rheumatoid arthritis)是一种累及周围关节为主的慢性、进行性、多系统炎症性的自身免疫病。基本病理表现为滑膜炎及血管翳的形成,并逐渐出现关节软骨和骨破坏,最终导致关节畸形和功能丧失。

类风湿性关节炎相关的功能障碍使患者的工作、家庭生活受限,生活质量及社会参与度下降,从而引起情绪障碍,如焦虑、抑郁和治疗不合作。心理治疗可改善患者的精神症状、增加对治疗的依从性、缓解疼痛和改善心理社会功能,必要时可以联合抗抑郁药物进行抗抑郁治疗。

对类风湿性关节炎患者采用的药物治疗可能导致精神症状,如非甾体抗炎药(NSAIDs)和糖皮质激素。报道少有使用 NSAIDSs 出现精神症状,但老年患者使用吲哚美辛可能引起认知功能损害、谵妄、躁狂和精神病性症状。NSAIDs 可增加锂盐的血浓度,而锂盐治疗窗狭窄,若患者同时服用锂盐,必须定期监测血锂浓度以防止锂盐中毒。糖皮质激素可引起情绪不稳、睡眠障碍、谵妄和精神病性症状，且症状与药物的剂量相关。

二、系统性红斑狼疮

系统性红斑狼疮(systemic lupus erythematosus，SLE)是一种慢性系统性自身免疫病，以全身多系统多脏器受累、反复复发与缓解、体内存在大量自身抗体为主要临床特点，如不及时治疗，会造成受累脏器不可逆的损害，最终导致患者死亡。本病以女性多见，男女患病比例为 1∶10～12，尤其是 20～40 岁的育龄期女性。

本病可以累及皮肤、黏膜、关节、肾脏、心血管和中枢神经系统等，因此临床表现千变万化，不同患者的表现和疾病严重程度也不尽相同。当本病累及中枢神经系统时，病情较重，可产生神经精神症状，称为神经精神狼疮(neuropsychiatrylopus)，其患病率在 14%～90%，年龄在 8～73 岁，其中女性占 93%，一般预后较差。

SLE 引起神经精神障碍的原因目前仍不明确，可能与血管和免疫机制损害相关。例如，脑局部血管炎的微血栓或者源自心瓣膜的赘生物的小栓子脱落，以及针对神经细胞的自身抗体或并存的抗磷脂抗体综合征。

神经精神症状可出现于 SLE 的各个时期，有神经精神狼疮表现的，均为病情活动者。本病临床症状复杂多样，缺乏特异性，主要表现为获得性的神经认知缺损：① 急性神经认知障碍，较为多见，可表现为谵妄状态，伴有幻觉、妄想、猜疑以及冲动行为和情绪不稳等；② 慢性神经认知障碍：较为少见，轻者表现为轻度神经认知障碍，主观体验的认知功能水平较之前下降，伴有一个或更多认知领域的功能下降，但症状不重，对个体独立进行日常活动没有显著影响；严重者可能发展为痴呆，显著影响个体独立生活的能力，可同时伴随焦虑、抑郁、心境高涨、易激惹或淡漠等情感症状及幻觉妄想等分裂样症状。

目前尚无统一的神经精神狼疮的诊断标准，也无特异性的辅助确诊的实验室指标，主要以排他性临床诊断为主。一般认为需要存在以下依据：① 有系统性红斑狼疮存在的确切证据，包括器官损害的证据，免疫学异常及高滴度的抗核抗体等；② 神经认知症状的起病与 SLE 的进展有时间关系；③ 神经认知症状随着 SLE 的缓解或改善而恢复。④ 排除其他可以导致神经认知症状的躯体疾病及精神障碍。

目前神经精神狼疮的治疗主要选用糖皮质激素和免疫抑制剂。针对精神症状可适当使用第二代抗精神病药和心境稳定剂，抑郁和焦虑状态可使用抗抑郁药物进行治疗。有癫痫发作者可给予抗癫痫药及降颅压等对症支持治疗。

除此之外，应注意糖皮质激素应用本身也可能引起精神症状，Nishimura 等报道 135 例无脑病的 SLE 患者，应用糖皮质激素治疗 8 周后，精神症状的发生率为 14.4%。激素使用所致精神障碍以情感障碍最为常见，表现为情绪不稳、躁狂、抑郁或混合状态，除此还常见谵妄、认知障碍及幻觉妄想等。如果确定精神障碍是糖皮质激素使用所致，首先考虑停止用药或减量，如果不能耐受停止用药或减量，或突发精神病性症状、严重激越等，可使用小剂量非典型抗精神病药物或心境稳定剂等对症处理，一般预后良好，90% 以上患者在 6 周内恢复。

（王　崴）

思考题

1. 常见的继发性精神或行为综合征有哪些？
2. 抗 NMDA 受体脑炎的临床表现有哪些？
3. 继发性精神和行为综合征的临床特征及治疗原则有哪些？

第十八章

精神科急重症

第一节　精神科急重症概述

精神科急重症(psychiatric emergency)是指对涉及与精神和行为障碍有关的危及生命情况进行紧急评估及处理,应尽可能迅速有效地解决患者痛苦,防止病情进一步恶化,尽最大努力挽救患者的生命。精神科急重症是急诊医学的一个分支,也是临床精神医学的一个分支。因伴有心理障碍或精神疾病的患者常存在严重的思维及行为异常,可能威胁患者自己的生命(如自伤、自杀),也可能危及他人的生命(如冲动暴力伤人行为等),常常需要多个部门共同参与,必要时需要公安和行政管理部门协助处理。精神科急重症还包括严重躯体疾病伴发精神障碍,以及社会心理因素所诱发精神障碍的急诊、急救,既需要精神科急症医生具备相当充实的急症内科知识,又要具备一定的心理精神医学知识,同时还需要具备熟练的急症操作技能。

精神科急诊范围主要包括门急诊入院患者的应急处理及会诊紧急处置和严重心理危机干预等。具体内容有:① 各种危及自身和他人安全的行为及精神行为障碍的处理,如自杀、自伤、冲动暴力及伤人毁物行为;② 脑器质性和躯体疾病所致精神障碍的处理,如谵妄状态、焦虑惊恐状态及紧张症等;③ 精神活性药物或精神药物过量和中毒的处理,如酒精中毒或依赖导致的醉酒状态、震颤谵妄,精神药物如锂中毒、氯氮平中毒等;④ 严重的精神药物不良反应处理,如严重的锥体外系反应、低钾所致麻痹性肠梗阻、氯氮平所致的粒细胞缺乏、药源性肝损害以及恶性综合征等。

第二节　自杀/自伤

自杀是一个复杂的全球性公共卫生问题。自杀行为(suicide behavior)在性别、年龄、地理和社会政治文化之间存在显著差异,并且与多种风险因素相关。虽然在临床实践中没有预测自杀的有效算法,但在临床上提高对心理、社会和生物学因素的认识和理解,有助于发现高危个体并辅助治疗的选择。精神障碍的心理治疗、药物或神经调节治疗通常可以预防自杀行为。此外,心理健康服务机构对自杀未遂者进行定期随访是预防未来自杀行为的关键。

一、定义

自杀行为的精准定义有助于清晰讨论、准确研究和有效治疗。最近的哥伦比亚自杀评估分类法命名了一系列自杀行为(见表 18-1)。

表 18-1 自杀行为的命名法

分 类	定 义	注 释
自杀	伴有死亡目的的致命自伤行为	
自杀未遂(suicide attempt)	潜在的自伤行为,同时伴有某些死亡意图	一些年轻的自杀未遂者报告显示,他们的主要动机不是死亡,而是逃避无法忍受的情况、表达敌意或引起注意,但许多人仍承认他们的行为目的是死亡 自杀未遂的特点是功能损伤比非自杀性自伤更严重
积极自杀意念(active suicide ideation)	有采取行动结束自己生命的想法,包括确定方法、制订计划和(或)采取有意图的行动	
消极自杀意念(passive suicide ideation)	有关于死亡,或任何与死亡有关的计划/意图的想法	
非自杀性自伤(non-suicidal self-injury)	无死亡意图的自伤行为	非自杀性自伤和自杀未遂在动机、家族聚集性(仅在自杀行为中发现)、发病年龄(在非自杀性自伤中更年轻)、精神病理学和功能障碍(在自杀未遂中更大)方面有所不同 最常见的非自杀性自伤包括重复割伤、摩擦伤或烧伤;主要动机一般是缓解痛苦、自我惩罚、引起注意、逃避困境
自杀事件(suicidal events)	自杀意念或一起实际的自杀未遂的发生或加剧,或自杀意念或自杀行为的紧急转诊	这一概念常用于药理学研究
准备自杀行为(preparatory acts toward imminent suicidal behavior)	已实施行动准备伤害自己,但自杀行为被他人或自己阻止	
故意自伤(deliberate self-harm)	任何类型的自伤,包括自杀未遂和非自杀性自伤	自杀未遂和非自杀性自伤合并为一个类别反映了它们的高共病性、共同素质,其中非自杀性自伤是自杀未遂的强预测因子 并非所有被归类为自杀未遂的事件都是出于"死亡"的意图,有可能出于吸引注意力、逃避和传达敌意;然而,当只报告故意自伤时,自杀未遂和非自杀性自伤不能随之排除

二、相关因素

与自杀相关的因素有多种。增加自杀风险的因素通常有独居、性格过分内向,由抑郁引起的极度绝望、无助、无价值感、失败感和被困感,成年期的创伤事件如人际关系压力、丧亲之痛、财务或法律纠纷等,这些均可能导致自杀意念的产生。伴有抑郁的躯体疾病也可增加自杀风险,如慢性阻塞性肺疾病、冠状动脉粥样硬化性心脏病、骨质疏松症等。另外,失眠或睡眠障碍可能加重自杀冲动性,消极认知偏见也会导致风险增加。

降低自杀风险的因素包括完善的社会支持网络、美好的生活愿景、对子女或父母的责任感、宗教信仰、外向乐观的性格和积极的应激应对方式等。

三、评估与干预

评估和治疗自杀行为时,首先要发现具有自杀风险的患者。医疗保健服务机构的备案是至关重要的,自杀成功者或未遂者若在 12 个月内寻求医疗帮助,最常见的是在初级咨询保健服务机构寻求帮助,这些机构有机会在其采取行动之前接触到正在考虑自杀的患者。但需要注意的是,青少年在自杀前的最后一年和一个月寻求帮助的可能性低于成年人,尽管存在有很多情绪问题或物质滥用情况,但不到 20% 的青少年患者在发病后 1 年内会寻求心理咨询帮助,因此对青少年要加强心理健康宣教及干预。

发现可能自杀的患者之后,需要评估其风险程度。自杀成功的患者往往在生前最后一次就诊时没有被充分评估自杀风险水平。自杀风险的评估常使用哥伦比亚自杀严重程度评定量表(Columbia-Suicide Severity Rating Scale,C‐SSRS),这是一种广泛使用的衡量自杀风险程度的量表;有过自杀未遂或自杀未遂方案者的自杀风险更高;自杀成功者之前可能多次入院,而自伤最有可能在首次自伤后 3～6 个月内复发;矛盾、无价值、无助,尤其是绝望,是自杀风险升高的关键指标,这些高危病例应在出院后予以密切关注。

诊断患者的自杀行为需要注意,不到 1/3 的自杀患者曾向他们的治疗保健专业人员表达了他们的自杀意图。自伤-内隐联想测试(Self-injury Implicit Association Test)可检测故意自伤的内隐想法,但其敏感性有限。医生可根据既往病史、有风险因素,以及其他相关信息对患者自杀风险进行判断。特定状态,如双相情感障碍混合状态和伴有精神病性症状的抑郁发作,可能会显著增加发生自杀行为的风险。

不同程度的患者需要的干预水平不同,干预措施包括药物治疗、行为治疗,或将患者转诊至专业护理机构,如心理、精神卫生服务机构或急诊室,以防发生严重伤害。若明确诊断有精神疾病则需精神科包括药物治疗在内的系统、规范治疗。应根据患者的情况和行为表现选择治疗。对于慢性自杀行为,基于心理治疗的多学科干预更为有效;针对急性自杀行为应采取更积极的干预形式;表现急性自杀行为的老年患者通常需要保证安全的干预措施,如住院治疗。用于出院后监测患者的互联网应用程序可能是改善患者预后的有效方法,但其有效性仍存在一定的争议。

第三节　拒　食

拒食(food refusal)是指精神疾病患者因幻觉、被害妄想、意识模糊及木僵等症状而拒绝进食的行为。患者有意识地拒绝进食，还可以拒绝喝水，属于本能行为障碍，也可出现多种精神障碍，如偏执型精神分裂症、抑郁症、谵妄等。

一、临床表现和常见疾病

1. 精神分裂症

妄想型精神分裂症患者有命令性幻听时，听从或违抗其命令而拒绝进食；或者由于幻嗅、幻味，患者可从食物或水中闻到或尝到特殊的气味或味道，令其难以忍受，或认为对身体有害而拒绝进食。也可能受被害妄想的支配，坚信食物或饮料有毒而拒绝进食。紧张型精神分裂症患者出现木僵时，由于精神运动受抑制而不能进食。

2. 心境障碍

抑郁症患者可在自罪妄想影响下，以拒食来终结生命。也可在精神运动性抑制下无主动进食行为。躁狂患者自觉精力充沛，或受夸大妄想支配，认为自己无须进食来延续生命；或因活动增多、兴奋躁动而无暇进食。

3. 神经性厌食症

患者为了限制自己的体重而减少甚至拒绝进食，但较少出现长时间拒食。

4. 谵妄

患者可在幻觉或妄想的影响下拒食，诊断要点参见脑器质性精神障碍章节。

二、治疗原则和处理方法

1. 药物治疗

（1）针对不同的病因给予相应的药物处置，包括抗精神病药物、抗抑郁药、抗癫痫药等；谵妄状态患者应做对应治疗。

（2）可采用小剂量胰岛素加糖类疗法，每日 1～2 次，每次肌肉内注射 6 U 胰岛素，注射后 1 h 内可给予进食，必需时鼻饲流质饮食。同时加强观察，防止低血糖症状产生。

2. 电抽搐治疗

电抽搐治疗对拒食是最佳治疗之一，可以迅速见效。初期隔日 1 次，1 周后每周 2 次，以后每周 1 次，共进行 8～12 次。

3. 支持治疗

（1）防止脱水、虚脱，严重拒食劝说无效者应给予鼻饲流质，以改善患者的营养状态，必要时静脉滴注予以补充。根据血液中生化指标情况，纠正电解质及酸碱平衡紊乱。

（2）严密观察患者的生命体征变化，做好口腔、皮肤、个人卫生护理。

4. 心理治疗

细致了解拒食病因，向患者宣传生理卫生知识，讲解拒食对身体造成的损害，树立正确的饮食观念，鼓励其进食。

5. 饮食处置

（1）避免环境因素对进食的影响，如极度兴奋躁动的患者，应单独进餐，督促其进食；对木僵患者，可将饭菜放在患者身边，患者可在无人时自行进食；抑郁症患者，工作人员积极劝慰,鼓励其进食,必要时给予喂饭或鼻饲。

(2)给患者喂饭时要耐心细致,动作轻柔、态度和蔼,以免引起患者反感,加重拒食行为。

(3)因精神症状因素导致患者拒食的,可根据不同情况分别处理。如因妄想引起拒食者,可根据不同的妄想内容加以诱导。对怕饭中有毒的患者,可有意识地安排他参加配餐工作,或在集体餐厅中进食,以打消其顾虑。

(4)消除就餐环境、饭菜的色香味、患者的就餐规律和饮食习惯等因素对食欲的影响。

第四节 冲动和暴力行为

虽然在媒体的报道中,精神障碍患者似乎总是冲动和暴力行为的潜在实施者。但实际上,有着严重精神障碍的患者往往是暴力的受害者而不是施暴者。精神障碍患者的冲动暴力行为会对患者本人、家属及医务人员造成人身威胁甚至伤害,或引起财物损害,造成经济损失。因此在临床中尤其需要对与精神障碍相关的冲动和暴力行为引起重视。冲动行为(impulsive behavior)是指突然产生通常导致不良后果的行为;暴力行为(violence behavior)是指故意造成财物或他人身心伤害的行为,其对象可以是自己、他人或物体。

一、临床表现和常见疾病

1. 精神分裂症

精神分裂症患者的幻觉和妄想,尤其是被害妄想、嫉妒妄想和命令性听幻觉,都可能导致患者在发病期间因恐惧心理而发生冲动和暴力行为。而精神运动性兴奋、物质滥用和抗精神病药物产生的不良反应也会增加其风险。

2. 心境障碍

躁狂发作的患者常易激惹,存在精神运动性兴奋,而抑郁发作的患者则可能会出现扩大性自杀,均会增加其发生冲动和暴力行为的风险。

3. 精神活性物质滥用

可卡因、安非他明、酒精等物质滥用常与暴力攻击行为有关,特别是在患者企求所依赖的物质被拒绝时。

4. 器质性精神障碍

脑器质性精神障碍如谵妄、颅外伤等所致的冲动暴力行为常具有突发性、紊乱性、波动性和突然消失的特点。缺氧、甲状腺功能亢进等疾病也可增加其发生冲动和暴力行为的风险。

5. 其他精神障碍

人格障碍、精神发育迟滞、偏执性精神病、焦虑症等患者也都具有一定冲动与暴力行为的风险。

二、评估和治疗

1. 快速诊断评估

(1) 查阅病历:快速查询患者的既往病历,了解患者的基本信息、病史和治疗过程、躯体情况、目前服用药物、暴力史和生命体征。

(2) 快速评估:观察并评估患者的情况与周围环境。对患者进行有针对性的精神检查,评估其危险性以及暴力行为可能导致的危害。危险性评估的预测因素:① 酗酒或吸毒史、犯罪史及目前状况;② 自控能力降低的精神障碍史,尤其尚未服用药物者;③ 人口学特征,如青年、男性、贫困、童年时是否遭受过虐待和近期是否受应激性生活事件刺激。而周围工作人员安排情况、医疗支持能力、现场是否有潜在的可作为武器的器械、患者状况等能够预测暴力行为的危害程度。

2. 干预或治疗

(1) 非药物性干预:一旦出现潜在的冲动与暴力行为,应迅速安排周围无关人员离开现场以保护其安全。在接触患者时需与患者保持一定距离,一般不小于患者手臂和检查者手臂长度之和,且避免背对患者,以确保自身安全。同时需要保持尊重、审慎、耐心,认可患者有意义的感受,尽量保持从容、平和的态度,避免随意打断患者的谈话,或给予患者过多的刺激。多进行安抚,采取温和坚决的态度说服患者,必要时请求安保支持,予以约束保护。采取强制保护措施时,需注意知情同意及相关法律条款。

(2) 临床干预:目前,多采用快速镇静(rapid tranquilization)药物进行干预,常用氟哌啶醇 5～10 mg 或(和)氯硝西泮 1～2 mg 肌内注射,可联合应用苯二氮䓬类药物。治疗过程中监测患者的生命体征。

(3) 后续处理:紧急处理结束后,需对患者的冲动和暴力行为进行记录与备案。对原发疾病,进行后续治疗。患者在约束期间,加强基础护理,补充营养,预防压疮。

第五节 谵 妄

谵妄是一种常见的急性精神错乱状态,是急性脑病的表现,常被称为急性脑病综合征、急性脑功能衰竭或急性脑功能障碍。

谵妄的特点是突然出现意识混乱、病程波动、注意力不集中,常伴有意识水平的改变或思维紊乱。

谵妄的病理生理基础尚不清楚,它是多种生物因素相互作用导致脑中大规模神经元网络破坏,从而导致急性认知功能障碍。

谵妄的风险因素包括易感因素和诱发因素。高龄、痴呆、躯体疾病和功能障碍是常见的易感因素。药物(尤其是镇静催眠药和抗胆碱能药物)、手术、麻醉、严重疼痛、贫血、感染、急性躯体疾病是常见的诱发因素。谵妄与患者的不良预后有密切联系,临床医生需要快速识别并给予积极准确的治疗。

有关谵妄的病因机制、临床表现、诊断和治疗等详细内容,已在第十六章中详细描述。

第六节　兴奋躁动状态

兴奋躁动状态又称精神运动性兴奋,是指患者情绪亢奋、躁动不安,动作和言语明显增加,冲动毁物或威胁他人。患者常因易冲动、危害公共秩序,不服从管理而被送至精神科急诊。如果患者长时间处于兴奋状态,体力消耗过多,饮食、睡眠不足,容易导致脱水、电解质紊乱或继发感染,严重者甚至发生全身器官衰竭。

一、临床表现和常见疾病

1. 精神分裂症

患者主要表现为不协调性精神运动性兴奋。临床上常见三种表现形式:① 患者以突发的运动性兴奋为特点,有冲动、毁物行为,可自行缓解,或与木僵状态交替出现,称为紧张症,是一种精神运动性综合征;② 患者也可以表现为言语内容凌乱,思维散漫,破裂,行为幼稚、愚蠢或冲动,本能活动亢进,情感喜怒无常,可以出现意向倒错,可伴片段的幻觉和妄想;③ 患者还可以出现阵发性、持续时间不长、与幻觉和妄想密切相关的兴奋躁动表现,往往伴有现实检验能力下降,如听到有人议论自己,就会隔空对话反驳或对骂,情绪非常激动。

2. 躁狂发作

患者多表现为协调性运动性兴奋,包括情感高涨、易激惹;言语增多,内容夸大,滔滔不绝;联想加快、思维奔逸,甚至音联意联;整日忙碌,动作行为明显增多;睡眠减少、食欲、性欲增加等。典型的躁狂症状相对容易诊断。

3. 分离性精神障碍

患者表现为情感爆发,即在精神刺激后突然发作,吵闹不休、捶胸顿足、碰壁撞墙、夸张做作、撕衣毁物,当有人围观时症状更为剧烈,甚至做出威胁性的自杀姿态等以宣泄委屈。每次持续1～2h或者数小时,可自行缓解,事后部分遗忘。发作前有精神因素、癔症人格、具有表演性和情感发泄等特点,有助于诊断。

4. 急性应激障碍

患者在急剧的、强烈的精神刺激下突然起病,表现为激越性活动增多,如情绪兴奋、躁动不安等类躁狂的症状,发作持续1～3天。根据发病过程、临床特征与精神因素密切相关等特点可以明确诊断。

5. 人格障碍

某些人格障碍患者易出现兴奋躁动表现,常见类型如下。① 冲动型人格障碍:阵发性情绪暴发或暴怒,常因琐事暴怒,以同时出现明显的攻击性行为为主要特点。患者情绪极不稳定,发作后虽然感到懊恼,但不能防止再犯。② 社交紊乱型人格障碍:自控能力差,常行事随心所欲,微小刺激便可引起攻击行为,甚至暴力行为;缺乏社会责任感;对他人漠不关心,不能长久的保持人际关系,适应不良;行为不符合公认的社会规范。③ 表演型人格障碍:多见于女性,情绪表达夸张做作,表演性色彩浓,易受他人或环境影响,比较容易与他人交往,但这种关系比较肤浅多变、不牢靠,一般兴奋程度不严重。症状通常始于成年早期,并持续到成年或终身,人格特征偏离正常,行为或情感具有冲动性,根据人格测定结果可以明确诊断。

6. 精神发育迟滞

患者适应能力差,容易出现冲动,如被激怒时发生自伤或伤人、毁物,但持续时间较短,根据患者的智商测定、生长发育史及学习情况易诊断。

7. 癫痫

有些患者癫痫发作时,意识范围缩小,清晰度下降,多有精神运动性兴奋,长期发作可伴幻觉妄想,兴奋冲动时可有毁物伤人及残暴行为,持续数分钟至数小时,可突然终止,清醒后对发作常完全遗忘。脑电图检查可发现尖波或棘波,有助于诊断。

8. 器质性精神障碍

因躯体疾病、中毒或脑器质性精神障碍而出现谵妄状态或类躁狂状态,可出现精神运动性兴奋。有情绪高、言语动作增多等类躁狂症状表现,多为阵发性,但无精力充沛,情感不具感染力,诊断主要依靠病史、阳性体征和实验室检查结果。

9. 精神活性物质所致精神障碍

精神活性物质如拟交感神经兴奋剂(可卡因或安非他明)或酒精中毒的患者可能出现严重躁动,可伴有精神病性症状。患者突然停止饮酒可加剧兴奋躁动,少数酒精戒断患者会发展成震颤性谵妄,其特征是思维过程混乱,觉醒水平波动,使患者更容易躁动。

二、治疗原则和处理

1. 治疗原则

需快速控制症状,做好病情评估;把握安全有效、个体化、患者参与、治疗原发病、综合治疗、全病程治疗原则。

2. 处理

(1)非药物干预:躁动程度较轻的患者,可以通过减少外界刺激,保持环境安静,确保身体舒适,倾听、避免激化等措施来缓解焦虑和紧张。程度严重伴有行为控制障碍的患者,可能会伤害他人或自我伤害,必要时给予保护性约束、隔离。

(2)药物治疗:① 苯二氮䓬类药物,可短期使用以控制患者的兴奋,常用于酒精成瘾患者,也可作为抗精神病药物的增效治疗,常用的药物有地西泮、氯硝西泮和劳拉西泮。② 抗精神病药物,已被广泛应用,可口服给药,初始剂量不宜过大;若兴奋程度重,可肌内或静脉给药。首选新型抗精神病药物,如口服奥氮平 10~20 mg/d、利培酮 4~6 mg/d、喹硫平 500~800 mg/d。典型抗精神病药物常用的包括氯丙嗪、氟哌啶醇。为快速控制症状,可肌内注射氟哌啶醇、齐拉西酮,但要注意药物的不良反应,如 QTc 间期延长风险。③ 心境稳定剂,常用的有丙戊酸盐、锂盐。对于躁狂发作者除了使用抗精神病药物控制外,应联合使用心境稳定剂。

（3）物理治疗：药物疗效不明显，可联合改良电休克治疗。

（4）对症支持治疗：积极处理原发疾病，有电解质紊乱或器官衰竭的患者，给予补液、营养支持、纠正水和电解质紊乱、抗感染等。

第七节　紧张综合征

紧张综合征（catatonia syndrome）是一种严重的运动综合征，在精神病住院患者中的患病率约为 10%。紧张综合征可以伴随许多不同的精神疾病和躯体疾病。紧张综合征患者中精神分裂症约占 30%，双相情感障碍约占 43%，其他如强迫症、创伤后应激障碍、戒断酒或苯二氮䓬类药物等约占 27%。在多达 25% 的病例中，紧张综合征与包括神经系统疾病在内的躯体疾病有关。当紧张综合征伴有发烧和自主神经功能紊乱时，会出现危及生命的情况。恶性紧张综合征（malignant catatonia），由 Stauder 在 1934 年提出为"致命紧张综合征"，表现为一系列紧张状态、木僵性衰竭、自主神经功能紊乱、呼吸衰竭、虚脱、昏迷，如果不及时治疗通常会导致死亡。这种临床表现非常接近抗精神病药恶性综合征（neuroleptic malignant syndrome，NMS），被认为是药物引起紧张综合征的一种形式。

一、评估及诊断

有效的治疗始于快速和正确的诊断。对于任何表现精神运动功能和整体反应性显著恶化的患者，都应考虑紧张综合征。此外，任何患有严重精神障碍（如抑郁症、双相情感障碍、精神病性障碍或自闭症谱系障碍）的患者都应接受常规检查。在精神病面谈期间观察患者时，体征和症状是值得关注的方面。应以在精神检查中发现的一些特定症状为诊断依据，如被动服从、矛盾意向、违拗等。评估量表可用作筛选工具，有助于检测和量化紧张综合征。目前已有许多可靠、敏感和具体的评分量表：Rogers Catatonia 量表、Bush - Francis Catatonia 量表（及其修订版）、Northoff Catatonia 量表和 Braunig Catatonia 量表。早期发现紧张综合征非常重要，早期发现对预后和治疗具有重要的价值。

目前没有辅助检查可以专门测量紧张综合征。现有的实验室和影像检查对诊断只具有参考价值。实验室检查主要用于评估和排除各种潜在疾病，包括全血细胞计数、红细胞沉降率、血尿素氮、肌酐、血清铁和肌酐磷酸激酶、抗核抗体和尿液分析，以及磁共振成像、脑电图、脑脊液分析。为了与抗 N -甲基- D -天冬氨酸受体（N-methyl-D-aspartate-receptor，NMDAR）脑炎相鉴别，建议在脑脊液或血清中检测 NMDAR 的 IgG 抗体。与紧张综合征相比，恶性综合征中的血清铁更低。因此，有观点认为将低血清铁视为紧张综合征患者发生恶性综合征的危险因素，需要进行药物浓度检查。

二、治疗

紧张综合征可能发生多种并发症，如吸入性肺炎、脱水、肌肉挛缩、压疮、营养缺乏、体重严重下降、硫胺素缺乏、电解质紊乱、尿路感染和静脉血栓栓塞，其中一些并发症可能危及生命。一些患者需要高水平的护理、静脉输液和(或)鼻胃管饲喂,以降低因不能活动、营养不良和脱水引起的死亡风险。抗凝治疗可用于预防不能活动的患者的深静脉血栓形成或肺栓塞。鉴于治疗后运动通常不能显著且迅速得到改善,预防并发症的主要措施是及时诊断,并迅速对紧张状态给予充分的治疗。

应评估所有处方药引起紧张综合征症状的可能性,并在允许的情况下停药。一般而言,对出现紧张综合征的患者应停止使用抗精神病药。存在紧张状态时,第一代和第二代抗精神病药可能会维持或恶化紧张状态并增加发生恶性综合征的风险。使用具有多巴胺 D_2 受体阻滞作用更高和可能引起锥体外系不良反应更大的抗精神病药时,紧张综合征恶化的风险更大。

苯二氮䓬类药物是治疗紧张综合征的主要药物,另外也可作为"诊断性治疗"。具体方法:在检查患者是否有紧张综合征的迹象后,静脉注射 1~2 mg 劳拉西泮,5 min 后再次检查患者的状况。如果没有变化,则给予第二剂,并再次对患者进行重新评估。若体征和症状的显著减少(至少 50%),则可诊断为紧张综合征。

无论是何原因导致的紧张综合征,苯二氮䓬类药物都是治疗紧张综合征的首选药物。苯二氮䓬类药物对紧张综合征的疗效取决于剂量,普遍认为劳拉西泮是首选药物。劳拉西泮每天 8~24 mg,建议每 4~12 h 使用 1~2 mg 劳拉西泮,并调整剂量以缓解紧张综合征而不会使患者过度镇静。如果剂量足够,通常会在 3~7 天内看到反应,但在某些情况下,反应可能是渐进和缓慢的。如果使用大剂量劳拉西泮,应仔细监测患者是否出现过度镇静和呼吸系统功能损害。也有成功使用地西泮、奥沙西泮或氯硝西泮的报道。苯二氮䓬类药物的持续使用时间尚无共识,通常一旦潜在疾病缓解就应停止使用。然而,在许多情况下,每次逐渐减少劳拉西泮用量时都会出现紧张性症状,苯二氮䓬类药物可能需要使用较长的时间。

唑吡坦是一种 GABA - A 受体的正变构调节剂,也是一种安全有效的治疗选择。金刚烷胺(100~500 mg,每天 3 次)及其衍生物美金刚(5~20 mg/d)也已被用于治疗紧张综合征。

对苯二氮䓬类药物无反应的紧张综合征患者,或危及生命的严重病例(如以持续性高热、心动过速、严重血压变化为特征的恶性紧张综合征)需要果断和快速救治时,应开始电休克治疗。如果有潜在疾病(如伴有精神病性症状的抑郁发作)需要电休克治疗,这种治疗也可能成为首选治疗。通常建议在开始电休克治疗之前停用精神类药物。当对苯二氮䓬类药物治疗有部分反应时,不应突然停药,因为突然停药可能会干扰癫痫发作阈值且增加紧张状态的风险。劳拉西泮和电休克治疗可以同时给予。如果劳拉西泮干扰诱发癫痫发作,也可在麻醉前使用氟马西尼或部分苯二氮䓬拮抗剂。通常在一次或几次治疗后会看到快速反应,但有时紧张综合征似乎需要比缓解重性抑郁发作更多次数的治疗。因此,电休克治疗方案必须个体化。在严重或恶性紧张综合征中,可能需要维持治疗 3~5 天,有助于持续的症状缓解。

三、预后

紧张综合征患者的预后良好,尤其在经过早期积极治疗的情况下。心境障碍患者的预后可能比精神病性障碍患者更好。紧张综合征可为早发性痴呆的一种类型,几乎一半的紧张综合征发作始于早发性痴呆的抑郁阶段,这些患者的预后更好。

第八节　急性幻觉/妄想状态

急性幻觉状态是指患者在无明显意识障碍的情况下突然出现大量持久的幻觉。多表现为幻听和幻视,可伴有少量妄想,较少出现触幻觉、味幻觉和嗅幻觉等。幻觉多对患者不利,有引起情绪不愉快的内容,如听到辱骂、威胁或恐吓的声音。幻觉后可以继发妄想,多为被害妄想。患者意识清晰、智力正常,其他心理活动多无异常,持续时间可数天至数月不等,持续的幻觉常引起患者恐惧、愤怒的情绪反应,并可引起逃避、自伤、自杀或暴力攻击行为。多见于中毒、脑外伤、慢性酒精依赖及精神分裂症患者。

急性妄想状态是指患者突然出现大量的妄想内容,发展迅速。妄想内容杂乱,如被害妄想、关系妄想、影响妄想等相互混杂或交替出现,妄想具有系统性与一定的现实性,一般不伴有幻觉,可表现为妄想知觉或妄想心境,患者受到强烈的妄想支配而出现言语、行为、情感的明显异常。患者人格保持正常,智力无缺陷,多于中年以后发病。患者常因强烈的情绪反应和不安全感而产生拒食、逃避或攻击行为,往往因为这些异常行为而被送来急诊。主要见于妄想性障碍,也可见于精神分裂症。

妄想-幻觉综合征是指以幻觉和妄想为主要表现的临床综合征,一般先出现幻听,也可以是其他幻觉,继而出现如被害妄想、影响妄想等。妄想多缺乏系统性,与幻觉之间相互联系、相互影响,多见于精神分裂症患者。

一、临床表现和常见疾病

1. 精神分裂症

患者在急性期可出现大量的幻觉和妄想。幻觉多以幻听为主,内容通常以被害性质为主;妄想以原发性妄想为主,如妄想心境或妄想知觉等,内容荒谬怪异。在急性幻觉/妄想状态下,患者常伴强烈的情绪反应,出现过激行为,甚至产生自伤、自杀、或冲动伤人行为。

2. 心境障碍严重抑郁症

患者可出现听幻觉,多为不连贯的片段言语,内容多为负面的评论性或命令性内容;同时可伴有罪恶妄想、虚无妄想和被害妄想。严重的躁狂症患者,其行为可以受突出的夸大妄想影响,也可有与心境障碍不相协调的被害妄想等。

3. 反应性精神障碍

某些患者可出现持续的幻觉,以听幻觉多见,也可有视幻觉。若以幻觉症状凸出,称为反应性幻觉症。幻觉内容通常与精神因素和情感体验密切相关。

4. 精神活性物质所致精神障碍

(1) 酒精中毒性幻觉症:酒精依赖患者在大量饮酒后(一般在一天内)出现的以幻觉为主的精神病状态。幻觉是在患者意识清晰状态下出现的,多为大量而丰富的幻听,内容充满敌意,如斥责、威胁等,患者多因此产生强烈的情感、言行反应,甚至冲动行为,可伴发继发性被害妄想。慢性酒精中毒患者在减酒、断酒后出现震颤谵妄时也可有明显的幻觉,多为幻视,常为小动物或昆虫,如蚂蚁、毛毛虫。幻觉出现多具暗示性,患者多伴轻度的意识障碍。

(2) 致幻剂或麻醉品引起的幻觉症:摄入致幻剂如南美仙人掌毒碱,或大麻以及麻醉品如可卡因、苯环己哌啶后,可出现急性幻觉状态,如听幻觉、视幻觉、时空感知综合障碍等。幻触是可卡因依赖的特征性症状,患者感到有小动物在身上,幻觉强烈难忍,在此背景下可有冲动伤人行为。有服用精神活性物质史及血、尿中该物质或其代谢产物检测阳性,均有助于诊断。

5. 分离性精神障碍

患者在精神刺激后可出现鲜明的听幻觉或视幻觉,也可出现鬼神附体、成仙、夸大等妄想症状。幻觉和妄想内容多涉及患者以往的生活经历,带有强烈的情感色彩。与反应性幻觉症不同,这类患者多伴有意识范围缩窄,一般于精神刺激后急性发作,症状具有暗示性。

6. 急性器质性精神障碍

谵妄状态时可有内容不固定的片段妄想如关系妄想、被害妄想,同时伴大量恐怖性错觉和幻视,在此背景下患者可有精神逃避、冲动行为。

7. 感应性精神障碍

又称二联性精神障碍,系两个或多个彼此关系亲近的人(通常是来自同一封闭式家庭的成员)先后出现相似的妄想,即感应性妄想,内容以被害、附体或夸大为主。其中精神病发作者对其他患者具有权威性。若将感应双方隔离开,则被感应者的妄想可迅速消失,可借此诊断。

二、治疗原则和处理方法

1. 处理危及生命的行为

若患者出现兴奋或自伤、自杀、攻击行为等意外行为时,须优先处理。

2. 抗精神病药物治疗

各种经典和非经典的抗精神病药物均可应用,药物剂量应因人而异,精神分裂症患者药物剂量可适当增加,效果不佳者可予电抽搐治疗;严重抑郁发作者需合并抗抑郁药治疗;严重躁狂发作者可合并心境稳定剂如碳酸锂、丙戊酸盐或卡马西平治疗。

3. 心理治疗

反应性幻觉症以心理治疗为主,可辅以小剂量传统抗精神病药物,如舒必利、奋乃静或小剂量不典型抗精神病药物。癔症性精神病可给予小剂量有镇静作用的抗精神病药物,待幻觉妄想缓解后可合并心理治疗。

4. 酒精中毒性幻觉症

治疗以戒酒为主,可给予抗精神病药物如奥氮平、利培酮、喹硫平、奋乃静等药物治疗,并补充 B 族维生素。致幻剂或麻醉品引起的幻觉症以戒毒为主,幻觉持续时间较久者可用抗精神病药物治疗。感应性精神病将被感应者与原发患者隔离开,被感应者的妄想可迅速消失。对感应者则需用抗精神病药物治疗。

第九节　急性焦虑发作

急性焦虑发作又称惊恐发作。典型的惊恐发作常表现为患者在进行日常活动时,体验到一种突发的惊惧,甚至大难临头的感觉。惊恐发作的持续时间一般为 5～20 min,很少有超过 1 h 者,常可自行缓解。患者可表现为心悸、胸闷、气促、窒息感、现实解体,也可出现过度换气、头晕、多汗、面部潮红或苍白等交感神经过度兴奋症状。

惊恐发作的突出特点是患者常伴有强烈的恐惧感和濒死感。这种紧张心情使患者难以忍受,害怕自己即将发疯,患者往往会惊叫求救。此种状况往往使得患者及其家属感到惊骇而至内科急诊就诊。

一、常见疾病

1. 惊恐障碍

惊恐障碍的核心特点是惊恐发作,同时伴有对于预期发作的焦虑、担心以及回避行为。惊恐障碍的诊断要点如下：① 患者反复出现不能预测的惊恐发作;② 伴有持续的预期性焦虑或与发作相关的显著行为变化达 1 个月以上;③ 此类障碍并非由物质使用或躯体疾病所导致,也不能由其他精神类疾病所解释,则可诊断为惊恐障碍。

2. 其他精神障碍

其他焦虑障碍如广泛性焦虑障碍,也可出现惊恐发作。但在广泛性焦虑障碍患者中,虽偶可见惊恐发作,但仍以缺乏明确对象与具体内容的焦虑症状为主,其担心的程度和范围远超正常水平。因此,需结合患者长期以来的病程与症状特点进行鉴别诊断。而惊恐障碍患者随着病程的延长可以出现继发的慢性广泛性焦虑情绪和典型抑郁症状,此时应仔细询问症状发生和发展的时间顺序。此外,强迫障碍、抑郁障碍,甚至精神分裂症急性期也可出现惊恐发作。而摄入过量精神活性物质者,药物或酒精依赖患者在戒断时均可有类似表现。

3. 躯体疾病

甲状腺功能亢进、二尖瓣脱垂、低血糖等躯体疾病可能会导致类似表现。特别是二尖瓣脱垂,二尖瓣脱垂患者也可突然发生心悸、胸痛以及气急、头晕、疲乏甚至晕厥,可做超声心动图进行鉴别。这部分患者较少出现人格解体、濒死感以及失控感,可作为鉴别点。

二、治疗原则和处理方法

对于惊恐发作中的患者,需立即采取措施以迅速缓解患者症状,常用苯二氮䓬类药物,如可予以肌内注射或口服氯硝西泮,或给予地西泮缓慢静脉注射。若患者出现过度换气,可用纸袋罩住患者的口鼻,避免呼吸性碱中毒。

对于惊恐障碍的患者,在间歇期需减轻其焦虑症状,减少回避行为,预防再次发作。在药物治疗中,目前以 SSRIs 和 SNRIs 为一线用药,其次可合并苯二氮䓬类药物。此外,在间歇期常需配合心理治疗,减少惊恐障碍患者的预期焦虑和回避行为,可采取认知行为疗法等。对于其他疾病导致的惊恐发作,则以治疗原发疾病为主。

第十节　戒断综合征

戒断综合征(withdrawal syndrome)是指停用或减少精神活性物质后所致的一组综合征。临床表现为精神症状、躯体症状或社会功能受损。戒断综合征的症状及病程与使用的精神活性物质种类和剂量有关。精神活性物质是指来自体外、影响大脑精神活动并导致成瘾的物质,包括酒精、阿片类、大麻、镇静催眠药、抗焦虑药、中枢兴奋剂、致幻剂等。其中以阿片类物质的成瘾性最大,致幻剂的成瘾性最小。根据患者有长期的精神活性物质使用史,停用精神活性物质后出现上述戒断症状,诊断并不困难。

一、酒精戒断综合征

1. 临床表现

可能在患者突然停止或减少饮酒后 6~24 h 内出现。临床症状可以从自主神经功能亢进、躁动直至严重的震颤谵妄表现。按其临床症状严重程度分为:① 单纯性戒断症状。症状在停止饮酒 4~8 h 后出现,患者表现为坐立不安、出汗、心动过速、震颤、恶心、呕吐、易激惹等。② 震颤谵妄。症状在停止饮酒 3~5 天后出现,患者可出现严重的幻听和幻视、定向障碍、注意缺损和睡眠-觉醒周期紊乱,若不加治疗可因呼吸或心力衰竭而死亡。

2. 治疗

有轻度到中度酒精戒断综合征的患者可以在门诊进行治疗,而重症患者应在住院环境中进行监测和治疗。非药物干预是一线治疗方法,包括家人安慰、专业人员的护理、将患者安置在安静的房间等。同时需要进行常规实验室检查,包括血液(或呼吸)酒精浓度、全血细胞计数、生化常规、尿液分析等。积极补液以纠正低血糖和电解质紊乱,改善机体体液缺失状态。补充硫胺素和 B 族复合维生素(包括叶酸)以预防韦尼克脑病。治疗酒精戒断综合征的首选药物为苯二氮䓬类。其中,可根据患者的特点选择不同的药物(即长效或短效)和不同的治疗方案(前负荷、固定剂量或症状触发)。严重的戒断综合征可能需要入住重症监护室(ICU)并使用巴比妥类药物或异丙酚。其他药物,如 α2 受体激动剂(可乐定和右美多明)和 β 受体阻滞剂可以作为药物控制自主神经过度兴奋的辅助治疗。此外,抗精神病药也有帮助控制幻觉的作用。其他药物如卡马西平、丙戊酸钠、羟丁酸钠、巴氯芬、加巴喷丁和托吡酯,对治疗酒精戒断综合征也取得部分效果。

二、苯二氮䓬类戒断综合征

1. 临床表现

典型特征是睡眠障碍、易怒、紧张和焦虑加剧、惊恐发作、手部颤抖、出汗、难以集中注意力、恶心、体重减轻、心悸、头痛、肌肉疼痛和僵硬以及一系列知觉变化;严重表现可以有癫痫发作或震颤谵妄。症状一般在停用苯二氮䓬类药物后 1~4 天内出现,取决于特定药物的半衰期,一般持续 3 天至 2 周。

2. 治疗

首先,需要对症处理上述戒断症状。可口服苯二氮䓬类药物如地西泮 10 mg,每日 3 次;或劳拉西泮 2 mg,每日 3 次。震颤谵妄患者,可给予地西泮 10 mg,每日 4 次;或劳拉西泮 2 mg,每日 4 次。癫痫发作者,可予苯妥英钠 100 mg,每日 2～3 次。药物持续应用 1 周后逐渐减量,直至停药。其次,补充营养,纠正水、电解质紊乱等对症支持治疗。对于使用苯二氮䓬类药物的患者,为了预防戒断综合征,需要逐步缓慢地减少药物剂量,或选择中长效药物替换短效药物,直至停用。针对患者存在焦虑、抑郁、幻觉、妄想等言行异常症状,选用相应的抗焦虑、抗抑郁和抗精神病药物。

第十一节　精神药物不良反应

一、5-羟色胺综合征

5-羟色胺综合征(serotonin symdrome)又称 5-HT 综合征,通常于起始或调整 5-羟色胺能药物治疗的初期,以精神状态改变、自主神经功能紊乱及神经肌肉张力异常三联征为临床表现的一组综合征,为精神科急症,严重时可致命。5-HT 综合征多见于两种或两种以上 5-羟色胺能药物相互作用的结果,包括大量使用 5-羟色胺能药物,或开始使用一种新的 5-羟色胺能药物,或现有 5-羟色胺能药物的加量。由于影响 5-HT 合成及代谢的不同环节,导致 5-HT 水平升高,过度激活中枢及外周 5-HT 受体,增强 5-羟色胺能神经传递,产生严重的不良反应。

1. 临床表现

1991 年,Sternbach 提出诊断 5-HT 综合征的三个临床特征:① 精神状态改变:通常表现为激越、焦虑、定向力受损及不安;② 自主神经功能紊乱:通常表现为高血压、心动过速、呼吸加快、高热、大汗、皮肤潮红、呕吐、腹泻及心律不齐;③ 神经肌肉张力异常常表现为震颤、阵挛、反射亢进及肌强直。目前没有特异的实验室检查可明确诊断。对疑似 5-HT 综合征的患者建议做一系列基本检查,包括血常规、肝肾功能、血糖、电解质、肌酸磷酸酶(CPK)、心电图等。

2. 诊断标准

根据 Sternbach 标准,患者需同时符合最常见的 10 个症状中的至少 3 个,包括精神状态改变(如意识混乱、轻躁狂)、激越、肌阵挛、反射亢进、多汗/大汗、颤抖(幅度较大)、震颤(幅度较小)、腹泻、共济失调、高热。

3. 治疗

5-HT 综合征的治疗包括去除诱发药物、提供支持性护理、控制躁动、使用 5-HT$_{2A}$ 拮抗剂、控制自主神经紊乱和控制高热。许多 5-HT 综合征病例通常在开始治疗和停用 5-HT 类药物后 24 h 内缓解,但在服用消除半衰期长、活性代谢物多或作用时间长的药物的患者,症状可能持续存在。提供支持性护理,包括静脉输液和纠正生命体征,仍然是治疗的主要手段。

(1) 一旦发生 5 - HT 综合征,应立即停用相关 5 - HT 能药物。

(2) 支持和对症治疗:如物理降温、补液、扩容、促使药物排泄、纠正水和电解质紊乱、纠正酸碱平衡失调、预防感染、特殊护理等。

(3) 苯二氮䓬类药物:治疗激越和惊厥发作,严重患者可用镇静剂和神经阻滞药物,也有电休克治疗的报道。

(4) 5 - HT$_{2A}$受体拮抗剂:赛庚啶被推荐用于治疗 5 - HT 综合征。该药最常见的不良反应为镇静及抗胆碱能副作用。

二、恶性综合征

恶性综合征(neuroleptic malignant syndrome,NMS),又称 Malin 综合征,是因使用抗精神病药物引起的一种罕见且致死性高的严重不良反应。临床表现为肌强直、体温升高、意识水平改变及自主神经功能紊乱。恶性综合征常见于抗精神病药物使用剂量过大或加药过快,以氟哌啶醇引起者最常见,多发生于治疗初期。抗精神病药拮抗多巴胺 D$_2$受体导致的多巴胺能神经传递紊乱可导致恶性综合征,表现为极端的广泛性全身性高代谢综合征。

1. 临床表现

患者表现持续高热、肌肉僵硬、吞咽困难及明显的自主神经症状,如心动过速、出汗、排尿困难和血压升高等;严重者出现意识障碍、大汗、虚脱、呼吸困难,甚至死亡。实验室检查发现白细胞增高、肌酸磷酸激酶升高等。

2. 诊断依据

根据德尔菲方法(Delphi method),诊断标准如下:

(1) 症状出现之前的 72 h 内,曾暴露于多巴胺受体拮抗剂或停用多巴胺受体激动剂。

(2) 至少在两个不同活动场景下出现体温升高(口腔温度≥38℃)。

(3) 肌强直。

(4) 精神状态的改变,包括意识水平下降或波动。

(5) 血肌酸激酶升高(≥正常范围上限 4 倍)。

(6) 交感神经系统功能不稳定,至少存在以下 2 项症状:① 血压升高,收缩压和(或)舒张压较基线升高≥25%;② 24 h 内血压波动显著,收缩压波动≥25 mmHg(1 mmHg＝0.133 kPa),和(或)舒张压波动≥20 mmHg;③ 大量出汗;④ 尿失禁。

(7) 代谢水平亢进:心率较基线升高≥25%,呼吸频率较基线升高≥50%。

(8) 无其他潜在病因,包括感染、毒物暴露及代谢/神经系统病因。

3. 治疗

(1) 停用所有抗精神病药物。

(2) 支持和对症治疗:是恶性综合征治疗的关键,包括物理降温(对于极端高热患者非常重要),积极补液(考虑大部分恶性综合征患者在急性期处于脱水状态),纠正水和电解质紊乱、酸碱平衡失调(碱化尿液或使用碳酸氢钠有助于预防肾衰竭),预防感染等。临床中须密切监测躯体并发症,如循环呼吸衰竭、肾衰竭、吸入性肺炎及凝血功能障碍等。

（3）使用苯二氮䓬类药物：有助于缓解症状及加速恢复。对于急性恶性综合征患者,每隔 4～6 h 静脉给予劳拉西泮 1～2 mg,可在 24～48 h 内有效减轻肌强直症状及降低体温,并缓解缄默、不动等紧张症样症状。

（4）使用多巴胺激动剂：单用或与其他药物联合使用。溴隐亭及金刚烷胺可逆转恶性综合征的帕金森样症状,减少康复所需时间,并使病死率降低一半。金刚烷胺的推荐剂量为 200～400 mg/d,分次使用,口服或鼻饲均可。溴隐亭通常以 2.5 mg 2 次/d 或 3 次/d 起始,必要时可加量至 45 mg/d;溴隐亭不良反应有恶化精神病性症状,并导致低血压及呕吐。过早停用溴隐亭易引起恶性综合征症状复燃;建议症状缓解后继续使用 10 天。

（5）丹曲林：一种肌松剂,对于伴有严重高热及肌强直的恶性综合征患者可能有用。丹曲林可以与苯二氮䓬或多巴胺激动剂联用,但不宜与钙通道阻滞剂联用,可能诱发心血管功能衰竭。起始剂量为 1～2.5 mg/kg,静脉给药,若首次给药后高热及强直症状改善,则每 6 小时追加 1 mg/kg。丹曲林的不良反应包括呼吸功能及肝功能损害;为预防过早停药后症状复燃,应在恶性综合征缓解后继续使用 10 天。

（6）物理治疗：电休克治疗恶性综合征也可能有效。对于严重的恶性综合征患者,以及致死性紧张症不能排除的情况下,电休克治疗应作为首选。恶性综合征患者通常需要 6～10 次电休克治疗,平均 4.1 次治疗后可产生治疗应答。使用电休克治疗恶性综合征时,需密切监测肌肉损伤及高钾血症。电休克治疗前应签署知情同意。

三、药源性癫痫

精神药物,特别是抗抑郁药和抗精神病药能够降低癫痫阈值并诱发癫痫性发作,也称为药源性癫痫。由精神药物引发的癫痫发作是一种剂量依赖性的不良反应;抗抑郁药中的马普替林和氯米帕明以及抗精神病药中的氯丙嗪和氯氮平都具有相对较高的诱发癫痫发作风险。另外,心境稳定剂锂盐也有诱发癫痫发作风险。抗抑郁药中的苯乙肼、氟西汀、帕罗西汀、舍曲林、文拉法辛和曲唑酮,以及抗精神病药中的氟奋乃静、氟哌啶醇、匹莫齐特和利培酮,则都显示相对低的风险。

1. 临床表现

（1）大发作：多发生于治疗最初几周内或快速加药时,如果患者既往有脑器质性疾病或躯体疾病者更易诱发。

（2）局限性发作：多见于锂盐中毒或丁酰苯类快速加药时。

（3）癫痫持续状态：多见于三环类抗抑郁药如丙咪嗪或心境稳定剂锂盐治疗时。

2. 处理方法

（1）一旦出现癫痫发作,可使用抗癫痫药如苯妥英钠 0.1 g,每日 3 次;或卡马西平 0.1 g,每日 3 次治疗。卡马西平使用前需要签署知情同意书,因为有剥脱性皮炎不良反应风险。

（2）发作次数频繁者或者癫痫持续状态,停用原精神药物,换用其他药物,同时给予抗癫痫治疗。

（3）预防复发：除了与药物有关的因素外,在精神药物治疗期间,癫痫发作在很大程度上受躯体疾病的影响,如存在癫痫病史或脑损伤等。针对有癫痫发作风险的患者,通过仔细评估可能存在的癫痫病史并优化治疗方案(低起始剂量/缓慢的剂量增加、维持最小有效剂量、避免多药连用等)。

四、药源性皮疹

精神药物所致皮疹多见吩噻嗪类抗精神病药物,以第一代抗精神病药氯丙嗪多见;也可见于心境稳定剂如卡马西平。目前常用的第二代抗精神病药物也有出现皮疹的个案报道,但发生率低。临床中常见的皮疹有两类:一类为过敏反应,于治疗的第1~4周在颜面、躯干、四肢出现斑丘疹、多型性红斑或荨麻疹,严重者可出现剥脱性皮炎,如卡马西平;另一类为光敏性皮炎,即经日晒后在暴露部位出现红斑、红肿或丘疹。

处理方法:① 如出现过敏性皮疹,即刻停药或换药,并予以氯苯那敏 4 mg,每日 2~3 次,出现剥脱性皮炎者,需要立即停药,转皮肤科急诊,加用皮质激素治疗。② 光敏性皮炎可自行消失,应避免暴晒。

五、直立性低血压

直立性低血压是抗精神病药物的一种常见不良反应。氯丙嗪、氯普噻吨和氯氮平等抗精神病药物及单胺氧化酶抑制剂、二环类抗抑郁药等较易引起直立性低血压。其发生机制是精神药物阻断了外周的肾上腺素受体而发生直立性低血压。直立性低血压多发生于治疗初期,常在体位突然转换,如由卧位转为直立时发生,患者感到头晕、眼花、心慌甚至晕厥,查体可发现患者脸色苍白、脉速和血压降低。直立性低血压的并发症包括晕厥、短暂性缺血发作、卒中、心肌梗死和死亡。存在自主神经系统紊乱、体液不平衡以及同时服用影响血流动力学药物治疗的患者,在使用抗精神病治疗时会增加正压性低血压的风险。精神病患者通常不会表现直立性低血压的症状,而且头晕的主观报告与直立性低血压的变化并不完全相关,因此,对直立性低血压的变化进行前瞻性监测非常重要。

处理方法:① 让患者即刻平卧,取头低足高位。② 若血压持续不升,建议采用药物治疗。氟氢可的松是治疗症状性直立性低血压的首选。对氟氢可的松试验没有反应的患者,可以考虑使用其他药物,包括去氨加压素和米多林。也可给予去甲肾上腺素 0.5~2 mg 加入 5% 葡萄糖溶液或生理盐水 100 ml 内静脉滴注,但不宜使用肾上腺素,因其可使血压降得更低。③ 预防措施:在预防和治疗有症状和无症状的直立性低血压方面,非药物治疗策略和患者健康宣教,尤其是缓慢地从仰卧位起身,是至关重要的第一步。

(易正辉　吕钦谕)

思考题

1. 何谓精神科急重症? 包括哪些内容?
2. 冲动和暴力行为常见哪些精神疾病? 如何处理?

第十九章

自杀和危机干预

第一节 自杀的特点和方式

自杀是社会现象也是医学问题,是道德难题也是人类的悲剧。从古希腊、古罗马开始,哲学家一直未停止对自杀问题的争论,对生命的思考。近年来,社会学、人类学、心理学、医学、伦理学等学科的学者,也对人类的自杀问题进行了大量研究。自杀已成为重要的精神卫生问题和突出的社会问题。目前,自杀已经上升为全人类死亡原因的前十位,全球每年自杀死亡人数约 200 万。在我国,自杀是第五位重要的死亡原因(前四位分别是脑血管疾病、支气管炎/慢性肺气肿、肝癌、肺炎)。目前,很多国家已经制订了国家自杀预防策略,成立专门的预防自杀组织,包括自杀预防中心、危机干预中心、生命热线(hot line)等。我国在这一领域也在持续发展中,北京、上海、广州、南京等城市均有类似的机构或组织。自杀是可以认识的,通过临床评估是可以预防的。

一、自杀的概念

自杀(suicide)是指有意结束自己生命的行为。其特征是人类主动走向生存的反面,主动选择死亡。自杀不是一种诊断,而是死亡原因的一种。根据自杀发生的情况,目前国内外将自杀分为自杀死亡(completed suicide 或 committed suicide)、自杀未遂(attempted suicide)和自杀意念(suicidal ideation)。

自杀死亡是指采取有意结束自己生命的行为,且该行为直接导致了死亡的结局。

自杀未遂是指有意结束自己的生命,并采取了相应的行为,但该行为未导致死亡的结局。严重自杀未遂者,是指超过 24 h 的住院治疗并符合以下一项:① 在 ICU、高压氧舱或烧伤病房等部门治疗;② 全身麻醉外科手术;③ 气管插管,活性炭洗胃或神经科观察;④ 选择高度致命方法,如上吊、枪击等,其性质接近自杀死亡。

自杀意念,是指有想结束自己生命的念头或计划,但尚未付诸行为。临床上值得关注的自杀意念往往指 1 周内至少 5 天有自杀意念,这与正常人在情绪不佳时出现短暂的"活着好累、死了算了"的想法不同。

其他与自杀相关的概念还有自杀计划(suicidal plan)、自杀准备(suicidal preparation)、蓄意自我伤害(deliberate self-harm 或 deliberate self-injury)。自杀计划是指有明确的伤害自己的计划,但尚未进行任何实际的准备,且未采取任何实际行为。如某人考虑顿服药物自杀,但没有购买药物。自杀准备是指做了自杀的准备,如购买了自杀的药物或其他设施,但没有采取伤害生命的行为。蓄意自我伤害是指故意的、自己实行的招致痛苦、破坏或伤害的行为,但并非以自杀死亡为目的。

二、流行病学特征

1. 自杀死亡率

自杀死亡率是指一年内每10万人中自杀死亡的人数,世界各国主要根据死亡统计数字来推断自杀死亡率。世界各国的自杀率不一致,大多数国家都会定期向世界卫生组织(WHO)报告自杀死亡率,WHO把每年自杀死亡率>13/10万的国家称为高自杀率国家,如中国、日本、苏联和北欧一些国家等;6.5/10万~13/10万的国家称为中等自杀率国家,如大部分欧美国家;<6.5/10万的国家称为低自杀率国家,如叙利亚、埃及、黎巴嫩等。1997年,美国自杀死亡率为11.4/10万,匈牙利为60/10万。

我国曾是高自杀率国家之一,1995—1999年自杀死亡率为23/10万,每年自杀死亡人数为28.7万;但2002年以来我国城市人群、农村人群、男性及女性人群的自杀率呈现下降趋势,其中城市居民的自杀率下降幅度高于农村居民,女性自杀率的下降幅度高于男性。2017年WHO公布的数据,我国自杀率约为8.5/10万,排在全球的第115位。但这些数字受一些因素的影响,低于实际的自杀数,自杀流行病学研究所得的自杀数据更精确些。各国的自杀死亡率差异也很大,有学者认为种族和文化是重要的因素。大量资料也表明,自杀在地理区域分布上有明显的特征。

2. 自杀未遂率

自杀未遂是自杀死亡的高危因素,自杀未遂的发生率远远高于自杀死亡。我国和西方,自杀未遂的发生率均是女性高于男性,男女性别比大致为1:3,自杀未遂者的高发年龄明显低于自杀死亡者。英国对自杀持严厉态度,虽然自杀率不高(7.9/10万),但自杀未遂率却很高,男性为353/10万,女性为527/10万。自杀率与自杀未遂率两者相差数十倍(1995年)。我国缺少自杀未遂的官方登记资料,也缺乏自杀未遂的流行病学研究,目前无法估计自杀未遂发生的水平。有一些自杀未遂样本来自各医院急诊室的自杀未遂病例,但无法准确描述其流行特征。

3. 自杀的社会人口学特征

在大多数国家,男性的自杀死亡率高于女性。但在我国,女性自杀率比男性高25%,主要原因是农村年轻女性的自杀率比年轻男性高66%,但是2002年以来,女性自杀率大幅度下降,农村和城市的育龄女性自杀率低于同年龄、同地区的男性自杀率。与自杀死亡不同,自杀未遂者女性多于男性,男女性别比约为1:3。自杀未遂者的高发年龄为20~30岁,特别以20~25岁最为常见。

在我国15~34岁人群死亡原因中,自杀为首位死亡原因(19%),其后依次为交通事故、意外溺水、肝癌、他杀。自杀率随年龄而增加,进入老年后上升更加明显,以65岁以上老年男性的自杀死亡率最高。我国农村自杀死亡率是城市的3倍(50岁以下人群中农村是城市的2.8倍,50岁以上人群中农村是城市的4.9倍)。人群中离婚、丧偶、独身者和失业、贫穷、低文化水平者自杀死亡率高。

4. 自杀的方式

自杀方式与自杀率高低有一定的关系,与国家文化和时代变化相关,不同国家、不同时代,采用的自杀方式不尽相同。东方国家常用的自杀方式是自缢、溺水、服毒,西方国家主要自杀方式是枪击和煤气中毒。在我国,58%的自杀死亡者是服用致死性较高的农药和灭鼠药,其次是自缢。WHO公告指出,20世纪90年代和21世纪初,烧炭成为一种新的自杀方式,尤其是在香港和台湾等地区流行。研究自杀方式的目的在于预防自杀、控制自杀工具和管理自杀危险场所,这对于降低自杀率有重要的意义。

第二节 自杀的危险因素

自杀行为是人类社会最为复杂的行为,对自杀危险因素的研究一直是自杀相关领域的热点。可从社会、生物、临床三个方面进行探讨,生物因素构成自杀的易感素质,在社会心理因素应激下导致自杀行为发生。

一、生物因素

自杀者死后的脑研究提示,大脑前额叶皮质5-羟色胺(5-HT)活动降低,以腹侧前额叶显著。自杀未遂者脑脊液中5-HT的代谢产物5-羟吲哚醋酸(5-HIAA)降低,且下降程度与自杀未遂的严重性成正相关。各类精神障碍自杀者5-HIAA或5-HT降低程度相等。家系调查和双生子研究表明,自杀行为有一定的遗传学基础,有自杀家族史的研究组,其自杀和自杀未遂率高于有精神病家族史对照组;单卵双生子有较高的自杀同病率;寄养子研究也证实了自杀的遗传倾向。

二、疾病因素

精神疾病患者的自杀率高于普通人群,总自杀率为51/10万,比一般人群高6~12倍,但精神疾病种类在全部自杀所占比例差别很大。研究表明,50%~90%自杀死亡者生前符合某种精神障碍,以心境障碍最多见,为60%,其中重性抑郁症的终身自杀死亡率为10%~15%,双相障碍终身自杀率为20%,Ⅰ型和Ⅱ型双相障碍相似。未经治疗的抑郁症自杀风险高,尤其合并负性生活事件或共病焦虑,恶劣心境的自杀危险和重性抑郁症相当。值得注意的是,抑郁的自杀者往往合并酒精等物质滥用,老年人更多合并躯体疾病,年轻人更多合并人格障碍,男性多合并精神活性物质滥用。

在精神分裂症患者中,10%会实施自杀,大多数自杀的精神分裂症患者在发病后几年内即自杀,自杀的精神分裂症患者75%为未婚男性,高达50%的精神分裂症患者自杀未遂,有1/3的自杀发生在出院后几周或几个月内,有1/3的自杀发生在住院期间。精神分裂症患者的自杀与抑郁症状密切相关。

回顾性研究表明酒精依赖患者有15%~50%死于自杀;其余为物质滥用、人格障碍(边缘型和反社会型)、焦虑障碍等,尤其是主观抑郁、无望、自杀观念明显者。

研究显示,癌症、HIV、卒中、青少年糖尿病、谵妄、癫痫、帕金森病等躯体疾病的自杀率高于一般人群,在自杀死亡者中占 25%～75%。长期患某种慢性疾病,疾病反复发作或不稳定,导致个体心理承受能力下降,较普通人群更容易继发焦虑、抑郁、悲观绝望等负面情绪,伴发或继发抑郁症的风险增高,而使自杀风险增高。

三、社会心理因素

大量研究显示,大部分自杀死亡者自杀前经历过负性生活事件,社会支持和应对方式是非常重要的中间变量。对自杀产生影响的心理因素包括精神应激、个人心理特征,社会学因素包括年龄、婚姻家庭、社会支持、家庭关系、职业和社会阶层等。自杀未遂者社会支持的稳定性、支持频度差,内向、孤僻、敏感、冲动等人格特征导致认识范围的狭窄,如非此即彼、以偏概全等消极的应对方式,导致其对自己解决问题的能力缺乏正确评估,采取不适当的处理问题的方式。

社会心理因素为自杀的危险因素,如社会快速现代化、负性生活事件、自杀未遂史、急性应激、严重慢性应激、低生活质量、严重人际冲突、有直系亲属或朋友自杀、家庭关系出现障碍、受教育程度低、陷入法律困境、不稳定的社会地位、医疗服务差、贫穷、社会隔离、暴力、易获得致命方式等。

第三节　自杀风险评估

对相关患者进行自杀危险性评估是预防自杀的重要环节,也是精神科临床、心理咨询、会诊等工作中的常见问题。国内外学者在自杀危险因素、自杀评估工具研究上,均有一定的进展。自杀风险评估包括自杀企图和自杀行为,患者计划或准备自杀的范围,自杀手段的可用性和致命性,患者实施自杀计划的坚决程度等。目前的自杀评估主要用来识别高危人群,通过对有关因素分析后进行评估,提高对自杀行为的预测和防范,但对预测个体自杀行为的意义不大。对自杀相关知识的掌握和临床上全面的观察、问诊,是识别、干预高危自杀患者的重要手段。

一、自杀评估

自杀评估的重要方面包括患者目前的临床表现、个人的优势和弱点、病史以及心理社会状况。信息可以直接来自患者,也可以来自其他方面,包括家庭成员、朋友、患者支持网络中的其他人,如社区居委会、患者的同事领导。这些人或许能够提供患者目前的精神状况、活动以及心理社会危机方面的信息,或许还可能观察到患者的一些行为,或在与患者的接触中发现一些提示自杀观念、计划和意图。

关注自杀观念的性质、频度、深度、时限和持续时间是非常重要的。要询问是否有自杀的专门计划等细节,包括任何实施计划的步骤或为死亡做的准备。如果临床表现的其他方面与最初对自杀想法的否认不一致,有必要进一步询问患者。

如果有过自杀未遂史或其他自伤行为,需要详细了解这些行为的时限、意图、采用的方法和结果。清楚这些行为发生的背景,是否与中毒、酒精或其他物质长期使用有关,也是非常重要的。如果接受过精神科治疗或正在接受精神科治疗的患者,明确治疗关系的强度和稳定性十分重要。

如果患者报告了专门的自杀方法,重要的是明确患者对致死性的估计,如果实际的致死性超过患者的估计,即便死亡意图不强烈,患者死于自杀意外的危险性仍然是高的。一般应当将自杀意图强烈或描述过详细而特异性自杀计划,特别是涉及暴力和不可逆方法的患者列为风险水平较高的患者。

如果患者仅有自杀意念,也应积极进行自杀预防,因为自杀意愿会随着时间的推进、疾病的发展而增强,需要对自杀意愿的强度(觉得活着没意思,已经到了明确地想结束自己生命的想法)、频度(一过性、间歇性、持续性)、有无自杀计划(自杀方法、周密性、出现想法的时间、心理动机)等进行准确和细致的评估。

自杀评估量表可以作为自杀评估的辅助工具,但不能作为预测工具或取代彻底的临床评价。了解患者的精神科病史、其他疾病史、现在的精神状况等有关信息,发现一些特异性因素或特征。关注患者即刻的安全,并确定最恰当的治疗场所。进行多轴鉴别诊断,为下一步治疗计划提供指导。

二、自杀未遂后再次自杀的预测因素

自杀的预防非常困难,对于自杀未遂的患者,预防再次自杀尤为重要,以下因素愈多,再次自杀的风险愈高:男性,45岁以上,独身、离异、寡居,失业或退休,慢性躯体疾病,严重精神障碍,人格障碍,酒、物质滥用,暴力手段,留下遗书。

第四节 自杀的治疗和预防

自杀的影响因素虽然复杂,且尚未明确和不能有效控制,但与精神障碍的预防一样,自杀是可以预防并进行干预的。自杀的预防方向是提高人群的心理素质,使社会结构尽量合理,减少消极面,加强精神卫生服务。自杀预防与干预策略是难以截然分开的,传统的自杀和预防策略仍然按照综合的三级预防思路。

一、一级预防

一级预防是针对一般人群及潜在人群,宣传教育精神卫生相关知识,旨在提高全人群的心理健康水平,降低自杀发生率。

(1)普及知识,提高识别能力。就自杀、抑郁症和其他与自杀有关的心理问题面向公众开展健康教育。如在中小学开设针对性较强的心理卫生课、设立心理辅导站等。

(2)完善社区心理咨询和心理保健系统。培训基层医务人员识别和处理常见的精神障碍,增加精神卫生专业人员的数目,并提高其服务质量。

（3）减少和控制自杀工具的可获得性。就如何处理农药中毒对基层医务人员进行培训，并为他们提供必要的药物和设备。

二、二级预防

二级预防又称早期预防，即针对自杀高危群体进行早期干预，早发现、早诊断、早治疗，旨在通过不同的干预手段降低自杀发生的风险。

（1）对相关医务人员及心理咨询人员进行培训，提高他们对自杀危险信号的识别和正确处理能力，以点带面，推广普及，积极预防自杀。

（2）加强自杀高危群的心理健康维护，向自杀高危个体提供支持服务，如无家可归者或家庭有其他不良情况的进行疾病预防，以社区为基础给孤老提供服务，为家庭暴力受害者提供支持和服务，向自杀死亡者或自杀未遂者的家人和亲友提供心理支持。

三、三级预防

三级预防是指对曾经有自杀未遂行为的人群进行危机干预，防止其再次出现自杀行为，预防复发。

（1）对自杀未遂者的状况进行评估并提供必要的药物治疗、支持性心理治疗，消除原因和诱因，预防再发，帮助其重新树立生活的信心。

（2）适当解决自杀未遂者的不良环境因素，避免其不断收到干扰。临床经验显示，应当关注最初精神科评价中发现的那些可改变的危险因素，并在治疗过程中不断地就此进行评估。如果说药物治疗的目标是缓解急性症状，包括缓解自杀危机或针对特定诊断进行急性期治疗，那么心理社会干预的治疗目标就要宽泛得多并着眼于长期效果，包括在人际关系、应对技巧、心理社会功能及处理自己情绪方面获得进步。

第五节　危机干预

世界上每天都会发生各种各样、突如其来的灾害，人为或自然的，同时个人也会因为疾病、人际、工作压力等处于痛苦、恐慌甚至自杀等急性心理干扰状态。生活状况发生剧烈的变化，当事人群往往陷于痛苦、不安状态，甚至伴有绝望、麻木不仁、焦虑以及自主神经症状和行为障碍，如果不能及时得到缓解，则会导致情感、认知和行为方面的功能失调，进入危机状态。

危机（crisis）是指个体遭遇突然或重大的生活负性事件（婚姻破裂、至亲意外或自然灾害等）时，应激事件以个体的资源和应对机制无法解决，导致个体心理失衡的一种状态。危机事件往往突然发生，个体出现进行性情绪困扰且难以应对，可能造成社会功能下降或角色混乱。受危机冲击后，因个体的防御、解决、成长状况不同，结局也不同，有的个体能有效应对，并获得成长；有的暂时度过危机，但并未真正解决危机，遗留认知、行为、人格等问题，在一定的条件下还会再次出现；有的则心理生理崩塌，严重时达到精神崩溃或自杀的程度。

危机的持续时间一般较为短暂,不超过 6～8 周。危机干预(crisis intervention)是为处于心理危机状态的个人提供紧急的心理救援,帮助人们回到适应性的社会功能水平,阻止或减缓心理应激带来的消极影响,是应对此创伤性事件的重要方法。危机干预的总目标在于缓解心理痛楚和精神症状,恢复个体适应性及独立的功能水平,本质上属于支持性心理治疗,以解决当下问题为主,一般不涉及个体的人格塑造,以危机急性阶段最为适宜。

一、危机干预理论

1. 基本危机理论

基本危机理论由 Lindemann 和 Caplan 等创立。Lindemann 认为人们的悲哀行为是正常的、暂时的,可以通过短期的危机干预技术进行治疗。悲哀的行为反应包括总是想起去世的亲人,认同去世的亲人,内疚和敌意,日常生活中的某些紊乱,躯体症状。Caplan 进一步完善和补充了该理论,认为危机是一种状态,由于生活目标的实现受到阻碍,而且用常规的行为无法克服所致。阻碍目标实现的来源可以是发展性的,也可以是境遇性的。应激或创伤的紧急状况并不是构成危机的直接因素,只有当主观上认为创伤性事件威胁到需要的满足、安全和有意义的存在时,个体才会进入危机状态。故危机干预的重点应该放在帮助危机中的当事人认识和调整因创伤性事件引发的暂时的认知、情绪和行为方面的曲解,从而产生积极的和发展性的结果。

2. 扩展危机理论

扩展危机理论继承了 Lindemann 等的基本危机理论,同时也吸取了一些其他较为先进的理论成分,如心理分析理论、系统理论、适应理论和人际关系理论等。扩展危机理论认为个体的素质因素不是构成危机的唯一因素,危机是成长发展、社会、心理、环境和境遇等综合因素的共同影响下,使个体发生了危机。心理分析理论假设:某些儿童早期的固执可能是主要的原因。在受到危机情况影响时,这个理论可以帮助求助者理解其行为的动力和原因。系统理论认为,人与人、人与事件之间是相互关联和相互影响的,而不只是单独强调处于危机中的个体的内部反应。适应理论认为,适应不良行为、消极的思想和损害性防御机制对个体的危机起维持作用。人际关系理论以 Cormier 等增强自尊的诸多维度为基础,如开放、诚信、共享、安全,无条件的积极关心和天真,目的在于将自我评价的权力交回自己的手中。

3. 应用危机理论

应用危机理论要求危机干预者将危机个人和造成危机的事件都看作是独特的。应用危机理论将危机分为正常发展性危机、境遇性危机和存在性危机。生态危机理论认为,生态环境的严重破坏使人类的生存与发展受到威胁。

4. 生态系统理论

生态系统理论认为危机是整体生态系统之中的一部分,灾害性事件能够影响和改变整个生态结构,仅仅处理危机者的情绪创伤是不够的,后续需要恢复稳定和与环境之间的平衡。

危机干预的理论研究已逐渐转变为操作,将理论和方法合理结合,整合各种有效的概念和策略,选择合适的干预方式,来帮助危机个体。

二、危机干预模式

危机干预有 3 种基本模式,即平衡模式、认知模式和心理社会交互模式。

1. 平衡模式

平衡模式(equilibrium model)最适合进行危机的早期干预,因此时的人们往往失去自控能力,难以分清问题的方向,难以对自己的反应性行为做出合理的选择,处于心理失衡状态。危机干预是为了尽快稳定当事人的心理失衡,使个体恢复到原有的心理平衡状态。

2. 认知模式

认知模式(cognitive model)适合危机趋于稳定后的危机个体。认知模式认为,心理危机的形成不是事件本身引起的,而是个体对应激事件的主观判断,人们对危机事件的思维是干预的重点。干预的基本原则是通过改变当事人的思维模式,认识自己认知中的非理性及功能失调的成分,转变这些想法和看法,提高自我控制能力,获得恢复平衡的信心。

3. 心理社会交互模式

心理社会转变交互模式(psychosocial transition model)同样适合于已经趋于稳定的个体。人是先天遗传和后天学习以及环境交互作用的产物,危机的产生也是由心理、社会、环境因素引起的,危机应对和干预从这些方面进行。评估与危机有关的内在及外部的因素,以帮助他们建立合理有用的行为、态度和利用环境资源的新方法,以取代功能缺乏的习惯方法。已经处于稳定状态的危机干预可采用心理社会转变模式。

三、危机干预的方法

危机干预是一项十分复杂和艰难的工作,是短程和紧急心理治疗,需要规范、有条理、直接、有效的实施,以解决问题为主。危机干预的方法包括危机干预热线、现场干预、紧急事件紧急晤谈、心理咨询门诊、家庭和社会干预等。危机干预的目标是帮助个体解决危机,恢复功能和平衡,让个体重新掌握应变能力。危机干预的基本原则:干预的即时性、稳定、促进理解、解决问题、鼓励危机者自力更生。

美国学者 Gilliland 和 James 提出危机干预六步骤模型,贯穿整个危机干预过程,被广泛用于帮助不同类型危机的来访者。包括:① 确定问题;② 保证安全;③ 倾听,给予心理支持;④ 提出并验证有效的应对方式;⑤ 制订计划;⑥ 得到承诺。

1. 确定问题

确定问题是危机干预的第一步,与危机个体接触,建立信任关系,迅速确定引发危机的核心问题。分析必须完全从危机者的角度出发,设身处地理解和确定问题。需要危机干预者使用积极的核心倾听技术(core listening skill),同情、理解、真诚、接纳及尊重,同时注意非言语信息。

2. 保证危机者安全

在整个危机干预过程中,以保证危机者的安全为首要目标,必须使危机者的生命危险及心理危机降到最小的可能。帮助危机者尽快脱离灾害现场或创伤情景,尽可能地使危机者处于安全境地。保证危机者的安全不仅是干预过程的第二步,也必须贯穿整个干预过程中。

3. 为危机者提供支持

强调与患者的沟通和交流，以共情、尊重、真诚、关心的态度进行倾听、理解、观察并做出反应，积极无条件地接纳危机者，不管危机者遭遇的经历是天灾人祸还是自己过失所致，向当事人解释情感活动是对正常危机的防御反应，鼓励当事人表达当下的感受，宣泄情感，让其感到干预者是可以信任的，能够给予关心和帮助的。

4. 建立应对方式

教会危机当事人呼吸放松的技术，如呼吸、肌肉、想象放松等，让危机者意识到有很多变通的应对方式可以选择，建议危机者从不同的途径思考变通方式，对外开发支持资源，对内开启心理资源，帮助危机者探索可以利用的替代解决方法和应对策略，讨论可以利用的解决方法、可获得的环境和社会支持。

5. 制订干预计划

与危机者共同制订行动计划来矫正其情绪失衡状态。制订干预计划是共同合作的过程，是一个取得危机干预内容的共识过程。计划的内容包括帮助求助者做出现实的短期计划，并以可行性的时间表和行动步骤列出来，争取社会支持，也包括探讨如何采用积极有效的应对机制。

6. 得到承诺

回顾并改善计划和行动方案，需要用理解、同情和支持的方式询问，获得危机者的承诺，让危机者承诺采取确定的、积极的行动步骤，保证配合执行干预的计划。这些计划和行动步骤必须是患者自己的，在现实中可以完成的。

干预六步骤中前三步是确定问题，保证危机者的安全，无条件接纳和支持；后三步是提出变通的应对方式，制订计划和获得承诺，并以积极的应对方式采取行动。在大部分情况下，逐步进行，确保每一步操作都能顺利进行，但有时危机者在情绪极度波动的情况下，会表现不耐烦，不合作。实施干预者应该十分谨慎地做好每一步，使干预六步骤顺畅地完成。需要注意的是，对实施危机干预者也要采取合适的方法，及时进行干预，对其状态进行定期评估，保护他们免受强烈的心理痛苦，可采用系统的、通过交谈来减轻压力的方法，即紧急事件应激晤谈（critical incident stress debriefing，CSID）以实现保护性干预，必要时需及时寻求督导支持，无法胜任者应及时转介，以免与危机情况相叠加。

（姚志剑）

思考题

1. 自杀的危险因素有哪些？评估原则是什么？

2. 如何进行自杀预防？

3. 危机干预的步骤和方法有哪些？

第二十章

精 神 药 物

第一节　精神药物的分类

20世纪50年代初期,第一个精神科药物氯丙嗪应用于临床,精神疾病的药物治疗从此迈入现代医学发展道路。早期抗抑郁、抗精神病和情绪稳定作用的药物多由偶然观察发现。随着对精神障碍本身认识的提高以及对现有药物作用机制的深入研究,如今人们已经能够根据疾病可能的病理机制人工合成精神药物。在这个过程中,精神药理学也逐渐成长为精神病学的一个重要分支,主要涉及神经生理学、解剖学和生物化学等多学科领域。

现代精神药理学的兴起与发展,反过来又极大地推动了精神病学从理论到实践的发展。精神药物主要通过影响脑内神经细胞突触间隙的神经递质传递而产生治疗作用,属于"对症治疗"而非"对因治疗",药理作用广泛。

精神药物目前主要以适应证(临床治疗作用)为主,化学结构或药理作用为辅的原则分类,分为以下几类:① 抗精神病药物;② 抗抑郁药物;③ 心境稳定剂;④ 抗焦虑药;⑤ 镇静催眠药;⑥ 认知改善药;⑦ 中枢神经兴奋剂等。随着新药的不断发现和旧药的应用拓展研究,传统的药理分类迎来了巨大挑战,治疗谱系也有不断延伸的趋势。例如,抗抑郁药物不局限于治疗抑郁症,许多焦虑障碍也列入了它的适应证;一些第二代抗精神病药具有心境稳定作用,也用来治疗双相障碍。但本书仍按传统的精神药物分类进行介绍。

第二节　抗精神病药物

抗精神病药物(antipsychotics)可用于治疗有精神病性症状的各种精神障碍,包括精神分裂症、其他原发性精神病性障碍、伴发精神病性症状的心境障碍等。其中,部分药物同时具有心境稳定、抗焦虑等治疗作用。因此,抗精神病药物不能简单地等同于精神分裂症治疗药物。

1954年,美国食品药品监督管理局(FDA)批准的吩噻嗪类化合物氯丙嗪是最早发现的抗精神病药物。氯丙嗪具有强烈的镇静作用,早先应用于外科手术前的辅助麻醉,后来发现该药对精神异常有治疗效用,因此当时的抗精神病药物又称强镇静剂。基于此,科学家们继续从药理学特性角度研发出更多不同化学结构的抗精神病药,包括硫杂蒽类(氯普噻吨)、丁苯酰类(氟哌啶醇)、苯甲酰胺类(舒必利)等。然而,20 世纪 90 年代陆续出现的抗精神病药物缺乏明确的化学结构与治疗作用间的相关性,只根据化学结构分类方法显露其弊端。此后,科学家尝试通过发生锥体外系不良反应的风险高低区分典型/非典型抗精神病药物。其中,诞生于 20 世纪 60 年代的氯氮平因其不会导致锥体外系不良反应,被定义为首个非典型抗精神病药物。然而,人们无法将锥体外系不良反应中度风险的抗精神病药物归类于典型或非典型。为避免此问题,科学家又将典型与非典型重新划分为第一代和第二代抗精神病药物,其中 1990 年之后上市的抗精神病药物都归类为第二代抗精神病药物。

一、药理作用机制及分类

结合抗精神病药物的相继出现顺序及药理作用特征,目前通常将抗精神病药物分为两类,即第一代和第二代抗精神病药物。两者主要区别如下:

1. 第一代抗精神病药物

第一代抗精神病药物(first-generation antipsychotics,FGAs)主要通过阻断中枢 D_2 受体起效,其他药理作用还包括阻断肾上腺素能 α_1 和 α_2 受体、胆碱能 M_1 受体、组胺能 H_1 受体。神经递质的阻断不仅会产生治疗作用,还有可能导致药物不良反应。

脑内多巴胺投射系统共有 4 条,分别为① 中脑-边缘通路,与抗妄想、幻觉等抗精神病作用相关;② 中脑-皮质通路,与药物诱发阴性症状相关;③ 黑质-纹状体通路,导致锥体外系不良反应;④ 结节-漏斗部通路,催乳素水平升高等内分泌代谢紊乱。

多数抗精神病药物能降低患者对外界反应的敏感性,有效减轻兴奋躁动及行为紊乱,具有诱导催眠作用。由于抗精神病药物阻断了中枢的肾上腺素能受体(主要为 α_1 受体),抑制了脑干网状结构功能,使中枢神经系统张力降低,导致自发活动减少,个体对外界的反应减弱,但不影响个体的意识活动和智能水平。患者在服药后可表现安静、精神活动减慢。在治疗初期,大部分患者可出现嗜睡,但对各种刺激仍能引起相应的反应,不影响智能,与中枢抑制剂不同。此类镇静作用在持续用药过程中可能会减轻或消失。此外,阻断肾上腺素能 α_1 受体还可能引起心动过速、直立性低血压、性功能减退和射精延迟等药物不良反应。

然而,抗精神病药物对胆碱能 M_1 受体和组胺能 H_1 受体的阻断多与不良反应相关。前者主要包括便秘、口干、视物模糊、排尿困难和记忆障碍等;后者主要引起体重增加和过度镇静等。

第一代抗精神病药物根据化学结构可分为:① 吩噻嗪类;② 硫杂蒽类;③ 丁酰苯类;④ 苯甲酰胺类。其中,吩噻嗪类是最早的抗精神病药物,依据与 D_2 受体亲和力不同,可分为低效价和高效价。低效价药物的治疗剂量高,如氯丙嗪、硫利达嗪等,镇静作用强、抗胆碱能作用明显、对肝脏和心血管毒性大;而高效价药物的治疗剂量低,如氟哌啶醇、奋乃静等,抗幻觉妄想较为突出,锥体外系不良反应较大。

2. 第二代抗精神病药物

第二代抗精神病药物(second-generation antipsychotics,SGAs)不仅拮抗 D_2 受体,同时也有较高的 $5-HT_{2A}$ 受体阻断作用,多巴胺和 $5-HT$ 平衡拮抗,其治疗阴性症状疗效佳,锥体外系不良反应风险低,但容易导致代谢不良反应及催乳素升高等副作用。$5-HT_2/D_2$ 受体阻断比值高者,其诱发锥体外系不良反应发生率更低,且对阴性症状改善作用越强。

根据药理作用分类,第二代抗精神病药物又可分为如下类型:① 5-HT 和多巴胺受体拮抗剂:奥氮平、喹硫平、利培酮;② 多受体作用药:氯氮平等;③ 选择性多巴胺 D_2、D_3 受体拮抗剂:氨磺必利等;④ 多巴胺受体部分激动剂:阿立哌唑等。表 20-1 列出常用抗精神病药物种类及其治疗剂量范围,效价是指抗精神病症状的作用强度,以氯丙嗪(100 mg)为基准。

表 20-1 国内常用抗精神病药物(口服)的种类及其治疗剂量

类　　别	初始剂量 (mg/d)	剂量范围 (mg/d)	最大剂量 (mg/d)	等效剂量 (mg)
第一代抗精神病药物				
吩噻嗪类(phenothiazines)				
氯丙嗪(chlorpromazine)	50～150	300～600	1000	100
奋乃静(perphenazine)	4～12	20～60	56	10
三氟拉嗪(trifluoperazine)	10～15	15～50	45	6.7
氟奋乃静(fluphenazine)	4～10	5～20	20～40	3.3
硫利达嗪(thioridazine)	150～300	300～600	—	100
硫杂蒽类(thioxanthenes)				
氯普噻吨(chlorprothixene)	50～150	300～600	—	100
丁酰苯类(butyrophenones)				
氟哌啶醇(haloperidol)	2～8	5～20	100	2.7
五氟利多(penfluridol)	10～20	20～40/周	40	2
苯甲酰胺类(benzamides)				
舒必利(sulpiride)	100	200～1000	—	267
舒托必利(sultopride)	100～300	400～1000	—	400
第二代抗精神病药物				
喹诺酮类(quinolinone)				
阿立哌唑(aripiprazole)	5～10	10～30	30	5
二苯二氮类(dibenzodiazepines)				
氯氮平(clozapine)	25	150～600	900	100
奥氮平(olanzapine)	5～10	10～20	30	3.3
二苯硫氮类(dibenzothiazepine)				
喹硫平(quetiapine)	50～100	300～750	750	133.3
苯异噁唑类(benzisoxazole)				
利培酮(risperidone)	1～2	2～8	16	1.7
帕利哌酮(paliperidone)	3～6	3～12	12	2
苯异硫唑类(benzothiazole)				
齐拉西酮(ziprasidone)	40～80	80～160	160	26.7

（续　表）

类　　　别	初始剂量 （mg/d）	剂量范围 （mg/d）	最大剂量 （mg/d）	等效剂量 （mg）
苯异噻唑类（benzothiazole）				
哌罗匹隆（perospirone）	12	12～48	48	—
鲁拉西酮（lurasidone）	20～40	40～120	120	20
苯甲酰胺类（benzamides）				
氨磺必利（amisulpride）	100～200	400～800	1200	133.3
苯基吡啶类（phenylpyridine）				
布南色林（blonanserin）	8	8～24	24	—

注：表中剂量范围参考 Patience guidelines for the treatment of patients with schizophrenia, Second Edition（2010），美国精神病学协会。等效剂量采用限定日剂量（defined daily dose，DDD）法，https：//www.whocc.no/atc_ddd_index/.

二、抗精神病药物的不良反应及防治

由于抗精神病药物能阻断多种神经递质，因此，在使用抗精神病药物治疗精神疾病的同时，不可避免会诱发各种药物的不良反应，进而影响患者的服药依从性，阻碍疾病康复。因此，对药物不良反应的及时处理及防治是重中之重。

1. 锥体外系不良反应

第一代抗精神病药物最常见锥体外系不良反应（extrapyramidal symptoms，EPS），主要包括急性肌张力障碍、震颤、类帕金森综合征、静坐不能及迟发性运动障碍，与黑质纹状体的多巴胺 D_2 受体阻断密切相关。

（1）急性肌张力障碍（acute dystonia）：多出现在治疗 1 周内或快速加量时，以氟哌啶醇肌注时常见，男性和儿童更常见，以颈肌、眼肌、下颌肌受累多见，偶见于躯干肌肉，可表现为斜颈、颈部后仰，呈角弓反张状。眼肌因上直肌力量大，眼球上翻称为"动眼危象"。下颌肌紧张使张口困难。此外，因患者极为难受和紧张而出现面部扭曲怪异、大汗淋漓，容易被误诊为破伤风、癫痫、急性脑炎或其他神经系统疾病。抗精神病药物服用史有助于鉴别诊断。处理方法：肌注东莨菪碱 0.3 mg 或异丙嗪 25 mg 症状可立刻缓解；减少抗精神病药物剂量或换用锥体外系不良反应少见的药物。

（2）类帕金森综合征（parkinsonism）：通常出现在治疗前几周至数月，具有可逆性。以女性常见，老年患者多因淡漠、痴呆或抑郁而误诊。类帕金森综合征使肌张力持续增高，肌强直，患者表现为运动不能（akinesia），如动作减少、迟缓不灵活，尤其是启动困难，走路时呈前冲步态，双手不摆动，整个人体可呈"C"字形；面部表情肌僵硬使之看起来缺乏表情和呆板，称为面具脸。严重者协调运动丧失、僵硬、佝偻、慌张步态和流涎等。检查时，屈伸前臂有铅管样或齿轮样强直，有静止性震颤，即在肢体静止时出现有节律的抖动，幅度可大可小，以双上肢为多，也有出现在唇、下颌或下肢的。处理方法：抗胆碱能药物（如盐酸苯海索）口服加以对抗；此外，抗精神病药物剂量缓慢增加或使用最低有效剂量。

（3）静坐不能(akathisia)：患者自觉心神不定、坐立难安，常原地踏步或来回走动，一会儿坐下，一会儿又站起。静坐不能需与精神症状或病情加重相区别，警惕错误地增加抗精神病药物剂量导致症状恶化的情况发生。患者能自我觉察，常称"不是我要动，是它(指手脚)自己要动，控制不住"。严重者可导致自杀。由于很多患者常不能准确描述心神不定的感觉，因此容易被医生忽略。医生可客观地观察到患者手脚有类似动作，但患者却没有主观痛苦或感觉，可归为迟发性运动障碍。处理方法：抗胆碱能药物口服；若疗效不佳，则可加用普萘洛尔 10 mg，或苯二氮䓬类药物如安定 2.5～5 mg，每日 2～3 次。

（4）迟发性运动障碍(tardive dyskinesia)：多见于服药数月或数年后，一般在治疗的前 5 年发生率较高，多为不可逆，女性稍高于男性，在老年或器质性患者中较多见。迟发性运动障碍常以不自主、有节律的刻板样运动为特征，严重程度呈波动状态，睡眠时可消失，而情绪激动时症状会加重。患者最早表现为口、颊、舌的轻微震颤和蠕动，手指、手臂、腿和躯干的舞蹈样动作。患者上述运动具有不自主性，在做其他自主动作时不自主动作会减轻或消失，可与怪异行为相鉴别。患者通常不能意识到自己的运动异常，这可能与大脑前叶功能失调有关。处理方法：以预防为主，使用最低有效剂量或换用锥体外系不良反应少、低风险的药物。银杏叶提取物和异丙嗪可能对症状有一定的改善作用，而抗胆碱能药物反而会促使症状加剧，应避免使用。早发现、早治疗有可能逆转迟发性运动障碍。

2. 代谢综合征

部分患者在服用抗精神病药物 3 个月后出现体重增加，是第二代抗精神病药物较为突出的不良反应，尤其以氯氮平、奥氮平、利培酮和喹硫平最为明显，而齐拉西酮和阿立哌唑对代谢的影响较小。代谢综合征的发生机制不明，可能与患者的易感基因、不合理膳食和活动过少的生活方式等有一定关系。处理方法：以预防为主，在抗精神病药物服用前，需要评估患者代谢综合征(metabolic syndrome)发生的风险，合理选用药物；服用期间，需要应定期监测代谢指标；鼓励患者采取低油低盐饮食，适当运动的健康生活方式。另外，高血糖和血脂异常在早期常无临床症状，易被忽略，可考虑使用降糖药或降脂药。

3. 神经内分泌系统紊乱

抗精神病药物可引起催乳素分泌增高。女性患者可表现为月经紊乱(闭经)、不排卵、雌激素水平异常、溢乳、性欲减退，吩噻嗪可使妊娠试验呈假阳性。男性患者则常有勃起和射精障碍。以利培酮、帕利哌酮、舒必利较多见，而氯氮平、阿立哌唑及喹硫平的影响最小。处理方法：减药或换药；闭经可采用人工调节月经周期。此外，有研究显示，使用多巴胺拮抗剂溴隐亭治疗效果不明显。

4. 心血管不良反应

服用抗精神病药物后患者常见有直立性低血压、心动过速、心动过缓和心电图改变。直立性低血压因阻断 α 肾上腺素能受体作用引起，高效价药物中以氯丙嗪较常见。临床表现为起立或起床时出现眼前发黑、头晕目眩、跌倒在地、血压下降、心跳加快。处理方法：立即平卧，取头低位，症状即可好转；检查血压，必要时静脉注射葡萄糖有助于血压恢复。严重者可使用去甲肾上腺素等升压药，但不能使用盐酸肾上腺素，因其 β 受体激动作用会使血压更低。同时，应调整抗精神病药物的剂量或换药。直立性低血压的预防主要是增加抗精神病药物剂量要缓慢,大剂量口服或注射药物后让患者卧床休息 1～2 h,并叮嘱患者起床时动作要慢。对窦性心动过速者不必做特殊处理,必要时可口服普萘洛尔 10 mg,2 次/d 或 3 次/d。

高效价的多巴胺阻断剂如氟哌啶醇或氟奋乃静较少产生自主神经系统作用,如血压降低、心率加快等,但可引发心脏传导阻滞。而低效价药物如氯丙嗪则可引起 Q-T 间期和 P-R 间期延长、ST 段压低和 T 波低平等心电图改变;硫利达嗪可引起 Q-T 和 T 波改变。第二代抗精神病药中,以氯氮平和齐拉西酮引起 QTc 间期延长的发生率较高。Q-T 间期延长超过 500 ms 时会诱发尖端扭转型室性心动过速,乃至发展成室颤,是猝死的主要原因之一。对有 Q-T 间期延长的患者使用这类药物时要特别谨慎,严密观察,必要时减少药量。

5. 过度镇静和嗜睡

常在服药早期出现镇静、乏力和头晕,表现为多睡和白天嗜睡,发生率超过 10%。以氯丙嗪、氯氮平、奥氮平和喹硫平等多见。嗜睡会在服用药物一段时间后逐渐适应而减轻,一般不必处理。部分患者会出现精神反应比较迟钝,表情也较呆板,自觉脑子不及之前灵活。对无兴奋和行为紊乱症状、药物治疗维持期的患者而言,嗜睡常成为其回归社会的主要困扰。而对嗜睡严重且迟迟不减轻的患者,需要甄别药物不良反应与精神障碍的疏懒症状,多数患者两者兼有。处理方法:目前对嗜睡没有有效的治疗药物,可通过建立规律的生活习惯,增加户外活动和体育锻炼来减轻嗜睡症状。

6. 自主神经系统不良反应

低效价多巴胺阻断剂(如氯丙嗪、硫利达嗪、氯氮平)的自主神经系统不良反应多见。由于抗精神病药物具有外周抗胆碱能作用,可引起口干、便秘、视物模糊、多汗、胃肠蠕动减少而腹胀、便秘和尿潴留等症状。用于治疗锥体外系的抗胆碱能药物(如盐酸苯海索或东莨菪碱)可加重这类不良反应。一般无须特殊处理。注意患者大小便情况,及时给予润肠通便。便秘严重者甚至可能发生麻痹性肠梗阻,若发生,按肠梗阻处理。尿潴留经诱导仍不能排出者,可用新斯的明 1 mg 肌内注射。

7. 恶性综合征

恶性综合征是一种少见且严重的不良反应,男性及年轻患者较易发生。临床特点包括肌张力障碍(肌紧张、肌肉强直)、意识障碍、高热(可达 41～42℃)和自主神经系统症状(心动过速、大汗等)。危险因素主要为抗精神病药物剂量骤增骤减、用量过高、脱水、营养不足,或者患者本身合并有其他躯体疾病。实验室检查常有血清肌磷酸激酶(CPK)升高,但这不是确诊依据。患者可能发生急性肾衰竭,病死率为 20%～30%,用长效制剂者病死率较高。处理方法:立即停用抗精神病药物,开始支持治疗和对症处理。包括用抗帕金森氏症药物金刚烷胺或溴隐亭对抗锥体外系不良反应(不宜用抗胆碱能药),纠正水电解质平衡,降体温,处理心血管症状如血压波动;此外,也可以使用肌肉松弛剂丹曲林(dantrolene)。等患者的恶性症状群恢复后,可以重新开始抗精神病药物治疗。

8. 癫痫发作

抗精神病药物可降低抽搐阈值而诱发癫痫发作,以氯氮平较多见,可引起脑电图改变,是剂量相关性癫痫。处理方法：合并使用抗癫痫药物的患者，需要调整抗精神病药物的剂量，避免药物相互作用。

9. 血常规变化

血常规变化主要因氯氮平引起粒细胞减少，发生率为 0.1%～0.7%，严重者粒细胞缺乏，可致生命危险。机制不明，可能与毒性代谢产物有关。处理方法：在使用中应定期检查血常规，一旦发现白细胞降低，应及时使用升高白细胞的药物，一般数周内可恢复正常；也可换用其他抗精神病药物。如果白细胞计数≤$2×10^9$/L 或中性粒细胞计数≤$1×10^9$/L，必须立即停止使用氯氮平，并预防感染。

10. 其他不良反应

部分患者可产生药物过敏性皮疹及日光过敏。轻度药疹可予以抗组胺药治疗，避免晒太阳，换用其他抗精神病药物；严重者则必须立即停药，对症处理。有些抗精神病药物可引起肝损害，以氯丙嗪为多见，主要表现为血清谷丙转氨酶升高，少数患者会发生黄疸。轻度肝功能异常不必停药，可继续观察并采取保肝措施，必要时可减少用药剂量或换用对肝脏影响较小的药物如氟哌啶醇、帕利哌酮等。

另外，有报道显示孕期使用氟哌啶醇可导致胎儿肢体畸形，哺乳期使用则会导致新生儿血小板聚集等；孕期大剂量使用氯丙嗪可导致胎儿血管充血、中枢神经系统水肿、新生儿高血糖症等。其他抗精神病药物尚无明确证据。在怀孕的最初 3 个月宜停药，之后视情况而定。如果患者此前发生过停药复发，则宜坚持用药，宜选择第二代抗精神病药物，安全性较高。对于育龄期精神分裂症妇女，如精神病性症状严重，或慢性衰退性，或服用大剂量对胎儿影响较大的药物，不建议妊娠生育。抗精神病药物随乳汁分泌受多种因素影响，包括但不限于该药物与血浆、母乳蛋白的相对亲和力，药物的脂溶性及水溶性等。有研究称，婴儿血浆药物浓度小于母亲有效治疗浓度的 10% 时，此时母乳喂养可能是安全的。因此，治疗中的母亲在进行母乳喂养时需要检测婴儿的药物相关不良反应，评估母乳喂养的风险与收益。

11. 超量中毒

根据患者的服药史，首先查明服药的时间、品种和剂量，根据临床表现、体检以及体液内药物定性、定量检查进行诊断。意外过量多见于儿童。最早表现为激越或意识混沌，可见抽搐、癫痫发作或肌张力障碍，可出现脑电图改变，常呈慢波。处理方法：早发现、早诊断，采用洗胃以及对症支持治疗。由于抗精神病药物与蛋白结合率较高，血液透析作用有限。对症支持治疗：保温、吸氧、预防感染，应用抗癫痫药物控制癫痫症状，维持水电解质平衡。

三、常用抗精神病药物

抗精神病药物种类繁多，其临床作用的有效率、作用谱和不良反应均有所差别。目前在临床上，第二代抗精神病药物的使用占主导地位。

1. 第一代抗精神病药物

(1) 氯丙嗪(chlorpromazine)：有口服制剂和注射制剂，口服容易吸收，2～4 h 即可达峰，1 周达到稳态，可用于快速控制兴奋症状和急性精神病性症状，适用于以阳性症状为主的患者。氯丙嗪属于低效价药物，有较强的镇静作用和抗幻觉、妄想、思维形式障碍作用，对淡漠退缩和焦虑抑郁的作用较弱。患者嗜睡和锥体外系不良反应较为明显,也可有肝功能异常、催乳素升高以及过敏反应。

(2)奋乃静(perphenazine):属于高效价药物,口服易吸收,1~4 h 达峰。奋乃静的起始剂量为 4~6 mg/d,常用临床有效剂量为 20~60 mg/d,临床常用于幻觉比较明显和伴有躯体疾病的患者。奋乃静自主神经不良反应较少,较易引起锥体外系症状。

(3)氟哌啶醇(haloperidol):抗精神病作用与氯丙嗪相似,但对自主神经及心、肝功能影响较小,锥体外系不良反应较明显且常见。氟哌啶醇的有效治疗剂量为 6~20 mg/d,维持治疗剂量以 2~6 mg/d 为宜;治疗精神分裂症从 2~4 mg/d 开始,渐增至治疗量 10~40 mg/d,分 2~3 次口服;治疗 Tourette 综合征及其他精神行为问题应采用小剂量,即 2~10 mg/d。速效针剂肌内注射常用于处理精神科急诊问题,多用于兴奋躁动,氟哌啶醇 5~10 mg/次,1~3 次/d,兴奋激越控制后改为口服即可。本药单次大于 10 mg 疗效不会显著提升反而会增加不良反应发生的风险。氟哌啶醇的锥体外系不良反应对躯体影响较小,但可引发心脏传导阻滞,也有猝死的报道。

(4)舒必利(sulpiride):口服吸收较慢,3~8 h 达峰,半衰期约为 8 h,属于选择性 D_2 受体阻断剂,主要作用于边缘系统。该药低剂量(200~600 mg/d)具有抗抑郁作用,高剂量(1 000 mg/d)给药治疗精神分裂症阳性症状。舒必利静脉滴注 200~600 mg/d,持续 1~2 周,可缓解紧张症。该药几乎没有镇静作用,适合用于以淡漠、退缩等阴性症状为主、木僵、违拗等紧张症状为主的患者,以及伴发抑郁症状的精神分裂症患者。该药引起的主要不良反应包括高催乳素血症、失眠、烦躁,也可出现心电图改变和一过性肝谷丙转氨酶升高。

(5)硫利达嗪(thioridazine):药理作用与氯丙嗪相似,且对抑郁、焦虑情绪有一定作用。硫利达嗪镇静作用和锥体外系不良反应较氯丙嗪轻。其抗胆碱能作用很强,故有明显的口干,易发生便秘、小便困难、直立性低血压和心电图异常,较易发生性欲障碍,常用于老年患者。

(6)五氟利多(penfluridol):为长效口服制剂,进出脑组织较慢,因此作用时间较长,半衰期为 65~70 h。五氟利多 10~40 mg,每周 1 次,常用于治疗不合作患者。以锥体外系不良反应为主,少部分患者会出现抑郁或迟发性运动障碍。

(7)氟奋乃静葵酸酯和氟哌啶醇葵酸酯:分别由氟奋乃静和氟哌啶醇与酯类结合溶解在芝麻油中,注射使用,均需用药 3 个月达到稳态,停药治疗数月后还会检测到一定的血药浓度。氟奋乃静葵酸酯 12.5~50 mg,2~3 周肌注 1 次;氟哌啶醇葵酸酯 50~100 mg,2 周肌注 1 次;哌普噻嗪棕榈酸酯 50~100 mg,2~4 周肌注 1 次;氟哌噻吨葵酸酯 20~40 mg,2~3 周肌注 1 次。

2. 第二代抗精神病药物

(1)氯氮平(clozapine):推荐用于治疗难治性、伴发自杀或无法耐受锥体外系反应的精神分裂症患者。主要不良反应是粒细胞缺乏症,需要监测血常规,尤其在使用初期,不良反应与剂量无关。使用氯氮平治疗的患者,必须在治疗开始前进行白细胞计数和中性粒细胞绝对值(absolute neutrophil count,ANC)的基线检查,并在治疗期间定期复查。根据《精神分裂症防治指南(第二版)》建议,在治疗期间每隔 1~2 周进行白细胞计数检测,6 个月后改为每 2～4 周检测 1 次,直至停药后 1 个月。若治疗期间发生中性粒细胞减少,则应根据严重程度来决定监测频次、暂时停药还是彻底停药。此外,常见的不良反应还包括抗胆碱能作用引起的流涎、便秘、心动过速,以及体重增加较明显,部分患者可出现心电图改变。

(2)利培酮(risperidone)及其长效注射剂(risperidone, risperdal consta):药理作用与氟哌啶醇相似,但优于氟哌啶醇,对精神分裂症阳性、阴性症状和情感症状均有效。利培酮用药较大剂量时可出现锥体外系不良反应,但较氯丙嗪和氟哌啶醇轻。较突出的不良反应是高泌乳素血症。

注射用利培酮微球是第一个第二代长效抗精神病药物,采用微球体(medisorb)技术控制药物释放,将肽类和小分子药物用医用聚合物包裹成微小颗粒,加入水制成混悬液,用于肌内注射。本药的用药剂量约为 25 mg,最大剂量约为 50 mg,首次注射后 3 周内须合并服用一种能达到治疗剂量的抗精神病药物作为补充。

(3)帕利哌酮(paliperidone):利培酮的活性代谢物,能强有效地阻断 D_2 受体和 $5-HT_{2A}$ 受体,缓解阳性症状、认知、情感症状。与利培酮相比,其结构中含 9 位羟基,因此阻断 α_2 受体作用更强,增强 5-HT 和去甲肾上腺素传递,表现抗抑郁作用。帕利哌酮常见不良反应主要包括静坐不能和锥体外系不良反应和高催乳素血症。

棕榈酸帕利哌酮注射剂是帕利哌酮的长效注射剂型,是肌内注射的水性混合液。单次用药后,最长持续释放时间可达 126 天,在注射后第 13 天达峰,可用于精神分裂症急性期治疗和维持治疗。

(4)奥氮平(olanzapine)及其长效制剂(olanzapine pamoate injection):$5-HT_{2A}$ 为受体和多巴胺受体平衡拮抗剂,化学结构和药理作用与氯氮平作用相似,对精神分裂症阳性和阴性症状都有效,兼有抗焦虑作用。口服后 5 h 达峰,半衰期为 21～54 h。可每日服药 1 次,食物不影响其吸收。奥氮平有抗胆碱能作用,锥体外系不良反应少,可引起催乳素增高,体重增加。

长效奥氮平双羟萘酸盐在每 2 周肌注 150～300 mg 或每 4 周 305 mg,给药 1 周后达峰,28 天内浓度逐渐下降,大约 3 个月达到血浆稳态浓度。在使用前需要先用奥氮平口服片确定患者耐受性。

(5)喹硫平(quetiapine):分子结构与氯氮平和奋乃静相近,口服后 1～1.5 h 达峰,对 $5-HT_{2A}$ 受体的阻滞作用大于多巴胺受体的阻滞作用。对情感症状有一定疗效,但对精神分裂症阳性症状的治疗作用相对较弱。其特点是锥体外系不良反应发生率很低,几乎没有抗胆碱能不良反应,无粒细胞缺乏不良反应。主要不良反应是嗜睡、头晕和直立性低血压,可引起催乳素水平暂时升高。

(6)齐拉西酮(ziprasidone):对精神分裂症阴性症状和情感症状疗效较佳,且锥体外系的不良反应少,对外周抗胆碱能作用不明显,对糖、脂代谢影响小。适用于泌乳素水平升高、体重增加明显、锥体外系反应阈值较低及迟发性运动障碍的患者。齐拉西酮容易引起 QTc 间期延长,可能与药物相互作用有关。故治疗期间,应注意检测心电图 QT 间期,避免与其他可能导致 QT 间期延长的药物合用,并纠正可能增加心律失常风险的电解质紊乱。另外,其他不良反应还包括嗜睡、头晕、恶心和头重脚轻,偶有心动过速、直立性低血压和便秘。

（7）阿立哌唑（aripiprazole）及其长效注射剂（aripiprazole，abilify maintena）：与其他抗精神病药物的作用机制不同，为 5 - HT - 多巴胺系统稳定剂，对突触后多巴胺 D_2 受体有弱激动作用。因此，对多巴胺活动过高时可起到下调作用，即治疗精神分裂症阳性症状；对多巴胺活动降低的区域进行上调，即治疗阴性症状和认知功能损害。起始剂量为 10～15 mg，每日 1 次，治疗的有效剂量为 10～30 mg/d。常见不良反应包括头痛、困倦、兴奋、激越、焦虑、静坐不能和恶心等，而对催乳素水平和体重无明显影响。

阿立哌唑长效注射剂中阿立哌唑是以水合物多晶体状存在，其与口服剂型有相同的有效性和不良反应。在使用前需口服阿立哌唑建立耐受性。注射剂初始和维持剂量约为每月 400 mg，前次注射后 26 天内不能再次注射。若 400 mg 有不良反应，可以考虑减少到 300 mg。

（8）氨磺必利（amisulpride）：为舒必利的衍生物，低剂量可用于改善阴性症状，同时改善攻击性、认知和情感症状；高剂量对幻觉、妄想等效果明显，但常常不能完全消除症状。氨磺必利的剂量≤400 mg/d，一次口服；若剂量>400 mg/d，则需要分 2 次口服。推荐使用剂量 400～800 mg/d 治疗急性精神症状，阴性症状为主的患者则推荐 400 mg/d。常见不良反应是催乳素水平升高、体重增加、嗜睡和胃肠道功能紊乱，如便秘、恶心、口干。

（9）哌罗匹隆（perospirone）：针对 5 - 羟色胺系统和多巴胺系统引起的异常行为有疗效，可缓解精神分裂症阳性和阴性症状，此外还能改善认知功能。哌罗匹隆起始剂量为 4 mg/d，每日 3 次，逐渐加量，维持剂量为 12～48 mg/d，分 3 次服用。不良反应包括锥体外系不良反应、失眠、困倦等。

（10）鲁拉西酮（lurasidone）：对多巴胺 D_2、5 - HT_7、5 - HT_{2A}、5 - HT_{1A} 和 α_{2c}-肾上腺素受体均有较高亲和力，治疗起始剂量为 40 mg/d，有效剂量范围为 40～120 mg/d。鲁拉西酮常见的不良反应包括嗜睡、恶心、静坐不能、焦虑和类帕金森综合征等，可能引起催乳素升高，较少引起体重增加，不引起糖脂代谢紊乱。

（11）布南色林（bionanserin）：对 5 - HT_{2A} 受体、多巴胺 D_2 和 D_3 受体有较强的亲和力，在治疗精神分裂症的阳性和阴性症状时也会产生锥体外系不良反应。布南色林的治疗剂量为 8～24 mg/d，分 2 次饭后服用。

四、临床应用

抗精神病药物适用于各种具有精神病性症状的精神障碍，主要包括：① 精神分裂症的急性期和维持期；② 分裂情感性障碍；③ 躁狂发作；④ 伴精神病性症状的抑郁发作等，特别适用于兴奋躁动、幻觉、妄想等症状明显的患者。此外，抗精神病药物可作为心境稳定剂用于心境障碍的辅助治疗；治疗器质性精神障碍和精神活性物质中毒引起精神病症状时，可小剂量对症处理。不同的药物禁忌证应参考药品说明书。患严重的肝肾疾病、心血管疾病及全身感染的患者慎用。既往有同种药物过敏史，罹患甲状腺功能减退、肾上腺皮质功能减退、重症肌无力和锥体外系疾病等患者慎用。老人、孕妇和哺乳期患者谨慎使用，且要相应减量。

1. 急性期治疗

患者在使用抗精神病药物前，需常规体检、检查神经系统以及血常规、血生化（主要包括肝肾功能和血电解质）和心电图检查，排除禁忌证。急性期包括首次发作或复发，病情加重。

患者愿意合作，治疗应以口服药物为主，逐渐加量，起始剂量与加量速度需要视患者的具体情况而定。在大多数情况下，需要在1周内逐步加至有效治疗量。患者若从未服用过抗精神病药物，或年龄大或过于瘦小者，或躯体健康不良者，那么药物起始剂量应小，一般从最小剂量开始，可日服2次，加量速度宜慢，2~3周加至治疗量。患者若体格健壮，或在原服用抗精神病药物的基础上复发，或换用另一种抗精神病药物时，则起始剂量可加大，加量速度也可加快，可1~2周加至治疗量。在加量过程中，需观察药物的不良反应，及时调整用药剂量。抗精神病药物半衰期较长。若药物本身没有镇静作用，可分2次服用；反之，则更宜在晚上服用。药物使用剂量不大时，可在晚间1次服用；剂量较大时，可中午服用日剂量的1/3，晚上服用2/3。

如果患者因病情严重，缺乏自知力，不配合或拒绝治疗，则推荐深部肌内注射给药。每次肌内注射氯丙嗪50~100 mg，或氟哌啶醇5~10 mg，或地西泮针剂5~10 mg，根据需要每天1~2次，两次间隔6~8 h。齐拉西酮10~20 mg/次，可间隔2 h肌内注射10 mg，或间隔4~6 h肌内注射20 mg，最大剂量为40 mg/d，目前尚无连续注射齐拉西酮超过3天的研究。注射给药通常为短期用药，注射时要固定好患者体位，避免折针意外发生。一般注射后半小时左右产生镇静效果，根据个体差异，可维持2~12个小时不等。由于这类药物对局部组织有强烈的刺激性，注射3~5次后，局部会产生硬块、疼痛，影响药物吸收，因此不能皮下注射，也不宜长期肌内注射，氟哌啶醇和齐拉西酮可能会出现过度镇静，锥体外系不良反应，如心律失常等；地西泮注射液可能会出现呼吸抑制、低血压、心动过缓等，故病情稍加控制后，给药途径应尽快改为口服。

以往对极度兴奋躁动的患者用静脉滴注给药，但近年来研究发现其效果不佳，不良反应明显，主要包括低血压和心律紊乱。因此，现在主张尽量不用静脉注射或静脉滴注给药。若必需，则每日剂量不能超过200 mg氯丙嗪加于500 mL补液中，滴注时间宜在2 h以上，并同时严密观察患者的生命体征（包括心率、血压等）。若治疗目的是使患者安静，则可考虑肌内注射或静脉缓慢注射苯二氮䓬类药物。例如，间隔2~6 h肌内注射氯硝西泮1~2 mg，最大剂量不超过20 mg/d，与抗精神病药物注射交替进行，从而减少抗精神病药物的合用剂量。在使用苯二氮䓬类药物时，需要注意其对心脏和呼吸的抑制作用。

一般而言，患者最先得以控制的症状是兴奋躁动，然后是幻觉、妄想和思维联想障碍，最后才是情感症状。但也有例外，有部分患者只残留顽固的幻听，其他症状完全好转。由于抗精神病药物的镇静作用，大部分患者用药后最早出现，也是最明显的反应是嗜睡，继续服药后嗜睡症状可逐渐减轻。急性症状通常在药物有效剂量治疗后的2~4周有所改善，多数患者在4~8周症状得到明显缓解。若药物使用剂量足够，患者在4~6周仍无明显疗效或出现无法耐受的药物不良反应，则需要考虑更换药物。当患者症状彻底缓解后，仍需要以急性期有效治疗剂量持续服用，巩固治疗至少3~6个月，慢性精神分裂症患者可适当延长至6~12个月，然后缓慢减量进入维持期治疗。

2. 维持治疗

抗精神病药物长期维持治疗可显著降低精神障碍的复发率。有研究显示，2年的维持治疗可将精神分裂症复发率降至 40%,而安慰剂对照组则有 80% 的患者复发。另外,过低的维持剂量也容易导致复发。因此,维持治疗原则上仍用急性期治疗的有效药物,剂量是治疗剂量的 1/3～1/2 或不少于 300 mg 的氯丙嗪等效剂量。除氯氮平外,由于第二代抗精神病药物安全性较佳,可采用急性期有效剂量或略低此剂量用于维持治疗。长效制剂在减轻给药负担上有一定的优势,常用的有氟奋乃静癸酸酯(12.5～50 mg)、氟哌啶醇癸酸酯(50～100 mg),每 2～4 周肌内注射 1 次;利培酮微球注射液(25～50 mg),每 2 周注射 1 次;棕榈酸帕利哌酮(75～150 mg),每个月注射 1 次;棕榈酸帕利哌酮(263～525 mg),每 3 个月注射 1 次。长效口服制剂有五氟利多(20～80 mg),每周口服 1 次。

维持期的长短目前尚无定论。一般认为在症状消失后至少用药 1～2 年,此后可在严密监控下减量直至完全停服,一旦有复发迹象,需立即重新治疗。然而,停药有一定的风险,包括:① 一部分患者在持续服药下症状多年缓解,可一旦停药症状就复发。② 精神分裂症患者发病时往往没有自知力,停药后便不肯再重新服用,且病情愈重愈不肯服药。这类患者每多发作一次,如治疗后缓解不彻底,残留症状的发生率将增加。病情反复对患者及其家属、社会都是巨大的损失和创伤。鉴于此,临床上主张长期维持用药,甚至终身服药。

3. 药物的相互作用

抗精神病药物可通过肝脏 P450 同工酶代谢,而三环类抗抑郁药物、选择性 5-羟色胺再摄取抑制剂(SSRIs,如氟西汀、帕罗西汀和氟伏沙明)、β 受体阻滞剂、抗癫痫药均可影响肝的药物代谢酶,进而影响抗精神病药物的血药浓度,导致不良反应的发生或加剧。例如,氟西汀可增加抗精神病药物的血浆浓度,从而加重锥体外系不良反应。而巴比妥类和卡马西平能加强抗精神病药物的代谢,从而降低其血药浓度。

第三节 抗抑郁药物

抗抑郁药物(antidepressants)主要用于治疗各种抑郁状态的药物。该类药物能消除抑郁症患者的情绪低落,双相障碍患者使用不当会诱发躁狂发作,但不会使正常人兴奋。另外,抗抑郁药物还能治疗焦虑、恐惧、强迫以及慢性疼痛等。

抗抑郁药物也是从 20 世纪 50 年代末期开始应用的,此前主要采用电休克治疗抑郁障碍。到 60—80 年代后期,临床主要使用三环类抗抑郁药物(tricyclic antidepressants,TCAs),70 年代还出现了四环类抗抑郁药物(tetracyclics antidepressants),它们均为第一代抗抑郁药物。虽然第一代抗抑郁药物的不良反应较大,但因其疗效好且价格低廉,至今仍是治疗中重度抑郁障碍主要且有效的药物。到 90 年代,出现了选择性 5-羟色胺再摄取抑制剂(SSRIs),随后又有了作用于去甲肾上腺素或去甲肾上腺和双重作用的抗抑郁药,统称为第二代抗抑郁药物。而与 TCAs 同时为精神科所接受的是苯乙肼所代表的单胺氧化酶抑制剂(MAOIs),因其严重的不良反应,几近淘汰。

一、药理作用机制及分类

抗抑郁药物根据化学结构和作用机制可以分为以下几类：① 三环类抗抑郁药（TCAs）和四环类抗抑郁药（TeCAs）；② 单胺氧化酶抑制剂（MAOI）。③ 选择性 5-羟色胺再摄取抑制剂（SSRIs）；④ 5-羟色胺和去甲肾上腺素再摄取抑制剂（SNRIs）；⑤ 多巴胺和去甲肾上腺素再摄取抑制剂（DNRIs）；⑥ 选择性去甲肾上腺素再摄取抑制剂（NRIs）；⑦ 5-羟色胺调节剂、5-羟色胺阻滞和再摄取抑制剂（SARIs）；⑧ α_2 肾上腺素受体拮抗剂、去甲肾上腺素和 5-羟色胺调节剂、去甲肾上腺素能及特异性 5-羟色胺能抗抑郁药（NaSSA）；⑨ 褪黑素能抗抑郁药。

除褪黑素受体激动剂外，抗抑郁药物以增强中枢的单胺神经递质系统功能为主，主要包括 5-HT、去甲肾上腺素和多巴胺。这些抗抑郁药物主要阻滞 1 种或 2 种，甚至 3 种单胺神经递质的突触前膜和胞体膜上的转运体，增加突触间隙和胞体间隙的递质浓度。抗抑郁药物不仅能抗抑郁，还有镇静作用、抗强迫作用和抗焦虑作用。

目前抗抑郁作用机制尚未明确，一般认为有以下几个方面影响：① TCAs 和 SSRIs 主要通过阻滞去甲肾上腺素、5-HT 再摄取起治疗作用，SSRIs 对去甲肾上腺素影响很小。虽然抗抑郁药物抑制递质再摄取是立即发生的，但长期用药后会引起受体敏感性下降（下调作用），因此，抗抑郁药物的临床疗效通常较为滞后（用药 2～3 周后才起效）。② 单胺氧化酶抑制剂的作用机制是抑制单胺氧化酶、羟化酶活性，阻止中枢儿茶酚胺和 5-HT 的氧化和羟化，减少单胺类的降解而增加突触间单胺递质的浓度，兴奋中枢神经而起抗抑郁作用。③ 抗抑郁药物会减少脑内某些部位的 β 受体数，从而增加突触间隙的去甲肾上腺素浓度。而且这种作用大多发生在治疗 2 周后，与药物起效的时间吻合。但有些抗胆碱和抗组胺的新药也有 TCAs 的药理作用却没有 β 肾上腺素受体数的减少。

此外，镇静作用与抗胆碱作用、抗组胺和 α 受体阻断有关。而抗强迫作用和抗焦虑作用可能也与 5-HT 受体有关。由于抗抑郁药物同时还阻断胆碱能受体、α 受体和组胺受体，从而产生了一系列不良反应，大大限制了它的使用，于是新药的研制便设法限制对神经递质的广泛作用而使之仅局限于去甲肾上腺素和 5-HT，从而减轻不良反应。新一代的抗抑郁药物即以选择性抑制 5-HT 再摄取的 SSRI 为代表，还有兼有去甲肾上腺素和 5-HT 作用的 SNRIs 和 NaSSAs 等（见表 20-2）。

表 20-2　国内常用抗抑郁药的分类和剂量

类　别	起始剂量（mg/d）	剂量范围（mg/d）	最大剂量（mg/d）
第一代抗抑郁药			
三环类抗抑郁药（TCAs）			
丙米嗪（imipramine）	25～50	100～300	300
阿米替林（amitriptyline）	25～50	100～300	300

（续　表）

类　别	起始剂量 （mg/d）	剂量范围 （mg/d）	最大剂量 （mg/d）
氯米帕明（clomipramine）	25～50	100～300	300
多塞平（doxepin）	25～50	100～300	300
四环类抗抑郁药（TeCAs）			
马普替林（maprotiline）	75	100～150	150
米安色林（mianserine）	30	30～90	—
单胺氧化酶抑制剂（MAOIs）			
苯乙肼（phenelzine）	15	45～90	—
吗氯贝胺（moclobemide）	150	300～600	600
第二代抗抑郁药			
选择性5-羟色胺再摄取抑制剂（SSRIs）			
氟西汀（fluoxetine）	20	20～60	80
帕罗西汀（paroxetine）	20	20～60	60
舍曲林（sertraline）	50	50～200	200
西酞普兰（citalopram）	20	20～40	40
氟伏沙明（fluvoxamine）	50～100	100～300	300
艾司西酞普兰（escitalopram）	10	10～20	20
5-羟色胺和去甲肾上腺素再摄取抑制剂（SNRIs）			
文拉法辛（venlafaxine）	37.5	75～300	300
度洛西汀（duloxetine）	60	60～120	120
多巴胺和去甲肾上腺素再摄取抑制剂（DNRIs）			
安非他酮（bupropion）	150	300～450	450
选择性去甲肾上腺素再摄取抑制剂（NRIs）			
瑞波西汀（reboxetine）	4	8～12	12
5-羟色胺阻滞和再摄取抑制剂（SARIs）			
曲唑酮（trazodone）	50	150～400	400
伏硫西汀（vortioxetine）	5～10	5～20	—
去甲肾上腺素能及特异性5-羟色胺能抗抑郁药（NaSSA）			
米氮平（mirtazapine）	15	15～45	—
褪黑素能抗抑郁药			
阿戈美拉汀（agomelatine）	25	25～50	—

二、常用抗抑郁药物

各种抗抑郁药物的临床抗抑郁作用基本类似，抗焦虑作用谱则有所不同，最主要的区别在于不良反应的大小和安全性。有些药物由于其不良反应使患者难以耐受，已逐渐退出治疗一线。

1. 第一代抗抑郁药物

第一代抗抑郁药物主要包括三环类抗抑郁药(TCAs),以及在此基础上研发的杂环或四环类抗抑郁药和单胺氧化酶抑制剂(MAOIs)。

(1) 阿米替林(amitriptyline):为突触前 SNRIs,具有抗抑郁及镇静作用。适用于各种抑郁症,尤其是伴失眠的抑郁,也可用于慢性疼痛、遗尿症和消化道溃疡。常见的不良反应有口干、嗜睡、眩晕、视物模糊、便秘、排尿困难、心悸或心律失常等,偶见直立性低血压及肝损害。严重心脏病、青光眼、前列腺肥大及尿潴留患者忌用。阿米替林不宜与 MAOIs 和抗胆碱能药合并使用。口服剂量从 25～50 mg/d 开始,渐增至 100～300 mg/d,分 2 次服用。以前曾有针剂,但效果并无差异,不良反应反而更明显,渐被淘汰。

(2) 氯米帕明(clomipramine):可抑制 5-HT 和去甲肾上腺素的再摄取。适用于各种抑郁症和抑郁症状。在新一代抗抑郁药物出现以前,是治疗强迫症的首选药物。也可用于各种焦虑、恐怖、慢性疼痛和遗尿症等。常见不良反应有口干、眩晕、疲倦、视物模糊、便秘、直立性低血压、排尿困难等。少数患者会出现心律不齐和传导阻滞,偶有一过性肝谷丙转氨酶升高、皮肤过敏反应。心血管系统疾病、青光眼、前列腺肥大患者忌用。本药不宜与 MAOIs 和抗胆碱能药合并使用。口服剂量从 25～50 mg/d 开始,可渐增至 100～300 mg/d;治疗强迫症时,增至 200～250 mg/d,分 2 次服用。老人使用剂量应酌情减少,尤其是起始剂量。部分严重患者可用本药 50～75 mg 加于 250～500 ml 葡萄糖溶液中稀释后静脉点滴,最高可达 200 mg/d。

(3) 多塞平(doxepin):为 SNRIs,其抗焦虑作用和抗抑郁作用相当。适用于各种抑郁症和各类焦虑抑郁状态。不良反应较其他三环类药轻,常见的不良反应有嗜睡、口干、便秘、视物模糊等。青光眼、排尿困难者忌用。本药不宜与 MAOIs 和抗胆碱能药合用。口服多塞平从 25～50 mg/d 开始,逐渐加量至 100～300 mg/d,分 2 次服用。

(4) 马普替林(maprotiline):为去甲肾上腺素再摄取抑制剂,也有中度抗胆碱作用,抗抑郁作用强,同时有一定的镇静作用,适用于各种抑郁症,尤其是伴有焦虑、烦躁的抑郁状态。不良反应有口干、乏力、视物模糊等。其分子结构有四环,不良反应较上面三环类抗抑郁药相对少而轻些。少数患者用药后有暂时性血压下降和心动过速,偶见皮疹和抽搐。肝、肾功能损害、青光眼、前列腺肥大、心功能不全和癫痫患者慎用。马普替林常用剂量口服 100～225 mg/d,可 1 次服或分 2 次服。一般 5～7 天起效。

(5) 吗氯贝胺(moclobemide):为可逆选择性单胺氧化酶抑制剂。抗抑郁作用强,适用于各种抑郁症,尤其是难治性抑郁,也可用于焦虑症、儿童多动症和老年性痴呆等;与抗精神病药物合用可治疗精神病性抑郁;耐受性较好,恶心是最明显的不良反应,不良反应通常在用药后很快出现,但消失得也快。本药剂量加大时不良反应明显增多,可出现口干、头痛、眩晕、失眠、直立性低血压、便秘、焦虑、溢乳等,过量服用时也较安全。危险的不良反应是高血压危象,诱发癫痫发作和躁狂发作。该药主要经肝脏代谢,肝功能不良和同时使用西咪替丁者应减量。服药期间不宜进食大量的富含酪胺食品,有高血压者要特别注意。禁用于嗜铬细胞瘤和甲状腺功能亢进患者,禁与哌替啶配伍。本药的口服有效治疗剂量为 300～600 mg/d,可从 150 mg/d 开始,宜在餐后服用。病情稳定后的维持剂量约为治疗量的 1/3。

2. 第二代抗抑郁药物

（1）氟西汀（fluoxetine）：适宜用于各种抑郁症、强迫症、惊恐障碍、神经性贪食和经前期紧张症患者。临床研究报道，氟西汀对恶劣心境障碍、不典型抑郁、双相情感障碍、社交恐惧症和创伤后应激障碍也有效。

最常见的中枢神经系统反应包括头痛、神经紧张、失眠、嗜睡、焦虑和震颤；偶尔有静坐不能，但与抗精神病药物引起的不同。常见的胃肠道不良反应有恶心、腹泻、口干、厌食和消化不良。如果降低起始剂量或与食物共进，可减轻恶心症状，恶心也可随着时间的推移而逐渐适应。有性欲减退，男性有射精延迟或阳痿；女性则主要为性高潮延迟或快感缺乏。氟西汀的不良反应与剂量相关，降低用药剂量可减轻不良反应。用胰岛素或口服降糖药治疗的糖尿病患者，同时使用氟西汀可能引起低血糖。此时可能要减少降糖药或胰岛素的剂量。

氟西汀的有效剂量为 20～60 mg/d。治疗抑郁症用药剂量为 20～40 mg/d。治疗神经性贪食和强迫症的用药剂量相对偏高，一般口服剂量可从 10 mg 或 20 mg 开始；治疗惊恐障碍的起始剂量相对较低；老人、儿童起始剂量以 10 mg 为宜，可根据需要逐步上调用药剂量，应关注临床效果及其不良反应。由于半衰期长，用药剂量调整所需要的时间比一般的抗抑郁药物长，氟西汀的 1～2 周起效。

（2）帕罗西汀（paroxetine）：广泛用于治疗伴焦虑的抑郁症以及惊恐症。最常见的中枢神经系统不良反应有嗜睡、失眠和乏力。常见的胃肠道不良反应有恶心、口干和便秘，有一定的数量的患者出现性功能障碍和性欲减退。其不良反应可通过降低药量、设定间断停药日，或加用丁螺环酮、育亨宾、金刚烷胺、赛庚啶等来减轻。停药太快有撤药反应，因此撤药要缓慢进行。

本药治疗抑郁症或强迫症一般从 20 mg/d 开始，开始治疗时饭后服药可减少恶心的发生，大多数患者只是一过性的症状。如果无效，可以每周 10 mg 的剂量递增，治疗抑郁症的最大剂量是 50 mg/d，平均维持剂量约 30 mg/d。本药治疗强迫症的剂量大多为 40～60 mg/d，且疗效较慢。本药治疗惊恐障碍起始剂量与其他 SSRIs 一样，也应从小剂量开始，且增加药物用量得慢些，一般可从 10 mg/d 开始，最高可增至 40 mg/d。

（3）舍曲林（sertraline）：适应证和不良反应谱均与其他 SSRIs 类似。本药适用于各种抑郁症和强迫症患者，还包括儿童和青少年患者。舍曲林用药早期还会产生焦虑或激活惊恐。治疗剂量从 50 mg/d 开始，4～7 天后可增至 100 mg/d。研究报道，治疗抑郁症的平均剂量是 70 mg/d，治疗强迫症的平均剂量是 185 mg/d，治疗惊恐障碍的平均剂量是 140 mg/d，宜从 25 mg/d 起始。多数治疗剂量为 50～200 mg/d。

（4）氟伏沙明（fluvoxamine）：适用于各种抑郁症和强迫症患者，包括儿童和青少年患者。其不良反应大体上与其他 SSRIs 类相仿，最常见的不良反应是恶心、失眠、口干、衰弱、神经紧张、头晕和便秘。较之 SSRIs 家族其他成员，氟伏沙明的镇静作用较强，容易产生嗜睡。性功能障碍发生率相对较低，耐受性好。氟伏沙明较强抑制肝脏 CYP1A2 等酶，因此需注意药物的配伍禁忌。此外，肝肾功能异常的患者使用氟伏沙明应从较低剂量起始，并密切监控。有癫痫、异常出血史者慎用。

建议起始剂量为 50～100 mg/d，每晚 1 次，可逐渐增量至有效剂量。常用有效剂量为 100～300 mg/d，最大剂量为 300 mg/d。如剂量超过 100 mg/d，宜分次服用。儿童和老人的起始剂量应从 25 mg/d 开始。

(5) 艾司西酞普兰(escitalopram)：是西酞普兰(citalopram)的外消旋西酞普兰的左旋对映体，其抗焦虑作用强于西酞普兰。两者主要用于治疗抑郁障碍或伴惊恐的抑郁症。使用方法和不良反应与其他 SSRIs 类似，长期使用安全性好。西酞普兰口服吸收好，不受食物影响，4 h 达峰，而艾司西酞普兰 5 h 达峰。西酞普兰起始剂量为 20 mg/d，治疗 1 周后根据病情调整至 60 mg/d。而艾司西酞普兰推荐起始剂量为 10 mg/d，治疗 1 周后按病情调整至 20 mg/d。10 mg 艾司西酞普兰相当于 40 mg 西酞普兰的疗效，而不良反应更少，比西酞普兰耐受性更佳，较少引起性功能异常。肝功能损害和老年患者建议本药的使用剂量为 10 mg/d。

(6) 文拉法辛(venlafaxine)：为第一个 SNRIs，它没有 TCAs 和 MAOIs 常有的不良反应，主要用于抑郁症和广泛性焦虑症、社交焦虑、惊恐障碍、创伤后应激障碍和经前期紧张综合征。有研究显示，文拉法辛对使用 SSRIs 无效的严重抑郁症患者仍可有效。

文拉法辛的安全性和耐受性较好，最常见的不良反应是乏力、出汗、恶心、便秘、厌食、呕吐、嗜睡、口干、头晕、神经紧张、焦虑、震颤、视物模糊、性功能障碍；过高剂量会导致持续性高血压，此时需要减药甚至停药，但突然停药也会产生撤药反应。文拉法辛与锂、安定或酒精无交互作用，但西咪替丁可增加文拉法辛的药理活性和代谢。因此，有高血压、肝肾疾病和老年患者需特别小心。

建议文拉法辛的起始剂量为 37.5 mg/d，与食物同服。如果疗效不佳，可每隔数周增加 75 mg，最高剂量可达 375 mg/d，肝肾功能受损者剂量宜减半。

(7) 度洛西汀(duloxetine)：对 5-HT 和去甲肾上腺素的再摄取抑制作用均较强，而与毒蕈碱受体、组胺受体和 α、β-肾上腺素能受体没有亲和力。度洛西汀口服吸收较好，约 3 h 达峰，常用剂型包括盐酸度洛西汀肠溶片(20 mg)和肠溶胶囊(30、60 mg)。常用治疗剂量为 60～120 mg/d。最常见的不良反应为口干、恶心、头晕、疲乏等。

(8) 安非他酮(bupropion)：具有去甲肾上腺素及多巴胺再摄取抑制作用。除治疗抑郁障碍外，还可用于治疗尼古丁成瘾、兴奋剂的戒断症状、注意缺陷多动障碍(ADHD)和性功能障碍。安非他酮的治疗剂量为 300～450 mg/d，单次最大剂量不超过 150 mg。主要不良反应有失眠、震颤、激越、头痛、头晕，以及与去甲肾上腺素外周作用有关的口干、便秘、恶心、出汗等。一般不良反应出现较早，随着治疗的继续，有可能逐渐消退。大剂量有诱发癫痫的可能性。

(9) 瑞波西汀(reboxetine)：为选择性去甲肾上腺素再摄取抑制剂。因作用受体不同，可用于对 5-HT 系统药物无效的，特别是对 SSRIs 药物无效的抑郁症患者。较适合于疲乏无力，精神动力不足的患者。瑞波西汀的治疗剂量为 8 mg/d，分 2 次服用，可从 1 mg×2 次/d开始，1 周后 2 mg×2 次/d，逐渐增加。主要不良反应是失眠、头晕、焦虑和激越、口干、便秘、排尿不畅、性功能障碍和低血压。瑞波西汀可与米氮平或曲唑酮合用，处理药物引起的失眠和激越。

（10）曲唑酮(trazodone)：抗抑郁的机制尚未完全了解，有强效阻断 5‐HT_{2A} 受体和轻度阻断 5‐HT 再摄取泵的作用，是有抗焦虑作用的抗抑郁药物，主要治疗各种抑郁症和焦虑症。由于它的镇静作用强，适合于有睡眠障碍的抑郁症和失眠患者。近来有曲唑酮应用于药物依赖的治疗以降低复吸率的报道。曲唑酮最常见的不良反应是困倦，还有疲劳、头晕、头痛、激动、口干、和低血压，有严重肝肾功能损害和对此药过敏者禁用。曲唑酮与酒精和 MAOIs 有相互作用，不宜合并使用。

曲唑酮治疗抑郁，最初剂量是为 50～150 mg/d，分次服用，每 3～4 天增加 50 mg，一般用至 400 mg/d，最高不超过 600 mg/d，大部分剂量宜放在晚间服用。大部分患者在用药 2 周内起效。曲唑酮常用作抑郁治疗的增效剂，剂量相对较小，50～150 mg/d 晚上顿服。曲唑酮治疗失眠，起始剂量为 25～50 mg/d，晚上顿服，通常可用至 50～150 mg/d。

（11）米氮平(mirtazapine)：为双通道 5‐HT 和去甲肾上腺素药物，常用于治疗抑郁障碍、惊恐障碍、广泛性焦虑障碍和创伤后应激障碍。该药有较强的镇静作用，对于失眠和焦虑，首次给药后即显效，特别适合用于有激越的抑郁症。米氮平治疗抑郁的起效时间需要 2～4 周，相较 SSRIs 略快。米氮平常用剂量为 15～45 mg/d，宜晚间顿服。米氮平导致食欲增加和体重增加较明显，一般出现在开始用药时。如果用米氮平治疗 6 周后无体重增加，则以后再发生体重增加的可能性就小。应用本药后镇静作用常见，且多数程度明显，还有头晕、噩梦、口干、便秘，个别出现泌尿功能改变和低血压。米氮平单用或与其他抗抑郁药物联合使用可用于治疗严重抑郁和难治性抑郁。

（12）阿戈美拉汀(agomelatine)：是第一个作用于褪黑素受体的抗抑郁药，其通过激动 MT_1 和 MT_2 受体使生物节律同步化。阿戈美拉汀口服吸收良好，推荐剂量为 25 mg/d，睡前口服。若治疗 2 周后症状没有改善，可考虑增加剂量至 50 mg/d。最常见的不良反应为恶心、头晕，通常是轻中度，且为一过性。此外，不良反应还包括肝功能异常、疲劳、焦虑、便秘、上腹部疼痛以及背痛等。

（13）其他制剂：中医针对精神疾病治疗用药已经形成专科专病专药的诊疗特色。治疗抑郁症的主药包括藏红花、红景天、舒血宁、解郁丸、舒肝解郁胶囊、丹栀逍遥散、乌灵胶囊等药物。

三、临床应用

抗抑郁药物的作用谱很广，共同的适用证有：① 伴有抑郁症状的精神障碍，主要是抑郁症，有效率为 60%～80%；其次是双相障碍的抑郁发作。鉴于有些抗抑郁药如 TCAs 类可以诱发双相障碍者的躁狂相发作，因此仅用于抑郁发作严重的双相障碍患者，并选择相对不容易诱发躁狂的 SSRIs 类药物；此外，还可用于治疗精神分裂症伴有的抑郁症状、器质性疾病所致的抑郁症状等。② 多数抗抑郁药都具有抗焦虑作用，适用于焦虑谱系的各种疾病，包括广泛性焦虑症、强迫症、惊恐发作、创伤后应激障碍等焦虑障碍。③ 部分药物可用于治疗神经性厌食症和神经性贪食症、经前期综合征、慢性疼痛综合征、酒精依赖、肥胖、遗尿症和早泄等。

禁忌证主要与各类药物相应的受体作用和分子结构有关，有所不同。慎用于 12 岁以下儿童、孕妇。

（一）三环类抗抑郁药

这类药因其化学结构均具三环或四环主核，故统称为三环类抗抑郁药物（TCAs）。它在体内的作用较复杂，对肾上腺素、5-HT 和多巴胺系统均有作用。因其对肝脏、心脏具有毒性，目前临床应用已越来越少。

1. 适应证

TCAs 在治疗不同的抑郁症亚型中疗效不一致。具有双重再摄取抑制作用的 TCAs 在治疗具有忧郁特征的重性抑郁障碍患者时比 SSRIs 疗效更佳。TCAs 治疗老年抑郁症更有效。此外，TCAs 对惊恐障碍、强迫症、疼痛等症状都有一定的疗效。其中，丙咪嗪是第一种治疗惊恐发作的有效药物。氯米帕明则是唯一美国 FDA 批准的强迫症治疗药物。表 20-3 罗列了 TCAs 其他用途。

表 20-3 三环类抗抑郁药物的临床应用

用　　途	三环类药物（TCAs）
焦虑性抑郁	多塞平、阿莫沙平、马普替林
强迫症	氯米帕明
贪食症	阿米替林，丙咪嗪
猝倒症/睡眠瘫痪	氯米帕明，丙咪嗪
遗尿症	阿米替林、氯米帕明
儿童注意缺陷/多动障碍	地昔帕明
慢性疼痛综合征	阿米替林、多塞平，丙咪嗪
偏头痛（预防）	阿米替林

2. 禁忌证

TCAs 的禁忌证主要为严重心、肝、肾疾病，癫痫，急性闭角型青光眼，肠麻痹、尿潴留和前列腺肥大等。此外，慎用于 12 岁以下儿童、孕妇。

3. 使用方法

TCAs 的不良反应较重，应采用逐渐加量法，起始剂量为 25～50 mg/d，1～2 周内逐渐加至治疗剂量，各药的常用治疗剂量范围见表 20-2。门诊患者加量速度应适当慢些。由于三环类 TCAs 的半衰期较长，最短的丙咪嗪也有 12 h，因此可以每日剂量分 2 次服用，也可每晚 1 次服用，这样可充分发挥药物的镇静作用，减轻白天嗜睡和抗胆碱能的不良反应。此类药物起效较慢，一般需 1～2 周。一种药物至少观察治疗 4～6 周以确定是否有效及调整至合适的剂量。

4. 不良反应及其处理

TCAs 的不良反应主要是由于多系统的受体受到阻滞引起，如表 20-4 所示。

表 20‑4 阻断不同受体引起的临床不良反应

药 理 作 用	可能的临床结果
阻断胆碱能受体	视物模糊 口干 窦性心动过速 便秘 尿潴留 认知功能受损
阻断 α_1‑肾上腺素能受体	增强抗高血压药的降压作用 直立性低血压,头昏,嗜睡
阻断 α_2‑肾上腺素能受体	阻断可乐定和 α 甲基多巴的抗高血压作用
阻断多巴胺 D_2 受体	锥体外系运动障碍
阻断组胺(H_1)受体	镇静 体重增加

（1）中枢神经系统反应：TCAs 可引起谵妄和癫痫发作,具有剂量依赖性,血药浓度升高时发生越频繁,因此不建议使用超常规剂量。处理方法：在有条件的情况下应常规监测血药浓度,尤其是老人、老年痴呆患者以及有癫痫发作史患者。一旦发病,应减少药物剂量,或换用其他类别的抗抑郁药；如果反复发作,可用抗惊厥药物治疗。

（2）自主神经系统反应：抗胆碱能作用非常突出,包括口干、便秘、视力模糊、尿潴留、谵妄、闭角型青光眼患者的眼科危象。对于大多数年轻和躯体健康的患者只有轻度不适,但对有躯体合并症患者则会产生重大危险。即便是最常见的口干不良反应,也与严重的口腔疾病发生有关。泪腺分泌减少和视物模糊可影响日常功能,佩戴接触镜的患者需特别注意。严重便秘者可引起麻痹性肠梗阻,危及生命。轻者多喝水和食用纤维素可好转；若仍未解除,则需使用润肠通便药,甚至灌肠。另外,老年患者用药后常发生尿道张力不足,排便困难,尤其是前列腺肥大患者。在通常情况下,药物还未达到有效治疗剂量时,不良反应已非常明显。虽然临床上用拟胆碱药如卡巴胆碱治疗 TCAs 的外周抗胆碱能作用,但实际问题是需要换药。

（3）心血管反应：TCAs 常见的心血管不良反应为心动过速、直立性低血压。直立性低血压是停止 TCAs 治疗最常见的原因。老年人更容易因直立性低血压导致摔倒和髋部骨折。心动过速则在年轻患者中更为明显。TCAs 最危险的心血管不良反应是奎尼丁样作用所致的传导阻滞。应加强对患者的体格检查、心电图检查等,及时发现这类不良反应。一旦发生较严重的心血管不良反应,应立即停止 TCAs 治疗,并对症处理。

（4）镇静作用：在某些睡眠障碍和焦虑严重者,可选择镇静作用强的 TCAs 如阿米替林。可采用每晚 1 次服药的方式来解决抑郁患者的失眠症状。而对于睡眠良好者,过度的镇静作用则是不良反应。

（5）体重增加：使用 TCAs 常有一定程度的体重增加,认为可能是 TCAs 的抗组胺作用和可能的 α 受体阻断作用引起。TCAs 常引起对碳水化合物的食欲增加和新陈代谢减慢,机制尚不明确,与剂量有一定的关系,停止服药后会有继发的体重减轻,无须特殊处理。

（6）药物过量：由于抑郁障碍患者常有自杀倾向，因此过量服用此类药物导致中毒并不少见。如果服用 10 倍于常规日剂量的 TCAs 可导致死亡。最常发生的死亡原因是心脏毒性作用，其次是惊厥和中枢神经系统抑制。

（二）单胺氧化酶抑制剂

单胺氧化酶抑制剂（MAOIs）是在 20 世纪 50 年代后期发现的抗抑郁药，其代表药物是苯乙肼。此后，由于 MAOIs 的显著肝脏毒性作用，以及对单胺氧化酶的不可逆抑制可能会引起高血压危象，因此，它的临床应用受到了极大的限制。随着科学家研制出选择性单胺氧化酶特定亚型和可逆性 MAOIs，如吗氯贝胺，这才使得 MAOIs 在精神科的临床应用得以继续。

1. 适应证

尽管 MAOIs 已经不是治疗抑郁障碍与焦虑障碍的一线药物，但当一线与二线治疗无效时，仍可以考虑 MAOIs。MAOIs 主要适用于非典型抑郁，包括抑郁伴发焦虑、惊恐、恐惧等。MAOIs 还可以用于治疗心绞痛、偏头痛、非典型面部疼痛和难治性思维障碍等疾病。

2. 禁忌证

MAOIs 禁止与其他抗抑郁药合并使用，需要控制进食富含酪胺酸的食物。有心血管、肝、肾疾病者禁用。

3. 使用方法

经典 MAOIs 苯乙肼，起始剂量从 15 mg×2 次/d 开始，逐渐加大，最高可用到 75 mg/d。如治疗 4 周后仍无效，可换用其他抗抑郁药物治疗，但要逐渐停用，并需有 2 周的间隙期。一般 MAOTs 不宜与 TCAs 合用。MAOIs 的抑制作用在较低浓度时即可发生，因而起效较快。

新一代 MAOIs 吗氯贝胺，一般开始即可服 300～450 mg/d，分 2～3 次口服；最大可加至 600 mg/d，维持 4～6 周，进餐后服用。

4. 不良反应及处理

MAOIs 的不良反应比其他的抗抑郁药物严重，常见的有头昏、头痛、口干、失眠、便秘、视物模糊、恶心、四肢水肿、直立性低血压、遗忘、猝倒、排尿不畅、虚弱和肌痉挛。最严重并应事先引起重视的是高血压危象和肝损害。由于 MAOIs 对单胺氧化酶的抑制和破坏作用，使体内单胺递质分解减少而积累，可使血压增高。如果同时食用富含酪胺类的食物，或使用拟交感药物，则可转化为去甲肾上腺素，导致严重的高血压危象。血压急剧升高、头痛、高热、心悸、呕吐、烦躁不安，一般在摄入食物后 20 min 到 1 h 内出现。少数严重者可进一步出现意识障碍、脑出血和死亡。处理方法：静脉注射 α 肾上腺素阻滞剂酚妥拉明 5 mg；钙通道阻滞剂硝苯地平在 5 min 内快速见效，作用持续 3～5 h；甚至可建议患者随身携带硝苯地平，以便出现高血压危象时即时服用。

此外，有 3%～5% 的人服用 MAOIs 后有肝谷丙转氨酶和谷草转氨酶水平升高。一般不必常规定期检验，只在患者出现不适、黄疸和过度疲乏等临床症状时检查肝功能。新的 MAOIs 吗氯贝胺对氧化酶的抑制有高度选择性和可逆性，因此不良反应少且轻微，主要表现为视物模糊、口干、便秘、头痛、眩晕、失眠、直立性低血压、恶心、四肢水肿、遗忘等，猝倒、排尿不畅、虚弱和肌痉挛等更少见，大大降低了酪胺效应的危险性。

（三）SSRIs 及其他去甲肾上腺素、5－HT 受体作用机制的抗抑郁药

这类抗抑郁药代表了精神药理的一大进展。由于这些药物临床适应范围广，疗效与 TCAs 相当，不良反应少而轻，比较安全，正逐渐取代前述的两类抗抑郁药，成为一线抗抑郁药物。

1. 适应证

SSRIs 及其他去甲肾上腺素和 5－HT 受体作用机制的药物是首选的抗抑郁药，同时也是首选的抗焦虑类药物之一，对广泛性焦虑、惊恐障碍、广场恐惧症、社交恐惧症、强迫症、创伤后应激障碍、疑病症等焦虑症状突出的疾病，各药的作用强度和疗效有所不同。有些药物还有治疗神经性贪食、压力性尿失禁、神经性疼痛/慢性疼痛、经前期综合征等适应证。

2. 禁忌证

由于 SSRIs 对 5－HT 受体作用的选择性高，因而避免了许多不良反应。目前还没有报告肯定的禁忌证。有报告在用药早期会增加自杀的危险性，但结果不一。虽未发现有致畸作用，但在儿童和孕妇中使用的安全性缺少充分研究的证据，需谨慎。一般不推荐妊娠期使用，尤其是妊娠的前 3 个月内。必要时，须权衡治疗对目前及胎儿可能的获益，以及不治疗对母亲和胎儿的不利。药物可通过乳汁分泌，但在婴儿体内测得的含量极低，或测不出来。

3. 使用方法

SSRIs 类常用药物的剂型和治疗剂量如表 20－2 所示。现有的 SSRIs 类药都是口服制剂，尚无针剂。药物治疗剂量范围窄，对多数患者来说，起始剂量便是治疗剂量。口服后，药物吸收达峰时间为 2～8 h。由于此类药物的半衰期较长，最短的氟伏沙明也有 15 h，最长的氟西汀达 24～72 h，其余的在 20 h 以上，所以每日只需服药 1 次即可。服药时间一般可放在早上，有的药物如氟伏沙明可出现嗜睡反应，则可放在晚间服。治疗抑郁症用药剂量较小，一般在治疗剂量的下限。研究发现，增加药物的剂量，其疗效并无明显差异，但不良反应却相应增加。而治疗强迫症用药剂量则较大，一般在治疗剂量的上限。

4. 不良反应及处理

安全性佳和不良反应轻，是 SSRIs 有别于第一代抗抑郁药物的主要特点。它没有 TCAs 常有的严重不良反应，特别是心脏毒性，患者容易耐受。因药物不良反应而导致的停药率略高于用安慰剂者，而远低于用 TCAs。因此，对 TCAs 不能耐受或禁用者，如青光眼、前列腺肥大患者，可以换用 SSRIs 类药物。SSRIs 类各药的不良反应相似，主要有以下几方面。

（1）胃肠道反应：是此类药物常见的不良反应。由于肠道神经系统富含 5－HT 神经元，药物不良反应可致胃肠疾病的发生率增加，最多见恶心症状。

（2）中枢神经系统反应：对中枢神经系统 5－HT 增强作用有可能导致激惹、焦虑、头痛、睡眠障碍、震颤和性功能障碍。罕见但可危及生命的特殊反应是中枢 5－HT 综合征。这是一种中枢 5－HT 受体活动过度的状态，主要发生在与 MAOIs 类或其他 5－HT 激动剂协同作用的时候。如果 MAOIs 患者要换用 SSRIs，或反之，则应有足够长的，至少 5 倍于药物半衰期的清洗期（约 2 周）。患者可表现为腹痛、腹泻、出汗、发热、心动过速、血压升高、意识改变（谵妄）、肌阵挛、动作增多、激惹、敌对、和情绪改变。严重者可导致高热、休克，甚至死亡。因此，本类药物禁与 MAOIs 类药物（主要指苯乙肼）合用。

（3）撤药反应：与 TCAs 和 MAOIs 一样，若突然停用，会出现停药反应，主要包括头晕、恶心和呕吐、疲劳乏力、激惹、感冒样症状和睡眠障碍。因此，如果需要停药，应有一个缓慢减量的过程。SSRIs 的不良反应与用药剂量和用药时间呈正相关。有许多不良反应是一过性的，如激动，一般出现在刚开始治疗时，与服药时间没有明确的关系。由于 SSRIs 类对多巴胺和 α 受体没有作用，因此不会出现锥体外系反应和直立性低血压。在 SSRIs 中，有的药物如氟西汀和舍曲林，随着剂量的增加镇静作用的发生率增高。相反，有的药物如帕罗西汀，随着剂量的增加有觉醒作用。

（四）药物的相互作用

抗抑郁药物因为其药理作用广泛，经过肝酶代谢，很多药物可与抗抑郁药物相互作用或影响其代谢，从而影响其血药浓度。药物的交互作用主要有两个方面，即药效学和药代动力学。药效学的交互作用是指两药的药理作用相互影响，通常是不良影响。由于 SSRIs 抑制胺类的再摄取，会干扰奎尼丁的作用；同时，由于 TCAs 本身有奎尼丁样作用，而奎尼丁又是强效酶抑制剂，可提高 TCAs 血药浓度，因此两者有协同作用，尤其对心脏传导的影响。TCAs 与酒精合用时可加重对认知和精神运动的不良反应，而与其他药物的不良交互作用主要会加重镇静和抗胆碱作用。另外，由于 TCAs 对胺摄取有即时作用，与 MAOIs 同用有潜在危险性。TCAs 加大剂量会导致儿茶酚胺浓度突然增高和高血压危象。两者谨慎合用又能治疗难治性抑郁症。MAOIs 不宜与拟交感药物如甲基多巴、左旋多巴和多巴胺合用，避免协同作用。

近年来，逐步强调药物在药代动力学方面的相互影响。抗抑郁药物主要通过肝脏代谢，因而加强或抑制肝细胞色素 P450 酶系统的药均会对抗抑郁药物产生交互作用。如巴比妥类和卡马西平可诱导肝酶，加速 TCAs 代谢并降低稳态血浓度。用来治疗双相情感障碍的抗惊厥药丙戊酸钠可降低 TCAs 清除率。而 SSRIs 类与 TCAs 合用时可提高 TCAs 稳态血浓度，降低清除率，其中以氟西汀和帕罗西汀对肝酶的抑制较明显。因而，原则上应单独使用，但如果想要下调 TCAs 的使用剂量，必要时两药还是可以合用的。

第四节 心境稳定剂

心境稳定剂(mood stabilizers)，又称为抗躁狂药物(antimanic drugs)，主要用于治疗躁狂发作和预防双相障碍的抑郁或躁狂发作，且不会诱发抑郁发作或躁狂的药物。

一、分类

在很长一段时间内，锂盐是唯一可用于治疗双相情感障碍、躁狂发作的药物。它开始报道于 1949 年。到 20 世纪 70 年代，开始有了抗惊厥药用于治疗躁狂症并取得疗效的报告。目前心境稳定剂可分为经典心境稳定剂和非典型心境稳定剂。经典心境稳定剂主要包括碳酸锂及抗惊厥药丙戊酸盐和卡马西平；非典型心境稳定剂，包括其他一些抗惊厥药，例如，拉莫三嗪、托吡酯、加巴喷丁以及部分第二代抗精神病药物。

第二代抗精神病药物如氯氮平、利培酮、奥氮平、喹硫平、阿立哌唑等,有研究已证明有心境稳定作用,一般用于双相障碍的躁狂相,特别是具有兴奋、激越、攻击或精神病性症状的急性躁狂发作或混合发作患者,也可用于稳定期治疗,或合并用于抑郁相治疗以及伴有精神病性症状的发作。抗精神病药用作心境稳定剂时,控制躁狂急性发作时的用法与精神分裂症等精神病性障碍急性期治疗类似,用药剂量相对较高,加量相对较快。用于抑郁相、维持期的治疗则一般用药剂量较小。另一些抗精神病药物虽能快速控制躁狂发作,但无情感稳定作用,不能预防疾病复发,且有诱发双相情感障碍者抑郁发作的可能,因此不作为心境稳定剂。鉴于抗精神病药已经在第二节中介绍,本节只重点介绍传统的心境稳定剂:锂盐和部分抗惊厥药。表 20-5 所示为常用心境稳定剂。

表 20-5 常用心境稳定剂

类 别	剂型(mg)	治疗剂量(mg/d)
锂盐		
碳酸锂(lithium carbonate)	250	750～2 000
抗惊厥药		
丙戊酸盐(valproate)	200	600～1 200
卡马西平(carbamazepine)	100	600～1 200
拉莫三嗪(lamotrigine)	50	50～400

二、锂盐

锂是 1817 年发现的一种金属元素。锂在元素周期表中位于氢氦之后,是第三个最简单的化学元素(原子序数为 3,原子量为 6.94)。锂盐最先用于治疗痛风,曾引起严重中毒和死亡。1949 年,Cade 把碳酸锂试用于躁狂患者,获得了肯定的疗效,但由于其严重的不良反应,极大地限制了临床应用。直到 20 世纪 60 年代,出现血锂浓度测定技术后,用锂来治疗躁狂症的价值才重新得到肯定。直到现在,锂盐仍被认为是治疗双相情感障碍躁狂发作和预防复发的首选药物。

(一)药理作用机制

碳酸锂口服后容易吸收,普通制剂在 1～2 h 血清锂浓度达峰值,6～8 h 完全吸收。需 4～5 天达血清稳态水平,脑脊液稳态水平的形成更慢。半衰期约 24 h。缓释制剂则在 4～5 h 达峰浓度。碳酸锂主要吸收部位是小肠,以离子形式存在,均匀地分布在体内全部含水空间,不需要生物转化,主要由肾脏排泄,与钠在肾小管的回吸收有竞争抑制作用。排钠利尿剂使钠的排出增加,可使血锂浓度升高;反之,血钠浓度升高,钠的回吸收可以抑制锂的回吸收,增加锂的排泄,降低血锂水平。

锂可降低从植物到人类的许多物种的生理波动,而躁狂抑郁有发作性和阶段性的特点。锂的治疗作用或可归于纠正双相障碍患者的阶段性和(或)内部生理节律的失调。锂抑制了腺苷酸环化酶,使环腺苷酸(cyclic adenylic acid,cAMP)合成减少,抑制第二信使系统。这种作用可能是锂与钙和镁离子相互作用的结果,也可能是锂抑制去甲肾上腺素释放,间接影响对环化酶的激活。锂明显抑制中枢神经递质去甲肾上腺素和多巴胺释放并增加神经元的再摄取,恰好与 TCAs 的作用相反,或可解释它的抗躁狂作用。已有研究发现,用锂盐 4 周后影响鼠脑中某些神经肽 mRNA 的表达。对不同成分的第二信使的产生和多种神经调节的基因表达作用也许可以解释锂盐对恢复中枢神经递质的功能平衡有长期作用,从而稳定情感和打断双相和抑郁患者的阶段性发作。此外,锂盐可以控制昼夜调节中枢下丘脑振子再同步,从而能够改善睡眠。

(二)适应证和禁忌证

1. 适应证

锂是全球公认的抗躁狂药,有效率约 78%。它起效相对比较慢,一般在治疗 1~3 周后出现临床效果。在治疗最初阶段常需要合并使用苯二氮䓬类或抗精神病药物。对锂盐无效者可换用丙戊酸盐、卡马西平、抗精神病药物或电休克治疗。

此外,锂盐对双相障碍的抑郁发作也有相当疗效,有研究中与 TCAs 旗鼓相当。对双相障碍抑郁发作的患者如果单用抗抑郁药物,会增加药物诱发躁狂和快速循环的风险。因此,除了非常严重的抑郁症状,部分临床医生倾向锂盐与抗抑郁药物联合使用。

长期锂盐治疗是降低双相障碍躁狂和抑郁发作的频率、严重程度和发作时间的有效途径。锂盐对下列情况的维持疗效不理想:混合性或以易激惹而不是情感高涨为主的躁狂、快速循环型(每年 4 次以上的发作)、以往有多次发作史、间歇期功能恢复不良、同时有人格障碍和物质滥用。一个值得关注的现象是锂盐停药引起的难治。约有 15% 的患者原先锂盐治疗有效,停药后再用锂盐却无效了。因此,不能轻率做出停止锂盐使用的决定。治疗分裂情感性障碍和精神分裂症,总体而言,情感症状越重,分裂症状越轻,锂盐就越可能有效。一般与抗精神病药物合用。锂盐还可用于治疗许多精神障碍和其他躯体情况,如攻击行为、强迫症、周期性精神病、经前期紧张症、偏头痛、粒细胞减少、抗病毒等,但无严格的研究证据,只是根据临床经验积累。

2. 禁忌证

在儿童、青少年和老年患者中使用锂盐要特别小心并减量使用。孕妇和哺乳期妇女不宜使用。同时伴有严重躯体疾病时,使用锂盐治疗是一个挑战,需与相关科的医生通力合作。严重心肾疾病、低钠血症、重症肌无力和怀孕早期患者禁用;糖尿病、癫痫、甲状腺功能低下、溃疡性结肠炎者慎用。

(三)临床应用

在治疗开始前应对患者做必要的体格检查和实验室检查,要告知患者常见的不良反应。锂盐的治疗窗很窄,其有效血浓度为 0.8~1.2 mmol/L,超过 1.4 mmol/L 易产生中毒症状,不足则无效。由于其代谢和排泄受多种因素影响,个体差异很大,必须通过检测血浓度和临床不良反应来调整剂量。

由于金属锂有很强的刺激作用,常会引起呕吐等胃肠道反应,因此建议饭后服用。用药从小剂量开始,一般初次治疗患者可从 250~500 mg/d 开始。1 周内加到治疗量,急性期血锂浓度宜为 0.8～1.2 mmol/L。同时测血锂浓度,防止蓄积中毒。大剂量用药不宜超过 2～3 周,随后调整至中等剂量以维持稳态的有效血浓度。维持期常用剂量是 500～750 mg/d,保持血锂浓度为 0.6～0.8 mmol/L。由于达到有效血浓度需要一定的时间,且碳酸锂起效慢,因此在治疗开始时可以合并抗精神病药物或苯二氮䓬类药物控制兴奋躁动。常用的有镇静作用较强的氯丙嗪、氟哌啶醇口服或注射、氯氮平、奥氮平或苯二氮䓬类。一旦症状减轻即可逐渐停用。有报道,氟哌啶醇和锂盐合用可能会增强神经毒性和心脏毒性作用,故不建议两者联用。此外,碳酸锂也可合并电休克治疗数次。躁狂首次发作治愈后,一般可不用维持治疗。

(四) 不良反应及处理

患者主诉最常见的症状有烦渴、多尿、记忆问题、震颤、体重增加、困倦乏力和腹泻。其中,又以烦渴的发生率最高。

(1) 胃肠道反应:胃部不适、恶心等,与碳酸锂的刺激作用和血浓度的骤然升高有关。可逐步适应而减轻,饭后服也可减轻反应,无须特殊处理。如出现呕吐、腹泻,应考虑中毒可能。

(2) 神经系统反应:困倦乏力,少数患者主诉记忆和理解力减退,无须特别处理。如有粗大震颤、腱反射亢进,应考虑中毒可能。

(3) 内分泌系统反应:锂影响甲状腺素的产生而使甲状腺功能低下,甲状腺肿大,尤其是长期服药者。此反应为可逆性,停药后即恢复,可口服小剂量的甲状腺素片。

(4) 肾脏反应:烦渴和多饮多尿是长期服药者的常见症状,不必特别处理。停药后可消失。

(5) 其他反应:个别患者出现可逆性的白细胞升高,停药后可恢复;也有的出现 T 波低平的心电图变化。不必特别处理。

(6) 锂中毒:最关键的是碳酸锂的过量中毒。剂量过高或忽视血锂监测、发热、腹泻、使用利尿剂或有肾功能不全易导致锂过量中毒。一般血锂浓度＞1.4 mmol/L 即出现中毒症状,＞2.0 mmol/L 便是严重中毒(见表 20 - 6)。锂盐并无特效拮抗剂,一旦发生中毒后主要采取对症处理和支持疗法。除补液外,可用利尿药、甘露醇、碳酸钠,甚至腹部透析来促进锂排泄。

表 20 - 6 锂盐中毒及处理

血锂浓度	症 状	处 理 方 法
1.2～1.4 mmol/L	不良反应加重:恶心、腹泻、细颤、多饮多尿	减药、多饮盐水
1.5～2.0 mmol/L	早期中毒症状:嗜睡、呕吐、眼球震颤、发音含糊、腱反射亢进、粗大震颤	停药,以后再从小剂量开始
2.0 mmol/L	中重度中毒症状:发热、共济失调、肌阵挛、癫痫发作、脑电图发生变化,直至昏迷	停药,碱化尿液,促进排泄

(五) 药物间相互作用

总体而言,锂盐较少与常用的精神药物产生相互作用,因此被广泛地用于精神障碍的治疗。少数情况下会发生锂盐加重抗精神病药物的锥体外系不良反应，导致高效价抗精神病药物（如氟哌啶醇）的神经毒性作用。与SSRIs合用可能会增加发生5-HT综合征的危险。利尿剂会影响锂盐清除率，尤其是噻嗪类，可升高血锂浓度。

三、抗惊厥药

部分抗惊厥药物对双相障碍的预防和治疗均有一定疗效，与抗精神病药物和锂盐相仿。另外，对锂盐反应不佳或不能耐受者使用抗惊厥药有效，因此抗惊厥药也是一种理想的锂盐替换药物。因其不需要常规监测血药浓度，也作为躁狂治疗的首选药物，主要有丙戊酸盐、卡马西平和拉莫三嗪。

（一）药理作用机制

抗惊厥药物的心境稳定作用机制不明。其中，卡马西平的作用机制可归为两类：① 影响神经元离子通道来降低高频反复电活动的激发；② 影响突触和突触后介质的传递。但到目前为止，尚不清楚这些机制与它对精神的作用是如何联系起来的，它的抗惊厥作用是否就是它的情绪稳定作用之所在。

与卡马西平一样，丙戊酸盐有许多作用，但它在抗惊厥和心境稳定作用背后的机制却不清楚。有一种理论认为，丙戊酸盐抑制GABA的降解代谢，增加它的释放，减少它的流通，增加GABAβ受体密度，还可能加强神经元对GABA的敏感度。研究表明，丙戊酸盐引起的脑内GABA浓度升高与惊厥控制有关。也有其他的研究显示，丙戊酸盐的抗惊厥作用是直接作用于神经元的结果。

（二）适应证和禁忌证

1. 适应证

（1）躁狂发作急性期治疗：研究显示，卡马西平和丙戊酸盐治疗急性躁狂的短期效果与锂盐和抗精神病药物相当，总有效率约50%，与单用碳酸锂的有效率56%和单用抗精神病药物的有效率61%相差不多。而卡马西平和丙戊酸盐比锂盐和抗精神病药物的耐受性好，没有抗精神病药物常见的锥体外系不良反应。如与其他心境稳定剂和抗精神病药物合用，可增强疗效。且有研究发现，卡马西平与锂盐合用对部分抑郁症有效。丙戊酸盐对急性抑郁的疗效不如急性躁狂，但长期使用对抑郁发作的预防作用要好于其治疗急性抑郁的作用。

（2）双相障碍的维持期治疗和预防复发：研究显示，卡马西平和丙戊酸盐对双相障碍的预防效果与锂盐相仿，可减少躁狂和抑郁发作的频率和严重程度，延长缓解期。对躁狂和混合发作的预防作用优于对抑郁发作的预防。拉莫三嗪则对抑郁相复发的预防优于躁狂相。除治疗癫痫外，其他可能的精神科适应证还有环性性格、边缘性人格障碍、以人格解体和感知障碍为特征的非典型抑郁、经前期紧张症、精神病的冲动行为和情绪不稳等。

2. 禁忌证

孕妇慎用。禁用于粒细胞减少者、有骨髓抑制病史者和胰腺炎、严重肝脏疾病、尿素循环障碍患者。对该类药物有过敏史者禁用。卡马西平禁用于有闭角型青光眼病史者。

（三）临床应用和不良反应

抗惊厥药治疗躁狂发作的起效时间与抗精神病药物近似，约数日至2周，快于锂盐。研究发现,可能与卡马西平或丙戊酸盐疗效较好有关的因素包括急性躁狂发作和混合性发作的起病年龄晚和(或)病程短,以及没有双相障碍家族史。与锂盐、抗精神病药物相比,抗惊厥药物的耐受性较好。它几乎没有锥体外系和肾脏不良反应,对认知损害和神经毒性作用小,常见的不良反应有胃肠道反应、镇静、震颤、肝转氨酶升高等。

(1) 丙戊酸盐(valproate):首次合成于 1882 年,作为有机溶剂使用。其抗惊厥特性在 1963 年才被发现,1966 年发现丙戊酸盐有治疗双相障碍的作用。丙戊酸盐主要有丙戊酸钠和丙戊酸镁,临床研究和应用较多的是丙戊酸钠。丙戊酸钠空腹时吸收良好,2 h 内达峰,饭后服药会明显延迟吸收。半衰期为 5～20 h,有效治疗血浓度 50～120 mg/L。初始剂量从 400～600 mg/d 的小剂量开始,每隔 2～3 天增加 200 mg,逐渐增加至有效剂量为 600～1 200 mg/d。如果胃肠道耐受性好,病情急重,也可直接从 1 000 mg/d 起始,快速达到有效血药浓度。治疗快速循环型双相障碍或维持治疗的剂量较小。

丙戊酸盐的不良反应发生率低,与卡马西平不同的是极少引起甲状腺、心脏、皮肤病或过敏反应。与剂量有关的常见不良反应有胃肠道反应,如厌食、恶心、消化不良、呕吐和腹泻;肝转移酶的良性升高和神经系统症状,如震颤和镇静。不良反应多发生于治疗开始阶段,随着时间的推移或减量可减轻。用肠溶型的丙戊酸钠可减轻胃肠道反应。如减量无效,也可加用 H₂ 受体拮抗剂如西咪替丁。震颤可通过减量或用 β 阻滞剂治疗。较少发生凝血障碍、血小板功能受损和一过性可逆性血小板减少。极少出现但又常使患者觉得很困扰的不良反应有脱发(常为一过性)、食欲和体重增加。用含锌和硒的多种维生素治疗可减轻脱发,缓释剂型也可减轻脱发。

有可能引起死亡但罕见,与剂量无关的个体特异作用是不可逆性肝功能衰竭、出血性胰腺炎和粒细胞缺乏症。精神发育迟滞的成人用丙戊酸盐治疗发生胰腺炎的可能性较多些。丙戊酸盐引发不可逆性肝衰竭的危险因素已明确,与年幼、合并使用其他抗惊厥药和有其他躯体或神经系统疾病有关。避免这些危险因素可基本消除肝衰竭的发生。

丙戊酸盐的其他严重不良反应还有致畸以及过量引起昏迷和死亡。其致畸作用的机制不明。丙戊酸盐血浓度超过 2 000 mg/L 可导致昏迷,必要时需血液透析来降低血药浓度。一般认为没有必要常规进行血液检测,重在教育患者认识有关肝或血液系统的症状并及时报告。但鉴于对丙戊酸盐治疗精神病的经验远不如癫痫,因此仍建议在开始治疗时检查数次血常规,待患者稳定后,每隔半年到 2 年检查一次。

(2) 卡马西平(carbamazepine):是 20 世纪 50 年代后期在试验室合成的产物,化学结构类似 TCAs。几年后便有用于治疗癫痫和发作性疼痛如三叉神经痛的报道。1971 年,日本首先报道 TCAs 可用于双相障碍治疗。

卡马西平口服吸收慢。成人起始剂量为 400 mg/d,分 2 次服用,每 3～5 天增加 200 mg,治疗剂量为 600～1 200 mg/d,有效治疗血浓度为 4～12 mg/L,与治疗癫痫所需的血浓度相仿。数周起效。有 33%～50% 的患者会出现不良反应,最常见的有神经系统不良反应,如复视、视物模糊、虚弱、恶心、眩晕、眼球震颤和共济失调。这些神经系统不良反应与剂量有关,通常是一过性的,减量后可逆转,无须特别处理,但老年患者特别敏感。典型的卡马西平中毒常发生在服药数小时后,早期症状包括头晕、共济失调、镇静和复视。急性中毒可导致高度激惹、恍惚或昏迷，过量可致死亡。

卡马西平可引起一过性白细胞减少症。一般不会引发患者感染，常可随着用药的继续而消失。若同时伴有一过性血小板减少症和肝酶升高，则要减低用药量，严重者需停药。一旦这些异常指标恢复正常后，即可增加剂量或从小剂量重新开始用药。

其他较少发生的不良反应还包括 5%～15% 患者有肝酶升高、皮疹、其他中枢神经症状如不自主运动等。卡马西平引起的皮疹用类固醇激素治疗效果较好。卡马西平有抗利尿激素样作用，可发生轻度无症状性低钠血症。此外，突然停药可引起癫痫发作。

罕见的、与剂量无关的、属于个体特异的且严重的则是有可能导致严重血常规变化（如粒细胞缺乏症和再生障碍性贫血）、肝衰竭、剥脱性皮炎和急性胰腺炎。除了常规监测血常规变化、肝衰竭或剥脱性皮炎发生的可能性外，还需要在用药前详细了解患者的既往病史，尤其是药物过敏史，同时要做好指导患者及其家属进行自我监测的方法和技巧。这些措施在预防和早期发现罕见但严重的不良反应方面有很大的作用。卡马西平有致畸作用，尤其是孕前 3 个月用药会增加致畸危险性，孕妇禁用。

（3）拉莫三嗪（lamotrigine）：一种是比较新的有心境稳定剂作用的抗惊厥药，尤其适用于双相障碍的维持治疗。该药起效时间比较长，可能需要数周乃至数月，因此强调持续治疗非常重要。拉莫三嗪常用剂量为 50～400 mg/d，口服容易吸收，2.5 h 血药浓度达峰值，半衰期大约是 29 h。一般初始剂量要小，加量要慢。拉莫三嗪第 1～2 周用药量为 25 mg/d，第 3～4 周 50 mg/d，以后每周增加 50 mg 至有效治疗剂量（单药治疗为 200 mg/d）。如果需要停药，也至少需要 2 周的逐渐减量过程。如果拉莫三嗪与丙戊酸合用，则剂量需减半。

常见不良反应有头痛、头晕、震撼、嗜睡、恶心、共济失调和皮疹等。其中，皮疹的发生率约 9%，可能是过敏性的，多发生在治疗 1 周前后，多为良性，症状轻微且一过性。出现皮疹后立即减量或停止加量后皮疹会逐渐消退；少数可能发展成恶性，皮疹融合，涉及多个系统，可能有发热等症状，严重者偶尔可导致死亡。遇到这种情况应立即停药，并及时检查其他脏器功能损害情况，积极抗过敏和对症治疗。放缓加量速度可减少皮疹发生。拉莫三嗪通过肾脏排泄，有肾功能障碍者须减少维持量。

（四）药物的相互作用

丙戊酸盐和卡马西平与许多药物有交互作用。丙戊酸盐的蛋白结合率高，其他影响蛋白结合或代谢的药物如阿司匹林可与之产生交互作用，增加丙戊酸盐的血浓度导致中毒。丙戊酸盐是主要的抗惊厥药中唯一不诱导肝微粒体酶反而抑制药物氧化代谢的。同时服用丙戊酸盐可抑制 TCAs 和拉莫三嗪等一些抗惊厥药物的代谢，增加其血药浓度。但丙戊酸盐和锂盐或非典型抗精神病药物之间没有药物代谢动力学方面的相互作用。

相反，卡马西平是一个有效的降解酶诱导剂，可加强对许多药物的代谢并降低其血浓度，包括抗精神病药物、美沙酮、抗哮喘药、丙戊酸钠、TCAs、苯二氮䓬类和激素类避孕药。由于卡马西平和丙戊酸盐完全由肝脏代谢，有些酶抑制剂可抑制卡马西平和丙戊酸盐的代谢从而增加血浓度，并致中毒。这些药物包括钙通道阻滞剂和它们自身。

尽管许多患者对抗惊厥药和锂盐或抗精神病药物的联合应用耐受良好，但有增加神经毒性的病例报道,对记忆损害联合用药比单一用药严重,增加抗精神病药物的镇静作用。

第五节 抗焦虑药物

抗焦虑药物(anxiolytic drugs)主要用于减轻焦虑、紧张、恐惧,稳定情绪,兼具有镇静、催眠、抗惊厥作用的药物。一般镇静剂在小剂量使用时都有一定的抗焦虑作用,如巴比妥类药物。但这类药物的抗焦虑作用并不理想,却有明显的镇静和嗜睡作用,还容易产生耐药和成瘾,易发生蓄积中毒或过量急性中毒。鉴于此,抗焦虑作用强而镇静作用弱,安全性好而不良反应小,不易成瘾的抗焦虑药物便应运而生。多数抗抑郁药物兼具抗焦虑作用,分类时仍归为抗抑郁药物,不在本节介绍。

一、分类

第一代抗焦虑药物的代表是甲丙氨酯类(meprobamate,安宁、眠尔通),但由于其安全性低且容易引起依赖性和戒断症状,现已停用。第二代抗焦虑药是苯二氮䓬类药物,迄今为止,科学家已经开发出 2 000 多种苯二氮䓬类药物。第三代抗焦虑药物是阿扎哌隆类(azaperone),主要是选择性作用于大脑边缘系统的 5 - HT_{1A} 受体,如丁螺环酮(buspirone)和坦度螺酮(tandospirone)。此外,还包含一些具有抗焦虑作用的药物,如部分抗抑郁药物、抗精神病药物、抗癫痫药物、抗组胺药物以及 β 受体阻滞剂和 GABA 调节剂。常用抗焦虑药物如表 20 - 7 所示。

表 20 - 7　常用抗焦虑药物

分　类	药　名	规格(mg)	治疗剂量(mg/d)
苯二氮䓬类(benzodiazepines)			
长效	地西泮(diazepam)	片:2.5 针:10	5～15
	氟西泮(flurazepam)	15	15～30
	氯硝西泮(clonezepam)	2	1～6
	硝西泮(nitrazepam)	5	5～10
中效	劳拉西泮(lorazepam)	0.5	0.5～6
	艾司唑仑(estazolam)	1	1～6
	阿普唑仑(alpraxolam)	0.4	0.4～2.4
短效	三唑仑(triazolam)	10	10～30
	咪达唑仑(midazolam)	15	15～30
阿扎哌隆类(azapirones)			
	丁螺环酮(buspirone)	5	15～45
	坦度螺酮(tandospirone)	5	30～60
其他具有抗焦虑作用药物			
β 受体阻滞剂	普萘洛尔(propranolol)	10	10～30

二、苯二氮䓬类

苯二氮䓬类是一种镇静催眠药物,也是最常用的抗焦虑药物。一般认为这类药的不良反应较小,所以应用广泛。但若应用不当,可产生一定程度的滥用与依赖倾向,因此如何合理应用应引起足够重视。

（一）药理作用机制

苯二氮䓬类的主要药理作用是抗焦虑、镇静催眠、抗惊厥和肌肉松弛。可能的作用机制主要有以下几个：① GABA$_A$ 受体：苯二氮䓬类加强 GABA 能神经传导,间接改变其他递质例如去甲肾上腺素、5 - HT 的功能。GABA 是哺乳动物中枢神经系统主要的抑制性神经递质；② 苯二氮䓬类受体：位于 GABA$_A$ 受体的 α 亚单位上,有苯二氮䓬受体 1 和 2 两种形式,受体 1 主要分布于小脑,与镇静、催眠作用相关；而受体 2 分布于边缘系统,与情绪、记忆相关。

此类药物品种繁多,但药理作用相似,只有作用强弱和时间长短之分。根据其半衰期长短可分为长效(>20 h)、中效(6~20 h)和短效(<6 h)。

（二）适应证和禁忌证

1. 适应证

焦虑症和焦虑有关障碍是苯二氮䓬类的主要适应证,特别是广泛性焦虑和惊恐发作。此外,治疗酒精戒断综合征和作为静脉麻醉诱导剂是利用苯二氮䓬类的肌肉松弛作用和抗惊厥作用。氯硝西泮是这类用途的常选药物,也用于治疗广泛性焦虑症。它的镇静催眠作用对改善睡眠障碍有很好的作用,可根据不同时段的睡眠问题,选择不同作用时间的药物。例如,以入睡困难为主,宜选择起效快而作用时间短的药物,防止次日日间的困倦；而以眠浅多梦易醒为主,可选择中效的药物。苯二氮䓬类还有抗惊厥作用,可提高惊厥阈值,用于治疗癫痫或药物等各种原因引起的惊厥。

2. 禁忌证

苯二氮䓬类药物总体安全性好。严重心血管疾病、肾病、呼吸功能衰竭、青光眼、重症肌无力患者和妊娠早期禁用,分娩前后和儿童慎用。与酒精和中枢抑制剂有协同作用,应注意避免合并使用或酒后用药。对该类药物过敏者禁用。

（三）临床应用

口服苯二氮䓬类药物吸收较快。除劳拉西泮外,注射吸收不如口服。苯二氮䓬类的半衰期一般较长,同时因其镇静作用,所以多为晚上一次性给药。急性焦虑治疗期可以每天给药 2~3 次,但持续时间不宜太久。急性期、惊恐发作、或一过性激越兴奋状态还可以静脉滴注给药或肌内注射。抗焦虑治疗的疗程一般不宜超过 6 周。此类药物种类虽多,但在我国市场上可用的和临床上常用的并不多。有的品种已日渐减少使用,趋于淘汰。

（1）地西泮(diazepam)：是苯二氮䓬类中作用时间最长的药物。晚间睡前服,次日仍有残余作用。也是此类药物中少数有注射制剂中的一种,适合于兴奋躁动的不合作患者。多用于抗精神病治疗和抗躁狂治疗的辅助用药。

（2）氯硝西泮(clonezepam)：抗焦虑、抗抽搐作用很强,嗜睡较重,宜作安眠药用。是此类药物中半衰期较长的一种,次日白天常留有头晕、昏沉、困倦、无力感。患者对氯硝西泮很容易产生依赖，在临床使用时必须注意。据称具有抗强迫作用，但还没有足够的证据。注射针剂可用于控制急性兴奋躁动症状，肌内注射或静脉点滴 1～2 mg/次，必要时 30 min 后可以重复使用，日剂量不宜超过 6 mg。严重肺部疾病患者及呼吸暂停综合征患者慎用。

（3）劳拉西泮(lorazepam)：抗焦虑效果好，尚有镇静和催眠作用。是此类药物中唯一注射比口服吸收好的药物。针剂常用于快速控制和辅助抗精神病药物或抗躁狂药治疗。

（4）艾司唑仑(estazolam)：性能与劳拉西泮接近，应用十分广泛，但同样存在依赖问题。

（5）阿普唑仑(alpraxolam)：与劳拉西泮接近，特点是半衰期只有 6～8 h，不良反应轻而少，所以很受患者欢迎，应用广泛。广泛性焦虑急性期可用阿普唑仑 0.4～0.8 mg 治疗，每日 2～3 次。

（6）三唑仑(triazolam)：作用时间短，主要用于安眠，次日无残留作用。

（7）咪达唑仑(midazolam)：起效快是其特点，主要用于入睡困难者，或麻醉诱导，催眠效果好。

（四）不良反应及其处理

整体而言，苯二氮䓬类药物的不良反应非常少。在使用治疗剂量时，不良反应更为轻微，主要是嗜睡、乏力、头昏和眩晕。不良反应可能会影响精细运动的协调功能，如需较长时间使用该类药物时，对某些特殊职业者(如驾驶员、高空作业者等)应适当限制，尤其是长效苯二氮䓬类药物。老年人使用苯二氮䓬类药物后会发生共济失调而引起跌倒，致股骨骨折等。此外，也偶见有意识模糊症状。使用过量时可出现震颤、共济失调和视物模糊。

长期使用会产生耐药性和依赖性，这两个问题是苯二氮䓬类的一大弱点。各品种药物之间有交叉耐药性和交叉依赖性，同类药物间换药也无济于事。间断使用或可降低发生依赖的危险性。长期使用后突然停药会出现撤药症状，表现为一过性的焦虑复燃，比治疗前更严重，发生所谓的"反跳"。症状可表现为治疗前原有症状的复现。但如果慢慢调整，逐渐减量，患者一般都可以平稳度过撤药反应。

怀孕期应用苯二氮䓬类药物有否致畸发生的问题并无定论，但建议尽量避免使用。此类药物一般均可通过乳汁分泌，致婴儿嗜睡。

（五）药物的相互作用

由于苯二氮䓬类常用于抗焦虑等的长期治疗，或急性精神病理状态下合并治疗，与其他药物合并使用的机会大大增加。西咪替丁和双硫仑可减缓苯二氮䓬类的代谢，使它们的作用增强和作用时间延长，尤其对长效制剂如安定更明显。安定和琥珀酰胆碱合用可导致瘫痪。异烟肼和雌激素通过抑制酶而加剧苯二氮䓬类药的作用。氟伏沙明抑制细胞色素 P450 酶，与阿普唑仑的血药水平升高有关。同时，苯二氮䓬类与其他镇静、减轻焦虑的药物一样，会引起显著的镇静和中枢性抑制。大剂量苯二氮䓬类与酒精同服会导致过度镇静，甚至抑制呼吸。

三、丁螺环酮和坦度螺酮

丁螺环酮是第一个非镇静、非苯二氮䓬类抗焦虑药物，于 1968 年首次合成。其结构与其他抗焦虑药物或抗抑郁药物完全不同，却接近于抗精神病药物，然而对治疗精神病却没有效果。坦度螺酮则是受丁螺环酮启发而研制的 5-羟色胺能抗焦虑药。

（一）药理作用机制

许多方面显示，非苯二氮䓬类的丁螺环酮和坦度螺酮是理想的抗焦虑药物。它们在常规剂量下没有苯二氮䓬类的镇静、抗惊厥和肌肉松弛作用，产生依赖和导致滥用的可能性很低。其药理机制与苯二氮䓬类不同，但尚未完全明确，可能作用于海马的 5-HT_{1A} 受体及多巴胺受体，是 5-HT_{1A} 受体的部分激动剂，使 5-HT 功能下调而产生抗焦虑作用。动物研究显示，坦度螺酮与地西泮具有相当的抗焦虑作用。坦度螺酮可抑制下丘脑刺激所致升压反应和电休克应激负荷所致的血浆肾素活性升高，抑制心理应激负荷所致的胃溃疡发生和强制浸水应激负荷所致的食欲低下。

丁螺环酮口服易吸收，基本不受进食影响。丁螺环酮使用后 0.5~1.5 h 达峰值，血中半衰期为 3~10 h；坦度螺酮半衰期则稍短，1~1.5 h。它们大部分经肝脏代谢，由尿粪排泄。血液透析不能清除体内的丁螺环酮。

（二）适应证和禁忌证

丁螺环酮和坦度螺酮与苯二氮䓬类有相同的抗焦虑作用，用于治疗广泛性焦虑症，对缓解同时存在的抑郁症状比阿普唑仑以外的苯二氮䓬类更有效；无明显的镇静作用，对焦虑伴严重失眠者，须合并加用速效催眠药。

当丁螺环酮每日剂量达 30~90 mg 时，对抑郁症也有一定疗效。有资料报告，该药对惊恐发作和强迫症或许有效。迄今为止未见该药致依赖的报道，也无过量中毒致死的报道。严重肝肾功能不全、青光眼及重症肌无力者禁用；孕妇、儿童和有严重心、肝、肾功能障碍者慎用。

（三）临床应用与不良反应

丁螺环酮抗焦虑治疗剂量为 15~45 mg/d。一般口服剂量从 5 mg×3 次/d 开始，1 周后每 2~4 天增加 5 mg，至 10 mg×3 次/d 为止。坦度螺酮的抗抑郁治疗剂量为 30~60 mg/d，分 3 次口服。一般口服剂量从 5 mg×3 次/d 开始，1~2 周后加到治疗量。老年人应用要小心，有跌倒受伤的风险。与苯二氮䓬类相比，丁螺环酮的起效相对较慢，至少在用药后 1 周以上才显效，连续应用 6 周以上才能决定该药是否有效。随着时间的推移，该药的疗效会逐渐显现出来。

丁螺环酮不良反应少，即便出现也很轻微，主要有头晕、口干、恶心、头痛、失眠等，个别在使用早期会有神经紧张和激动，无反跳现象。从小剂量开始逐渐加量可使患者适应而减轻胃肠道反应，必要时减量。

（四）药物间相互作用

丁螺环酮和坦度螺酮与其他药物无显著交互作用，不与其他催眠药产生协同作用，也不加强酒精的作用。

四、β受体阻滞剂

（一）药理作用机制

β受体阻滞剂最常用的是普萘洛尔，对外周β受体的阻断作用可减慢心率、降低心肌收缩力使血压下降；对气管、支气管平滑肌的β受体阻断可引起支气管收缩。对中枢神经系统也有抑制作用。许多焦虑症患者常伴有心动过速、震颤，以及出汗等自主神经亢进症状，而一些研究发现,普萘洛尔对减轻焦虑症的躯体症状有显著效果。

（二）适应证和禁忌证

临床上β受体阻滞剂主要用于治疗伴有严重躯体症状的焦虑症和广泛性焦虑,对伴随焦虑的震颤效果好,通常对因碳酸锂治疗引起的震颤也有效,能减轻苯二氮䓬类的撤药反应。β受体阻滞剂治疗惊恐发作和社交焦虑症所需剂量要大,有一定疗效,但不能持久,停药后复发率很高。

β受体阻滞剂用法：每次 10～20 mg,每日剂量 30～60 mg,禁用于哮喘、心力衰竭、传导阻滞、低血压患者,不宜与 MAOIs 同用。

（三）不良反应及其处理

普萘洛尔没有耐药性和依赖性,不产生镇静作用,不良反应少。常见有眩晕、心动过缓和胃肠道反应,少见支气管痉挛、呼吸困难、反应迟钝以及老年人的意识模糊。本药与其他药物合用时相互作用多,与奎尼丁、氟伏沙明、西咪替丁、氟西汀合用会抑制本药清除或代谢,致血药浓度升高;与氯丙嗪合用,两药的浓度都升高。

第六节 镇静催眠药

镇静催眠药(sedative hypnotics)是治疗失眠的主要方法,可降低中枢神经系统的运动活性和兴奋性,属于中枢抑制剂,能使人产生困意,维持生理性睡眠。

镇静催眠药主要包括以下几类：① 传统催眠药物：巴比妥类和苯二氮䓬类;② 非苯二氮䓬类药物;③ 褪黑素类药;④ 其他药物：一些抗抑郁药、抗组胺药、天然药物等。

由于巴比妥类无选择性地作用于大脑神经元,因此安全剂量范围较窄,长期使用会导致呼吸抑制、成瘾等不良反应。巴比妥类药物已逐渐被苯二氮䓬类取代。苯二氮䓬类具有疗效佳、安全性好、不良反应与戒断症状较少等优点。

非苯二氮䓬类主要作用于选择性 GABA 受体,主要包括 ω_1、ω_2、ω_3。ω_1、ω_2 主要分布于中枢神经系统,ω_3分布于周围。研究发现,ω_1与镇静催眠有关,ω_2与抗焦虑有关,而 ω_3 与肌肉松弛相关。选择性地拮抗 ω_1亚型能缩短睡眠潜伏期,减少夜间觉醒次数,增加总睡眠时长,提高睡眠质量。此类药物包括唑吡坦、佐匹克隆、右佐匹克隆和扎来普隆。

哺乳动物和人类的松果体会分泌产生一种吲哚类激素褪黑素,作用于双侧视交叉上核的褪黑素受体,参与调节昼夜节律。此类药物主要包括阿戈美拉汀、雷美替胺等。

抗组胺药物的代表药物有苯海拉明和异丙嗪,可用于术前镇静催眠。米氮平、帕罗西汀、氟伏沙明、舍曲林、文拉法辛、度洛西汀以及阿米替林、多塞平、曲唑酮都具有镇静催眠作用。此外,中药如安神补心丸、枣仁安神液等均具有一定疗效。

第七节 认知改善药

认知改善药(cognitive improvement drugs)是指治疗痴呆患者认知功能损害症状的药

物,用于改善患者的认知功能,延缓认知功能衰退。它主要改变病理认知功能,并不能提高正常人的认知功能。

一、药理作用机制及分类

大量研究证实,中枢神经系统的胆碱能系统对认知功能具有重要作用。增加乙酰胆碱有不同的途径,现有药物主要是通过抑制胆碱酯酶活性,减少乙酰胆碱降解,从而间接增加了乙酰胆碱。

阿尔茨海默病的病理改变的另一种假说是神经递质谷氨酸系统。谷氨酸参与记忆活动与学习。患者体内的谷氨酸受体中的 N-甲基-D-天冬氨酸(N-methyl-D-aspartate,NMDA)受体处于持续且较弱的激活状态,可能是由于氧化作用引起,也可能是脑部慢性炎症病变的结果。

认知改善药物主要包括两类,即胆碱酯酶抑制剂和 NMDA 受体拮抗剂。而胆碱酯酶抑制剂是改善患者认知功能损害的首选药物。表 20-8 所示为常用的认知改善药物。

表 20-8　常用的认知改善药物

类　　别	成人剂量(mg/d)
胆碱酯酶抑制剂	
多奈哌齐(donepezil)	5～10
利凡斯的明(rivastigmine)	6～12
加兰他敏(galantamine)	15～45
石杉碱甲(huperzine A)	0.2～0.4
NMDA 受体拮抗剂	
美金刚(memantine)	30～60

二、临床应用

1. 适应证

认知改善药适用于不同程度的认知功能损害和记忆损害,包括阿尔茨海默病、血管性痴呆、帕金森病痴呆及其他疾病所致的记忆损害。

2. 禁忌证

认知改善药禁用于已知对该药过敏者。

3. 疗效肯定的认知改善药

(1) 多奈哌齐(Donepezil):是一种哌啶类可逆性的胆碱酯酶抑制剂,能通过竞争与非竞争机制抑制乙酰胆碱酯酶,从而提高脑内的细胞外乙酰胆碱浓度。多奈哌齐的起始剂量为 2.5～5 mg/d,每日只能用 1 次,睡前口服。多奈哌齐口服吸收迅速,且不受食物以及服药时间的影响,一般 3～4 h 即可达到血药浓度,半衰期较长,为 70～80 h。4～6 周后加量至

10 mg,疗效为剂量依赖性,服用 6 周以上可改善记忆和行为,数月后才能使认知水平稳定并延缓疾病的退化过程。同样,该药的不良反应与剂量有关,主要是对外周乙酰胆碱酯酶的抑制作用引起胃肠道不适以及对中枢乙酰胆碱酯酶抑制作用引起的恶心、呕吐、体重减轻和睡眠障碍。一般无须特殊处理,可加用催眠药物改善失眠。个别患者治疗 6 个月后可能会失效。

（2）利凡斯的明（rivastigmine）：是氨基甲酸类化合物,属于假性不可逆性胆碱酯酶抑制剂,对轻至中度阿尔茨海默病患者的认知损害有一定疗效。利凡斯的明的使用方法和不良反应均与多奈哌齐类似,需要剂量滴定过程以减少不良反应。利凡斯的明的起始剂量为 1.5 mg,每日 2 次。每 2 周增加 3 mg,滴定至最大耐受剂量 6 mg×2 次/d。治疗剂量为 6～12 mg/d。

（3）加兰他敏（galantamine）：是一种从雪莲花和黄水仙球茎中提取的生物碱,为可逆性、竞争性胆碱酯酶抑制剂,还能改善神经肌肉间的传递。加兰他敏口服吸收迅速,2 h 后血浆浓度达峰,半衰期约为 6 h。

（4）石杉碱甲（huperzine A）：是从石杉科植物千层塔提取的一种生物碱,是具有选择性、可逆性的胆碱酯酶抑制剂。石杉碱甲易通过血脑屏障,并具有中枢及外周的治疗作用。石杉碱甲常用剂量为 0.2～0.4 mg/d。常见不良反应包括口干、嗜睡、胃肠道反应和视物模糊等。

（5）美金刚（memantine）：作用机制是拮抗由于 N-甲基-D-天冬氨酸受体激动所产生的神经毒性和增加可溶性的淀粉样前蛋白的分泌。美金刚常用剂量为 30～60 mg/d,每日 1 次口服,起始剂量 5 mg。药代动力学呈线性关系,起效缓慢。头痛、头晕和便秘是它的常见不良反应。

（6）其他制剂：由于各种认知障碍的病因尚不能明确,因此在使用认知改善对症治疗外,人们也开始对疾病的特征性病变进行治疗探索,其中包括阻止 Aβ 聚集、裂解 Aβ、抗淀粉样蛋白免疫治疗等治疗。另外,维生素（如维生素 E）、叶酸等药物对认知改善可能有用,待后续研究证实。

第八节　中枢神经兴奋剂

中枢神经兴奋剂（central nervous system stimulant）通过提高中枢神经系统机能活动,进而使人感到愉快和振奋。中枢神经兴奋剂的使用格外强调适度和适量,否则极有可能被判定为非法使用。中枢兴奋剂多达 15 种,国外常用的有哌甲酯、右旋哌甲酯、右旋安非他命以及其他混合安非他明药品,而我国仅有哌甲酯及其控制剂可用于临床。哌甲酯结构与儿茶酚胺类神经递质相似,与相应配体结合后能兴奋神经细胞,提升整体冲动控制能力,提高注意力,因此通常用于治疗儿童注意缺陷多动障碍。

盐酸哌甲酯片为短效制剂,半衰期为 4～6 h,因此需要每日 3 次口服才能达到治疗效用,特别是针对需要完成家庭作业和课外活动的高年级小学生。然而儿童在校期间容易漏服,因此可调整为每日2次或者采用缓释剂型(盐酸哌甲酯控释片)。缓释片采用渗透释放技术,使药物浓度在体内能逐渐递增达到普通剂型每日3次的剂量,可避免血药浓度大幅度波动。哌甲酯在国外常采用剂量滴定,每日最大剂量可达 2.54 mg/kg。而国内使用哌甲酯通常每日剂量为 0.3~0.6 mg/kg。哌甲酯最常见的不良反应为食欲减退、睡眠障碍、心率加快和血压升高等。

(陈剑华　项思莹)

思考题

1. 抗精神病药物的主要不良反应及处理措施有哪些?
2. 抗精神病药物与抗抑郁药物的作用机制的相同点与不同点有哪些?

第二十一章

心 理 治 疗

第一节　心理治疗概论

一、概念

心理治疗(psychotherapy)是指在良好的治疗关系基础上,由经过专业训练的治疗师运用心理治疗的有关理论和技术,对患者进行帮助的过程,以消除或缓解患者的心理问题或心理障碍,促进其人格向健康、协调的方向发展。

从定义中可以看出,良好的治疗关系是所有改变的前提,理论和技术的应用及良好的治疗关系在治疗师与患者之间产生交互作用,使患者发生积极的改变。医生或心理治疗师作为治疗者,需要接受系统且严格的专业训练,通过培训和考试取得国家特定资质。

另有一种广义的心理治疗概念,是指医务人员在医疗行为中展现细致、关心、尊重的态度,并具备精湛的专业知识,会自然对患者产生积极的影响,取得患者的信任和配合,帮助患者树立战胜疾病的勇气和信心,促进其早日康复。

二、心理治疗疗效机制

虽然各个流派的心理治疗有着自己特有的理论和技术,但这些特有理论和技术的起效是建立在心理治疗共同的疗效机制基础之上的,即基础疗效机制。基础疗效机制可能包括:激活资源;将问题现实化;积极帮助解决问题;澄清冲突、混乱的认知。另有观点认为,患者对治疗抱有积极期待的信念和态度、良好的治疗关系以及矫正性的体验等,是大多数心理治疗产生疗效的机制。有研究认为,心理治疗总疗效中的60%是因为这些基础疗效机制。

三、心理治疗种类

心理治疗有多种分类方法。一般来说,可按照治疗对象、治疗时长和理论流派来进行分类。

(1) 按照治疗对象分类:可分为个别心理治疗、伴侣心理治疗(夫妻心理治疗)、家庭心理治疗、团体心理治疗等。

(2) 按照治疗时长分类:可分为长程心理治疗(一般治疗时长大于3个月,有时可长达数年)、短程心理治疗(一般治疗时长少于3个月,或治疗次数为几次、十几次或几十次)、限期心理治疗(在治疗开始时就商定好治疗时间和次数,做完为止)。

按照理论流派分类,可有大大小小几百种流派,其中大多可以纳入精神分析与动力学派、认知行为学派、存在-人本主义学派、系统论学派这 4 种主流学派中。本章内容中主要介绍精神分析与精神动力性心理治疗、认知行为治疗、人本主义治疗、团体治疗和家庭治疗。

第二节 精神分析与精神动力性心理治疗

精神分析(psychoanalysis)与精神动力性心理治疗具有相同的理论基础和核心原则。经典精神分析是在 19 世纪 90 年代由西格蒙德·弗洛伊德创立的,此后在其基础上衍生出更多的心理治疗理论和方法。通常来说,精神分析采用较高的治疗频率设置,如每周 4~5 次;而精神动力性心理治疗的治疗频率较低,一般为每周 1~3 次。

一、发展概述

在精神分析的发展历史中,先后出现了一些重要的理论和概念,在此做一概述。在不同发展阶段中形成的 4 种心理学流派也称为心理动力学的四种视角。

1. 驱力理论视角

驱力理论是弗洛伊德理论的基石。驱力也被称为本能。驱力理论认为在人类的不同发展阶段,某些天生的和基于生物属性的本能是动力所在,本能是人类精神活动的能量来源。人类最基本的本能有两类：一类是生的本能,另一类是死亡本能或攻击本能。生的本能包括性欲本能与个体生存本能,其目的是保持种族的繁衍与个体的生存。弗洛伊德所指性欲是广义的,是指人们一切追求快乐的欲望,称之为力比多。死亡本能是一种要摧毁秩序、回到前生命状态的冲动。

2. 自我心理学视角

弗洛伊德提出的人格结构理论认为人格包含本我、自我和超我三个部分。人格结构理论是自我心理学的基础。本我、自我和超我之间不断有冲突发生,自我运用防御机制来阻止潜意识中不能被接受的想法、冲动或愿望进入意识。自我心理学的代表有安娜·弗洛伊德(Anna Freud)、海因兹·哈特曼(Heinz Hartmann)和艾瑞克·埃里克森(Erik H Erikson)。其中埃里克森的人格发展阶段理论成为自我心理学的重要理论学说。在自我心理学中,精神分析的目标开始转变为更全面地理解患者整体的、复杂的、发展的人格,这些可能涉及个人的思考方式、认知风格、防御机制等。

3. 客体关系视角

客体关系理论认为人的发展是在关系背景下进行的,个体在婴儿期和儿童期与重要他人互动的记忆,构成了内在客体关系。在人的一生中,这种内在客体关系都潜意识地影响甚至支配着个人在关系中对自己和他人的看法。由于人的发展总是处于关系当中的,因此客体关系理论认为精神病理的根源也在关系当中。客体关系理论学派的心理学家有梅兰妮·克莱因(Melanie Klein)、罗纳德·费尔贝恩(William Ronald Dodds Fairbairn)和唐纳德·温尼科特(Donald. W. Winnicott)等。

4. 自体心理学视角

自体心理学的代表人物是海因兹·科胡特（Heinz Kohut）。科胡特提出自恋是从健康到病理的一个连续谱。他认为自恋并不是需要克服或者清除的，而是个体重要的资源所在。父母如何对年幼的孩子表达和传递关于孩子自身的感觉和价值，影响个体的自恋如何发展和维持。自恋的充分发展最终将带来更加稳定的自我价值感和爱他人的能力。自恋发展健康的个体在遭遇挫折时能够较快地复原和适应，拥有较为稳定的自尊和自信；而病理性自恋个体自尊和自信的调节则较为困难。

二、基本理论

1. 精神地形学说

弗洛伊德最早在临床中关注的是癔症，他认为癔症与创伤事件有关，由创伤事件引发的一些不能被当事人接受的感受被排除在意识之外，而表现出的是一些具有象征意义的癔症症状。在心理治疗中，通过催眠作用，那些原本排除在意识之外的与创伤事件有关的内容被重新带入到意识中。后来，鉴于催眠的局限性，弗洛伊德开始在治疗中使用"自由联想"，即鼓励患者在治疗中不加筛选、不加评判地把任何出现在他们头脑中的内容都表达出来。与此同时，治疗师采用"均匀悬浮注意"的方式进行倾听。在这一时期，弗洛伊德提出了"精神地形学说"，即认为人的心理活动可分为意识、前意识和潜意识三个层面，出现症状的主要原因在于潜意识层面。

（1）意识：是心理结构的表层，是人们心理活动的外显部分。能够被自己感知到、认识到、主动回忆起以及预见到的心理活动叫作意识。

（2）潜意识：是心理活动的深层次结构，在意识觉察范围之外。一些本能冲动、被压抑的欲望等因不符合社会道德和本人的理智，无法进入意识被个体所觉察，即为潜意识。虽然一般情况下潜意识不会被个体所觉察，但却影响甚至左右着个体的心理活动，是人类心理原动力的所在。

（3）前意识：是介于意识和潜意识之间的心理活动，是意识和潜意识之间的缓冲。

2. 人格结构理论

弗洛伊德认为人格结构由本我、自我、超我三部分组成。

（1）本我：即原我，是指原始的自己，包含生存所需的基本欲望、冲动和生命力。本我是一切心理能量之源，以快乐原则行事，它不理会社会道德、外在的行为规范，唯一的要求是获得快乐、避免痛苦，本我的目标是求得个体的舒适、生存及繁殖。本我具有潜意识系统的特征。

（2）自我：其德文原意即是指"自己"，是自己可意识到的执行思考、感觉、判断或记忆的部分。自我的机能是寻求"本我"冲动的满足，而同时保护整个机体不受伤害，它遵循的是"现实原则"，为本我服务。自我具有意识和潜意识两个方面。

（3）超我：由理想抱负、道德命令和禁忌等功能组成，它是个体在成长过程中通过内化道德规范、社会及文化环境的价值观而形成的，其功能主要是监督、批判及管束个体的行为，所遵循的是"道德原则"。和自我一样，超我被认为部分是意识的，部分是潜意识的。

本我、自我、超我之间保持平衡,人格发展就比较健康。

3. 心理发展理论

弗洛伊德根据力比多发展过程,将心理发展分为 5 个阶段,即口欲期、肛欲期、性器期、潜伏期、生殖期。

(1) 口欲期(0~1 岁):婴儿出生后,最大的生理需要是获得食物和营养。因此,新生儿的吮吸动作是快感的来源,口唇是产生快感的中心,是力比多集中的地方。从出生到 1 岁左右,此期婴幼儿以吸吮、触咬和吞咽等口腔活动为主满足其本能需要。

(2) 肛欲期(1~3 岁):这一时期儿童欲望的满足主要来自肛门或排便过程。在这个阶段,父母开始对儿童施行排便训练,如果父母对儿童大小便训练过早、过严,可能导致所谓的肛门人格,具有过分严格、固执、吝啬等特点。

(3) 性器期(3~6 岁):又称为生殖器期或俄狄浦斯期。儿童此时的快乐来源于生殖器部位的刺激和幻想。生殖器是力比多投注的部位。这个时期的儿童喜欢抚摸生殖器、显露生殖器以及具有性欲幻想。儿童在这个时期更愿意亲近异性父母,而疏远同性父母,这个现象被称为俄狄浦斯情结。

(4) 潜伏期(6~12 岁):这个时期的儿童开始将兴趣转向外部,去获得和发展更多的知识和技能。儿童逐渐放弃俄狄浦斯情结,开始以同性别的父母为榜样,从而成功解决俄狄浦斯冲突。此时期儿童更多地把注意力集中在其他事情上,如学习、体育运动、游戏及交友等。

(5) 生殖期(12~20 岁):在这个阶段,儿童的生理发展趋于成熟,开始进入青春期。在心理方面,儿童也逐渐从只追求自己快乐的状态开始发展出利他的部分,对异性产生好感和爱慕,逐渐向社会化的成人过渡。

4. 心理防御机制

防御机制是个体将痛苦的感受和记忆保持在意识之外的心理操作过程,处于潜意识层面。心理防御机制(mental defense mechanism)种类非常多,这里仅列举常见的几种。

(1) 潜抑:阻止或驱逐无法接受的想法或冲动进入意识。

(2) 投射:将自己不能接受的情感、冲动和愿望等认为是来自外界的,归结到另外一个人身上。

(3) 否认:通过忽视那些通过感官所获得的信息,以避免意识到或者拒绝承认那些使人感到痛苦或难以面对的外部事件。

(4) 代偿:一个人由于存在某种缺陷而特别努力发展其他方面的才能。

(5) 反向形成:把潜意识中不合理的冲动转化为意识中相反的、相对立的想法或行为。

(6) 退行:退回到心理发育较早的阶段或者较低的功能水平。

(7) 升华:将社会、超我所不能容许的欲望转化为建设性的、被容许的行为。

三、主要技术

1. 精神分析性态度

在精神分析的治疗关系中,治疗师需要始终保持分析性的治疗态度。分析性的治疗态度包含 3 个重要的原则:节制、中立和匿名。无论精神分析的理论如何发展,这 3 个原则始终是所有治疗技术的基础。

2. 自由联想

经典精神分析中,在做自由联想时,患者半躺于躺椅或沙发上,治疗师坐在患者的背后,要求患者将进入自己头脑的思维、情绪、记忆尽可能不受约束和审查地讲出来,不管多么荒谬、不合逻辑或痛苦。自由联想中患者不加评判和筛选地表达自己头脑中出现的想法,这一过程使得患者所表达的内容尽可能地接近潜意识,平时一些被筛选和隐藏的想法得以呈现。

3. 阻抗的识别和处理

阻抗指所有阻碍治疗师接近患者潜意识的表现方式,是患者内在抵抗治疗性痛苦的部分的表现。无论患者治疗的意愿和动机有多么强烈,阻抗都会存在于治疗当中,因为要在治疗中重新面对痛苦的记忆或感受并不是那么容易的事情,这需要相当大的勇气。阻抗是与治疗过程相关的特定概念。当患者在日常生活中使用的防御在治疗中呈现时,即表现为阻抗。阻抗可能表现为沉默、滔滔不绝、谈论内容琐碎或与自己无关、不直接回答或者回避治疗师的问题、回避讨论某些议题内容、没有联想、过多联想、遗忘、缺席、迟到、忘记付费等。

阻抗是普遍存在的。在对阻抗进行处理时,首先要让患者理解正在发生的阻抗,以及他为什么阻抗、他在阻抗什么、他是如何阻抗的等。

4. 移情的识别和处理

移情是普遍存在的。移情指个体在体验当前的人际关系时,往往是通过再现过去生活中的重要关系来实现的,即患者将对过去某个重要人物的印象和记忆组合形成对当前情景中人物的印象。这个过程的发生往往是潜意识的。在治疗情景中发生的移情是指患者会把自己对父母、亲人等的感情转移到治疗师身上。分析移情是为了探索患者的内在客体关系以及冲突。处理移情的过程可以总结为:呈现、澄清、诠释和修通移情。

5. 反移情的识别和处理

反移情指治疗过程中治疗师对患者产生的所有情感反应,可分为一致性反移情和互补性反移情。一致性反移情指治疗师与患者的情感认同,互补性反移情指治疗师与患者过去生活中的某一个人认同。对反移情工作并没有特别或固定的流程可循,治疗师必须要对自己的感受保持开放和好奇,能够识别反移情,并使用反移情去理解患者。接受个人分析和督导,能够帮助治疗师更好地识别和运用反移情。

6. 梦的分析

弗洛伊德认为,梦是通向潜意识的,被潜抑在潜意识中的愿望和冲突会在梦境当中进入意识。梦境中所有的素材都具有象征性,表现了潜意识的冲动或愿望。除了梦的内容本身所具有的意义之外,值得注意的是,当患者在治疗中向治疗师报告了梦之后,对于梦没有联想或者过多联想,可能是阻抗的一种表现。

四、适应证

精神分析或心理动力性治疗主要适用的精神障碍,包括强迫障碍、焦虑障碍、分离-转换障碍、适应障碍、轻中度人格障碍、抑郁障碍等。对于有些精神分裂症、双相障碍与偏执性精神病的精神病性症状,治疗师也可以通过精神分析,从其潜意识的心理机制方面获得较深的理解。

处于急性期的精神病性障碍患者、有明显自杀倾向的抑郁障碍患者、严重的人格障碍患者等,不宜做精神分析或精神动力性治疗。对于人格结构有严重缺陷的患者,也要避免使用经典精神分析技术。

第三节 认知行为治疗

认知行为治疗是一大类心理治疗方法的总称,包括认知治疗、行为治疗等多种治疗方式。认知行为治疗的发展可分为三次浪潮。第一浪潮是 20 世纪 50 年代左右诞生的行为治疗和认知治疗。此后,行为治疗和认知治疗结合,形成了经典的认知行为治疗,是认知行为治疗的第二浪潮。从 20 世纪 90 年代开始出现的以正念认知治疗、接纳承诺治疗和辩证行为治疗为代表的治疗方式,构成了认知行为治疗的第三浪潮。第三浪潮疗法的共同特点是结合了东方哲学的智慧,以正念为基础,同时综合辩证、接纳等因素。

一、基本理论

1. 认知治疗基本理论

(1)贝克的认知疗法。贝克在他的精神病理学的认知模型中认为认知对于引发和维持抑郁、焦虑和愤怒等情绪起到重要的作用。个体最深层的认知结构称为图式,其作用是处理接收信息并赋予意义。病理性图式的激活会导致出现情绪、认知和行为症状。情绪、认知和行为之间又是相互影响的。通过改变图式,可以减少对病理性症状的激活,从而达到改善症状、减少复发的作用。

(2)埃利斯的理性情绪疗法。埃利斯的理性情绪疗法聚焦于功能失调性思维,认为非理性的思维模式是导致情绪症状的关键所在。埃利斯最重要的理论是 ABC 理论。在该理论中,A(activating events)代表应激性生活事件;B(irrational beliefs)代表非理性信念,是个体在遭遇应激性生活事件之后产生的信念,通常信念内容是不现实的、非理性的;C 是指后果(consequence),代表由非理性信念引发的情绪反应或心理障碍。之后,埃利斯又加入了促进和维持改变的 DEF 方法,D(disputing irrational beliefs)代表的是替代非理性信念,是与 B 代表的非理性信念相对应的;E(effect)是指新的理性的想法和信念产生的作用和效果,当起效时患者会产生新的感受即 F(new feeling)。

2. 行为治疗的基本理论

行为治疗是由行为主义理论发展形成的心理治疗方法。行为治疗以条件反射学说为理论基础,主要包括巴甫洛夫的经典条件反射学说、斯金纳的操作性条件反射学说,以及班杜拉的社会学习学说。该流派认为焦虑、恐惧、抑郁等并非潜意识冲突的结果,而是一系列"习得"的错误行为方式,通过奖赏或惩罚的体验,分别"强化"或"弱化"某一种行为。

3. 正念认知治疗基本理论

正念是一种状态,是对当下事物本来面目(包括感觉、想法、情绪、身体状态、意识和环境等)的全然的、非评判性觉察,鼓励开放、好奇和接纳。

正念认知治疗的核心是接纳的态度。两种心智模式——行动模式和存在模式,是正念认知治疗中的重要概念。当我们所要处理的问题或者达到的目标是指向外部世界时,行动模式非常有效,可以引导我们达到目标。但当目标是指向内部世界时,如消除抑郁情绪,行动模式就不再行之有效了。行动模式关注当前状态与期望状态之间的差异,以及如何缩小这个差异,但这个过程会让负性情绪更加加重,形成恶性循环。另一种心智模式是存在模式。在存在模式中,人们是有意识、有选择地生活,而不是自动化的被动运作;人们直接感知经验,而不是用思考的方式去间接感知;人们全然处于当下;人们对于所有经验保持全然的开放和接纳;人们允许事物如其所是;人们将想法看作心理事件,而不等于事实。正念认知治疗就是帮助患者或练习者熟悉上述这两种心智模式,并且能够在需要的时候进行模式切换。

二、主要技术

1. 认知治疗技术

(1)识别自动思维。自动思维普遍存在,无论是普通人还是有心理困扰的人,但大部分时间人们意识不到它们。因此,在治疗过程中,治疗师首先要帮助患者学会发现和识别这些自动化的思维过程。

在识别自动思维的过程中,会发现患者存在一些歪曲的认知。典型的歪曲认知包括:全或无思维(非黑即白或极端化思维),用两分法看待事物,没有中间地带;灾难化,不考虑其他更可能的结果,而是消极地预测未来;贴标签,给自己或他人贴上确定的且概括化的标签;夸大或缩小,在评价自己、他人或事情时,没有理由地夸大消极面,缩小积极面;心理过滤,将注意力过分集中在消极的信息上,而不看积极的方面或者事物的整体;读心术,相信自己知道别人怎么想,不去考虑其他更多的可能性;过度概括,结论远远超过事情本身,而且这个结论往往是消极的。

(2)识别和矫正中间信念。中间信念包括态度、规则和假设,是处在自动思维和核心信念之间的环节。对典型的自动思维进行归类、使用"箭头向下技术"等能够帮助引出中间信念,治疗师和患者一起检验中间信念,再进一步矫正。在"箭头向下技术"中,治疗师首先识别到一个或多个关键的自动化思维,如果治疗师认为某个自动化思维可能来源于一个功能不良信念,即中间信念,治疗师便可以向患者提问:假如这是真的,那么它意味着什么?治疗师一直这么问,直到发现一个或更多的重要信念,通常可以揭示出中间信念。

(3)识别和矫正核心信念。核心信念即图式,是关于自我最核心的观念。可以使用"箭头向下技术"来识别核心信念;使患者了解核心信念;帮助患者确定一个新的、适应性更好的核心信念;和患者一起评估和矫正负性核心信念;减弱旧的核心信念,增强新的核心信念。在这个过程中,可以使用核心信念工作表来帮助完成工作,最终目标是完成对核心信念的矫正。

（4）问题解决和技能训练。接受心理治疗的患者，很多存在实际的生活问题。治疗师可以鼓励患者将这些问题带入到治疗当中，鼓励患者通过各种方式找到针对自己问题的解决方法。对于有些缺乏问题解决技能的患者，他们会从直接的问题解决指导中获益。

（5）情绪水平监测。多数抑郁和焦虑患者在疾病发作阶段，会认为他们的抑郁或焦虑等负面情绪会一直持续下去。但实际上，这些情绪本身便有一个开始-高峰-消退的过程。如果能够帮助患者看到这一点，将使患者受益。所以，治疗师可以让患者对抑郁或焦虑情绪进行自我监控，这样可以让患者自己看到情绪的消长规律，从而增强治疗信心。

（6）思维记录表。通常以三列表或五列表的形式呈现思维记录表。三列表常用来记录事件、情绪、想法的关系，用以发现患者可能出现的自动想法。五列表是在三列表的基础上增加了替代性想法和情绪的再评估，目的是为了矫正患者的歪曲认知。记录思维列表的过程为患者提供了很好的机会，可以练习识别自动化思维，激发患者想要矫正歪曲认知的愿望和动力，并进一步实施和完成矫正。

2. 行为治疗技术

（1）肌肉放松训练：是心理治疗中的一项常用技术，既可用来单独处理一些心理问题，也可作为其他治疗的辅助技术。肌肉放松训练可有效降低自主神经的兴奋性，减轻肌肉紧张、心悸、四肢发冷、呼吸急促、出冷汗等自主神经兴奋的表现。通过肌肉放松训练，不仅人体肌肉可以进入放松状态，各项生理指标，如呼吸、心率、血压、肌电等也能达到放松程度的指标状态。

肌肉放松训练通过教患者有意识地去体验肌肉群紧张和放松时的感觉，从而达到身心放松的目的。训练需遵循一定的步骤，这些步骤包括：基本原理和练习过程的介绍；治疗师示范和引导肌肉放松；家庭作业；练习后评估等。

（2）系统脱敏疗法：又称交互抑制法，被广泛应用于恐怖症、强迫症和焦虑障碍的治疗中。该治疗方法主要通过指导使患者逐步分级暴露于所恐惧或焦虑的情景中，并通过放松训练来减轻患者在恐惧或焦虑情景中产生的焦虑情绪。

在此过程中，患者的焦虑逐步降低乃至消失，一般不会再回避让其恐惧或焦虑的情景。经多次反复的练习，患者的恐惧和回避行为逐步减退，从而达到克服恐惧的目的。系统脱敏的具体执行包含 4 个步骤。① 讨论确定系统脱敏的靶目标。② 肌肉放松练习：一般需经过 6 次以上的练习，以能够让全身迅速进入松弛状态。③ 评定主观不适单位，制订等级脱敏表。主观不适单位（subjective unit of disturbance，SUD）指不同情景所引发的情绪反应的主观感受强度，可以五分制、十分制和百分制为计量单位。治疗师首先需要确定引起患者焦虑的应激源，然后按照患者产生焦虑的严重程度顺序列一份情景等级表，让患者进行评定。④ 分级脱敏训练：让患者在肌肉深度放松的状态下，生动逼真地想象等级脱敏表上的某一情景，进行脱敏练习。练习所选择的情景按照其所引发的焦虑感受按从轻到重的顺序来排列。每一个情景的练习有时可能需要重复多次。只有当患者在对某一等级的情景只有轻微焦虑或者没有焦虑时，才能在征得患者同意后进入后一等级情景的训练。

（3）冲击疗法：又称为满灌疗法，与系统脱敏疗法一样，均属于"治疗性暴露"技术。满灌疗法认为由恐惧引起的逃避行为反应是一种条件反射。逃避行为会加重恐惧体验，再反过来增强其逃避行为。因此，打破条件反射就可以达到治疗的目的。

需要注意，有些患者由于不能耐受冲击疗法而引起强烈的心理不适，尤其对有心血管疾病和心理适应能力较弱的患者要避免使用。

（4）行为激活：以患者日常生活为着眼点，治疗师帮助患者改变其中 1～2 种行为，就可以起到激活作用，使患者的感受发生变化。

3. 正念认知治疗技术

（1）身体扫描：练习者以躺着或坐着的姿势来进行练习，从关注呼吸开始，然后治疗师引导练习者依次关注身体的每一个部位。练习的目的是觉察当下身体各个部位的真实感受，并有意识地进行注意力的聚焦、保持和转移。身体扫描可以帮助人们增加当下与身体的联结。

（2）正念运动：包括正念伸展、正念运动（基于瑜伽）和正念行走。通过将注意力聚焦在运动中的身体上，可以更加充分地对身体的感觉进行觉察，并将练习者带回到当下。

（3）正念静坐：正念静坐是正念认知治疗中的重要练习。正念静坐时觉察的对象和范围包括呼吸、身体、声音、想法等。练习过程帮助练习者体验全然接纳的态度，与当下锚定，培养练习者更清晰、开放地觉察和接纳自己的身体和想法，并在其中体验和练习心智模式的切换。

（4）三步呼吸空间：这个练习提供了一种快速且有效的方式，帮助练习者在需要的时候有效地进行心智模式的切换。三步呼吸空间的练习由觉察、聚焦、扩展 3 个部分组成。觉察是指觉察自己的内在体验，包括想法、情绪和身体感觉；聚焦是将注意力聚焦在呼吸本身，聚焦在呼吸时的身体感觉上；扩展是将意识范围从呼吸上扩展开去，扩展到整个身体，将身体作为一个整体去感知，也可能进一步扩展到周围环境、生活的每一刻等。

三、适应证

认知行为治疗的适用范围极广，可广泛应用于抑郁障碍、焦虑障碍、恐怖症、强迫障碍、创伤后应激障碍、进食障碍、精神活性物质依赖、人格障碍、慢性疼痛、各类心理困扰等。随着认知行为治疗的发展，尤其是第三浪潮的出现，它的适用范围还在继续扩展中。

第四节　人本主义治疗

人本主义心理治疗（humanistic psychotherapy）又称患者中心疗法，由美国心理学家罗杰斯（Carl R. Rogers）于 20 世纪 40 年代在人本主义心理学理论的基础上发展而来。其理念坚持非指导性原则，即以"人"为中心，而不是以"问题"为中心，更重视个人的自主性与统整性，提供真诚、无条件积极关注、共情的环境，促进患者自身潜能的发挥，进而促进心理成长。罗杰斯认为任何人都有无限的成长潜力。

一、基本理论

1. 人本主义人性观

人本主义认为人有自我实现的需求。按照马斯洛(Abraham H. Maslow)的需求层次理论,人的需求依次分为生理的需求、安全的需求、爱和归属的需求、尊重的需求、自我实现的需求。当实现了吃饭、穿衣、安全等低层次需求之后,如果关于爱、归属、尊重、自我实现的高层次需求无法获得满足,人们就会产生一些不良的情绪并感到痛苦,甚至有可能产生精神症状。每个人内在都有自我实现的趋势,这种趋势可以带动和促进个体发展并完善。

人本主义治疗认为人有智慧和能力去解决自身的心理问题,只需要对患者提供足够的信任与尊重,而不需要治疗师特别的指导或者控制。

2. 人本主义自我观

自我,即是能够被个人所意识到的自我,是对自己心理现象的觉知、理解和评价,包括个体对自己的特点和能力的觉知和评价,对自己与他人的关系的觉知和评价。其中评价部分对个体的影响很大,因为评价与自我价值有关。高自我价值的人会更加相信自己,有更稳定的人际关系,也能更好地发挥自己的潜能。反之,低自我价值的人往往会自信不足,人际关系不稳定,且自我潜能得不到很好的发挥。自我价值的评价有两个来源,一个是机体性评价,另一个是他人的评价。

在自我的形成过程中,个体或多或少地摄入、内化了外在的价值观。人本主义疗法认为,心理障碍的产生主要是由于自我与经验不一致导致的,也就是自我的异化。如果一个人在成长中能够获得无条件的积极关注,就不需要牺牲机体性评价而参考他人评价。但这只是一种理想状态。每个人在成长中都会受到来自他人的有条件的积极关注,即他人认为好的或值得鼓励的方面会给予个体更多的关注,而他人觉得不好或不值得鼓励的方面就会给予个体较少的关注。这样,对于个体而言,就形成了所谓的价值条件。个体会根据价值条件来对自己进行评价和判断,在这个过程当中,机体性评价逐渐被忽视,而他人评价得以加强。内在条件价值会帮助我们筛选,符合条件价值的经验会进入我们的意识,成为自我的一部分,而当我们体验到与条件价值不一致的经验时,个体就会产生焦虑,同时会对这部分不一致的经验进行歪曲和加工甚至否定。这个过程就是自我的异化。人本主义治疗的过程就是减弱或消除自我异化的过程,治疗中无条件积极关注的氛围,可以切断条件价值与他人积极关注之间的关联,从而减少自我异化。

二、人本主义治疗特点

1. 治疗师的态度

面对当事人时,人本主义治疗师并不是一个专家或权威的角色。在人本主义治疗关系当中,当事人可以安全地去探索和接纳自己的感受。营造这样的治疗氛围,需要人本主义治疗师具备真诚、关怀、共情的态度。

2. 注重治疗关系

人本主义治疗注重治疗关系。可以说,对治疗关系的关注和研究是罗杰斯对当代心理治疗最重要的贡献。人本主义治疗关系的三个核心条件是：真诚一致、无条件积极关注、共情。在治疗中,治疗师不是以专家的身份去与患者工作,也不是用治疗师自己的理论和观点去影响、指导甚至强加给患者,而是以平等的态度对待患者,不给予具体的指导和分析,让患者在真诚一致、无条件积极关注、共情的氛围中,探索他们自己的内心、促使变化和成长的发生。

三、适应证

人本主义治疗适用范围广,在治疗领域,可用于有心理障碍患者的治疗,也可以在治疗外拓展用于教育、亲子关系、人际关系等领域。

第五节　团 体 治 疗

团体治疗(group therapy)是一种多名患者或患者共同参与的治疗形式。团体治疗是一种有效的治疗方法,从 20 世纪 60 年代开始,便有关于团体治疗疗效的大量研究,结果显示团体治疗与个体治疗的疗效相当。团体治疗可以同时治疗多名患者,因此具有能够有效利用时间和资源的独特优势,同时又具有其他心理治疗所不具备的、特有的治疗价值。

目前团体治疗实践涵盖的范围很广,一般来说可根据团体的设置、持续时间、目标以及技术 4 个方面来进行分类。临床设置是区分团体治疗的一个重要特征,例如精神科住院患者团体、门诊团体、糖尿病等躯体疾病教育和支持团体、危机干预团体等;不同团体治疗的持续时间各异,从一次、数次到数年不等,与团体的设置、目标等因素有关;团体的目标可以看成是一个连续谱,谱系的一端是长程人际互动团体的症状缓解和人格改变,另一端是局限且聚焦的功能恢复,大多数团体治疗的目标介于这两端之间;团体治疗的理论取向和技术与团体治疗目标密切相关。例如,以减少和减轻强迫行为为目标的强迫障碍团体可能是认知-行为取向的,而以改善患者自我功能、促进人格成长为目标的分析性治疗团体可能就会更加聚焦于分析移情和阻抗。本节中将着重介绍基于人际关系模式的团体治疗。

一、基本理论

理解和感受团体是一件非常复杂的事情,治疗师需要识别团体治疗中的疗效因子,才能知道哪些因素在帮助患者中起作用。欧文·亚隆(Irvin Yalom)提出团体治疗的疗效因子包括：重塑希望、普遍化、信息传递、利他主义、发展社交技巧、行为模仿、疏泄、原生家庭的矫正性再现、存在主义因子、团体凝聚力和人际学习。

希望的重塑和维持在团体治疗中非常重要。对治疗有信心本身就具有治疗效果,这一点无论在临床体验中还是研究证据中均有证实。当患者对能够获得帮助抱有很高的期望,或者当治疗师自己相信治疗将会有效时,治疗效果就已经存在了。

当面对问题、困难和痛苦时,很多人会很自然地认为只有自己在经历这些痛苦,这会带来孤立或孤独的感受。在团体中，尤其是早期阶段，患者发现他们并不是唯一经历和承受这些痛苦的人，这种体验本身就会让他们感到放松。

在各种团体中，或多或少会涉及来自治疗师的指导（动力性团体并不侧重于治疗师的直接指导），这在团体中起到信息传递的作用。此外，来自团体成员的直接建议在每个治疗团体中也都会出现，这也是信息传递的一种方式。

在团体治疗中，患者之间会出现互相帮助的情况，这便是利他行为。当患者发现自己能够帮助他人时，常常会觉得惊喜。利他行为不仅可以提高个体的自尊，还能够分散个体的注意力，患者因此不会再花太多的时间沉湎于过多的自我关注中。

患者还可以在团体中通过观察与自己面临同样问题或困扰的其他患者，模仿其健康行为，进而获益。

疏泄或情感的释放也是团体治疗中重要并且复杂的疗效因子。除了情感表达过程本身以外，还有在表达强烈的情感之后被他人接受的体验。这对于当事人来说，既是一种情感性的体验，也是一种矫正性的体验。

在团体中，患者不可避免地可能以曾经与父母和兄弟姐妹互动的方式与团体带领者和其他成员进行互动。在团体互动中，重要的不仅是这些早期家庭冲突的重演，而且还有对它们的理解和矫正。

在团体中讨论的话题可能会涉及疾病、生命、死亡等内容。尤其是在癌症患者、丧亲者等团体中，通过讨论这些与"存在"和生命有关的议题，团体成员会逐渐学会更坦然勇敢的去面对和接受人类有限的生命和死亡的命运。

团体凝聚力是一个成功的团体绝对不可或缺的特征之一。一个团体的凝聚力，是指成员彼此之间接纳、支持、愿意在团体内形成有意义的关系，团体凝聚力是一个团体形成、发展和成功的基础。

人际关系理论模式下的团体关注症状以及形成和影响症状的人际关系问题。团体即是一种社会缩影，或迟或早，团体中的每个成员都会在团体中用他在团体外与人互动的方式来与团体成员进行互动。通过在团体中获得的反馈，团体成员可以识别和改变他们不恰当的人际关系行为。

二、主要技术

1. 组建一个团体

（1）设定目标：是组建治疗团体的首要步骤，如果目标选择不当或定义模糊最终一定会导致团体的失败。一般来说，团体目标的设定必须符合临床状况，并且是在能够使用的时间内可以完成的目标。尤其是在有明确时间限制的团体中，团体目标必须是具体且清晰的、可完成的，而且要与团体成员的能力和潜力相适应。

（2）选择患者：明确了治疗目标之后，团体带领者就要选择与团体目标相适合的团体成员。此外，治疗师选择患者、组建团体时，应注意所选择的患者需具有一定的共同特征，这将有助于加强团体的凝聚力。

（3）帮助患者做团体治疗需要的准备：团体前准备也是团体治疗必不可少的一部分。

有研究证实,团体前准备可以增加团体凝聚力,有效减少脱落率,从而促进团体工作。对于住院患者,团体前准备工作相对较为简单,比如只需让患者了解治疗的时间、地点、组成、程序和团体目标即可,这些准备工作有助于患者适应团体体验,也可以指导患者如何从团体中获益。对于门诊患者团体,建议在团体开始之前进行 1～2 次个别访谈,目的是为团体治疗做准备。通常,患者对进入即将开始的团体是存在焦虑的,有时甚至是极为明显的焦虑。团体开始前的准备工作可以缓解部分焦虑,帮助患者做好准备更有效地参与到团体中。

(4)建立团体文化:在进行第一次团体治疗时,带领者必须建立一定的关于团体的行为规范,这些规范不仅可以指导新建团体的互动,还有助于构建一种治疗性的环境。除了构建之外,还需要保持治疗性环境,这就需要治疗师能够识别和解决团体治疗中的常见的一些问题:

成员稳定性问题:成员的流动、迟到、缺席、脱落等问题都会威胁到团体的稳定性和完整性,尤其在团体发展的早期。为了加强团体稳定性,降低团体成员脱落的可能,治疗师可以提前告知成员在团体治疗早期可能出现的问题和遇到的挫折。

团体分裂为更小的单位,称为亚团体。亚团体的出现,通常是因为 2 个或者多个成员认为他们从彼此关系中所获得的满足感多于从整个团体中所能获得的。团体外社交现象在门诊团体中经常发生。因为团体治疗的主要任务是探索所有成员的人际关系,所以团体外社交现象阻碍了这个探索过程。治疗师可以通过制订和强调团体规范来防止亚团体的出现,团体规范可以包括将团体外的所有互动带回到团体中来讨论。

冲突是团体发展过程中不可避免的问题。当冲突发生时,治疗师的任务是利用它为团体服务。适当的对抗、愤怒和冲突解决可以为团体成员提供一种情感控制的体验和学习机会。团体凝聚力是成功管理冲突的首要先决条件。

2. 团体治疗师的技术

尽管个体治疗和团体治疗中使用的都是相似的心理治疗技术,但团体治疗同时有着一些独特的干预方式,包括工作在此时此地、使用移情来工作等。

(1)工作在此时此地:治疗师最基本的技术是聚焦发生在治疗室内的、此时此地的团体互动。聚焦于此时此地,不强调成员们的过去,甚至不强调他们在团体外的日常生活,这并不意味着不强调的内容是不重要的,而是团体在此时此地发生的互动最为有效。

(2)移情的使用:患者常将团体治疗师看作一个杰出的人物,这种看法带有一些不现实和理想化的特点。出现这种现象的一方面原因是患者对于一些早期客体的移情性反应,另一方面是因为患者对于权威的冲突性态度,因为患者常常将团体带领者视为权威,还有就是患者将治疗师理想化可以防御焦虑。为了有效地在团体内利用移情进行工作,团体带领者必须帮助患者识别和理解在团体中发生的移情。

治疗师也可以通过适当的自我暴露,帮助患者识别其对于治疗师的不合理印象。但需要强调的是,团体治疗师的主要任务并不是充分的自我暴露。因此,自我暴露必须适当,任何时候的自我暴露,治疗师都需要考虑其目的是否有助于推动在团体中呈现的移情的处理。

三、适应证

团体治疗的适用范围很广,包括医院、学校、企业、军队、监狱等领域,适用于不同的人参加,可以是精神疾病患者、有某些共同问题或困扰的人、某些特定群体的人以及普通人群等。

第六节 家 庭 治 疗

家庭心理治疗(family psychotherapy)与个体心理治疗(individual psychotherapy)关注的焦点不同。

个体心理治疗把关注的焦点对准个体。虽然个体治疗师认可个体是生活在关系中的,个体的问题也与他曾经或当前与人的关系有关,但其治疗的重点仍然是改变个体,使个体可以更好地适应关系或建设性地改变与他人的关系。

家庭治疗则为看待个体的问题提供了一个新的、有价值的,以及在有些情况下更为有效的视角。家庭治疗以系统观的方式看待问题——每个人都生活在与他人的互动中,个体的想法、感受和行为都受到与他人互动的影响,同时又反过来影响着他人。这些通过互动互相影响着的个体组成了系统。系统中的个体都是系统的一部分,他们的问题也是系统的一部分。换言之,没有独立的个体,也没有完全属于个体的问题。另外,系统有保持稳定的倾向。如果系统中的个体要改变,系统会通过其内在的惯性阻止改变。

因而在对待个体表现出的问题时如果忽略了系统的影响,就会发现改变比想象的困难。而想要长期、稳定地改变个体,系统必须也要改变。每个人最基本、最重要的人际系统是家庭,很多个体的精神行为问题确实与其家庭有着密不可分的关系。尤其对于未成年人,他们所表现出来的问题几乎可以说都是家庭系统的问题在个体身上的表现。家庭治疗并不仅仅试图改变家庭中的个体,它力图改变的是整个家庭。如果每个家庭成员都被改变了,并持续对彼此施加改变的影响,那么这种改变是持久的。

一、家庭治疗的相关理论

家庭治疗尝试思考家庭系统中的关系和互动是怎样塑造家庭的特点以及如何造成问题的。下述理论的发展帮助家庭治疗师能够深入地观察和理解家庭成员的互动,对家庭治疗产生了深远的影响。

1. 控制论

控制论是关于系统如何自我调节以维持稳定的理论,其核心是反馈机制,分为负向反馈和正向反馈。负向反馈帮助系统维持现有状态,而正向反馈促进系统改变。比如在一对配偶关系中,妻子任性消费→财务紧张→丈夫努力赚更多的钱→妻子继续任性消费。这就是一个负向反馈。而如果妻子的消费超过了丈夫赚钱的能力,就会引发财务危机,导致夫妻争吵,并促进系统发生改变——或者丈夫管束/妻子节制消费,或者导致两人分道扬镳。这就是正向反馈。通常系统习惯于使用负向反馈进行调节,但当负向反馈无效时,会引发正向反馈。

2. 系统论

系统论的基本观点：系统的整体大于部分的总和。另外,系统中的个体是由其在系统中的位置及与其他部分的关系所塑造的。将系统论运用于家庭治疗,治疗师不把家庭成员和他们的问题单独分开来看,例如:厌学的孩子、焦虑的母亲、疏离的父亲,而是把这些表现作为家庭系统的问题来看待,并将注意力放在他们的关系和互动上。

3. 建构主义

建构主义认为人不可能知道真实的世界是什么样的,我们能够知道的知识是自己的主观经验。比如我看到一朵花,其实只是某种存在于我们的神经系统引发的一些信号而已。一个人或一个群体如何去阐释和组织他们的感知和经验,赋予了相应对象独特的意义。家庭作为一个整体,会有其独特和习惯性的建构方式。功能不良的建构方式会让家庭面对困难时缺乏必要的适应和调整能力,而治疗就变成了解构和重构的过程。例如:面对厌食症的孩子拒绝进食和偷偷藏食、催吐的行为,父母认为孩子任性、不诚实、故意跟自己作对,感到非常愤怒,不断指责孩子。而治疗师说"你们看,厌食症正在采取一切手段要饿死你们的孩子,她已经无力反抗,你们要帮助她战胜厌食症"。

4. 依恋理论

依恋被认为是人最基本的情感需求。它最初发展于婴儿与母亲(或其他主要照料者)之间的互动。良好的依恋关系会让个体对关系感到安全,可以放心地依赖他人,也对他人充满同理心。而糟糕的依恋关系会让个体觉得关系是不安全的,他人无法依赖或会抛弃自己。因而总是在亲密关系中表现出焦虑、恐惧、愤怒,从而对关系带来破坏性影响或干脆回避亲密。幼年的依恋体验可以影响到成年时与他人建立关系的模式。依恋理论被用于家庭治疗时可以帮助我们更好地理解家庭成员的互动。

二、家庭治疗的常用概念

1. 互补性

在关系中,任何一方的行为都是与另一方密切相关的。如果一方改变了,另一方也会有变化。在治疗室里,母亲抱怨孩子就会摔东西,问他怎么了也没反应。治疗师注意到孩子越不说,母亲越滔滔不绝。孩子不说很可能是对母亲滔滔不绝的反应,而母亲的滔滔不绝也是对孩子不说话的反应。如果母亲能少说一些,多去倾听孩子,也许孩子会越来越愿意说;相应地,母亲也许就不会说个不停了。

2. 循环因果

家庭治疗不关注是谁或什么导致了问题,而是把问题当做系统互动循环的一个部分。要干预的是互动,而不是起始的原因。就像上述例子,是什么让孩子沉默不重要,是先有话多强势的母亲还是先有沉默被动的孩子也不重要;重要的是孩子的沉默让母亲更加焦虑和滔滔不绝,而反过来又加重了孩子的沉默和被动。只要改变这个互动就可以了。

3. 三角化

当两人的关系出现问题时,通常会有意无意地寻求第三方的介入,以缓和或回避冲突。虽然这暂时使关系稳定,但也导致真正的问题得不到解决,并持久地以隐蔽的方式影响着关系中的所有人。在家庭中被引入的第三方通常是孩子,比如母亲联合孩子对抗"粗暴"的父亲;或母亲和孩子粘连过紧以应对丈夫的疏离;更加隐蔽的例子是孩子忽然出现情绪或行为问题,使得本来濒临离婚的夫妻暂时抛开冲突,一起来解决孩子的问题。

4. 家庭结构

家庭的互动方式是由其结构所决定的。家庭结构由子系统(因代际、功能联系在一起的人)组成,包括夫妻系统、亲子系统、同胞系统等,而它们之间存在着界限,保证着每个子系统的独立、功能和完整性。例如"大人说话小孩不要插嘴"就是界限的体现。如果界限过于僵硬,会导致互动缺乏支持和温暖。如果界限太过模糊,则互动会过于侵入和纠缠,不仅影响了个体间的独立性,也影响子系统发挥其功能。

5. 过程/内容

家庭治疗不仅关注互动中沟通的内容,更关注沟通的过程。即相比说了什么,更关注是怎么说的。比如前述沉默的孩子一开始很少说话,也很难用语言表达自己的感受。但某次终于爆发,对父母咆哮着说了一堆很偏激的话。从内容看,也许有些歪曲事实,但从过程看,男孩正试着用语言表达自己的感受。此时重要的是帮助父母承受孩子的情绪,支持他更多地用言语表达自己,而非付诸行动(例如摔东西)。

6. 家庭生命周期

家庭从配偶的结识、结合开始,其发展过程会历经一系列各有特点的阶段。例如,婴儿的出生、孩子上学、青春期、离家、退休晚年生活等。在这些变化的阶段里,家庭必须做出必要的调整以适应家庭成员的成长和改变。而如果此时家庭无法做出适应性的调整,就容易在家庭成员中出现问题。

三、家庭治疗的学派

1. Bowen 式系统家庭治疗

这是由莫瑞·鲍恩(Murray Bowen)和他的追随者创立和发展的疗法。鲍恩认为家庭问题源于融合或阻隔的家庭情感过程之中,这会阻碍家庭成员的自我分化;而家庭治疗的任务是帮助家庭成员分化。鲍恩用情感三角、家庭投射、代际传递等概念描述和理解家庭的情感融合状态如何影响家庭成员的自我分化,并代代相传。系统式家庭治疗不关注症状,更多的是关注家庭系统的情感互动模式,并帮助家庭成员探索在不同的关系互动中自己扮演的角色,增加内省,发展自我分化。为了达到上述目标,系统家庭治疗可能采用一系列技术,包括家谱图、治疗三角、关系实验、训练、第一人称、多元家庭治疗、置换故事等技术。

2. 策略式家庭治疗

策略式家庭治疗认为家庭问题根植于不良的家庭互动。家庭系统倾向于通过一些固有的互动来维护系统的稳定(负向反馈),而这些互动方式的背后是家庭内部隐形的规则。在面对一些问题时,负向反馈失效,原先的互动模式反而会维持或加剧问题,造成恶性的正向反馈。策略派治疗的目标是探索和改变维持问题的互动,或更进一步改变影响互动的家庭规则,促进家庭做出更具适应性的改变。举个例子,J 先生患有抑郁症,反复担心自己的经济状况无法适应在新居住地的生活,因而整日忧心忡忡。家庭成员每天反复安慰、劝说,并拿出种种证据证明 J 先生的担忧是多余的,但 J 先生的情绪状况却每况愈下。治疗师的做法是建议家庭成员放弃劝说,转而同意 J 先生的担心,也表现得忧心忡忡。在这种情况先,J 先生的病情竟逐步好转了。

3. 结构式家庭治疗

结构式家庭治疗师相信,家庭组织的功能失调是维持问题的主要因素。改变症状最有效的方式是改变家庭维持症状的模式——即家庭的结构(见前述)。常见的家庭结构问题包括子系统(尤其是配偶系统)功能不良;子系统间界限不清或僵化,造成关系缠结或疏离;跨代结盟;以及家庭不能根据家庭生命周期的变化或环境改变调整结构等。为了实现探索和调整家庭结构的目标,治疗师通常要进行以下步骤:进入家庭,顺应家庭但不认同;引发家庭互动并观察评估家庭结构;扰动家庭互动;明晰家庭界限;通过支持和站边去平衡,重新组合子系统间的关系;挑战家庭的无效假设;最终帮助家庭重新建构起更具适应性的家庭结构。

4. 体验式家庭治疗

体验式家庭治疗建立在家庭问题是一种情绪压制的因果假设上,情绪压制阻碍了真诚沟通,损害了家庭的功能。而治疗的目的是帮助家庭成员体验自己在关系中真实的感受,以促进家庭积极性的改变。为了达成这样的目的,体验派治疗师运用技巧(如家庭雕塑、家庭舞蹈、肢体接触等)和他们自己的开放真诚地引导、支持甚至煽动情感的碰撞和表达。

5. 精神分析家庭治疗

传统的家庭治疗更多从系统的角度看待家庭成员的互动和家庭问题的关系,而精神分析则是揭示家庭关系及互动的潜意识动力。客体关系理论的发展大大推进了精神分析与家庭治疗的结合。通过客体关系的视角,人们看到内在客体关系、依恋体验以及分裂、投射性认同如何影响到夫妻、亲子、同胞关系并制造矛盾和冲突。也了解到家庭互动如何影响分离个体化。精神分析家庭治疗的目标是促进内省,帮助家庭成员看到互动的潜意识动力,减少在关系中的投射认同,促进家庭成员的分离个体化等。治疗的基本技术与个体分析基本相同,包括倾听、同理心、诠释和中立等。

6. 认知行为家庭治疗

早年的行为家庭治疗聚焦于解决家庭中的问题行为,依托的是操作条件反射理论。行为取向家庭治疗师帮助家庭探索问题行为的维持机制——不当的强化,通过去除强化及/或设定惩罚消除问题行为,并通过强化培养适应的替代行为来解决家庭中的行为问题。后期的治疗更多重视认知因素的影响,并引入了对认知干预的手段。虽然认知行为治疗在解决被表述的行为问题上有明确的效果,然而由于忽略了家庭系统的影响,改变有时难以持久或又出现新的问题。

家庭治疗在不断的发展,在此未能尽举家庭治疗的方式。21世纪家庭治疗的发展方向是整合,借鉴不同的理论取向和技术手段的家庭治疗以及将家庭治疗融入其他心理、康复疗法的方式使家庭治疗的应用范围更加广泛。

四、适应证

若单从需要治疗或干预的问题来看,家庭治疗有与个体治疗同样宽广的应用范围。但从治疗对象来看,如果没有家庭,或没有正在互动的家庭关系,则家庭治疗无从开展。家庭治疗尤其适用于儿童及青少年的情绪及行为问题，婚姻情感问题，长期存在的家庭问题，以及在家庭转型期间出现的个体问题。

第七节　支持性心理治疗

支持性心理治疗（supportive psycho-therapy）是一种基于诊断评估的心理治疗方法，它的目标是改善症状，同时维持、重建或提高自尊、自我功能和适应技能。它不寻求改变患者的人格，而是帮助患者学会应对症状发作和生活困境，以防止更为严重的心理问题出现。支持性心理治疗有以下特点：

首先，不同于其他支持性的方法或人际关系，它是一种心理治疗，因而需要遵循心理治疗的一般设置及伦理准则。其次，支持性心理治疗依据一定的理论、程序和技术方法，有其相应的适应证。

支持性心理治疗并没有一个严格的定义，很多心理治疗都可以是支持性的。探讨较多的是其与表达性心理治疗的区分。表达性心理治疗是一个术语，可以用来描述各种通过治疗师与患者之间的关系，帮助患者发展内省，了解自己未意识到的感受、想法、需要和冲突，使得患者能有意识的调节整合这些部分，以获得人格改变的治疗方法。一般认为，表达性治疗比较适用于心理功能相对稳定和健康的患者，比如神经症性的患者。而对于那些心理功能受损比较严重的患者（精神病性或边缘性人格组织，述情障碍、严重精神障碍患者等），表达性治疗的应用会比较困难，难以帮助患者，有时还会有加重病情的风险。对于这些患者，治疗师通常会使用支持性心理治疗。但在临床实践中，两种方法的使用并没有截然的划分。

一、与动力性心理治疗的区别

支持性心理治疗借鉴了很多有关心理发展及治疗的理论。而其基础仍然是精神分析或心理动力理论（可参见相关章节）。这些理论有助治疗师全面地评估患者的困境并对其概念化：症状/困难、焦虑类型、无意识冲突、防御类型、移情和阻抗等。但对相应内容的处理，支持性治疗则表现出与动力性治疗不同的特点。

总体来说支持性心理治疗并不以促进患者内省为主要目标（但也并不反对），对个案的概念化的作用是帮助治疗师更好地理解患者，但治疗师不力求通过诠释让患者获得对于问题和内在心理结构关系的理解。

1. 防御

动力性心理治疗鼓励弱化防御和退行，以使压抑的无意识材料可以呈现。而支持性心理治疗则致力于鼓励和强化适应性的防御，避免退行。因为很多严重病患的问题是防御不足，而非防御的僵化。

2. 移情

在当代动力性治疗中，对移情的觉察、诠释和修通工作具有非常重要的地位。支持性心理治疗中也会发生移情现象,支持性治疗师既不有意识地促进移情(治疗师的节制和沉默会促进移情),通常也不分析移情。对于治疗中的正性移情,治疗师仅将其作为治疗联盟的保障,并不进行干预。而对于治疗中的负性移情则需要警觉,并给予适当的干预,因为它会破坏治疗联盟。干预的方式以澄清及共情为主,较少使用面质和解释。

3. 阻抗

从心理动力的角度去理解,当治疗意味着改变,阻抗必然会发生。在支持性心理治疗中,如果患者的阻抗并没有妨碍当前主要的治疗目标,那么患者对治疗中特定部分的阻抗是应该得到尊重的。而当需要对阻抗进行工作时,共情的态度,提前让患者对将要在讨论中发生的情形有所了解,表达对患者阻抗的鼓励和尊重(比如将其重构以增强患者的自我能力),以及非针对性地解释阻抗的原因(比如对于表达负性情感的焦虑)将有可能削弱阻抗,促进讨论。

4. 反移情

在支持性心理治疗中,治疗师也需要留意自己的情感反应,并尝试分辨这些情感是源于治疗师自身的因素还是来自患者的内心世界。虽然支持性心理治疗并不要求治疗师熟悉反移情的概念,将其作为理解患者自体及客体关系的一种途径,但治疗师应当具备容纳这些情感的能力,并避免付诸行动,尤其当治疗师对患者感到愤怒、内疚、恐惧,或感到自己无力、没有价值,或强烈怜悯和想要满足患者的时候。理想的治疗师反应是坚持不偏不倚的态度,澄清患者的想法和感受,引导进一步的表达或给予现实性的解释以降低其焦虑。

二、治疗程序

1. 开始阶段

治疗师应评估患者的不适主诉和目前状况,对患者自我功能的整体水平、客体关系及其适应能力和缺陷进行评估,与患者一起确立治疗的目标。现实和咨访双方协商一致的治疗目标在支持性心理治疗中非常重要,它是治疗联盟的基础。如前所述,治疗目标应以改善症状,维持和提高自尊、自我功能和适应技巧为导向。

2. 中间阶段

这是一个治疗师以关心和共情的态度,使用支持性的技术帮助患者向治疗目标共同努力的过程。治疗目标应该以患者为导向的。随着患者环境和生活事件的改变及适应能力的变化,其对治疗的具体要求会发生变化,治疗师也应调整方向和技术以适应患者的需要。例如,一个刚度过急性期的精神分裂症患者,治疗目标是帮助患者更好地适应回归社会的过程。在一开始,治疗师可能更多地采用保证、安慰、给予具体建议的方式帮助患者降低焦虑,合理安排个人生活、人际及工作的各种事务。而随着患者适应能力的提高,治疗师可能更多地采取合作讨论,有时更倾向于倾听的位置,鼓励患者发展更自主的适应功能,提高其自信。在此过程中,另一重要的工作是时刻注意治疗联盟的质量。当治疗联盟受损的时候,应给予及时的干预以保障联盟的稳固。

3. 结束阶段

支持性心理治疗没有正式的结束过程,当达到治疗目标或患者选择不再继续治疗时,治疗就结束了。治疗师一般不就结束治疗的动机与患者进行讨论,也不必留出时间让患者面对分离的复杂情感。如果治疗师认为患者是因为症状或适应技能的缺陷而导致中断治疗,可以尝试与患者讨论,但不与其发生争论。

正式治疗结束时,治疗师应对治疗做一些总结,指出并鼓励患者获得的进步,并对于患者今后可以继续改善的方面给予建议。在现实条件允许的情况下,治疗师应向患者传达如果有需要可以随时回来再次接受治疗的信息。

三、治疗技术

1. 理解和陪伴

对于处于困境中的人最基本的支持莫过于理解和陪伴。就好比一个掉进深坑爬不出来的人,当他知道有人发现他掉在里面并准备给予帮助,就会感到莫大的安心。更大的安慰来自有人能来到受困者身边,真诚地帮助他脱困。关心、共情的态度和互动方式能让患者体验到你就在身边,理解他的痛苦,并愿意信赖你。

2. 表扬

严格地说,表扬并不是一个技术,而是一种态度。真情实意的欣赏患者的进步或闪光点,能够增强患者的自尊,提升进一步改变的动力,强化治疗联盟。而虚情假意的表扬或把表扬当作一种技术则效果往往适得其反。

3. 保证

保证是指治疗师给予患者一些确定的信息以降低其焦虑、增加其信心的一种技术,比如对治疗的可获得性、稳定性以及可以达成的目标给予保证。保证的内容必须是治疗师专业领域的内容或可靠的一般信息。治疗师对于提供的保证应是有信心的,而不只是告诉患者他想听到的话。对于超出治疗师专业能力范围的保证,应实事求是地告知患者情况,而不是给出虚假的保证。

4. 鼓励

鼓励是指用鼓舞、激励的方式推动患者做出努力以获得改变。例如,一些慢性精神疾病患者经常表现得缺乏生气,很难主动做出一些改变。治疗师应鼓励他们从小处做起,在保持个人卫生、从事力所能及的劳动、参与社交等方面尝试一点一滴的改变,并逐步积累。鼓励和表扬技术的联合使用会得到很好的效果。

5. 合理化和重构

将患者消极的叙事以合理化的方式看待或积极地重新建构,有助于帮助患者缓解焦虑和沮丧等负面情绪,提振信心。例如,患者述说因为没有答应朋友的要求导致冲突,感到沮丧难过,治疗师可以将之重构为患者的自我力量增强,更加敢于在人际关系中坚持自己的立场。

6. 引导和选择话题

在支持性心理治疗中治疗师时常要在患者不知道说什么时引导其就某个话题进行讨论,而在患者讲述多个话题时决定选择哪个话题进一步深入。对患者主要困难和现实处境的了解将有助于治疗师更有效地组织会谈。

7. 建议和教育

治疗师应给予自己专业领域范围内的建议和教育。对于功能损害的患者,应该就其日常生活活动给予合适的建议。对于功能良好的患者,不应给予这方面的建议,哪怕这些建议有助于改善他们的生活。教育传达的是基于治疗师专业知识和经验的原则性的内容,带有更强的指导性。

8. 预期性指导

在患者准备实施一些尝试或改变前,预先演练在实际中可能会碰到的问题和障碍,然后研究相应的对策,可以增加成功的可能性,并提升其自我效能感。

9. 减轻和预防焦虑

治疗师应注意使用合理的询问和交谈的方式,避免患者感觉到强烈的焦虑。对患者性格特点的了解以及尊重患者的态度会有助于减轻患者的焦虑。

10. 对问题命名

通过对患者的问题进行命名能够增强其控制感,减轻焦虑。

11. 扩展患者的意识

扩展患者的意识是指帮助患者意识到平时未觉察的想法和情感,可以采用澄清、面质、解释的方法(详见之前的章节)。

四、适应证

支持性心理治疗适用的范围非常广泛,几乎可以应用于所有适合心理治疗的对象。支持性心理治疗常用于改善下述情形所致的适应技能及心理功能受损,包括但不限于各种精神障碍的急性期、危机、适应问题、物质滥用、述情障碍、躯体疾病、慢性精神疾病或躯体疾病等。但如果治疗的目标是要在患者症结的来源层面给予干预,或要改变其人格的不适应方面,则支持性心理治疗难以奏效。

思考题

1. 简述心理治疗的概念。
2. 心理治疗可分为哪些种类?
3. 简述精神分析的人格结构理论。
4. 简述认知行为治疗的第三浪潮。
5. 人本主义治疗关系的三个核心条件是什么?
6. 团体治疗的疗效因子包括哪些?
7. 简述家庭治疗的系统观。
8. 支持性心理治疗和表达性心理治疗分别适用于什么样的患者?

第二十二章

物理治疗与其他治疗

第一节　物　理　治　疗

一、概述

精神障碍治疗分为三大领域,即药物治疗、物理治疗和心理治疗。物理治疗虽然历史悠久,却是目前发展最为迅速的一个领域,这主要得益于神经科学研究逐渐阐明与各种精神障碍相应的神经回路。物理治疗或称非药物躯体治疗,分为无创和有创。无创治疗主要包含电抽搐治疗(ECT)、重复经颅磁刺激(rTMS)和重复经颅电刺激等,它们可以按照是否需要通过引起抽搐或痉挛来达到治疗目的而分为两个亚类。有创治疗是指需要进行外科手术,主要包含深部脑刺激(deep brain stimulation, DBS)和迷走神经刺激(vagus nerve stimulation, VNS)。目前,还有不少新型物理治疗技术正在被研发,如磁抽搐治疗(magnetic seizure therapy, MST)、经颅交流电刺激和经颅超声刺激等,它们的临床应用前景都很值得期待。表 22-1 总结了各种物理治疗技术的主要特征。

表 22-1　各种物理治疗技术主要特征

技术名称	英文简称	外科手术	麻　醉	引起抽搐	主要适应证
改良电抽搐治疗	mECT	不需要	需要	是	抑郁症、双相障碍、精神分裂症等
磁抽搐治疗	MST	不需要	需要	是	研究开发中
重复经颅磁刺激	rTMS	不需要	不需要	否	抑郁症、疼痛等
深部经颅磁刺激	dTMS	不需要	不需要	否	抑郁症、强迫症等
经颅直流电刺激	tDCS	不需要	不需要	否	抑郁症等
经颅交流电刺激	tACS	不需要	不需要	否	研究开发中
深部脑刺激	DBS	需要	需要	否	运动障碍、强迫症等
迷走神经刺激	VNS	需要	需要	否	药物难治性抑郁症、癫痫等
经皮耳迷走神经刺激	taVNS	不需要	不需要	否	研究开发中
经颅超声刺激	TUS	不需要	不需要	否	研究开发中

二、电抽搐治疗和磁抽搐治疗

电抽搐治疗(ECT)是精神障碍物理治疗家族中的鼻祖。电学最早应用于临床医学始于古罗马人用电鱼来治疗头痛,治疗时仅需将电鱼放在痛点处即可。在 16 世纪时,瑞士内科医师 Paracelus 使用口服樟脑酊使患者产生全身抽搐来治疗精神错乱。1935 年,Manfred Sakel 使用胰岛素诱发低血糖昏迷,Lazlo Meduna 运用戊四氮化合物引发患者抽搐发作治疗精神障碍;1938 年,意大利人 Ugo Cerletti 和 Lucio Bini 第一次把电抽搐治疗应用于人类,并发现电抽搐治疗安全有效、操作简便,可替代其他方法诱发抽搐发作。1980 年后,在应用 ECT 同时使用心肺功能及脑电图监测、麻醉剂应用、合理选择短脉冲刺激,使 ECT 的安全性有了进一步的改善,是改良电抽搐治疗(mECT)。目前,ECT 是难治性心境障碍、精神分裂症等急性发作和维持期患者最为有效的治疗方法之一。

1. 治疗机制

ECT 设备通过连接在患者头皮外的一对电极传递双向的(交流电)、短脉冲、方波刺激,通过电刺激刻意诱导患者出现广泛性强直-痉挛发作。这种治疗的生物学机制目前还没有完全被科学研究阐明清楚。

(1)抗抽搐学说:ECT 对神经系统的作用主要是诱导抽搐和终止抽搐。经 ECT 一个疗程后,抽搐阈值会有所提高,抽搐发作持续时间会相应减少,抽搐阈值的高低与临床疗效也有关。此外,抗抽搐学说也获得一些实验支持。

ECT 可改变脑内某些神经递质,如 γ-氨基丁酸(GABA),它是中枢神经系统最主要的抑制性神经递质。临床发现,许多抗抽搐药(如巴比妥类、苯二氮䓬类等)的药理作用与对脑内 GABA 含量的调控有关。抑郁症、精神分裂症患者接受 ECT 干预后,磁共振磁波谱检测可以发现脑内 GABA 升高。ECT 的抗抽搐机制还可能与谷氨酸能系统有关,抽搐发作后常伴随谷氨酸的快速释放。

(2)大脑神经可塑性:ECT 干预引起精神障碍患者脑内脑源性神经营养因子(brain derived neurotrophic factor,BDNF)等变化,并进一步引起部分脑区神经可塑性增加,与治疗效果相关。影像学研究观察到抑郁症、精神分裂症患者经 ECT 后海马体积发生动态变化,这些变化和临床疗效也可能有一定的关联性。

(3)脑连接改变:神经影像学研究发现,ECT 干预致使精神障碍患者的脑连接发生重组,病理性增强的连接被削弱,正常的脑功能连接得到加固。

2. ECT

(1)治疗前评估:精神科医生必须确保在 ECT 前对患者情况进行全面评估,包括躯体、精神病学评估和基线认知筛查等。同时,还必须完成对正在使用药物的评估,目的是优化药物以减少对抽搐的干扰,最大限度提高 ECT 的安全性。术前要完成全血检查、尿素和电解质检查(U/E)、心电图(ECG)和胸部 X 线检查,必要时进行神经影像学检查,以及必须进行麻醉复查和严重合并症的专科医学检查。此外,须向患者或家属获得应用 ECT 的知情同意。

(2)ECT 实施:患者接受 ECT 前,保证禁食、禁水 6 h 以上,以免在治疗过程中发生呕吐,导致呼吸道阻塞。治疗前测查血压、体温和心率;排空小便,使膀胱空虚;取走义齿、义眼、发夹、眼镜珠宝首饰等;尽可能地停用锂盐及止痉类药物。

ECT 操作程序:① 绑上血压带,记录基础血压。绑好的血压带在注射氯琥珀胆碱前再次充气,以便阻断药物注射后从肌肉一端向血压带远方扩散,可以观察到该肢体的抽搐发作。② 安放心电图电极。③ 安放脑电图电极,在采用 ECT 时可记录脑电波的信号。如采用单侧式,导联应放在治疗的对侧。④ 建立静脉通道。⑤ 安装 ECT 电极。⑥ 静脉快速推注硫酸阿托品 0.5～1.0 mg。⑦ 静脉注射麻醉剂,可选用丙泊酚(一般用量按体重计算,1～2 mg/kg)、依托咪酯等。⑧ 血压带充气。⑨ 快速静脉推注肌松剂氯化琥珀胆碱 2 ml(甘油制剂内含 100 mg),静脉注药 30～60 s 后,患者面部及肢体肌肉出现肌纤维成束收缩,待肌纤维呈束收缩停止后是肌松弛的最佳时刻。在给肌松药前后应用面罩人工通气,并注意气道通畅和反流误吸。⑩ 通电治疗前用生理盐水注射针筒替换肌松药注射针筒,保持静脉通道,以备抢救时用。⑪ 按上牙垫,给氧。正压给予 100% 的氧,给氧持续到治疗结束,待自主呼吸恢复后停止供氧。⑫ 实施 ECT 时,可观察到患者的面肌、眼肌、口轮匝肌出现痉挛现象,或两下肢趾端呈痉挛或抽搐状态,持续 25 s 以上为有效发作。⑬ 通气:通电结束后,局部痉挛仍有发作,即用活瓣气囊(连接氧气)做加压人工呼吸,评估包括气道通畅、胸廓活动、呼吸音听诊等,直至自主呼吸完全恢复。待患者完全清醒后再撤除静脉通道,将患者送入复苏区。

(3) 电极放置和刺激电量设定:ECT 常用电极位置是右单侧(RUL)、双颞和双额。也有报道将电极放置于左前右颞。ECT 刺激电量主要参考抽搐阈值。抽搐阈值是指会诱发抽搐发作的最低电量,可在脑电图(慢波活动)和(或)肉眼可见的自主运动中见到。有 3 种方法可估算或测定抽搐阈值:依据经验实施电量滴定、依据年龄或年龄减半的方法来滴定。在双侧(双颞和双额)电极放置中,等于此阈值或恰好超过 1.5 倍阈值的刺激是有效的,此情况可能适用于左前右颞。对右单侧 ECT 来说,如果想取得较好疗效,需使用超出阈值数倍的电量。刺激电量还需要参考刺激波的脉宽而决定。

(4) ECT 疗程:在急性发作期,ECT 疗程为 8～12 次。一般前 3～6 次为每周 3 次,以后每周 2 次直至治疗完成。有学者认为,根据病情 ECT 可以做 20 次以上。急性期治疗有效者,根据病情可以考虑巩固治疗,频率为每周 1 次到每 2 周 1 次,巩固数月。

(5) 合并用药治疗:在实施 ECT 时,使用苯二氮䓬类等药物会干扰抽搐发作和影响疗效,临床治疗过程中应尽可能降低或减少这类药物使用。ECT 实施期间,原来使用的抗精神病药、抗抑郁药等,临床疗效不理想的药物应注意更换,同时注意它们对抽搐阈值的影响。有基础疾病的患者,在 ECT 实施当天早上应限制其他药物摄入,如利多卡因、氨茶碱、胆碱酯酶抑制剂等。

3. 适应证和禁忌证

(1) 适应证。ECT 是精神障碍的二线或三线治疗,在患者临床表现特别紧急、危险、药物治疗失败或难以实施时,才可以考虑选择使用。紧急、危险情形是指患者出现严重兴奋冲动、自杀、拒食、违拗、紧张性木僵等;药物治疗失败,一般是指经过至少 2 种以上药物足量、足疗程治疗仍未取得满意疗效。ECT 的主要适应证有:① 抑郁症,病情严重或者药物难治；② 其他精神障碍，如双相情感障碍（躁狂、混合期和抑郁期）、精神分裂症急性发作或药物难治、紧张症等。在紧急情况下，ECT 也可用于治疗孤独症患者的严重和反复自我伤害行为等。

（2）禁忌证。有些疾病增加治疗的危险性，但是并非绝对不能实施 ECT，应根据具体情况掌握。ECT 禁忌证主要有：① 急性全身感染性疾病；② 颅内高压，包括颅内占位病变、脑血管意外、颅脑损伤和炎症等情况所致颅内高压；③ 严重心血管疾病，包括冠心病、原发性高血压、高血压性心脏病、主动脉瘤、严重心律失常等；④ 严重肝脏疾病、营养不良或先天性酶缺陷，可能会造成血清假性胆碱酯酶水平下降或缺乏，导致琥珀酰胆碱作用时间延长而发生迁延性呼吸停止；⑤ 严重肾脏疾病；⑥ 严重呼吸系统疾病；⑦ 严重消化道溃疡等；⑧ 严重电解质紊乱、内分泌疾病；⑨ 严重青光眼和先兆性视网膜剥离；⑩ 其他严重躯体疾病，或对丙泊酚等过敏者。

4. 不良反应及处置

（1）心血管系统不良反应：老年患者不管既往是否伴有或心血管疾病，实施 ECT 都可能会增加老年患者心血管并发症的危险性。

（2）认知功能改变：近年来，实施 ECT 的患者的认知功能改变被高度关注。认知功能不良反应的发生率和严重程度与如电极的放置、电波的类型、电刺激强度及 ECT 频率等有关。另外，还与患者既往脑结构改变、疾病、年龄和合并抗精神病药物等因素有关。

在认知改变中记忆障碍较常见，包含顺行性遗忘和逆行性遗忘。大多患者顺行性遗忘在治疗后即刻发生。逆行性遗忘可能是长期性的，会延伸到治疗前数年。遗忘与电极放置方式有关，双侧治疗的发生率高于单侧。治疗次数和高刺激强度也会影响记忆。单侧治疗时，刺激电量达到抽搐阈值的 8～12 倍时，也会影响患者的认知功能。正弦波比短脉冲刺激波更易引起记忆障碍。对认知的影响，每周实施 2 次 ECT 比每周 3 次小。

ECT 可引起谵妄，在老年患者中更常见。一旦发现谵妄，应积极给予治疗，同时在以后的 ECT 治疗中减少频率和降低刺激电量。谵妄的危险因素有阿尔茨海默病、帕金森病和有脑结构改变等。

（3）其他并发症：部分患者实施 ECT 后出现头痛症状，可以给予解热镇痛药。

5. 磁抽搐治疗

磁抽搐治疗（MST）是指通过磁刺激诱发抽搐发作达到治疗效果的一种新物理干预技术。MST 与 ECT 相比，所有治疗流程完全相同，只是在诱发抽搐发作这个环节，应用的是磁刺激。

MST 治疗时，刺激频率可以选择低频 25 Hz、中频 50/60 Hz 或高频 100 Hz，输出功率都设为 100%，通过调整刺激持续时间来确定抽搐阈值和诱发抽搐发作的磁刺激量。例如，应用 MapPro X100 磁刺激器时使用 50 Hz 刺激，输出功率 100%，抽搐诱发由 4 s 开始滴定；如果诱发效果不理想，下次设为 8 s，逐渐延长，但是每次刺激持续最长时间为 20 s。连续 2 次诱发不出抽搐，应当暂时停止当日的干预。

目前，有研究报道，MST 治疗具有和 ECT 类似的抗抑郁或抗精神病疗效；同时，MST 对认知损害不良反应明显轻于 ECT。这可能是因为 MST 的直接刺激部位主要局限于皮质,而 ECT 对海马、间脑等深部脑结构有直接电刺激。

三、重复经颅磁刺激(rTMS)

经颅磁刺激(TMS)开始于 1985 年,Tony Barke 等发明了一台聚焦性电磁仪器,其能量可以在脊髓上诱发出感应电流。他们很快用它直接而非创伤性地刺激人类大脑。但 TMS 仅能刺激大脑表面,因为磁场强度随着与线圈的距离增加而减弱。目前,已经开发出能量更强的 TMS 设备,使得刺激大脑深部成为可能。

1. 治疗原理

TMS 是一种在人头颅特定部位给予磁刺激的新技术,用于了解、调节和干预大脑功能。作用原理是把一绝缘线圈放在头皮特定的部位上,当 TMS 刺激仪的电容器瞬间放电的电流通过这个线圈时,在线圈周围就会产生强度为 1.5～4 T(特斯拉)局部磁场,它会以与线圈垂直方向透过头皮和颅骨,进入皮质表层并达到一定深度,这个脉冲磁场又会导致在皮质表层的神经组织中产生感应电流,这个继发性电流可影响神经细胞兴奋或抑制功能。

磁刺激和电刺激一个重要的不同点在于,由于颅骨的高电阻性大多数电流不能进入颅内,是通过头皮组织在两电极之间传导,而颅骨对磁场相对是可通透的。另外,电场的产生需要阳极和阴极,而磁场的产生单极就可以。这些特点使磁场的能量比电场的能量更集中,可局限在直径为 5 mm 的范围内。因此,源于 TMS 的电流可以集中在某个脑区,精确地定位在某个皮质处。TMS 有时也被称为"无电极电刺激"。尽管磁场对组织确实具有生物学影响,但 TMS 的绝大部分效果是来自感应电流对大脑产生的影响而不是来自于磁场。

rTMS 是指在某一特定皮质部位有规律地给予重复刺激。由于电磁转换的瞬间性特点,出现继发性感应电流的频率等同于刺激线圈的磁场变换频率,rTMS 可引起神经细胞长时程增强(long-term potential, LTP)或长时程抑制(long-term depressino, LTD)效应。高频刺激(≥3 Hz)可以易化局部神经元活动,提高大脑皮质可兴奋性;低频率刺激(≤1 Hz)可以抑制局部神经元活动,降低大脑皮质的可兴奋性。rTMS 不仅影响刺激局部皮质功能,还影响远隔脑区功能,实现脑网络功能重建。rTMS 的生物学效应在刺激停止后仍将持续一段时间。rTMS 是重塑大脑皮质局部和整体神经网络功能的大脑刺激技术。

2. rTMS 治疗技术

(1) 刺激参数:主要包含刺激部位、刺激强度、刺激频率和刺激脉冲数等。

刺激部位是指磁刺激线圈放置在头颅上的具体位置,对应颅内实际被刺激的脑区。刺激部位特异性是 rTMS 的重要特征。刺激部位主要根据临床希望改善的靶症状而决定。抑郁症状治疗选择左侧背外侧前额叶(dorsolatera prefrontal cortex, DLPFC)、右侧 DLPFC、内侧前额叶皮质(medial prefrontal cortex, mPFC)等脑区。幻听治疗通常选择左侧颞顶区等。

rTMS 刺激强度主要参照运动阈值(motor threshold, MT)而确定,为 80%～120% MT。在这个范围内,患者可以耐受的前提下,强度越大则效果越好。

刺激频率是指每秒发放几个刺激脉冲,≤1 Hz 是低频刺激,≥3 Hz 为高频刺激。目前,还有新 rTMS 范式，θ 短阵刺激(theta burst stimulation，TBS)，也称为双频刺激模式。TBS 基本短阵刺激频率为 5 Hz，属于 θ 频段，而被包埋在一个刺激短阵中的 3 个脉冲以 50 Hz 的频率呈现。常用 TBS 模式，主要有持续性 θ 短阵刺激(cTBS)和间断 θ 短阵刺激(iTBS)。

刺激脉冲数是指每次治疗时设置的脉冲总数。例如，每次治疗给予 3 000 个刺激脉冲，具体实施时需要结合刺激频率和刺激强度等参数确定。TBS 刺激模式：每次治疗的脉冲总数是 600 个脉冲。

(2) 磁刺激器和刺激线圈：选择磁刺激器时，需要关注最高刺激频率。有的磁刺激器，需要增加配件才能保证双脉冲或配对脉冲的有效发放。

TMS 的刺激线圈有多种形状，如圆形线圈、蝶形(也称 8 字形)线圈、锥形和 H 形等。圆线圈作用面积比较大，8 字形线圈作用面积小，聚焦性更好。除了线圈形状外，线圈半径对刺激效应也有很大的影响，半径越大，刺激深度越深，但聚焦性能相对减弱。锥形线圈与 8 字形线圈相比，2 个圆形不在同一个平面，而是向内呈一定角度以增加刺激深度。H 形线圈是可以增加刺激深度的特制线圈。

按照可以到达的脑内深度，刺激线圈分为浅表线圈和深部线圈。绝大部分线圈都是浅表线圈。深部线圈主要是指 H 形线圈，外形是头盔形状，内部线圈排列有不同组合，特点是刺激深度可以达到硬膜下 3 cm。H 形线圈有不同型号，对应脑内不同的刺激部位。例如，H1 主要针对左侧 DLPFC，H7 主要针对内侧前额叶皮质和前扣带回等。由 H 形线圈而发挥的 TMS 治疗，也称为深部 TMS(dTMS)。

(3) rTMS 治疗方案：指按照一套刺激参数，设定刺激部位、刺激强度、刺激频率和每次治疗的总脉冲数，每天治疗 1 次，每周 5 次，持续 4～6 周，完成 1 个疗程的治疗。一般来说，1 个疗程包含 20～30 次 rTMS 治疗。与采用 mECT 不同，rTMS 治疗不需要全身麻醉，在门诊很容易操作，安全性高，不良反应少。

3. 适应证和禁忌证

1) 适应证

(1) 抑郁症：美国 FDA 先后批准浅表 rTMS 和深部 TMS 治疗抑郁症。rTMS 作为抑郁发作的一种非药物治疗手段，被推荐用于对一种抗抑郁药治疗抵抗的患者和不能耐受药物的患者，常用治疗方案参见表 22 - 2。Blumberger 等学者报道，无论是用传统的 10 Hz 刺激还是用 iTBS 刺激，治疗 4 周左右，抑郁症患者的 17 项 HAMD 评分均从 23 分降为 13 分，临床疗效显著。2016 年，美国临床经颅磁刺激学会(Clinical TMS Society)推荐：① rTMS 作为缓解抑郁障碍患者抑郁发作的急性期治疗手段，患者可以是抗抑郁药治疗临床效果不佳或耐受不良的群体，治疗时采用标准高频刺激，刺激部位选择左侧前额叶，其他治疗参数可视患者的实际情况而调整；② 对于急性期 rTMS 治疗有效的患者，如有复燃迹象，可以应用 rTMS 进行巩固和维持治疗；③ 在合并或未合并应用抗抑郁药或其他精神科药物的情况下均可进行 rTMS 治疗；④ 在 rTMS 治疗期间，任何用药调整时，均需重新测量患者的运动阈值，以保证治疗参数的准确；⑤ 针对既往 rTMS 治疗有效的抑郁症患者，如果出现抑郁复发，可以重新导入 rTMS 治疗。

表 22-2　rTMS 治疗抑郁发作常用治疗方案

刺激方式	治疗部位	刺激线圈	最大刺激强度	刺激频率	每天刺激脉冲总数	持续时间和总治疗次数
高频刺激	左侧 DLPFC	8 字形	120%MT	10 Hz	3 000	6 周,30 次
低频刺激	右侧 DLPFC	8 字形	120%MT	1 Hz	1 200	4 周,20 次
双侧刺激	双侧 DLPFC	8 字形	120%MT	左侧 10 Hz;右侧 1 Hz	左侧 2 000,右侧 1 200	2 周,20 次
快速 iTBS 刺激	左侧 DLPFC	8 字形	120%MT	iTBS	600	4 周,20 次
深部 TMS	左侧 DLPFC	H1 线圈	120%MT	18 Hz	1 980	5 周,20 次(后续有每周 2 次持续 12 周)

(2) 强迫症:近年来,美国 FDA 也批准了应用深部 TMS 进行治疗,应用 H7 线圈,刺激部位是脚趾运动皮质向前 4 cm 刺激 mPFC 和前扣带回,刺激频率 20 Hz,每天 2 000 个脉冲,刺激强度为 100%的静息运动阈值,治疗 6 周。rTMS 治疗强迫症时需要维持原来的药物治疗,治疗时最好诱发患者的焦虑症状。

(3) 精神分裂症:针对精神分裂症的阴性症状和幻听症状,也有不少临床研究报道了 rTMS 的增效作用,用高频 rTMS 刺激左侧 DLPFC 辅助改善阴性症状,用低频 rTMS 刺激左侧颞顶区(脑电图记录电极 T3P3 中点)辅助改善幻听。但是,这些刺激方案,还需要临床证据进一步积累。

2) 禁忌证　rTMS 的禁忌证主要指患者在刺激线圈或刺激磁头附近有金属异物存在(如颅内金属植入物),如人工耳蜗、内置脉冲发生器(如脑起搏器、心脏起搏器)等。在这种情形下,rTMS 容易导致内置脉冲发生器出现工作故障。严重躯体疾病患者、正在使用明显降低癫痫发作阈值药物患者,或者严重酒精滥用者等,都需要谨慎应用 rTMS 治疗。

4. rTMS 不良反应和处理

rTMS 的安全性高,不良反应轻微,而且是一过性,患者一般都能耐受。

(1) 头痛:这与头部皮肤神经和肌肉受到刺激有关,发生率约 10%。一般持续时间较短暂,可自行缓解。对于开始治疗时头痛感觉明显的患者,建议在第 1 天和第 2 天将 rTMS 刺激强度逐渐滴定至治疗时需要的强度。

(2) 意外抽搐:作为 rTMS 治疗不良事件的意外抽搐,一般发生在治疗过程中或者治疗刚刚结束时,是严重的不良事件,发生率<1‰,与刺激频率过高、刺激强度过大、刺激串间隔过短或者患者正在服用降低抽搐阈值药物等因素有关。

(3) 听力:儿童外耳道短,应注意听力保护,治疗时建议佩戴耳塞。患者有听觉不适主诉时,也建议佩戴耳塞。

四、经颅直流电刺激

经颅直流电刺激(tDCS)是一种通过置于头皮的两个或者多个电极产生微弱直流电(通

常 1～2 mA)调节大脑皮质兴奋性的非侵入性神经调控技术。

1. 治疗原理

通过调节电流刺激强度、持续时间以及刺激次数，单次 tDCS 效果可以维持几秒甚至长达 90 min。治疗时，一般每天一次，持续 2 周以上。

tDCS 的治疗原理主要可能与以下脑功能机制有关。① 改变皮质兴奋性：tDCS 阳极电流促进神经元去极化，刺激提升大脑皮质的可兴奋性；tDCS 阴极电流促进神经元超极化，刺激降低大脑皮质的可兴奋性。② 改变局部脑血流量：阳极 tDCS 增加电极作用区域的脑血流灌注，阴极刺激诱导作用区域局部脑血流可逆性降低。③ 增加突出可塑性：tDCS 刺激促进皮质神经元 N-甲基-D-天氨氨酸受体表达、γ-氨基丁酸和多巴胺等的释放等，介导长时程增强及长时程抑制，增强突触效能。④ 调节皮质兴奋/抑制平衡。⑤ 调节局部皮质间的脑网络连接。

2. 治疗方法

tDCS 的治疗参数包括刺激部位、电流强度、刺激时间、疗程等。

刺激电极放置部位根据治疗病种决定。目前，常用部位有运动皮质、初级感觉皮质、背外侧前额叶皮质、眶额叶皮质、视觉皮质、听觉皮质等。阳极和阴极刺激部位一般选择不同的脑区，刺激电流在阳极和阴极之间流动。tDCS 刺激脑区定位，多采用国际脑电图 10～20 电极安放系统进行定位。

tDCS 刺激电极一般选择 5 cm×7 cm 或 5 cm×5 cm 电极片。刺激电流为 1.0～2.0 mA，属于安全范围，不适感也较轻。

tDCS 每次治疗持续时间 20～40 min，每天治疗 1～2 次。患者处于急性期，每周治疗 5 天，连续治疗 2～6 周。tDCS 疗效经常延迟出现。治疗不良反应轻微，一般不需特殊处理。

3. 适应证和禁忌证

(1) 适应证：tDCS 阳极刺激左侧背外侧前额叶、阴极刺激右侧背外侧前额叶或右侧眶上区，可以有显著改善抑郁症患者的抑郁症状。值得注意的是，针对药物治疗抵抗的抑郁症患者，tDCS 的效果可能并不令人满意。tDCS 阳极刺激左侧背外侧前额叶、阴极刺激左侧颞顶区，也被用来改善精神分裂症患者幻听和阴性症状。tDCS 刺激背外侧前额叶等脑区，能有效降低物质依赖患者对物质的渴求。

(2) 禁忌证：tDCS 很安全，禁忌证较少。颅内有金属植入物、大面积脑梗死或脑出血急性期、刺激区域有痛觉过敏或损伤以及体内有金属植入物(如心脏起搏器)者慎用。

五、深部脑刺激

深部脑刺激(deep brain stimulation，DBS)是一种侵入性的、利用立体定向手术将微电极植入大脑特定区域进行电刺激的一种神经调控技术，通过外部控制器操纵植入的电极在特定脑区发放电脉冲，调节大脑功能，改善患者的症状。相较于传统脑神经外科手术，DBS 技术具有可逆、可控等特点，被视为立体定位脑区损毁手术的替代疗法之一。美国食品药品监督管理局(FDA)已相继批准 DBS 技术用于治疗帕金森病、强迫症、特发性震颤和原发性肌张力障碍。

1. 治疗原理

DBS 治疗常采用高频电刺激(high frequency stimulation，HFS)，频率≥100 Hz，引起与损毁术类似的效应。不少学者认为 DBS 抑制神经元活动，减少来自刺激部位的输出。DBS 对所刺激的核团产生了功能性损毁效应，并抑制了复杂神经结构网络。这种快速电生理效应，可能主要涉及以下机制：① 去极化阻抑，即刺激改变了电压门控通道活性而阻滞刺激电极周围的神经信号输出；② 突触抑制，刺激通过作用于与刺激电极周围神经元有突触联系的轴突终末，间接调节神经信号的输出；③ 突触阻抑，高频刺激使得神经递质耗竭，阻碍突触信息传递，从而影响电极周围神经信号输出；④ 刺激改变了病理性神经网络功能。DBS 可以破坏或抵消病理性神经网络活动振荡模式，从而导致患者行为表现改善。DBS 引起的这些放电模式变化，也可能激活受体和神经营养因子的下游差异基因表达，这些受体和神经营养因子变化能够保护神经元免受程序性细胞死亡。

2. 治疗方法

DBS 主要包含三部分：① 埋藏式脉冲发生器(implanted pulse generator，IPG)；② 探头 (lead)；③ 延长线(extention)。IPG 是一个装在钛合金盒子里的神经刺激脉冲发生器，由电池供电，向大脑靶点区域发射各种参数可调的方波刺激。刺激脉冲是可调节的方波，脉宽一般为 60～450 μs，振幅范围为 0～10.5 V，脉冲频率为 2～250 Hz。探头由涂有绝缘材料的线圈连接数个铂铱合金电极构成，电极可以放置到大脑的不同部位。探头通过植入皮下的延长线，与埋藏在锁骨下的 IPG 相连。刺激电极根据所要治疗疾病种类的不同，而选择相应刺激靶区。

这 3 个部件通过外科手术植入人体。首先，通过磁共振成像或者正电子断层扫描确认病灶点，局部麻醉后，通过立体定向手术，在患者颅骨上钻开一个直径约 1 cm 的小孔，将刺激电极植入靶点区域，并通过患者的反应来确定最佳位点。IPG 和探头的植入需要全身麻醉手术。根据患者的具体治疗需求，可以选择单侧或者双侧同时植入 DBS。

3. 适应证

(1) 强迫障碍：1999 年，Nuttin 等首先报道 DBS 刺激内囊前肢治疗强迫障碍，接受手术的 4 例患者中有 3 例强迫障碍患者的症状有明显的改善。2009 年，美国 FDA 批准 DBS 用于药物和心理治疗抵抗的强迫症，作为人道主义装置豁免获批，不是基于其临床疗效而是基于其风险比较低。此后，DBS 治疗强迫障碍的临床疗效证据逐渐增加。Denys 等报道 70 例大样本开发研究中，DBS 刺激内囊前肢腹侧 12 个月后，Y－BOCS 评分平均降低 40%，有 36 例被判定为有效，有效率达到 52%。目前，已经有 2 个随机对照研究报道。Luyten 等应用 DBS 刺激终纹床核，比较 DBS 开和关期的疗效，真刺激期 Y－BOCS 减分达到 37%。Denys 等学者应用 DBS 刺激伏隔核，与伪刺激比较，真刺激 Y－BOCS 减分达到 25%。这些证据都支持 DBS 很可能是强迫障碍的一种新治疗技术。

目前，DBS 治疗强迫障碍选择的刺激脑区主要有：腹侧内囊/腹侧纹状体(ventral capsule/ventral striatum，VC/VS)、丘脑底核(subthalamic nucleus，STN)、内囊前肢 (anterior limb of internal capsule，ALIC)、终纹床核等。

(2) 其他精神障碍：针对难治性抑郁症的治疗，不少学者选择 DBS 刺激内囊前肢、胼胝体扣带回(subcallosal cingulate,SCC)、伏隔核(nucleus accumbens,NAcc)、丘脑下脚、缰核或前脑内侧束等脑区;对神经性厌食症的治疗,选择内囊前肢、胼胝体扣带回和伏隔核等;对物质依赖的治疗则选择伏隔核等。大多数临床研究都验证了患者对DBS的耐受性和安全性,临床疗效得到部分开放研究的支持。但是,目前普遍缺乏大样本随机伪刺激对照临床试验提供的确证性疗效证据。

4. 不良反应及处理

DBS手术是微创手术,但对手术操作的精细程度要求较高,不良反应的发生与手术操作、电极和刺激本身有关。手术操作相关不良反应包括颅内出血、出血后偏瘫、癫痫、感染、伤口不愈合等。DBS手术导致10%以内的患者颅内出血,致15%以内的患者感染。电极相关不良反应包括电极移位、断裂、腐蚀、排斥反应、刺激器意外关闭等。大概有1.5%的患者电极发生位置变化和3%的患者植入系统出现故障。刺激相关不良反应包括复视、头痛、麻痹、感觉异常、癫痫、谵妄、情绪改变等,甚至出现自杀倾向。术后癫痫发作和术后谵妄的发生率分别为1%和15%。这些不良反应大部分为短暂可逆的。感染通常需要移除全部或部分装置,并给予一段时间的抗生素治疗。

六、迷走神经刺激

很多人熟悉迷走神经的传出功能,它作为大脑将信号传递给内脏的信使。迷走神经的传入功能在传统文献中没有得到足够的重视。其实,它是一条混合神经,其中包括80%的传入感觉纤维将来自头部、颈部、胸部、腹部的信息传递给大脑。研究者已经证明,迷走神经经由其在孤束核的感觉传入纤维连接传递到不同的脑区。如中脑的蓝斑核、背侧中缝核、臂旁核、终纹床核、下丘脑、杏仁核和岛叶等,很多区域和抗抑郁药的作用靶区相同。Jake Zabara在狗的痉挛实验中发现,迷走神经刺激(vagus nerve stimulation,VNS)能产生抗痉挛的效果。1988年Penry和其他人领先在临床运用现代的VNS,用植入装置来治疗癫痫。2000年,Elger等注意到VNS可以改善癫痫患者的心境,而且这个效果独立于抽搐的改善。

VNS类似植入一个心脏起搏器,位于皮下的电脉冲发生器通过一个植入的电极向迷走神经发出电刺激信号。VNS通过一个植入式、多程序、双脉冲发生器(大约一个手表大小)被植入到左侧胸壁内,通过一个双极导联向左侧迷走神经传递电信号,选择左侧是为了减轻对心脏影响。电极包绕在颈内的迷走神经上,与皮下的脉冲发生器相连。双极刺激电极一般阳极在远侧,阴极在近侧,这样刺激动作电位向中枢传播。VNS植入手术由神经外科医生进行操作。VNS的启动和刺激参数设置,由工作人员通过手持式电脑在体外进行。VNS刺激参数主要包含刺激电流强度(mA)、频率(Hz)、波宽(μs)和工作周期(刺激持续开关时间)等,它们反映了VNS的剂量。VNS通常从低电流0.25~0.75 mA开始,然后逐渐增加。频率一般选择20~30 Hz,如频率≥50 Hz有可能会损伤迷走神经。波宽和工作周期通常会分别选择250 μs,30 s开和300 s关。

基于一些临床开放研究结果,美国FDA于2005年批准了VNS治疗药物难治性抑郁症,强调患者经过4种或以上药物治疗抵抗。在为期10周的开放性研究中,VNS治疗难治性抑郁症的有效率为30%～40%。Rush等学者在实施的VNS治疗抑郁症的大样本随机对照临床试验中,经过为期10周的干预,真刺激组的有效率为15.2%,对照组是10%,两组差异没有达到显著性。这提示VNS治疗抑郁症的临床疗效仍需进一步研究。最近研究发现,VNS起效比较慢,需要数月,随着使用年数的增加,疗效稳步提升。有学者随访数百例患者5年,报道接受VNS的难治性抑郁症患者生活质量明显优于接受常规治疗的患者。VNS常见不良反应有嗓音改变或嘶哑等,耐受性良好,研究观察中的脱落率只有1%。

基于VNS临床治疗价值和外科手术的创伤性,目前不少学者正在研发经皮耳迷走神经刺激(transcutaneous auricular vagus nerve stimulation, taVNS)。在耳甲区可以刺激迷走神经耳支,具有无创、便捷、经济的特点,国内外均有学者报道taVNS针对轻、中度抑郁患者的疗效。

第二节　补充和替代疗法

补充和替代疗法(complementary and alternative medicine treatments, CAM)是近年来兴起的一种非药物的精神障碍治疗手段,虽然与此相关的尝试历史悠久,但直到最近一些高质量的临床研究出现,才从循证医学的角度证实了CAM的价值。CAM的定义是有别于传统药物治疗的一种方式,在精神科常见疾病的一些治疗指南中也可以找到CAM的应用,尤其是近年来西方国家越来越重视"自然的就是健康的"理念,因此越来越多的人寻求CAM来解决自己的精神障碍。值得注意的是,在各种常见指南中,CAM的定位是临床医生在面对患者做出个体化治疗时的一种考量,而非标准的诊疗推荐。

一、躯体治疗

1. 光照疗法

光照疗法(light therapy)已经被尝试作为多种精神障碍治疗方法,并取得了一定的疗效。这些精神障碍包括季节性抑郁、抑郁症、双相障碍、阿尔茨海默病及精神分裂症等。

光照疗法的抗抑郁作用机制可能包括昼夜节律的改变及5-HT和儿茶酚胺系统的调节。季节性抑郁或季节性情感障碍,在DSM-5中的标准临床分类为抑郁障碍,伴季节性模式。目前认为,光照疗法是能够有效改善季节性抑郁的一线疗法。相比于氟西汀治疗,光照疗法的抗抑郁效果更快,汉密尔顿抑郁量表分数下降更迅速,并且越来越多的证据表明抑郁情绪的改善可能在一次短暂的光照疗法之后就能察觉到,但是目前未发现光照疗法对季节性抑郁有预防作用。但一项荟萃分析表明,光照疗法季节性抑郁症的疗效被夸大,而其他系统综述支持光照疗法对季节性抑郁的益处。

目前认为,光照疗法是缓解非季节性抑郁患者症状的有效方式,而且多项临床研究都肯定了光照疗法在非季节性抑郁中的疗效。无论是联合药物治疗还是单独使用,光照疗法均有效且耐受性良好。一项随机对照试验报道,在季节性抑郁症患者中,光照疗法和光照疗法联合氟西汀均优于安慰剂,且联合治疗效果好。但也有研究认为光照疗法作为抗抑郁药的辅助治疗效果不佳。最新的证据可能继续支持光照疗法作为季节性抑郁症的一线单药治疗，以及作为轻到中度非季节性抑郁症的二线单药治疗或辅助治疗。

针对围产期抑郁这一特殊群体，因需要考虑婴儿的安全性，光照疗法可作为一种安全性较高的备选方式，但可能限于样本量或者统计效能等问题，目前光照疗法对于围产期抑郁的治疗效果尚需进一步研究探索。

生物节律紊乱是双相情感障碍的核心表现之一，在该疾病的病理生理学中发挥重要作用。生物节律过程受昼夜节律基因控制，而双相障碍患者中这些基因常发生变异，导致其转录和翻译的生物大分子结构改变，可能导致褪黑素分泌峰值延迟和总量减少，患者表现为睡眠周期延迟 3～6 h，因而表现为入睡困难和早晨嗜睡。昼夜节律除了受遗传等内源性因素的影响外，还受外源性环境因素尤其是光照的影响。患者定时、定量地接受早晨的光照后，会使褪黑激素节律分泌时间提前，从而使昼夜节律相位提前，还能增大昼夜节律周期的振幅、稳定昼夜节律的节奏、防止昼夜节律进一步相移。近年来不少研究发现，光照疗法也可用于治疗双相抑郁，拥有较好的疗效和安全性。在治疗双相抑郁过程中，最严重的病情波动之一就是发生转相，而使用抗抑郁药则是重要的诱因。有小样本量研究显示，在 4 名接受早晨光照疗法的女性双相抑郁患者中，有 3 名出现混合发作；之后该研究将早晨光照改为了午间光照后患者能够恢复情绪。也有研究发现，早上光照疗法存在转躁的可能。而荟萃分析认为，光照疗法和对照组之间的转相率并无统计学差异。但也有研究认为光照疗法对双相障碍抑郁发作患者可能无效。

光照疗法可调节阿尔茨海默病患者的昼夜节律，并可能在一定程度上改善认知功能，但还需更多的实验设计和严谨的临床研究进行验证。精神分裂症患者也存在生物节律和睡眠紊乱的问题，但有关光照疗法与精神分裂症的相关研究较少，目前仅一项关于光照疗法和精神分裂症阴性症状的研究，但未发现光照疗法可能使精神分裂症患者获益。另外，有部分研究显示，光照疗法对注意缺陷和多动障碍、摄食障碍等具有一定的治疗效果。

光照疗法通常在家里用荧光灯箱进行。就光照疗法本身而言，影响因素可能来自多个方面，如光照强度、光照时间、光照疗程、不同波长的光等。光照疗法的标准强度建议 10 000 Lux 照射 30 min 或者 2 500 Lux 照射 2 h，持续 6～8 周，通常在 1～3 周内起效。目前一致认为早晨光照能带来更高的抑郁症状缓解率，能有效改善嗜睡和缓解抑郁情绪，并可以减少夜间醒来的次数。但正午光照疗法可有效缓解急性双相障碍患者的抑郁情绪，并减少混合状态的出现，从而提高光照疗法的安全性。短波长尤其是蓝光，被认为和昼夜节律系统最同步。研究表明，750 lux 蓝光和 10 000 lux 全光谱白光有等同的治疗效果。蓝光可分为有益蓝光和有害蓝光。有益蓝光的波长为 480 nm 左右，可有效影响人的昼夜节律，还对记忆和情绪产生积极的作用。有害蓝光的波长为 400～440 nm，波长较短、能量较大，对人的视网膜有不利影响。波长为 480～500 nm 的光又被称为青色光，具有能量较高、可有效影响昼夜节律系统的特点，在治疗中可能是比较好的选择。因此，在治疗方案设定中，满足最大疗效的同时使风险最小化，从而达到治疗时长、时间段以及强度的最优组合。

将光照疗法和氟西汀等新型抗抑郁药比较，发现单独使用光照不良事件的发生率并不高于氟西汀组，联合使用也并不会增加患者的不良反应。光照疗法常见的不良反应是眼疲劳、头痛、焦虑、恶心、镇静、自主神经亢奋、易怒,晚间光照疗法也可能会增加睡眠紊乱的发生。有研究显示,头痛是最容易发生的不良反应。但这些不良反应都是快速可逆的,在治疗后几天内症状自行消失,还可以通过缩短治疗时间、远离光源、多休息或更改使用时间来减轻和控制不良反应,即使应用于孕妇身上也能耐受。虽然光照疗法对眼睛总体是无害的,但有视网膜损伤(家族)病史或需要采用光敏药物治疗的患者需要谨慎使用。需要注意的是,也有研究曾报道在接受光照疗法后,自杀意念加强的病例。

2. 睡眠剥夺

睡眠剥夺(sleep deprivation)显示快速的抗抑郁效果。它包括让患者长时间保持清醒,总睡眠剥夺时间持续 40 h,部分睡眠剥夺允许患者每晚睡 3～4 h。睡眠剥夺通常在 1 周的时间内进行 2～4 次,总睡眠剥夺、部分睡眠剥夺或正常(恢复)睡眠相交替。睡眠剥夺的抗抑郁作用机制可能包括所有神经递质系统的活动增加,突触和胶质信号通路传递的增强等。研究显示,睡眠剥夺能增强抗抑郁药物在中度至重度抑郁症患者中的疗效。使用睡眠剥夺的现实制约是保持其应用需要超过几周,停用后往往很快复发。然而,如果联合采用时间治疗技术则可能较单独使用睡眠剥夺能更快速起效,以及有更好的临床效用和持续时间更长。时间技术的一种策略是将睡眠时间延长与睡眠阶段提前相结合,即把就寝时间安排得比平时早,然后在接下来的几晚将就寝时间提前,直到能达到正常就寝时间。随机对照研究表明,当睡眠剥夺和睡眠提前结合使用时,50%～75%对睡眠剥夺有效的患者能够持续改善症状。将睡眠剥夺、光照疗法、睡眠提前以及心境稳定剂合并用于具有抗药性的双相抑郁患者,有 62%的患者在治疗的前 6 天中 HAM‐D 总分降低 50%以上,具有快速起效作用。另有研究还发现,这种联合治疗方式能快速降低患者的消极意念。因此,CANMAT 指南认为将光疗与完全睡眠剥夺联合使用效果更好(二线推荐)。

3. 运动疗法

运动是一种有组织的体育活动,目的是保持或改善身体健康。运动疗法对抑郁症有效的潜在机制包括生物因素(如神经递质、内啡肽或 BDNF 等转换增加,皮质醇水平降低,犬尿氨酸代谢改变)、心理因素(如自我效能增强)。总体来说,运动耐受性良好,在运动疗法治疗抑郁研究中很少有不良事件报道。虽然心血管运动(有氧运动)和阻力运动(无氧运动)已被证明对减轻抑郁症状有效,但没有明确的证据表明这两种运动形式的优劣性。运动疗法的建议各不相同,但进行 9 周以上的每周 3 次,每次 30 min 监测下的中等强度锻炼对治疗抑郁有效。然而,与所有体育运动干预一样,首先必须考虑参与者的身体健康状况。

研究表明,运动作为单独治疗或抗抑郁药的辅助治疗对轻到中度抑郁症有效。对于重度抑郁,运动作为辅助手段比不运动的治疗方式更有效。运动疗法对抑郁症有长期获益的证据尚不明确。但一级证据表明运动疗法可以治疗抑郁症,建议将其作为轻到中度抑郁症的一线单独治疗,并作为中到重度抑郁症的二线辅助治疗。

另外,有小样本研究发现,体育活动包括适当的选择有氧运动,如步行、拉伸、放松训练和踏车行进等可以辅助药物治疗,有助于减轻精神分裂症阴性症状的严重程度,相比太极效果更好。

瑜伽来源于古代印度,当时的练习者是为了寻求身体、心理和精神上的平衡。现代人所称的瑜伽则主要是一系列修身养性的方法,包括调身的体位法、调息的呼吸法、调心的冥想法等,以达到身心的合一。因此,瑜伽体式或姿势的目的是提高灵活性和力量,而控制呼吸练习或"调息"的目标是提高身体意识,而禅或冥想被认为是可产生认知益处的。其神经生物学机制可能是增加大脑特定区域多巴胺和 γ-氨基丁酸(GABA)水平的循环,调节下丘脑-垂体-肾上腺轴,使心率变异性逐渐正常化。瑜伽干预的持续时间各不相同,平均每周 2~4 次,持续 2~3 个月。研究报道瑜伽疗效优于常规的护理,但较放松训练和有氧运动优势则不明显。瑜伽练习产生不良反应的报道较少,有个案报告冥想可能引起躁狂发作或精神障碍。但瑜伽练习要掌握正确的方式和适度的时间,过度或不正确的瑜伽练习可能导致动脉阻塞或神经病变等不良反应。目前,瑜伽被推荐为轻度至中度重度抑郁症的二线辅助治疗。另外,有研究显示,瑜伽对精神分裂症阴性症状可能有缓解作用。

4. 针灸治疗

中医长期以来一直使用针灸治疗多种神经精神疾病,从急性谵妄到卒中后的痉挛。临床上常用的两种针灸手法是手针和电针。传统的针灸师常用的针灸手法是将针刺入穴位的一定深度,然后用手旋转。在电针中,针与电刺激器相连,电刺激器向穴位发送刺激电流。电针的另一种方法是在穴位的皮肤上定位一个表面电极,而不插入针灸针。

针灸是一种安全的疗法,发生不良事件的风险很低。可能危及生命不良反应比较罕见,与针灸相关的并发症有感染传播、气胸、心血管病变和中枢神经系统出血或血肿。国外研究报道的不良事件常见的有轻微出血/血肿、疼痛、皮肤刺激,或眩晕、恶心等自主神经性症状。

通过不同的穴位和治疗参数(如持续时间、频率和治疗次数),针灸治疗抑郁症的有效性已经得到广泛的研究。临床报道,针灸能轻度或中度降低抑郁症的严重程度。手针和电针作为重症抑郁和卒中后抑郁症的单独治疗手段,总体上可使抑郁症患者受益,疗效可能持续数月,并且安全性和耐受性相对较好。另外,针灸治疗可改善抑郁症患者的睡眠状态。但也有报道认为针灸的心理效应可能在治疗抑郁症相关失眠中发挥了作用。针灸被推荐为轻到中度抑郁症的三线治疗。

针灸治疗焦虑症的有效性同样已经被广泛研究。针灸治疗可能对焦虑症状有积极的影响,对不愿采用认知行为疗法的患者可能更愿意选择针灸治疗。针灸对焦虑相关的失眠也有效,能改善焦虑和失眠患者的睡眠质量。原因可能是调节了褪黑素代谢物尿 6-羟基硫酸褪黑素的水平,使其正常化,同时也能改善患者的疲劳、嗜睡、抑郁水平。针灸对睡眠质量受损的神经精神障碍可能有更广泛的应用。有趣的是,针灸治疗也可以降低神经精神疾病以外的其他疾病的焦虑水平,如有效降低术前焦虑状态,其潜在机制尚不清楚,可能与针灸可以调节心率变异性以及调控自主神经系统有关。

与抑郁症和焦虑症相比,针对针灸治疗精神分裂症疗效的研究相对较少。国内的随机对照研究显示,针灸联合药物治疗可以改善幻听。针灸治疗对患者的阳性症状、阴性症状、认知症状改善证据有限,但可能会减少患者感受到的痛苦。个体化针灸作为常规护理的辅助治疗对精神分裂症患者可能是有帮助的,有助于缓解精神分裂症的症状。另外,针灸治疗可能会改善精神分裂症患者的主观和客观睡眠质量。

神经认知障碍和认知能力下降是痴呆的早期症状之一,治疗上具有挑战性。有证据表明,针灸可以提高患者的语言和运动技能,改善情绪和认知功能。研究报道,与多奈哌齐相比,单独使用针灸治疗阿尔茨海默病,患者的认知评估量表评分较基线显著降低,而且相对于多奈哌齐并没有患者因不良事件停止治疗。小样本功能性磁共振成像研究报道与浅针相比,针刺加深可诱导更强、范围更广的"得气"感觉,并增强与轻度认知障碍相关的大脑异常区域的节点中心性。针刺治疗轻度至中度阿尔茨海默病患者不仅是有益的,而且是安全的,可以改善轻度认知障碍患者的神经机制功能障碍。

二、天然保健品

天然保健品是指天然生产的、非处方物质,具有促进或保持健康的作用。天然保健品包括维生素和矿物质、草药以及益生菌等。虽然可获得的天然保健品涵盖甚广,但真正具有良好循证证据支持、对精神障碍治疗有帮助的天然保健品并不多。

1. ω-3 脂肪酸

ω-3 脂肪酸(omega-3 fatty acids,n-3 PUFA)是多不饱和脂肪酸,主要存在于油性鱼类和某些坚果和种子中。有不同配方的 n-3 PUFA,常见的是二十碳五烯酸(EPA)和二十二碳六烯酸(DHA)。多项证据表明,n-3 PUFAs 作为一种预防和治疗抑郁症方法的有效性,抗抑郁效果明显优于安慰剂。n-3 PUFAs 治疗抑郁症的可能机制包括神经细胞可塑性和促进神经发生,改善神经递质失调和神经炎症。n-3 PUFAs 作为辅助治疗比单独治疗成人抑郁症效果更好,n-3 PUFAs 对于起效速度和增强疗效都是有效和安全的。纯 EPA 和 EPA/DHA(>2∶1)组合都是一种潜在的抑郁症治疗方法。n-3 PUFA 治疗抑郁症有 1 级疗效证据,但由于证据不一致,推荐作为二线单药治疗轻到中度抑郁症,并作为辅助抗抑郁药治疗中到重度抑郁症。n-3 PUFA 也可推荐为高危人群的潜在预防性治疗。n-3 PUFA 可用于维持治疗,可能有预防复发的作用。国际营养精神病学研究学会专家组建议起始剂量应至少有包含 1 g EPA 以纯 EPA 形式或在 EPA/DHA 组合(>2∶1),对于无效或部分有效者,建议在 2 周内增加剂量;如果耐受性良好,可在 4~6 周内剂量可滴定至少 2 g 的纯 EPA。对于无效者,建议评估 n-3 PUFA 补充剂的质量。由于 n-3 PUFA 进入大脑以及下游的神经可塑性作用和抗炎作用所需时间,专家组建议治疗时间至少 8 周。n-3 PUFA 补充剂一般耐受性良好,只有轻微的不良反应,包括轻度胃肠道症状(如鱼腥味、嗳气和恶心、腹泻)、皮肤异常(如皮疹和瘙痒)的发生率较低。服用抗凝和抗血小板药物的患者也可能需要额外的监测。

孕妇和儿童抑郁症的药物治疗仍然是一个临床难题。目前还没有关于孕期抗抑郁药物的随机对照试验。迄今为止,美国 FDA 不批准孕期服用任何精神药物,甚至在儿童服用的抗抑郁药物说明(或包装)上发布自杀风险的黑框警告。有少数研究报道了 n-3 PUFAs 单药治疗可能对患有抑郁症的儿童和孕妇有疗效。一项针对 8~12 岁儿童的小型随机对照试验表明,在 16 周的干预中每日补充 380~400 mg 的 EPA 或每日补充 180~200 mg 的 DHA明显比使用慰剂能更好地改善了抑郁症状。在三项关于抑郁症围产期妇女服用 n-3 PUFAs 的双盲安慰剂-对照研究中,其中一项研究每日补充 2.2 g EPA 和 1.2 g DHA,在改善抑郁症状和达到治疗效果方面明显优于安慰剂;另外两项随机对照研究使用富含 DHA

的补充剂,但均未能显示出抗抑郁效果。一项多中心、双盲、安慰剂随机对照试验调查了 n-3 PUFA 对日本和中国台湾地区孕妇抑郁症状的疗效,研究显示虽然 n-3 PUFA 相对于安慰剂 HAMD 总分改变没有显著差异;但是研究地点的亚组分析显示,n-3 PUFA 相对于安慰剂汉密尔顿抑郁量表评分降低更明显,具有显著的抗抑郁作用。另外一项比较 EPA、DHA 和安慰剂的临床试验发现,对有 4～5 个基线炎症生物标志物(包括超敏 C 反应蛋白、IL-6、IL-1 受体拮抗剂、瘦素)升高和脂联素降低的患者来说使用 DHA 没有效果,可能更适合使用 EPA。而不止一种炎症标志物升高的患者更有可能超重,所以初步结果支持 n-3 PUFA 用于超重和(或)炎症标志物升高的抑郁症患者。

n-3 PUFA 对精神分裂症治疗的研究较少。一项系统综述显示,n-3 PUFA 饮食补充在精神分裂症不同的疾病阶段对症状的有效性是不同的。补充 n-3 PUFA 可显著改善前驱期阳性和阴性症状,对首发患者的阴性症状有改善作用,对慢性精神分裂症患者的症状有部分效果。膳食补充 n-3 PUFA 的有效性受年龄、未治疗精神病时间和疾病的持续时间、n-3 PUFA 基线水平和患者抗氧化能力状况的调节。

2. 萝卜硫素

萝卜硫素(sulforaphane,SFN)是在西兰花中提取的一种异硫氰酸盐,能够结合 Kelch 样 ECH 联合蛋白 1(Keleh-like ECH-associated protein 1,Keap1)可以激活 Keap1-Nrf2/ARE 信号通路调控核因子 E2 相关因子(NF-E2-related factor 2,Nrf2):激活 Keap1-Nrf2/ARE 通路可以诱导转录包括血红素加氧酶 1(heme oxygenase 1,HO-1)、醌氧化还原酶(quinone oxidoreductase gene,NQO1)以及谷胱甘肽还原酶等参与机体抗氧化应激反应的重要基因,从而清除脂质、蛋白质以及 DNA 过氧化产生的有毒物质,并且能够修复蛋白质、DNA 氧化应激损伤。同时 Nrf2 的激活可以产生一系列的抗炎症作用,进而起到广泛的药效作用。萝卜硫素对机体氧化应激和免疫炎症具有调节作用,能广泛应用于癌症、心血管疾病、糖尿病等疾病的预防与治疗研究。在精神障碍患者中使用萝卜硫素作为治疗或增效治疗还处于初步阶段。

动物实验显示,萝卜硫素可阻断慢性应激小鼠血清皮质酮、促肾上腺皮质激素(adrenocorticotropic hormone,ACTH)、IL-6 和肿瘤坏死因子-α(TNF-α)水平的升高,可显著逆转慢性应激小鼠的焦虑样行为,并且可以修复脂多糖诱导产生的大脑区域中的 BNDF 下降以及树突棘密度改变,预防抑郁样行为发生。

在精神障碍患者中,使用萝卜硫素作为治疗或增效治疗还处于初步阶段。临床研究结果表明,精神分裂症患者服用萝卜硫素(100 μmol/d)7 天后,大脑抗氧化剂谷胱甘肽(glutathione,GSH)水平显著增加,并且与血液 GSH 增加程度成正相关。摄入膳食剂量的萝卜硫素能够通过调节自闭症患者的氧化应激水平改善其核心精神行为症状。小样本研究结果表明,萝卜硫素可以改善精神分裂症患者的认知功能。

3. 其他天然保健产品

圣约翰草(St. John's wort,SJW)又称贯叶连翘,是一种多年生植物,多年来一直被用作草药,其总提取物(包括金丝桃素/其他几种类黄酮)被认为具有活性。SJW 的抗抑郁作用机制可能是直接影响 5-HT 受体、单胺氧化酶抑制、神经内分泌和离子通道的调节等。

SJW 被 CANMAT 指南推荐为轻到中度抑郁症的一线单药治疗(一级证据),中度到重度抑郁症的二线辅助治疗(二级证据)。SJW 的配方各不相同,剂量为 500~1 800 mg/d,治疗时间为 4~12 周。SJW 的耐受性优于许多一线抗抑郁药,其不良反应包括胃肠道不适、头痛、皮肤刺激、光敏和口干,但强效提取物有可能会干扰各种药物的代谢。另外,当 SJW 与抗抑郁药物同时使用时,也有出现 5-HT 综合征和轻躁狂的报道。

s-腺苷蛋氨酸(SAM-e)是存在于人体内(包括大脑)的一种天然基质,在各种生理过程中起到甲基供体的作用,抗抑郁作用机制可能是参与调节单胺能神经传递。在欧洲,SAM-e 作为包括抑郁症在内的几种疾病的口服或注射治疗处方。在美国和加拿大,SAM-e 是一种口服的非处方膳食补充剂,在 4~12 周内每天 800~1 600 mg 随餐分剂量服用。SAM-e 的耐受性相对较好,常见的不良反应是胃肠道不适、失眠、出汗、头痛、易怒、不安、焦虑、心动过速和疲劳。

其他几种天然健康产品如叶酸制剂、肌醇、脱氢表雄酮、乙酰左旋肉碱、色氨酸、藏红花、薰衣草、红景天等也被认为对抑郁症有一定的效果(见表 22-3)

表 22-3 天然保健产品治疗抑郁症的循证推荐

名　　称	适　　合	推荐等级	证据等级	单用或辅助
圣约翰草	轻到中度抑郁症	一线	一级	单用
	中到中度抑郁症	二线	二级	辅助
ω-3 脂肪酸	轻到中度抑郁症	二线	一级	单用或辅助
	中到中度抑郁症	二线	二级	辅助
s-腺苷蛋氨酸	轻到中度抑郁症	二线	一级	辅助
	中到重度抑郁症	二线	二级	辅助
乙酰左旋肉碱	轻到中度抑郁症	三线	二级	单用
藏红花	轻到中度抑郁症	三线	二级	单用或辅助
脱氢表雄酮	轻到中度抑郁症	三线	二级	单用
叶酸	轻到中度抑郁症	三线	二级	辅助
薰衣草	轻到中度抑郁症	三线	三级	辅助
肌醇	轻到中度抑郁症	不推荐	二级	
色氨酸	轻到中度抑郁症	不推荐	二级	
红景天	轻到中度抑郁症	不推荐	证据不充分	

4. 饮食干预

目前有明显的证据表明饮食模式与精神疾病有关,通过饮食治疗干预可能会影响精神疾病的病理过程。

(1) 碳水化合物和纤维:虽然精神疾病与膳食碳水化合物总量之间的关系尚不清楚,但在一些观察性研究中,精神疾病似乎与精制碳水化合物的较高摄入量有关。生酮饮食是一种高脂肪、低碳水化合物的饮食,这种饮食导致酮体而不是葡萄糖作为大脑的能量来源。而糖耐量和胰岛素抵抗异常以及线粒体功能障碍和能量代谢紊乱都与精神疾病的发病机制有关,这可能是生酮饮食诱导精神疾病发生的潜在机制。在膳食纤维方面,增加膳食纤维摄入可降低食物的血糖指数,因此膳食纤维也可能通过降低反应性低血糖发挥作用。有初步证据表明,膳食纤维可能通过改变肠道微生物来影响心理健康。膳食中难以消化的碳水化合物为肠道细菌提供食物来源,不影响地中海式饮食,且有助于产生更多有益的物种。

（2）脂肪：目前营养科学领域对膳食脂肪的推荐摄入量和类型尚有争议。研究表明,患有精神分裂症谱系障碍的个体可能有异常的脂肪酸代谢导致体内脂肪酸水平异常,抗精神病药物治疗可能有助于脂肪酸水平正常化。必需脂肪酸的平衡可以影响体内炎症和氧化应激水平,改变 5 - HT 的反应性和多巴胺的神经传递。另外,必需脂肪酸已证实具有神经保护作用。

（3）氨基酸：一些观察证据推测氨基酸水平与精神疾病的发生可能存在联系。色氨酸是 5 - HT 合成的前体,动物和人类研究表明对色氨酸摄入量的控制可以影响 5 - HT 的大脑水平,导致患者和健康的易感人群抑郁症发作。此外,在实验中赖氨酸、甘氨酸和丝氨酸作为一种补充形式对精神病患者产生益处。甘氨酸和丝氨酸可调节 NMDA 受体,这可能与精神分裂症的谷氨酸 NMDA 受体功能减退理论有关。临床医生可以考虑鼓励患者在饮食中加入足够的蛋白质,以确保必需氨基酸的供应。

（4）水果和蔬菜：精神病患者的蔬菜和水果摄入量较低。水果和蔬菜可以提供丰富的膳食纤维、维生素、矿物质和植物营养素,可能对心理健康产生积极的影响。虽然对某些饮食成分的价值存在不同的看法,但是水果和蔬菜的有益作用是一致的,需要强调水果和蔬菜的摄入。

（5）植物营养素：这方面的研究尚处于初步阶段,但大多数在动物模型或临床人群中评估报告了积极的结果和可信的作用机制,且未见不良事件。矿物质与精神病关系的研究较少,有证据表明有预防或治疗精神病作用的矿物质是锌。锌在多种细胞功能中发挥作用,包括信号转导、基因表达和细胞凋亡。锌集中在谷氨酸锌富集的神经元的大脑边缘系统,为 NMDA 受体活性的拮抗剂,并与 GABA 和 5 - HT 受体相互作用。精神分裂症与许多锌转运体的变异有关。另一种矿物质硒在抗氧化酶如谷胱甘肽的还原中起辅助因子的作用。

（6）B 族维生素：因其在心理健康,特别是在精神障碍方面的作用而受到广泛关注。大量观察性研究表明,精神障碍患者的叶酸、维生素 B_{12} 和 B_6、胆碱水平较低。维生素 B_1 可能与神经精神症状,如精神错乱、注意力不集中和定向障碍有关。叶酸、维生素 B_6 和 B_{12} 在一碳单位代谢中发挥作用,调控神经毒性同型半胱氨酸的水平对精神障碍的发生具有保护作用。荟萃分析显示,辅助使用叶酸以及维生素 B_6、B_{12} 可能使精神疾病的总体症状有显著改善。大多数观察性研究表明,精神障碍患者维生素 C 和维生素 A 的水平较低,维生素 D 摄入量也较低。这些抗氧化维生素是否对精神症状有改善还需进一步研究,但氧化应激在精神病发病机制中起重要作用。

三、康复治疗

康复治疗是指促使损伤、疾病、发育缺陷等因素造成的身心功能障碍或残疾恢复正常或接近正常的治疗方式。它是康复医学的一个重要组成部分,也是精神医学的重要组成部分之一。

1. 社会技能训练

越来越多的证据表明,精神分裂症的阴性症状可以通过应用特殊的、非药物干预项目来减少。有项目开展了精神分裂症患者认知学习训练,目的是使患者获得新的发育和康复技能,如社会技能训练(social skills training, SST)。

SST 的目的是通过体验与社交情景相关的情感、建立行为记忆、拓宽执行技能的范围和发展沟通技能来改善患者大脑的"社会功能",保持患者"社会导向"活动,并减少患病和复发的风险,是精神分裂症患者康复和社会功能恢复的重要方法之一。精神分裂症患者进行SST 的目的还在于防止社交退缩,培养管理自己情绪、表达情绪或对他人情绪做出适当反应的技能。SST 的积极作用是改善患者与家庭、朋友和工作中的人际关系。通过具有社会意义的刺激,SST 可能会提高负责社会输入处理的大脑神经系统的处理速度和处理准确性。SST 集中在视觉情感和听觉情感的感知、社会信号的感知、心智理论、自我参照方式和同理心。

虽然英国国家卫生与临床优化研究所(National Institute for Health and Clinical Excellence,NICE)发布的指南未建议给儿童青少年期的精神分裂症患者提供系统性的SST,但是青少年和儿童时期的精神疾病会对其社交技能的习得产生负面影响,进而导致社交尴尬、孤立和社交焦虑。社会技能培训应提供给那些在社会交往方面有困难或正经历压力和焦虑的年轻人。社交技能训练使用基本的学习原理来提高与社交情景相关的人际交往技能,如会话技能、交友技能和自信。方法包括社会行为的语言和非语言方面的重要性的指导、建模、角色扮演、行为排练、支持性的纠正反馈、行为作业与实践作业等,以促进个人对社会环境的融入。荟萃分析表明,SST 可以改善患者阴性症状,有助于个人在社区中学习使用目标技能。而临床上精神分裂症患者社交焦虑感和社会功能缺失较多并且相对严重,改善患者尤其是儿童青少年功能结局的又日益引起重视。加拿大精神病学协会(Canadian Psychiatric Association,CPA)发布的指南认为 SST 的干预措施非常重要。

2. 家庭干预

NICE 指南推荐为患有精神分裂症的儿童和青少年的家庭尽快开展家庭干预,以预防和减少复发。家庭干预不应该只关注精神分裂症患者个人,需要将这个家庭作为整体来恢复功能。家庭干预应考虑父母或照料者与患有精神分裂症的儿童或青少年之间的关系,干预措施强调为家庭提供支助和教育,加强家庭成员解决问题和沟通技能的方式以及心理教育。家庭干预 3 个月至 1 年,至少包括 10 有计划的会谈。

3. 就业和教育项目

就业和教育是一个人心理健康恢复的重要领域。患有精神分裂症的年轻人需要得到支持,以完成他们的教育和(或)在他们能够实现个人目标的普通环境中找到工作。支持就业项目需要遵循以下原则:目标是有规律、有竞争力的工作;零排斥:任何希望工作的人都可以获得就业支持;心理健康小组需要与受支持的就业小组一起工作;考虑个人工作偏好;提供关于社会福利的咨询;能快速地找工作(不需要职业培训);工作专员与雇主建立密切的联系,协商住宿条件,并在有机会开发新职位时获得工作;长时间地提供支持,没有时间限制。

支持教育项目原则和支持就业项目原则相同,但需要考虑与学校环境相适应：目标是定期培训/教育设置;零排斥：任何希望学习或培训并需要支持的人都可以获得支持教育;心理健康团队需要与受支持的教育团队一起工作;考虑对培训/学校的偏好;快速返校;教育专家与学校发展密切的联系(并在需要时协商住宿);长时间地提供支持,未有时间限制。当就业/教育项目得不到支持时,心理健康服务应与当地相关部门合作,使患有精神分裂症的年轻人能够继续工作或上学,并获得新的就业(包括自营职业)以及志愿服务和教育机会。

（王继军　陈　俊　粟幼嵩）

思考题

1. 无创物理治疗可以分几类？分类依据是什么？
2. 在什么情况下,抑郁症患者可以单独应用物理治疗进行干预？

第二十三章

精神障碍的预防与康复

第一节　精神障碍的预防

20世纪50年代后期,由Leavell和Clark提出预防分为三级的概念,覆盖了几乎所有的医疗行为和过程,迄今仍奉为经典。其创新意义可从疾病发展自然史来理解,即一种疾病在自然环境下由病前期发展,必然将通过疾病的早期阶段;经过疾病急性期后(经过或未经过医疗干预),可发展为完全或部分病愈,也可恶化极致引起死亡。那些部分病愈的病例,可持续发展或呈慢性化状态。在此意义上,预防所涉范围不仅针对疾病发生前和发生中,而且还针对疾病一旦发生后的病情进一步加剧、复发或出现并发症等环节。

一级预防(primary prevention)也称病因预防,早期概念就强调:除积极探索病因、开展特异性措施外,还应将"健康促进(health promotion)"工作列入一级预防之列。例如,在整体健康服务领域,对某种疾病采用免疫接种就属于特异性病因预防;而通过宣传教育,提倡适当的营养摄入和体育锻炼等非特异性手段,以增强对疾病的抵抗力则是广义的一级预防内容。

二级预防(secondary prevention)即临床前期预防,是指在疾病的临床早期做好早期发现、早期诊断和早期干预的"三早"预防工作,以控制疾病的发展和恶化,防治疾病复发或转为慢性等。例如,通过普查、筛检、定期健康检查、高危人群重点筛查等以早期发现疾病。对于传染病,除了做好"三早"外,尚需做到疫情早报告及患者早隔离。

三级预防(tertiary prevention)又称临床预防,与传统意义的康复(rehabilitation)服务的内容密切相关。三级预防是指疾病一旦发生后,采取各种综合措施尽量减少疾病对患者各种功能的影响,并通过针对性功能训练,补偿患者已经引起的生理、心理和社会适应的功能残损(impairment)、残疾(disability)和残障(handicap),恢复患者的学业、职业、人际交往、生活自我料理等病前社会角色功能。当然,当代概念的康复已拓展到"调整周围环境和社会条件"的层面,还包括纠正和处理疾病继发的观念、情绪、行为的紊乱,即心理健康的促进,尤其是将提高生活质量、实现"平等机会"和"社会一体化"列入了康复的总目标。"消除偏见、勇于关爱"的口号就体现了这一精神。总之,三级预防和康复服务的主要对象是慢性疾病患者和残疾人。

精神障碍的预防日益受到各国、各地区医学家们的密切关注。预防精神病学是临床精神病学的重要组成部分。预防精神障碍的目标在于降低精神障碍的发病率、患病率、复发率,减少症状存在的时间,减少精神疾病的危险因素,阻止或延缓疾病复发,减少疾病对患者本人、家庭和社会的影响。1964 年，Caplan 首先倡导对预防精神障碍的重视，并提出"三级预防"模式，对精神病学的实践产生了巨大的影响。之后，各国对于精神障碍的预防工作也主要从这三方面展开。

一、一级预防

精神障碍的一级预防不单单指特异性的病因预防，即通过消除或减少病因或致病因素，促进保护因素以防止或减少精神障碍的发生，最终消灭此类疾病的发生；还包括非特异性的预防措施，即人群的健康教育和健康促进。

（1）对于某些病因较为明确的与其他疾病分类相关的继发精神或行为综合征（ICD-11）应采取果断措施，杜绝疾病的发生。如梅毒螺旋体等病毒或细菌感染引起精神障碍，应从各途径防止或减少病毒和细菌传播的机会。

（2）对于具有循证依据的精神障碍危险因素，如某些精神障碍的高遗传风险、心理社会和环境因素等，充分加强精神卫生知识的普及与宣教，开展遗传咨询，加强保健检查，重视家庭教育，发展学校心理健康教育，及时提供心理咨询服务。

（3）精神健康促进活动意指创造有利于个体心理和生理状态最佳发展的个人、社会和环境条件。这一活动涉及每个正在争取精神健康、提高生活质量，力求缩小与国家和群体在健康期望值上差距的个体。这是一个不断促成、不断实践的过程，需要通过人们自身的努力去获得，同时也会对人们自身有益。精神障碍的预防可以被认为是其中的一个目标，也可以说是一个更广义的促进精神健康策略的结果。例如，在重点人群（儿童青少年、孕产期妇女、老年、灾后、高压工作）中，通过开展心理健康和疾病防治知识的科普教育，达到一定"知晓率"指标、建立心理健康档案等早期监测的相关工作。

二、二级预防

1. 精神障碍的"三早"预防工作

以精神分裂症为例，大部分精神分裂症患者在首次发作前会出现感知觉、思维、情绪或心境、行为、认知、社会功能等方面的异常改变，这一时期被称为精神分裂症的前驱期。目前，主要通过评估轻微精神病性症状、短暂间歇性精神病性症状、遗传危险因素和功能衰减以达到早期识别。在精神分裂症前驱期和在精神病发作之后为缩短未经治疗的精神病阶段（duration of untreated psychosis，DUP）实施的干预统称为精神分裂症的早期干预，干预方法包括药物治疗、心理社会干预等。国内已有多家机构正在开展对精神分裂症前驱期的早期干预研究；而对精神病发作后的早期干预研究显示，采用药物、社会、心理的综合干预，较单一药物治疗能够明显地改变首发精神分裂症出院后一年的阴性症状和生活质量。

2. 心理咨询和治疗是精神障碍二级预防的重要手段

目前我国从事心理咨询、心理治疗的专业人员主要有三类。第一类是在精神专科医院、综合医院临床心理科的精神科医师、心理治疗师，服务对象主要是各类精神障碍患者，服务形式主要以精神科诊断（仅限精神科医师）、药物治疗（仅限精神科医师）、心理治疗为主。第二类是在学校从事心理健康相关工作的全职或兼职人员,他们中部分是具备心理学背景的教师,服务对象主要是学生,为学生克服各类心理问题提供帮助,服务形式主要以心理健康教育和心理咨询为主。第三类是在社会心理健康服务机构从事心理咨询专业技术人员或者心理热线服务人员,他们的知识背景比较多样,主要来自教育学、社会学、哲学、文学、管理学、商学、法学、传播学等各种不同的专业背景,其服务形式主要是心理咨询和热线服务,服务对象主要面向有心理问题的社区人群。其中,对社会心理健康服务机构和人员的规范化管理非常重要。

3. 综合性医院是精神障碍二级预防的重要平台

调查显示,在内科就诊的平均每1000名患者中,其中有139人患有各类精神障碍,大多为神经症(在ICD-11中诊断名称为焦虑及恐惧相关障碍、躯体痛苦和躯体体验障碍等)和心身疾病患者。另有调查显示,在综合医院的住院患者中,患焦虑抑郁的占5.8%~29.5%。在综合医院等医疗机构中就诊人群同时伴有心理问题的比例较高,专家估计有1/3患者的躯体疾病与心理因素密切相关,不到1/3的患者伴有心理问题。因此,在综合医院开展对于非精神科执业医师的精神卫生专业知识与技能培训的继续医学教育工作是当务之急。

4. 基于社区开展服务是精神障碍二级预防的重要方向

在我国90%的精神障碍患者在社区,基于此,社区的精神卫生服务对于精神障碍的预防、干预、康复具有重要意义。由于心理健康受到越来越多的重视,基于社区的精神卫生服务也不断增加心理健康服务。例如,上海基于社区的精神卫生服务"三级防治网"分为三个等级:第一级为"预防+康复",即在医生指导下的自我保健、康复、职业训练;第二级为"早期干预+全病程管理",即开展社区精神卫生服务、综合医院精神专科服务、个案管理与协调;第三级为"急性期治疗+专科治疗",即病情严重者开展住院及门诊诊疗服务。充实完善社区精神卫生服务平台,依托社区卫生服务中心、基层政法中心和社区综合服务设施等建立社区心理健康咨询点,将心理健康和精神卫生服务融入社区服务。

三、三级预防

目前在精神医学领域,主要服务对象是高复发率、高致残率的精神障碍患者,如精神分裂症、双相障碍、抑郁障碍、强迫症、阿尔茨海默病所致痴呆、智力发育障碍、孤独症谱系障碍、物质使用所致障碍等患者。主要服务的场合是社区,即社区康复(community based rehabilitation,CBR),是三级预防的主战场。

社区康复服务是精神障碍患者恢复生活自理能力和社会适应能力,最终摆脱疾病、回归社会的重要途径,是多学科、多专业融合发展的社会服务。经过近十年的快速发展,我国的精神障碍社区康复已经形成了政府领导、多部门合作和社会组织参与的精神卫生工作体制,取得了较好的效果和较大的社会效益。2017年在《关于加强精神障碍社区康复服务发展的意见》指导下,在坚持政府主导、社会参与的基本原则下,加快推动形成以家庭为基础、机构为支撑、"社会化、综合性、开放式"的精神障碍社区康复服务网络,并尝试在部分社区开展精神障碍社区康复试点工作。

第二节　精神障碍的康复

一、概述

在现代医学的概念中,康复(rehabilitation)是指躯体功能、心理功能、社会功能以及职业能力的恢复。1969 年世界卫生组织(WHO)提出：康复是指综合性与协调性地应用医学的、教育的、社会的、职业的和其他一切可能的措施,对残疾者进行反复的训练,减轻致残因素造成的后果,使伤者、病者和残疾人尽快和最大限度地恢复与改善其已经丧失或削弱的各方面功能,以尽量提高其活动能力,改善生活自理能力,促使其重新参加社会活动并提高生活质量。

康复医学(rehabilitation medicine)又称"第三医学",是医学的一个重要分支,与临床医学、保健医学、预防医学共同组成综合医学。康复医学是促进病、伤、残者康复的一门医学学科,为了康复的目的而研究探索有关功能障碍的预防、诊断和评估、治疗、训练和处理(包括治疗、训练等)问题。

康复精神医学(psychiatric rehabilitation)是康复医学的一个学科分支,与躯体疾病康复相一致,即运用一切可采取的手段,尽量纠正精神障碍的病态表现,最大限度地恢复适应社会生活的精神功能。

（一）发展与现状

18 世纪后期以 Pinel 为代表,开创为精神障碍患者解除约束的"道德治疗",是康复精神医学的萌芽时期。之后逐渐改善患者的居住条件及医疗处理,并重视对患者进行综合评估以及研究其工作、娱乐和社会活动。第二次世界大战以后,随着康复医学体系的逐步形成,试图矫正功能障碍和发挥潜在技能的趋势,也开始对精神障碍患者的康复治疗产生影响。20 世纪 50 年代末、60 年代初开始,世界上兴起发展社区精神卫生的运动。比如,英国 1975 年发表的"更好地为精神患者服务"白皮书和 1981 年颁布的《精神卫生法》;美国于 20 世纪 60 年代开展了著名的"精神科去住院化运动" 和 1977 年在美国国立精神卫生研究所策划下,实施的"社区支持方案"。

我国的社区精神卫生工作始于 1958 年,当时在南京召开了全国第一次精神病防治会议,制定了"积极防治、就地管理、重点收容、开放治疗"的工作方针,提出了药疗、工疗、娱疗及教育疗法相结合的工作方法。20 世纪 70 年代末以来,进一步建立了由卫生、民政、公安部门为骨干组成的精神病防治工作小组。1991 年卫生、民政、公安三部及中国残联根据国务院"中国残疾人事业八五计划纲要"制定了全国精神病防治康复的"八五"实施方案,依靠初级卫生保健组织,在城乡建立了精神病三级防治网。其中城市三级精神卫生防治网采用上海模式,在农村精神病防治康复也涌现了烟台、沈阳及四川等地的模式。1996 年的"九五规划"提出,对 120 万重性精神疾病患者进行社会化、开放式、综合性的康复工作。2012 年十一届全国人大常委会第二十九次会议审议通过《中华人民共和国精神卫生法》,并于 2013 年 5 月 1 日正式实施。随后,北京、上海等地方性精神卫生条例相继修订和实施。2017 年 10 月 26 日,国家民政部、财政部、卫健委、中国残联联合发文《关于加强精神障碍社区康复服务发展的意见》。总体来说,我国的社区精神卫生经过数十年的快速发展,已经形成了政府领导、多部门合作和社会组织参与的精神卫生工作体制,取得了良好的成效,但仍然存在服务供给不足、区域发展不平衡、工作机制不健全等问题,需要进一步充实、深化和发展。

（二）服务对象

康复精神医学服务的对象为各类精神障碍患者,包括高复发率、高致残率,或者有康复需求的精神障碍患者。

（三）目的

（1）预防精神残疾的发生:早期发现,给予患者及时、充分的治疗和全面康复措施,以获得最好的治疗效果。使多数患者达到治愈和缓解,并且加强巩固治疗措施,防止复发,防止精神残疾。

（2）尽可能减轻精神残疾程度:对难以治愈的患者要尽可能防止其精神衰退,对已经出现精神残疾者也应设法逐步提高其生活自理能力,以减轻精神残疾程度从而减轻家庭负担。

（3）提高精神残疾患者的社会适应能力:康复的过程就是使患者适应及再适应社会生活的过程,同时也减少对社会的不良影响。

（4）恢复劳动能力:通过各种康复措施训练,使患者具有代偿性生活和工作技能,使其尚存的能力得以充分发挥。争取患者能够独立或在支持下做一些工作,且能自己支配安排与享受闲暇的时间。

（四）原则

三项基本原则:功能训练、全面康复、回归社会。功能训练是指利用各种康复方法和手段对精神障碍患者进行功能活动训练,包括心理活动、躯体活动、语言交流、日常生活、职业活动和社会活动等多个方面。全面康复是康复的准则和方针,使患者的心理、生理和社会功能都实现全面的、整体的康复;而回归社会则是康复的目标和方向。

（五）理念

目前国际上提倡的精神康复理念是复元(recovery)。复元是一种与个体密切相关的、独特的过程,在这个过程中个体的态度、价值观、感觉、目标、技能和(或)角色等发生变化。复元也是一种生活方式,在这种方式下个体虽受疾病限制,但仍感到满足和充满希望,并能做出贡献。复元包含超脱精神疾病的灾害性后果而不断成长,并在生命中找寻新的意义和目标。复元不等同于复原,具体区别如表 23-1 所示。复元有 10 项基本内容,包括自主决定、个体化、赋权、全人发展、起伏中成长、重视个体优势、同伴支持、尊重、个人责任感与希望。

表 23-1　复元与复原的区别

复　原	复　元
症状完全消失	相信个案有能力做出生活中的重大决定
不需要心理治疗	理解和接受自己患有精神障碍
不服药	对自己将来的生活有所规划
没有烦恼和痛苦	为自己的康复采取积极的行动
完全独立生活	拥有希望并能够享受生活

（六）形式

精神障碍的康复可分为医院康复和社区康复，这是两个不可分割的组成部分。从国内外的发展趋势来看，精神障碍的康复也像其他疾病和残疾一样，康复服务工作的重点正逐渐地从医院康复（hospital based rehabilitation，HBR）向社区防治康复（community based rehabilitation，CBR）转移。

（七）主要技术

不同精神障碍基于循证医学的康复治疗技术略有所差异，以下列举主要的精神障碍包括精神病性障碍、双相障碍、抑郁障碍和其他精神障碍（包括强迫症、阿尔茨海默病所致的痴呆、孤独症谱系障碍）。

1. 精神病性障碍

2020 年美国精神病学协会（APA）的《精神分裂症治疗指南》推荐的心理社会干预技术包括协调的专科护理项目（1B）、认知行为治疗（1B）、心理教育（1B）、支持性就业服务（1B）、主动式社区治疗（1B）、家庭干预（2B）、自我管理技能及聚焦复元的干预（2C）、认知矫正治疗（2C）、社交技能训练（2C）、支持性心理治疗（2C）（基于"GRADE"法确定推荐及强度）。

（1）协调的专科护理项目（coordinated specialty care program，CSC）：首次发作的精神分裂症患者应接受 CSC 治疗。CSC 是将多种循证干预措施整合到一个综合治疗项目中，如 RAISE 研究的 NAVIGATE 项目，将家庭教育及干预、个人心理韧性训练、就业及教育支持、个体化药物治疗进行整合。自知力缺乏是患者拒绝参加 CSC 的主要原因。研究发现，CSC 项目的获益通常发生在较长时间治疗（如 2 年）之后，患者的病死率及复发率降低，而生活质量、总体功能及继续学业和工作的可能性提高。

（2）针对精神病的认知行为疗法（cognitive behavioral therapy for psychosis，CBTp）：其基本方法包括建立合作的、非评价性的治疗关系，旨在让患者学会自省思维、感觉、行为以及与症状之间的关系，学会自己评估，自己管理，从而做出良性应对策略，改善功能。具体实施可以在任何治疗设置、任何疾病阶段（急性期、维持期或巩固期）开展，但在症状开始改善后患者的参与度更佳。认知行为疗法开展形式可以是团体或个体的，或面对面、网络等，来访者可以是患者或家庭成员或其他照料人员；推荐至少治疗 16 次。实施的困难是患者多因时间、交通、照顾家人及费用等现实问题不愿参加认知行为疗法。认知行为疗法能改善患者核心症状（如幻觉、妄想等）、短期生活质量以及总体、社会、职业功能。

（3）心理教育（psychoeducation）：通常提供诊断、症状、药物、压力及应对、自杀及复发预防等关键信息。家庭教育对象包括患者及其家属，可以在门诊/住院部开展。治疗中应给予患者足够共情和尊重，激发他们的希望，增强心理韧性等，通常治疗 12 次。实施的困难是难以普及，患者可能因交通、费用及时间等因素而不愿参加心理教育。心理教育有助于患者改善总体功能，增加治疗依从性及满意度，其不良反应可忽略不计。

（4）支持就业服务（supported employment services）：与职业康复有所区别。职业康复主要强调就业前训练和暂时性就业及安置，而支持性就业则强调主动支持性就业，即不仅帮助患者找到工作，还要维持工作的竞争力，期间训练患者对抗压力、应激以及舒缓情绪的能力。对于有进一步求学意愿的患者还提供支持性教育服务。

（5）主动式社区治疗（assertive community treatment，ACT）：如果精神障碍患者曾因缺乏监管而反复发作或社会关系断裂（如无家可归；法律纠纷，包括监禁），应该接受主动式社区治疗。主动式社区治疗是在非正式临床设置下（包括家、工作场所、社区等），接受个体化照料的一种多学科、团队式干预措施。团队成员包括精神科医师、护士、社工或病案管理员，甚至包括社交专家、就业专家等。主动式社区治疗常用于不愿就诊而多次复发或社交中断（如流浪、犯法甚至入狱）的患者，以期避免病情反复或造成不良后果。实施的困难主要是普及性低，并需费用支持。主动式社区治疗能避免患者流离失所，改善患者的独立性及工作能力，降低再住院的可能性。

（6）家庭干预（family interventions）：不仅是家庭参与，也是疾病教育的基础。家庭干预包括解决问题的结构化方法，如应对疾病症状的培训，帮助改善家庭沟通，提供情感支持，减轻压力及增强社会支持网络的策略等。干预对象包括患者或不包括患者，单个家庭或多个家庭。干预形式多样化，基于护理团队建立家庭干预团队，包括护理、患者、家庭成员及其他支持者；独立于单纯的护理团队进行家庭干预。干预方法多种多样，心理教育或其他综合治疗，如认知行为干预及行为家庭治疗等。家庭干预可以缓解疾病的核心症状和减少复发（包括再次住院），有助于改善家庭成员之间的关系。

（7）自我管理技能及聚焦复元的干预措施（self-management skills and recovery-focused Interventions）：包括如何降低复发风险，如何识别复发迹象，如何应对危险症状时期（如命令性幻听、被害妄想）等自我管理措施。自我管理技能培训一般以小组为单位，每次培训 45～90 min，干预 7～48 次。有证据表明，参加至少 10 次以上培训的患者预后会更好。聚焦复元的干预措施重点培养与患者的个人目标、需求和能力相关的自我决定能力。

（8）认知矫正疗法（cognitive remediation therapy，CRT）：旨在改善精神障碍的认知障碍，改善患者的功能预后，提高生活质量。认知矫正疗法包括基于计算机程序的认知训练（改善患者基础认知）和基于小组讨论的认知提高训练（改善患者社会认知）。认知矫正短期治疗可以改善患者的认知症状及功能。认知矫正疗法缺乏长期随访研究，但来自健康老年人的数据显示，认知训练可以带来长期改善。

（9）社交技能训练（social skill training，SST）：相对于常规治疗，社交技能训练可以更有效地改善社会功能、核心疾病症状和阴性症状。社交技能训练的主要目标是提高人际交往和社交技能，包括认知行为、社会认知、人际关系和功能适应技能训练等，一般以小组形式进行。有时间限制的团体最好每周进行 2 次或 2 次以上，持续性的团体可每周进行多次练习课程。每次团体持续时间长短主要取决于团体成员的受损程度，20～60 min 及以上不等；1～2 名治疗师，已成功地接受了领导社交技能小组训练的咨询师、活动治疗师、职业治疗师、个案经理、社会工作者、护士、心理学家和精神病学家以及 4～10 名患者，规模主要取决于功能受损的程度（如阳性或阴性症状的严重程度、独立生活的水平）。训练步骤包括：① 建立技能的基本原理；② 讨论技能的步骤；③ 模仿角色扮演中的技能，并与小组成员一起回顾角色的扮演；④ 让小组成员在相同的情景下进行角色扮演；⑤ 提供积极的反馈；⑥ 提供纠正性反馈；⑦ 让小组成员在相同的情景下扮演另一个角色；⑧ 提供额外的反馈；⑨ 让其他小组成员参与角色扮演并提供反馈，如步骤④～⑧所示；⑩ 布置家庭作业且将在下节课开始时回顾。训练内容包括4项基本技能(倾听他人、提出要求、表达积极的感受、表达不愉快的感受)、会谈技能、有主见的技能、冲突管理技能、公共生活技能、交友与约会技能、维护健康技能、职业/工作技能、药物与酒精滥用的应对技能。

（10）支持性心理治疗(supportive psychotherapy)：不应优先于其他基于证据的心理治疗(如认知行为疗法)。与常规治疗相比,支持性心理治疗在整体或社会功能方面没有优势,但其通常可以改善患者的依从性和减少复发。支持性心理治疗以现实为基础,以当下为中心,旨在帮助患者提高适应技能,增强自尊。通过安抚、赞扬、鼓励、解释、澄清等技巧,使用对话式、非对抗性的沟通方式实施支持性心理治疗。支持性心理治疗与药物管理通常一起进行,频率可以从每周到每隔几个月,主要取决于患者的个人需要。

2. 双相障碍

尽管双相障碍的遗传度高达80%,越来越多的文献倾向支持双相障碍是一种"生物学疾病",以生物学治疗包括精神药物治疗为主,但心理社会干预在实际工作中仍是重要的有效辅助治疗手段之一,其中包括心理健康教育、认知行为疗法、人际与社会节奏治疗等。

（1）心理健康教育：主要针对患者及其家属,内容包括双相情感障碍的相关知识、治疗选择,以及如何识别复发的早期征象等,旨在症状加重或疾病复发前可以得到及时诊断与治疗。另外,家属学习应对策略和问题解决技术,可以帮助其更有效地帮助及处理患者的病情。心理教育治疗侧重于以下一个或几个方面：① 提高药物依从性;② 了解复发的危险因素;③ 识别复发的预兆征象;④ 应对应激性生活事件;⑤ 了解保护性因素。

（2）认知行为疗法的主要理论认为,歪曲或功能障碍的想法影响患者的情绪和行为,现实的评价和矫正这种想法能产生情绪和行为的改变。认知行为疗法的程序是：① 帮助患者制订每日活动计划表;② 促进愉快体验;③ 进行转换法处理;④ 采用认知重构。

（3）人际社会节奏治疗(interpersonal and social rhythm therapy, IPSRT)这是一种着重此时此地、围绕目前问题的短期心理治疗的方法,源于治疗抑郁症的人际心理社会治疗。与抑郁症的人际心理治疗相比,双相障碍的 IPSRT 更强调和关注生活事件在患者的社会和生理节律中所起的作用,主要理论认为症状是由作息习惯的改变、社会刺激的变化以及神经递质的失调所导致的。患者需要学会监测日常生活规律、社会刺激水平等与情绪之间的内部联系和相互影响。例如,可以帮助患者制订各种相关的应对策略,包括药物、睡前洗个热水澡,或其他能保证每晚8 h睡眠时间的措施,以帮助患者学习调节日常生活规律。

3. 抑郁障碍

抑郁症的有效心理社会干预技术包括认知行为疗法和人际心理治疗,在轻度抑郁障碍患者中可单独使用,尤其适用不愿或不能采用药物治疗或电抽搐治疗的患者,中、重度抑郁症患者推荐心理社会干预联合药物治疗。另外,多个国家指南也支持正念认知疗法对预防抑郁症复发的作用。

（1）人际心理治疗(interpersonal psychological therapy, IPT)：是一种侧重抑郁障碍患者目前的生活变故,如失落、角色困扰与转换、社会隔离和社交技巧缺乏,以及调整与抑郁发作有关的人际因素的限时心理治疗。

（2）正念认知疗法(mindfulness-based cognitive therapy, MBCT)：正念是一种有意识

的、不评判的将注意力集中于此时此刻的方法。正念认知疗法是将正念减压疗法(mindfulness-based stress reduction,MBSR)改进后引入认知疗法而发展的一种主要用以解决抑郁障碍复发问题的心理治疗,被认为是认知行为疗法的第三浪潮的一部分。

4. 其他精神障碍

强迫症一线的心理社会干预技术是认知行为疗法的暴露与反应预防(ERP)疗法。认知行为疗法通过个体或团体的方式均能有效进行,也可通过自我暴露、自助手册、电话和基于网络的项目进行。阿尔茨海默病所致痴呆的心理干预技术以认知功能训练为主。孤独症谱系障碍主要的心理社会干预技术有结构化教育,包括应用行为分析疗法(applied behaviour analysis ABA)、感觉统合训练等。

二、精神障碍的医院康复

我国有较多精神障碍患者在精神专科医院内进行治疗和康复,其中长期住院的部分患者由于医疗手段的局限性使他们的行为能力存在着不同程度的心理功能、社会功能以及职业能力的缺陷,因而长期滞留在医院;还有部分患者由于家庭、社会的偏见与歧视而不能顺利地重返社会。与此同时,目前精神专科医院大多数病房的管理模式是封闭式管理,患者的活动范围局限于医院内,甚至是病房内,长期脱离家庭、社区及社会,形成社会剥夺(social deprivation),导致患者社会功能进一步受损,甚至出现人格衰退,并继发残疾。因此,医院康复是整个精神障碍康复重要的环节之一。

(一)工作内容

(1)训练患者的心理功能和社会功能方面的行为技能,包括生活能力、学习能力、职业能力等。

(2)实行开放式的患者管理模式,改善患者住院环境,从保证安全、利于康复的前提出发,尽可能为患者提供宽松的生活和人际交往环境,并配备开展康复训练的场所与设备等。

(3)致力改善医院工作人员的服务质量与服务态度,建立良好的医患关系,在尊重和理解患者的同时,努力培养患者的自主与独立技能。

(4)健全医院的康复管理制度,设立康复科,加强多专业方向康复人才培养,定期对精神康复工作进行评估。

(二)训练措施

康复训练的主要措施有生活行为的技能训练、学习行为的技能训练及就业行为的技能训练等。

1. 生活行为的技能训练

其目的是训练住院精神障碍患者逐步掌握各种生活技能包括日常生活活动、文体娱乐活动和社会交往,提升生活能力,是医院康复训练的基础。应根据日常生活能力(activities of daily living,ADL)、社交技能等功能受损的严重程度和个体不同康复需求制订不同的训练目标。生活技能水平较低者以维持基本"日常生活活动"的能力为目标,生活技能水平较高者以提高"文体娱乐活动"的能力以及"社会交往"的能力为目标。对部分病期较长的慢性衰退患者,由于他们行为退缩、情感淡漠、活动减少、生活懒散、仪表不整、有的完全不能自理生活,则着重训练个人卫生、饮食、衣着等,甚至坚持每日数次手把手督促教育。根据实践经验,除少数已达到严重衰退者外,对大多患者是有效的,但必须持之以恒,一旦放松即可回到原状。

为了能有效地改善缺陷和传授新的技能,以往也做了不少探索。如用代币制管理病房,当患者的行为符合要求时发给筹码,患者就可用他所得到的筹码,换取物品或做一些想做的事情,如定期到病房外面走走、打电话、周日回家或使用厨房等;不符合要求时则收回筹码,患者可通过这种方式学习到适当的行为,对改善患者继发性精神残疾有一定的促进作用。患者一旦建立了合适的行为,筹码就应逐渐收回,使行为成为对环境的一种自然反应。

对各类精神障碍患者,均需实行文体娱乐方面的技能训练,即"娱乐疗法"。其目的是参与群体活动,培养兴趣爱好,提高生活情趣,促进身心健康。一般在开展过程中,应由专业人员担任组织和训练工作,娱乐活动应按患者的具体情况选择适当的内容,包括观赏性娱乐活动,如听音乐、看电影、看演出等;带有学习提高、创造力培养和竞技性质的参与性娱乐活动,如唱歌、跳舞、绘画、书法、戏剧、乐器演奏及各种体育竞赛等,均可循序渐进地进行技能训练。

精神障碍患者的社会交往能力往往因脱离社会生活而削弱,尤其慢性患者可严重削弱以至丧失。目前对慢性精神障碍患者已重视社会交往技能的训练,从如何正确地表达自己的感受开始,直至如何正确地做出积极寻求帮助和社交礼节等技能,以期改善患者应对应激情况的能力及提高社会适应能力。可采用社交技能训练技术。

2. 学习行为的技能训练

学习行为的技能训练又称为"教育疗法",其目的在于训练住院精神障碍患者处理和应对各种实际问题的行为技能,提升学习能力,这对于长期不能回归社会者尤为重要。训练的主要内容包括文化知识教育和一般技能学习等。在住院期间普遍进行各种类型的教育活动,如时事形势教育、卫生常识教育和科技知识教育等,以提高其常识水平及培养学习新知识和新事物的能力。学习内容可选用趣味性强、易于接受的题材,可采取上课或讨论等集体形式进行。还可设置各种培训课程,每日安排1～2 h进行类似课堂教学的活动,授以简单的文化知识、绘画及劳作等。

经过医院康复阶段,大多数精神障碍患者将回归社会。这些患者在回归前学习有关的技能,如物品采购、烹饪技术、清洗衣物、家庭布置、园艺操作、交通工具的使用等,对改善其家庭职能、家庭关系和提高社会适应能力可起重要的作用。在以上技能训练中,应循循善诱、耐心教育、不厌其烦地示范,不宜操之过急,以免增加患者的应激。

3. 就业行为的技能训练

就业行为的技能训练又称为"工疗",其目的在于训练住院精神障碍患者工作就业方面的技能,提升职业能力,是住院期间一种重要的康复手段。这种训练是为了使精神障碍者也具有一定的工作就业技能,为重新回归社会做好准备,尽可能为社会发展和经济建设做出应有的贡献。

从生活、学习和工作就业三方面来看,就业行为训练更具有实际意义。现行的训练内容,大致可分为三种:简单作业训练、工艺制作训练及职业性劳动训练。

（1）简单作业训练：是目前医院内普遍进行的较简单的劳动作业训练。如粘贴信封、折叠纸盒等，形式比较单一，适合大多数患者的集体活动。尽管如此，具体安排时仍应根据病情特点，不同的职业和文化水平特点，尽可能个体化地对各类患者进行分组训练。比如，对文化水平高一些的人，可安排抄写或整理文件之类的工作。对于职业妇女和家庭主妇在工疗安排上就应有差别，因后者的康复目标大多是管理家务。而那些抑郁症患者，由于他们存在自责自罪及情绪低落等精神症状，宜安排鼓励其信心的工疗品种。至于精神分裂症患者，主要存在孤独、淡漠和脱离现实的倾向，可安排他们从事能提高兴趣的活动，使之集中注意，以减少各种精神症状的干扰，并尽可能促使其增加与周围环境的接触，如逐步参加需要集体配合的操作工序等。

（2）工艺制作训练：又称工艺疗法，即系统训练患者进行手工艺术性操作，如各种编织、工艺美术品制作、玩具和装饰品制造等。通常较多是艺术性及技能性的活动。参加对象则以病残程度较轻及有志于学习技艺者为主。由于工艺制作活动可激发创造力、增强才能、提高兴趣及稳定情绪等，往往具有较大的吸引力而使精神残疾者较主动地投入，对心理社会功能康复颇为有利。在训练中应配备有相当工艺水平的专业人员进行耐心细致的带教。

（3）职业性劳动训练：是为重新回归社会做好准备。这种劳动训练内容尽可能安排与回归后从事的职业相同，但实际上往往不能达到而只能按具体条件选择相近似的工种或所谓的"替代性活动"。与此同时，还应重视培训患者胜任工作的其他行为技能，如调整与领导、同事间的人际关系以及与就业有关的各种应对问题的技能等。

三、精神障碍的社区康复

社区康复是指让精神障碍患者在社区得到服务，克服因疾病导致的各种功能缺陷，达到躯体功能、心理功能、社会功能和职业功能的全面康复，回归社会。WHO 强调社区康复是指启用和开发社区的资源，将残疾人及其家庭和社区视为一个整体，对残疾的康复和预防所采取的一切措施。

（一）工作团队

精神障碍社区康复除了精神科医护人员外，还需要公共卫生医生、心理治疗师或咨询师、社会工作者、康复治疗师、社区精防医生、社区助残员、民警、居委干部、患者家属及志愿者等相关人员，共同组成多学科、多专业的工作团队（work group team）。采取集体负责、协同作战、多维评定、集思广益、分工明确、高效集中的工作方式，能彼此取长补短、发挥各自专长，形成工作合力，达到更好的服务效果。

（二）形式与内容

1. 个案管理

个案管理（case management，CM）服务模式最早是在 20 世纪 60 年代用于精神卫生领域，是一种管理性照护方法，是在多学科之间的协调和合作之下，以个案为中心提供满足其多重需要的社会服务，最终达到符合成本效益原则和质量兼顾的目标。其目的是协调各种社区服务，避免相互脱节，提高社区服务质量，以满足患者的多样需求。个案管理者（case manager）是患者接触的关键人物，使患者得到各种精神卫生服务并协助解决其他问题,通常由精神科医生、护士、心理治疗师、作业治疗师、社会工作者等相关专业人员担任。服务中会指定某一个人或一组人为个案管理者,确保患者获得持续性及综合性的服务。具体服务包括以下的连续过程:① 识别个案对象;② 评估个案需求;③ 制订个案管理服务方案;④ 协调与监控服务的内容和质量;⑤ 再评估服务方案实施质量和效益;⑥ 修改服务方案并重复运行。

2. 日间医院

日间医院是精神障碍的社区康复回归社区期间的过渡性"部分住院"形式,即设立在专业医疗机构中,让患者白天来医院接受各种康复治疗,晚上和周末回家,医院不需要设置床位。服务对象主要以康复期的精神障碍患者为主,服务内容主要包括两方面,一是继续对患者进行药物治疗和护理,二是采取综合性和开放式的康复治疗。这样不仅可以减少患者与家庭成员面对面的矛盾和冲突,也可以让患者继续接受一些医疗资源,并且可以让医护人员对患者及其亲属进行家庭干预,为回归社会做好充分准备。

3. 中途宿舍

中途宿舍是精神障碍患者在医院与家庭之间的中转站。服务对象主要是康复出院但家庭由于偏见和歧视、没有精力、没有经济能力等各种原因,还没有做好接纳准备或无家可归的精神障碍患者。工作人员会为精神障碍康复者提供个性化康复指导,模拟居家、社区和工作的环境训练,最终让他们能够从中转站顺利回家,甚至正常工作。

4. 社区精神康复机构

社区精神康复机构是在社区对病情稳定的精神障碍患者(通常在机构内被称为休养员或会员)提供日间照料、文体娱乐、社会交往能力、职业能力、心理支持、家庭教育支持等社会化、综合性和开放式服务的具有社会福利性质的机构。目前在国内已经形成多种类型的精神障碍社区康复机构,如上海市阳光心园、北京市温馨家园、长沙市心翼会所、成都市"希望之光"社区精神康复中心等。

5. 自助与同伴支持

自助与同伴支持是患者及家属自发形成的各种自助组织,目的在于使患者及其家庭在治疗计划及实施方面扩大影响,能较少地依赖专业人员,减少对精神障碍患者的偏见,并致力于为治疗和研究精神障碍获得更大的支持。这类组织主要分为三种形式,每种形式都有各自的会员、目的及宗旨。① 患者组织:是由患者自己创建的独立社团,主要目标是倡议并致力于维护患者在治疗上的选择权力,包括不接受任何治疗的选择;② 治疗性自助组织:基本属于教育和认知性质的;③ 患者亲属组织:由精神障碍患者家属组成,通过患者、家属等的互相学习、互相交流与互相帮助,减少精神障碍复发,促进康复,心理支持患者家属。

(范　青)

思考题

1. 精神障碍的二级预防主要有哪些内容?

2. 什么是复元? 复元与复原的区别是?

3. 基于循证医学的精神分裂症精神康复治疗技术有哪些?

第二十四章

社区精神卫生服务

第一节　社区精神卫生服务概述

社区精神卫生是社区医学、精神病学的一个分支，是应用社会精神病学、精神卫生学、其他行为科学和预防医学等学科的理论和方法，对一定地域内的人口进行精神障碍的预防、治疗、康复和社会适应的统筹安排和管理，同时开展有关科学研究工作的学科。

一、社区精神卫生服务的现状和发展

社区精神卫生服务（community mental health service）又称社区精神卫生工作，是以社区为单元开展精神障碍预防、治疗和康复等管理工作的，目的是提高社区居民的心理健康水平。社区精神卫生服务是目前我国基本公共卫生服务的重要内容。我国基本公共卫生服务于 2009 年正式启动，当时精神卫生是其 9 个大项内容之一。随着我国基本公共卫生服务工作的深入发展，目前精神卫生依然是基本公共卫生服务的 13 个大项内容之一。

社区精神卫生服务在服务范围上有广义和狭义之分。广义者，以社区中全体居民为对象，即包括心理状态正常者，开展所谓"大卫生"范畴的服务，需要政府及其各部门与全社会的共同参与；狭义者，主要服务对象为社区中的现症精神病患者，由卫生部门承担主要任务，同时也需其他部门协同和配合。对于后者，我国专业工作者习惯上称为"精神病防治"。社区精神卫生服务的形成既是医院精神病学的延伸，也是当代精神病学发展的必然趋势。

我国资源辽阔、人口众多，各类精神疾病的绝对数都比较高。精神专科医院数、床位数及专业人员数与患者数或人口数相比，所占比例较发达国家要低得多，不能满足需要。利用现有的社区卫生服务机构力量和资源让更多的患者得到诊疗和帮助，是对精神专科医院服务的重要补充。而且社区精神卫生服务的成本相对医院服务低，如能规范地开展，可以有效地减轻国家、社会和家庭的经济负担。

二、社区精神卫生服务的特征

与其他类型的卫生服务相比，社区精神卫生服务具有多部门协作性、综合性、可及性、多学科参与的特征。

（1）有坚实的立法保障和政策保障。社区精神卫生服务的发展需要以国家的立法和政策保障为基础，政府在社区精神卫生服务中起关键的作用。例如，1963 年美国总统肯尼迪签署了《社区精神卫生中心法案》后，密苏里州的社区精神卫生中心的建设得到了拨款。

（2）强调服务、管理的连续性和综合性。鼓励患者、家庭和社会主动参与，重视患者的康复，极大地缩短住院时间，节省昂贵的住院成本。

（3）由"以疾病为中心"转为"以患者为中心"。采取社会、环境等有效措施，提高患者的就治率和依从性，改善患者社会功能，逐步使患者回归家庭、回归社会，维护家庭、社区和社会的稳定，体现"以人为本"的原则，尽可能地避免精神障碍患者因为长期住院而导致"住院综合征"发生。

（4）社会文化因素对精神障碍疾病的影响明显。在社区精神卫生服务工作的组织和开展活动中，发挥社会、环境的作用，提供以精神障碍患者为中心、更切合患者需要的人性化服务管理——个案管理。

（5）强调服务的可及性。在居家、工作场所等尽可能接近精神障碍患者的地方，为患者提供必要的治疗与康复训练。

（6）充分利用社区资源，不断扩大传统社区精神卫生的服务范围。如日间照料中心、阳光心园、工疗站、农疗场等。

（7）与社区居民密切接触，有助于减少社会对精神障碍患者的歧视和患者及其家庭的病耻感。目前，有调查表明，至少有70%以上的民众对精神障碍有明显的病耻感。

第二节　国内外社区精神卫生服务发展概况

社区精神卫生服务是当前精神和心理卫生服务模式的主要发展趋势，也是建立和完善精神卫生服务体系的基础和依托。建立强大的社区精神卫生服务体系，对于提高精神和心理相关障碍的检出率和规范治疗率，提高居民精神心理健康素养具有重要意义。部分欧美国家的社区精神卫生服务体系建设起步较早，经过数十年的发展，形成了各具特色的社区精神卫生服务体系。借鉴和吸取不同国家不同模式的社区精神卫生服务有益的经验和做法，对推动我国社区精神卫生服务有重要意义。下面介绍几个典型的国家和地区的社区精神卫生服务的形成及特点。

一、国外社区精神卫生服务概况

1. 美国社区精神卫生服务

当代社区精神卫生的形成与发展，特别是"去住院化"运动的发展主要源于美国。20世纪60年代，美国开始推行"精神科非住院化运动"，全国精神卫生服务逐步由医院转向社区。1963年，通过并实施《社区精神卫生中心法案》，由各州负责建立专业化的社区精神卫生中心。截至目前，美国共有超过2 300多家社区精神卫生服务中心。由精神病医生、心理治疗师、心理咨询师、职业治疗师、社会工作者、个案管理员、成瘾咨询师和精神科护士组成服务团队，向有需要的社区居民提供团体、家庭和个体服务。在服务过程中，会根据患者或来访者的实际需求和特点，制订有针对性的个体化服务，以提高心理和精神健康服务的质量和效率。常见的服务包括药物治疗、个案管理、护理干预、团体、家庭和个人心理咨询与治疗、成瘾干预、职业康复、社会支持等心理和精神健康促进服务。服务的地点主要为门急诊、患者家中或社区（如杂货店、咖啡店、患者的工作场所等）。服务的主要对象为严重精神障碍患者。有些社区精神卫生中心，还设有药物依赖防治中心，可以为社区药物依赖患者提供相应的干预服务。在此基础上，美国国立精神卫生研究所又进一步牵头策划"社区支持方案"，积极协助各州规划和建立整体性的社区精神卫生服务体系。自此大量患者逐步离开精神科病房转回社区接受精神卫生服务，在院患者数量下降了近80%。需要注意的是，由于美国没有全国统一的卫生服务体系，包括精神卫生服务在内的医疗卫生服务主要由各个州政府负责建立，因此各州的社区精神卫生服务体系模式也不尽相同，但以社区精神卫生中心主导下的住院、门诊和预防工作仍然是美国社区精神卫生服务的主导模式。

2. 英国社区精神卫生服务

英国的社区精神卫生服务起步较早，经过长期的发展，形成了具有一定特色的社区精神卫生服务体系，由政府主导，向社区精神障碍患者提供包括危机和精神疾病早期识别干预、健康管理、康复、专家评估和有效干预等在内的整合式社区精神卫生服务。与美国不同，英国有着一套全国统一的医疗卫生服务体系——国家医疗服务体系（National Health Service，NHS），负责全民公费医疗保健。社区精神卫生服务作为社区卫生服务的重要组成部分，在20世纪60年代即被纳入该体系中，由政府统一主导，提倡把促进社区精神卫生服务列为优先考虑的项目，精神患者的服务应该从大的隔离性医院转移到社区。为精神障碍患者提供免费治疗。目前，已经建立起全科和专科社区服务功能相结合的精神卫生服务网络，明确了精神专科、康复医疗机构和社区精神精神卫生服务机构的定位与职责。其中，基层精神卫生服务团队主要由精神科医生、精神科护士、临床心理学家、心理治疗师、职业康复师和社会工作者以及治理助理组成。团队由精神科医生主导，精神科护士数量在团队中最多。以团队的形式对经家庭医生转诊的严重精神障碍、心理危机、焦虑和抑郁症等患者提供精神卫生服务。其中，精神科护士是团队中的主力，是严重精神障碍患者药物治疗（包括长效药物治疗）、疾病监测、心理支持的主要提供者。除对成年精神障碍患者（18～65岁）服务之外，社区精神卫生服务团队还按照患者的年龄设置不同的干预小组，有针对性地对儿童、青少年和老年人群提供服务。除此之外，有些地区的社区精神卫生服务团队还设有严重精神障碍康复干预小组，进食障碍干预小组、人格障碍干预小组以及司法精神病学干预小组等多种个体化的精神和心理健康服务。

3. 澳大利亚社区精神卫生服务

澳大利亚也是"去住院化"发展比较成功的发达国家之一，国家注重精神卫生服务体系的建设，强调社区精神卫生服务的作用，建立医院-社区一体化的综合性精神卫生体系，以满足不同精神障碍患者的需求。其中，澳大利亚的社区精神卫生服务将急性精神疾患治疗康复与社区居住安置服务相衔接，由急症住院部、护理之家、支持性住宅、日间医院等各种医疗服务机构有机联系成网络，加强精神卫生机构、专业人员、患者、家属以及照料者间的联系，建立治疗同盟，从而为患者提供有针对性的精神卫生服务。与英、美类似，澳大利亚的社区精神卫生服务同样采取团队化服务，成员涵盖精神科医生、临床和注册心理治疗师、护士和相关专业技术人员（如职业治疗师和社会工作者等），为精神障碍患者提供治疗和康复。根据地区和团队成员的不同,每个团队中又设立有社区危机干预小组、社区康复家庭护理小组、早期精神障碍干预小组、青年心理健康促进小组和住院康复小组等,为不同需求的患者提供针对性的干预。此外,澳大利亚十分注重全科医生的作用,将其视为整个精神卫生服务网络管理的基础和核心,除全程参与居民的精神卫生服务外,针对老年精神障碍患者,全科医生还与护士、老年精神科专家组成服务团队,为老年患者提供针对性的治疗和康复服务。

4. 日本社区精神卫生服务

尽管当前日本的精神卫生服务仍然以住院治疗为主,但仍形成了独具特色的社区精神卫生服务体系。其社区精神卫生服务体系的发展主要开始于 20 世纪 60 年代,日本陆续通过了多部法律法规,如《精神卫生法》《精神保健法》《社区卫生保健法》《精神保健福利法》以及《精神保健福利法修订法》,用于推动全国社区精神卫生服务的发展,精神障碍患者逐步由住院治疗为主转向社区精神保健方面。由政府部门牵头设立包括日间照料中心、生活技能培训中心、短期停留中心、福利院、职业培训日间中心、职业培训之家、福利工厂、社区支持中心、小组之家和社会技能培训中心等在内的一系列社区精神康复机构,为患者提供多样化的精神卫生服务,鼓励患者自立和社会参与。此外,随着日本人口老龄化的进展,针对老年人群的心理健康服务也越来越受到重视。根据各个机构和组织的介入程度不同,可以划分为以患者管理为主的模式、专科医院与社区服务一体化的模式、以社会福利合作组织为主的模式和开放式社区网络模式。这 4 种模式各具特点,例如,以患者管理为主的模式主要由自助式服务团体和民营企业主办,主要关注患者的学习以及研讨会议。专科医院与社区服务一体化的模式则主要依托机构开展社区精神卫生服务,延伸服务半径,特别适用于社区卫生服务缺乏的地区。以社会福利合作组织为主的服务模式主要由非营利组织运行,注重促进精神障碍患者出院、职业康复和回归社会。开放式社区网络模式则以"开放系统"为理念,主张社区资源可以在患者需要的时候任意使用,建立私立医院和社区服务共同参与的综合性保健网络,统筹使用各类精神卫生服务相关资源,以满足不同患者的实际需求。

二、我国社区精神卫生服务发展概况

我国真正现代意义上的精神卫生服务历史并不长,从 1898 年在广州建立了我国的第一家精神专科医院至今,几个里程碑事件可以标志我国精神卫生事业的发展:一是分别于 1958 年、1986 年和 2001 年召开了三次全国精神卫生工作会议,三次调整工作指导原则和精神卫生工作规划。二是近十年制定的一系列国家政策和地方法规,特别是 2013 年 5 月实施的《中华人民共和国精神卫生法》,使精神卫生事业在法律保障和政策引导下有了长足的发展。三是包含预防、医疗和康复服务的我国精神卫生服务体系初步建立,主要侧重于严重精神障碍的防治。

(一)三次全国工作会议和精神卫生工作规划,从起步到发展

1958 年在南京召开了"第一次全国精神卫生工作会议",制订了 1958—1962 年精神卫生工作的 5 年计划,提出了"积极防治,就地管理,重点收容,开放治疗"的精神卫生工作指导原则。

1986 年 10 月在上海召开了"第二次全国精神卫生工作会议"。会后,国务院批转了卫生

部、公安部、民政部共同签发的《关于加强精神卫生工作的意见》，制定了《精神卫生工作"七五"计划》。

2001年卫生部、公安部、民政部、中国残疾人联合会等部门联合召开了"第三次全国精神卫生工作会议"，提出了"预防为主，防治结合，重点干预，广泛覆盖，依法管理"的新时期我国精神卫生工作指导原则。随后在2002年下发了《中国精神卫生工作规划（2002—2010年)》。

2015年开始了又一个《全国精神卫生工作规划（2015—2020年)》。规划总目标设定为普遍形成由政府组织领导、各部门齐抓共管、社会组织广泛参与、家庭和单位尽力尽责的精神卫生综合服务管理机制。健全完善与经济社会发展水平相适应的精神卫生预防、治疗、康复服务体系，基本满足人民群众的精神卫生服务需求。健全精神障碍患者救治救助保障制度，显著减少患者重大肇事肇祸案（事）件发生。积极营造理解、接纳、关爱精神障碍患者的社会氛围，提高全社会对精神卫生重要性的认识，促进公众心理健康，推动社会和谐发展。具体目标中除了完善协调机制、健全服务网络、缓解人员紧缺、落实救治救助外，还包括以抑郁为代表的常见精神障碍和心理行为问题防治能力明显提升，以精神分裂症为代表的严重精神障碍的康复工作初具规模，通过普及心理卫生保健和心理健康知识，设立心理危机干预中心，明显改善精神卫生工作的社会氛围。

（二）制定一系列政策、法规，精神卫生事业有了长足发展

1. 加强行政管理和财政投入

1998年，精神卫生工作被纳入公共卫生管理。2006年5月，卫生部在疾病预防控制局内成立了精神卫生管理处，主管全国的精神卫生工作。2006年11月，国务院批准建立精神卫生工作部际联席会议制度。联席会议由卫生部、中共中央宣传部、国家发展和改革委员会、教育部、公安部、民政部、司法部、财政部、人事部、劳动和社会保障部、国家食品药品监督管理局、国务院法制办公室、中华全国总工会、共青团中央、中华全国妇女联合会（简称全国妇联）、中国残疾人联合会（简称中国残联）、全国老龄工作委员会办公室（简称全国老龄办）17个部门和单位组成，卫生部为牵头单位。2007年又增加了文化部、中国科学院为成员单位。

2004年，财政部首次拨付精神疾病防治专款，支持地方严重精神障碍管理治疗项目，在全国60个示范区开展社区精神疾病康复工作和提供肇事肇祸贫困患者的医疗救助等，开始了国家精神疾病信息网络系统建设。2009年，严重精神障碍被纳入国家基本公共卫生服务，为精神疾病患者提供均等化服务。建设精神卫生防治体系被纳入卫生事业发展"十一五"规划，国家投资150亿元对约600所精神卫生机构进行改扩建设。

2. 出台政策支持

2004年，国务院办公厅转发了卫生部等7个部门联合制定的《关于进一步加强精神卫生工作的指导意见》，就"重点人群心理行为干预，加强精神疾病的治疗与康复工作，加快精神卫生工作队伍建设，加强精神卫生科研和疾病监测工作，依法保护精神疾病患者的合法权益"等提出了具体的指导意见，并由此形成了我国政府当前精神卫生政策的框架。

2008年，17个部门联合印发《全国精神卫生工作体系发展指导纲要（2008—2015年)》，

就我国精神卫生工作中还存在预防、识别和处理精神疾病与心理行为问题的力度不够、总体服务资源不足且管理分散、地区差异明显、防治机构和人员队伍缺乏、尚未建立有效的机构间工作衔接机制、精神疾病社区管理和康复薄弱等问题,将第三次全国精神卫生工作会议制定的工作指导原则进行了细化,强调要推进精神卫生工作体系建设,并提出了具体目标。

2017年1月,22个部门联合印发《关于加强心理健康服务的指导意见》,提出了到2020年,全民心理健康意识明显提高;到2030年,全民心理健康素养普遍提升的基本目标。

2017年10月,民政部等4部门联合印发《关于加快精神障碍社区康复服务发展的意见》,明确提出到2025年,80%以上的县(市、区)广泛开展精神障碍社区康复服务,在开展精神障碍社区康复的县(市、区),60%以上的居家患者接受社区康复服务,基本建立以家庭为基础、机构为支撑、"社会化、综合性、开放式"的精神障碍社区康复服务体系。

2017—2018年,国家卫生健康委相继修订了《国家基本公共卫生服务规范》《严重精神障碍管理治疗工作规范》,进一步加强了严重精神障碍患者发现、治疗、管理、服务,明确了有关部门、机构的职责、任务和工作流程。

2018年11月,国家卫生健康委员会(简称卫健委)、中央政法委等10部门印发《全国社会心理服务体系建设试点工作方案》,提出建立健全党政领导、部门协同、社会参与的工作机制,搭建社会心理服务平台,将心理健康服务纳入健康城市评价指标体系,作为健康细胞工程(健康社区、健康学校、健康企业、健康家庭)和基层平安建设的重要内容。

2019年6月,国务院印发了《国务院关于实施健康中国行动的意见》,提出实施心理健康促进行动。通过心理健康教育、咨询、治疗、危机干预等方式,引导公众科学地缓解压力,正确认识和应对常见精神障碍及心理行为问题。健全社会心理服务网络,加强心理健康人才培养。建立精神卫生综合管理机制,完善精神障碍社区康复服务。到2022年和2030年,居民心理健康素养水平分别提升20%和30%,心理相关疾病发生的上升趋势减缓。同年7月,健康中国行动推进委员会印发《健康中国行动(2019—2030)》,从个人和家庭、社会、政府三个层面提出了18项实施心理健康促进行动的具体措施。

2020年12月,为了促进精神障碍社区康复服务健康规范发展,民政部、卫健委、中国残联联合制定了《精神障碍社区康复服务工作规范》,对部门职责、服务内容和流程、人员培训、评估等做了明确的规定。

3. 提供法律保障

在上海、宁波、深圳、北京、杭州、无锡、武汉的精神卫生地方性法规先后颁布实施的基础上,历时27年的磨砺,2012年10月26日,第十一届全国人民代表大会常务委员会第二十九次会议审议并通过了《中华人民共和国精神卫生法》,自2013年5月1日起正式实施。《中华人民共和国精神卫生法》共7章85条,对精神卫生工作的方针原则和管理机制、心理健康促进和精神障碍预防、精神障碍的诊断和治疗、精神障碍的康复、精神卫生工作的保障实施、精神障碍患者合法权益的维护等都做了规定。明确了精神卫生工作实行政府组织领导、部门各负其责、家庭和单位尽力尽责、全社会共同参与的综合管理机制,共同维护和促进心理健康。

2019年12月,全国人大常委会表决通过《基本医疗与卫生健康促进法》,这是我国卫生与健康领域第一部基础性、综合性的法律,也进一步明确国家发展精神卫生事业,建设完善精神卫生服务体系，维护和增进公民心理健康，预防、治疗精神障碍。

图 24-1 为我国 1949—2020 年的社区精神卫生相关的重要政策和法规。表 24-1 为截至 2020 年我国现有的地方精神卫生条例。

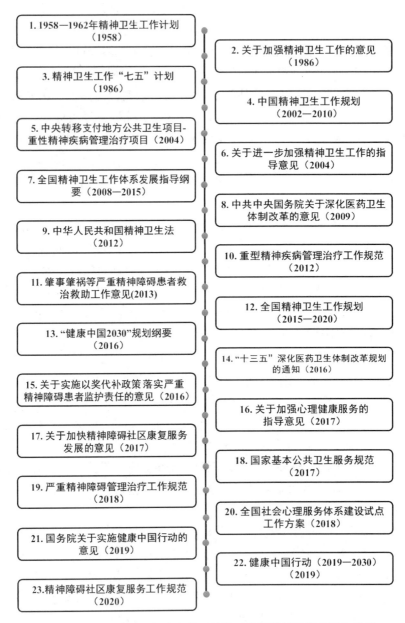

图 24-1 1949—2020 年我国社区精神卫生相关的重要政策和法规

随着世界各国对精神卫生服务工作的重视，社区精神卫生服务得到进一步的发展、推广和完善。在我国医疗卫生体制改革的进程中，发展以社区精神医学理论为基础的社区精神卫生服务，以预防控制精神障碍和心身疾病，已成为我国精神卫生工作前进的方向，也是国际精神卫生发展的趋势。

表 24‑1 我国现有的地方性精神卫生条例(截至 2020 年)

发 布 时 间	条 例 名 称
2002 年(2014 年修订)	上海市精神卫生条例
2006 年	宁波市精神卫生条例
2007 年	北京市精神卫生条例
	杭州市精神卫生条例
	无锡市精神卫生条例
2010 年	武汉市精神卫生条例
2012 年	深圳经济特区心理卫生条例
2015 年	长春市精神卫生条例
2016 年	甘肃省精神卫生条例
2019 年	浙江省精神卫生条例
	山东省精神卫生条例
2020 年	苏州市精神卫生条例

随着社会经济的发展和社会公众对精神卫生服务需求的提高,我国的社区精神卫生工作受到了党和国家前所未有的重视。历经多年的发展,初步形成了政府领导、多部门合作和社会团体参与的精神卫生工作机制,并取得了较好的效果和较大的社会效益。我国精神卫生工作已经进入公共卫生体系建设,从精神专科机构的市场化管理向政府"买单"过渡,从单纯的医疗服务模式向心理社会康复模式过渡,对精神疾病患者的管理从注重社会稳定、减少肇事肇祸,向尊重人权,救助弱势群体,合理分配公共卫生资源,人人享有精神健康过渡,为形成具有中国特色的社区精神卫生服务模式奠定了基础。

第三节　社区精神卫生服务的基本内容

一、疾病监测

在社区进行心理问题、精神障碍监测和现况调查,即精神健康状况社区诊断的基础性研究,是社区精神卫生工作开展之第一步,它提供有关精神心理疾病及影响因素的构成和分布等的最基本数据,并决定了社区各阶段精神卫生决策的制订和工作开展。定期和不定期地开展社区精神疾病的流行病学调查,可以为社区精神卫生服务提供以下基本信息:① 精神疾病的"三间"分布,即在不同时间、人群和地区中的流行现状和分布特征,包括发病率、患病率和就诊率、误诊率、监护率、治疗率及伤残率等构成比;② 精神障碍对个人、家庭和社会的影响,包括生存质量、自伤自杀、滋事和肇事肇祸等;③ 精神病患者及其家庭的需求,包括疾病诊断、治疗、康复、生活、学习和工作等方面;④ 探讨导致精神障碍的危险因素,为精神障碍的三级预防提供信息;⑤ 精神障碍所致疾病负担,包括失能调整生命年和经济负担等;

⑥ 评价一定时期已经开展的某项社区精神卫生服务项目的防治效果;⑦ 建立社区精神卫生服务信息网络体系,动态监测精神障碍随时间、地点和人群变化的流行特征。

二、精神障碍的分级预防

防止或减少精神障碍的发生、防止或减少精神障碍造成的功能残疾,即精神障碍"三级预防",是社区精神卫生服务的主要内容,涉及精神障碍预防、治疗和康复并重的精神卫生服务。

精神障碍的一级预防是病因预防,即通过消除、减少病因或致病因素以防止、减少各种精神疾病发生,属于最积极、最主动的预防措施。由于现阶段病因预防条件尚未成熟,目前在社区主要识别和干预已知的导致精神障碍的各种危险因素,以社区心理健康教育、心理咨询等方式开展预防工作。精神障碍的二级预防也称为"三早预防",重点是对精神障碍患者进行早发现、早诊断和早治疗,以早日控制疾病进展、促进恢复健康、防止复发。精神障碍的三级预防,即做好精神障碍患者包括残疾者在内的康复训练,最大限度促进患者的社会功能恢复,减少疾病复发,减少功能残疾,延缓疾病衰退进程,提高患者的生活质量,以促进其康复、早日回归社会,这是当前社区精神卫生服务的主要内容。

三、精神卫生知识的健康教育

在社区人群中通过丰富多彩的形式,如个别或集体交谈、科普书籍、版画、广播、电视、网络和新媒体等载体,在社区人群中普及包括心理健康知识以及精神障碍的病因、危险因素、临床表现、防治方法和康复经历等精神心理卫生相关知识。通过普及精神卫生知识,增强人们的心理健康意识和自我心理保健能力,以预防各类精神疾病的发生。倡导人们采用科学、文明、健康的生活方式,提高健康素质,营造有益身心健康的社区环境,促进个体心理-生理-社会功能以及群体健康-环境-社会的和谐发展。同时,使社区人群正确对待精神障碍患者,做到精神障碍的早期发现、早期诊断和早期治疗,防止疾病复发及预防精神残疾发生,以利于争取良好的预后。

四、心理生理障碍与心身疾病的防治

人的心理与躯体生理功能是相互联系、相互作用和相互影响的。1986 年 WHO 主持的国际精神卫生工作会议指出:要重视心理和社会因素的致病防病作用。一般来说,心理生理障碍与心身疾病是指以心理因素或社会因素为重要原因而导致的各种生理障碍和躯体疾病,可累及全身各个器官系统如睡眠障碍、进食障碍、消化性溃疡病、肿瘤、糖尿病、原发性高血压和冠状动脉粥样硬化性心脏病等。其防治康复需通过社区精神卫生服务积极参与,提高社区人群的心理健康水平和社会适应能力。

五、重点人群的心理健康服务

(1) 青少年。中学、高等院校均设置心理辅导(咨询)室和心理健康教育课程,配备心理健康教育教师。将心理健康教育作为中学、高等院校所有学生的必修课,每学期聘请专业人员进行授课,指导学生科学认识抑郁症,及时寻求专业人员的帮助等。将抑郁症等筛查纳入学生健康体检内容,建立学生心理健康档案,评估学生心理健康状况,对测评结果异常的学生给予重点关注。

（2）孕产妇。将抑郁症等常见精神障碍防治知识作为孕妇学校必备的科普宣教内容,提高孕产妇及家属防治意识。将孕产期抑郁症筛查纳入常规孕检和产后访视流程中,由经过培训的医务人员或社工进行孕期和产后抑郁的筛查追踪。鼓励精神专科医院、综合医院精神科与妇产科及妇幼保健院等医疗机构以联合门诊或远程会诊的形式,为孕产期妇女提供专业支持。

（3）老年人群。精神卫生医疗机构指导基层医疗卫生机构结合家庭医生签约服务、老年人健康体检,每年为辖区老年人开展精神健康筛查,对于经心理测评有检出阳性者提供心理咨询、转诊和干预。对发现疑似痴呆的老年人,建议其到上级医疗机构就诊;对诊断为轻度认知障碍的老人,由社区(村)全科医生组织开展常态化认知训练,结合家庭医生签约服务等,每年开展随访,监测认知功能变化,预防和减少老年痴呆的发生;对确诊为老年痴呆的患者,社区医生对其家属和照料者开展培训,提高干预率,改善患者的生活品质。

（4）高压职业人群。机关、企事业和其他用人单位将干部和职工心理健康作为本单位文化建设的重要内容,创造有益于干部和职工身心健康的工作环境,聘用专兼职的精神心理专业人员。制订并实施员工心理援助计划,开展心理健康教育、心理评估、心理疏导与咨询、转诊转介等服务,提高职业人群抑郁症防治水平。对处于职业发展特定时期或在易引发抑郁问题的特殊岗位工作的干部和职工,有针对性地开展心理健康教育、心理疏导及心理援助。

六、心理危机干预

建立健全包括精神科医师、心理治疗师、心理咨询师、社工等在内的专业化心理危机干预队伍。在重大传染病、自然灾害等突发事件发生时,组织开展心理疏导和心理干预,及时处理急性应激反应,识别高危人群,预防和减少极端行为的发生。

七、社区精神康复服务

社区精神康复服务是组织社区精神疾病患者的心理社会功能康复。其主要内容包括以下4个方面。① 个人生活自理能力：包括训练患者个人的衣食住行及个人基本卫生等方面的能力,使其能够自行料理基本生活事务;② 家庭职能：包括训练患者个人作为家庭成员应该具备的基本职能,如作为丈夫、妻子、子女、父母的基本角色要求,以及如何正确处理家庭成员间的关系和问题;③ 工作和社会职能：包括患者的既往工作能力、人际交往技能、解决问题技能、应付应激事件的技能等社会功能得到最大程度的恢复;④ 疾病及药物自我管理技能：包括患者对自身疾病症状的认识,基本的精神疾病知识和精神药物知识,学会识别自身症状和常见的药物不良反应,学会寻求医生、家属及社会的帮助和支持,提高服药依从性及治疗依从性。目前得到世界公认、康复效能好且十分受欢迎的技能训练是《社会独立生活技能训练》,包括《药物自我处置技能训练程式》《症状自我监控技能训练程式》《回归社会技能训练程式》《求职和保职程式》和《休闲程式》等，已在欧美发达国家和我国部分省市应用。

八、基层精神卫生社会服务与社区管理

基层精神卫生社会服务是为社区精神障碍患者提供疾病监护与管理，倡导在交通设施、信息获得、文娱设施、法律保障、政治活动、受教育及就业等方面提供公共服务，为保障精神障碍患者的正常生活提供帮助。为患者的家庭提供心理支持、信息咨询。在社区的群体中营造减少对精神障碍患者的歧视和偏见。参与精神卫生有关的社区行政决策、规划、评价及组织管理。

第四节　社区精神卫生服务主要形式

一、严重精神障碍分级分类管理

根据国家有关工作规范，据患者的危险性评估分级、社会功能状况、精神症状评估、自知力判断，以及患者是否存在药物不良反应或躯体疾病情况将其分为病情稳定、基本稳定和不稳定三类，由社区医生对患者进行分类干预。以上海为例，以国家有关要求为基础实行市-区-社区"三级管理"、卫生-政法-公安-民政等部门"四方联动"工作机制，综合评估患者病情稳定程度、监护和服药等管理因素，综合风险由高至低分为红、橙、黄、绿4个等级。由家庭医生、精防医生、基层政法人员和社区民警组成的基层服务团队，根据不同综合风险等级，动态落实社区服务管理，低风险患者（黄色、绿色）由"家庭医生＋精防医生"组成的团队开展服务管理，高风险患者（红色、橙色）由责任部门共同落实日常随访管理。

二、综合管理小组和社区关爱帮扶小组

乡镇（街道）精神卫生综合管理小组是由当地政府建立，政法、卫生健康、公安、民政、司法行政、残联等单位参与；社区关爱帮扶小组由村（居）民委员会建立，由网格员、精防人员、派出所民警、民政干事、助残人专职委员、家属、志愿者等组成。综合管理小组、关爱帮扶小组成员之间在社区精神卫生服务过程中互相协作，熟悉各自的联系方式，及时保持沟通，协同随访患者，共同开展严重精神障碍患者日常筛查和登记，交换患者信息，全面了解辖区内在册患者和家庭的基本情况，解决患者管理、治疗、康复和生活中的难题。

三、社区精神康复机构

1. 精神障碍患者社区康复日间照料机构

该机构具有社会福利的性质，主要面向经过治疗病情稳定且具有康复需要的慢性精神障碍患者，为他们提供社区康复场所和专业化的精神康复服务，并安排精神障碍患者参加有利于康复的职业技能训练、文化娱乐、体育等活动，提供工作能力、社交技巧、日常生活能力等方面的康复训练，增强精神障碍患者生活自理能力和社会适应能力，满足患者在社区就近

康复和照料的需求,帮助他们通过社区康复回归社会,平等参与社会生活。

2. 其他过渡性康复机构

一般设立在医疗机构或社区中,为社区的精神障碍患者提供过渡性的康复服务,通过康复训练、职业指导、作业治疗、文娱活动等康复服务,促使患者建立正常的生活节律,提高康复技能、人际沟通、社会适应等能力,包括过渡性医院设施(日间医院)、过渡性居住设施(中途宿舍)、过渡性就业设施(农疗基地、福利工厂、工疗站)等。

四、个案管理

精神障碍个案管理服务由基层医疗机构、社区康复机构和精神卫生医疗机构共同组建个案管理团队,一般由精神科医师、精神科护士、精防人员、心理咨询师、康复师、社会工作者、志愿者等共同组成多学科团队。通过评估精神障碍患者的需求,针对需求制订全面的个体服务计划,由多学科团队实施个体服务计划,提供综合性的社区精神卫生服务,监督评价服务,对患者进行随访和效果评估。个案管理服务是以协作的方式为患者及其家属协调各种社区服务的,避免互相脱节,提高社区服务质量,以满足患者的多种需求。

五、社区心理健康服务(指导)点

依托村(社区)综治中心等场所,普遍设立的心理健康服务点、心理咨询室或社会工作室,采取现场咨询、电话咨询、信函咨询、网络咨询等多种形式为空巢、丧偶、失独、留守老年人,孕产期、更年期和遭受意外伤害妇女,流动、留守和困境儿童,孤儿,残疾人及其家属、特殊职业人群等有需要的居民提供评估、心理咨询、心理辅导、情绪疏解、家庭关系调适以及转介等心理健康和精神卫生促进服务,开展社区心理健康知识宣传,提高居民心理健康水平。

六、心理热线服务

依托精神卫生医疗机构或 12320 公共卫生公益热线、社会心理健康服务机构等专业力量,以地市为单位至少建立 1 条 24 小时提供公益服务的心理援助热线,为公众进行心理健康咨询、求助、疏导、危机干预、转介等服务。

思考题

1. 社区精神卫生服务有哪些特征?

2. 社区精神卫生服务都有哪些的基本内容?

3. 社区精神卫生服务的主要形式都有哪些?

第二十五章

精神障碍的护理

第一节　精神科护理概述

　　精神科护理学是建立在护理学基础上,对人群和精神障碍患者进行维护、促进、恢复精神健康的一门护理学。它是精神医学不可缺少的重要组成部分。

　　精神科护理的正式形成相对较晚,国外有关精神科护理的文字记载源于 1814 年希区(Hitch)在精神病疗养院使用受过训练的女护士进行看护工作。随之,南丁格尔在《人口卫生与卫生管理原则》一书中强调对患者的态度和关注睡眠,防止精神疾病患者自伤和伤人。从此在临床护理工作中开始关注患者的精神问题。1873 年理查兹(Linda Richards)提出要以对内科疾病患者护理同等水平来护理精神障碍患者,重视患者躯体和精神方面的护理与生活环境的改善。由于她的贡献及影响,确定了精神科护理的基本模式,因此她被称为美国精神科护理的先驱。美国最早专门为培训精神科护理人员而开办的护理学校创设于 1882 年,在马萨诸塞州的马克林医院(McLean Hospital),它包含两年的课程,但是课程中很少有精神科方面的内容。当时精神科护理人员的主要工作依然是照顾躯体各项功能,如给药、提供个人卫生等。

　　直到 20 世纪中叶,精神科护理职能拓宽到协助医生观察精神症状、运用基础护理技术协助对精神障碍患者进行治疗等。1954 年苏联《精神病护理》一书的出版,详细阐述了精神障碍患者的症状护理与基础护理,强调对患者应保持亲切、体贴、爱护、尊重的态度,并强调废除约束,组织患者工娱治疗。随着 1977 年恩格尔提出的生物-心理-社会医疗模式,现代精神科护理学也逐渐从责任制护理模式(单一的疾病护理模式)发展到兼顾生物-心理-社会三方面的整体护理模式,罗伊、奥瑞姆等是这一护理模式的代表人物。

　　我国古代关于精神科护理的记载极少。清末民初,随着精神医学传教士传入我国,修女们提供了大量非专业的护理服务;随着广州、上海、天津、长沙等大城市逐渐建立护士培训机构与精神障碍患者收容机构,精神科护理就逐渐过渡到由受过专门培训的护士承担。中华人民共和国成立后,精神科护理学事业逐渐受到重视,全国各地相继开设了各级精神病院,部分地区(如上海、南京等)陆续建立起系统的精神障碍防治网。1958 年我国主要的精神病医院相继实行了开放式和半开放式的病房管理模式;1990 年成立了中华护理学会精神科护理专业委员会,定期举行全国性精神护理工作的学术交流。随着改革开放的不断深入,国内精神科护理界与国际护理界的交流日益增多,精神科护理理念、临床实践及护理研究逐渐与国际接轨,护理研究生和精神专科护士的培养,为精神科护理高级专科人才的建设奠定了良好基础。同时,随着我国经济与信息化的快速发展,电子、智能设备在精神科临床护理中的应用,在改善患者体验、提高工作效率等方面取得了丰硕的成果。

第二节　精神障碍患者的护理观察与记录

临床一线护士与患者接触的时间最多,通过护士连续性的观察,客观地描述患者的病情变化,为疾病的诊断、治疗和护理计划的制订提供重要的依据和保障。

一、精神障碍患者的护理观察

由于相当一部分精神障碍患者缺乏对疾病的自知力,他们不会主动表述自己的病情症状,因此临床上患者病情变化的判断除了依据病史以及各种辅助检查外,主要依靠护士对患者言语、表情、行为和生命体征的观察。

1. 观察内容

(1) 一般情况:仪表、面容、步态,接触时的态度、合作程度,是否安心住院,饮食、睡眠及排泄情况等。

(2) 精神症状:有无意识障碍,有无幻觉、妄想、病态行为等精神症状,精神症状的表现、发生频率及对患者的影响等,情感稳定性和协调性如何,患者有无自知力等。

(3) 躯体情况:患者的生命体征、躯体疾病的症状表现、营养状况等。

(4) 治疗情况:患者对治疗的依从性、治疗效果及药物不良反应等。

(5) 社会功能:包括学习、工作、人际交往能力以及生活自理能力等。

(6) 心理需求:患者对医护人员及亲属心理支持的需求情况,如亲属的探视、陪伴,护士的倾听、鼓励等。

2. 观察方法

(1) 直接观察法:是护理工作中最重要也是最常用的观察方法。护士通过与患者的直接接触,如面对面沟通或护理体检,从中了解患者的思维、情感、躯体等情况,也可通过旁观患者的言语、表情和行为来了解患者的精神活动、心理需求等情况。通过直接观察法获得的资料相对客观、真实、可靠。通常这种方法适用于意识相对清晰、交谈合作的患者。

(2) 间接观察法:护士可通过患者的亲属、好友、同事、病友了解患者的情况,或通过患者的书信、绘画及手工作品了解患者的思维内容和情感活动情况。这种方法适用于不愿意暴露内心活动或情绪激动等不合作的患者。

二、护理记录

护理记录是医疗文件的重要组成部分,是护士在护理活动中对患者病情变化和护理措施的真实记录,它不仅便于医护人员对患者病情的掌握,为进一步制订治疗护理方案提供依据,也为护理科研提供数据与资料,是护理质量和医疗纠纷判定的重要依据。

1. 护理记录要求

(1) 护理记录内容应客观、真实。护士在记录中应注重在接触患者过程中观察到的一些客观病情表现的描述,尽量少用主观判断及医学术语。

（2）护理记录内容应规范、准确。护理记录应依据国家卫生健康委员会办公厅印发的《病案管理质量控制指标(2021年版)》书写,表述准确,字迹清楚,语句通顺。

（3）护理记录内容应及时、完整。护理记录的时效性对患者病情、治疗护理和医疗纠纷的分析都有重要的影响。护理记录应关注患者的整体身心健康,避免仅注重精神症状而忽略躯体症状。

2. 护理记录类型与内容

精神科临床常用的护理记录单包括以下几种类型。

（1）入院健康评估单：记录内容包括一般情况、精神症状、躯体疾病、护理体检情况、日常生活状况、社会支持、健康知识接受能力等,以表格打钩和文字叙述相结合的方式记录。

（2）护理风险评估监控记录单：包括自杀自伤风险、暴力风险、出走风险、跌倒风险、压力性损伤风险、噎食风险等,以表格打分方式记录。

（3）日常生活活动能力评估单即 Barthel 指数(The Barthel index of ADL)：包括进食、洗澡、穿衣、排泄、床边移动、平地步行、上下楼梯等,以表格打分的方式记录。

（4）一般护理记录单：主要用于记录非危重患者的精神症状、躯体症状等病情动态变化的情况,治疗护理措施及其效果,药物不良反应,生活自理状况,饮食、睡眠情况等,以文字叙述方法记录为主。

（5）危重护理记录单：主要用于记录危重患者的生命体征、出入液体量、精神与躯体症状、治疗护理措施、饮食、睡眠情况等,以表格填写和文字叙述相结合的方式记录。

（6）健康教育记录单：记录患者在入院、住院、出院不同阶段,护士对其进行精神卫生知识、疾病认识、症状管理、药物不良反应的观察和预防、健康生活方式等方面健康教育的落实情况,以表格打钩方式记录。

（7）身体约束评估监控记录单：用于约束患者的记录,包括约束原因、约束时间、约束带数、约束部位、约束部位皮肤情况、患者饮食、睡眠、排泄、以及相应护理措施落实情况,以表格打钩方式记录。

第三节　精神科患者的管理

由于精神障碍患者往往缺乏自知力,以及其精神症状的特殊性,因此精神专科医院的住院环境和管理模式不同于其他非精神专科医院。病区安全管理非常重要,是维护良好的医患关系、开展治疗护理工作的重要保障。目前我国精神科住院患者的管理模式包括封闭式管理和开放式管理两种。

一、封闭式管理

1. 封闭式管理的目的及适应证

封闭式管理模式有利于患者的组织、观察和治疗护理措施的落实,可以有效防止不良事件的发生。封闭式管理适合精神障碍急性期、有攻击倾向、自杀自伤风险及病情不稳定、行为紊乱的患者。

2. 封闭式管理的实施要求

(1) 环境管理：精神科封闭式管理的病区环境设施应简洁明了，窗户最好采用防爆玻璃，并安装开关限制装置。病区内各房间的门应随时上锁。病区内的危险物品如刀、剪、玻璃制品、锐利物品、药物、绳带、火种等都应妥善保管，做好登记和交接。在患者活动区域内禁止摆放上述危险品。护士应经常对病区整个环境、床单位等所有可能隐藏危险品的场所进行安全检查。

(2) 制度建设：封闭式管理的病区应建立各项安全管理制度。如患者的作息制度(如进餐时间、睡眠时间、服药时间、通信时间、测量生命体征时间、各项康复治疗时间等)、探视制度、危险品管理制度、护送患者制度、交接班制度等。对制度的落实情况应定期督查和改进。

(3) 人员管理：精神科封闭式管理病区的工作人员包括本院工作人员、进修生、实习护士都应严格遵守安全管理制度，如危险品管理、门禁管理等。凡患者入院、会客、外出检查及活动返回时均应做好安全检查，同时对探视亲属、陪护人员应加强安全教育，严禁危险品带入。

(4) 人性化护理：由于封闭式管理病区收治的患者大多病情较严重，缺乏自知力，存在自伤、自杀、暴力、出走等护理风险。住院期间患者不可随意离开病房，活动范围受限，患者容易产生焦虑、恐惧和对立情绪。护士在工作中应严密观察病情，理解患者的感受，尽可能满足其合理需求。可根据患者的病情及个人爱好，安排各类有利于心身健康的活动，以丰富患者的住院生活，使其安心住院。

二、开放式管理

开放式管理模式能让住院患者最大限度地与外界社会保持接触，满足患者的心理需求，有效维持其社会功能，减少长期封闭式病房管理的弊端，如住院综合征即患者情感淡漠、行为退缩等情况，甚至难以回归社会。

1. 开放式管理的目的及适应证

开放式管理的主要目的是让患者在住院期间与外界社会保持联系，提高其对疾病的自我管理能力，更好地适应社会环境。开放式管理主要适合一些自知力较好、能安心住院、配合治疗，并能自觉遵守住院规章制度的患者，如病情稳定待出院的患者。

2. 开放式管理类型

(1) 半开放式管理：是指在精神科封闭式管理病区住院的患者，经医生评估病情允许并取得患者家属的同意和支持，在医生开具相应医嘱后，可在其家属的陪同下，每日于规定的时间段外出活动。

(2) 全开放式管理：指住院病房环境是完全开放的，患者可以独自或在家属陪同下自由外出活动的管理模式。全开放式病房中的住院患者多为危险行为风险低、疾病自知力较好，自愿接受治疗，在生活上有较好的自我管理能力，如轻度抑郁症患者、焦虑与恐惧障碍的患者等。

3. 开放式管理的实施要求

(1) 入院前评估与告知：开放式病区收治的患者需经精神科门诊医生初步诊断,符合开放病区收治标准后登记住院,病区医生对其进行风险评估,包括患者是否存在精神症状支配下的暴力伤人、毁物、自杀自伤、出走等风险。同时病区医生与符合要求的住院患者及监护人签署"入院告知书"和各种知情协议书后方可收入病房,让患者及家属了解住院期间应承担的责任和义务,以提高患者的治疗依从性,减少医疗纠纷的发生。

(2) 强化制度管理：完善的开放式病房规章制度是质量安全管理的关键环节。主要包括患者住院的知情同意书、作息制度、陪护管理制度、外出请假制度、药品及个人物品的管理制度、患者住院期间的权利与义务、责任等。

(3) 加强患者自主管理：开放病区的患者有较好的自主管理能力,住院期间应结合患者的病情做好个性化的健康教育。组织患者自主管理团体,分享病友的自我管理经验,增强患者的自控力。对患者存在的不遵医行为(如不按时返院、不规律服药、不遵从病区规则等)给予说服教育,对劝说无效者转入封闭病房,以保证开放病房诊疗秩序的正常进行及患者的安全。

三、精神科分级护理

精神科分级护理标准主要根据《中华人民共和国卫生行业标准 WS/T431-2013(护理分级)》制定。患者入院后,医生根据患者病情(包括躯体、精神症状两方面)确定病情级别,护士根据 Barthel 指数确定自理能力的等级,两者结合共同确定护理级别,同时医护人员应根据患者的病情和自理能力的变化动态调整患者护理分级。

1. 特级护理

(1) 护理指征：符合以下任意一条者。① 需维持生命,实施抢救性治疗的重症监护患者。② 随时可能发生病情变化如生命体征不稳定者;严重的暴力、自杀自伤行为者,需要重点监护、可能抢救的患者。

(2) 护理要求：① 严密观察病情变化,监测生命体征;② 根据医嘱,正确实施治疗、给药措施;③ 根据医嘱,准确测量出入量;④ 根据患者病情正确实施相应的基础护理(详见住院患者基础护理服务项目)和专科护理,如防暴力护理、防自杀护理、防出走护理、改良电休克治疗(MECT)护理、约束护理、压力性损伤护理及管路护理等,并实施安全措施;⑤ 保持患者的舒适和功能体位;⑥ 实施床旁交接班。

2. Ⅰ级护理

(1) 护理指征：符合以下任意一条者。① 病情趋向稳定的重症患者;② 病情不稳定或随时可能发生变化的患者,如精神症状不稳定者、伴有躯体疾病需密切观察者、生命体征尚有可能变化者等;③ 自理能力重度依赖(Barthel 指数≤40 分)的患者。

(2) 护理要求：① 每 30 min 巡视 1 次,观察患者的病情变化;② 根据患者病情测量生命体征;③ 根据医嘱正确实施治疗、给药措施;④ 根据患者病情正确实施相应的基础护理(详见住院患者基础护理服务项目)和专科护理,如风险防范护理、MECT 护理、约束护理、压力性损伤护理及管路护理等,并实施安全措施;⑤ 实施床旁交接班;⑥ 提供相关的健康指导。

3. Ⅱ级护理

（1）护理指征：符合以下任意一条者。① 病情趋于稳定或未明确诊断前，仍需观察，且自理能力轻度依赖（Barthel 指数 61～99 分）或无须依赖（Barthel 指数 100 分）的患者；② 病情稳定或处于康复期，且自理能力中度依赖（Barthel 指数 41～60 分）的患者。

（2）护理要求：① 每小时巡视 1 次，观察患者病情变化；② 根据患者病情测量生命体征；③ 根据医嘱正确实施治疗和给药措施；④ 根据患者病情正确实施相应的基础护理（详见住院患者基础护理服务项目）和专科护理，如症状护理、MECT 护理等，并实施安全措施；⑤ 组织患者开展各项康复活动和生活技能训练；⑥ 提供相关的健康指导。

4. Ⅲ级护理

（1）护理指征：病情稳定或处于康复期，且自理能力轻度依赖（Barthel 指数 61～99 分）或无须依赖（Barthel 指数 100 分）的患者。

（2）护理要求：① 每 2 h 巡视 1 次，观察患者病情变化；② 根据患者病情测量生命体征；③ 根据医嘱正确实施治疗、给药措施；④ 根据患者病情，正确实施护理措施和安全措施；⑤ 组织患者开展各项康复活动、生活技能训练；⑥ 提供相关的健康指导及出院指导。

第四节　精神科专科监护技能

精神障碍患者常常由于精神症状的影响或严重的精神刺激等原因出现各种危机状态，如患者的自伤自杀行为、暴力行为、出走行为、木僵等。这不仅严重影响了患者自身的健康和安全，也会威胁他人和周围环境的安全。因此，掌握相应的专科监护技能可有效预防和处理各种危机事件。近年来，随着信息化技术的飞速发展，移动护理在精神科临床尤其是护理风险管理中发挥着积极的作用，具体内容详见本章拓展阅读"移动护理在精神科护理风险管理中的应用"25‑1。

一、暴力行为的防范和护理

精神科暴力行为是指精神障碍患者在精神症状的影响下发生的伤人、毁物等攻击性行为，对攻击对象或环境造成不同程度的伤害或破坏。暴力行为是精神科最为常见的危机事件，因此，精神科护理人员需要对患者的暴力行为及时预测，严加防范和及时处理。

（一）护理评估

1. 暴力行为的风险评估

（1）疾病因素：不同精神障碍患者暴力行为的发生率、严重性有所不同。在临床上，精神分裂症患者暴力行为的发生率最高，其次为双相障碍、物质使用与成瘾行为所致障碍、人格障碍的患者。不同的精神症状与暴力行为的发生也有密切的关系，如幻觉、妄想、意识障碍、情绪障碍等这些症状存在时容易发生暴力行为。

（2）个人特征：年轻、男性、单身、失业、有暴力行为史的患者更容易再次发生暴力行为。

研究表明,以自我为中心、固执、多疑、缺少同情心、情绪不稳定等性格特点的个体,对挫折或伤害异常脆弱,容易产生愤怒情绪,导致暴力行为。

(3)诱发因素:精神障碍患者暴力行为的发生还受许多诱发因素的影响,如拥挤嘈杂的环境、工作人员沟通交流的态度和言语不当、患者的合理要求没有得到满足、药物不良反应使患者难以忍受都有可能导致暴力行为的发生。但临床上约有 1/3 的暴力攻击行为没有明显的诱发因素。

2. 暴力行为的征兆评估

(1)行为:暴力行为发生前患者常表现一些兴奋对立的行为,包括拒绝接受治疗、不合作、不能静坐、来回踱步、握拳或用拳击物、下颚或面部的肌肉紧张等。

(2)情感:愤怒、敌意、异常焦虑、易激惹、异常欣快、激动和情感不稳定,可能表示患者将失去控制。

(3)语言言语:患者在出现暴力行为之前可能有一些言语的表达,包括对真实或想象的对象进行威胁,或提一些无理要求,说话声音大并具有强迫性等。

(4)意识状态:思维混乱、精神状态突然改变、定向力缺乏、记忆力损害也提示暴力行为可能发生。

3. 评估工具

采用布罗塞特暴力风险评估量表(Brøset Violence Checklist,BVC)对患者进行暴力风险的评估。

(二)护理措施

1. 暴力行为的防范

(1)及时观察评估:及时准确地对暴力风险进行评估,是防范精神障碍患者暴力行为发生的关键。护士应掌握暴力行为发生的风险因素和征兆,运用评估工具,通过仔细观察病情,及时筛查出暴力高风险患者,力争在患者出现暴力行为前给予及时,有效的处理。

(2)合理安置:对有暴力高风险的患者,应与其他患者分开,安置于重点观察病室,由专人看护,重点交班。环境应保持安静、宽敞、整洁、舒适,避免不良噪声和强光刺激,同时应做好环境中的危险品管理,避免刀、剪、绳、玻璃制品等带入病房。

(3)减少诱因:工作人员在与患者沟通交流时要掌握好技巧,对话时放慢语速、降低语调,避免刺激性言语。实施治疗及护理操作前,先告知患者,尽量满足其合理需求。

(4)控制精神症状:对于暴力高风险的患者,护士应及时告知医生,以便及时调整治疗方案,可有效控制和减少患者暴力行为的发生。

(5)加强病房的巡视工作:大多数患者发生攻击前,其语言、行为等方面会出现异常。对这些患者进行重点看护,力争将暴力行为控制在萌芽状态。

(6)提高患者的自控能力:鼓励患者以适当的方式表达和宣泄情绪,共同探讨情绪激动的原因并商量解决问题的办法。可引导患者通过呼吸、肌肉和意象调节进行放松,转移患者的注意力,缓和激动的情绪。根据患者的兴趣、爱好,组织各类活动,转移和分散其暴力意图。

（7）加强人员培训：精神障碍患者暴力的发生与工作人员的专业技能、服务态度和方式也有密切关系。因此，应加强护理工作人员的培训，提高护士对暴力风险的评估能力，改善其沟通交流技能，以建立良好的护患关系。

2. 暴力行为的处理

（1）评估现场：可以使用评估工具快速判别患者的暴力风险级别；评估所处环境是否安全，有无脱身出口，患者有无持危险物品，周围有无其他患者围观；评估周围的救援支持情况，如有无其他人员支持，有无呼救设施，有无可使用的安全防护用品。

（2）寻求帮助：利用呼叫设施寻求其他工作人员的帮助；站在容易脱身的出口位置，尽量站在患者侧面，与患者保持安全距离 1.5 米左右。

（3）安抚患者：以平静沉稳的语气、关心友好的态度、有礼貌地称呼患者，询问患者有什么需求，邀请其坐下来慢慢谈。

（4）维护环境：及时疏散围观患者，同时清理可疑危险物品及障碍物，引导就近工作人员协助维持秩序。

（5）保持沟通：① 鼓励患者表达自己的感受，运用共情技术适时进行反馈，向患者说明可提供帮助，稳定患者情绪；② 让患者提出自己的建议，与患者协商暴力行为的替代方法；③ 为患者提供解决问题的方法让其选择，保持磋商的空间；④ 接纳患者的症状，不批判，保持冷静，告知患者我们理解他现在的这种情况，医护人员会给予他最大的帮助；⑤ 如患者对解决问题的方法不同意，告知患者需要向上级报告，请患者给予等待，使患者有充裕的时间冷静。

（6）迅速脱身：当缓和技巧无效、患者即将采取攻击行为，且护士孤立无援感觉现场无法控制时，宜保护自身安全，适时脱离现场。

（7）约束保护：经过安抚和干预后，若患者的情绪未得到改善，已发生暴力行为或暴力风险依然很高，则可遵医嘱给予约束保护。

3. 暴力后的恢复

（1）患者行为重建：通过分析本次暴力行为的相关因素，帮助患者重建新的反应行为方式，如情绪控制方法、挫折应对能力、人际交流技巧等。根据病情调整药物剂量或治疗方案。

（2）护士心理调适与反思：对于经历暴力情景的护理人员，应给予及时的关心和心理疏导，提高其心理调适水平，使其尽快复原。同时对本次暴力事件的发生过程进行分析反思，如果再发生类似暴力事件，有哪些地方可以做得更好。

二、自杀行为的防范和护理

自杀是指个体有意识地伤害自己的身体，以达到结束生命的行为。自杀是精神科较为常见的危机事件之一，也是精神障碍患者死亡的常见原因。因此，采取有效的措施预防自杀是精神科护理的重要任务。

（一）护理评估

1. 自杀的风险评估

（1）疾病因素：所有精神障碍都会增加患者自杀的危险性，相关研究表明，自杀率较高的精神障碍包括抑郁障碍、精神分裂症、物质使用或成瘾行为所致障碍等。

（2）心理危机事件：突然遭受严重的灾害、重大生活事件，如地震、交通事故致亲人丧失、躯体残疾、重大财产损失，重要考试失败等。

（3）个性特征：通常具有以下心理特征的人在精神应激状态下自杀的风险会增加。① 易冲动、多疑、固执、易紧张、情绪不稳；② 缺少同情与社会责任感；③ 自我价值低，缺乏自信，易产生挫折感；④ 缺乏判断力，看问题以偏概全，人际交往和应对现实能力差，对自杀持宽容、理解和肯定态度者，更有可能采取自杀行为。

（4）自杀信念：有自杀意念、自杀计划、自杀未遂史、自杀动机的患者往往自杀的风险更大，其中，自杀未遂史是最大的风险因素，医护人员需予以警惕和关注。

（5）应对资源和支持系统：包括患者的家庭和社会关系等方面，评估患者是否具备积极的应对技能以及可获得的社会支持。

2. 自杀的征兆评估

约80%有自杀倾向的患者在实施自杀行为前都曾表现一定的自杀征兆，护士应从以下几个方面进行评估。

（1）语言信息：如患者可能会说"我不想活了""这是你最后一次见到我""这个世界没什么可留恋的了"。问一些可疑问题，如"这阳台距地面有多高""这种药吃多少会死"等。

（2）情感信息：如情感低落，表现为紧张、哭泣；显得非常冲动，易激惹。患者在抑郁了很长一段时间后，突然表现无原因的开心等。

（3）行为信息：如将自己反锁在室内或关在隐蔽的地方；清理物品信件，嘱托未了事宜或分发自己的财物；收集或贮藏绳子、刀具、玻璃片或药片等可以用来自杀的物品等。

3. 自杀评估工具

在临床工作中，护理人员还可借助一些量表对患者的自杀风险进行筛查和评估。最常用的筛查工具包括哥伦比亚自杀严重程度评定量表（Columbia Suicide Severity Rating Scale，C-SSRS）、护士用自杀风险评估量表（Nurses'Global Assessment of Suicide Risk，NGASR）、自杀风险五步评估分级法（Suicide Assessment Five-step Evaluation，SAFE）。

（二）护理措施

1. 自杀的防范措施

（1）提供安全的环境，加强危险品管理和家属的安全宣教工作，做好安全检查，尤其患者外出返室和会客结束后，都应仔细检查是否有危险品带入病房。

（2）对自杀高风险的患者，应安置在重点观察室，设置警示标识，加强巡视，尤其在夜间、凌晨、午睡、开饭和交接班时段及节假日等病房医务人员少的情况下，应注意防范，必要时安排一对一的监护。

（3）保持与患者的密切接触，了解其心理状态及情绪变化，做好床边交班，及时发现患者的异常言行及自杀征兆，及时向医生反馈病情并遵医嘱处理。

（4）在真诚、尊重、接纳和支持的基础上与患者建立治疗性关系。经常了解患者对症状的理解和自身感受，鼓励其表达自己的负性情绪，给予支持性心理护理。指导患者学习新的应对方式，教会其在无能力应对时如何求助。

（5）连续评估自杀风险，直至自杀风险消除。对已有自杀计划的患者，须有技巧地询问其方法、地点、时间，了解患者获得自杀工具和发生自杀行为的可能性。

（6）给予患者情感宣泄的机会，表达对其境况的理解，了解目前状态及情绪、饮食、睡眠对生活的影响，向患者传递愿意帮助他的愿望，并表示我们将一起探讨其他的选择。

（7）识别患者的能动性，肯定并鼓励患者的能力，总结患者的优点，以提高其自尊和信心，帮助患者建立正向思维模式。

（8）参加有益的活动：一些有意义的活动可帮助释放紧张和抑郁的情绪，鼓励患者参与日常活动以增加其自我价值感。

（9）利用社会支持系统，帮助患者了解可利用资源，对患者家属进行与自杀干预有关的健康教育，让家属参与干预治疗。

（10）培训与教育：通过对护理人员的培训，使其具备与自杀相关的应对知识、以人为中心的护理技能，以及团队合作、沟通、心理护理等核心能力。

2. 常见自杀行为的紧急处理

（1）自缢：是最常见而且致死性很高的一种自杀方式。自缢时颈动脉受压，反射性地使心跳减弱直到停止；大脑供血不足，引起脑细胞死亡；同时气管受压造成窒息。如果发现不及时，会很快死亡。急救措施如下。① 松开缢套：发现患者自缢，立即抱住其身体向上举，以减轻对颈动脉的压力，同时快速松解或剪断缢套。② 立即抢救：将患者就地平放或置于硬板床上，松开衣扣、腰带，保持呼吸道通畅。检查呼吸、心搏。如已停止呼吸、心搏，立即进行人工呼吸和体外心脏按压，直至患者呼吸、心搏恢复。③ 联系医生或其他人员共同抢救，按医嘱给氧、注射呼吸兴奋剂、强心剂等。④ 患者复苏后，协同医生纠正酸中毒和防止因缺氧所致的脑水肿，并给予其他的支持性治疗，密切观察病情变化，做好抢救记录。⑤ 给予患者心理支持，稳定患者情绪，避免再次出现自杀行为。

（2）服毒：以精神科药物最为常见。① 首先评估患者的生命体征、意识、瞳孔、呕吐物、分泌物、肤色等。② 初步判断所服毒物的种类、剂量和性质。对意识清醒的患者，应尽量引导患者说出所服毒物的种类、量及过程。③ 对服毒的患者无论服毒时间长短，均应洗胃。根据获得的信息，正确选择洗胃液，对服用抗精神病药物和镇静安眠药物者，可首选（1：15 000）～（1：20 000）的高锰酸钾溶液，对毒物性质不明者，首选清水。④ 对意识清醒的患者，应先通过刺激咽喉部促使其呕吐；对刺激不敏感者，可先口服适量洗胃液后，再催吐，继后洗胃。⑤ 洗胃时应留取胃内容物及时送检标本。

（3）割腕：患者常用刀、剪、玻璃等锐器割腕。一旦发现，应立即止血包扎，观察患者的意识、面色、口唇、血压、脉搏，并根据受伤的时间、部位估计失血量，同时通知医生。如患者失血量大，应立即开通静脉通路，就地抢救。

（4）坠楼：如果发现患者自高处坠落，应立即检查有无开放性伤口，患者意识是否清醒，有无呕吐、头痛，外耳道有无血性液体流出，肢体有无骨折等。对开放性伤口，立即用布带结扎肢体近心端止血。如果发现骨折，应妥善固定，使用平板床搬运，并观察有无内脏损伤；通知其他工作人员共同急救，若患者已出现休克情况，应就地进行抢救。

（5）撞击：当发现患者撞击（如用头撞墙）时，应立即检查患者头部伤情，观察患者的意识、瞳孔、呼吸、血压、脉搏和有无呕吐等。如有开放性伤口,应先止血包扎,同时报告医生,配合医生对患者进行各项检查和处理;若患者伤情严重,应就地进行抢救。

三、出走行为的防范和护理

出走行为是指患者在住院期间,未经医生批准擅自离开医院的行为。由于精神障碍患者自我防护能力较差,出走可能会给患者自身或他人造成伤害。因此,精神科护理人员应掌握精神障碍患者出走行为的风险评估和防范措施。

（一）护理评估

1. 出走的原因评估

（1）疾病因素:精神分裂症患者缺乏自知力,否认有精神障碍,不愿住院治疗;有的患者存在被害妄想、幻觉症状,认为住院是受迫害,患者会企图离开医院。部分双相障碍患者则可能要去实行一个宏伟计划,而寻机离开医院。物质使用或成瘾行为所致精神障碍患者因戒断症状难受而试图摆脱住院环境,以寻求满足。

（2）环境影响:如患者感到封闭的住院生活单调、受拘束和限制、不自由等而出走。

（3）一些患者因思念亲人想早日回家,如牵挂家庭、想念孩子等出走。

（4）患者对住院治疗存在恐惧或不理解。如害怕被约束,对电休克治疗存在误解等。

（5）工作人员态度生硬、解释不耐心等给患者以不良刺激,使其产生不满心理而出走。

2. 出走的风险评估

精神障碍患者如果有以下表现可以帮助护理人员评估其出走的风险,包括曾经有出走史;有明显的幻觉、妄想;对疾病缺乏认识,不愿住院或强迫入院;对住院环境及治疗感到恐惧等。

（二）护理措施

1. 出走的防范措施

（1）对住院患者进行出走风险评估,对高风险的患者设置警示标识。将患者安置在工作人员的视线内,加强巡视,做好床边交接班。

（2）与患者建立良好的治疗性信任关系:观察患者的病情变化,了解其不安心住院的原因,给予安慰与解释;指导患者正确解决生活中的矛盾和问题,满足其合理需求。

（3）创造舒适的休养环境:介绍住院环境和同室病友,消除其紧张、恐惧心理;丰富患者的住院生活,鼓励其参加集体活动,分散其出走的意念。

（4）加强安全防范措施:做好环境设施的安全检查,重点时段如探视期间应加强防护。

（5）对需要外出活动或做检查的患者应清点人数,由专人护送,并与其他科室人员做好交接。

（6）尊重和关心患者,避免使用简单、生硬的言语刺激患者。

（7）加强与家属的联系,鼓励家属探视,减少患者的孤独感。

（8）做好护理人员的培训教育,规范落实各项防范措施,提高其责任心。

2. 出走的应急处理

（1）发现患者出走情况,应立即启动应急预案;立即组织人员寻找,同时应报告上级部门,通知家属协助寻找。

(2)在寻找患者的同时,应妥善管理好病房内其他患者,以防产生不安情绪,避免再次发生不良事件。

(3)如患者返院后应给予关心和安抚,避免训斥和责备。做好护理记录,并严格交接班,防止再次出走。

四、噎食的防范和护理

噎食是指食物堵塞咽喉部或卡在食道的第一狭窄处,甚至误入气管,引起呼吸窒息。通常在患者进食过程中突然发生,轻者仍有较好的气体交换,能够用力咳嗽;重者无法咳嗽、呼吸困难、双手不由自主地以V字状紧贴颈部即海姆利希(Heimlich)征象,患者嘴唇、面色发紫,甚至意识丧失、四肢抽搐、大小便失禁、呼吸和心搏停止。精神障碍患者是噎食窒息发生的高风险群体,做好防范和应急处理是精神科临床护理人员的必备技能之一。

(一)噎食的风险评估

根据以下因素及洼田饮水试验的结果,综合判断患者噎食风险程度。

(1)抗精神病药物所致的锥体外系不良反应,引起吞咽肌肉运动不协调,抑制吞咽反射而致噎食。

(2)脑器质性损害等因素,如认知障碍患者吞咽反射迟钝导致噎食。

(3)精神障碍患者因药物所致饥饿感增强,患者急速进食;老年患者牙齿脱落,咀嚼不充分而导致噎食。

(4)洼田饮水试验:当患者因抗精神病药物或脑器质性损害等因素所致吞咽功能异常时,应进一步做洼田氏饮水试验,即患者取坐位或半卧位,按习惯喝下30 ml温水,若能在5 s内一次将水饮下则评为1级(优);能不呛咳咽下则为2级(良);能1次咽下,但有呛咳则为3级(中);分2次以上咽下有呛咳为4级(可);频繁咳嗽、不能全部咽下者为5级(差)。测试结果2级以下者可经口进食;3级及以上,说明患者存在吞咽功能障碍;5级说明存在严重的吞咽功能障碍,应禁止经口进食。

(二)护理措施

1. 噎食的防范措施

(1)对住院患者进行噎食风险评估,对高风险的患者设立警示标识。餐厅设置防噎食专座,进餐时对有噎食风险者重点看护。

(2)严密观察患者病情及药物不良反应对其吞咽功能的影响。

(3)加强饮食管理,对抢食及进食速度过快的患者,应单独进食,专人管理,禁止患者将食物带回病室。

(4)做好患者、家属和陪护的健康教育,使他们了解容易发生噎食的因素和防范措施,共同参与噎食的防范。

(5)有噎食风险的患者避免进食汤圆、粽子、团子、馒头、地瓜、芋头等黏性食物,避免患者发生噎食。根据患者的情况给予半流质或流质饮食,必要时遵医嘱鼻饲。

(6)对于卧床需在床上进食的患者,在喂食时应摇高床头30°~45°角,采取头稍前倾45°

角或头部转向偏瘫侧 80°角姿势，以进食半流质饮食为宜。

2. 噎食的急救处理

（1）患者一旦发生噎食，护士应判断患者噎食的程度，立即就地抢救。

（2）如为轻度噎食，即患者尚能呼吸和咳嗽，护士应鼓励患者咳嗽，清除其口咽部食物，同时观察噎食是否解除。

（3）如为重度噎食，即患者无法呼吸和咳嗽，护士应立即清除患者口咽部食物，采取 Heimlich 手法抢救，同时呼叫其他工作人员，通知医生和麻醉师。

（4）Heimlich 手法抢救：分为立位腹部冲击法和仰卧位腹部冲击法。① 立位腹部冲击法（用于意识清醒患者）：a. 施救者站在患者身后，双手环抱患者腰部，一腿在前，于患者两腿之间呈弓步，另一腿在后伸直；如患者无法站立，施救者协助患者采取坐位，并跪在患者身后。b. 指导患者身体前倾、低头、张嘴，有利于气道异物排出。c. 施救者一手握拳，拳眼置于患者肚脐与剑突之间（脐上两横指处），用另一只手固定拳头，用力向内向上快速冲击 5 次。如为肥胖或怀孕者，施救者双臂从患者的双侧腋下环抱患者胸部，一手握拳，拳眼置于两乳头连线中间，另一手固定拳头，用力向内、向上快速冲击。② 仰卧位腹部冲击法（用于意识丧失患者）：a. 将患者置于仰卧位，救护者骑跨在患者髋部两侧。b. 一只手的掌根置于患者腹部正中线、脐上方两横指处，不要触及剑突。另一只手直接放在第一只手的手背上，两手掌根重叠。c. 两手合力快速向内、向上有节奏冲击。d. 连续 5 次冲击后检查噎食是否解除，如果仍旧存在，继续重复冲击，直至噎食解除。

（5）若使用以上急救法不能奏效，协助医生采用环甲膜穿刺术，将患者取仰卧位，头后仰，颈部伸直，摸清甲状软骨下缘和软骨环状的上缘之间的凹陷处，左手固定此部位，右手持环甲膜穿刺针刺入气管内，可暂缓通气。应尽早行气管插管术。

（6）如患者心搏呼吸停止，应立即对患者实施心肺复苏。

（7）重度者噎食解除、自主呼吸恢复后，应立即氧气吸入，防止吸入性肺炎，专人持续监护，给予心理安抚。

五、吞食异物的防范和护理

吞食异物是指个体因各种原因吞下非食用物品，吞食的异物种类各异，常见的小物体如纽扣、别针、硬币、戒指、刀片，也有较大的物品如体温表、铁丝、筷子等。除此之外，患者有时还会吞服沐浴露、洗发露等液体。吞食异物可导致严重的后果，在临床护理中需严加防范，及时发现和正确处理。

（一）护理评估

1. 相关因素

精神障碍患者受幻觉妄想支配而吞食异物；患者因心境抑郁出现自杀、自伤观念而吞食；痴呆及智力发育障碍者由于缺乏对食物的分辨能力而吞食异物；患者由于缺乏自知力不安心住院，为了出院而吞食异物。

2. 吞食异物的危险性

吞食异物的危险性视吞食异物的性质不同而定。如吞食的异物为锐利的刀口或玻璃片以及尖峰的金属物都可损伤器官或血管,引起胃肠穿孔或大出血;吞食沐浴露等可引起中毒。

（二）护理措施

1. 吞食异物的防范

（1）护理人员应通过了解患者的病情、诊断和治疗,充分评估患者吞食异物的风险,对高风险的患者应安置在重点观察室看护,做好交接班。

（2）应做好患者的心理护理和健康教育,护理人员应以耐心、尊重、接纳的态度与患者建立良好的护患关系,引导患者以适当的方式表达和宣泄,增强控制行为的能力。

（3）加强对各类危险物品的管理,严格执行安全制度,患者如果使用剪刀、针线、指甲钳等物品时,应在护理人员的视线范围内进行。

（4）加强探视亲属的教育,家属探视及患者请假出院返院时要专人接待,做好安全检查,防止危险品带入病室。

2. 吞食异物后的处理

一旦发现患者吞食异物,护士应沉着冷静,妥善安置患者,报告医生,了解吞食异物的种类,遵医嘱安排患者行 X 线等相关检查,进行相应处理。

（1）吞食液体异物:应立即温水洗胃,防止吸收中毒。

（2）吞食固体异物:较小的异物多可自行从肠道排出。但如果是锐利的刀口或尖峰,应让患者卧床休息,减少活动。如发现患者出现腹部疼痛明显或内出血迹象时,应立即报告医生,安排患者手术取出异物。如吞食长形异物:如牙刷、筷子等,应遵医嘱安排患者到外科诊治,通过内镜取出。

六、精神科身体约束及护理

约束是指一切用身体、药物、环境、器具等措施来限制活动能力的行为。身体约束是指使用物理或机械性设备、材料或器具附加或限定患者的身体,患者不能轻易将其移除,限制患者的自由活动或使患者不能正常接近自己的身体。

根据《中华人民共和国精神卫生法》第四十条规定:精神障碍患者在医疗机构内发生或者将要发生伤害自身、危害他人安全、扰乱医疗秩序的行为,医疗机构及其医务人员在没有其他可替代措施的情况下,可以实施约束、隔离等保护性医疗措施。

1. 身体约束的基本要求

（1）应遵循最小化约束原则,当约束替代措施无效时实施约束。

（2）应遵循患者有利原则,保护患者隐私及安全,对患者提供心理支持。

（3）在约束过程中应做动态评估,医护患三方应及时沟通,调整约束决策。

2. 身体约束的实施过程

（1）评估。① 患者情况:如自杀、暴力、出走、扰乱医疗秩序等风险;意识状态、合作程度、肢体情况。② 约束方式:包括约束用具类型与约束部位、约束带数量、协同约束的工作人员数等。③ 约束环境:是否安全、能否保护患者隐私和安全。

（2）约束准备:执行查对制度,并进行身份识别。一般情况下,由医生先开具医嘱;

在特殊或紧急情况下，可先实施紧急约束，但需及时通知医生补开医嘱，并在病程记录内记载和说明理由。应告知患者或监护人或委托人约束的相关内容，共同决策并签署知情同意书。在紧急情况下可先实施约束，再行告知。床单位准备：宜选择单人间或便于观察的重点监护室床位，铺好橡胶单和中单。约束用具准备：临床上常采用肢体约束带（见图25-1）、肩部约束带（见图25-2）、磁扣式腰部约束带（见图25-3）和约束椅（见图25-4）。

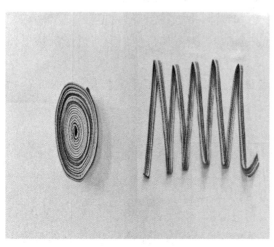

图 25-1 肢体约束带

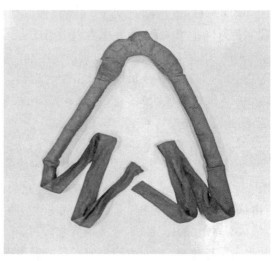

图 25-2 肩部约束带

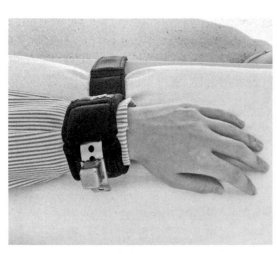

图 25-3 磁扣式约束带

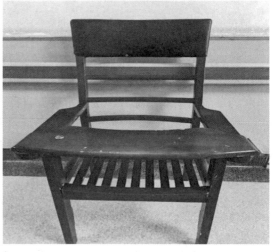

图 25-4 约束椅

（3）实施约束：按约束操作规范执行。告知患者约束的目的，尽可能取得患者的理解。约束顺序：上肢→下肢→肩部，肩部约束时应使用肩部专用约束带，或在腋下垫棉垫或毛巾，约束带松紧应适宜，以能伸进1～2横指为宜，约束带应固定在患者不可及处。做好约束记录，包括约束原因、时间、约束用具及带数、约束部位、约束部位皮肤和血液循环，患者情绪、行为反应,实施者等。

3. 身体约束后护理

(1) 约束与非约束患者应分房间安置,若无条件,被约束患者必须 24 h 在护理人员视线范围内监护,防止其受到其他非约束患者的攻击。

(2) 保持约束肢体的功能位及一定的活动度,约束部位应 1～2 h 松解一次,给予按摩和适当变换体位。

(3) 15～30 min 巡视一次,观察约束带的松紧度,约束部位皮肤完整性、血循环情况,观察患者的意识、呼吸、情绪状况等。

(4) 做好基础护理包括饮食护理、大小便护理、个人卫生护理等。

(5) 给予人文关怀,理解患者的内心感受,满足其合理需求。

(6) 对于被约束患者,护士应做好床边交接班和护理记录。

(7) 遵医嘱适当使用镇静剂,并观察疗效,如患者精神症状好转,情绪稳定,应及时减少约束部位或遵医嘱解除约束。

(8) 如持续约束时间超过 24 h,应当由具有副主任医师及以上职称的精神科执业医师对患者进行检查,并对是否需要继续采取约束或隔离措施重新做出评估。

4. 常见并发症及防范措施

(1) 自尊受损:身体约束一方面对患者起到保护作用,但另一方面也是一种不良的心理刺激。因此,约束前应做好患者和家属知情同意及解释工作,告知约束的目的和必要性,约束期间应做好人文关怀。

(2) 血液循环障碍或皮肤压力性损伤:常因约束带过紧、约束时间过长所致。对约束部位皮肤给予适当保护,约束带松紧应适宜,定时放松或更换约束部位,尽可能减少约束时间。

(3) 关节脱位或骨折:常因约束时患者极度反抗、医务人员用力不当或过猛所致。因此,在约束时工作人员之间应协同操作,配合默契、力度适宜。

(4) 臂丛神经受损:患者表现为上肢麻木,不能上抬、外展、旋转、屈曲等。多因约束时未将肢体置于功能位或长时间牵拉和约束过紧所致。因此,肩部约束时应使用特制的肩部约束带,或在腋下垫棉垫或毛巾,松紧适当,尽量缩短约束时间。

拓展阅读 25 - 1

移动护理在精神科护理风险管理中的应用

随着我国信息化建设的飞速发展,移动护理在精神科临床的应用日趋普遍,尤其在护理风险管理中发挥着积极的作用。护士可通过移动护理终端(PDA)对住院患者进行风险评估,并通过 PDA 与相关的管理制度、应急预案实时联动,指导护士落实各种防范措施;还可利用 PDA 实现巡视扫描,保障护理措施真正落实到位;对护理高风险的患者实施 24 小时视频监控;利用电子定位系统协助管理出走及自杀高风险的患者。随着人工智能的介入,将进一步推动精神科护理风险管理举措的创新。

思考题

1. 护士应如何与患者建立治疗性护患关系？
2. 如何评估患者的暴力风险？
3. 如何对噎食患者进行急救处理？
4. 实施约束后的护理要点有哪些？

第二十六章

会诊-联络精神病学

第一节　会诊-联络精神病学概述

随着传统生物医学模式向生物-心理-社会医学模式转变,综合医院精神卫生问题日益得到重视。会诊-联络精神病学(consultation-liaison psychiatry, CLP)作为临床精神病学的一个重要分支,是连接精神病学与其他临床学科的重要桥梁。会诊-联络精神病学的主要内容是由精神科医师在综合性医院开展精神科临床、教学和科研工作,探讨心理、社会因素与躯体疾病、精神障碍之间的相互关系和相互影响,提高各科医生对躯体疾病伴有心理和精神卫生问题的识别与处理能力,帮助其拓展诊疗思路,提高诊疗水平,为患者提供多维度的诊断和治疗手段。会诊-联络精神病学的教学工作主要对各专业医务人员进行心理社会知识及精神科知识的教育与培训,而科学研究方面的主要内容为研究患者疾病的精神心理因素与躯体疾病诊疗的相互关系以及会诊-联络精神病学医疗及教学工作的综合评估等。会诊-联络精神病学加强了精神科与其他临床学科之间的协作,在现代医学发展中发挥不可替代的作用。

一、会诊-联络精神病学的发展

1. 发展历史

20 世纪 20—30 年代,美国的许多综合性医院陆续建立了精神科,以便在治疗患者、教学和临床研究方面加强精神病学与普通医学的联系,为非精神科住院患者提供精神科会诊服务。"联络精神病学"一词由 Bilings 于 1939 年首先提出并采用。

20 世纪 40—60 年代,各国教学医院中联络精神病学服务机构逐渐增加,其目的和工作模式逐渐完善和成熟。会诊-联络精神病学最简单的形式是接受非精神科医生的委托,对患者进行诊断性检查,并提出处理建议,之后深入发展至对患者的人格特征和疾病进行精神动力学检查、治疗性会诊和临床心理治疗,会诊涉及的工作范围也不断扩大,不仅针对患者,还针对家属,并对医疗小组中的非精神科医务人员进行教育。这个时期,一个重要的变化是将联络服务工作区分为两种模式,即会诊模式和联络模式。会诊模式是指为非精神科提供有关心理、精神方面的诊断与处理意见的服务;联络模式具有联合协作的含义,其任务包括协同其他医务人员为个体提供生物、心理和行为各方面的综合医疗服务以及对其他医务人员提供精神卫生知识的教学,共同探讨心理社会因素与躯体疾病的关系。采取"联络"或"会诊"或"会诊联络",取决于组织者喜欢哪种方式。概念的进展使联络精神科医生在教学和科研中的作用越来越大。20 世纪 70 年代以后,美国和欧洲各国会诊-联络精神病学都得到了迅速发展。欧美各国开始开展促进和扩大联络精神病学服务,让年轻的精神科医师接受相应的培训。当时,美国社区精神卫生建立,精神科医生与其他精神卫生工作者各自工作范围不清,精神病学与普通医学之间的裂隙增大,引起美国国立精神卫生研究所(National Institution Mental Health, NIMH)的重视,开始在全美范围内促进和扩大联络精神病学服务,使年轻精神科医生接受联络精神病学培训。在欧洲,由西欧 14 个国家组成的欧洲会诊-联络精神医学工作组(European Consultation-Liaison Workgroup, ECLW)于 1987 年正式成立,主要致力于协调和发展国际间的会诊-联络精神医学合作研究,在标准化综合医院中逐步建立并开展精神医学的医疗、教学和科研工作。2000 年 6 月欧洲会诊-联络精神医学和心身医学组织(European Association of Consultation-Liaison Psychiatry and Psychosomatics, EACLPP)成立。在日本很多医学院校也都相继开设精神科和心身医学科。

2. 国内现状

我国在 20 世纪 80 年代初引进了会诊-联络精神病学的概念,起步较晚,发展较为缓慢。2002 年,卫生部、民政部、公安部、中国残联联合印发了《中国精神卫生工作规划(2002—2010 年)》,提出加快制定精神卫生相关法律法规,建立政府领导、多部门合作和社会团体参与的精神卫生工作机制,健全精神卫生服务体系,加强精神卫生知识宣传,强化重点人群心理行为问题干预等总体目标,为我国精神卫生事业走上法制化、规范化、科学化的轨道发挥了重要作用。2003 年北京市成立了联络会诊协作组,2006 年中华医学会也成立了联络会诊协作组、天津综合医院联络会诊中心、山西省综合医院联络会诊协作组。目前三级以上医院基本都设立了精神科或心理科。尤其是在"非典""汶川地震""COVID-19"期间,精神科医师对发现和处理患者、医务人员及人民大众的各种心理反应也做出重要贡献。近年来,也有通过对国内外现有的心身医学教育模式进行总结,尝试采用如巴林特小组(Balint groups)、案例分析等讨论形式解决临床上的精神心理问题。

与欧美国家相比,我国会诊-联络精神医学工作在组织机构、联络方式、会诊规模、教育培训和科学研究等方面,都存在较大的差距。主要表现在: ① 缺乏专业机构、学术组织以及专职医生制度等会诊-联络精神医学组织系统;② 会诊率低,现阶段综合医院患者中精神卫生问题的会诊治疗率不到实际需要的 10%,绝大多数综合医院没有开设精神卫生相关的专科;③ 仅有会诊而无联络,在我国多数综合医院缺乏专职的会诊联络医师常规参与临床医疗和精神卫生知识宣传教育工作,缺少精神科医生、非精神科医生和患者之间的互动,缺乏对会诊联络精神医学模式的科学研究;④ 非精神科医生对精神障碍的识别率低,缺乏有针对性的处置与治疗。

在我国,会诊-联络精神病学并不是一门独立的学科,大多数医学院校也没有开设相应的课程。随着人民大众对健康需求的日益提高和完善,虽然会诊-联络精神医学工作一直在进行,但始终缺乏系统有针对性的培训和统一的临床操作规范。

3. 未来发展

未来社会对卫生服务的需求不断增加,首先,相对于精神科,越来越多的精神疾病患者选择到综合医院门诊治疗,因此会诊-联络精神科医师在未来会显得更加重要。其次,基于我国国情、文化或经济条件等因素的限制,很大一部分患者仅通过一次会诊,治疗方案难以得到优化,转诊精神科是一个行之有效的办法。最后,设法应用卫生经济学和循证医学的方法去论证这一专业的优势是会诊-联络精神病学未来发展的重要任务之一。

二、综合医院的精神卫生问题

综合医院的精神卫生问题涉及范围较广,主要包括以下几个方面的内容。

1. 躯体疾病所致精神障碍

躯体疾病所致精神障碍是指躯体疾病本身影响脑功能而造成的精神、心理障碍,即躯体疾病是病因,精神障碍是结果。国外研究资料显示,有21%~26%的内科门诊患者患有精神障碍,其中慢性躯体疾病患者的精神障碍时点患病率为25%,无躯体疾病者为17.5%,而慢性躯体疾病患者终身患病率达到42%(多数为物质滥用、情感障碍),无慢性躯体疾病患者为33.4%。国内资料表明,综合医院住院患者中精神疾病发生率为20%~70%,其中器质性脑病综合征和抑郁、焦虑障碍占70%~80%。例如:颅脑损伤引起急性期的谵妄或昏迷、慢性期的痴呆等;甲状腺功能亢进患者出现易激惹、焦虑、精神运动性兴奋等精神症状;急慢性肾功能不全导致淡漠、迟钝、抑郁等症状。

诊断躯体疾病所致精神障碍,一般需要考虑精神症状是否在躯体疾病起病之后出现、是否随着躯体疾病严重程度的变化而变化、是否随着躯体疾病的改变而消失。另外,需要注意识别在躯体疾病的潜伏期以精神症状为首发症状的患者。很多精神症状在早期较易被临床医师所忽视,而不同类型表现的精神症状取决于躯体疾病本身的严重程度。

2. 身心反应与心身反应

身心反应是指由于对患者角色和疾病行为适应不一致,每个患者对疾病、衰老与死亡都有不同的反应,疾病、治疗、患者的心理活动与复杂的社会环境因素交织在一起,导致在患有躯体疾病后出现一系列的心理变化。不同的诊疗过程也会影响患者的心理状态,这些精神心理问题广泛存在于临床各科中,非精神科医师在诊治患者过程中应注意这些身心反应,才能有利于患者的心理与身体同样得到康复。心身反应则是与心理、社会因素密切相关,但以躯体症状表现为主的变化。不良心境首先影响中枢神经系统,继而再影响自主神经系统、内分泌系统和免疫系统,通过这些系统的中介,最后使内脏器官发生病变,从而导致心身反应发生。如心血管系统的高血压病、冠心病,消化系统的溃疡病、肠易激综合征,呼吸系统的支气管哮喘,内分泌系统的甲状腺功能亢进和减退,以及皮肤科的神经性皮炎等,都属于心身疾病,治疗时应考虑请精神科医师进行联络会诊,协助全面诊疗。

3. 神经症性和躯体形式障碍

在综合医院的各科门诊中,大约1/3的就诊者经各科医生、各种检查后没有发现任何器质性病变。这些最终被诊断为神经症或躯体形式障碍的患者,过去绝大多数不愿到精神病院或精神科就诊,而是分散在各科门诊诊治;很多患者久治不愈,最后大约10%因迁延不愈到精神科诊治。而现在很多患者在综合医院心理科或心身科得到明确的诊治。这些患者常自觉躯体与器官有某种不适,甚至有强烈病感,从而产生反复就医行为,并引起个人、家庭、社交、教育、职业及其他重要领域的功能损害,经多方检查不能肯定这些主诉的器质性基础,且病变程度与患者的不适程度不符合。患者可表现为多个系统的躯体化症状，以及焦虑、抑郁、疑病等多种症状，通常由于生活事件或心理冲突伴有负性情绪（焦虑、抑郁、愤怒）与认知功能降低（精神不振及记忆力降低），从而导致躯体症状，它们是由心理冲突、情绪矛盾转化而来。

4. 睡眠障碍

综合医院最常见的睡眠障碍是失眠。失眠是指当事人存在入睡困难或维持睡眠困难，并具有对睡眠数量或质量的主观不满意。很多躯体疾病或症状也可以伴发失眠，躯体疾病的治疗药物也可能诱发失眠。此外，综合医院住院患者由于患病而导致焦虑、抑郁情绪以及睡眠环境的改变，也会增加失眠的问题。

为了便于理解，综合医院常见的失眠原因可以以 4 个"P"来表示：① 生理的，即 physiological 或 physical，前者包括既往睡眠规律的打乱，白天长时间卧床、缺少运动、病房环境的嘈杂等；后者包括各种与呼吸相关的睡眠障碍，最常见的为阻塞性睡眠呼吸暂停低通气。此外，咳嗽、不宁腿综合征、夜间心绞痛、夜间尿频、内分泌疾病、透析以及各种疾病引起的疼痛、瘙痒等。② 心理的（psychological），如焦虑、抑郁情绪，对于失眠的预期恐惧等；③ 精神医学的（psychiatric），如各种精神疾病，包括阿尔滋海默病、脑血管障碍、脑肿瘤等脑器质性病变导致睡眠中枢和生物钟功能紊乱；④ 药理的（pharmacological），除咖啡因、麻黄碱等中枢神经刺激物以外，降压药、类固醇类药物、口服避孕药、抗结核药、消炎药、抗癌药物以及干扰素等都可能导致失眠。此外，突然停用镇静催眠药物或某些抗抑郁药也会产生失眠。再有，长期用酒精代替睡眠药物者可能产生依赖从而引起维持睡眠困难或睡眠质量下降。

5. 医源性精神卫生问题

综合医院中，不同的治疗手段（药物、非药物治疗）都会带给患者不同的心理反应，但是临床各科医生经常忽略这些心理反应，而更多关注的是患者的躯体反应。

药物治疗的不良反应常引起很多心理反应。例如，肿瘤患者在化疗时，会出现恶心、呕吐、脱发等不良反应，患者都不愿意接受此类治疗。而同样的治疗剂量在同一疾病不同的患者身上也会引起不同的不良反应，其原因除了患者体质差异外，其心理反应在治疗中起了重要的作用。如果事先能向患者仔细解释可能发生的不良反应，以及预防不良反应的措施，了解治疗对疾病的重要性，鼓励患者以积极的态度对待治疗，能在很大程度上减少患者的心理反应，有利于减轻不良反应。

非药物治疗包括手术治疗、理疗、体疗等，这些治疗本身可引起不同的心理反应，特别是手术治疗。如行乳房切除术患者往往有心理损失感，性功能、工作、生活能力下降，或自我评价能力降低，以躯体症状为主诉，类似隐匿性抑郁症的表现，持续时间较长。一些心胸手术或脑外伤手术的患者术后易出现谵妄等急性脑器质性病变，轻者表现为定向障碍、反应迟钝、近事记忆障碍；重者出现恐怖性幻觉，伤人或自伤。手术所致的创伤、感染、电解质紊乱等均可导致谵妄。为预防手术前后患者的心理反应，医生应进行术前咨询。手术前谈话是一项很好的术前咨询，让患者充分了解手术性质、方法及可能发生的问题，手术中及手术后可能采取的各项措施，使患者做好充分的心理准备。术前咨询是取得手术成功的关键。术前患者在有条件的情况下都应该请精神科医师会诊进行评估和心理干预，尤其对将接受重大手术的患者尤为重要,继而针对不同心理反应的患者手术前可适量应用抗焦虑、抗抑郁药物,术后定期随访患者,观察病情变化,建立良好的医患关系,都可以减少术后患者的不良反应。

6. 其他特殊问题

随着社会发展,人类生活方式与社会行为导致了一系列特殊疾病,被称为"现代社会病"。例如,神经性厌食与贪食症,酗酒行为导致慢性酒精中毒性精神障碍及戒断综合征,嗜赌行为,攻击及自伤、自杀行为,性放纵行为或迷信等。这些情况均可出现在综合医院门诊或急诊就诊的患者中,临床医师要加以辨别和关注。

以上内容均属于综合医院的精神卫生问题,这些问题可以通过精神科医师,尤其是临床心理科医师,以会诊-联络的方式进行处理。但是综合医院的非精神科医生必须提高识别各种精神心理卫生问题的能力,全面促进患者的身体健康和心理健康。

第二节　会诊-联络精神病学的基本工作

一、会诊-联络精神病学的任务

由于文化背景、观念以及医疗模式和医疗管理体制的不同,每个国家或地区会诊-联络精神医学的任务是有区别的。我国在这方面仍然处于初创阶段,国内的会诊-联络精神医学的首要任务是界定工作范围,建立工作队伍以及从政府和学科层面上建立相关工作模式。会诊-联络精神医学的具体任务主要包括:① 针对躯体疾病伴有精神症状或精神障碍进行识别和处理,涵盖诊断、治疗、风险管理、沟通促进、随访、康复、行政和法律服务等内容;② 对相关医护人员的精神科知识和技能的培训和再培训,培训对象包括医学生、精神科和非精神科的医生、护理人员、社工等医务人员,通过用学校教育、继续教育、轮转培训、规范化培训、多学科查房及病例讨论等方式展开;③ 对患者及家属进行精神卫生相关知识的教育;④ 研究心理、社会因素以及精神症状在躯体疾病的发生和发展、临床表现、疗效、依从性、预后等因素的影响,同时注意在临床实践中提高对于相关疾病的生物、心理和社会层面的综合治疗水平。

二、会诊-联络精神病学的服务模式

会诊-联络精神病学服务分为会诊模式和联络模式,主要涉及3类人员:精神科医师、全科医师或非精神病学专业的专科医师和心理工作者,不同人员在会诊-联络精神病学中具有不同的职能。会诊-联络精神病学中要求精神科医师具备全面的医学知识,包括掌握精神病学、心理学、心身医学的知识,熟悉内、外科疾病的诊断和治疗以及了解药理学的知识。

目前国内外会诊-联络精神医学服务模式主要有下面几种。

1. 以非精神科医生为主的服务模式

在综合医院门诊承担联络咨询工作的主要是非精神科医生,包括神经内科、消化内科或全科医生等。随着精神卫生专业知识的教育培训和临床工作经验的积累,非精神科医生的理论水平和临床技能都得到明显的提高。这种模式的优点是医生在短时间内经过会诊-联络精神医学理论培训和临床实践，使得更多的患者能够享受到精神卫生方面的服务。缺点是临床医生兼职对这项工作的专业化和提高带来影响，同时也影响会诊-联络精神医学领域研究工作的开展。

2. 以精神专科医院为主的服务模式

以精神专科医院或相应的精神卫生专门机构为主体，综合医院可以通过请会诊、专题讨论、共同坐诊等方式使精神科医生加入识别和治疗躯体疾病的精神症状和心理问题中来。这种模式的关键在于需要建立良好的信息传递机制，特别是建立良好的城市内部或城市及地区之间的院际沟通，或建立专业学会之间的良好沟通。其优点在于能够充分利用现有的精神卫生人力资源，使精神卫生服务参与综合医院的医疗工作中，既解决了人力资源的问题，又解决了精神病学融入临床各科的学科结合问题。这种模式的缺点是精神专科医院的医生多数需要熟悉综合医院的工作模式，同时还需要接受有关精神病学以外的其他医学知识的再培训，甚至要重新接受有关心理学知识的培训。

3. 以综合医院精神科为主的服务模式

国内很多综合医院都在积极建立或已经建立提供精神卫生服务的专业部门。这种模式的优点是精神卫生工作者熟悉综合医院工作程序，同时受到临床医学理论与实践的良好培训，有比较牢固的临床医学知识基础。但是目前国内很多综合医院还没有精神科，即使建立了精神科，医生理论水平的提高和临床实践经验的积累也需要较长的过程，因而短期内这种模式只能在少数医院运行。

4. 会诊-联络中心的服务模式

由精神科医生和其他相关医学领域的专业人员（如内科医生、神经内科医生、心理咨询师和保健人员等）建立一个会诊-联络机构，专门负责识别和处理非精神科的各种精神和心理问题，并开展对非精神科医务人员和患者的教育工作。这种模式的优点在于各科工作人员之间可以直接交流，知识可以相互补充；而且这种专门机构的成立有利于会诊-联络精神医学这一新兴分支交叉学科的发展。但这种模式运行的缺点是工作人员的专门化程度要求较高，同时协调工作会面临一定的困难。

由于各地区发展很不平衡，对会诊-联络精神科医师的培训又是一项长期而系统的工作，相当长的一段时期都会多元化的工作模式同时存在。

三、会诊-联络程序

精神科会诊的主要作用首先，是提供专业的建议，便于进行内外科治疗；其次是给患者提供直接的精神科治疗。精神科会诊应该是一个完整的过程，包括从会诊申请的提出到会诊医生的随访观察。会诊可以是一次性的，也可以是多次的。在理想的情况下，多次会诊应该始终由一个医生担任，以便在熟悉病情发展的基础上展开适当的干预与治疗。根据我国综合医院的实际情况，会诊通常按以下程序进行。

1. 与申请会诊医生沟通

一般情况下，主管医生根据患者的具体情况（包括诸如患者冲动攻击，严重失眠，存在抑郁情绪或者出现谵妄,不能从器官病理性的角度解释患者的不适主诉,等等)向精神科提出会诊邀请。精神科会诊医生收到正式的会诊邀请单(电子或是书面的),限于请求会诊的医生未必能准确地把握患者问题的实质,请求会诊解决的问题和患者实际存在的心身问题出入很大,故要求会诊医生能够主动与主管医生进行沟通和交流,初步了解患者本次住院的病史、治疗状况以及存在的问题,并让主管医生将请精神科会诊之事告知患者。

2. 了解患者的现病史和既往史

会诊医生可以从患者的住院记录中直接了解患者躯体疾病的病史和既往病史,加上请求会诊医生的总结和概况,会诊医生通常能够对患者的病史勾勒出一个大致的轮廓。从护理记录能够了解患者住院期间的行为表现,通过家属或者陪护人员提供的信息,能够更全面地把握患者的人格特点、对疾病的态度、疾病对患者的家庭功能和社会功能的影响以及可能参与或加重躯体疾病的生活事件。特别是对那些不配合治疗、存在记忆障碍等认知功能问题以及存在意识障碍的患者,家属及陪护者所提供的信息尤为重要。对于患者共病精神疾病既往史的询问,诸如物质滥用、是否正在服用精神科药物、病态的人格特点以及生活事件的影响等,都有可能或多或少地影响患者的疾病行为以及躯体疾病本身。在理想的情况下,会诊医生应该详细阅读患者的住院病史,并对一些相关的要点进行确认。

3. 与患者面谈,进行相关检查

会诊医生应尽可能做到以下几点：① 在可能的情况下,与患者进行亲切友好的交流,告知患者来会诊的目的,确认患者自己最希望迫切需要解决的问题。交流还包括倾听患者对患病以及对住院治疗、对医护人员的服务等方面的感受;会诊医生应该对患者由于患病带来的痛苦、担忧和焦躁表示共情,并给予恰当的安慰和鼓励。② 精神科医生应该把重点放在以下几个方面的检查上：首先,焦虑、抑郁以及精神病性症状(如幻觉和妄想和行为乱)等是综合医院最常见的请求会诊的原因,精神科医生应该能够娴熟地掌握对这些症状的识别以及给予相应的诊断;其次,谵妄也是常见的请求会诊的原因,老年患者也可能存在不同程度的认知功能损害。因此,认知功能检查,包括定向力、注意力、记忆力以及执行功能和语言表达等方面进行评估也是必要的。使用一些量表[如简易精神状态检查量表(MMSE)]通常是有帮助的,其余的一些简易的认知功能检查如画钟实验等,能够帮助会诊医生发现潜在的神经心理问题。此外,基本的神经系统检查也是必要的,包括肌张力以及各种生理反射和病理反射等。最后,相当一部分患者需要继续进行实验室相关检查。一般情况下,患者在各科住院后,都已经进行了相应的实验室检查,但是与精神症状密切相关的中枢神经系统的检查经常容易被忽视。例如,脑影像学、脑电图等常规检查,这些检查对于确定精神症状的病因常是必要的。如果需要,精神科会诊医生应该建议请求会诊科室对患者进行相应检查。

4. 了解患者的躯体治疗情况

考虑到很多药物都可能引起精神方面的症状。尽管会诊的精神科医生不可能掌握所有非精神科药物导致的精神症状方面的不良反应,但是开始用药物或突然换药与精神症状产生的时间关系,常常可以提醒医生。还有,一些患者正在服用的精神科药物常会被患者隐瞒,也容易被忽视,或有一些患者会突然停掉正在服用的精神科药物(如住院后服用不方便或需要手术等),或也有些患者会在住院后自行服用一些药物如镇静催眠药而没有告知医生。此外，一些具有物质滥用史的患者因为住院停用相关物质而出现戒断症状，这些都有可能是患者出现精神症状的原因或诱发因素。

5. 诊断并制订治疗方案

考虑在综合医院中抑郁障碍、焦虑障碍、创伤及应激相关障碍、躯体症状及相关障碍、睡眠-觉醒障碍、神经认知障碍以及"物质/药物所致的精神障碍"也是通常的诊断，但很多精神症状没有达到足以诊断为"障碍"的程度，可以暂且以"状态"字样来描述。

以对症治疗为原则。在大多数情况下，根本的治疗需要等待躯体疾病状况的改善。会诊医生应该熟悉欲使用的精神科药物的不良反应，尽量避免使用那些不良反应较大的药物。药物的滴定应该从小剂量开始，并密切观察可能出现的不良反应并予以及时调整。精神科会诊医生应该向请求会诊的医生介绍使用的精神科药物的作用机制与可能存在的不良反应；如果可能，应该留下自己的联系方式，以便出现问题能够及时予以指导。

此外，适当的心理干预和支持性治疗也是非常必要的。帮助患者正确认识自己的疾病，以积极的心态配合医生治疗，教给患者在住院期间适当的情绪或睡眠等方面的管理，能够帮助患者更好地调整自己的疾病角色、应对患病所带来的人生危机。对于那些能够自如走动的患者，在允许的情况下，可以直接到精神科门诊进行短期就诊，让长期住院患者的家属或陪护来精神科与医生共同讨论护理等方面的问题也是有益的。

6. 书写会诊记录

会诊记录应该简明扼要，包括对精神症状及精神检查结果的描述，以及可能的诊断和治疗方案。需要避免使用精神科专业术语。由于大部分精神科药物的使用都需要有一个滴定的过程，会诊医生应该详细写明药物服用的时间以及加药或减药的具体剂量和时间过程。在大部分情况下，精神科的用药应该是短期的。因此，在患者精神症状得到缓解后，会诊医生还应该告知患者减药和撤药的方法。有些患者即使在躯体疾病好转后也需要长期用药，这样的患者可以建议其出院后继续接受精神科门诊的治疗。

7. 随访

后续不管方便与否，对经过会诊的患者进行至少一次的随访是非常必要的，这也有利于观察疾病进展和疗效的评估，随访过程中的精神状态变化很有可能具有诊断意义。对于不需要随访的患者也需要告诉主管医生。另外，如果可能，精神科应设立专门的会诊小组，即使会诊医生不能持续为一个患者追踪会诊，也应该能够让后续会诊的医生了解患者的情况，这需要会诊小组能够定期对全院会诊的患者有一个简单的记录并进行组内沟通和讨论。

四、会诊-联络精神病学的专业技能要求

会诊-联络精神病学是精神医学的一个重要分支，执行联络会诊的精神科医生需要承担对综合医院患者精神症状及心理问题提供临床诊断和指导治疗任务，所以参与会诊-联络的医生应具备以下专业技能。

（1）掌握精神科常见病、多发病的诊断和治疗方法。精神科疾病的诊断主要依靠症状及症状综合群，正确的诊断需要采取以下措施。首先，全面细致收集病史资料，包括：① 临床病史；② 体格检查，包括躯体检查和神经系统检查；③ 精神状况检查；④ 实验室检查，包

括常规检查、心电图、CT、MRI、脑脊液(CSF)等检查。其次,分析资料做出诊断和鉴别诊断。最后,制订治疗方案和随访。

(2)熟悉产生精神障碍的躯体疾病和医源性精神障碍,如脑外伤、颅内感染、卒中、癫痫、帕金森病、脑萎缩等脑部疾病及甲状腺功能障碍、肺肝肾等疾病、电解质紊乱、精神活性物质使用与戒断、抗生素和激素使用等都易导致精神障碍。

(3)熟悉精神药理学的相关专业知识,避免精神科药物与治疗躯体疾病药物之间的相互作用而导致不良反应,以及精神科药物对躯体疾病的影响。如氯氮平、奥氮平对糖尿病和体重的影响,还应考虑老年人、未成年人和孕妇等特殊人群使用精神科药物的注意事项。

(4)具备基本的心理咨询和心理治疗的技巧和能力,使用心理学中有效沟通、倾听的方法,并将心理干预贯穿整个会诊过程中。

(5)需要有高度的责任心,克服困难,积极配合邀请科室的医生,制订切实可行的治疗计划,共同解决患者的问题。

第三节　临床常见的会诊-联络精神病学问题

一、焦虑、抑郁

1. 流行病学特征

据世界卫生组织(WHO)统计,焦虑和抑郁障碍的发病率分别为6%和5%,综合医院精神科会诊的情绪问题为31.9%,焦虑障碍为31.2%,抑郁障碍为13.2%,焦虑和抑郁障碍是导致自杀的主要原因,每年至少有200万人因自杀未遂到综合医院急诊科就治。

2. 就诊原因

综合医院焦虑、抑郁障碍患者居多的原因可能有以下几个方面。首先,由于罹患躯体疾病给患者带来情绪影响,以及诊疗过程中出现的心理应激。其次,某些躯体疾病可以与焦虑、抑郁障碍共病,如卒中后的焦虑和抑郁障碍。再次,焦虑和抑郁障碍可以表现为躯体不适,导致患者多次就诊于综合医院。

3. 临床表现

焦虑和抑郁属于情绪障碍,焦虑是一种在无任何确定刺激情况下出现的持续、广泛的忧郁不安,表现为坐卧不宁、寝食难安、多汗、发抖、回避社交等,患者可感觉头晕恶心、心慌、胸闷胸痛、胃部烧灼感等。抑郁则是对现实危险客体的反应,表现为情绪低落、思维迟缓和活动减少、唉声叹气、自我评价低、入睡困难或早醒等。

4. 治疗

综合医院患者出现焦虑、抑郁障碍后应及时请精神科医生会诊,明确诊断,指导治疗。对于患有严重躯体疾病的患者需进行较多的沟通交流,关注患者情绪变化,对继发焦虑和抑郁者需针对病因进行治疗,中度到重度的焦虑和抑郁给予抗焦虑抑郁药物治疗。

心理治疗:如认知行为治疗、放松训练和正念治疗。伴有高血压、冠心病的患者可开展道家认知疗法,心理干预和治疗,每周 1~2 次;同时配合运动、经颅磁刺激(TMS)、生物反馈等物理治疗,有消极念头或自杀行为的患者,需一对一陪护,使他们远离危险物品,严防自杀,必要时转入精神专科治疗,严重者可考虑电休克治疗。

二、谵妄

1. 流行病学特征

综合医院住院患者中谵妄发生率达 14%~24%,监护病房可达 70%~87%。谵妄不仅会延长住院日、增加医疗费用,也会增加病死率,发生谵妄的住院患者病死率可达 22%~76%。

2. 病因

引起谵妄的主要病因为躯体疾病和药物因素,如水电解质紊乱、睡眠紊乱、脏器衰竭、感染、血糖过低或过高、缺氧和各种颅内神经系统病变都是常见的危险因素,抗胆碱能药、喹诺酮类抗生素、激素等及酒精、阿片类等精神活性物质的戒断也都会导致谵妄。

3. 临床表现

谵妄是一种非昏迷的意识障碍,多呈急性发作的一过性、波动性病程,称急性脑病综合征。临床表现为意识清晰度下降,注意范围的狭窄,伴有定向力障碍、认知功能障碍、丰富的错觉、幻觉、行为异常,还可伴有自主神经功能障碍和睡眠觉醒周期紊乱,晨轻暮重是谵妄的重要特征之一。部分患者持续时间长,甚至数月,缓解后对发病中的表现大部分遗忘,严重者可导致昏迷甚至死亡。谵妄的诊断主要依赖于患者的临床表现,可采用简明精神状态检查(MMSE)量表进行辅助评估和诊断。

4. 预防和治疗

预防谵妄的发生,避免长期制动、鼓励早期活动,使用提高视力和听力的辅助器具,保持水电解质酸碱平衡,保证无干扰的连续睡眠时间。

谵妄一旦发生,需要积极查找原因,了解患者躯体疾病情况、既往史、用药情况(如抗生素、抗胆碱能药物等)、精神活性物质使用史(如饮酒史、吸烟史)等,通过血常规、尿常规、血氨、电解质、血氧、肝肾功能、血气分析等检测以明确病因。积极治疗原发病,维持水电解质平衡等支持和对症治疗,预防并发症,对于拒食、拒饮的患者可留置胃管给予肠内营养和喂药。有轻微的精神行为症状患者可给予小剂量非典型抗精神病药,控制兴奋躁动可选用小剂量氟哌啶醇肌内注射。抗胆碱能药物和苯二氮䓬类药物(治疗酒精戒断的患者可以使用)会增加意识障碍,需谨慎使用,在用药过程中,需要特别注意患者的意识、呼吸和锥体外系不良反应,必要时给予心电监护和吸氧。加强护理,提供安静、安全的环境,避免其他患者的干扰。患者居住的房间应光线柔和,以减少刺激,房间可布置温馨,安置挂钟等;做好安全防护,可安排一对一陪护,对陪护进行培训,并交代注意事项,防止患者坠床跌伤;对于行为紊乱、躁动不安的患者必要时给予短时间的保护性约束,采取保护性约束措施前应做规范评估,及时解除约束;定时翻身拍背,减少坠入性肺炎和压疮的发生。会诊-联络精神科医师也可开展一些科普教育,让非精神科医师掌握预防谵妄的方法,对高危人群进行早期干预。

三、痴呆

1. 流行病学特征

痴呆在综合医院内外科住院患者中占 10％～25％，其中近 1/3 患者可出现精神行为障碍，如焦虑抑郁和睡眠障碍、激越、幻觉妄想等。与非痴呆患者相比，痴呆患者的平均住院日偏长，增加了医疗花费和跌倒、走失等医疗风险，病死率也更高。

2. 病因

颅内感染、脑外伤、脑积水、内分泌代谢性疾病、营养缺乏、中毒等各种有害原因都可导致痴呆。部分痴呆患者，如能找到病因并及时治疗，有可能获得不同程度的缓解。

3. 临床表现

痴呆是一种慢性脑病综合征，以进行性认知功能损害为特征，无意识障碍，其中以阿尔茨海默病和血管性痴呆最为常见。痴呆的临床表现为认知功能损害症状和非认知功能损害症状两大类。前者主要有记忆力减退、学习困难、视觉空间障碍、言语和日常生活能力下降。后者称为痴呆的行为和精神症状（behavioral and psychological symptoms of dementia，BPSD），包括激越、焦虑抑郁、敏感多疑、幻觉妄想等精神病性症状（以视幻觉、听幻觉、被害妄想、被窃妄想、嫉妒妄想等见）、冲动攻击行为、昼夜节律紊乱、人格改变等，这类患者常因骨折、感染等并发症而住院，临床上也常因上述精神症状而要求精神科会诊。痴呆患者对社会心理应激及各种躯体疾病特别敏感，容易导致谵妄，所以谵妄和痴呆可以出现在同一个患者身上。用于认知功能评估的方法有简明精神状态检查量表（MMSE）、临床痴呆评定量表（CDR）。头部 CT、头部磁共振（MRI）等辅助检查可用于痴呆的判定。

4. 治疗

约 10% 的痴呆患者去除病因后痴呆症状可以缓解或消除，会诊最重要的任务是及时诊断和处理一些可逆的、可阻断的病因引起的痴呆，如血管性、感染性、代谢性等引起的痴呆。对明确引起痴呆的原因是可逆、可阻断的，应及时给予针对性治疗，精神症状常会得到明显的缓解。对于无法逆转的痴呆患者，心理和社会支持治疗尤为重要，对轻症患者加强心理支持和行为指导，鼓励患者参加适当的活动；对重症患者应加强生活上的照顾和护理，注意均衡营养，提供有利于患者定向和记忆的提示，如日历、钟表等，指出卧室和厕所的方位等；对有自杀自伤、伤人、毁物或冲动行为的患者，尽量由熟悉的专人照料，或保护性隔离；对有焦虑、抑郁、激越的患者要引导和帮助患者诉说其原因和内心感受，了解和满足其生理心理需要，同时给予抗焦虑抗抑郁药物以改善情绪和睡眠。苯二氮䓬类药物可用于缓解焦虑情绪，但可能会加重痴呆和认知功能换损害，增加跌倒风险而需慎用；新型抗精神病药物可控制幻觉妄想等精神症状。对家属和照顾者也需要进行相关知识的科普教育，提高他们的处理技巧。

四、自杀

1. 流行病学特征

据 WHO 2017 年 4 月公布的数据显示：我国的自杀率为 8.5/10 万，位于全世界第 115 位。由于我国人口基数大，每年约有 13 万人死于自杀，自杀企图和自杀未遂的发生率是自杀死亡的 10～20 倍或更多。

2. 病因

情感障碍、物质滥用、精神分裂症、严重失眠等精神疾病,以及严重的内科疾病如艾滋病、肿瘤、脑外伤、癫痫、消化性溃疡等都易导致自杀;自杀家族史、既往自杀企图史,不良的生活状况如丧偶、离婚或分居等严重的应激性生活事件、人格障碍等也都是自杀的高危因素。因此,临床医生了解和重视住院患者的危险因素,对患者存在的自杀风险予以评估,必要时可邀请精神科医生会诊。

3. 需要会诊的常见情形及处理

综合医院需要会诊的与自杀相关问题涉及以下两种情形:一种是住院患者存在自杀观念或企图,这种情况需要临床医生和精神科医生对潜在的自杀风险进行评估和识别,及时干预。自杀评估包括以下方面:① 已与患者建立良好的医患关系并获取患者信任,可以直接询问,让患者坦率地表述自己的想法。有研究表明,当患者发现自己可以把自杀的想法说出来时,自杀观念就会减轻。患者存在自杀观念或者行为时,需要进一步询问自杀的具体计划,包括时间、地点、方式等。② 评估自杀高危因素,同时使用自杀风险评估量表,评估患者自杀风险等级(通常以轻、中、高来表示),当患者存在中高危风险时应及时给予处置,必要时转诊精神专科治疗。另一种是在医院外已经采取自杀行为的患者被送到急诊室抢救,这种情况需要精神专科医生参与,在抢救成功后将患者转诊到精神专科进行干预或者治疗,最大可能地降低再自杀的风险。另外,对自杀死亡和自杀未遂者的亲属也要进行危机干预和心理评估。

五、幻觉、妄想状态

1. 流行病学特征

幻觉、妄想是精神科常见的精神病性症状,是综合医院需精神科急会诊的常见原因,占 37%,外科围手术期精神科会诊中有幻觉、妄想状态及行为紊乱的占比达 61.5%。

2. 病因

在综合医院中,患者出现幻觉和妄想多因躯体疾病所致,部分为原发精神障碍合并躯体疾病。

3. 临床表现

幻觉是指没有具体事物刺激下,感觉系统出现虚假知觉体验,常见的幻觉为幻听、幻视。妄想是思维内容障碍,与自身利益有关的一种无法改正的病态信念或推理,与现实不一致,与个人所处的背景和文化不一致的信念,常见的妄想有被害妄想、关系妄想、物理影响妄想等,幻觉和妄想常会影响社会功能。

4. 治疗

有幻觉、妄想症状的患者常存在肇事、肇祸或自伤、自杀的风险,需要精神科医生会诊,以明确诊断,及早治疗。患有器质性精神障碍者,首先治疗原发疾病,以控制幻觉妄想,可选用利培酮、氨磺必利、鲁拉西酮等第二代抗精神病药物;兴奋躁动者可选齐拉西酮针剂、奥氮平、喹硫平等具有镇静作用的抗精神病药物。抗精神病药物使用应遵循个体化用药原则,依据患者的性别、年龄、躯体状况、治疗躯体疾病的药物及抗精神病药物的特点和不良反应等因素选用药物。器质性精神障碍可短时间小剂量用药。对于伴有躯体疾病的精神障碍患者是否转精神专科医院治疗可从精神障碍的风险与躯体疾病的严重度来综合评估;如患者躯体情况不允许转诊,可由精神科医生、护士协助处理精神症状。

六、躯体形式障碍

1. 流行病学特征

躯体形式障碍在综合医院全科门诊中占比为 3.5%,这类患者一年内平均就医 10.5 次,82.6%的患者在过去一年中诊疗费用大于 3 000 元,经过治疗后,65.2%患者自感症状无变化或恶化。

2. 病因

躯体形式障碍病因是多因素的,包括心理社会因素和生物学因素,以及遗传、个性、童年创伤、生活中存在的现实冲突和脑干网状结构滤过功能失调等。

3. 临床表现

躯体形式障碍是一种以持久地担心或相信各种躯体症状的优势观念为特征的精神障碍。患者因躯体的种种不适,反复就医,就诊于多家医院多个科室,重复检查,即使各项检查无异常,医生的解释仍无法消除患者的担心;部分患者有一定的躯体疾病,但患者的症状及痛苦不能用躯体症状来解释。躯体形式障碍患者一般有一定的性格基础及社会生活经历,治疗依从性差;临床表现为主诉多,尤其自主神经功能紊乱的表现,如心慌、出汗、腹泻、肌肉酸痛、乏力等。

4. 治疗

会诊这类患者时,精神科医生首先要查看患者的躯体情况及检查结果,进行适当的解释。再通过患者及家属重新病史采集、精神状况检查,全面了解患者的性格特点、社会经历、家庭背景,患者对疾病的感受及心理需要。在干预治疗中要重视医患关系,让患者了解医生能够理解患者的躯体不适,而非"伪装";医生要重视患者的心理变化及评估。治疗方法:① 抗焦虑抑郁药物治疗;② 心理治疗,包括团体及家庭心理治疗,让患者和家庭成员了解疾病的性质,帮助患者改变认知,对自己的躯体情况有一个客观的评价;③ 物理治疗,如重复经颅磁刺激(rTMS)、脑电生物反馈、经络氧治疗、脑功能治疗均可以改善患者躯体不适症状。

七、睡眠障碍

1. 流行病学特征

睡眠障碍很常见,全世界 15%～30%的成年人和 10%的青少年存在不同程度的睡眠障碍。50%以上的住院患者存在睡眠障碍,老年人更为明显。

2. 病因

引起睡眠障碍的原因常见有心理因素、生理因素、环境因素等。住院患者睡眠障碍可能与患者本身的疾病和多种功能障碍、用药及疾病住院的心理变化或睡眠环境改变等有关。

3. 临床表现

在综合医院会诊中，睡眠障碍主要表现为入睡困难、多梦易醒、对睡眠治疗不满意等。长时间的睡眠障碍，不仅影响患者躯体疾病的治疗效果，还会影响患者的情绪，引发焦虑、抑郁情绪。

4. 治疗

睡眠障碍的患者可选择药物治疗。一类是苯二氮䓬类药物，如奥沙西泮、阿普唑仑等镇静安眠药，但这类药物具有呼吸抑制及易成瘾等副作用，因此，躯体疾病重及伴有呼吸系统的患者应谨慎使用，疗程一般小于 4 周。另一类药物是非苯二氮䓬类药物，包括佐匹克隆、右佐匹克隆、唑吡坦等，这类药物特点为半衰期较短，起效快，成瘾性及对呼吸系统影响少。这类药物适合用于入睡困难的患者。对于睡眠障碍伴有情绪问题的住院患者，可使用具有助眠作用的抗焦虑和抑郁的药物，如曲唑酮、米氮平及小剂量新型抗精神病药物如富马酸喹硫平等，也可选用物理治疗：低频重复经颅磁（rTMS）、脑电生物反馈、虚拟现实（VR）等治疗，心理及行为矫正治疗、补充/替代性等治疗。通过睡眠卫生教育，减少对睡眠的关注，保持规律的睡眠时间，早睡早起、避免白日睡眠过多，控制手机使用时间、改善患者不良的生活习惯，增加患者对自我控制失眠的信心，同时可以通过增加运动、冥想以及按摩方法来改善睡眠质量。

八、特殊人群的会诊-联络精神病学

1. 重症医学科患者

（1）常见问题：重症监护病房患者均有严重的躯体疾病，遭受疾病折磨及面对监护室的环境会产生很强的精神心理压力，易出现焦虑抑郁和谵妄。谵妄表现为意识的清晰度下降，对外界刺激的反应能力明显下降，出现丰富的错觉、幻觉和行为失常，症状表现为昼轻夜重。

（2）处理方法：首先，积极治疗躯体疾病，保证营养、水、电解质酸碱平衡，时间和地点定向的提醒，保证睡眠与休息，尽可能去除不良因素，减少谵妄发生，促进疾病康复。其次，加强生活上的护理，并给予患者更多的情感支持，使患者感到温暖，战胜对死亡的恐惧，度过危机。再次，在治疗原发疾病的基础上，针对不同的精神症状给予相应药物治疗，注意药物的不良反应。最后，重症监护室的建设需要更人性化的环境，房间氛围舒适、温馨友善，给予轻柔的背景音乐、降低夜间的噪声等。

2. 儿童与青少年患者

（1）常见问题：儿童和青少年处于发展阶段，当受到一定的挫折和打击时易于产生焦虑恐惧和悲观失望等不良情绪和行为问题；在住院期间害怕打针吃药，对疼痛的反应较为敏感，变得脾气暴躁、冲动易怒、吵闹哭泣、回避和抵触治疗，兴趣减退，食欲下降或拒食，甚至出现消极念头，有时出现自伤自杀，需要引起足够的重视和有效干预。

（2）处理方法：全面评估儿童和青少年患者整体精神状况，从家庭、学校和社会多方面获得信息，熟悉不同年龄阶段生理心理特点，取得患者配合。评估可在安静舒适环境中进行，有条件可以放一些适龄的玩具、书刊等，时间不宜过长。儿童和青少年情绪障碍治疗原则：应以心理治疗为基础，药物治疗为辅。心理治疗：多给予支持性心理治疗、认知行为心理治疗、家庭心理治疗等,每周 1～2 次。药物治疗:结合患者的精神症状和躯体健康状况选择药物,攻击性行为可选用小剂量新型抗精神病药物奥氮平、利培酮、喹硫平等,注意力缺陷多动障碍选用中枢兴奋剂哌甲酯或托莫西汀,抑郁症和强迫症选用舍曲林等抗抑郁药,谵妄选用氟哌啶醇,双相障碍选用锂盐。但要关注抗精神病药物的不良反应,如奥氮平可引起体重增加或血糖、血脂升高等代谢综合征,氟哌啶醇和利培酮可能会引起锥体外系反应或泌乳素升高等不良反应,监测锂盐血药浓度防止药物中毒。进食障碍的患者需督促其进食,严重者有生命体征不稳定、电解质紊乱的,以营养支持为主。诊疗行为需要通过父母或监护人同意。

3. 老年患者

(1) 常见问题:老年人躯体疾病较多,易伴发精神障碍。有研究数据显示,44.5% 的老年住院患者会发生各种精神问题。住院老年人中最常见的精神行为是焦虑抑郁、睡眠障碍、谵妄、痴呆,有些患者的症状可以叠加。

(2) 处理方法:老年患者身体各方面功能明显下降,生活上的照顾和护理是非常重要的,各种诊疗行为均要考虑减少谵妄的发生,针对不同的精神症状可给予相关的药物治疗。因老年人躯体状况差,用药种类多,起始剂量要小,加药要缓慢,并考虑药物之间的相互作用,还需特别注意药物引起精神症状的可能性,建议抗精神病药物单一用药,密切观察药物不良反应。

4. 急诊患者

(1) 常见问题:急诊患者往往病情比较危急,处理时需要做到迅速、有效和安全。自杀、幻觉妄想状态、精神运动性兴奋,还有惊恐发作、木僵等多种情况需要邀请精神科会诊协助处理。

(2) 处理方法:首要措施是保证患者及周围人的生命安全。情绪不稳定、兴奋冲动的患者可给予氟哌啶醇、劳拉西泮等药物镇静,必要时可予以躯体保护性约束,以免伤及自我和他人;器质性精神障碍则应积极治疗原发病;对自杀患者应开展相应的抢救和监护,脱离生命危险后积极查找精神障碍病因并做相应处理;对于抑郁症、精神分裂症等重症精神疾病,则收治专科病房治疗。

5. 手术创伤患者

(1) 常见问题:手术创伤往往会对患者产生较明显的心理反应,术前担心麻醉不充分造成疼痛,麻醉过量又担心昏迷不醒,术后患者躯体和心理上又有失落感,患者常表现为抑郁焦虑、易激惹、睡眠障碍等,极易出现术后谵妄。

(2) 处理方法:预防手术后不良心理反应,首先,术前对患者进行健康教育,教会患者如何处理术后的不适感,以消除顾虑;其次,术中和术后需严密观察患者病情变化,注意控制感染,保持水、电解质平衡和各脏器功能,给予患者安慰和鼓励,增加安全性,促进患者的疾病康复,对于已出现精神症状的,可给予相应的精神药物治疗。

6. 妇产科患者

(1) 常见问题:女性情绪障碍的终身患病率是男性的 2 倍。在妇产科临床工作中女性特有的精神问题较常见有经前期紧张综合征、周期性精神病、更年期综合征、产后抑郁症或精神分裂症等。另外，关于精神症状或者服用精神药物对妊娠、哺乳的影响等问题可开展咨询。

（2）处理方法：药物治疗能部分缓解相关精神症状。针对妊娠期精神药物使用的问题，专家建议临床医生需要掌握几个原则：① 几乎所有使用精神药物的治疗方案都需医生、家属或患者共同讨论来确定，这一点在妊娠期最为重要，最终应由具有精神行为能力的夫妇来决定是否使用精神药物，临床医生不能单方面为患者做出在妊娠期是否使用精神药物的决定。② 临床医生有责任向患者及其丈夫提供最新的、不带个人偏见的关于用药的可能风险及不治疗可能产生后果的资料和信息。③ 孕期用药时还要做到"四尽量"：尽量选用安全级别相对较高的药物，如碳酸锂、丙戊酸盐等少量抗精神病药物即对胎儿有害，要避免使用；尽量使用小剂量药物作为维持治疗剂量；尽量避免妊娠初期和妊娠晚期用药；尽量多给予患者心理上的支持和治疗。

（荣 晗 蔡 溢）

思考题

1. 会诊-联络精神病学的概念及内容是什么？

2. 简述综合医院会诊-联络精神病学的工作类型。

3. 简述综合医院会诊-联络精神病学的流程。

4. 有效合格的会诊-联络精神病科医生应掌握哪些基本技能？

5. 在综合医院中，需要精神科会诊的主要精神症状有哪些？

第二十七章

精神障碍的伦理与法律相关问题

第一节　法律与精神病学

法律与精神病学(law and psychiatry)，或称法律精神病学(legal psychiatry)，即广义的司法精神病学(forensic psychiatry)，是研究人的精神障碍与法律相关问题的医学分支科学，研究的内容涉及与法律相关的精神障碍和各种精神健康问题。本学科具有交叉学科的特性：从精神病学的观点来看，是精神病学在法学方面的应用，是从临床精神病学发展出来的分支学科；从法医学的观点来看，是运用精神病学的理论和技术，解决涉及精神障碍的法律能力等问题，属于法医学的一个分支。

一、司法精神病学的主要研究内容

随着学科的发展，传统司法精神病学研究的内容日益丰富和深入，范围逐渐扩大，主要研究内容包括如下几个方面。

（1）法医精神病学鉴定。是指依法对疑似精神障碍的违法者或诉讼当事人与精神状态有关的各种法律能力、劳动能力、伤害性质和程度、伤残等级以及医疗事故损害情况等进行鉴定，并为委托人提供司法鉴定意见书。在本章第二节将予以专门阐述。

（2）精神障碍与违法行为的关系。研究精神障碍与违法行为之间的因果联系，以及导致其辨认能力和控制能力损害的精神障碍的病理心理学、病理生理学和犯罪学特征，为各种法律能力的法医学评定提供科学依据。

（3）精神障碍者暴力攻击行为的预测和预防。

（4）酗酒、吸毒、自杀等引起的法律问题和青少年违法犯罪的精神健康问题。

（5）精神障碍违法者的监护和强制医疗。

（6）矫正精神病学(correctional psychiatry)服务。主要是针对监狱等监管场所中的精神障碍者的处理；还研究无精神障碍的罪犯的行为矫正和监狱中的心理卫生问题。

（7）精神卫生立法(mental health legislation)。

（8）精神病学临床实践中的伦理学和法律问题，在本章第三节将予以专门阐述。

二、与司法精神病学相关的主要学科

司法精神病学跨越法学和医学两个领域，并与心理学、行为科学和临床医学等有着密切联系。从事司法精神病学工作，不仅应有临床精神病学的坚实基础，而且还应有其他相关学

科的基本知识。

（1）法学：为司法机关提供鉴定意见是司法精神病学的基本任务之一，司法精神病学工作者应该熟悉法学中的一些基本概念，才能避免法律方面的错误。

（2）临床精神病学：司法精神病学工作者必须具备坚实的临床精神病学知识和丰富的临床实践经验。缺乏良好的临床精神病学训练，很难对复杂的精神现象进行正确的分析和恰当的判断。作为合格的司法精神病学鉴定人，必须经过精神病学的系统学习和临床训练，以取得实践经验，并熟练掌握精神检查等临床技术；同时还应参加大量检案工作，了解实际工作中遇到的各种复杂案例和面临的疑难问题以及处理对策。

（3）心理学：从心理学的角度研究违法犯罪的原因和心理活动规律，研究诉讼参与人在不同处境的心理特征，研究服刑中罪犯改造的心理学方法以及变态心理与违法犯罪行为的关系等，是当代心理学中新的分支学科司法心理学（forensic psychology）的基本内容。法律心理学的这些内容与法医精神病学关系甚为密切。

（4）行为科学：是研究人类社会行为规律的科学，与医学和法学都有着密切联系。精神障碍者可因辨认能力或控制能力损害，出现违反社会行为规范的行为，与精神正常的人的违法犯罪活动有本质的不同，但两者都对社会造成不良影响，都属非适应性行为。运用行为科学的原理，对各种非适应性行为进行矫正，是矫正精神病学的重要研究内容之一。从事司法精神病学工作应具备行为科学的知识，并对其分支学科犯罪行为学或犯罪学有所了解。

（5）法医学：司法精神病学与法医病理学、法医物证学、法医毒理学、法医毒物分析、法医人类学、临床法医学等其他亚专业同属法医学的分支学科。司法精神病学工作者对法医学包括临床法医学等分支学科的一般知识、研究方法和内容，应当有所了解，以便在检案、教学和研究工作中，与其他分支学科相互联系、协同工作。

三、精神障碍与暴力攻击行为

攻击行为有多种定义，在不同研究中采用的定义不甚相同，在司法精神病学中最广为接受的是：任何形式的有目的地伤害另一生物体而为该生物体所不愿接受的行为，有以下 4 个特征：① 攻击是一种行为，而非情绪、需要或动机；② 是有意的伤害行为；③ 狭义的攻击仅限于对生物体的伤害，而对非生物体的伤害则可理解为发泄行为；④ 被伤害者不愿意接受。攻击的极端形式称为暴力行为，可造成严重伤害或死亡。近年来，精神障碍患者严重危害社会的行为不断出现，其中精神分裂症高于其他精神障碍，由精神疾病所致的凶杀行为中 2/3 系精神分裂症患者所为。暴力行为与精神分裂症的相关性研究持续成为研究热点。本部分聚焦于精神分裂症的暴力攻击行为，介绍暴力攻击行为的研究进展。

1. 精神分裂症与暴力攻击行为的相关性

暴力攻击行为与精神分裂症等重性精神病之间存在较强相关性。Wessely 等发现，精神分裂症患者攻击行为发生率比一般人群高 2～10 倍。Fazel 等进行的系统综述，发现精神分裂症患者暴力行为风险高于普通人群，比数比（OR 值）男性为 1～7，女性为 4～29。我国 2002 年一项对 17 个地区精神疾病患者入院方式的调查发现，有 49.51％患者入院前有暴力行为，42.65％患者有危害治安行为。2006 年我国公安部曾在全国 30 个省、自治区、直辖市抽取 179 个派出所对其辖区内精神障碍患者危害社会治安的情况进行专项调查,发现平均每 10 万人中有 33 名肇事肇祸者为精神障碍患者,占人口 0.21‰的精神障碍患者存在经公安机关受理的严重危害社会治安行为,占人口 0.02‰的患者有触犯刑律行为。

2. 人口社会学及犯罪学特征

一般认为,男性精神分裂症患者发生暴力行为可能性更大。James 等认为男性患者的暴力威胁多,而女性患者的暴力行为多。年轻患者更可能发生暴力行为,年轻患者比老年患者更具有暴力倾向,并且年轻患者的暴力次数较多。单身者发生暴力行为的可能性较大;文化程度越低,作案率和凶杀率就越高;失业(无业)者发生暴力行为的可能性较大。精神分裂症患者暴力行为以严重凶杀、伤害、破坏行为及自杀行为最突出。

3. 精神症状与暴力攻击行为

精神分裂症患者的暴力行为至少表现出两个路径,一个与病前状况如反社会行为相关,另一个与精神病态的急性发作相关。多数学者认为暴力行为与精神病性症状密切相关,并指出与暴力攻击相关的精神病理症状为思维紊乱、兴奋、猜疑、敌对、不合作、注意障碍、冲动控制障碍、先占观念、社会退缩。Buckley 等研究发现,暴力精神分裂症患者症状更丰富、社会功能更差、自知力损害更明显。精神分裂症与某些躯体和精神疾病共病,可以增加暴力攻击行为风险。Volavka 等发现,与正常对照相比,精神分裂症患者一旦共病反社会人格障碍或者物质使用障碍,则暴力危险性显著提高。Fazel 等发现共病物质滥用的精神分裂症患者,暴力危险性上升为 4.4 倍。Bennett 等对 435 名杀人犯的研究提示,40% 的精神分裂症罪犯共病物质滥用。除了共病物质使用障碍外,贫困、人格障碍、高冲动性、敌对性同样会影响暴力攻击行为的发生和发展。

4. 精神分裂症患者暴力攻击行为的评估

对精神病患者暴力行为的危险性评估趋向从人口社会统计学因素(既往暴力史、儿童虐待史、年龄、性别、社会经济地位低、婚姻)、临床因素(发病早、药物或酒精滥用史、合并人格障碍、曾有自杀观念或企图、经常住院、存在认知损害、高冲动性、入院时症状丰富)以及生物学(如遗传、神经发育缺陷等)和环境等方面来综合考虑。

四、精神卫生立法

精神疾病患者属于社会的弱势群体,在世界各国长期受到歧视甚至迫害。直到今天,许多精神疾病患者在生活、工作、学习、人际交往甚至医疗等方面,仍面临比其他内外科疾病患者更多的困难。大多数精神疾病至今病因和发病机制不明,缺乏针对性的防治措施和手段,一旦患病,治愈率低、病残率高,容易给社会和家庭造成沉重的负担。此外,精神疾病会影响人的思维和行为方式,可使一部分患者具有难以预料的自伤、自杀或伤人毁物的危险倾向,因而对社会治安和社会稳定具有潜在的危害性,加之精神疾病症状有时会影响患者做出客观决策的能力,故即便症状严重,他们也常常不会主动寻求或接受精神卫生服务与治疗。因此,精神疾病患者几乎在任何国家都处于社会的边缘状态。为改变这种状态,国际社会、各国政府和广大精神卫生工作者进行了长期不懈的努力。其中一个最重要而有效的措施,便是开展精神卫生立法(mental health legislation)。立法既能保护患者本人的基本权益、防范对患者的歧视和侵害，同时也可更有效地保护其家庭成员和社会大众。

我国早在周朝（前1046—前771）时期，就有法律规定对"遗忘"者犯罪减轻罪责，对"幼弱""老旄"和"蠢愚"这类精神发育不完善或精神不健全的人犯罪减轻罪责。这是我国历史上最早的有关精神卫生的立法。公元前451—前450年古罗马共和国的《十二铜表法》也有关于精神病患者或痴呆者丧失某些行为能力应进行监护的规定。其后相当长的历史时期，各国法律法规涉及精神卫生问题主要是违法的精神疾病患者的刑事责任的判定，如我国《唐律》《宋律》中的个别条款，俄国的《新法令条款》（1669年），英国的《麦克诺顿条例》（*McNaughton Act*）（1843年），美国的《新罕布什尔准则》（1870）等。

精神卫生立法看似是某一狭窄专业的行业立法，实则体现了国家政治、经济、文化、医疗卫生和人权保障等诸多方面的现状。1890年，英国颁布的《精神错乱法（*The Lunacy Act*）》首次通过立法提出要保护精神病患者的权利和财产，不得非法拘禁精神病患者。20世纪初，英国司法精神病学先驱Henry Maudsley在伦敦创办了一所新型的精神病院——莫兹利（Maudsley）医院，要求每一个住院患者都像住普通医院一样，是自愿的。1915年，英国议会通过了一项法令，准许精神病患者自愿住入该院。1930年，英国颁布了《精神病治疗法》，以Maudsley医院为榜样，规定凡能够而且自愿签名住院者，可自愿住入精神病院，为期一年。1938年，法国颁布了世界上第一部正式命名的《精神卫生法》。以后许多欧美国家及其殖民地也相继制定或修改了各自的精神卫生立法。英国的《精神错乱法》也于1959年更名为《精神卫生法》。

20世纪60年代以后，随着人权运动的兴起和不断发展，全球精神卫生立法逐渐呈现这样的趋势，即努力在患者个人自由和保护其他人不受患者病态行为影响之间取得适当的平衡、在患者的自尊与大众保持对精神健康的关注之间取得适当的平衡。具体来说，世界各国普遍希望通过立法能够解决的问题主要包括：① 缺乏精神卫生服务或者服务的区域不平衡问题；② 精神疾病的医疗保障问题；③ 精神卫生医疗机构服务质量低、硬件条件差导致侵害患者权益如滥用限制人身自由和强制措施的问题；④ 社会对患者的偏见和歧视问题；⑤ 患者基本公民权益如参与社会生活、就业、受教育等被忽视甚至剥夺的问题；⑥ 因精神疾病影响而导致患者维护自身权益和需要的能力受损时，如何协助其维权的问题；⑦ 学校、工作单位等迫切需要精神卫生服务的场所缺乏有质量的服务资源的问题。

随着经济社会的发展，精神卫生立法已经成为世界性的潮流。WHO在20世纪50年代中期和70年代中期，分别对各国精神卫生立法进行了专门调查。1976—1977年对33个成员国的调查显示，18个国家的精神卫生法是在1955年（即第一次调查以前）颁布的，另外15个国家是在1955—1976年颁布或修订的；其内容与1955年以前颁布的精神卫生法已有显著不同。至2001年，接受WHO调查的160个成员国中，已有3/4的国家和地区有了《精神卫生法》，其中近一半是在调查前10年里制定和颁布的。在亚洲，日本早在1950年代就有了《精神卫生法》，1992年在WHO指导下修订成了《精神保健法》，1995年7月修订实施《精神保健与福利法》，以后又进行了修订；我国香港地区也于20世纪50年代制定了《精神卫生法规》，现行的《精神健康条例》也已经过了多次修订；我国台湾地区于1990年颁布《精神卫生法》，2007年进行了修订；韩国也在WHO指导下于1992年颁布了《精神卫生法》。

为敦促和指导各国的立法,自 1970 年代以来,联合国和许多国际性的精神卫生专业团体发表了一系列原则和宣言,如《精神发育迟滞者权利宣言》(联合国,1971 年)、《残疾人权利宣言》(联合国,1975 年)、《夏威夷宣言》(世界精神病学协会,1983 年)、《保障精神疾病患者权益和保证的声明》(世界精神病学协会,1989 年)、《精神病人人权宣言》(世界心理卫生联合会,1989 年)等。1991 年第 46 届联大 75 次全体会议通过了《保护精神疾病患者和促进精神健康》的第 119 号决议,并以决议附件的形式对精神卫生立法提出了 25 项原则,WHO 据此于 1996 年归纳为 10 项基本原则:① 应保证精神障碍者能享受到精神卫生服务;② 应使用与国际通行的原则相一致的精神卫生服务;③ 应保证所提供的精神卫生服务具有恰当的质量;④ 应在最少限制的环境中为患者提供精神卫生服务;⑤ 对患者采取的任何干预措施必须征得其本人或代理人同意;⑥ 在患者自行决策时有权得到他人帮助;⑦ 对采取的任何措施应有复查或复核的程序;⑧ 代替患者做出决策的法官或法定代理人应该是合格的、能真正维护患者权益的;⑨ 对做出的决策应有自动的定期审查程序;⑩ 法律条文不应与各国现行的法律法规发生冲突。

从 20 世纪 80 年代以来,我国已经出台了大量的法律法规,其中也有一些涉及精神疾病患者的相关条文,如在《中华人民共和国刑法》《中华人民共和国刑事诉讼法》《中华人民共和国民法通则》《中华人民共和国民事诉讼法》《中华人民共和国残疾人保障法》《中华人民共和国母婴保健法》《中华人民共和国婚姻法》,以及最高人民法院、最高人民检察院、卫生部、公安部、司法部联合颁发的《精神疾病司法鉴定暂行规定》等法律法规中,都有保护患者权益的某些规定,而且它们确实对改善我国精神疾病患者的处境起到了积极作用。不过,这些条文大多仅涉及一部分特殊患者(精神残疾者或民事刑事案件中患精神疾病的当事人等)或者对患者某些权益的保护,已经不太适应我国经济社会发展和人民群众对精神健康的要求。2001 年 12 月 28 日上海市人大正式通过我国(除港、澳、台地区)第一部精神卫生地方性法规《上海市精神卫生条例》以来,已有多个省市颁布了地方精神卫生条例。我国于 1985 年由卫生部组织起草《中华人民共和国精神卫生法》草案,2012 年 10 月 26 日经全国人大常委会正式通过。该法共 7 章 85 条,对精神卫生工作的方针原则和管理机制、心理健康促进和精神障碍预防、精神障碍的诊断和治疗、精神障碍的康复、精神卫生工作的保障措施、维护精神障碍者合法权益等做了规定。精神卫生法的颁布实施是我国精神卫生领域具有里程碑意义的大事,对提升公众心理健康水平、维护精神障碍患者合法权益,保障和促进精神卫生事业发展将产生广泛而深远的影响。

第二节　法医精神病学鉴定

法医精神病学鉴定是司法精神病学领域最重要的一项业务,又称司法精神病学鉴定、精神疾病司法鉴定、司法精神医学鉴定。法医精神病学鉴定是指在诉讼活动中鉴定人运用精神病学及相关的科学技术或者专门知识,对诉讼涉及的专门性问题进行鉴别和判断,并提供鉴定意见的活动。

法医精神病学鉴定面对的是最特殊、复杂、多变、难测的精神现象,是一种跨专业学科领域的认知活动和实证活动。法医精神病学鉴定在刑事、民事和行政三大领域均有涉及,在三大诉讼证据中均以鉴定意见形式作为一种法定证据,在诉讼中发挥重要作用。

一、法医精神病学鉴定与临床诊疗的区别和联系

法医精神病学鉴定与精神医学临床诊疗既有联系也存在明显的区别。法医精神病学鉴定是一项时间紧、任务重、要求高的特殊工作,要求鉴定人要有扎实的精神病学功底、高度认真的态度和一丝不苟的严谨作风,从特定对象、特定条件、特定时间、特定时限、特定要求等5个方面可体现临床精神病学与法医精神病学的特点。

1. 特定对象

临床精神科工作对象是精神疾病患者或有某种心理异常的人,患者或家属对医生的要求是疾病诊治或回答咨询,背景及动机比较单纯。法医精神病学鉴定的对象都是涉及诉讼的当事人,处于特殊的环境或诉讼压力,主观上又都有特殊的心理背景,这些复杂的主客观条件可以使原来的精神症状收敛,或在原来疾病基础上染上背景色彩,表现夸张、做作,或出于某种动机有意识地伪装疾病。

2. 特定条件

临床精神科工作的病史来源于患者本人或家属,一般比较可靠,医生完全可以根据经验,独立地对患者做出诊断并进行治疗,很少会受到外界干扰。法医精神病学鉴定工作却有很大的不同,调查材料由委托鉴定的司法机关进行收集,来源于案件的当事人及有关证人,在这些取证过程中被调查人的态度与办案人员对案件的认识和态度等都会影响调查材料的公正性、可靠性和全面性。司法鉴定还要求有旁证来互相佐证以形成"证据链"。旁证增加可信性,但这恰恰也是法医精神病学鉴定的难点。

3. 特定时间

临床精神科工作的内容大多是要求明确患者或咨询者当前的精神状态,并据此提出处理意见。法医精神病学鉴定的大部分工作内容是对涉案的有关当事人进行鉴定,所需鉴定的事实大多是回顾性的,所涉案件可能是发生在几个月前,甚至是多年以前的,有时需鉴定的仅是行为发生的瞬间的精神状态。鉴定时有的被鉴定人的精神症状可以消失,要调查过去的事,被调查人不仅有回忆困难,而且还受到环境干扰而影响证言的客观性,这些都会给鉴定工作带来很大困难。

4. 特定时限

临床精神科在工作中经常会遇到许多一时难以明确诊断的患者,需要经过一段时间的随访,随访时间可能是几个月也可能长达数年。有些患者或家属出于就医心切,辗转多位医师进行诊断,即使诊断意见出现分歧,一般也并无大碍,至多拖延了一段确诊时间。而法医精神病学鉴定却不能长时间等待,因为委托人要等待鉴定意见出来后方可以结案。鉴定过程结束一般就要出具鉴定意见书,个别疑难的案件可以进行一段时间的住院观察,但也有一定的时限性。

5. 特定要求

临床精神科工作的主要任务是明确患者或咨询者的诊断和制订治疗方案。而法医精神鉴定结论除了要明确疾病诊断外,还需要提出法定能力的评定意见或明确法律关系,决定着被鉴定人的命运或权益。要求法医精神病学鉴定具有严谨的科学作风,公平公正,对法律负责。

二、法医精神病学司法鉴定人

《司法鉴定人登记管理办法》第三条指明,"司法鉴定人是指运用科学技术或者专门知识对诉讼涉及的专门性问题进行鉴别和判断并提出鉴定意见的人员。"相应的,法医精神病学鉴定人则是指运用精神病学的科学技术和专门知识对诉讼涉及的专门性问题进行鉴别和判断并提出鉴定意见的人员;以鉴定人的身份成为诉讼参与人。

对法医精神病学鉴定人的最早的规范性要求出自 1989 年二院三部出台的《精神疾病司法鉴定暂行规定》。现行的《司法鉴定人登记管理办法》第十二条对司法鉴定人条件进行了原则性规定,"个人申请从事司法鉴定业务,应当具备下列条件:① 拥护中华人民共和国宪法,遵守法律、法规和社会公德,品行良好的公民;② 具有相关的高级专业技术职称;或者具有相关的行业执业资格或者高等院校相关专业本科以上学历,从事相关工作 5 年以上;③ 申请从事经验鉴定型或者技能鉴定型司法鉴定业务的,应当具备相关专业工作 10 年以上经历和较强的专业技能;④ 所申请从事的司法鉴定业务,行业有特殊规定的,应当符合行业规定;⑤ 拟执业机构已经取得或者正在申请《司法鉴定许可证》。"2021 年 6 月 15 日,司法部印发《法医类、物证类、声像资料司法鉴定机构登记评审细则》,在附件一《法医类司法鉴定机构登记评审评分标准》中对法医精神病学鉴定人执业要求进行了更精细的要求。

法医精神病学司法鉴定人不仅要有良好的专业知识和技能,还要熟悉并掌握有关法律法规,才能达到法医精神病学鉴定人行政规范、法律法规、技术规范的高质量管理要求,才能正确、公正、及时地做出科学的鉴定意见。当前精神障碍程度鉴定的一致性低,不仅与精神疾病相关学科的发展不成熟有关,与鉴定人本身的理论素养也密不可分。这方面的培训或学习内容至少可以包括对最新的精神病学相关理论研究、精神障碍程度鉴定的科学流程、技术标准等。法医精神病学鉴定人必须持续参加继续教育,并关注相应的科学、专业、法律的发展,以持续保证其作为专家的能力。

三、法医精神病学鉴定程序

在具体的组织实施方面,除鉴定机构和鉴定人的资质要求外,鉴定程序也需要遵守重要规范。法医精神病学鉴定必须严格遵守现行的《司法鉴定程序通则》相关要求:

(1) 由委托单位(公安、检察院、法院等)向鉴定机构提交真实、完整、充分的鉴定委托材料。委托材料主要内容包括:① 鉴定委托书,除写明被鉴定人基本情况外,还应指明被委托机构名称、委托目的、要求等;② 案情介绍及被鉴定人有关情况的介绍;③ 案件勘查资料及审讯记录;④ 调查材料,包括知情人提供的反映材料、有关的医疗记录等;⑤ 如果是重新鉴定,须提供以前的全部鉴定文书;⑥ 被鉴定人的书证材料。

（2）鉴定机构接到委托后，对于符合受理条件的，应当即时做出受理决定；不能即时受理的，应当在 7 个工作日内做出是否受理的决定。如果拒绝受理，应向委托单位讲明拒绝的原因。

（3）鉴定机构正式受理后，应与委托单位签订司法鉴定协议书，载明鉴定事项、要求、委托方材料目录和数量、双方的权利和义务、费用及收取方式等。

（4）鉴定机构在协议规定的时限（一般为 30 个工作日，必要时可再延长 30 个工作日）内，应组织鉴定人通过阅卷、调查、鉴定检查（包括必要的辅助检查）、讨论等过程，形成鉴定文书。

（5）鉴定文书在经过全体鉴定人审核、修改定稿并签名或盖章后，由鉴定机构加盖公章签发。

（6）必要时对鉴定报告接受司法部门咨询或出庭作证。出庭作证的任务主要为：① 宣读正式出具的鉴定文书；② 回答涉及鉴定结论的相关问题。

四、法医精神病学鉴定主要内容

司法部《法医类司法鉴定执业分类规定》中明确指出：法医精神病学鉴定包括精神状态鉴定、刑事类行为能力鉴定、民事类行为能力鉴定、其他类行为能力鉴定、精神损伤类鉴定、医疗损害鉴定、危险性评估、精神障碍医学鉴定以及与心理、精神相关的其他法医精神病学鉴定等。下面从精神状态鉴定、主要涉及刑事领域的项目、主要涉及民事领域的项目和其他项目 4 个方面对主要鉴定内容加以阐述。

1. 精神状态鉴定

精神状态鉴定是指判定被鉴定人在特定时间或时期的精神状态，包括智能障碍、精神疾病诊断及严重程度的评定。法医精神病学鉴定首先要明确医学要件，即被鉴定人在特定时间段的精神状态，一般根据对知情人员的旁证调查、《精神障碍者司法鉴定精神检查规范》（SF/Z JD0104001 - 2011）进行全面、详细的精神检查所见以及头颅影像学、神经电生理学、心理测量学所得资料，分析研判被鉴定人是否存在精神异常。其次，如果被鉴定人存在精神异常，则进一步分析该异常构成何种症状群。最后，根据现行的精神疾病分类和诊断标准，明确被鉴定人罹患何种精神障碍，并指明其在鉴定涉及时段的精神状况。

法医精神病学鉴定中的精神障碍诊断与临床精神医学诊断存在较大的不同，难度和要求明显高于临床精神医学诊断。临床精神医学的诊断是即时性和前瞻性的，诊断主要着眼于未来，对于一时难以诊断的可以观察等待；而司法鉴定的诊断是回顾性的，诊断主要着眼于已发生案件的时间，司法鉴定时要求在短时间内对被鉴定人作案时的精神状态做出回顾性推断，增加了诊断的困难性；被调查人回忆困难或受到环境干扰也影响到证言的客观性，被鉴定人的不合作及伪装干扰甚至会破坏反映实际精神状态的信息，给正确判断其精神状态也增加了困难性。

诊断思路在法医精神病学鉴定与临床精神医学诊断也存在很大的不同。"有病推论"和"无病推论"是法医精神病学鉴定中最常见、争论最多的两种鉴定思维模式，临床精神科医生倾向运用"有病推论"的诊断思维模式。遵循精神疾病早发现、早诊断、早治疗的原则，通常不会怀疑就诊患者及家属反映情况的真实性,在一定程度上过于轻信其提供的"病史"材料。但作为司法鉴定人,应当坚持"无病推论"的原则,尽量从多方位考证送检材料(包括调查材料、病历资料等)及精神检查情况的真实性、充分性和关联性,否则"疑病从无"。近年来,循证思维在法医精神病学鉴定中得到推崇和运用。法医精神病学鉴定中强调循证思维,倡导的是如何更加充分、合理地应用最佳鉴定材料,做出科学、客观的鉴定意见。法医精神病学鉴定的循证思维模式应当包含:① 遵循当前法医精神病学领域最佳的研究成果;② 紧扣法医学鉴定领域现行有效的标准与方法;③ 法医精神病学鉴定人具备相应的专业技能与经验知识;④ 调查、甄选合理的鉴定材料及分析问题的能力。

2. 主要涉及刑事领域的法医精神病学鉴定项目

法医精神病学鉴定在刑事领域的鉴定项目包括对嫌疑人、被告人、罪犯在不同阶段针对不同要求开展的刑事责任能力评定、受审能力评定和服刑能力评定(见图 27-1),以及对被害人进行性自我防卫能力评定和精神损伤程度评定等。

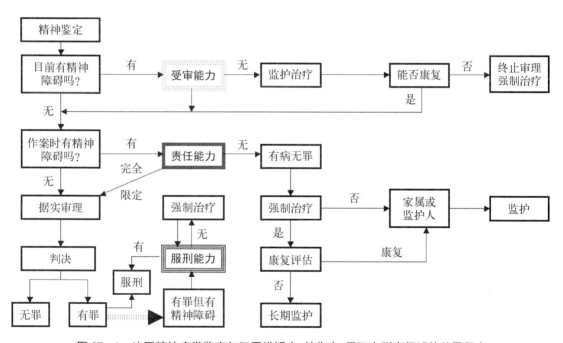

图 27-1　法医精神病学鉴定与犯罪嫌疑人、被告人、罪犯在刑事领域的处置程序

(1) 刑事责任能力评定:刑事责任能力又称责任能力,是指行为人能够正确理解认识自己行为的性质、意义、作用和后果,并能够根据这种认识而自觉地选择和控制自己的行为,从而达到对自己所实施的刑法所致禁止的危害社会的行为承担刑事责任的能力,即对刑法所禁止的危害社会行为具有辨认和控制的能力。在法医精神病学鉴定中,刑事责任能力的评定旨在解决被鉴定人是否具有承担刑事责任以及减轻或从轻处罚的资格;刑事责任能力的评定在诸多重大案件处置中都可能涉及,最易引发社会广泛关注。

刑事责任能力的评定一直都由刑事法律和规范予以规定。1956 年 6 月 2 日,最高人民法院发布法研字第 5674 号批复文件《关于精神病患者犯罪问题的复函》,其中明确指示:"精神病人在不能辨认或者不能控制自己行为的时候实行对于社会有危险性的行为,不负刑事责任。至于精神病人是否不能辨认或者不能控制自己行为,应由有关医疗部门鉴定并应就其左右邻近调查证明行凶时及行凶前后的精神状况,取得确实的证明"。由此,开启了新中国法医精神病学鉴定的先河。1997 年 10 月 1 日施行的修订版《中华人民共和国刑法》第十八条规定:"精神病人在不能辨认或者不能控制自己行为的时候造成危害结果,经法定程序鉴定确认的,不负刑事责任,但是应当责令他的家属或者监护人严加看管和医疗;在必要的时候,由政府强制医疗。间歇性的精神病人在精神正常的时候犯罪,应当负刑事责任。尚未完全丧失辨认或者控制自己行为能力的精神病人犯罪的,应当负刑事责任,但是可以从轻或者减轻处罚。醉酒的人犯罪,应当负刑事责任。"

刑事责任能力评定包括医学要件和法学要件,医学要件为存在精神障碍,法学要件为精神障碍影响其危害行为的辨认能力或控制能力及影响程度。医学要件是基础、是根本,缺乏医学要件就不存在进行责任能力评定的问题。刑事责任能力评定包括三要素,一是存在某种精神障碍,其对应的是医学要件;二是受某种精神障碍影响行为人的辨认能力;三是受某种精神障碍的影响行为的控制能力。三个要素之间是递进关系,确定前者才能再确定后者;第一要素是基础,在第一要素的基础上再评定第二和第三要素。

在法医精神病学鉴定实践中,刑事责任评定意见在某些案例中存在分歧,甚至表现明显的不一。其原因是多方面的,但最根本的原因在于缺乏全国统一的标准。国内引进或编制了《Rogers 刑事责任能力评定量表》《暴力作案的刑事责任能力评定量表》《精神分裂症患者责任能力量表》《精神病人责任能力量表》《精神病人限定刑事责任能力评定量表》《精神病人刑事责任能力评定量表》等标准化评定量表,虽然目前这类量表的信度和效度存在争议,但其对提高鉴定结果的科学性、客观性提供了一种良好的思路。

在进行刑事责任能力评定量化评定的同时,学者们也在大力研制刑事责任能力评定规范。经司法部颁布的现行技术规范是《精神障碍者刑事责任能力评定指南》(SF/Z JD0104002 - 2016)。

根据《精神障碍者刑事责任能力评定指南》,在首先明确精神障碍的前提下,密切结合案件具体情况,从作案动机、作案前先兆、作案的诱因、作案时间选择性、地点选择性、对象选择性、工具选择性、作案当时情绪反应、作案后逃避责任、审讯或检查时对犯罪事实掩盖、审讯或检查时有无伪装、对作案行为的罪错性认识、对作案后果的估计、生活自理能力、工作或学习能力、自知力、现实检验能力、自我控制能力等方面对被鉴定人辨认/控制能力的损害程度进行判断,刑事责任能力分为完全、限定和无三等级,并对反社会性人格障碍、普通(急性)醉酒、复杂性醉酒、病理性醉酒以及毒品所致精神障碍的特殊情形做出规定。

(2) 受审能力评定:在刑事诉讼活动中,有些被告人由于精神失常,对自己在刑事诉讼中的权利、义务以及刑事诉讼的意义不能正确理解,不能自觉通过诉讼活动来实现其权利,为刑事诉讼的顺利进行带来困难。为此,在国内外司法鉴定实践中,多有针对受审能力的评定。

受审能力是指犯罪嫌疑人、被告人在侦查、审查起诉、审判等刑事诉讼活动中对自己面临的诉讼及其可能带来的后果的合理恰当的理解能力、对诉讼程序及我权利的认识能力以及与辨认人配合进行合理辨认能力的有机结合体。受审能力评定旨在解决精神病患者是否有适合的有效参与刑事诉讼的资格。

按照司法部颁布的《精神障碍者受审能力评定指南》(SF/Z JD 0104005－2018)规定,受审能力的医学要件为存在某种精神障碍及严重程度,因此进行受审能力评定时,首先应评定被鉴定人的精神状态,根据现行有效版本诊断标准进行医学诊断;法学要件为该精神障碍是否影响行为人对自身面临的刑事诉讼的性质及其可能后果、自己在刑事诉讼的权力和义务的辨认能力,以及与辩护人有效配合进行合理辩护的能力,即在医学诊断的基础上再检查被鉴定人对刑事诉讼活动的辨认能力和辩护能力,根据相关能力的损害程度评定受审能力等级。辨认能力可从以下几个方面评估:① 理解对其刑事起诉的目的和性质;② 理解诉讼相关的司法程序;③ 理解诉讼相关人员的职责及作用;④ 理解自己在刑事诉讼活动中的法律地位与这场诉讼的关系;⑤ 理解自己、其他诉讼参与人证词的能力;⑥ 理解自己当前被控告的罪名以及可能的后果。辩护能力可从以下几个方面评估:① 与其他诉讼参与人保持有效交流;② 对其证词做出陈述或辩解;③ 理解自己、其他诉讼参与人(被害人及证人等)的证词,并对其他诉讼参与人的提问做出合理的回答;④ 与辩护人进行有效配合或独立为自己完成合理的辩护。

(3) 服刑能力评定:是指服刑人员能够合理承受对其剥夺部分权益的惩罚,清楚地辨认自己犯罪行为的性质、后果,合理地理解刑罚的性质、目的和意义,并合理地控制自己言行以有效接受劳动改造的能力。该项目的评定有助于刑罚执行机关有效识别被鉴定人的精神状态,利于分类管理,有效实行保外就医等相关政策。

司法部颁布的《精神障碍者服刑能力评定指南》(SF/Z JD 0104003－2016)中,对服刑能力实行二级划分:① 有服刑能力:目前无精神异常;或虽然目前存在确定的精神异常,但精神症状对其相应的法律心理能力影响不明显,被鉴定人能正确认识自己所承受刑罚的性质、意义和目的,能合理地认识自己的身份和出路,对自己当前应当遵循的行为规范具有相应的适应能力;② 无服刑能力:目前具有明显的精神异常,在精神症状的影响下,被鉴定人对自己目前所承受刑罚的性质、意义和目的不能合理认识,丧失了对自己当前身份和未来出路的合理的认识能力,或丧失了对自己当前应当遵循的行为规范的适应能力。

(4) 危险性评估:是指评定精神障碍患者可能危害社会的程度。不仅适用于普通精神障碍患者的非自愿诊疗,也适用于依法不负刑事责任的精神障碍患者的强制医疗程序,包括对被强制医疗的精神障碍患者的诊断评估、提出是否解除强制医疗的建议等。

对违法的精神障碍患者再发危害行为的危险性做出评估相当困难,不正确的估计可能导致两种极端情况:一种是对危险倾向性估计过低。过早解除医疗和监管,再次发生危害行为;另一种是对危险倾向性估计过高,患者长期被强制住院。不利康复,也造成社会和医疗资源浪费。迄今尚无关于危险性评估的国家标准或技术规范。

(5) 性自我防卫能力评定:是指被害人对两性行为的社会意义、性质及后果的理解能力。性自我防卫能力评定对女性精神障碍者与他人发生性行为案件的司法认定具有重要意义,鉴定意见常作为判定嫌疑人是否构成强奸罪的重要证据。

虽然在鉴定实践和司法运用中存在一定分歧,但目前性自我防卫能力一般实行三级划分。一级，有性自我防卫能力，具有如下情形之一者：① 不能建立明确的精神障碍诊断；② 虽然能建立明确的精神障碍诊断，但被鉴定人对自身所受到的性侵害及其严重后果具有实质性认识，并且能够控制自己的行为。二级，性自我防卫能力削弱：能建立明确的精神障碍诊断，且受精神症状的影响，被鉴定人对自身受到的性侵害及其严重后果的辨认能力受到损害，或者对自己行为的控制能力明显削弱。三级，无性自我防卫能力：能建立明确的精神障碍诊断，且受精神症状的影响，被鉴定人丧失了对自身受到的性侵害及其后果的实质性辨认能力，或者丧失了对自己行为的控制能力。

（6）精神损伤程度评定：人体受各种机械、物理、化学、生物等致伤因素作用，发生组织断裂、损害以及功能障碍；损伤时，人体大脑功能活动也可能发生紊乱，出现情绪不稳、恐怖、惊慌、焦虑、抑郁、木僵、幻觉、妄想等精神异常表现。损伤程度的评定意见有助于确定案件类型，即是治安管理案件抑或构成犯罪行为。

器质性精神障碍的损伤程度以脑功能损害作为评定依据，从智力损害、精神病性症状、记忆损害和人格改变多方面入手，结合被鉴定人的日常生活能力和社会功能损害程度进行评定，评定时应以损伤的后果或结局为主，结合损伤当时的伤情为辅，综合评定。多种症状并存时，应以最重的症状为主进行评定。应在治疗终结或状态稳定后，一般在伤后 6 个月进行评定。目前适用的标准是《人体损伤程度鉴定标准》，与器质性精神障碍相关的是 5.1.1e 条款：颅脑损伤致重度智能减退，或者器质性精神障碍，生活完全不能自理。在鉴定实践中，还应结合附录 B.1.3 对生活自理能力的程度进行划分，主要包括以下 5 项：① 进食；② 翻身；③ 大、小便；④ 穿衣、洗漱；⑤ 自主动作。生活完全不能自理，是指上述 5 项均需要依赖护理者。

对包括应激相关障碍在内的其他精神障碍，在现行有效的人体损伤程度评定标准中，无相关损伤程度评定条款。故在此种情形下，当委托人要求评定损伤程度时，应当说明"根据现行有效标准，不宜评定损伤程度"。

3. 主要涉及民事领域诉讼的鉴定项目

1) 民事行为能力 随着我国调整民事法律关系的法律法规不断健全和完善，公民法律意识不断提高，人们对精神疾病认识不断增多，由此民事行为能力的司法精神病学鉴定也逐渐增多。

民事行为能力是自然人能够以自己的行为，按照法律关系行使权利和承担义务，从而具有法律关系上的发生、变更、终止的能力或资格，以是否具有辨认本人行为的性质和后果，以及理智地、审慎地处理本人事务的能力为准则。一般认为民事行为能力有广义和狭义之分。广义民事行为能力，是指公民在取得民事行为能力资格之后，直至这种资格消失或终止的整个过程中，该公民对自己参加的所有民事活动所实施的辨认能力。狭义的民事行为能力，则是指公民自己参加某一项或某一些民事活动所实施的辨认能力。

按照司法部颁布的《精神障碍者民事行为能力评定指南》(SF/Z JD 0104004 - 2018)要求，进行民事行为能力评定时，首先应评定被鉴定人的精神状态，在医学诊断的基础上再考察辨认能力受损程度；辨认能力损害程度的判断应从以下几个方面进行评估：能否认识此次民事活动的起因，在民事活动中所处的地位，双方权利义务的指向对象，双方各自的主张，影响各自主张的主客观因素,可能的解决方案及方案利弊,可能后果的预见程度,综合分析各种因素最终确定解决方案的能力,是否具有明确的自我保护意识并在行动中体现,与相关人员进行联系、讨论、协商的能力,为事务的处理主动采取合理行动的能力,在民事活动过程中的情绪变化,现实检验能力,在民事活动中对自己言行的控制能力;最后根据被鉴定人辨认能力的损害程度做出完全民事行为能力、限制民事行为能力或无民事行为能力的评定意见。

2) 诉讼(行为)能力　是指行为人能够亲自进行民事诉讼活动,具有独立行使诉讼权利和履行诉讼义务的能力。需要评定行为人在民事诉讼活动中是否理解自己在诉讼活动中的地位、权力和诉讼过程的意义,是否具有亲自进行诉讼活动、独立行使诉讼权利和履行诉讼义务的能力。

目前实践中按照二分法进行评定。一是有诉讼行为能力:具有如下情形之一者。①不能建立明确的精神障碍诊断;② 虽然能建立明确的精神障碍诊断,但被鉴定人对自己目前面临的诉讼性质有清楚的认识,对自己在诉讼中的权利和义务存在良好的理解,能合理控制自己在诉讼中的行为。二是无诉讼行为能力:能建立明确的精神障碍诊断,且受精神症状的影响,被鉴定人对自己面临的诉讼的性质和可能产生的法律后果无认识,或对自己在诉讼中的权利和义务丧失了理解,或不能合理地控制自己的行为。

3) 精神伤残程度评定　精神伤残是指个体遭受来自物理、化学、生物或心理等因素作用后,大脑发生功能紊乱,出现不可逆的认知、情感、意志和行为等方面的精神紊乱和缺损,导致其生活、工作和社会活动能力不同程度的损害。精神伤残的评定应当在医疗终结后进行,结合器质性精神障碍等诊断对病程的要求以及鉴定实践,一般应在损伤 6 个月以后进行;如果伤残程度严重者,可视情况在伤后 9 或 12 个月后进行。精神伤残评定主要解决赔偿问题。

当存在原有伤病时,可根据原有伤病与本次损伤的性质、严重程度及临床表现形式进行综合分析,判定两者对本次精神障碍发病的作用,对本次损伤的作用进行说明,如不能有效区分,则予以说明。

依托相关评定标准,鉴定实践中常见的三种精神伤残鉴定:人身损害、工伤和职业病、道路交通事故,现行的《人体损伤致残程度分级》将精神伤残分为十个等级,如表 27-1所示。

表 27-1　《人体损伤致残程度分级》精神障碍与智力减退的标准条款

条款序号	条　款　内　容
5.1.1.2	精神障碍或者极重度智能减退,日常生活完全不能自理
5.2.1.1	精神障碍或者重度智能减退,日常生活随时需有人帮助
5.3.1.1	精神障碍或者重度智能减退,不能完全独立生活,需经常有人监护
5.4.1.1	精神障碍或者中度智能减退,日常生活能力严重受限,间或需要帮助
5.5.1.1	精神障碍或者中度智能减退,日常生活能力明显受限,需要指导

(续 表)

条款序号	条 款 内 容
5.6.1.1	精神障碍或者中度智能减退,日常生活能力部分受限,但能部分代偿,部分日常生活需要帮助
5.7.1.1	精神障碍或者轻度智能减退,日常生活有关的活动能力极重度受限
5.8.1.1	精神障碍或者轻度智能减退,日常生活有关的活动能力重度受限
5.9.1.1	精神障碍或者轻度智能减退,日常生活有关的活动能力中度受限
5.10.1.1	精神障碍或者轻度智能减退,日常生活有关的活动能力轻度受限

日常生活能力是指个体作为正常健康成年人能够在离开他人帮助的情况下独立生存、维持生命的最基本能力。在精神伤残评定中,日常生活能力的考察项目包括与日常生活密切相关的项目和与日常生活有关的活动能力。

(1) 与日常生活密切相关的项目:① 进食,是指适时、适量、在适当的地点完成进食。一般无须他人提醒、引领、督促、控制或喂食,无厌食、拒食、绝食、暴饮暴食、不知饥饱等行为。② 便溺:是指到规定的地方,解系裤带完成大小便过程并清理。③ 穿衣、洗漱。穿衣是指能穿脱衣服,定时更换衣服,按季节、天气、温度变化适时增减衣服;洗漱包括洗脸、刷牙、梳头、剃须 4 项。④ 自主行走:是指能自主走动,自行外出。

安全问题是指由于精神障碍造成自身、他人或公众安全或危险,可能发生自杀、自伤、伤人、毁物及其他危害公共安全的行为等,经系统治疗满一年无明显改善者。

(2) 与日常生活有关的活动能力:是指健康成年人员无须他人协助,能在日常生活中独自完成一定的有特定意义的活动,具体可包括:① 自行料理简单的家务,例如保持与维护室内清洁、完成简单的烹饪等;② 参与一般的室外活动,如散步等;③ 独自外出乘坐各种(公共)交通工具;④ 独自外出购买一般常用物品,处理购买中可能遇到的问题;⑤ 参与社交,结识朋友,交流经验与感情;⑥ 参与学习各种生活或者工作技能,学习所需的理论与知识;⑦ 从事一般的工作劳动,主要是指轻微的体力劳动与简单的办公室工作;⑧ 参与其他日常社会活动,如各种与被鉴定人性别、年龄、性格与社会背景相当的文艺、体育及其他娱乐活动。

4) 因果关系评定 法医精神病学鉴定人在判定损伤与精神障碍因果关系时,宜从如下方面进行综合分析:① 损伤因素是否存在;② 精神障碍是否存在;③ 是否存在"第三者"介入因素;④ 损伤与精神障碍的发生在时间上的联系;⑤ 损伤严重程度与精神障碍之间的联系。

虽然损伤与精神障碍之间的因果关系判定,在法医临床学与法医精神病学专业存在一定差别,精神障碍伤病关系评定可参考法医临床学相关规定,可以分为直接因果关系、共同(相当)因果关系(又称"临界型"因果关系)、间接因果关系、无因果关系。

(1) 直接因果关系:是指外界各种致伤因素直接作用于人体健康组织、器官,致使组织、器官的解剖学结构的连续性、完整性破坏,并出现功能障碍,以及与损伤之间有联系的并发症和后遗症。

（2）共同（相当）因果关系：是指外界各种致伤因素直接作用于人体健康组织、器官，引起病变部位的组织、解剖结构连续性、完整性破坏及功能障碍，损伤与疾病两者作用基本相等，独自存在则不可能造成现存的后果/疾病。

（3）间接因果关系：是指外界各种致伤因素直接作用于人体健康组织、器官，在正常情况下不至于引起组织、器官解剖学结构连续性、完整性破坏及功能障碍，而在有器质性病变的基础上，使已存在的器质性病变显示、加重。

（4）没有因果关系：既有损伤又有疾病，但后果完全由自身疾病造成。

4. 其他鉴定项目

1）劳动能力　又称劳动行为能力，是指劳动者能够以自己的行为依法行使劳动权利和履行劳动义务的能力。评定被鉴定人因精神疾病导致的丧失劳动能力的程度。可根据案件类型，按照《劳动能力鉴定职工工伤与职业病致残等级》（GB/T16180－2014）或者《职工非因公伤残或因并丧失劳动能力程度鉴定标准（实行）》等进行评定。劳动者一旦被确认劳动能力丧失，也就意味着其劳动权利被剥夺。并非所有被确定有残疾的人都丧失了劳动能力，在我国现行的伤残评定标准中，对劳动能力丧失的认定有相应条件规定。其中对因精神疾病而完全丧失劳动能力的评定条件如下。

（1）慢性器质性精神障碍，经系统治疗 2 年仍有下列症状之一，并严重影响职业功能者：痴呆（中度智能减退），持续或经常出现的妄想和幻觉，持续或经常出现的情绪不稳定以及不能自控的冲动攻击行为。

（2）精神分裂症，经系统治疗 5 年仍不能缓解；偏执性精神障碍，妄想牢固，持续 5 年仍不能缓解，严重影响职业功能者。

（3）难治性的心境障碍，经系统治疗 5 年仍不能恢复正常，男性年龄 50 岁以上（含 50 岁），女性 45 岁以上（含 45 岁），严重影响职业功能者。

（4）具有明显强迫型人格发病基础的难治性强迫障碍，经系统治疗 5 年无效，严重影响职业功能者。

劳动能力（包括精神和智力残疾）的鉴定在我国并不完全属于司法鉴定机构所承担的任务，有时可以由具备相应资质的临床精神科专家依据相关标准做出评定结论。

2）作证能力　是指鉴定人看到或听到，或在他人处知悉案件的真实情况时能提供对案件有关系的证言的能力。作证能力分为有、无两个等级。有作证能力是指如下情形之一者：① 不能建立明确的精神障碍诊断；② 虽然能建立明确的精神障碍诊断，但被鉴定人能辨别是非且能正确表达。无作证能力是指在建立明确精神障碍诊断的前提下，被鉴定人在精神症状的影响下，不能辨别是否或者不能正确表达。

3）受处罚能力　是指行为人能够正确认识自己行为的性质、意义、作用和后果，并能够根据这种认识而自觉地选择和控制自己的行为，从而达到对自己所实施的被行政法规所禁止的行为承担责任的能力，及对被行政法规所禁止的行为具有的辨认和控制能力；评定意见旨在确定被鉴定人是否具有承担行政违法行为的资格或是否具有从轻或减轻处罚的资格。受处罚能力的评定可参考《精神障碍者刑事责任能力评定指南》进行。

第三节　精神卫生相关的伦理问题

临床医学相关的伦理学原则通常基于以下已被广泛接受的"四大基石"。

(1) 尊重自主权：让患者参与医疗保健的决定，告知患者相关信息使其做出决定，尊重患者的意见。

(2) 善行：即以患者的最大利益行事。在实践中，通常意味着根据专业组织关于最大利益的判断意见行事。善行有时与尊重患者自主性相矛盾，如当患者拒绝专业意见认为的必要治疗时。

(3) 避害：即不对患者造成身心伤害。在做医疗行为的利弊权衡时，不伤害往往是首要的伦理原则。

(4) 公正：要求医务人员行事公平、合理，平衡不同人的利益。

在具体实践中，相关学术组织或机构也会制订相应的实践规则和指南。也有一些国家伦理规则由政府而非专业组织执行。

此外，护理学和心理学等其他与精神病学相关的专业有其自己的实践规则，且与医学专业不完全一致，当由多专业、多学科小组提供医疗保健服务时，这些差异可能使得相关伦理学问题更加复杂化。

一、精神病学实践中的伦理问题

(一) 医患关系

医患互信关系是医学伦理实践的基础，这种关系应着眼于患者利益，并以上述的自主、善行、无害和公正等原则为基础。医患关系越深入，患者越易受到伤害，关系越易受到滥用。因此，在精神卫生医疗保健中必须采取特别措施防止滥用医患关系。治疗者在如下情形可能滥用医患关系。

(1) 将其自身的价值观和信念强加于患者。如当患者咨询是否终止妊娠，一名反对终止妊娠的医生说该行为在道德上是错误时，这种影响就非常明显。若医生没有发表意见，却关注反对意见甚于支持意见时，这种影响就很隐蔽。再如，进行婚姻治疗时，当治疗师的价值观影响到其对该夫妇是否需要离异问题的观念时，也会发生这样的问题。

(2) 置第三方比如雇主的利益于患者利益之上。同样也不能孤立地看待个别患者的利益。例如，在社区分配资源时，或决定对具有潜在危险的患者进行治疗时，必须平衡该患者与其他人的利益。

(3) 性利用患者。医学实践准则绝对禁止医生与患者发生性关系。如在性治疗过程中，当性成为主要话题时，尤其要注意这个问题。

(4) 经济剥削。如私人执业时延长治疗时间及超过达到患者治疗目的所需的时间。

(二) 隐私保密和特许证明

1. 隐私保密

隐私保密(confidentiality)即通过立法来保护患者有关精神疾病的信息和记录等私密资

料,防止在未经患者本人或者(当患者缺乏相应的精神能力时)其法定代理人同意的情况下公开患者的精神障碍隐私。医患关系一旦建立,医生就自动承担起保证患者的隐私不予泄露的义务,我国《执业医师法》中已有明确规定。但是这种义务并不是绝对的,在有下列情况之一时,公开隐私既是符合道德的,也是合法的:① 患者有可能实施危害他人或者危害社会的行为时;② 患者有可能实施危害自身的行为时;③ 担任高度责任性工作的患者(如公交车驾驶员、民航飞行员等),因受精神症状影响而表现明显地对事物的判断和控制能力受损。④ 司法部门取证时。

对于上述前三种情况,医生在开始评估或治疗时,就应该向患者或监护人解释清楚保守秘密的不利之处。

2. 特许证明

特许证明或特许交流(privileged communication)则派生于隐私保密权,是一种关于证据的法律规定,指的是此特权持有者(如精神障碍患者)享有防止掌握隐私信息的人(如精神科医生)在法律程序中泄露隐私的权利。

各国精神卫生法律法规均规定,自行行使隐私权利的需为具有完整精神能力的患者;而精神能力不完整的(如完全或者部分丧失自知力的)精神障碍患者,则由其承担医疗看护职责的监护人代理行使隐私权利。

精神卫生工作中隐私保护的范围在不同国家各不相同,从临床实践来看,主要应当有以下几个方面:① 患者的病情、诊断、治疗和预后判断;② 患者向医疗机构提供的个人史、过去史、家族史材料;③ 患者或者其监护人提供的书信和日记等资料;④ 有关精神疾病患者的肖像或者视听资料。

未经患者或者其监护人的许可,精神卫生专业人员不得将在精神检查和治疗时获得的上述信息披露给其他个人或团体。

因学术交流等需要在书籍、杂志等出版物,或者影视宣传资料中公开患者的病情资料时,应当隐去能够识别该精神疾病患者身份的标志性资料,如家庭住址、工作单位、具体工作或者职务、与其有密切接触的亲属或者同事或者朋友的姓名和住址等。

如果患者的身份无法被充分掩饰,则必须得到该患者的同意;当患者完全或者部分丧失同意能力时,应当得到其承担医疗看护职责的监护人的同意。如果没有患者的同意,一旦文章中的对象被识别,精神科医生就有可能面临法律的诉讼和道德的谴责。

如果是在为第三方做评估,如司法鉴定、就业或入学前的心理评估、残疾评定或者劳动能力评定等,则医生与患者之间不存在治疗关系,也就不涉及保密的义务。从一开始就应告诉被鉴定人或者被评估者,精神科医生从他那里获得的信息并不受到有关保密的道德或法律的约束。而且,医生不会将鉴定或者评估报告直接交给被评估者本人,而是直接送给相关的第三方。如果被鉴定人或者被评估者接受了鉴定或评估,这就意味着默认。

(三)非自愿医疗与监护

由于精神疾病常导致患者的决定能力受损,而这类患者中一些人又有伤害自身或他人的潜在危险,因此精神医学拥有违背患者意愿将其投入医院住院治疗的合法权利。但"最少限制的选择(least restriction alternative)"这一国际通行的立法原则又要求给予患者在疾病治疗中应有的自主权。这就要求法律在保护患者自主权益、获得治疗的权益以及保护公众安全这几个方面取得适当的平衡。非自愿医疗措施通常包括非自愿出入院(尤其是入院)、非自愿治疗以及临床上限制患者人身自由的保护性安全措施(如约束和隔离等)。这些措施的采用需要有严格的标准和程序规定。

非自愿入院和非自愿治疗常组合为一个程序来实施:患者接受非自愿住院,也就意味着他在住院期间需要接受必要的非自愿治疗措施。但也有国家将两者分开加以处置,制订不同的标准和程序。

1. 标准

严重精神疾病患者的非自愿住院通常需要遵循比较严格的标准。不同的国家根据国情可以制订不同的标准。这类标准传统上分为英国模式和美国模式。英国模式以患者"(因病情严重而)需要得到治疗"为主要标准,强调治疗的恰当性、监护人和精神科医生在做出住院决定上的权力;美国模式则以患者"具有(针对自身或他人的)危险性"为主要标准,强调正当程序(due process)和警察、法官在决定住院方面的权力。当今各国主要的非自愿住院标准包括:存在由国际公认标准定义的、达到一定严重程度的精神障碍;存在自伤或伤人的极大可能性;如果未经治疗,患者的状况会恶化;患者无法自理个人生活;入院具有治疗性目的(如果可采用限制性更小的其他备选方案如社区治疗,则不必入院)等。

我国《精神卫生法》第三十条规定"精神障碍的住院治疗实行自愿原则。诊断结论、病情评估表明,就诊者为严重精神障碍患者并有下列情形之一的,应当对其实施住院治疗:(一)已经发生伤害自身的行为,或者有伤害自身的危险的;(二)已经发生危害他人安全的行为,或者有危害他人安全的危险的",第五十三条规定"精神障碍患者违反治安管理处罚法或者触犯刑法的,依照有关法律的规定处理"。《刑事诉讼法》则对《依法不负刑事责任的精神病人的强制医疗程序》进行了专门性规定。

2. 程序

非自愿入院的程序在各国不同的立法之间也存在一定差异。概括起来主要有以下几个要点需要遵守和执行。

(1)提出申请:申请人可以是患者的家庭成员、近亲属、监护人,也可以是获得授权的具备相应资格的人员(如精神卫生社会工作者或者警察等)。

(2)检查评估:通常需要至少两名独立的医学从业人员分别对患者进行独立的检查和评估,提出非自愿住院治疗的建议。

(3)收治机构:收治具有非自愿身份的患者的医疗机构应当具备提供充足的安全措施和恰当的医疗服务的资格。

(4)救济措施:即便严格按照程序收治了患者,还应当有法定的司法救济途径来保护患者申诉的权益,如设立独立的权威机构(组织)批准和复核非自愿医疗、在对复核结论依然存在争议时通过法律诉讼途径解决等。

我国《精神卫生法》对非自愿住院的程序及救济措施做出了原则性规定,《刑事诉讼法》对强制医疗的解除进行了原则性说明。

（四）知情同意

自 20 世纪 60 年代以来，知情同意（informed consent）已经成为医学实践中的一个基本特征。知情同意是指在医疗过程中，同意或拒绝决定应当建立在充分知情的基础之上，由具有决定能力的患者自愿做出。

1. 能力

精神疾病患者行使知情同意权利，必须具有给出有效同意的能力（competence），即对某特定的评估或治疗具有理解其目的、性质、可能的作用及风险的能力，也包括在实施治疗过程中配合精神卫生专业人员的能力。精神疾病常会影响这种能力，但患有精神疾病并不意味着患者就自动丧失了做出决定的能力。

（1）知情同意能力的评估：是临床精神医学和司法精神医学工作的重要内容之一。按照有关法律和伦理规定，在任何治疗开始前都应获得知情同意，但也存在例外，在特殊紧急情况下无须获得知情同意：① 如果延误治疗会严重危及患者的健康，医生有义务使用其最佳判断，忠实地为患者提供医疗服务。但在紧急措施完成之后，应立即完整记录整个事件以及采取措施的理由等。② 如实告知的信息会导致患者的躯体或精神健康恶化，即由医务人员行使"治疗特权"。③ 患者放弃知情的权利。④ 患者本人无能力做出知情同意决定。在后两种情况下，通常也需要患者的监护人或近亲属代为行使知情同意权利。

（2）对治疗的决定能力是知情同意的前提。评估决定能力有许多种方式，国内外目前广为接受的判定标准有以下 4 条：① 患者是否能明确表示其偏好。无能力或不愿表达其偏好的患者可被认为无选择能力。当然并不能以此类推而认为能表达偏好的患者是有决定能力的。② 患者能否真实理解自身状况（疾病的性质、可供选择的治疗、治疗和不治疗的后果、治疗的风险和益处等）。③ 患者能否正确评价相关事实的重要性。与真实理解相比，正确评价是一种范围更广的理解，因为它涉及相关事实的重要性及对患者可能产生长远的影响。④ 患者能否使用相关信息以合理的方式做出决定（即以合乎逻辑的方式权衡相关事实）。该标准的要点不在于最终决定的合理性，而在于导致决定的思维过程的合理性。

知情同意的能力并非"全或无"的，不同的医疗决定对能力标准有不同程度的要求。例如，有强烈自杀意念的患者同意接受住院治疗，那么对其知情同意能力的评定就不必过于严格；如果他拒绝任何治疗干预，则自杀危险越高，对其能力评定的标准就应越严格，甚至可能因丧失知情同意能力而需要由其监护人或近亲属代行决定。

患者表达同意的能力可能受到许多生理、心理因素的影响，临床上应把对这种能力的评定作为一个连续性的过程。比如，刚入院的患者也许因严重精神症状且缺乏自知力而丧失知情同意能力，但经过一段时间的治疗之后，又会重新具有此能力。

2. 告知

现代伦理观点认为，同意的基础是知情。单纯的同意，即患者给医生一个整体上的许可是不充分的，除非患者明确放弃知情同意权。告知通常以医学标准来衡量：绝大多数医生在某种特定的情况下应告知什么，或者在某个特定问题上通常医生应告知什么。而在有些司法实践中，也可能会采用以患者为中心的标准，其核心是：为了做出合理的决定，一个处于患者地位的理性的人需要知道什么样的"具体"内容。两个标准中无论选择何者，在实践中告知内容覆盖以下内容通常是较为合理的。① 疾病诊断和病情;② 所采取治疗的性质;③ 治疗风险的性质和发生的可能性;④ 预期治疗效果;⑤ 医生对结果的不可预知性;⑥ 放弃治疗的可能后果;⑦ 可选择治疗方案可能的结果、风险和疗效。

3. 自愿

对知情同意的另一项要求是自愿同意,即医生不得以任何引诱、强迫、欺骗、欺诈的手段来影响患者的决定过程。在评估患者的同意是否为真正自愿时,通常会参考当时的各种相关情况,包括医生的态度、环境条件及患者的精神状态。说服和强迫之间的分界线既狭窄又模糊。一般来说,如果某一负面的可能性(包括对不良预后的夸张估计)同患者拒绝某种治疗而接受另一推荐的治疗存在联系,那就是强迫,由此导致的任何同意在技术上都是无效的。

4. 书面知情同意

为使知情同意能够真正落到实处,目前对于医疗行为已越来越多地采用书面知情同意措施。采用《知情同意书》等书面同意的方式就患者而言有两方面的作用:一方面患者以后不可能宣称他未被充分告知,知情同意书写明了所告知的内容及表明了知情同意的发生。若使用知情同意书,则它应成为告知过程的一部分。但另一方面,知情同意书意味着患者和医生之间达成了一致,且以后该合同中不能增加新的内容。签订知情同意书表明经过协商之后患者同意所提供的信息。

知情同意书对医生最大的不利是该合同中可能会漏掉治疗的可能危险或药物的不良反应。另外,由于任何知情同意书都不可能尽善尽美,因此它只能为医生提供有限的法律保护。医生保护自身免于因缺乏知情同意而败诉的最好办法是在病历中记录知情同意过程,具体反映在以下几个方面:① 告知给患者(监护人)的内容;② 患者(监护人)有无理解所告知内容的精神能力(知情同意能力);③ 表示患者(监护人)理解该内容的可靠证据;④ 患者(监护人)的同意是否为自愿的。

(五) 精神卫生服务中可能遇到的其他伦理问题

1. 精神疾病诊断的耻感

精神疾病的诊断和对患者分类并非是中立的行为,还包含重要的伦理意义及其他含义,同时涉及病耻感(stigma)。精神科医生以及其他使用精神病学诊断术语的人都有义不容辞的责任来注意这些术语的正确使用、使用目的及使用背景。这样虽可减少歧视,但是并未能完全解决问题,因为歧视是由许多因素引起的。

2. 精神卫生服务中的资源分配

资源分配问题与公平分配的伦理原则相关,存在两种困难。首先是确定不同障碍患者的相对需求,并平衡目前需求(治疗)和未来需求(如预防);其次是确定不同治疗的相对成本和收益。就现有知识而言,资源分配的决策尚基于不完整的信息,1997 年,Daniels 和 Sabin 提出如下 4 个为大多数人群所接受和可行的方法:① 资源分配政策应该说明使用流程和决策标准;② 政策应该是公共文件;③ 应该设立流程来处理对政策和决策的反对意见;④ 流程应该由外部的公共或志愿机构进行调节。

(六) 研究中的伦理问题

精神病学研究受到所有适于医学研究的伦理原则的约束,这源于国际上认可的人体研究指南,始于世界医学会1964年出版的赫尔辛基宣言(世界医学会,2000年)。此后,出现了更多、更详细的国家或国际指南,通常由各地广泛建立的伦理委员会执行。

1. 与研究有关的伦理问题

(1) 科学价值:① 发现是否有价值? ② 研究方法和样本量能否达到目的? ③ 经济和其他支持的资源是什么,是否存在利益冲突? ④ 对任何研究者而言,是否存在潜在的利益冲突? ⑤ 是否在伦理上有更好的方法能达到目标?

(2) 安全性:① 研究程序是否安全? 如果存在风险,是否采取了所有必要的预防措施? ② 风险评估是否为研究者、研究对象及其亲属所认可?

(3) 同意:① 研究对象是否有能力表示同意? ② 研究对象是否收到了清晰、全面的信息? ③ 研究对象是否有足够的时间考虑,他们是否想取消同意? ④ 是否已清除表明退出不会影响其医疗的数量和质量? ⑤ 研究者和研究对象之间是否存在潜在的强迫? ⑥ 支付给研究对象的费用是否过高而成为其同意的动力? ⑦ 研究者是否屈从压力征募的研究对象?

(4) 保密:① 研究对象是否已同意在研究中使用保密信息? ② 研究所得的资料是否得到安全保存?

2. 研究的知情同意

知情同意在研究中非常重要。通常需要考虑以下几点:① 必须特别告知患者研究并非为个人利益;② 患者必须不受强迫或诱导;③ 患者有权在任何时候退出研究而不受任何惩罚;④ 除了研究人员,应鼓励患者的家庭成员或其他合适的人员观察患者状态并向研究人员报告相关情况;⑤ 在安慰剂对照实验中,患者必须清楚地认识到其可能接受安慰剂治疗,也可能导致治疗无效或症状恶化。

3. 涉及不能知情同意者的研究

多数患者都能知情同意,但少数患者患有损害其判断和决定能力的疾病。一概将此类患者排除于研究之外将使此类患者在未来不能从研究中受益。应当考虑如下因素后决定是否纳入此类患者:① 对被要求同意的人的任何潜在好处;② 对此类人任何可能的不适及危险;③ 对具有类似问题和失去能力者的潜在好处;④ 任何提示有未说出口的拒绝迹象或其他征兆。

咨询患者家属或其他能够站在患者立场上的人是较为明智的做法。不同地区在这方面的法律要求各不相同,研究者应当特别注意当地的伦理和法律程序。

(谢　斌　张钦廷)

思考题

1. 法医精神病学司法鉴定人的资格条件是什么?

2. 如何从医学要件和法学要件相结合角度的理解法医精神病学鉴定的基本原则?

3. 精神病学实践中的隐私保密和特许证明有何特殊性?

第二十八章

其他相关学科

第一节　基础相关学科

一、普通心理学

从古代起,便有庄周梦蝶,南柯一梦等历史典故,人类在探索外界大自然奥秘的同时,也在不懈地探索自身心灵的奥秘。人为什么会有意识? 人和动物有什么区别? 意识从哪里产生又受什么控制? 为了科学地研究这些问题,心理学(psychology)作为一门新的学科诞生了。它被定义为关于个体的行为及心智过程的科学研究。

1. 研究对象

心理学的研究对象包含个体心理、行为、意识(consciousness)与无意识(unconsciousness)和社会心理。个人所具有的心理现象称为个体心理。行为是个体心理现象的外部表现,是指由一系列动作组成的有机体外部活动。意识是由人的认知、情绪、情感、欲望等构成的一种丰富而稳定的内在世界,能帮助人们能动地认识世界和改造世界。无意识现象,如我们在边走路边谈话时,对路边的景物以及路上的其他东西并未产生有意识的印象,但我们却不会被路上的一堆石头绊倒;还包括梦境中产生的大多数心理活动。而人生活在社会中,客观存在着各种社会关系,就产生了社会心理。

2. 研究方法

(1) 观察法:在自然条件下,对表现心理现象的外部活动进行有系统、有计划的观察,从中发现心理现象产生和发展的规律性,这种方法叫作观察法。

(2) 测验法:是指用一套预先经过标准化的规则(量表)来测量某种心理品质的方法。

(3) 相关法:当想要确定两个变量、特质或者属性之间的关联程度时,心理学家使用相关法进行研究。

(4) 实验法:在控制条件下对某种心理现象进行观察的方法叫作实验法。

(5) 个案法:要求对某个人进行深入而详尽的观察与研究,以便发现影响某种行为和心理现象的原因。

3. 研究意义

(1) 理论意义:人们往往对不可理解的事情做出迷信的解释。例如,认为人死后灵魂会重新转世投胎。科学地解释心理现象,对破除迷信形成科学的世界观和人生观有重要的意义。

（2）实践意义：掌握心理现象的规律，根据社会实践的需要去预测和控制心理现象，为人们提高生活质量提供重要的途径。

二、认知心理学

我们往往有过这样的经历，参加一场热闹的聚会时，即使周围声音很嘈杂，也能清楚地听到自己和朋友交谈的内容，而其他声音虽然也收入耳中，却不知道他们在说什么，但当有人突然提到你的名字时你又能注意到。这就是著名的"鸡尾酒会效应"，是认知心理学（cognitive psychology）发现的有趣现象之一。这门学科主要研究人是怎样学习知识、储存知识和运用知识的，研究范围包括注意、知觉、记忆、思维、问题解决、言语、认知发展等。认知心理学能够帮助人们理解日常生活中的诸多现象。

1. 研究方法

除了心理学中常见的观察法、实验法、测验法外，认知心理学还发展出了一些独具特色的研究方法。

自我报告法是以冯特为代表的结构主义心理学派惯用的研究方法，又称为"内省法"。自我报告是指被试者在实验时或实验后对自己认知活动的描述。当前较为成熟的是"出声思维"分析技术。采用这种技术时，要求被试者边进行任务操作，边清楚地说出自己思考的所有内容；而且在整个任务操作过程中，研究者可以根据实际需要，不断鼓励被试说出自己的想法，将被试者说出的所有思考内容都记录下来，作为分析思维过程的依据。"出声思维"的优势在于：① 与任务同时进行，并不干扰任务；② 言语信息收集的同时性和直接性。

脑成像技术可以帮助研究者了解大脑的神经解剖特征，甚至能够显示认知过程中大脑活动的特点，包括 CT、MRI 和 fMRI、PET、脑磁图、EPR、功能性近红外光谱技术等。但由于认知活动并不是单独存在（会伴随其他情绪期望等）的，认知活动也往往涉及多个脑区等原因，脑成像技术研究认知心理存在一定的局限性。

2. 信息加工学说

奈瑟对此进行了清晰的阐述："认知这一术语是指将知觉输入进行转换、简化、细化、存储、恢复以及使用所有这些过程……很显然，认知涉及了个体可能做的任何事情；每一个心理现象同时都是认知现象。"最初人们用隐喻来描述认知过程，将记忆比作计算机、录像机等，隐喻虽然简单易懂，但也容易误导人们。而模型是隐喻的一种可检验的、更加细节化的形式，支持这一学说的认知心理学家将人类认知系统比作计算机，将人类认知过程的心理模型比作计算机的信息加工模型，相较而言更加准确具体。

3. 认知神经科学

认知神经科学是以人脑为基础研究认知心理学的途径。尽管大脑的体积很小，但它的球体表面积却很大，它的信息处理能力似乎是无穷无尽的。在人脑中由神经元及其相互联结所组成的错综复杂的网络，构成了人类所知的最为复杂的系统，不同的脑区执行着视觉处理、语义分析、听觉解析等各种各样的认知功能。如有学者发现一个烟龄 14 年，每日吸烟 40 根的卒中患者的病例，从卒中状态苏醒过来后他便再也不想吸烟了，此前他从未有过戒烟的行为和念头。卒中会损伤脑岛，而脑岛已被发现控制着意识冲动。于是他们研究了其他发生过类似卒中的烟民,并且获得了类似的结果。这一发现有力地开辟了对大脑成瘾功能定位的理解,同时也为戒除成瘾行为的药物干涉提供了出发点。人们就是这样一步一步地不断探索大脑未知的结构与功能。

三、情绪心理学

学校公布期末考试成绩时,你发现你的成绩是年级第一名;在拥挤的地铁上站立时,你的脚被人狠狠地踩了一脚但对方并没有道歉;情人节当天下起了瓢泼大雨,而你的女朋友却对你提出了分手。上述种种都会影响人的情绪。情绪每天以各种各样的面貌出现在人们的生活中,但如何去定义它仍然是个难题。著名的心理学家 Keltner 和 Shiota 认为,情绪是一种对外部刺激事件产生的普遍性和功能性反应,临时整合生理、认知、现象学和行为的通道,以便在当前情景中采取强适应性和环境塑造性的反应。

情绪是人们对外部刺激的反应,高兴、愤怒或者恐惧都取决于人们对外部事件的评价和意义。从进化论的层面来看,情绪是有功能的、有用的,它让人们在害怕的时候快速逃离危险的环境,在快乐的时候引导人们和对自己表示友好的人建立亲密关系。生理、认知、现象学、行为就像是正方形,缺一条边就无法称为真正的情绪。

1. 研究方法

情绪无法直接进行观察,只能通过一些方式去推测它。下面是一些常见的在情绪心理学的研究中会用到的方法。

(1)自我报告:是指被试者对自我情绪感受的描述,也可以报告自己的认知、行为以及情绪的其他方面。

(2)生理测量:包括对血压、心率、出汗及其他随情绪唤醒而波动的变量的测量。研究者也关注大脑活动和激素变化。

(3)行为反应:是指可观测的行为,包括面部和声音表达、逃跑或攻击。尽管行为反应可由被试主观报告,最好还是由客观观察者对其进行评定。

(4)诱发情绪:对所认为的原因变量进行实验操作,同时控制其他变量,然后看结果是否按预期的方向变化。例如,研究者会让被试者回忆他们生活中强烈体验到某种情绪(如愤怒或厌恶)的时刻,然后说出或写下他们的感受;或者,研究者可以让被试者阅读或想象自己身处能诱发强烈情绪(如恐惧或害怕)的情景故事;还有一些诱发方法是给被试看情绪图片或情绪短片。这几种是实验室情景中最常用的情绪诱发方法,其优点在于:一方面这些方法具有表面效度——研究者通常使用被大部分人认可的情绪性故事或图片;另一方面,这些方法针对的是非常具体的情绪状态。然而也存在着一定的局限性,因为所有情绪都是通过回忆或想象情景诱发的,而不是发生在当下的真实事件。

2. 临床中的情绪问题

情绪被看作是信息(即作为显示一种情况对一个人的健康的重要信号),以及情绪调节被看作是一个关键的人类动机。很显然,情绪需要得到关注、确认和有效的治疗以促进情绪改变。多种精神障碍如抑郁症、焦虑症、强迫症等都存在着情绪问题。如果我们能对情绪如何正常运作了解得更多,就能更好地帮助精神障碍患者处理情绪失调,制订更有效的干预措施。例如,在失去亲人时,人会感到十分悲伤,严重者会偏离正常程度,但临床医生并不会将其诊断为抑郁症,在大多数情况下随着时光流逝,痛苦程度会逐渐减轻。不同的个体差异很大,过度延长、强烈的悲伤最终可能会被诊断为抑郁症,而人们原有的情绪状态能够在一定程度上帮助我们预测哪些人更容易形成抑郁症。

四、神经心理学

神经心理学(neuropsychology)是研究脑与心理或脑与行为之间相互关系的学科,是心理学与神经科学的交叉学科,它把脑当作心理活动的物质基础来研究心理现象的脑机制以及脑损伤后的心理和行为改变,同时又将相关知识和技术应用于医学、教育和司法等领域。关于脑与心理的关系,最早可追溯到公元前4世纪,当时希腊医学之父希波克拉底认为大脑控制了人类的感觉和运动,人类的各种情绪都基于大脑的运作。随着解剖学的发展,在2世纪时学者们提出脑室定位学说,在16世纪时提出脑功能定位说。尽管行为主义一度盛行让神经心理学在16世纪后期到20世纪初发展得十分缓慢,但随着认知心理学的复兴和科学技术的进步,神经心理学从此开始蓬勃发展。

1. 研究对象和内容

神经心理学的研究对象为脑与心理、行为的相互关系,它综合神经生物学、认知心理学和临床心理学等研究成果,从神经科学的角度来研究心理学问题。归纳起来神经心理学的研究内容主要包括:① 感知觉、注意、语言、记忆、思维和情绪等心理过程的脑机制;② 大脑两半球的分工和协同;③ 大脑皮质各叶、皮质下结构和脑内各核团的心理功能;④ 脑局部损伤引起心理功能改变、评估、诊断和治疗;⑤ 脑损伤后心理功能的康复机制和技术。

2. 研究方法

神经心理学按照发展时间可分为传统神经心理学方法和现代神经心理学方法。

(1) 传统神经心理学探究技术:有比较解剖法、皮质刺激法、毁损皮质法、斯佩里的"割裂脑"法、一侧麻醉法、一侧电休克法、速视器半边视野刺激法、双听技术、神经心理测验等。

(2) 现代神经心理学:使用无创性脑成像技术使人可以直接观察到大脑在进行认知活动时的实时代谢和电生理变化:① 脑代谢功能成像:功能磁共振、正电子发射断层扫描技术以及单光子发射断层扫描技术;② 脑电生理成像:事件相关电位和高分辨脑电成像技术;③ 脑磁信号功能成像:脑磁图;④ 脑近红外光谱功能成像:功能近红外光谱成像技术。

3. 神经心理学对精神病学的启发

神经系统是精神活动的主要物质基础。精神障碍常引起神经心理功能改变,与脑结构的病变和神经递质的失衡有密切关系。其原因包括功能性(遗传和环境刺激造成,目前暂时找不到脑器质性病变依据)和器质性(脑或者躯体疾病引起),但随着神经科学研究技术的高速发展,越来越多过去认为是功能性的疾病被发现了脑损伤的依据,故各种精神障碍的神经病理机制探讨是神经心理学研究的重要内容之一。

目前,神经心理学在临床上主要直接应用于脑疾病的诊断、评估以及脑功能的康复。

五、心理测量学

从出生到死亡,人的一生会经历无数次测验,刚出生时护士就会对新生儿进行体格检查,在学习生涯中会有大大小小的各种考试,到了工作时很多单位还会组织入职考试。绝大多数人都没有意识到这些都是测量,但它对人们的生活有着潜移默化的影响。因此,心理测量(psychological measurement)是指依据一定的心理学理论,使用测验对人的心理特质进行定量描述的活动。作为精神心理相关专业的学生,必须学会正确使用心理测量工具。

（一）测验的类型

按照所测心理特质,测验类型可以分为以下 8 个类型。

（1）智力测验：测量个体在一个相对较为宽泛领域中的能力,借此确定个体从事学术或者其他工作的潜能。

（2）能力性向测验：对个体相对具体的任务和某种能力的测量,能力性向测验是一种有效的对狭义能力的测验。

（3）成就测验：测量个体在某个领域或者某项任务中的学习程度,成功或完成情况。

（4）创造力测验：对个体有新意的、原创性的想法进行测量,考察其是否具有发现不寻常的解决方案的能力,尤其是针对那些定义模糊的问题。

（5）人格测验：通过对个体的特质、品格和行为进行测量,从而确定个体的个性特点,测量内容包括行为核对表、问卷调查和投射测验等。

（6）兴趣测验：考察个体对某些行为或者主题的偏好程度,据此来判断个体的职业选择。

（7）行为测验：客观地描述和记录行为发生的频率,从而确定行为的前因后果和后果变量。

（8）神经心理测验：测量个体在认知、感觉、知觉和运动能力上的表现,从而判断大脑受损的方位和相应的行为结果。

（二）测验的用途

（1）分类：是将个体分到其中一个类别中,而不是其他类别。如某人能否进入某所大学或能否得到某一份工作等。

（2）诊断和治疗计划：诊断包含了两方面的任务,一是确定个体异常行为的本质和来源;二是与诊断系统相比较,对其行为模式进行分类。诊断通常是采取补救措施和治疗的前提。

（3）自我认知：在某些情况下,一个体从心理测验的结果中得到的反馈可以改变其职业生涯,甚至可能会改变其人生轨迹。

（4）项目评估：心理测验能够对某些社会或者教育项目进行系统的评估。如针对社会项目可以提供相应的服务,从而提升整个社会环境和社区的生活质量。

（5）研究：心理测验在理论研究和实际研究中作为工具扮演着重要的角色。

（三）心理测量在临床上的应用

在临床上开展心理测量,不仅可以评定患者的认知水平、情绪状态、人格特征和能力状况,还能为其他专科制订临床治疗方案、实施心理治疗和心理咨询、判断治疗预后、评价治疗效果提供必要的依据。在心理门诊,心理测量是心理诊断的重要方法;在精神科,心理测量常用于测量精神障碍的病因、辅助诊断、评价疗效等;在神经内科和神经外科,心理测量常用于评定脑损害患者的神经心理功能及康复效果。随着生物-心理-社会医学模式的推广,心理测验会越来越多地渗透到临床各科,成为与影像、生化等同等重要的临床检查技术。

第二节 临床相关学科

一、临床心理学

临床心理学(clinical psychology)是一门将心理学运用于临床领域的学科,是心理学的重要分支之一。1912 年,美国心理学家 Wiemer 首次提出临床心理学的定义,即通过观察和实验以了解个体学习的基本原理,其目的是为了促进个体的发展,但内容十分局限。后来经各国心理专家学者的不断努力使临床心理学得到了发展。美国心理学协会于 2000 年将临床心理学的概念完善为:临床心理学是综合运用心理学的科学理论和实践,来理解、预测和改善人们的适应不良、能力缺乏、情绪不适,并促进人们适应、应对和发展的学科。

1. 研究领域

临床心理学最重要的研究领域是心理测验的编制与应用、心理障碍的评估,以及心理咨询和治疗。其侧重点在近几年发生了极大的变化,主要表现在以下几个方面:① 研究重心从幼儿、儿童的不适应和发展障碍问题转向成人的不适应和精神障碍问题;② 从单纯重视对智力缺陷的心理测定活动,到开发各种临床测定量表;③ 从主要对心理异常、精神障碍的分类、诊断的临床活动,转向实际的心理咨询和治疗的研究。以上变化对临床心理学的发展具有重大意义,特别是心理治疗领域的开拓和发展。

2. 研究方法

临床心理学的研究方法可分为 3 个等级。① 一级方法学:主要收集检测数据。常用的手段有访谈、问卷调查、测验、观察等。② 二级方法学:是对已经收集到的资料数据进行统计分析,并做出合理推测,以获取科学的结论。如分类比较、归纳演绎、推论统计等方法。③ 三级方法学:哲学方法论,包括决定论原则、反映论原则、实践论原则、客观性原则、系统性原则等。

3. 临床心理学在精神病学中的应用

心理学方面的治疗统称为心理治疗,关注的是人们习得的不良习惯,如话语、想法、解释等,这些行为会直接影响人们的日常生活。心理治疗按照治疗技术可分为折中性治疗、精神动力学治疗、认知行为治疗和其他治疗技术。尽管心理治疗有许多种方法,但都是为了给患者或来访者提供最优的帮助,通常需要整合不同的治疗方法。与药物治疗相比,心理治疗的危害性和不良反应更少,患者相对容易接纳;且在某些情况下,如特定恐惧症,心理治疗在所有治疗方法中效果最好。但由于前期成本过高,以及与药物治疗相比需要患者更高的配合度,如果对心理治疗抱有太高、太强烈的期望,要求立刻见效,往往会适得其反。

经典心理治疗技术主要有如下几种。

(1) 精神分析疗法:是基于弗洛伊德的精神分析学说衍生的近代多种精神动力学的治

疗方法。该疗法主要通过精神分析治疗师与来访者为治疗而构建的工作联盟。在耐心而长期的治疗关系中，通过自由联想、释梦等内省方法帮助来访者将压抑在潜意识中的各种心理冲突（主要是幼年时期的精神创伤和焦虑情绪体验）等挖掘出来，使其进入意识中，转变为个体可以认知的内容进行再认识，帮助来访者重新认识自己并改变原有行为模式，达到治疗目的。

（2）认知行为疗法：是一种具有整合倾向的治疗取向，在着眼于探究、考察和调整人的内在认知过程的同时，也保留了行为疗法的合理技术，重视来访者外在行为的矫正和训练。行为疗法发挥疗效是通过改变行为而影响认知、情绪等内在因素的变化；认知疗法的疗效是由于认知可改变行为、情绪等治疗指标。认知与行为相互作用，这正是认知行为疗法兴起并在实践中证明其优于单一途径疗法的原因所在。

（3）人本主义疗法：认为人都具有积极向上、自我实现的内在倾向，当这种倾向性受到阻碍时就会通过防御机制来否认和歪曲自己的经验、体验。当这种矛盾被个人意识和觉知时，焦虑就会产生。一旦防御机制失控，个人就会产生负面情绪和心理困扰，出现心理失调。心理失调的产生就是自我实现的潜能被压抑的结果。此治疗理论在治疗过程中强调未来生活的意义，认为心理治疗就是建立一种以来访者为中心的治疗关系，营造一种氛围使来访者体验到被关注、被尊重，使其正视自己的情感体验，认识其自我发展的潜能，最终通过发挥来访者自我实现的潜能来达到治疗效果。

（4）森田疗法："顺其自然、为所当为"是其基本治疗原则。森田理论要求人们把烦恼等当作人的一种自然的感情来顺其自然地接受和接纳它，不要当作异物想去拼命地排除它；否则，就会由于"求不可得"而引发思想矛盾和精神交互作用，导致内心世界的激烈冲突。如果能够顺其自然地接纳所有的症状、痛苦以及不安、烦恼等情绪，默默承受和忍受这些带来的痛苦，就可从被束缚的机制中解脱出来，达到消除或者避免神经质性格消极面的影响，充分发挥正面的"生的欲望"的积极作用。森田疗法强调不能简单地把消除症状作为治疗目标，而应该把自己从反复想消除症状的泥潭中解放出来，然后重新调整生活。不要指望也不可能立即消除自己的症状，而是学会带着症状去生活。

二、心身医学

心身医学是研究心身相互关系的科学。心身医学（psychosomatic medicine）的狭义概念是研究心（心理）和身（躯体、器官）之间的相互关系，以及这种关系在疾病的发生、发展和转归中的作用，主要的实际研究领域是心身疾病。心身医学的广义概念是研究正常和异常的心理与生理之间的相互作用，为疾病的多因素发病机制提供科学的理论基础。

1. 心身疾病及其特点

心身疾病又称心理生理疾患。心身疾病的狭义概念是心理、社会因素在病情发生、发展过程中起重要作用的一类躯体器质性疾病，如原发性高血压、溃疡病等。心身障碍是心理、社会因素在发病和病情发展过程中起重要作用的躯体功能性障碍，如偏头痛、心脏神经官能症等。心身疾病的广义概念是指心理、社会因素在发病和病情发展过程中起重要作用的躯体器质性疾病和躯体功能性障碍。由此可见，广义的心身疾病包括了狭义的心身疾病和狭义的心身障碍。

心身疾病的特点：① 发病与心理社会因素、情绪等有关；② 大多与某种特殊的性格类型有关；③ 发病率有明显的性别差异；④ 同一患者可以有几种疾病同时存在或交替发生；⑤ 常有相同的或类似的家族史；⑥ 病程往往有缓解和复发的倾向。

2. 心身疾病的发病机制

（1）社会因素：50 年前，高血压病和溃疡的患病率男女比例为 4∶1，而近年来却逐渐接近，高血压病约达到 1∶1，溃疡病约为 3∶2。据分析，可能随着时代的进步和发展，越来越多的妇女进入社会参加生产活动，增加了社会心理刺激所导致的结果。

（2）心理因素：人的心理活动通常与某种情绪活动如担忧、恐惧、愤怒、高兴等相关，这虽是适应环境所产生的必要反应，但如果时间过久或强度过大，都会使人的心理活动失去平衡，导致神经系统功能失调，对健康产生不良的影响。若这些消极情绪反复出现，引起长期或过度的精神紧张，还会导致某些器官、系统的疾病。

（3）生理因素：为什么在同样的心理社会刺激下，如地震、洪水、瘟疫、海啸等，只有少数人罹患心身疾病？而这些人的心身疾病又并非同一种？这是由于患者的生理特点不同，对不同心身疾病有着不同的易感性。如在溃疡发病过程中，增加的胃蛋白酶会消化胃黏膜而造成胃溃疡。实际上，患者在患病前胃蛋白酶原的水平就高于普通人，但在有溃疡病生理始基的人群中只有一部分人会受到社会心理刺激的"扳机"作用。这说明只有生理始基和社会心理刺激同时存在的情况下，才会使溃疡病的产生。

（4）人格类型：某些心身疾病具有特殊的人格类型，如 A 型行为特征的人易患高血压和冠心病；B 型行为特征的人比较倾向安宁、松弛、随遇而安；C 型行为特征的人易患癌症；D 型行为特征的人易患糖尿病等。

3. 心身疾病的心理诊断

"心理诊断"这个词最早出现在罗夏的《心理诊断》书中，是指心理医生或心理咨询工作者，运用心理学的理论、技术和方法，对来访者的心理状况进行评价、描述、分类或确定其心理困扰与障碍的性质和程度。当时是在精神病学的领域内提出这一概念的，但很快便超出了医学范围。在临床心理学中，成人和儿童的智力测量、人格倾向的测定、能力和各类偏常行为的测定工作也被涵盖在这一概念之中。第二次世界大战以后，人们由于社会的激变而发生种种心理障碍，这时也把鉴定和区别各种情绪的手段称为心理诊断。广义的心理诊断是以正常成人和儿童为对象的心理测量工作。狭义的心理诊断是在临床心理学中作为精神障碍辅助诊断手段，对各种心理障碍进行确诊的测量工作。而严格意义的心理诊断是临床心理学中专门用于咨询和治疗的测量方法。

（1）心理诊断的具体方法如下。① 收集资料：深入收集与来访者及问题有关的资料；② 分析资料：将通过各种渠道如会谈、行为观察以及各种量表获得的资料进行有机的整合和分析；③ 对问题做出诊断：在诊断过程中，通过资料收集和观察所获得的信息有一些是模糊的或者不全面的，咨询者要对此进行取证以及论证，对来访者的问题及原因进行分析和确认；④ 确定咨询目标：咨询者要在心理诊断的基础上与来访者共同制订咨询目标，以便接下来的工作更加有效、有针对性地进行。

（2）常用的心理测验方法：① 人格测验方法，如卡特尔 16 种个性问卷（cattel 16 personality factors lnventory，16PF）、艾森克人格问卷和明尼苏达多相人格调查（MMPI）等。② 情绪评定，如抑郁自评量表（SDS）、焦虑自评量表（SAS）和症状自评量表（SCL - 90）等。

4. 心身疾病的治疗

（1）心理治疗：在心身疾病的治疗中，心理治疗应作为主要的治疗方法贯穿始终，适当的心理治疗可减轻甚至消除患者的异常心理和行为。但心理行为问题及影响因素个体差异很大，因此在选择心理治疗方法和制订治疗方案时需要结合患者具体状况进行个体化治疗。目前，常采用的心理治疗方法有支持性心理疗法、精神分析疗法、放松疗法、行为矫正疗法、自我训练与生物反馈疗法、森田疗法、认知疗法、催眠暗示疗法、家庭疗法、音乐疗法等。

（2）药物治疗：某些心身疾病患者存在着较严重的焦虑、抑郁，或躯体症状，此时可根据病情选用抗抑郁药和（或）抗焦虑药。不适当的药物治疗可能会给正规的心理治疗带来消极影响，因此应把握好用药原则：① 及早治疗、恰当的剂量、充足的疗程；② 合理用药。药物的合理应用可为心理治疗创造条件，提高患者的生活质量。

三、行为医学

行为（behavior）可以概括为人类和动物在内外因素的共同作用下产生能动的外部活动。人类的行为和动物的行为具有很大的相似性，都是为了维持个体生存和种族延续，以适应不断变化的复杂环境。动物的行为主要受本能活动的支配，即摄食、睡眠、防卫和性本能的支配。人类的行为除受本能活动支配之外，还受到社会、环境等方面的制约和支配，更为高级和复杂。因此可将人类行为分为本能行为和社会行为这两大类。

随着人们逐渐意识到威胁人类健康的主要疾病与社会因素、心理因素、不良生活方式有密切关系以及疾病谱、死因谱和医学模式的改变使人们更加注意行为因素在疾病发生和预防等方面的重大影响，行为医学作为一门新的学科诞生了。1977 年，美国耶鲁大学召开了第一次行为医学大会，成立了美国行为医学学会并明确了行为医学的定义。行为医学（behavioral medicine）是研究和发展关于行为科学中与健康和疾病有关的知识和技术，并把这些知识和技术应用与疾病的诊断、防治和健康的一门涉及多领域的学科。

1. 研究方法

（1）观察法：主要是指在自然条件下通过有目的、有计划地改变被试者的言语、表达和行为而进行行为研究的方法。

（2）实验法：主要是根据一定的理论假说，在严格控制各种有关因素的条件下，对研究对象施加目的性实验活动，以研究了解其行为作用的方法，包括实验室实验、实地实验和模拟实验等。

（3）调查法：是根据所需研究问题的范围，预先设计出一些问题，让被试者根据自身的需要选择作答，研究者再对调查结果进行统计分析，然后再写出调查报告。

（4）测验法：是指在标准情景下，借助量表、仪器等工具进行心理测验与行为测验对人的心理或行为进行数量化测定，从而确定心理现象或行为在性质、程度上的差异。

（5）文献法：是通过查阅历史资料，来研究、分析、综合或比较不同地域或种族之间、不同历史时期或不同文化背景下人群行为的差异。

2. 研究内容

（1）研究有关健康和疾病的行为。影响健康与疾病的因素包括生物因素、心理因素和社会因素，这些因素都与人的行为密不可分。如高血压、冠心病、糖尿病、高脂血症、脂肪肝、恶性肿瘤等，常与吸烟、酗酒、紧张、缺少运动、饮食结构不合理等有关。因而运用行为科学的知识和技术，对人的行为机制及疾病矫正方法进行科学的分析，是行为医学研究的一个主要方面。

（2）研究个体行为和群体行为与健康的交互作用。在社会生活中，人必须在所处的环境中与他人进行种种行为互动，而环境和他人的行为存在着很多不确定因素，因此在互动过程中，会对人的生理健康和心理健康产生各种不同的影响。人在与这些因素发生互动时所产生的应答行为，包括个体行为和群体行为，由于受人的生理和心理状况的影响，同时还受群体知觉和群体心理的影响，故既会形成健康行为，也会形成不良行为。研究这些行为发生和发展的规律，研究促进健康行为的条件，研究对具有不良行为的个体和群体的矫正和引导方法，是行为医学研究的内容之一。

（3）研究医患行为及其互动特点。关注医务人员和患者的行为活动特征及规律，以指导医患建立起合理的行为互动关系。医务人员运用合适的语言或行为与患者进行有效的沟通，可以激励其符合健康的行为，矫正其不利于疾病的不良行为。

（4）研究社区、家庭和相关人群的保健行为。社区和家庭是人们日常生活的环境。社区环境、社区的活动特征、社区的保健机构和医疗卫生资源与社区居民的健康密切相关，家庭成员之间互动也是影响健康的重要因素。

3. 行为医学在临床上的应用

狭义的行为医学属于临床医学学科，主要研究个体的不良生活方式、行为习惯与疾病的关系，以及医疗行为（特别是医者的行为）对患者及所患疾病的影响。行为医学治疗或干预的疾病主要包括：① 不良生活方式与行为习惯所致疾病；② 生理心理障碍与心身疾病；③ 药物及成瘾物质的依赖；④ 某些慢性退行性疾病；⑤ 不利于健康的性行为；⑥ 神经疾病与精神疾病的康复期。治疗的主要手段是各种可操作的、程序相对稳定的行为疗法，如生物反馈疗法、松弛疗法、系统性脱敏、认知行为疗法、自我控制技术等。有的综合性医院也会组建单独的行为医学科，目的是治疗除精神疾病以外的各种与行为有关的疾病。

四、睡眠医学

1. 睡眠的发生机制及调节

睡眠是由于身体内部的需要，由中枢主动发起的使感觉活动和运动性活动暂时停止的过程。该中枢向上传导可作用于大脑皮质（也称为上行抑制系统），并与上行激动系统相拮抗，从而调节睡眠与觉醒的相互转化。大脑皮质的活动状态实际上是由脑深部的少数神经元群控制的，这些神经元就像开关与调节器，调控大脑皮质的兴奋性和感觉信息流向大脑皮质的传输。

2. 睡眠的分期和特点

根据行为学和多导睡眠图描记的特征,睡眠可分为快速眼动睡眠(REM)和非速快眼动睡眠(NREM),人类通常在 90 min 之内完成由 REM 过渡到 NREM 睡眠的过程。依据脑电波的频率和振幅,将 NREM 划分为 NREM 1~3 期,其中 NREM 1 期又称浅睡眠,NREM 3 期称为深睡眠或慢波睡眠。在 REM 期,除了眼肌和膈肌,其余的肌肉张力全都消失。在正常情况下,儿童和青少年的睡眠时间比成人多,成人比老年人多。随着年龄的增长,REM 期比例轻微下降,NREM 3 期(慢波睡眠)下降明显。此外,老年人入睡后觉醒时间和次数都会有所增加。

3. 睡眠障碍分类

睡眠医学(sleep medicine)是以各种睡眠疾病的诊断和治疗为主,涵盖睡眠-觉醒及相关疾病研究的一门新兴交叉学科。为了更好地鉴别各类睡眠障碍以及了解症状、病因、病理生理和治疗,对睡眠障碍进行分类是非常有必要的。目前应用最广泛的是《睡眠障碍国际分类(第 3 版)》(*International Classification of Sleep Disorders* 3rd Edition,ICSD-3)。它结合了症状、病理生理学和全身不同系统进行分类。ICSD-3 不仅列出了各种睡眠障碍的疾病名称,同时也提供了相关疾病的诊断要点和流行病学特征,有助于更精确地鉴别各类睡眠障碍。

ICSD-3 有以下 8 个大类。

(1) 失眠:在 ICSD-3 中,失眠定义为在合适的时机和环境下,仍存在持续的睡眠起始、睡眠时间、睡眠连续性或者睡眠质量障碍,且伴随引起日间功能受损。在成人失眠患者中,以睡眠起始障碍和睡眠维持障碍最为常见,通常表现为夜间觉醒时间过长、夜间睡眠不足和睡眠质量差。原发性失眠可能有内在和外在的因素参与其中,但并非继发于其他疾病。继发性失眠可继发于内科或精神疾病、另一种睡眠疾病或药物滥用。

(2) 睡眠呼吸障碍(sleep-related breathing disorder):特点是在睡眠过程中呼吸紊乱。原发性中枢性睡眠呼吸暂停疾病原因不明,在睡眠期间反复发生呼吸停止,与通气动力无关。其他中枢型睡眠呼吸暂停形式与潜在的病理或环境因素相关,如潮式呼吸或高海拔周期性呼吸。由于某些物质(物质滥用)引起的继发性中枢型睡眠呼吸暂停,最常见于长期使用阿片类药物。阻塞型睡眠呼吸暂停是由于气道阻塞引起呼吸用力增加和通气不足。

(3) 非呼吸障碍的嗜睡:嗜睡症并非由夜间睡眠紊乱和昼夜节律失调导致的日间嗜睡。日间嗜睡是指在一天主要觉醒时期无法保持警觉和清醒,导致意想不到地进入睡眠。可能合并其他睡眠障碍,必须给予有效的治疗。

(4) 昼夜节律性睡眠障碍:有着潜在的慢性生理学基础,其主要特点是患者的睡眠模式和被视为社会规则的模式间存在持久的或反复发生的失调。理想的睡眠时间和唤醒时间相关的主要睡眠期的时相延迟被称为睡眠时相延迟型,常见于青少年;反之睡眠时相提前型常见于老年人。睡眠觉醒不规律型包括无明确界定的睡眠和觉醒的昼夜节律,并与缺乏同步调节因素如光、活动等有关,最常见于福利院的老年人。自由节律型由于不能诱导进入 24 小时周期,并且由于日常睡眠模式连续变换使得其睡眠模式常随潜在的自由节律而触发。

(5) 异态睡眠:是指睡眠期间伴随着非自身需要的身体或经历的事件。这并不是睡眠和清醒状态本身进程的异常,而是不良事件发生在睡眠期间。异态睡眠包括睡眠有关的运动、行为、情绪、感觉、做梦以及自主神经系统功能异常。它们是觉醒、部分觉醒和睡眠期转换的疾病。

(6)睡眠运动障碍:特点是刻板但扰乱睡眠的运动,如周期性肢体运动睡眠障碍、不宁腿综合征和睡眠有关磨牙等。

(7)孤立症状和表面看似正常的变异及未定义的症候群。这部分睡眠障碍的症状介于正常和异常睡眠之间,如长睡眠、打鼾和梦呓等。

(8)其他睡眠障碍。难以归类到其他任何分类的疾病。

4. 睡眠医学临床意义

人的一生有三分之一时间在睡眠中度过,对维持人的体内平衡起了重要的作用。中国的睡眠医学经过 30 余年的发展初具规模,目前主要融入呼吸、耳鼻喉、神经及精神学科等传统学科领域内。按照中国睡眠研究会的最新一次统计来看,在 2017 年,国内不同规模的睡眠中心或相关实验室就已超过 2 000 家,而全国从事睡眠医学相关的医生、技师和护士及相关产业人员更是多达 2 万余人。少数医院还成立了独立的睡眠医学科,专门从事睡眠疾病诊疗、服务的私立睡眠医学诊所也有获批。但睡眠疾病的诊疗仍需规范,睡眠医师、技师的培养亟待加强。

五、灾害医学

国际救援专家认为,灾害是"超出受灾地区现有资源承受能力的人类生态环境破坏",这一定义对指导规划、实施救灾有着重要的现实意义。

灾害医学(disaster medince)是研究各种灾害对人体损害的规律,制订合理的卫生保障方案;动员必要的卫生力量并将其组成严密的救援网络;充分发挥医学多学科的协作作用;对灾害引起的健康问题进行预防、快速反应和康复等。

1. 灾害类型

灾害事件本身的特点与灾后心理健康问题的发生和进程密切相关。可将灾害事件大致划分为以下三种类型:① 自然灾害:包括地震、火山爆发、洪水、飓风等;② 技术事故:因人们想法和(或)行为上的失误而非蓄意为之,如交通事故、坍塌及爆炸等;③ 人类蓄意引发的事故:如大屠杀、恐怖分子袭击等。

目前认为,自然灾害对人的心理健康的冲击最小,技术事故因涉及人为的失误对人的心理健康的冲击要更为严重,而恐怖活动源自人的蓄意行为,常伴随着最严重的心理问题及后遗症。

2. 灾害心理应激

心理创伤和其他不良的心理后遗症常是自然灾害、复杂的人为灾害(如难民紧急情况)及人为造成的非目的性的意外灾害等事件的组成部分。恐怖主义的目的是造成人们心理上的痛苦、创伤和不平衡。重视精神创伤对照顾灾民和保护灾害救援人员都具有重要意义。

(1)影响心理应激的因素。每个经历过灾害的人,无论是受害者还是救援人员都会被灾害影响。个人和群体如何应对灾害以及从灾害中恢复，是他们与事件具体的"破坏力量"相互作用的结果。例如，危险暴露损失的范围和性质、生活变化的程度等。大部分经历过灾害的人只是出现一些心理、生理、认知和（或）情绪反应，随着时间的推移症状会逐渐消除，而有些人需要专业的诊疗。影响灾害心理应激的因素有以下几项。① 社区毁坏的程度：当灾害发生时，有些社区的社会基础设施保持完好，而有些社区的社会结构被撕裂了，社会结构被撕裂的社区中的人们不良心理后果也相应增加。② 灾害前家庭和社区的稳定性：那些在灾前功能良好的家庭和社区，在灾害事件发生后表现会较好。③ 社区领导：相对于没有领导或者领导不力的社区，在灾害发生时拥有积极的、决定性的且每时每刻对社会事务敏感的领导人的社区表现更好。④ 恢复工作的敏感性：从一个大灾害中恢复过来需要建立新的房屋，工作场所、学校和其他类型设施。如果恢复被延迟或不积极，可能令受灾者产生愤怒、失望和其他负面的心理后遗症。如果恢复工作针对当地的社会文化、社会经济、民族和种族因素进行，那么社区和个人会恢复得比较好。

（2）灾害相关精神障碍。在灾害中或灾害后，很多灾害救援者或受害者会经历一系列身体、情感、行为和认知上的应激，通常可通过教育、预期的指导和非正式的咨询，显著降低和管理这种应激反应。但有些人会出现与灾害相关的精神障碍，常见的有如下：① 急性应激障碍（ASD），是灾害发生后1个月内出现的急性精神障碍，常为一过性，在灾害事件发生时出现，随灾害事件消失而消失。临床症状与个体易感性及应对能力等有关，变异性大，可表现为"茫然、麻木"或"激越、过度警觉"等。② 创伤后应激障碍（PTSD），是灾后最典型的精神障碍，其症状为创伤体验的闪回、回避和麻木以及警觉性提高。临床上并不能将各种创伤后应激障碍症状简单地累加就可以诊断为PTSD，除非这些症状是在创伤性事件发生后才出现的，患者的社会功能受损或严重受损，症状至少持续1个月以上，并且排除了其他精神障碍。而在由灾害引发的主要精神心理障碍中，PTSD往往以共病而非单纯患病的方式出现，常伴有残疾发生。

抑郁症在受灾后的发生率略低于PTSD，尤其是有抑郁症病史的人更容易出现，需要密切关注。然而抑郁症时的情绪低落与目睹亲人去世时的哀伤是不一样的，要注意鉴别。

焦虑障碍也会在受灾人群中出现，以惊恐障碍和恐怖症最为常见。特别要注意的是，受灾人群尤其是男性，常出现酒精依赖和药物滥用的情况，这是对创伤性事件的一种应对方式。但是那些出现酒精依赖和药物滥用的人在受灾之前基本上就已经存在同样的问题。

3. 灾害心理干预

（1）尽早开展，长期进行。虽然大多精神障碍不能在灾后几周内就做出诊断，但能从某种程度上进行预测。及时有效的心理干预不仅为灾民提供了巨大援助，也能帮助工作人员克服灾后各种艰难困苦。而在灾后很长一段时间内，各种精神卫生问题如灾后迟发的PTSD会陆续增加，或是人们不及时寻求帮助，出现就诊延迟的情况。

（2）根据受灾程度和已有特征分别进行干预。灾害发生后，可根据人群的受灾程度和已有特征分别进行干预：可根据受灾严重程度、性格特征等将受灾人群划分为不同的亚群，采用不同的心理干预策略，以更有效地利用灾后有限的心理卫生资源。对于那些在灾害发生后遭受直接创伤较小的广大人群，可以通过筛查找出更有可能出现临床心理问题的小部分人,而对于那些直接遭受严重创伤、有可能出现精神卫生问题的高危人群,可以进行全面系统的精神评估。

4. 鉴别精神障碍和应激反应

通过鉴别区分精神障碍和应激反应,以便对精神障碍予以精心治疗,同时避免对一般急性应激反应做出不必要的精神病理诊断。应激反应虽然不是精神障碍,但也不容忽视,适当的干预可以防止这些反应发展成疾病。

第三节　前沿相关学科

一、脑科学

目前,世界各个国家都极其重视脑科学研究。美国 101 届国会正式通过了一个议案,命名 1990 年 1 月 1 日开始的十年为脑的十年。1995 年夏,国际脑研究组织(International Brain Research Organization, IBRO)在日本京都举办了第四届世界神经科学大会,提议把下一个世纪(21 世纪)称为"脑的世纪"。欧洲共体成立了"欧洲脑的十年委员会"及脑研究联盟。紧接着,日本推出了"脑科学时代"计划纲要。中国也提出了"脑功能及其细胞和分子基础"的研究项目,并列入了国家的"攀登计划"。脑科学(brain science),狭义上是神经科学,是为了了解神经系统内分子水平、细胞水平、细胞间的变化过程,以及这些过程在中枢功能控制系统内的整合作用而进行的研究。美国神经科学学会提出的定义更为广义:是研究脑的结构和功能的科学,还包括认知神经科学等。

美国脑计划已进入 2.0 版本,开始着手临床转化,核心在技术,目的在于对人类大脑意识的深度挖掘。脑计划的任务大致可以分为三个方面:一是新技术的突破和探索,致力于追求将脑的功能进行形象化和动态化的解码;二是利用新的技术对大脑的功能进行探索;三是总体把握大脑功能的实现方式,建立大脑功能和行为的联系,从大脑功能的角度解读人类的行为。脑计划将试图在精神障碍的诊断、治疗等方面做出改进。

2021 年 9 月 16 日,我国科技部网站发布了科技创新 2030"脑科学与类脑研究"重大项目 2021 年度项目申报指南,涉及 59 个研究领域和方向,经费预计超过 31.48 亿元人民币。预计未来几年,中国脑计划可能会投入数百亿元。该重大项目主要包含脑疾病诊治、脑认知功能的神经基础、脑机智能技术等方面的研究。其中脑疾病诊治面向脑健康和医疗产业,脑认知功能的神经基础以"介观全脑神经连接图谱国际大科学计划"为平台,而脑机智能技术则面向类脑智能产业。

1. 研究方法

(1) 在位实验:是指在动物存活状态下研究脑的某种功能。如将一条狗麻醉后,手术去除这条狗的小脑,等到饲养一段时间伤口愈合后,观察去小脑狗的行为与手术前的差异。

(2) 离体实验:是指将动物迅速处死,取出实验要用的材料做成标本,如神经肌肉标本、脑切片标本等。例如,在学习记忆的研究中人们常用到的脑海马切片标本:在 1 min 内迅速分离出大鼠脑海马,浸泡于通生理氧气的冰水混合脑脊液中 10 min,再切成 400 μm 厚的切片,放置在含有饱和生理氧气、恒温 35℃ 左右的人工脑脊液中 1 h,即可移至半干湿实验室进行实验。

（3）无损伤实验:一般用于人体实验。例如,研究吸烟者上瘾的机制时,在其烟瘾发作时,用 CT 或核磁共振仪观察脑内葡萄糖代谢的变化,发现原始大脑部位的代谢加强,而脑新皮质的代谢活动没有显著变化。还有部分实验在脑部有病变的受试者中进行,如伤害部位在大脑额叶、顶叶或者颞叶的患者,可研究注意力或脑优势半球。许多脑科学的重大发现就是在对这类患者的研究中发现的。

2. 脑实质病变

（1）遗忘症:是指记忆完全丧失。患者对一定时间内的生活经历部分丧失或者全部丧失。有的人由于大脑皮质受到损害而导致遗忘。往往近事遗忘出现较早,包括顺行性遗忘和逆行性遗忘。有的人由于心理因素导致心因性遗忘,往往因为情绪因素影响记忆丧失。包括选择性遗忘、分离性遗忘和界限性遗忘。

（2）帕金森病又名震颤麻痹,是一种常见的中老年人神经系统变性疾病,主要病变在黑质和纹状体。震颤、肌强直及运动减少是本病的主要临床特征。帕金森病位居老年人常见神经变性疾病的第四位。

（3）舞蹈病:又称亨廷顿（舞蹈）病,其主要症状为不自主的上肢和头部的舞蹈样动作,并伴有肌张力降低等。病理学研究表明,遗传性舞蹈病患者有明显的纹状体神经元病变,新纹状体严重萎缩,但黑质-纹状体通路完好,脑内多巴胺含量也正常。神经生化研究发现,舞蹈病患者纹状体中胆碱能和 γ-氨基丁酸能神经元的功能明显减退。目前认为,舞蹈病的发病主要是纹状体中胆碱能和 γ-氨基丁酸能神经元的功能减退使黑质多巴胺能神经元功能相对亢进引起的。

（4）阿尔茨海默病是一种起病隐匿的进行性发展的神经系统退行性疾病。临床上以记忆障碍、失语、失用、失认、视空间技能损害、执行功能障碍以及人格和行为改变等全面性痴呆表现为特征。病因迄今未明,有多种假说,如遗传学说、淀粉样蛋白沉积学说、乙酰胆碱和兴奋性氨基酸学说、慢性感染学说和铝中毒学说等,但都未能完全解释阿尔茨海默病的发病机制。

（5）脑弥散性调制系统与精神障碍:脑内有多个弥散性调制系统,这些系统行使调节功能,调制大脑皮质、丘脑和脊髓的兴奋性和同步化活动。可根据不同的受体分为乙酰胆碱能系统、去甲肾上腺素能系统、5-HT 系统和多巴胺系统等,这些系统的异常或紊乱会出现各种精神障碍,而且使用作用于脑弥散性调剂系统的药物能有效治疗这些精神障碍。如抑郁症是一种极为严重的情绪障碍,以显著而持久的心境低落为主要临床特征。在 20 世纪 60 年代,利血平被用来治疗高血压时发现大约有 20% 的患者变得精神抑郁,因为利血平能耗竭突触间隙儿茶酚胺和 5-HT。另一种治疗结核的药物则能使患者情绪高涨,因为它是单胺氧化酶（monoamine oxidase, MAO）的抑制剂,MAO 能破坏儿茶酚胺和 5-HT。通过抑制单胺氧化酶,减少儿茶酚胺等的代谢灭活,促使儿茶酚胺等含量增多,产生抗抑郁作用或兴奋作用。据此可以得出结论:情绪与大脑去甲肾上腺素和（或）5-HT 水平紧密相关,抑郁症可能是这两个弥散性调控系统中的某一个功能不足的结果。

二、精神影像学

随着人类疾病谱的不断变化,精神障碍受到人们越来越多的认识和关注。精神障碍不仅种类繁多,临床表现各不相同,而且即使是同一种疾病在不同的个体身上差异也很大。随着影像学技术的不断发展,CT、MRI 等逐渐在精神障碍发病机制的研究、治疗效果的评价、预后的评估等领域中占有越来越重要的地位。但是,这些领域一方面属于传统放射学的盲区,很多新技术、新进展有赖于磁共振物理、计算机科学、数学以及统计学等不同交叉学科的介入。另一方面,这些专业知识对很多精神科医生和放射科医生来说都是比较陌生的,要理解相应的研究结果存在一定的困难。为了解决这些问题,精神影像学(psychoradiology)这门新兴学科就此诞生,它是通过影像学手段反映正常心理认知精神状态的健康人以及心理精神障碍患者脑结构和(或)功能的医学影像学分支。

1. 计算机体层成像

计算机体层成像(computed tomography,CT)基本原理是用 X 线束对人体检查部位一定厚度的层面进行扫描,由探测器接收透过该层面的 X 线,转变为可见光后,由光电转换器转变为电信号,再经模拟/数字转换器(analog/digital converter)转为数字信号,输入计算机处理。图像形成的处理有如将选定层面分成若干个体积相同的长方体,称为体素(voxel)。扫描所得信息经计算而获得每个体素的 X 线衰减系数或吸收系数,再排列成矩阵,即数字矩阵(digital matrix),数字矩阵可存储于磁盘或光盘中。经数字/模拟转换器(digital/anolog converter)把数字矩阵中的每个数字转为由黑到白不等灰度的小方块,即像素(pixel),并按矩阵排列,即构成 CT 图像。

扫描方式分为平扫(plain CT scan)、造影增强扫描(contrast enhancement,CE)和造影扫描三种。平扫是指不用造影或造影增强的普通扫描,一般 CT 检查都是先做平扫。增强扫描是指用高压注射器经静脉注入水溶性有机碘剂,如 60%～76%泛影葡胺 60 ml 后再行扫描的方法。血内碘浓度增高后,器官与病变内碘的浓度可产生差别,形成密度差,可能使病变显影更为清楚。方法主要有团注法和静滴法。造影扫描是先做器官或结构的造影,然后再行扫描的方法。例如,向脑池内注入碘曲仑 8～10 ml 或注入空气 4～6 ml 进行脑池造影再行扫描,称为脑池造影 CT 扫描,可清楚地显示脑池及其中的小肿瘤。

通常 CT 与其他功能性影像学检查如单光子发射计算机断层成像(SPECT)和正电子发射断层成像(PET)联合应用。例如,CT 在 SPECT/CT 和 PET/CT 中既提供了解剖结构方面的信息,又可以对功能性图像衰减校正。应用 SPECT/CT 对阿尔茨海默病患者前瞻性研究发现,头颅 CT 显示阿尔茨海默病患者脑萎缩、脑室和颞角扩大等征象,同时 SPECT 结果提示全脑弥散性血流减少,认为两项检查结合使用可以提高阿尔茨海默病诊断的准确性。但是近年来随着结构成像效果更好的 MRI 广泛应用以及 CT 的辐射剂量较大,单独的 CT 成像在精神领域的应用已经越来越少了。

2. 磁共振成像

磁共振成像(magnetic resonance imaging,MRI)是利用原子核在强磁场内发生共振产生信号经图像重建的一种成像技术,是一种核物理现象。它是利用射频脉冲对置于磁场中含有自旋不为零的原子核进行激励,射频脉冲停止后,原子核进行弛豫,在其弛豫过程中用感应线圈采集信号,按一定的数学方法重建形成数学图像。

功能磁共振成像(functional magnetic resonance imaging,fMRI)是根据 MRI 对组织磁化高度敏感的特点来研究人脑功能尤其是大脑功能区划分的无创性检测技术,更重要的是它突破了过去仅从生理学或病理生理学角度对人脑实施研究和评估的困境,还使得人们可以从语言、触觉甚至情感等领域对清醒人脑进行观察。利用 fMRI 还可以对疾病治疗后的功能恢复、功能性重建进行深入研究,并且可以定性、定量地检测药物治疗的疗效,为临床诊断、治疗及评估预后提供可靠的依据。

3. PET 与 SPECT 成像

正电子发射型计算机断层成像(positron emission computed tomography,PET),是核医学领域比较先进的临床检查影像技术。一些短寿命的物质,在衰变过程中释放出正电子,一个正电子在行进十分之几毫米到几毫米后遇到一个电子后发生湮灭,从而产生方向相反(180°)的一对能量为 511 keV 的光子(based on pair production)。这对光子,通过高度灵敏的照相机捕捉,并经计算机进行散射和随机信息的校正。经过对不同的正电子进行相同的分析处理,我们可以得到在生物体内聚集情况的三维图像。PET/CT 将 PET 与 CT 完美融为一体,由 PET 提供病灶详尽的功能与代谢等分子信息,而 CT 提供病灶的精确解剖定位,一次显像可获得全身各方位的断层图像,具有灵敏、准确、特异及定位精确等特点,可一目了然地了解全身整体状况,达到早期发现病灶和诊断疾病的目的。PET - MRI 是将 PET 的分子成像功能与 MRI 卓越的软组织对比功能结合起来的一种新技术,包括同机融合 PET/MRI 和异机融合 PET/MRI。它可以对在组织中扩散的疾病细胞进行成像。该系统可以分别收集 PET 和 MRI 影像,融合了 PET 对病灶的敏感检测优势和 MRI 的多序列成像优势。与其他检查手段相比,PET/MRI 的灵敏度高、准确性好,对许多疾病(尤其是肿瘤和最为常见的心脑疾病)具有早期发现、早期诊断的价值。

单光子发射计算机断层成像(single-photon emission computed tomography,SPECT)的基本成像原理:首先患者需要摄入含有半衰期适当的放射性同位素药物,在药物到达所需要成像的断层位置后,由于放射性衰变,将从断层处发出 γ 光子,位于外层的 γ 照相机探头的每个灵敏点探测沿一条投影线(Ray)进来的 γ 光子,通过闪烁体将探测到的高能 γ 射线转化为能量较低但数量很大的光信号,通过光电倍增管将光信号转化为电信号并进行放大,得到的测量值代表人体在该投影线上的放射性之和。在同一条直线上的灵敏点可探测人体一个断层上的放射性药物,它们的输出称作该断层的一维投影(projection)。图中各条投影线都垂直于探测器并互相平行,故称为平行束,探测器的法线与 X 轴的交角 θ 称为观测角(view)。γ 照相机是二维探测器,安装了平行孔准直器后,可以同时获取多个断层的平行束投影,这就是平片。平片表现不出投影线上各点的前后关系,要想知道人体在纵深方向上的结构,就需要从不同的角度进行观测。知道了某个断层在所有观测角的一维投影,就能计算出该断层的图像。从投影求解断层图像的过程称作重建(reconstruction)。这种断层成像术离不开计算机,所以称作计算机断层成像术。

　　PET 和 SPECT 首次实现了在活体状态下研究脑功能，获取有用的临床信息的目标。它能够观察诸如脑血流变化、脑耗氧量、脑葡萄糖代谢、脑蛋白质合成以及脑神经递质的受体变化特征，为精神障碍的研究开辟了新道路，为神经生物学研究提供了一种新的技术或方法。但是，PET 和 SPECT 的图像往往缺乏相关解剖位置的对照，空间信息较少，发现病灶却无法精确定位；同时，PET 和 SPECT 所使用的示踪剂是放射性核素标记的药物，患者会受到一定量的辐射；而放射性药物的生产和放射性排泄物的处理也需要较高的成本。

　　4. 脑磁图

　　人脑内神经细胞的带电离子迁移产生局部的微弱电流，根据奥斯特发现的电流磁效用，这些电流会产生微弱的磁场。脑磁图（magnetoencephalography，MEG）就是一种利用这个磁场无侵入地检测脑细胞活动的图像技术，通过超导量子干涉仪（super-conducting quantum interence device，SQUID）探测神经元突触后点位电流所产生的磁场，分析磁场的各种参数后得出脑功能图像。

　　脑磁图目前常用于：① 癫痫诊断和癫痫灶术前定位；② 神经外科术前脑功能区定位；③ 缺血性脑血管病预测和诊断；④ 外伤后大脑功能的评估和鉴定；⑤ 精神障碍和心理障碍的诊断；⑥ 司法鉴定和测谎应用；⑦ 语言、视觉、听觉、体感诱发等的研究；⑧ 认知功能及信息处理过程的语言学习与视觉、听觉的关系等。

　　5. 光学成像

　　传统的脑功能成像如 fMRI、PET、SPECT 及 MEG 等方法，虽然已被成功用于脑功能的研究中，但是目前也存在时间或空间分辨率不够的问题。光学成像（optical imaging）作为一种无损、高时空分辨率的脑功能成像技术，在研究大脑皮质区域功能构筑及血流动力学相应方面取得重大进展。其基础原理：通过光在物质中传播的吸收和散射这两种基本相互作用来了解该物质的特性。通过光在组织中的传播模型，重建由输入到输出这一过程中的组织变化。

　　目前应用较为广泛的光成像方法有：① 近红外光成像技术；② 内源光成像技术；③ 激光散斑成像技术；④ 神经元事件相关光信号成像；⑤ 染色成像技术；⑥ 光学相干层析成像；⑦ 干涉成像光谱方法。

　　现代光学成像技术可以在分子水平研究脑皮质的功能构筑，实现在不同的时间和空间尺度，在不同的层次上活体动态地监测脑皮质生理、病理变化过程，为揭示大脑认知活动规律、脑神经信号转导、神经元网络信息加工、传递和整合等提供重要的实验依据。但是，由于外部皮质组织会导致光信号衰减、皮肤色素沉着也会影响光信号等因素，所以，将光学成像技术与多种脑功能检测技术进行整合，可以为脑机制的研究提供更加翔实的实验数据。

（邱昌建）

思考题

　　1. 心理学与精神病学的区别和联系？

　　2. 作为精神科临床医生，应掌握精神病学的哪些相关知识？

　　3. 你认为精神病学还可以与哪些学科交叉整合进一步发展？

附　录

ICD - 11

编　号	分　类	编　号	分　类
L1 - 6A0	神经发育障碍	6A7Z	未特指的抑郁障碍
6A00	智力发育障碍	6A80	心境障碍中,心境障碍发作的症状和病程表现
6A01	发育性言语或语言障碍	6A8Y	其他特指的心境障碍
6A02	孤独症谱系障碍	6A8Z	未特指的心境障碍
6A03	发育性学习障碍	L1 - 6B0	焦虑或恐惧相关性障碍
6A04	发展性运动协调障碍	6B00	广泛性焦虑障碍
6A05	注意缺陷多动障碍	6B01	惊恐障碍
6A06	刻板性运动障碍	6B02	广场恐怖症
L1 - 6A2	精神分裂症或其他原发性精神病性障碍	6B03	特定的恐怖
6A20	精神分裂症	6B04	社交焦虑障碍
6A21	分裂情感性障碍	6B05	分离性焦虑障碍
6A22	分裂型障碍	6B06	选择性缄默症
6A23	急性短暂性精神病性障碍	6B0Y	其他特指的焦虑或恐惧相关性障碍
6A24	妄想性障碍	6B0Z	未特指的焦虑或恐惧相关性障碍
6A25	原发性精神病性障碍的症状表现	L1 - 6B2	强迫症或相关障碍
L1 - 6A4	紧张症	6B20	强迫症
6A40	与其他精神障碍有关的紧张症	6B21	躯体变形障碍
6A41	物质或药物所致的紧张症	6B22	嗅觉牵连障碍
6A4Z	未特指的紧张症	6B23	疑病症
L1 - 6A6	心境障碍	6B24	囤积障碍
L2 - 6A6	双相及相关障碍	6B25	聚焦于躯体的重复行为障碍
6A60	双相Ⅰ型障碍	L1 - 6B4	应激相关障碍
6A61	双相Ⅱ型障碍	6B40	创伤后应激障碍
6A62	环性心境障碍	6B41	复杂性创伤后应激障碍
L2 - 6A7	抑郁障碍	6B42	延长哀伤障碍
6A70	单次发作抑郁障碍	6B43	适应障碍
6A71	复发性抑郁障碍	6B44	反应性依恋障碍
6A72	恶劣心境障碍	6B45	脱抑制性社会参与障碍
6A73	混合性抑郁焦虑障碍		
6A7Y	其他特指的抑郁障碍		

（续　表）

编　号	分　　类	编　号	分　　类
6B4Y	其他特指的应激相关障碍	6C44	镇静、催眠或抗焦虑药物使用所致障碍
6B4Z	未特指的应激相关障碍	6C45	可卡因使用所致障碍
L1‑6B6	分离障碍	6C46	兴奋剂（包括苯丙胺类、甲基苯丙胺或甲卡西酮）使用所致障碍
6B60	分离性神经症状障碍		
6B61	分离遗忘症	6C47	合成卡西酮类物质使用所致障碍
6B62	出神障碍	6C48	咖啡因使用所致障碍
6B63	附体出神障碍	6C49	致幻剂使用所致障碍
6B64	分离性身份障碍	6C4A	尼古丁使用所致障碍
6B65	部分分离性身份障碍	6C4B	挥发性吸入剂使用所致障碍
6B66	人格解体‑现实解体障碍	6C4C	MDMA 或相关药物（包括 MDA）使用所致障碍
6B6Y	其他特指的分离障碍		
6B6Z	未特指的分离障碍	6C4D	分离性药物（包括氯胺酮和苯环利定［PCP］）使用所致障碍
L1‑6B8	喂食或进食障碍		
6B80	神经性厌食	6C4E	其他特指的精神活性物质（包括治疗药物）使用所致障碍
6B81	神经性贪食		
6B82	暴食障碍	6C4F	多种特指的精神活性物质（包括治疗药物）使用所致障碍
6B83	回避‑限制性摄食障碍		
6B84	异食癖	6C4G	未知或未特指精神活性物质使用所致障碍
6B85	反刍‑反流障碍		
6B8Y	其他特指的喂食或进食障碍	6C4H	非精神活性物质使用所致障碍
6B8Z	未特指的喂食或进食障碍	6C4Y	其他特指的物质使用所致障碍
L1‑6C0	排泄障碍	6C4Z	未特指的物质使用所致障碍
6C00	遗尿症	L2‑6C5	成瘾行为所致障碍
6C01	遗粪症	6C50	赌博障碍
L1‑6C2	躯体不适或躯体体验障碍	6C51	游戏障碍
6C20	躯体不适障碍	6C5Y	其他特指的成瘾行为所致障碍
6C21	身体一致性烦恼	6C5Z	未特指的成瘾行为所致障碍
6C2Y	其他特指的躯体不适或躯体体验障碍	L1‑6C7	冲动控制障碍
6C2Z	未特指的躯体不适或躯体体验障碍	6C70	纵火狂
L1‑6C4	物质使用或成瘾行为所致障碍	6C71	偷窃狂
L2‑6C4	物质使用所致障碍	6C72	强迫性性行为障碍
6C40	酒精使用所致障碍	6C73	间歇性暴怒障碍
6C41	大麻素类物质使用所致障碍	6C7Y	其他特指的冲动控制障碍
6C42	合成大麻素类物质使用所致障碍	6C7Z	未特指的冲动控制障碍
6C43	阿片类物质使用所致障碍	L1‑6C9	破坏性行为或社交紊乱型障碍
		6C90	对立违抗障碍
		6C91	反社会品行障碍

（续 表）

编 号	分 类	编 号	分 类
6C9Y	其他特指的破坏性行为或社交紊乱型障碍	6D8Y	其他特指的痴呆
		6D8Z	未特指的痴呆
6C9Z	未特指的破坏性行为或社交紊乱型障碍	6E0Y	其他特指的神经认知障碍
		6E0Z	未特指的神经认知障碍
L1 - 6D1	人格障碍及相关人格特质	L1 - 6E2	与妊娠、分娩或产褥期有关的精神或行为障碍
6D10	人格障碍		
6D11	突出的人格特征或模式	6E20	与妊娠、分娩或产褥期相关精神或行为障碍,不伴精神病性症状
L1 - 6D3	性欲倒错障碍		
6D30	露阴障碍	6E21	与妊娠、分娩或产褥期相关精神或行为障碍,伴精神病性症状
6D31	窥阴障碍		
6D32	恋童障碍	6E2Z	未特指的与妊娠、分娩或产褥期相关精神或行为障碍
6D33	强制性性施虐障碍		
6D34	摩擦障碍	6E40	心理或行为因素影响分类于他处的疾患或疾病
6D35	涉及非自愿对象的其他性欲倒错障碍		
6D36	涉及自身或自愿对象的性欲倒错障碍	L1 - 6E6	与分类于他处的障碍或疾病相关的继发性精神或者行为综合征
6D3Z	未特指的性欲倒错障碍	6E60	继发性神经发育综合征
L1 - 6D5	做作性障碍	6E61	继发性精神病性综合征
6D50	对自身的做作性障碍	6E62	继发性心境障碍
6D51	对他人的做作性障碍	6E63	继发性焦虑综合征
6D5Z	未特指的做作性障碍	6E64	继发性强迫性或相关综合征
L1 - 6D7	神经认知障碍	6E65	继发性分离综合征
6D70	谵妄	6E66	继发性冲动控制综合征
6D71	轻度神经认知障碍	6E67	继发性神经认知综合征
6D72	遗忘障碍	6E68	继发性人格改变
L2 - 6D8	痴呆	6E69	继发性紧张综合征
6D80	阿尔茨海默病所致痴呆	6E6Y	其他特指的与分类于他处的障碍或疾病相关的继发性精神或行为综合征
6D81	脑血管病所致痴呆		
6D82	路易体病所致痴呆	6E6Z	未特指的与分类于他处的障碍或疾病相关的继发性精神或行为综合征
6D83	额颞痴呆		
6D84	精神活性物质(包括治疗药物)所致痴呆	6E8Y	其他特指的精神、行为或神经发育障碍
6D85	分类于他处的疾病所致痴呆	6E8Z	未特指的精神、行为或神经发育障碍
6D86	痴呆引起的行为或精神紊乱		

主要参考文献

1. 白波,杨志寅.行为医学[M].2 版.北京：高等教育出版社,2018.
2. 蔡军,柏涌海.社区精神康复实务[M].上海：第二军医大学出版社,2019.
3. 蔡伟雄,方建新,管唯,等.法医精神病学能力验证相关问题探讨[J].中国司法鉴定,2012,(5)：12-17.
4. 陈发展,陆峥.性身份识别障碍的诊断和治疗进展[J].中华行为医学与脑科学杂志,2012.21(6)：569-571.
5. 陈珏.进食障碍[M].北京：人民卫生出版社,2013.
6. 陈为富.我国社区精神卫生服务发展状况及对策研究[D].济南：山东大学,2009.
7. 陈彦方,顾牛范.新编临床精神药物手册[M].济南：山东科学技术出版社,1998.
8. 戴海琦.心理测量学[M].2 版.北京：高等教育出版社,2015.
9. 邓应梅,赵琳,王怡,等.国际疾病分类 ICD-11 的特点与新进展[J].中华医院管理杂志,2018,34(6)：462-465.
10. 范青,高睿,白艳乐,等.强迫症规范化团体认知行为治疗手册[M].上海：上海交通大学出版社,2020.
11. 范晓倩,栗克清.社区精神卫生服务研究进展[J].中国健康心理学杂志,2015(8)：1268-1273.
12. 傅华.预防医学[M].7 版.北京：人民卫生出版社,2018.
13. 格尔德,梅奥,考恩.牛津精神病学教科书(中文版)[M].刘协和,等,译.成都：四川大学出版社,2004.
14. 龚启勇.精神影像学[M].2 版.北京：人民卫生出版社,2019.
15. 顾牛范,王祖承.精神医学进修讲座[M].上海：上海医科大学出版社,1999.
16. 国家卫生健康委办公厅.国家卫生健康委办公厅关于探索开展抑郁症、老年痴呆防治特色服务工作的通知：国卫办疾控函〔2020〕726 号[EB/OL].[2020-09-11].http://www.nhc.gov.cn/jkj/s7914/202009/a63d8f82e b53451f97217bef0962b98f.shtml.
17. 国家卫生健康委医政医管局.精神障碍诊疗规范(2020 年版)[M].北京：人民卫生出版社,2020.
18. 国家卫生健康委、中央政法委、中宣部教育部、公安部、民政部、司法部、财政部、国家信访局、中国残联.关于印发全国社会心理服务体系建设试点工作方案的通知：国卫疾控发〔2018〕44 号[EB/OL].[2018-11-16].http://www.nhc.gov.cn/jkj/s5888/201812/f305fa5ec9794621 882b8bebf1090ad9.shtml.
19. 郝伟,陆林.精神病学[M].8 版.北京：人民卫生出版社,2018.
20. 郝伟,赵敏,李锦,等.成瘾医学理论与实践[M].北京：人民卫生出版社,2016.
21. 何金彩,朱雨岚.神经心理学[M].2 版.北京：人民卫生出版社,2018.
22. 赫尔斯.精神病学教科书[M].张明园,肖泽萍,译.北京：人民卫生出版社,2010.
23. 胡泽卿.法医精神病学[M].4 版.北京：人民卫生出版社,2020.
24. 黄晶晶,赵敏,肖泽萍,等.ICD-11 精神与行为障碍(草案)诊断类别与标准修订进展[J].中华精神科杂志,2017,50(5)：340-344.
25. 季建林.精神医学[M].上海：复旦大学出版社,2003.
26. 江开达,黄继忠.双相障碍[M].北京：人民卫生出版社,2012
27. 江开达.精神病学[M].2 版.北京：人民卫生出版社,2010.
28. 江开达.精神病学高级教程[M].北京：人民军医出版社,2009.

29. 江开达.精神病学高级教程[M].北京：中华医学电子音像出版社,2016.

30. 江开达.抑郁障碍防治指南[M].北京：北京大学医学出版社,2007.

31. 金卫东.双相心境障碍[M].北京：人民军医出版社,2011

32. 李达,刘沙鑫.社会心理作业治疗[M].北京：电子工业出版社,2019.

33. 李凌江,陆林.精神病学[M].3 版.北京：人民卫生出版社,2020.

34. 李凌江,马辛.中国抑郁障碍防治指南[M].2 版.北京：中华医学电子音像出版社,2015.

35. 李栓荣.精神科临床护理实践[M].郑州：河南科学技术出版社,2016.

36. 理查德·格里格,菲利普·津巴多.心理学与生活[M].19 版.王垒,译.北京：人民邮电出版社,2014.

37. 刘协和,李涛.译.牛津精神病学教科书(第五版中文)[M].成都：四川大学出版社,2010.

38. 刘协和.论精神病人刑事责任能力评定标准的制定[J].中国司法鉴定,2008,(6)：23－24.

39. 刘燕林.我国社区精神卫生服务的发展概况、存在问题及对策[J].中国社会医学杂志,2013,30(6)：379－380.

40. 刘哲宁,杨芳宇.精神科护理学[M].4 版.北京：人民卫生出版社,2017.

41. 陆林.精神病学[M].6 版.北京：人民卫生出版社,2018.

42. 陆林,马辛.精神病学[M].3 版.北京：人民卫生出版社,2021.

43. 陆林.沈渔邨精神病学[M].6 版.北京：人民卫生出版社,2018.

44. 陆峥.性功能障碍与性心理障碍[M].北京：人民卫生出版社,2012.

45. 陆峥.性心理咨询[M].上海：同济大学出版社,2002.

46. 罗伯特·索尔特,奥托·麦克林,金伯利·麦克林.认知心理学[M].8 版.邵志芳,李林,徐媛,等,译.上海：上海人民出版社,2019.

47. 马弘,刘津,何燕玲,等.中国精神卫生服务模式改革的重要方向：686 模式[J].中国心理卫生杂志,2011(10)：12－15.

48. 马弘.严重精神障碍社区防治工作指南[M].北京：中华医学电子音像出版社,2018.

49. 马华舰,李春波,CaryKogan,等.ICD－11 精神与行为障碍(草案)关于焦虑障碍诊断标准的进展[J].中华精神科杂志,2017,50(05)：348－351.

50. 马硕,关丽征.日本社区精神卫生服务模式及思考[J].医学与哲学,2015,36(23)：55－57,71.

51. 马辛.社区精神卫生[M].北京：人民卫生出版社,2019.

52. 迈克尔·B.弗斯特,等.DSM－5 障碍定式临床检查[M].费立鹏等,译.北京：北京大学出版社,2021.

53. [美]贝克(Beck J S).认知疗法基础与应用(第 2 版).[M].张怡,孙凌,王辰怡,等译.北京：中国轻工业出版社,2019.

54. 美国精神医学学会.精神障碍诊断与统计手册(第 5 版)[M].北京：北京大学出版社,2015.

55. 牛勇.人本主义疗法[M].北京：开明出版社,2012.

56. 沈其杰.双相障碍防治指南[M].北京：北京大学医学出版社,2007.

57. 施忠英,郑慧芳,吴瑛,等.中文版暴力风险量表对精神病患者暴力行为预测能力的研究[J].护理研究杂志,28(1)：247－249.

58. 时萍,时露,周建华.酒精依赖的研究进展[J].中国药物依赖性杂志,2015,24(04)：254－256.

59. 世界卫生组织.ICD－10 精神与行为障碍分类[M].范肖冬,汪向东,于欣,等,译.北京：人民卫生出版社,1993.

60. 世界卫生组织.精神卫生、人权与立法资源手册[M].谢斌,等,译.日内瓦：世界卫生组织,2005.

61. 舒良.精神分裂症防治指南[M].北京：北京大学医学出版社,2007.

62. 司天梅,杨彦春.中国强迫症防治指南[M].北京：中华医学电子音像出版社,2015.

63. 苏林雁.儿童精神医学[M].长沙：湖南科学技术出版社,2014.

64. 唐宏宇,方贻儒.精神病学[M].北京：人民卫生出版社,2015

65. 唐苏勤,何丽,刘博,等.延长哀伤障碍的概念、流行病学和病理机制[J].心理科学进展,2014,22

（7）：1159－1169.

66. 陶国泰,郑毅,宋维村.儿童少年精神病学[M].2 版.南京：江苏科学技术出版社，2008.

67. 王高华,曾勇.会诊联络精神病学[M].北京：人民卫生出版社,2016.

68. 王继军.精神障碍的物理治疗[M].北京：人民卫生出版社,2012.

69. 王敬彩,衣明纪.儿童功能性遗粪症研究进展[J].中国妇幼健康研究,2007(5)：398－400.

70. 王向群,王高华.中国进食障碍防治指南[M].北京：中华医学电子音像出版社,2015.

71. 王勋,马宁,吴霞民,等.2018 年全国严重精神障碍患者管理治疗现状分析[J].中华精神科杂志,
2020,53(5)：438－445.

72. 王祖承,方贻儒.精神病学[M].上海：上海科技出版社,2011.

73. 王祖承.精神科综合征[M].上海：上海医科大学出版社,1999.

74. 肖茜,张道龙.ICD－11 与 DSM－5 关于焦虑障碍诊断标准的异同[J].四川精神卫生.2020,33(1)：
79－83.

75. 徐建国,邵瑞太,陈博文.新型国家预防医学体系建立：问题、挑战与对策[M].北京：科学出版社,2020.

76. 许传亮,宋奇翔,方祖军,等.儿童夜间遗尿症诊治指南[J].中华泌尿外科杂志.2015,36(11)：801－805.

77. 许又新.精神病理学(第 2 版)[M].北京：北京大学医学出版社,2011.

78. 颜文伟.临床精神药理学[M].长沙：湖南科学技术出版社,1996.

79. 杨德森.基础精神医学[M].长沙：湖南科学技术出版社,1994.

80. 杨德森,刘协和,许又新.湘雅精神医学[M].北京：科学出版社,2015.

81. 杨德森.湘雅精神医学[M].北京：科学出版社,2015.

82. 杨甫德,陈彦方.精神科急症学[M].北京：人民卫生出版社,2014.

83. 杨树旺,汤世明,李俊琳,等.社区精神卫生理论与实践[M].武汉：武汉大学出版社,2019.

84. 张海音.医学心理学[M].上海：上海交通大学出版社,2015.

85. 张明园,何燕玲.精神科评定量表手册[M].长沙：湖南科学技术出版社.2015.

86. 张明园.精神科手册[M].上海：上海科学技术出版社,1999.

87. 张明园.老年期痴呆防治指南[M].北京：北京大学医学出版社,2007.

88. 张钦廷,李豪喆,陈琛,等.法医精神病鉴定内容构架及评定要点解析[J].中国司法鉴定杂志 2020,
（1）：9－20.

89. 张伟波,朱益,陆怡,等.国内社区精神分裂症个案管理模式应用与研究现状[J].神经疾病与精神卫
生,2016,16(002)：202－205.

90. 赵靖平.精神分裂症[M].北京：人民卫生出版社,2012.

91. 赵靖平.精神药物治疗学[M].北京：人民军医出版社,2005.

92. 赵毛妮,李秋芳,李雅楠,等.丧亲者延长哀伤障碍的研究进展及展望[J].广东医学,2017,38(21)：3370－
3373.

93. 赵忠新.睡眠医学[M].北京：人民卫生出版社,2016.

94. 郑毓鹦,张天宏,Keeley J,等.ICD－11 精神与行为障碍(草案)关于人格障碍诊断标准的进展[J].中华精
神科杂志.2018,51(1)：5－8.

95. 郑瞻培.司法精神病学鉴定实践[M].北京：知识产权出版社,2017.

96. 中国国家禁毒委员会办公室.2020 年中国毒品形势报告[R].北京：国家禁毒办,2020.

97. 中华护理学会精神卫生专委会.住院患者身体约束护理：T/CNAS04－2019[S].中华护理学会,2019.

98. 中华医学会小儿外科学分会小儿尿动力和盆底学组和泌尿外科学组.儿童遗尿症诊断和治疗中国专家
共识[J].中华医学杂志,2019,99(21)：1615－1620.

99. 钟娜,杜江,Vladimir Poznyak,等.游戏障碍的研究进展及作为 ICD－11 精神与行为障碍(草案)新诊断
分类的争议[J].中华精神科杂志,2018,51(02)：149－152.

100. 周勇.基于复元理念的个案管理康复服务对社区精神分裂症患者的作用[D].上海：上海交通大

学,2014.

101. Bellack A S，Mueser K T，Gingerich S,等.精神分裂症社交技能训练:分步指导[M].2 版.范青,李春波,朱卓影,译.北京:科学出版社,2021.

102. Briggs S M.高级灾害医学救援手册[M].2 版.张茂,干建新,译.杭州:浙江大学出版社,2017.

103. Didonna F.正念疗法—认知行为疗法的第三次浪潮[M].郭书彩,范青,陆璐,等,译.北京:中国工信出版集团人民邮电出版社,2021.

104. Gerlach A，Elzer M.精神分析性心理治疗[M].仇剑崟,徐勇,译.北京:人民卫生出版社,2018.

105. Goldman H H.精神病学概要(英文版)[M].5 版.北京:人民卫生出版社,2001.

106. James R K，Gilliland B E.危机干预策略[M].7 版.肖水源,周亮,译.北京:中国轻工业出版社,2017.

107. Levenson J L.心身医学[M].吕秋云,译.北京:北京大学医学出版社,2010.

108. Neil Preston,王晓慧,张松.现代社区精神医学[M],北京:人民军医出版社,2009.

109. Segal Z V，Williams J M G，Teasdale J D.抑郁症的正念认知疗法[M].2 版.余红玉,译.北京:世界图书出版社公司,2017.

110. Taylor D，Paton C，Kapur S.精神科处方指南[M].12 版.司天梅,译.北京:人民卫生出版社,2017.

111. Winston A，Rosenthal R N.支持性心理治疗理论[M].程文红,译.北京:人民卫生出版社,2010.

112. World Health Organization.用于死因与疾病统计的 ICD－11[DB/OL].[2022－02].https：//icd.who.int/browse11/l-m/zh#.

113. Abrams R. Electroconvulsive therapy[M]. New York：Oxford University Press，1997.

114. Abrams R. Stimulus titration and ECT dosing[J]. J ECT，2002，18(1)：3－9.

115. American Psychiatric Association. Diagnostic and statistical manual of mental disorders，Fifth Edition (DSM－5)[M]. Arlington，VA：American Psychiatric Association，2013.

116. American Psychiatric Association Task Force on Electroconvulsive Therapy. The practice of electroconvulsive therapy：recommendations for treatment，training and privileging[R]. Washinhton：American Psychiatric Association，2001.

117. Aum D J，Tierney T S. Deep brain stimulation：foundations and future trends[J]. Front Biosci (Landmark Ed)，2018，23(1)：162－182.

118. Bach B，First M B. Application of the ICD－11 classification of personality disorders[J]. BMC Psychiatry. 2018，18(1)：351.

119. Bach B，Sellbom M，Skjernov M，et al. ICD－11 and DSM－5 personality trait domains capture categorical personality disorders：Finding a common ground[J]. Aust N Z J Psychiatry. 2018，52 (5)：425－434.

120. Baeken C，Brem A K，Arns M，et al. Repetitive transcranial magnetic stimulation treatment for depressive disorders：current knowledge and future directions[J]. Curr Opin Psychiatry，2019，32(5)：409－415.

121. Bateman A W，Tyrer P. Psychological treatment for personality disorders[J]. Adv in Psychiatr Treat，2004，10：378－388.

122. Bijlsma E Y，Chan J S，Olivier B，et al. Sexual side effects of serotonergic antidepressants：Mediated by inhibition of serotonin on central dopamine release? [J]. Pharmacol Biochem Behav，2014，121：88－101.

123. Blumberger D M，Vila-Rodriguez F，Thorpe K E et al. Effectiveness of theta burst versus high-frequency repetitive transcranial magnetic stimulation in patients with depression (THREE-D)：a randomised non-inferiority trial[J]. Lancet，2018，391：1683－1692.

124. Boeve B F，Boxer A L，Kumfor F，et al. Advances andcontroversies in frontotemporal dementia：diagnosis, biomarkers, and therapeuticconsiderations[J]. Lancet Neurol，2022，21(3)：258－272.

125. Boyer E W，Shannon M. The serotonin syndrome[J]. N Engl J Med，2005，352(11)：1112－1120.

126. Burns T. Community-based mental health care in Britain[J]. Consortium Psychiatricum, 2020, 1(2): 14 – 20.

127. Carreno F R, Frazer A. Vagal nerve stimulation for treatment-resistant depression [J]. Neurotherapeutics, 2017, 14(3): 716 – 727.

128. Cochran S D, Drescher J, Kismodi E, et al. Proposed declassification of disease categories related to sexual orientation in ICD‑11: Rationale and evidence from the Working Group on Sexual Disorders and Sexual Health[J]. Bull World Health Organ, 2014, 92(9): 672 – 679.

129. Collaborators G D et al. Global, regional, and national incidence, prevalence, and years lived with disability for 328 diseases and injuries for 195 countries, 1990 – 2016: a systematic analysis for the Global Burden of Disease Study 2016[J]. Lancet, 2017, 390(10100): 1211 – 1259.

130. Conway C R, Kumar A, Xiong W, et al. Chronic vagus nerve stimulation significantly improves quality of life in treatment-resistant major depression[J]. J Clin Psychiatry, 2018, 79(5): 18m12178.

131. Crawford M J, Sanatinia R, Barrett B, et al. Lamotrigine for people with borderline personality disorder: a RCT[J]. Health Technol Assess, 2018, 22(17): 1 – 68.

132. Daskalakis Z J, Dimitrova J, McClintock S M. Magnetic seizure therapy (MST) for major depressive disorder[J]. Neuropsychopharmacology, 2020, 45(2): 276 – 282.

133. Denys D, Graat I, Mocking R, et al. Efficacy of deep brain stimulation of the ventral anterior limb of the internal capsule for refractory obsessive-compulsive disorder: a clinical cohort of 70 patients[J]. Am J Psychiatry, 2020, 177(3): 265 – 271.

134. de Portugal E, Gonzalez N, Haro J M, et al. A descriptive case-register study of delusional disorder [J]. Eur Psychiatry, 2008, 23(2): 125 – 133.

135. Fernandez R, Cortes-Cortes J, Esteva I, et al. The CYP17 MspA1 polymorphism and the gender dysphoria[J]. J Sex Med, 2015; 12(6): 1329 – 1333.

136. Grant J E, Potenza M N. The Oxford handbook of impulse control disorder[M]. Oxford, UK: Oxford University Press.

137. Gugger J J. Antipsychotic pharmacotherapy and orthostatic hypotension: identification and management [J]. CNS Drugs, 2011, 25(8): 659 – 671.

138. Gunn J C, Taylor P J. Forensic psychiatry clinical, legal and ethical issues(Second edition) [M]. Routledge, 2020.

139. Hamm J A, Rutherford S, Wiesepape C N, et al. Community mental health practice in the United States: past, present and future[J]. Consortium Psychiatricum, 2020, 1(2): 7 – 13.

140. Harrison P, Cowen P, Burns T, et al. Shorter Oxford textbook of psychiatry[M]. Oxford: Oxford University Press, 2017.

141. Hillman D, Mitchell S, Streatfeild J, et al. The economic cost of inadequate sleep [J]. Sleep, 2018, 41(8): 10.

142. Hodson R. Alzheimer's disease[J]. Nature, 2018, 559(7715): S1.

143. Hosker C, Ward D. Hypoactive delirium[J]. BMJ, 2017, 357: j2047.

144. Hoy K E, Fitzgerald P B. Magnetic seizure therapy for treatment-resistant depression[J]. Expert Rev Med Revices, 2011, 8(6): 723 – 732.

145. Huang Y Q, Wang Y, Wang H, et al. Prevalence of mental disorders in China: a cross-sectional epidemiological study[J]. Lancet Psychiatry, 2019, 6(3): 211 – 224.

146. Inouye S K, Westendorp R G, Saczynski J S. Delirium in elderly people[J]. Lancet (London, England), 2014, 383(9920): 911 – 922.

147. Jiang J, Li J, Xu Y, et al. Magnetic seizure therapy compared to electroconvulsive therapy for schizophrenia: a randomized controlled trial[J]. Front Psychiatry, 2021, 12: 770647.

148. Jiang J, Li Q, Sheng J, et al. 25 Hz magnetic seizure therapy is feasible but not optimal for Chinese patients with schizophrenia: a case series[J]. Front Psychiatry, 2018, 9: 224.

149. Karel Everaert, Francois Hervé, Ruud Bosch, et al. International Continence Society consensus on the diagnosis and treatment of nocturia[J]. Neurourol Urodyn, 2019, 38(2): 478 - 498.

150. Katus L E, Frucht S J. Management of serotonin syndrome and neuroleptic malignant syndrome[J]. Curr Treat Options Neurol, 2016, 18(9): 39.

151. Keck P E Jr, Reeves K R, Harrigan E P. Ziprasidone in the short-term treatment of patients with schizoaffective disorder: results from two double-blind, placebo-controlled, multicenter studies[J]. J Clin Psychopharmacol, 2001, 21(1): 27 - 35.

152. Keepers G A, Fochtmann L J, Anzia J M, et al. The American Psychiatric Association practice guideline for the treatment of patients with schizophrenia[J]. Am J Psychiatry, 2020, 177(9): 868 - 872.

153. Kim Y K, Na K S, Myint A M, et al. The role of pro-inflammatory cytokines in neuroinflammation, neurogenesis and the neuroendocrine system in major depression[J]. Prog Neuropsychopharmacol Biol Psychiatry, 2016, 64: 277 - 284.

154. Kogan C S, Stein D J, Maj M, et al. The classification of anxiety and fear-related disorders in the ICD-11[J]. Depress Anxiety, 2016, 33(12): 1141 - 1154.

155. Kogan C S, Stein D J, Rebello T J, et al. Accuracy of diagnostic judgments using ICD-11 vs. ICD-10 diagnostic guidelines for obsessive-compulsive and related disorders[J]. J Affect Disord, 2020, 273: 328 - 340.

156. Krueger R B, Reed G M, First M B, et al. Proposals for paraphilic disorders in the International Classification of Diseases and RelatedHealth Problems, Eleventh Revision (ICD - 11)[J]. Arch Sex Behav, 2017, 46(5): 1529 - 1545.

157. Lawlor P G, Bush S H. Delirium in patients with cancer: assessment, impact, mechanisms and management[J]. Nat Rev Clin Oncol, 2015, 12(2): 77 - 92.

158. Lefaucheur J P, Aleman A, Baeken C, et al. Evidence-based guidelines on the therapeutic use of repetitive transcranial magnetic stimulation (rTMS): an update (2014 – 2018)[J]. Clin Neurophysiol, 2020, 131(2): 474 - 528.

159. Lefaucheur J P, Antal A, Ayache S S, et al. Evidence-based guidelines on the therapeutic use of transcranial direct current stimulation (tDCS)[J]. Clin Neurophysiol, 2017, 128(1): 56 - 92.

160. Leigh H, Streltzer J. Handbook of consultation-Liaison psychiatry[M]. NewYork: Springer, 2014: 11 - 12.

161. Liu N, Lu Z. Challenges in the diagnosis and treatment of transsexualism in contemporary China[J]. Shanghai Arch Psychiatry, 2014, 26(1): 49 - 50.

162. Marcantonio E R. Delirium in hospitalized older adults[J]. N Engl J Med, 2017, 377(15): 1456 - 1466.

163. Mattison M L P. Delirium[J]. Ann Intern Med, 2020, 173(7): 149 - 164.

164. Mirijello A, D'angelo C, Ferrulli A, et al. Identification and management of alcohol withdrawal syndrome[J]. Drugs, 2015, 75(4): 353 - 365.

165. Ng C, Setoya Y, Koyama A, et al. The ongoing development of community mental health services in Japan: utilizing strengths and opportunities[J]. Australasian Psychiatry, 2020, 18(1), 57 - 62.

166. O'Brien J T, Thomas A. Vascular dementia[J]. Lancet, 2015, 386(10004): 1698 -1706.

167. Pacilio R M, Coverdale J H, Siddiqui S, et al. Food refusal secondary to psychosis: a case series and literature review[J] J Nerv Ment Dis, 2020, 208(9): 654 - 657.

168. Parikh S V, Quilty L C, Ravitz P, et al. Canadian Network for Mood and Anxiety Treatments (CANMAT) 2016 clinical guidelines for the management of adults with major depressive disorder:

section 2. psychological treatments[J]. Can J Psychiatry, 2016, 61(9): 524 - 539.

169. Phillips M R, Zhang J, Shi Q, et al. Prevalence, treatment, and associated disability of mental disorders in four provinces in China during 2001 - 05: an epidemiological survey[J]. Lancet, 2009, 373(9680): 2041 - 2053.

170. Pisani F, Oteri G, Costa C, et al. Effects of psychotropic drugs on seizure threshold[J]. Drug Safety, 2002, 25(2): 91 - 110.

171. Plewnia C, Schober F, Rilk A, et al. Sustained improvement of obsessive-compulsive disorder by deep brain stimulation in a woman with residual schizophrenia [J]. International J Neuropsychopharmacology, 2008, 11(8): 1181 - 1183.

172. Ristori J, Cocchetti C, Romani A, et al. Brain sex differences related to gender identity development: genes or hormones? [J]. Int J Mol Sci, 2020, 21(6): 2123.

173. Ritchie S J, Cox S R, Shen X, et al. Sex differences in the adult human brain: evidence from 5216 UK biobank participants[J]. Cereb Cortex, 2018, 28(8): 2959 - 75.

174. Robbins T W, Vaghi M M, Banca P. Obsessive-c ompulsive disorder: puzzles and prospects[J]. Neuron, 2019, 102(1): 27 - 47.

175. Rong P, Liu J, Wang L, et al. Effect of transcutaneous auricular vagus nerve stimulation on major depressive disorder: A nonrandomized controlled pilot study[J]. J Affect Disord, 2016, 195: 172 - 179

176. Rosenberg S, Harvey C. Mental health in Australia and the challenge of community mental health reform[J]. Consortium Psychiatricum, 2021; 2(1): 40 - 46.

177. Rossi S, Antal A, Bestmann S, et al. Safety and recommendations for TMS use in healthy subjects and patient populations, with updates on training, ethical and regulatory issues: Expert Guidelines[J]. Clin Neurophysiol, 2021, 132: 269 - 306.

178. Rowny S B, Benzl K, Lisanby S H. Translational development strategy for magnetic seizure therapy [J]. Exp Neurol, 2009, 219(1): 27 - 35.

179. Rush A J, Marangell L B, Sackeim H A, et al. Vagus nerve stimulation for treatment-resistant depression: a randomized, controlled acute phase trial[J]. Biol Psychiatry, 2005, 58(5): 347 - 354.

180. Schatzberg A F, Nemeroff C B. Text Book of Psychopharmacology [M]. 2ed. Washington, DC: The American Psychiatric Press, 1998.

181. Segraves R T. Considerations for a better definition of male orgasmic disorder in DSM V[J]. J Sex Med, 2010, 7: 690 - 695.

182. Sienaert P, Dhossche D M, Vancampfort D, et al. A clinical review of the treatment of catatonia[J]. Front Psychiatry, 2014, 5: 181.

183. Solmi M, Radua J, Olivola M. et al. Age at onset of mental disorders worldwide: large-scale meta-analysis of 192 epidemiological studies[J]. Mol Psychiatry, 2022, 27(1): 281 - 295.

184. Stahl E A, Breen G, Forstner A J, et al. Genome-wide association study identifies 30 loci associated with bipolar disorder[J]. Nat Genet, 2019, 51(5): 793 - 803.

185. Stein D J, Costa D L C, Lochner C, et al. Obsessive - compulsive disorder[J]. Nat Rev Dis Primers. 2019, 5(1): 52.

186. Strawn J R, Keck P E, Jr., Caroff S N. Neuroleptic malignant syndrome[J]. Am J Psychiatry, 2007, 164(6): 870 - 876.

187. Taylor J P, McKeith I G, Burn D J, et al. New evidence on the management of Lewy body dementia [J]. Lancet Neurol, 2020, 19(2): 157 - 169.

188. The American Psychiatric Association. Practice guideline for the treatment of patients with schizophrenia[M]. 3ed. Arlington, VA: American Psychiatric Association, 2020.

189. The WHO World Mental Health Survey Consortium. Prevalence, severity, and unmet need for

treatment of mental disorders in the World Health Organization World Mental Health Surveys[J]. JAMA, 2004, 291(21): 2581-2590.

190. Thom R P, Levy-Carrick N C, Bui M, et al. Delirium[J]. Am J of Psychiatry, 2019, 176(10): 785-793.

191. Turecki G, Brent D A. Suicide and suicidal behavior[J]. Lancet, 2016, 387(10024): 1227-1239.

192. Tyrer P, Reed G M, Craeford M J. Classification, assessment, prevalence, and effect of personality disorder[J]. Lancet, 2015, 385(9969): 717-726.

193. van der Wal M F, Benninga M A, Hirasing R A. The prevalence of encopresis in a multicultural population[J]. J Pediatr Gastroenterol Nutr, 2005, 40(3): 345-348.

194. Volkmar F R, Bloch M. Lewis's child and adolescent psychiatry: a comprehensive textbook [M]. Fifth edition. Philadelphia: Wolters Kluwer, 2018.

195. Ware M R, Feller D B, Hall K L. Neuroleptic malignant syndrome: diagnosis and management[J]. Prim Care Companion CNS Disord, 2018, 20(1): 17r02185.

196. Weissman C R, Blumberger D M, Dimitrova J, et al. Magnetic seizure therapy for suicidality in treatment-resistant depression[J]. JAMA Netw Open, 2020, 3(8): e207434.

197. WHO. ICD-11 for mortality and morbidity statistics/dissociative disorders[EB/OL]. [2019-04-01].

198. Wilson J E, Mart M F, Cunningham C, et al. Delirium[J]. Nat Rev Dis Primers, 2020, 6(1): 90.

199. World Health Organization. International Classification of Diseases, 11th Revision (ICD-11)[OL]. https://icd.who.int/en.

200. World Health Organization. International statistical classification of diseases and related healthproblems-11 [EB/OL][2019-08-08].http://www.WHO.int/classifications/icd11/caveats.html.2018/12/17.

201. Wu H, Hariz M, Visser-Vandewalle V, et al. Deep brain stimulation for refractory obsessive-compulsive disorder (OCD): emerging or established therapy[J]. Mol Psychiatry, 2021, 26(1): 60-65.

202. Yilanli M, Gokarakonda S B. Encopresis [M]. StatPearls. Treasure Island (FL): StatPearls Publishing, 2020.

203. Zhao Y J, Jin Y, Rao W W, et al. Prevalence of major depressive disorder among adults in China: a systematic review and meta-analysis[J]. Front Psychiatry, 2021, 12: 659470.

中英文对照索引